Gesamtregister

A

Absinthii herba	3158
Acaciae gummi	**4.06**-5154
Acaciae gummi dispersione desiccatum	**4.06**-5155
Acamprosat-Calcium	1093
Acamprosatum calcicum	1093
Acebutololhydrochlorid	**4.06**-5045
Acebutololhydrochlorid *R*	**4.06**-4913
Acebutoloi hydrochloridum	**4.06**-5045
Aceclofenac	**4.03**-3813
Aceclofenacum	**4.03**-3813
Acesulfam-Kalium	1097
Acesulfamum kalicum	1097
Acetal *R*	**4.04**-4129
Acetaldehyd *R*	**4.04**-4129
Acetaldehyd-Ammoniak *R*	**4.04**-4129
Acetaldehyd-Lösung (100 ppm C$_2$H$_4$O) *R*	**4.04**-4328
Acetaldehyd-Lösung (100 ppm C$_2$H$_4$O) *R* 1	**4.04**-4328
Acetanhydrid *R*	**4.04**-4130
Acetanhydrid-Schwefelsäure-Lösung *R*	**4.04**-4130
Acetat, Identitätsreaktionen (*siehe* 2.3.1)	95
Acetat-Natriumedetat-Pufferlösung pH 5,5 *R*	**4.04**-4335
Acetat-Pufferlösung pH 4,4 *R*	**4.04**-4334
Acetat-Pufferlösung pH 4,6 *R*	**4.04**-4334
Acetat-Pufferlösung pH 4,7 *R*	**4.04**-4335
Acetat-Pufferlösung pH 5,0 *R*	**4.04**-4335
Acetat-Pufferlösung pH 6,0 *R*	**4.04**-4335
Acetazolamid	1099
Acetazolamidum	1099
Aceton	1100
Aceton *R*	**4.04**-4130
(D$_6$)Aceton *R*	**4.04**-4130
Acetonitril *R*	**4.04**-4130
Acetonitril *R* 1	**4.04**-4130
Acetonitril zur Chromatographie *R*	**4.04**-4130
Aceton-Lösung, gepufferte *R*	**4.04**-4333
Acetonum	1100
Acetyl, Identitätsreaktionen (*siehe* 2.3.1)	95
Acetylacetamid *R*	**4.04**-4130
Acetylaceton *R*	**4.04**-4130
Acetylaceton-Lösung *R* 1	**4.04**-4131
N-Acetyl-ε-caprolactam *R*	**4.04**-4131
Acetylchlorid *R*	**4.04**-4131
Acetylcholinchlorid	1101
Acetylcholinchlorid *R*	**4.04**-4131
Acetylcholini chloridum	1101
Acetylcystein	1102
Acetylcysteinum	1102
Acetyleugenol *R*	**4.04**-4131
N-Acetylglucosamin *R*	**4.04**-4131
O-Acetyl-Gruppen in Polysaccharid-Impfstoffen (2.5.19)	133
Acetylierungsgemisch *R* 1	**4.04**-4131
N-Acetylneuraminsäure *R*	**4.04**-4131
Acetylsalicylsäure	1104
N-Acetyltryptophan	1106
N-Acetyltryptophan *R*	**4.04**-4132
N-Acetyltryptophanum*	1106
Acetyltyrosinethylester *R*	**4.04**-4132
Acetyltyrosinethylester-Lösung (0,2 mol · l^{-1}) *R*	**4.04**-4132
N-Acetyltyrosin	1108
N-Acetyltyrosinum*	1108
Aciclovir	1110
Aciclovirum	1110
Acidum aceticum glaciale	1801
Acidum acetylsalicylicum	1104
Acidum adipicum	**4.06**-5048
Acidum alginicum	1131
Acidum amidotrizoicum dihydricum	1163
Acidum 4-aminobenzoicum	**4.05**-4654
Acidum aminocaproicum	1171
Acidum ascorbicum	**4.03**-3831
Acidum asparticum	1225
Acidum benzoicum	1271
Acidum boricum	1332
Acidum caprylicum	1398
Acidum chenodeoxycholicum	1478
Acidum citricum anhydricum	**4.06**-5097
Acidum citricum monohydricum	**4.06**-5098
Acidum edeticum	1750
Acidum etacrynicum	**4.05**-4707
Acidum folicum	**4.03**-3911
Acidum fusidicum	1930
Acidum glutamicum	1961
Acidum hydrochloridum concentratum	2835
Acidum hydrochloridum dilutum	2836
Acidum iopanoicum	2118
Acidum iotalamicum	2119
Acidum ioxaglicum	**4.01**-3303
Acidum lacticum	2409
Acidum (S)-lacticum	2410
Acidum maleicum	2319
Acidum mefenamicum	2337
Acidum methacrylicum et ethylis acrylas polymerisatum 1:1	**4.04**-4500
Acidum methacrylicum et ethylis acrylas polymerisatum 1:1 dispersio 30 per centum	**4.04**-4501
Acidum methacrylicum et methylis methacrylas polymerisatum 1:1	**4.04**-4503
Acidum methacrylicum et methylis methacrylas polymerisatum 1:2	**4.04**-4504
Acidum nalidixicum	2441
Acidum nicotinicum	2515
Acidum nitricum	2835
Acidum oleicum	2550
Acidum oxolinicum	2582
Acidum palmiticum	**4.01**-3343
Acidum phosphoricum concentratum	2670
Acidum phosphoricum dilutum	2670
Acidum pipemidicum trihydricum	**4.01**-3354
Acidum salicylicum	2833
Acidum sorbicum	2878
Acidum stearicum	**4.01**-3378
Acidum sulfuricum	2843
Acidum tartaricum	3152
Acidum tiaprofenicum	3008
Acidum tolfenamicum	**4.01**-3394
Acidum tranexamicum	3047
Acidum trichloraceticum	3058
Acidum undecylenicum	3098
Acidum ursodeoxycholicum	3103
Acidum valproicum	3108
Acitretin	**4.03**-3816
Acitretinum	**4.03**-3816
Acriflavinii monochloridum	**4.06**-5047
Acriflaviniummonochlorid	**4.06**-5047
Acrylamid *R*	**4.04**-4132
Acrylamid-Bisacrylamid-Lösung (29:1), 30-prozentige *R*	**4.04**-4132
Acrylamid-Bisacrylamid-Lösung (36,5:1), 30-prozentige *R*	**4.04**-4132
Acrylsäure *R*	**4.04**-4132

Ph. Eur. 4. Ausgabe, 6. Nachtrag

2 Gesamtregister

Acteosid *R* **4.04**-4132
Adenin 1113
Adeninum 1113
Adenosin 1115
Adenosin *R* **4.04**-4133
Adenosinum 1115
Adenovirose-Impfstoff (inaktiviert) für Hunde . . **4.06**-4967
Adenovirose-Lebend-Impfstoff für Hunde **4.01**-3251
Adeps lanae **4.03**-4072
Adeps lanae cum aqua 3167
Adeps lanae hydrogenatus **4.01**-3400
Adeps solidus 2007
Adipinsäure **4.06**-5048
Adipinsäure *R* **4.04**-4133
Adrenalini tartras 1773
Adsorbat-Impfstoffe
 – Gehaltsbestimmung von Aluminium
  (2.5.13) 132
 – Gehaltsbestimmung von Calcium (2.5.14) 132
Aer medicalis 2270
Aer medicinalis artificiosus **4.03**-3955
Aescin *R* **4.04**-4133
Aesculin *R* **4.04**-4133
Aether 1821
Aether anaestheticus 1822
Ätherische Öle
 – Anisöl 1206
 – Bitterfenchelöl **4.04**-4397
 – Bitterorangenblütenöl 1318
 – Cassiaöl 1427
 – Citronellöl 1547
 – Citronenöl **4.01**-3276
 – Eucalyptusöl **4.06**-5132
 – Kamillenöl **4.05**-4758
 – Lavendelöl **4.01**-3321
 – Minzöl **4.01**-3331
 – Muskatellersalbeiöl **4.01**-3333
 – Muskatöl 2427
 – Nelkenöl 2499
 – Pfefferminzöl **4.06**-5231
 – Rosmarinöl **4.03**-4032
 – Süßorangenschalenöl **4.06**-5265
 – Teebaumöl **4.01**-3385
 – Terpentinöl vom Strandkiefer-Typ **4.06**-5277
 – Thymianöl **4.01**-3392
 – Wacholderöl **4.01**-3399
 – Zimtblätteröl 3185
 – Zimtöl 3186
Ätherische Öle
 – fette Öle, verharzte ätherische Öle in (2.8.7) 226
 – fremde Ester in (2.8.6) 226
 – Gehaltsbestimmung von 1,8-Cineol (2.8.11) 227
 – Geruch und Geschmack (2.8.8) 226
 – Löslichkeit in Ethanol (2.8.10) 226
 – Verdampfungsrückstand (2.8.9) 226
 – Wasser in (2.8.5) 226
Ätherisches Öl in Drogen, Gehaltsbestimmung
 (2.8.12) 227
Aetherolea
 – *Anisi aetheroleum* 1206
 – *Aurantii amari floris aetheroleum* 1318
 – *Aurantii dulcis aetheroleum* **4.06**-5265
 – *Caryophylli floris aetheroleum* 2499
 – *Cinnamomi cassiae aetheroleum* 1427
 – *Cinnamomi zeylanici folii aetheroleum* 3185
 – *Cinnamomi zeylanicii corticis aetheroleum* 3186
 – *Citronellae aetheroleum* 1547
 – *Eucalypti aetheroleum* **4.06**-5132
 – *Foeniculi amari fructus aetheroleum* **4.04**-4397
 – *Juniperi aetheroleum* **4.01**-3399
 – *Lavandulae aetheroleum* **4.01**-3321
 – *Limonis aetheroleum* **4.01**-3276
 – *Matricariae aetheroleum* **4.05**-4758
 – *Melaleucae aetheroleum* **4.01**-3385

 – *Menthae arvensis aetheroleum partim
  mentholi privum* **4.01**-3331
 – *Menthae piperitae aetheroleum* **4.06**-5231
 – *Myristicae fragrantis aetheroleum* 2427
 – *Rosmarini aetheroleum* **4.03**-4032
 – *Salviae sclareae aetheroleum* **4.01**-3333
 – *Terebinthinae aetheroleum ab pino pinastro* **4.06**-5277
 – *Thymi aetheroleum* **4.01**-3392
Agar 1117
Agar 1117
Agarose zur Chromatographie *R* **4.04**-4133
Agarose zur Chromatographie, quer vernetzte *R* . **4.04**-4133
Agarose zur Chromatographie, quer
 vernetzte *R* 1 . . . . **4.04**-4133
Agarose zur Elektrophorese *R* **4.04**-4133
Agarose-Polyacrylamid *R* **4.04**-4134
Agrimoniae herba 2549
Aktinobazillose-Impfstoff (inaktiviert) für
 Schweine **4.06**-4968
Aktivierte Blutgerinnungsfaktoren (2.6.22) 194
Aktivkohle *R* **4.04**-4133
Alanin 1118
Alanin *R* **4.04**-4134
β-Alanin *R* **4.04**-4134
Alaninum 1118
Albendazol **4.05**-4651
Albendazolum **4.05**-4651
Albumin vom Menschen *R* **4.04**-4134
Albumini humani solutio **4.06**-5050
[^{125}I]Albumin-Injektionslösung vom Menschen . **4.02**-3475
Albuminlösung vom Menschen **4.06**-5050
Albuminlösung vom Menschen *R* **4.04**-4134
Albuminlösung vom Menschen *R* 1 . . . . **4.04**-4134
Alchemillae herba **4.05**-4727
Alcohol benzylicus **4.04**-4395
Alcohol cetylicus **4.06**-5082
Alcohol cetylicus et stearylicus **4.06**-5083
Alcohol cetylicus et stearylicus emulsificans A . . **4.06**-5083
Alcohol cetylicus et stearylicus emulsificans B . . **4.06**-5085
Alcohol isopropylicus **4.01**-3360
Alcohol stearylicus **4.06**-5261
Alcoholes adipis lanae **4.03**-4077
Alcuronii chloridum 1122
Alcuroniumchlorid 1122
Aldehyddehydrogenase *R* **4.04**-4134
Aldehyddehydrogenase-Lösung *R* **4.04**-4134
Aldrin *R* **4.04**-4134
Aleuritinsäure *R* **4.04**-4134
Alfacalcidol **4.02**-3485
Alfacalcidolum **4.02**-3485
Alfadex **4.06**-5052
Alfadexum **4.06**-5052
Alfentanilhydrochlorid 1128
Alfentanili hydrochloridum 1128
Alfuzosinhydrochlorid 1129
Alfuzosini hydrochloridum 1129
Alginsäure 1131
Alizarin S *R* **4.04**-4134
Alizarin-S-Lösung *R* **4.04**-4134
Alkalisch reagierende Substanzen in fetten Ölen,
 Grenzprüfung (2.4.19) 109
Alkaloide, Identitätsreaktion (*siehe* 2.3.1) 95
Allantoin 1132
Allantoinum 1132
Allergenzubereitungen 705
Allgemeine Abkürzungen und Symbole (1.5) . . . **4.03**-3701
Allgemeine Kapitel (1.3) **4.03**-3697
Allgemeine Methoden (2) 15
Allgemeine Monographien
 – Allergenzubereitungen 705
 – DNA-rekombinationstechnisch hergestellte
  Produkte 707
 – Extrakte **4.03**-3765
 – Fermentationsprodukte 712

Gesamtregister 3

- Immunsera für Tiere 715
- Immunsera von Tieren zur Anwendung am
  Menschen **4.03**-3768
- Impfstoffe für Menschen **4.02**-3447
- Impfstoffe für Tiere **4.06**-4941
- Pflanzliche Drogen 724
- Pflanzliche Drogen zur Teebereitung 726
- Pflanzliche fette Öle 726
- Produkte mit dem Risiko der Übertragung
  von Erregern der spongiformen Enzephalo-
  pathie tierischen Ursprungs 729
- Radioaktive Arzneimittel 729
- Substanzen zur pharmazeutischen
  Verwendung **4.06**-4948
- Zubereitungen aus pflanzlichen Drogen 725
Allgemeine Texte (5) 589
Allgemeine Texte zu Impfstoffen (5.2) 601
Allgemeine Texte zur Sterilität und mikrobiologi-
  schen Qualität (5.1) .... 591 und **4.03**-3757
                                       und **4.04**-4349
Allgemeine Vorschriften (1) **4.03**-3693
Allgemeines (1.1) **4.03**-3695
Allii sativi bulbi pulvis 2189
*Allium sativum ad praeparationes
  homoeopathicas* **4.05**-4645
Allopurinol 1133
Allopurinolum 1133
Almagat **4.05**-4652
Almagatum **4.05**-4652
Aloe barbadensis 1135
Aloe capensis 1136
Aloe, Curaçao- 1135
Aloe, Kap- 1136
Aloes extractum siccum normatum 1137
Aloetrockenextrakt, eingestellter 1137
Aloin *R* **4.04**-4135
Alphacyclodextrin (*siehe* Alfadex) **4.06**-5052
Alprazolam 1138
Alprazolamum 1138
Alprenololhydrochlorid 1140
Alprenololi hydrochloridum 1140
Alprostadil 1142
Alprostadilum 1142
Alteplase zur Injektion 1146
Alteplasum ad iniectabile 1146
Althaeae folium 1751
Althaeae radix 1752
Alttuberkulin zur Anwendung am Menschen 1151
Alumen 1154
Aluminii chloridum hexahydricum 1153
Aluminii magnesii silicas **4.03**-3817
Aluminii oxidum hydricum 1156
Aluminii phosphas hydricus 1157
Aluminii sulfas 1158
Aluminium
  - Grenzprüfung (2.4.17) 109
  - Identitätsreaktion (*siehe* 2.3.1) 95
  - komplexometrische Titration (*siehe* 2.5.11) 130
Aluminium *R* **4.04**-4135
Aluminium in Adsorbat-Impfstoffen (2.5.13) 132
Aluminiumchlorid *R* **4.04**-4135
Aluminiumchlorid-Hexahydrat 1153
Aluminiumchlorid-Lösung *R* **4.04**-4135
Aluminiumchlorid-Reagenz *R* **4.04**-4135
Aluminiumkaliumsulfat 1154
Aluminiumkaliumsulfat *R* **4.04**-4135
Aluminium-Lösung (200 ppm Al) *R* **4.04**-4328
Aluminium-Lösung (100 ppm Al) *R* **4.04**-4328
Aluminium-Lösung (10 ppm Al) *R* **4.04**-4328
Aluminium-Lösung (2 ppm Al) *R* **4.04**-4328
Aluminium-Magnesium-Silicat **4.03**-3817
Aluminiumnitrat *R* **4.04**-4135
Aluminiumoxid, Algeldrat, wasserhaltiges 1156
Aluminiumoxid, basisches *R* **4.04**-4135

Aluminiumoxid, neutrales *R* **4.04**-4135
Aluminiumoxid, wasserfreies *R* **4.04**-4135
Aluminiumphosphat, wasserhaltiges 1157
Aluminiumsulfat 1158
Amantadinhydrochlorid 1159
Amantadini hydrochloridum 1159
Ambroxolhydrochlorid 1160
Ambroxoli hydrochloridum 1160
Ameisensäure, wasserfreie *R* **4.04**-4135
Amfetaminsulfat 1162
Amidoschwarz 10B *R* **4.04**-4136
Amidoschwarz-10B-Lösung *R* **4.04**-4136
Amidotrizoesäure-Dihydrat 1163
Amikacin 1164
Amikacini sulfas 1167
Amikacinsulfat 1167
Amikacinum 1164
Amiloridhydrochlorid 1169
Amiloridi hydrochloridum 1169
Amine, primäre aromatische, Identitätsreaktion
  (*siehe* 2.3.1) 95
Aminoazobenzol *R* **4.04**-4136
Aminobenzoesäure *R* **4.04**-4136
2-Aminobenzoesäure *R* **4.04**-4136
3-Aminobenzoesäure *R* **4.05**-4627
4-Aminobenzoesäure **4.05**-4654
Aminobenzoesäure-Lösung *R* **4.04**-4136
N-(4-Aminobenzoyl)-L-glutaminsäure *R* **4.04**-4136
Aminobutanol *R* **4.04**-4136
4-Aminobutansäure *R* **4.04**-4136
Aminocapronsäure 1171
Aminochlorbenzophenon *R* **4.04**-4137
Aminoethanol *R* **4.04**-4137
Aminoglutethimid 1172
Aminoglutethimidum 1172
6-Aminohexansäure *R* **4.04**-4137
Aminohippursäure *R* **4.04**-4137
Aminohippursäure-Reagenz *R* **4.04**-4137
Aminohydroxynaphthalinsulfonsäure *R* **4.04**-4137
Aminohydroxynaphthalinsulfonsäure-Lösung *R* . **4.04**-4137
Aminomethylalizarindiessigsäure *R* **4.04**-4137
Aminomethylalizarindiessigsäure-Lösung *R* ... **4.04**-4138
Aminomethylalizarindiessigsäure-Reagenz *R* ... **4.04**-4138
Aminonitrobenzophenon *R* **4.04**-4138
Aminophenazon *R* **4.04**-4138
2-Aminophenol *R* **4.05**-4627
3-Aminophenol *R* **4.05**-4627
4-Aminophenol *R* **4.04**-4138
Aminopolyether *R* **4.04**-4138
Aminopropanol *R* **4.04**-4138
3-Aminopropionsäure *R* **4.04**-4139
Aminopyrazolon *R* **4.04**-4139
Aminopyrazolon-Lösung *R* **4.04**-4139
Aminosäurenanalyse (2.2.56) **4.06**-4857
Amiodaronhydrochlorid **4.03**-3821
Amiodaroni hydrochloridum **4.03**-3821
Amisulprid **4.05**-4656
Amisulpridum **4.05**-4656
Amitriptylinhydrochlorid 1177
Amitriptylini hydrochloridum 1177
Amlodipinbesilat **4.02**-3486
Amlodipini besilas **4.02**-3486
Ammoniae solutio concentrata 1181
Ammoniae[^{13}N] solutio iniectabilis 995
[^{13}N]Ammoniak-Injektionslösung 995
Ammoniak-Lösung *R* **4.04**-4139
Ammoniak-Lösung, bleifreie *R* **4.04**-4139
Ammoniak-Lösung, konzentrierte 1181
Ammoniak-Lösung, konzentrierte *R* **4.04**-4139
Ammoniak-Lösung, konzentrierte *R* 1 .... **4.04**-4139
Ammoniak-Lösung, verdünnte *R* 1 .... **4.04**-4139
Ammoniak-Lösung, verdünnte *R* 2 .... **4.04**-4139
Ammoniak-Lösung, verdünnte *R* 3 .... **4.04**-4139
Ammonii bromidum **4.02**-3488

Ph. Eur. 4. Ausgabe, 6. Nachtrag

4 Gesamtregister

Ammonii chloridum 1184
Ammonii glycyrrhizas **4.05**-4657
Ammonii hydrogenocarbonas 1184
Ammonium, Grenzprüfung (2.4.1) 103
Ammoniumacetat R **4.04**-4139
Ammoniumacetat-Lösung R **4.04**-4139
Ammoniumbituminosulfonat 1182
Ammoniumbromid **4.02**-3488
(1R)-(−)-Ammoniumcampher-10-sulfonat R ...**4.04**-4140
Ammoniumcarbonat R **4.04**-4140
Ammoniumcarbonat-Lösung R **4.04**-4140
Ammoniumcarbonat-Pufferlösung pH 10,3
 (0,1 mol · l^{-1}) R **4.04**-4339
Ammoniumcer(IV)-nitrat R **4.04**-4140
Ammoniumcer(IV)-nitrat-Lösung (0,1 mol · l^{-1}) .**4.04**-4341
Ammoniumcer(IV)-nitrat-Lösung (0,01 mol · l^{-1}) **4.04**-4341
Ammoniumcer(IV)-sulfat R **4.04**-4140
Ammoniumcer(IV)-sulfat-Lösung (0,1 mol · l^{-1}) .**4.04**-4341
Ammoniumcer(IV)-sulfat-Lösung (0,01 mol · l^{-1}) **4.04**-4341
Ammoniumchlorid 1184
Ammoniumchlorid R **4.04**-4140
Ammoniumchlorid-Lösung R **4.04**-4140
Ammoniumchlorid-Pufferlösung pH 9,5 R **4.04**-4339
Ammoniumchlorid-Pufferlösung pH 10,0 R **4.04**-4339
Ammoniumchlorid-Pufferlösung pH 10,4 R **4.04**-4339
Ammoniumcitrat R **4.04**-4140
Ammoniumdihydrogenphosphat R **4.04**-4140
Ammoniumeisen(II)-sulfat R **4.04**-4140
Ammoniumeisen(III)-sulfat R **4.04**-4140
Ammoniumeisen(III)-sulfat-Lösung R 2 .....**4.04**-4140
Ammoniumeisen(III)-sulfat-Lösung R 5 .....**4.04**-4140
Ammoniumeisen(III)-sulfat-Lösung R 6 .....**4.04**-4141
Ammoniumeisen(III)-sulfat-Lösung
 (0,1 mol · l^{-1}) **4.04**-4341
Ammoniumformiat R **4.04**-4141
Ammoniumglycyrrhizat **4.05**-4657
Ammoniumhexafluorogermanat(IV) R **4.04**-4141
Ammoniumhydrogencarbonat 1184
Ammoniumhydrogencarbonat R **4.04**-4141
Ammonium-Lösung (100 ppm NH$_4$) R **4.04**-4328
Ammonium-Lösung (2,5 ppm NH$_4$) R **4.04**-4328
Ammonium-Lösung (1 ppm NH$_4$) R **4.04**-4328
Ammoniummolybdat R **4.04**-4141
Ammoniummolybdat-Lösung R **4.04**-4141
Ammoniummolybdat-Lösung R 2 ....**4.04**-4141
Ammoniummolybdat-Lösung R 3 ....**4.04**-4141
Ammoniummolybdat-Lösung R 4 ....**4.04**-4141
Ammoniummolybdat-Lösung R 5 ....**4.04**-4141
Ammoniummolybdat-Reagenz R **4.04**-4141
Ammoniummolybdat-Reagenz R 1 ......**4.04**-4141
Ammoniummolybdat-Reagenz R 2 ......**4.06**-4913
Ammoniummonohydrogenphosphat R **4.04**-4141
Ammoniumnitrat R **4.04**-4142
Ammoniumnitrat R 1 ....**4.04**-4142
Ammoniumoxalat R **4.04**-4142
Ammoniumoxalat-Lösung R **4.04**-4142
Ammoniumpersulfat R **4.04**-4142
Ammoniumpyrrolidincarbodithioat R **4.04**-4142
Ammoniumsalze, Identitätsreaktion (siehe 2.3.1) 95
Ammoniumsalze und Salze flüchtiger Basen,
 Identitätsreaktion (siehe 2.3.1) 95
Ammoniumsulfamat R **4.04**-4142
Ammoniumsulfat R **4.04**-4142
Ammoniumsulfid-Lösung R **4.04**-4142
Ammoniumthiocyanat R **4.04**-4142
Ammoniumthiocyanat-Lösung R **4.04**-4142
Ammoniumthiocyanat-Lösung (0,1 mol · l^{-1}) ...**4.04**-4341
Ammoniumvanadat R **4.04**-4142
Ammoniumvanadat-Lösung R **4.04**-4143
Amobarbital 1185
Amobarbital-Natrium 1186
Amobarbitalum 1185
Amobarbitalum natricum 1186
Amoxicillin-Natrium 1187

Amoxicillin-Trihydrat **4.03**-3825
Amoxicillin-Trihydrat R **4.04**-4143
Amoxicillinum natricum 1187
Amoxicillinum trihydricum **4.03**-3825
Amperometrie (2.2.19) 36
Amphetamini sulfas 1162
Amphotericin B **4.03**-3828
Amphotericinum B **4.03**-3828
Ampicillin, wasserfreies 1201
Ampicillin-Natrium 1195
Ampicillin-Trihydrat 1198
Ampicillinum anhydricum 1201
Ampicillinum natricum 1195
Ampicillinum trihydricum 1198
Amplifikation von Nukleinsäuren, Verfahren
 (2.6.21) 190
Amygdalae oleum raffinatum 2327
Amygdalae oleum virginale 2326
Amyla
 – Maydis amylum **4.03**-3959
 – Oryzae amylum 2795
 – Solani amylum **4.03**-3944
 – Tritici amylum **4.03**-4071
tert-Amylalkohol R **4.04**-4143
α-Amylase R **4.04**-4143
α-Amylase-Lösung R **4.04**-4143
Amylum pregelificatum **4.01**-3377
β-Amyrin R **4.04**-4143
Anethol R **4.04**-4143
cis-Anethol R **4.04**-4143
Angelicae radix **4.02**-3491
Angelikawurzel **4.02**-3491
Anilin R **4.04**-4143
Anilinhydrochlorid R **4.05**-4627
Anionenaustauscher R **4.04**-4144
Anionenaustauscher R 1 ....**4.04**-4144
Anionenaustauscher R 2 ....**4.04**-4144
Anionenaustauscher, schwacher R **4.04**-4144
Anionenaustauscher, stark basischer R ..**4.04**-4144
Anionenaustauscher zur Chromatographie,
 stark basischer R **4.04**-4144
Anis 1205
Anisaldehyd R **4.04**-4144
Anisaldehyd-Reagenz R **4.04**-4144
Anisaldehyd-Reagenz R 1 ....**4.04**-4144
Anisi aetheroleum 1206
Anisi fructus 1205
Anisi stellati fructus 2903
p-Anisidin R **4.04**-4144
Anisidinzahl (2.5.36) **4.04**-4097
Anisöl 1206
Anolytlösung zur isoelektrischen Fokussierung
 pH 3 bis 5 R **4.04**-4145
Anomale Toxizität
 – Prüfung (2.6.9) 160
 – Prüfung von Sera und Impfstoffen für
  Menschen (siehe 2.6.9) 161
 – Prüfung von Sera und Impfstoffen für
  Tiere (siehe 2.6.9) 161
Antazolinhydrochlorid 1208
Antazolini hydrochloridum 1208
Anthracen R **4.04**-4145
Anthranilsäure R **4.04**-4145
Anthron R **4.04**-4145
Anti-A- und Anti-B-Hämagglutinine (indirekte
 Methode) (2.6.20) 190
Anti-A-Hämagglutinine (2.6.20) 190
Anti-B-Hämagglutinine (2.6.20) 190
Antibiotika, mikrobiologische Wertbestimmung
 (2.7.2) **4.06**-4893
Anti-D-Immunglobulin vom Menschen **4.06**-5053
Anti-D-Immunglobulin vom Menschen,
 Bestimmung der Wirksamkeit (2.7.13) ...**4.06**-4898

Ph. Eur. 4. Ausgabe, 6. Nachtrag

Anti-D-Immunglobulin vom Menschen zur
    intravenösen Anwendung **4.06**-5054
Antimon, Identitätsreaktion (*siehe* 2.3.1) 95
Antimon(III)-chlorid *R* **4.04**-4145
Antimon(III)-chlorid-Lösung *R* **4.04**-4145
Antimon(III)-chlorid-Lösung *R* 1 .... **4.04**-4145
Antimon-Lösung (100 ppm Sb) *R* **4.04**-4328
Antimon-Lösung (1 ppm Sb) *R* **4.04**-4328
Antithrombin III *R* **4.04**-4145
Antithrombin III vom Menschen, Wert-
    bestimmung (2.7.17) 219
Antithrombin-III-Konzentrat vom Menschen ... **4.06**-5055
Antithrombin-III-Lösung *R* 1 .... **4.04**-4145
Antithrombin-III-Lösung *R* 2 .... **4.04**-4145
Antithrombinum III humanum densatum **4.06**-5055
Anwendung des F_0-Konzepts auf die Dampf-
    sterilisation von wässrigen Zubereitungen
    (5.1.5) 599
Apigenin *R* **4.04**-4145
Apigenin-7-glucosid *R* **4.06**-4913
Apomorphinhydrochlorid **4.03**-3829
Apomorphini hydrochloridum **4.03**-3829
Aprotinin **4.04**-4385
Aprotinin *R* **4.04**-4146
Aprotinini solutio concentrata **4.04**-4387
Aprotinin-Lösung, konzentrierte **4.04**-4387
Aprotininum **4.04**-4385
*Aqua ad dilutionem solutionium concentratarum
    ad haemodialysim* **4.03**-4068
Aqua ad iniectabilia **4.04**-4595
Aqua purificata **4.02**-3681
Aqua valde purificata **4.03**-4067
Aquae tritiatae[³H] solutio iniectabilis 1058
Aquae[¹⁵O] solutio iniectabilis 1056
Arabinose *R* **4.04**-4146
Arachidis oleum hydrogenatum 1777
Arachidis oleum raffinatum 1778
Arbeitssaatgut (*siehe* 5.2.1) 603
Arbeitssaatzellgut (*siehe* 5.2.1) 603
Arbeitszellbank (*siehe* 5.2.1) 603
Arbutin *R* **4.04**-4146
Argenti nitras 2858
Arginin 1217
Arginin *R* **4.04**-4146
Argininhydrochlorid 1219
Arginini hydrochloridum 1219
Argininum 1217
Argon *R* **4.04**-4146
Arnicae flos 1220
Arnikablüten 1220
Aromadendren *R* **4.04**-4146
Arsen
    – Grenzprüfung (2.4.2) 103
    – Identitätsreaktion (*siehe* 2.3.1) 96
*Arsenii trioxidum ad praeparationes
    homoeopathicae* 1084
Arsen-Lösung (10 ppm As) *R* **4.04**-4328
Arsen-Lösung (1 ppm As) *R* **4.04**-4328
Arsen-Lösung (0,1 ppm As) *R* **4.04**-4328
Arsen(III)-oxid *R* **4.04**-4147
Arsen(III)-oxid *RV* **4.04**-4340
Arsen(III)-oxid für homöopathische
    Zubereitungen 1084
Articainhydrochlorid **4.01**-3266
Articaini hydrochloridum **4.01**-3266
Arzneimittel-Vormischungen zur veterinär-
    medizinischen Anwendung **4.03**-3775
Arzneiträger (*siehe* Homöopathische
    Zubereitungen) **4.04**-4379
Asche
    – Grenzprüfung (2.4.16) 109
    – salzsäureunlösliche (2.8.1) 225
Ascorbinsäure **4.03**-3831
Ascorbinsäure *R* **4.04**-4147

Ascorbinsäure-Lösung *R* **4.04**-4147
Ascorbylis palmitas 2601
Asiaticosid *R* **4.04**-4147
Aspartam 1223
Aspartamum 1223
Aspartinsäure 1225
Aspartinsäure *R* **4.04**-4147
L-Aspartyl-L-phenylalanin *R* **4.04**-4147
Astemizol 1226
Astemizolum 1226
Atenolol 1228
Atenololum 1228
Atomabsorptionsspektroskopie (2.2.23) 38
Atomemissionsspektroskopie (einschließlich
    Flammenphotometrie) (2.2.22) 37
Atommasse, relative (*siehe* 1.4) **4.03**-3698
Atropin **4.06**-5057
Atropini sulfas 1230
Atropinsulfat 1230
Atropinum **4.06**-5057
Aucubin *R* **4.04**-4147
Augenbäder (*siehe* Zubereitungen zur
    Anwendung am Auge) **4.04**-4364
Augeninserte (*siehe* Zubereitungen zur
    Anwendung am Auge) **4.04**-4365
Augentropfen (*siehe* Zubereitungen zur
    Anwendung am Auge) **4.04**-4364
Aujeszky'sche-Krankheit-Impfstoff (inaktiviert)
    für Schweine 880
Aujeszky'sche-Krankheit-Lebend-Impfstoff zur
    parenteralen Anwendung (gefriergetrocknet)
    für Schweine 882
Aurantii amari epicarpii et mesocarpii tinctura 1321
Aurantii amari epicarpium et mesocarpium 1320
Aurantii amari floris aetheroleum 1318
Aurantii amari flos **4.06**-5066
Aurantii dulcis aetheroleum **4.06**-5265
Auricularia 773
Ausgangsstoffe (*siehe* Homöopathische
    Zubereitungen) **4.04**-4379
Ausschlusschromatographie (2.2.30) 49
Aviäre-Enzephalomyelitis-Lebend-Impfstoff für
    Geflügel, Infektiöse- 885
Aviäre-Laryngotracheitis-Lebend-Impfstoff für
    Hühner, Infektiöse- 887
Aviäres-Paramyxovirus-3-Impfstoff (inaktiviert) 888
Aviäres-Tuberkulin, gereinigtes (*siehe* Tuberkulin
    aus *Mycobacterium avium*, gereinigtes) 3082
Azaperon für Tiere 1231
Azaperonum ad usum veterinarium 1231
Azathioprin 1233
Azathioprinum 1233
Azithromycin **4.06**-5059
Azithromycinum **4.06**-5059
Azomethin H *R* **4.04**-4148
Azomethin-H-Lösung *R* **4.04**-4148

B

Bacampicillinhydrochlorid **4.04**-4393
Bacampicillini hydrochloridum **4.04**-4393
Bacitracin **4.05**-4663
Bacitracinum **4.05**-4663
Bacitracinum zincum **4.05**-4666
Bacitracin-Zink **4.05**-4666
Baclofen 1242
Baclofenum 1242
Bärentraubenblätter 1243
Bakterielle Impfstoffe (*siehe* Impfstoffe für
    Tiere) **4.06**-4941
Bakterielle Toxoide (*siehe* Impfstoffe für Tiere) . **4.06**-4941

Bakterien-Endotoxine
- Nachweis mit Gelbildungsmethoden
  (siehe 2.6.14) 173
- Nachweis mit photometrischen Methoden
  (siehe 2.6.14) 175
- Prüfung (2.6.14) 172
Baldrianwurzel 1245
Ballotae nigrae herba **4.02**-3646
Balsamum peruvianum 2637
Balsamum tolutanum **4.06**-5284
Bambuterolhydrochlorid 1247
Bambuteroli hydrochloridum 1247
Barbaloin *R* **4.04**-4148
Barbital 1248
Barbital *R* **4.04**-4148
Barbital-Natrium *R* **4.04**-4148
Barbital-Pufferlösung pH 7,4 *R* **4.04**-4337
Barbital-Pufferlösung pH 8,4 *R* **4.04**-4339
Barbital-Pufferlösung pH 8,6 *R* 1 .... **4.04**-4339
Barbitalum 1248
Barbiturate, nicht am Stickstoff substituierte,
  Identitätsreaktion (*siehe* 2.3.1) 96
Barbitursäure *R* **4.04**-4148
Barii sulfas 1249
Bariumcarbonat *R* **4.04**-4148
Bariumchlorid *R* **4.04**-4148
Bariumchlorid-Lösung *R* 1 .... **4.04**-4148
Bariumchlorid-Lösung *R* 2 .... **4.04**-4148
Bariumchlorid-Lösung (0,1 mol · l^{-1}) .. **4.04**-4341
Bariumhydroxid *R* **4.04**-4148
Bariumhydroxid-Lösung *R* **4.04**-4148
Barium-Lösung (50 ppm Ba) *R* **4.04**-4328
Bariumperchlorat-Lösung (0,05 mol · l^{-1}) **4.04**-4341
Bariumperchlorat-Lösung (0,025 mol · l^{-1}) **4.04**-4341
Bariumsulfat 1249
Bariumsulfat *R* **4.04**-4148
Baumwollsamenöl, gehärtetes (*siehe* Baumwoll-
  samenöl, hydriertes) 1250
Baumwollsamenöl, hydriertes 1250
BCA, bicinchonic acid (*siehe* 2.5.33) 142
BCA-Methode (*siehe* 2.5.33) 142
BCG ad immunocurationem **4.06**-4959
BCG zur Immuntherapie **4.06**-4959
BCG-Impfstoff (gefriergetrocknet) 791
Beclometasondipropionat 1251
Beclometasoni dipropionas 1251
Begriffe in allgemeinen Kapiteln und Mono-
  graphien sowie Erläuterungen (1.2) **4.03**-3696
Behältnisse (3.2) 329
- Allgemeines (3.2) 331
- Allgemeines Kapitel (*siehe* 1.3) **4.03**-3697
Belladonnablätter 1253
Belladonnablättertrockenextrakt, eingestellter ... 1255
Belladonnae folii extractum siccum normatum ... 1255
Belladonnae folii tinctura normata **4.06**-5065
Belladonnae folium 1253
Belladonnae pulvis normatus 1257
Belladonnapulver, eingestelltes 1257
Belladonnatinktur, eingestellte **4.06**-5065
Bendroflumethiazid 1259
Bendroflumethiazidum 1259
Benfluorexhydrochlorid 1260
Benfluorexi hydrochloridum 1260
Benperidol 1261
Benperidolum 1261
Benserazidhydrochlorid 1263
Benserazidi hydrochloridum 1263
Bentonit 1265
Bentonitum 1265
Benzaldehyd *R* **4.04**-4148
Benzalkonii chloridi solutio 1267
Benzalkonii chloridum 1266
Benzalkoniumchlorid 1266
Benzalkoniumchlorid-Lösung 1267

Benzbromaron 1268
Benzbromaronum 1268
Benzethonii chloridum 1269
Benzethoniumchlorid 1269
Benzethoniumchlorid *R* **4.04**-4149
Benzethoniumchlorid-Lösung (0,004 mol · l^{-1}) .. **4.04**-4341
Benzidin *R* **4.04**-4149
Benzil *R* **4.04**-4149
Benzoat, Identitätsreaktion (*siehe* 2.3.1) 96
Benzocain 1271
Benzocain *R* **4.04**-4149
Benzocainum 1271
1,4-Benzochinon *R* **4.04**-4149
Benzoesäure 1271
Benzoesäure *R* **4.04**-4149
Benzoesäure *RV* **4.04**-4340
Benzoin *R* **4.04**-4149
Benzol *R* **4.04**-4149
Benzophenon *R* **4.04**-4149
Benzoylargininethylesterhydrochlorid *R* ... **4.04**-4150
Benzoylchlorid *R* **4.04**-4150
Benzoylis peroxidum cum aqua 1272
Benzoylperoxid, wasserhaltiges 1272
N-Benzoyl-L-prolyl-L-phenylalanyl-L-arginin-
  (4-nitroanilid)-acetat *R* **4.04**-4150
2-Benzoylpyridin *R* **4.04**-4150
Benzylalkohol **4.04**-4395
Benzylalkohol *R* **4.04**-4150
Benzylbenzoat 1276
Benzylbenzoat *R* **4.04**-4150
Benzylcinnamat *R* **4.04**-4150
Benzylether *R* **4.04**-4150
Benzylis benzoas 1276
Benzylpenicillin-Benzathin 1277
Benzylpenicillin-Kalium **4.05**-4669
Benzylpenicillin-Natrium **4.05**-4671
Benzylpenicillin-Natrium *R* **4.04**-4150
Benzylpenicillin-Procain 1283
Benzylpenicillinum benzathinum 1277
Benzylpenicillinum kalicum **4.05**-4669
Benzylpenicillinum natricum **4.05**-4671
Benzylpenicillinum procainum 1283
2-Benzylpyridin *R* **4.04**-4151
Bergapten *R* **4.04**-4151
Bernsteinsäure *R* **4.04**-4151
Beschriftung (*siehe* 1.4) **4.03**-3699
Bestimmung der Aktivität von Interferonen (5.6) ... 681
Bestimmung der antikomplementären Aktivität
  von Immunglobulin (2.6.17) 185
Bestimmung der Dichte von Feststoffen mit Hilfe
  von Pyknometern (2.9.23) 273
Bestimmung der Fettsäurenzusammensetzung von
  Omega-3-Säuren-reichen Ölen (2.4.29) **4.05**-4604
Bestimmung der Ionenkonzentration unter
  Verwendung ionenselektiver Elektroden
  (2.2.36) 60
Bestimmung der spezifischen Oberfläche durch
  Gasadsorption (2.9.26) 276
Bestimmung der spezifischen Oberfläche durch
  Luftpermeabilität (2.9.14) 252
Bestimmung der Teilchengröße durch Mikro-
  skopie (2.9.13) 252
Bestimmung der Wirksamkeit von Anti-D-
  Immunglobulin vom Menschen (2.7.13) **4.06**-4898
Bestimmung der Wirksamkeit von Diphtherie-
  Adsorbat-Impfstoff (2.7.6) **4.02**-3421
Bestimmung der Wirksamkeit von Hepatitis-A-
  Impfstoff (2.7.14) 217
Bestimmung der Wirksamkeit von Hepatitis-B-
  Impfstoff (rDNA) (2.7.15) 218
Bestimmung der Wirksamkeit von Pertussis-
  Impfstoff (2.7.7) 210
Bestimmung der Wirksamkeit von Pertussis-
  Impfstoff (azellulär) (2.7.16) 219

Bestimmung der Wirksamkeit von Tetanus-
Adsorbat-Impfstoff (2.7.8) **4.02**-3423
Bestimmung des entnehmbaren Volumens von
Parenteralia (2.9.17) 256
– Einzeldosisbehältnisse (2.9.17) 256
– Infusionszubereitungen (2.9.17) 256
– Mehrdosenbehältnisse (2.9.17) 256
– Spritzampullen und vorgefüllte Einmal-
spritzen (2.9.17) 256
Bestimmung des Gerbstoffgehalts pflanzlicher
Drogen (2.8.14) 232
Bestimmung von Wasser durch Destillation
(2.2.13) 33
Betacarotenum 1285
Betacarotin 1285
Betacyclodextrin (*siehe* Betadex) 1286
Betadex 1286
Betadexum 1286
Betahistindimesilat 1288
Betahistini mesilas 1288
Betamethason 1290
Betamethasonacetat 1292
Betamethasondihydrogenphosphat-Dinatrium 1294
Betamethasondipropionat 1296
Betamethasoni acetas 1292
Betamethasoni dipropionas 1296
Betamethasoni natrii phosphas 1294
Betamethasoni valeras **4.05**-4674
Betamethasonum 1290
Betamethasonvalerat **4.05**-4674
Betaxololhydrochlorid 1300
Betaxololi hydrochloridum 1300
Betulae folium 1308
Betulin *R* **4.04**-4151
Bewertung der Unschädlichkeit von Impfstoffen
für Tiere (5.2.6) 613
Bewertung der Wirksamkeit von Impfstoffen
für Tiere (5.2.7) 615
Bezafibrat 1302
Bezafibratum 1302
Bibenzyl *R* **4.04**-4151
Bicinchoninsäure-Methode (*siehe* 2.5.33) 142
Bifonazol **4.05**-4676
Bifonazolum **4.05**-4676
Bioindikatoren zur Überprüfung der Sterilisations-
methoden (5.1.2) **4.03**-3759
Biologische Wertbestimmungsmethoden (2.7) . . . . 195 und
4.01-3205 und **4.02**-3413 und **4.03**-3723 und **4.06**-4891
Biotin 1305
Biotinum 1305
Biperidenhydrochlorid 1306
Biperideni hydrochloridum 1306
4-Biphenylol *R* **4.04**-4151
Birkenblätter 1308
Bisacodyl 1310
Bisacodylum 1310
Bisbenzimid *R* **4.04**-4151
Bisbenzimid-Lösung *R* **4.04**-4151
Bisbenzimid-Stammlösung *R* **4.04**-4151
Bismut
– Identitätsreaktion (*siehe* 2.3.1) 96
– komplexometrische Titration (*siehe* 2.5.11) 130
Bismutcarbonat, basisches 1311
Bismutgallat, basisches 1312
Bismuthi subcarbonas 1311
Bismuthi subgallas 1312
Bismuthi subnitras ponderosum 1313
Bismuthi subsalicylas 1314
Bismutnitrat, basisches *R* **4.04**-4151
Bismutnitrat, basisches *R* 1 . . . . **4.04**-4152
Bismutnitrat, schweres, basisches 1313
Bismutnitrat-Lösung *R* **4.04**-4152
Bismutsalicylat, basisches 1314
N,*O*-Bis(trimethylsilyl)acetamid *R* **4.04**-4152

N,*O*-Bis(trimethylsilyl)trifluoracetamid *R* **4.04**-4152
Bitterfenchelöl **4.04**-4397
Bitterkleeblätter 1316
Bitterorangenblüten **4.06**-5066
Bitterorangenblütenöl 1318
Bitterorangenschale 1320
Bitterorangenschalentinktur 1321
Bitterwert (2.8.15) 232
Biuret *R* **4.04**-4152
Biuret-Methode (*siehe* 2.5.33) 143
Biuret-Reagenz *R* **4.04**-4152
Blattdrogen
– Bärentraubenblätter 1243
– Belladonnablätter 1253
– Belladonnapulver, eingestelltes 1257
– Birkenblätter 1308
– Bitterkleeblätter 1316
– Boldoblätter 1330
– Digitalis-purpurea-Blätter 1681
– Eibischblätter 1751
– Eschenblätter 1800
– Eucalyptusblätter 1846
– Ginkgoblätter 1944
– Hamamelisblätter 2005
– Melissenblätter 2342
– Orthosiphonblätter 2578
– Pfefferminzblätter 2640
– Rosmarinblätter 2814
– Salbei, dreilappiger 2825
– Salbeiblätter **4.01**-3373
– Sennesblätter 2848
– Spitzwegerichblätter **4.06**-5259
– Stramoniumblätter **4.06**-5261
– Stramoniumpulver, eingestelltes 2910
– Weißdornblätter mit Blüten 3152
Blei
– Identitätsreaktionen (*siehe* 2.3.1) 96
– komplexometrische Titration (2.5.11) 131
Blei in Zuckern, Grenzprüfung (2.4.10) **4.05**-4603
Blei(II)-acetat *R* **4.04**-4152
Blei(II)-acetat-Lösung *R* **4.04**-4152
Blei(II)-acetat-Lösung, basische *R* **4.04**-4152
Blei(II)-acetat-Papier *R* **4.04**-4152
Blei(II)-acetat-Watte *R* **4.04**-4152
Blei(II)-nitrat-Lösung (0,1 mol · l^{-1}) **4.06**-4921
Blei-Lösung (0,1 % Pb) *R* **4.04**-4328
Blei-Lösung (100 ppm Pb) *R* **4.04**-4328
Blei-Lösung (10 ppm Pb) *R* **4.04**-4328
Blei-Lösung (10 ppm Pb) *R* 1 . . . . **4.04**-4328
Blei-Lösung (2 ppm Pb) *R* **4.04**-4329
Blei-Lösung (1 ppm Pb) *R* **4.04**-4329
Blei-Lösung (0,1 ppm Pb) *R* **4.04**-4329
Blei-Lösung (1000 ppm Pb), ölige *R* **4.04**-4329
Blei(II)-nitrat *R* **4.04**-4153
Blei(II)-nitrat-Lösung *R* **4.04**-4153
Blei(II)-nitrat-Lösung (0,1 mol · l^{-1}) **4.04**-4341
Blei(IV)-oxid **4.04**-4153
Bleomycini sulfas 1321
Bleomycinsulfat 1321
Blockier-Lösung *R* **4.04**-4153
Blütendrogen
– Arnikablüten 1220
– Bitterorangenblüten **4.06**-5066
– Gewürznelken 1943
– Hibiscusblüten 2026
– Holunderblüten 2032
– Hopfenzapfen 2035
– Kamille, römische **4.03**-3943
– Kamillenblüten **4.06**-5183
– Klatschmohnblüten **4.02**-3586
– Königskerzenblüten, Wollblumen 2190
– Lavendelblüten 2216
– Lindenblüten 2254
– Malvenblüten 2325

Ph. Eur. 4. Ausgabe, 6. Nachtrag

8 Gesamtregister

- Ringelblumenblüten 2807
Blutdrucksenkende Substanzen, Prüfung (2.6.11) 162
Blutgerinnungsfaktor II vom Menschen,
   Wertbestimmung (2.7.18) 220
Blutgerinnungsfaktor VII vom Menschen **4.06**-5068
Blutgerinnungsfaktor VII vom Menschen,
   Wertbestimmung (2.7.10) 214
Blutgerinnungsfaktor VIII vom Menschen **4.06**-5069
Blutgerinnungsfaktor VIII, Wertbestimmung
   (2.7.4) 205
Blutgerinnungsfaktor IX vom Menschen **4.06**-5071
Blutgerinnungsfaktor IX vom Menschen,
   Wertbestimmung (2.7.11) 215
Blutgerinnungsfaktor X vom Menschen,
   Wertbestimmung (2.7.19) **4.03**-3725
Blutgerinnungsfaktor Xa R **4.04**-4153
Blutgerinnungsfaktor XI vom Menschen **4.02**-3500
Blutgerinnungsfaktor XI vom Menschen,
   Wertbestimmung (2.7.22) **4.02**-3424
Blutgerinnungsfaktoren, aktivierte (2.6.22) 194
Blutgerinnungsfaktoren, Wertbestimmung von
   Heparin (2.7.12) **4.03**-3725
Blutgerinnungsfaktor-Xa-Lösung R **4.04**-4153
Blutplättchen-Ersatz R **4.04**-4153
Blutweiderichkraut 1328
BMP-Mischindikator-Lösung R **4.04**-4153
Bockshornsamen 1329
Boldi folium 1330
Boldin R **4.04**-4153
Boldoblätter 1330
Borat-Pufferlösung pH 7,5 R **4.04**-4338
Borat-Pufferlösung pH 8,0 (0,0015 mol · l⁻¹) R .. **4.04**-4338
Borat-Pufferlösung pH 10,4 R **4.04**-4339
Borax 2496
Borneol R **4.04**-4154
Bornylacetat R **4.04**-4154
Borsäure 1332
Borsäure R **4.04**-4154
Bortrichlorid R **4.04**-4154
Bortrichlorid-Lösung, methanolische R **4.04**-4154
Bortrifluorid R **4.04**-4154
Bortrifluorid-Lösung, methanolische R **4.04**-4154
Botulismus-Antitoxin 973
Botulismus-Impfstoff für Tiere **4.06**-4970
Bovine-Rhinotracheitis-Lebend-Impfstoff
   (gefriergetrocknet) für Rinder, Infektiöse- ... **4.06**-4971
Bovines-Tuberkulin, gereinigtes (*siehe* Tuberkulin
   aus *Mycobacterium bovis*, gereinigtes) 3083
Bradford-Methode (*siehe* 2.5.33) 142
Brausegranulate (*siehe* Granulate) **4.04**-4361
Brausepulver (*siehe* Pulver zum Einnehmen) ... **4.04**-4363
Brausetabletten (*siehe* Tabletten) **4.01**-3225
Brechungsindex (2.2.6) **4.03**-3709
Brennnessel für homöopathische Zubereitungen . **4.05**-4644
Brenzcatechin R **4.04**-4154
Brenztraubensäure R **4.04**-4154
Brillantblau R **4.04**-4155
Brom R **4.04**-4155
Bromazepam 1332
Bromazepamum 1332
Bromcresolgrün R **4.04**-4155
Bromcresolgrün-Lösung R **4.04**-4155
Bromcresolgrün-Methylrot-Mischindikator-
   Lösung R **4.04**-4155
Bromcresolpurpur R **4.04**-4155
Bromcresolpurpur-Lösung R **4.04**-4155
Bromcyan-Lösung R **4.04**-4155
Bromdesoxyuridin R **4.04**-4155
Bromelain R **4.04**-4156
Bromelain-Lösung R **4.04**-4156
Bromhexinhydrochlorid **4.04**-4399
Bromhexini hydrochloridum **4.04**-4399
Bromid, Identitätsreaktionen (*siehe* 2.3.1) 96
Bromid-Bromat-Lösung (0,0167 mol · l⁻¹) **4.04**-4342

Brom-Lösung R **4.04**-4155
Bromocriptini mesilas 1335
Bromocriptinmesilat 1335
Bromophos R **4.04**-4156
Bromophos-ethyl R **4.04**-4156
Bromperidol 1337
Bromperidoldecanoat 1339
Bromperidoli decanoas 1339
Bromperidolum 1337
Brompheniramini maleas 1341
Brompheniraminmaleat 1341
Bromphenolblau R **4.04**-4156
Bromphenolblau-Lösung R **4.04**-4156
Bromphenolblau-Lösung R 1 .... **4.04**-4156
Bromphenolblau-Lösung R 2 .... **4.04**-4156
Bromthymolblau R **4.04**-4156
Bromthymolblau-Lösung R 1 .... **4.04**-4156
Bromthymolblau-Lösung R 2 .... **4.04**-4157
Bromthymolblau-Lösung R 3 .... **4.04**-4157
Bromwasser R **4.04**-4157
Bromwasser R 1 .... **4.04**-4157
Bromwasserstoffsäure 47 % R **4.04**-4157
Bromwasserstoffsäure 30 % R **4.04**-4157
Bromwasserstoffsäure, verdünnte R **4.04**-4157
Bromwasserstoffsäure, verdünnte R 1 ..... **4.04**-4157
Bronchitis-Impfstoff (inaktiviert) für Geflügel,
   Infektiöse- 892
Bronchitis-Lebend-Impfstoff (gefriergetrocknet)
   für Geflügel, Infektiöse- 894
Brucellose-Lebend-Impfstoff (gefriergetrocknet)
   für Tiere **4.06**-4972
Bruchfestigkeit von Suppositorien und Vaginal-
   zäpfchen (2.9.24) 274
Bruchfestigkeit von Tabletten (2.9.8) 248
Brucin R **4.04**-4157
Buccaltabletten (*siehe* Zubereitungen zur
   Anwendung in der Mundhöhle) **4.01**-3230
Budesonid 1343
Budesonidum 1343
Bufexamac 1345
Bufexamacum 1345
Buflomedilhydrochlorid **4.05**-4677
Buflomedili hydrochloridum **4.05**-4677
Bumetanid 1348
Bumetanidum 1348
Bupivacainhydrochlorid 1349
Bupivacaini hydrochloridum 1349
Buprenorphin 1352
Buprenorphinhydrochlorid 1353
Buprenorphini hydrochloridum 1353
Buprenorphinum 1352
Bursitis-Impfstoff (inaktiviert) für Geflügel,
   Infektiöse- 897
Bursitis-Lebend-Impfstoff (gefriergetrocknet) für
   Geflügel, Infektiöse- 899
Buserelin 1354
Buserelinum 1354
Busulfan 1356
Busulfanum 1356
Butanal R **4.04**-4157
1-Butanol R **4.04**-4157
2-Butanol R 1 .... **4.04**-4157
tert-Butanol R **4.04**-4158
Butano-4-lacton R **4.04**-4158
Buttersäure R **4.04**-4158
Butylacetat R **4.04**-4158
Butylacetat R 1 .... **4.04**-4158
Butylamin R **4.04**-4158
tert-Butylamini perindoprilum **4.06**-5228
Butyldihydroxyboran R **4.04**-4158
tert-Butylhydroperoxid R **4.04**-4158
Butylhydroxyanisol 1358
Butylhydroxyanisolum 1358
Butyl-4-hydroxybenzoat **4.02**-3502

Ph. Eur. 4. Ausgabe, 6. Nachtrag

Butyl-4-hydroxybenzoat *R* **4.04**-4159
Butylhydroxytoluenum 1359
Butylhydroxytoluol 1359
Butylhydroxytoluol *R* **4.04**-4159
Butylis parahydroxybenzoas **4.02**-3502
Butylmethacrylat *R* **4.04**-4159
Butylmethacrylat-Copolymer, basisches **4.04**-4401
tert-Butylmethylether *R* **4.04**-4159
tert-Butylmethylether *R* 1 .... **4.04**-4159
Butylscopolaminiumbromid 1360

C

Cadmium *R* **4.04**-4159
Cadmium-Lösung (0,1 % Cd) *R* **4.04**-4329
Cadmium-Lösung (10 ppm Cd) *R* **4.04**-4329
Caesiumchlorid *R* **4.04**-4159
Calcifediol 1365
Calcifediolum 1365
Calcii ascorbas 1370
Calcii carbonas 1371
Calcii chloridum dihydricum **4.03**-3835
Calcii chloridum hexahydricum 1373
Calcii dobesilas monohydricum 1374
Calcii folinas **4.03**-3836
Calcii glucoheptonas 1377
Calcii gluconas 1379
Calcii gluconas ad iniectabile 1380
Calcii glycerophosphas 1382
Calcii hydrogenophosphas anhydricus **4.01**-3271
Calcii hydrogenophosphas dihydricus **4.01**-3272
Calcii hydroxidum 1385
Calcii lactas pentahydricus 1386
Calcii lactas trihydricus 1387
Calcii laevulinas dihydricum 1388
Calcii levofolinas pentahydricus 1389
Calcii pantothenas 1392
Calcii stearas 1393
Calcii sulfas dihydricus 1395
Calcitonin vom Lachs 1366
Calcitoninum salmonis 1366
Calcitriol 1368
Calcitriolum 1368
Calcium
  – Grenzprüfung (2.4.3) 104
  – Identitätsreaktionen (*siehe* 2.3.1) 96
  – komplexometrische Titration (*siehe* 2.5.11) 131
Calcium in Adsorbat-Impfstoffen (2.5.14) 132
Calciumascorbat 1370
Calciumcarbonat 1371
Calciumcarbonat *R* **4.04**-4159
Calciumcarbonat *R* 1 .... **4.04**-4159
Calciumchlorid *R* **4.04**-4159
Calciumchlorid *R* 1 .... **4.04**-4159
Calciumchlorid, wasserfreies *R* **4.04**-4159
Calciumchlorid-Dihydrat **4.03**-3835
Calciumchlorid-Hexahydrat 1373
Calciumchlorid-Lösung *R* **4.04**-4159
Calciumchlorid-Lösung (0,02 mol · l⁻¹) *R* **4.04**-4160
Calciumchlorid-Lösung (0,01 mol · l⁻¹) *R* **4.04**-4160
Calciumdobesilat-Monohydrat 1374
Calciumfolinat **4.03**-3836
Calciumglucoheptonat 1377
Calciumgluconat 1379
Calciumgluconat zur Herstellung von
  Parenteralia 1380
Calciumglycerophosphat 1382
Calciumhydrogenphosphat, wasserfreies **4.01**-3271
Calciumhydrogenphosphat-Dihydrat **4.01**-3272
Calciumhydroxid 1385
Calciumhydroxid *R* **4.04**-4160
Calciumhydroxid-Lösung *R* **4.04**-4160

Calciumlactat *R* **4.04**-4160
Calciumlactat-Pentahydrat 1386
Calciumlactat-Trihydrat 1387
Calciumlävulinat-Dihydrat 1388
Calciumlevofolinat-Pentahydrat 1389
Calcium-Lösung (400 ppm Ca) *R* **4.04**-4329
Calcium-Lösung (100 ppm Ca) *R* **4.04**-4329
Calcium-Lösung (100 ppm Ca) *R* 1 ..... **4.04**-4329
Calcium-Lösung (10 ppm Ca) *R* **4.04**-4329
Calcium-Lösung (100 ppm Ca), ethanolische *R* **4.04**-4329
Calciumpantothenat 1392
Calciumstearat 1393
Calciumsulfat-Dihydrat 1395
Calciumsulfat-Hemihydrat *R* **4.04**-4160
Calciumsulfat-Lösung *R* **4.04**-4160
Calconcarbonsäure *R* **4.04**-4160
Calconcarbonsäure-Verreibung *R* **4.04**-4160
Calendulae flos 2807
Calicivirosis-Impfstoff (inaktiviert) für Katzen .. **4.06**-4974
Calicivirosis-Lebend-Impfstoff (gefriergetrocknet)
  für Katzen **4.06**-4975
Camphen *R* **4.04**-4160
Campher *R* **4.04**-4160
D-Campher **4.01**-3273
Campher, racemischer 1397
(1*S*)-(+)-10-Camphersulfonsäure *R* **4.04**-4161
D-Camphora **4.01**-3273
Camphora racemica 1397
Caprinalkohol *R* **4.04**-4161
ε-Caprolactam *R* **4.04**-4161
Caprylsäure 1398
Capsaicin *R* **4.05**-4627
Capsici fructus **4.05**-4684
Capsulae 754
Captopril 1399
Captoprilum 1399
Carbachol 1400
Carbacholum 1400
Carbamazepin 1401
Carbamazepinum 1401
Carbasalat-Calcium 1403
Carbasalatum calcicum 1403
Carbazol *R* **4.04**-4161
Carbenicillin-Dinatrium 1404
Carbenicillinum natricum 1404
Carbidopa-Monohydrat 1407
Carbidopum 1407
Carbimazol 1408
Carbimazolum 1408
Carbo activatus 2192
Carbocistein 1409
Carbocisteinum 1409
Carbomer *R* **4.04**-4161
Carbomera **4.02**-3507
Carbomere **4.02**-3507
Carbonat, Identitätsreaktion (*siehe* 2.3.1) 97
Carbonei dioxidum 2193
Carbonei monoxidum[¹⁵O] 1016
Carbophenothion *R* **4.04**-4161
Carboplatin 1413
Carboplatinum 1413
Carboxymethylamylum natricum A 1414
Carboxymethylamylum natricum B 1415
Carboxymethylamylum natricum C 1417
Carboxymethylstärke-Natrium (Typ A) .. 1414
Carboxymethylstärke-Natrium (Typ B) .. 1415
Carboxymethylstärke-Natrium (Typ C) .. 1417
Car-3-en *R* **4.04**-4161
Carisoprodol **4.05**-4683
Carisoprodolum **4.05**-4683
Carmellose-Calcium **4.02**-3508
Carmellose-Natrium 1421
Carmellose-Natrium, niedrig substituiertes 1422
Carmellosum calcicum **4.02**-3508

Ph. Eur. 4. Ausgabe, 6. Nachtrag

10 Gesamtregister

Carmellosum natricum 1421
Carmellosum natricum conexum 1605
Carmellosum natricum, substitutum humile 1422
Carmustin 1423
Carmustinum 1423
Carnaubawachs 4.04-4405
Carteololhydrochlorid 4.02-3510
Carteololi hydrochloridum 4.02-3510
Carvacrol R 4.04-4162
Carvedilol 4.01-3274
Carvedilolum 4.01-3274
Carvi fructus 2199
(+)-Carvon R 4.04-4162
β-Caryophyllen R 4.04-4162
Caryophyllenoxid R 4.06-4913
Caryophylli floris aetheroleum 2499
Caryophylli flos 1943
Cascararinde 1425
Casein R 4.04-4162
Cassiaöl 1427
Catalpol R 4.06-4913
Catechin R 4.04-4163
Catgut im Fadenspender für Tiere, steriles,
   resorbierbares 1075
Catgut, steriles 1063
Cayennepfeffer 4.05-4684
Cefaclor-Monohydrat 1429
Cefaclorum 1429
Cefadroxil-Monohydrat 4.04-4406
Cefadroxilum monohydricum 4.04-4406
Cefalexin-Monohydrat 4.03-3838
Cefalexinum monohydricum 4.03-3838
Cefalotin-Natrium 4.06-5077
Cefalotinum natricum 4.06-5077
Cefamandoli nafas 4.03-3840
Cefamandolnafat 4.03-3840
Cefapirin-Natrium 4.04-4408
Cefapirinum natricum 4.04-4408
Cefatrizin-Propylenglycol 1438
Cefatrizinum propylen glycolum 1438
Cefazolin-Natrium 4.04-4410
Cefazolinum natricum 4.04-4410
Cefixim 4.03-3843
Cefiximum 4.03-3843
Cefoperazon-Natrium 1444
Cefoperazonum natricum 1444
Cefotaxim-Natrium 1446
Cefotaximum natricum 1446
Cefoxitin-Natrium 4.02-3517
Cefoxitinum natricum 4.02-3517
Cefradin 4.03-3845
Cefradinum 4.03-3845
Ceftazidim 4.02-3519
Ceftazidimum 4.02-3519
Ceftriaxon-Dinatrium 1455
Ceftriaxonum natricum 1455
Cefuroximaxetil 4.03-3847
Cefuroxim-Natrium 4.06-5078
Cefuroximum axetili 4.03-3847
Cefuroximum natricum 4.06-5078
Celiprololhydrochlorid 4.06-5080
Celiprololi hydrochloridum 4.06-5080
Cellulose, mikrokristalline 4.02-3521
Cellulose zur Chromatographie R 4.04-4163
Cellulose zur Chromatographie R 1 ..... 4.04-4163
Cellulose zur Chromatographie F_{254} R 4.04-4163
Celluloseacetat 1461
Celluloseacetatbutyrat 1462
Celluloseacetatphthalat 4.03-3850
Cellulosepulver 4.02-3524
Cellulosi acetas 1461
Cellulosi acetas butyras 1462
Cellulosi acetas phthalas 4.03-3850
Cellulosi pulvis 4.02-3524

Cellulosum microcristallinum 4.02-3521
Centaurii herba 2962
Centellae asiaticae herba 3146
Cephalin-Reagenz R 4.04-4163
Cera alba 4.05-4833
Cera carnauba 4.04-4405
Cera flava 4.05-4834
Cer(III)-nitrat R 4.04-4163
Cer(IV)-sulfat R 4.04-4163
Cer(IV)-sulfat-Lösung (0,1 mol · l^{-1}) 4.04-4342
Cetirizindihydrochlorid 1467
Cetirizini dihydrochloridum 1467
Cetostearylis isononanoas 1477
Cetrimid 4.03-3851
Cetrimid R 4.04-4163
Cetrimidum 4.03-3851
Cetrimoniumbromid R 4.04-4164
Cetylalkohol 4.06-5082
Cetylis palmitas 4.02-3527
Cetylpalmitat 4.02-3527
Cetylpyridinii chloridum 1471
Cetylpyridiniumchlorid 1471
Cetylstearylalkohol 4.06-5083
Cetylstearylalkohol R 4.04-4164
Cetylstearylalkohol (Typ A), emulgierender ... 4.06-5083
Cetylstearylalkohol (Typ B), emulgierender ... 4.06-5085
Cetylstearylisononanoat 1477
Chamazulen R 4.05-4627
Chamomillae romanae flos 4.03-3943
Charge (siehe 5.2.1) 603
Chelidonii herba 2841
Chemische Referenzsubstanzen (CRS),
   Biologische Referenzsubstanzen (BRS),
   Referenzspektren (4.3) 4.06-4922
Chenodesoxycholsäure 1478
Chinaldinrot R 4.04-4164
Chinaldinrot-Lösung R 4.04-4164
Chinarinde 4.02-3528
Chinhydron R 4.04-4164
Chinidin R 4.04-4164
Chinidini sulfas 1481
Chinidinsulfat 1481
Chinidinsulfat R 4.04-4164
Chinin R 4.04-4164
Chininhydrochlorid 1483
Chininhydrochlorid R 4.04-4164
Chinini hydrochloridum 1483
Chinini sulfas 1485
Chininsulfat 1485
Chininsulfat R 4.04-4165
Chitosanhydrochlorid 1486
Chitosani hydrochloridum 1486
Chloracetanilid R 4.04-4165
Chloralhydrat 1488
Chloralhydrat R 4.04-4165
Chloralhydrat-Lösung R 4.04-4165
Chlorali hydras 1488
Chlorambucil 1489
Chlorambucilum 1489
Chloramin T R 4.04-4165
Chloramin-T-Lösung R 4.04-4165
Chloramin-T-Lösung R 1 .... 4.04-4165
Chloramin-T-Lösung R 2 .... 4.04-4165
Chloraminum 3043
Chloramphenicol 1490
Chloramphenicolhydrogensuccinat-Natrium 1491
Chloramphenicoli natrii succinas 1491
Chloramphenicoli palmitas 1492
Chloramphenicolpalmitat 1492
Chloramphenicolum 1490
Chloranilin R 4.04-4165
2-Chlorbenzoesäure R 4.04-4165
4-Chlorbenzolsulfonamid R 4.04-4165
Chlorcyclizinhydrochlorid 1494

Ph. Eur. 4. Ausgabe, 6. Nachtrag

Chlorcyclizini hydrochloridum 1494
Chlordan *R* **4.04**-4165
2-Chlor-2-desoxy-D-glucose *R* **4.04**-4165
Chlordiazepoxid **4.06**-5087
Chlordiazepoxid *R* **4.04**-4166
Chlordiazepoxidhydrochlorid **4.06**-5089
Chlordiazepoxidi hydrochloridum **4.06**-5089
Chlordiazepoxidum **4.06**-5087
Chloressigsäure *R* **4.04**-4166
2-Chlorethanol *R* **4.04**-4166
2-Chlorethanol-Lösung *R* **4.04**-4166
Chlorethylaminhydrochlorid *R* **4.04**-4166
Chlorfenvinphos *R* **4.04**-4166
Chlorhexidindiacetat 1498
Chlorhexidindigluconat-Lösung 1499
Chlorhexidindihydrochlorid 1501
Chlorhexidini diacetas 1498
Chlorhexidini digluconatis solutio 1499
Chlorhexidini dihydrochloridum 1501
Chlorid
 – Grenzprüfung (2.4.4) 104
 – Identitätsreaktionen (*siehe* 2.3.1) 97
Chlorid-Lösung (50 ppm Cl) *R* **4.04**-4329
Chlorid-Lösung (8 ppm Cl) *R* **4.04**-4329
Chlorid-Lösung (5 ppm Cl) *R* **4.04**-4329
3-Chlor-2-methylanilin *R* **4.04**-4166
Chlornitroanilin *R* **4.04**-4166
Chlorobutanol *R* **4.04**-4166
Chlorobutanol, wasserfreies 1503
Chlorobutanol-Hemihydrat 1504
Chlorobutanolum anhydricum 1503
Chlorobutanolum hemihydricum 1504
Chlorocresol 1504
Chlorocresolum 1504
Chloroform *R* **4.04**-4166
(D)Chloroform *R* **4.04**-4167
Chloroform, angesäuertes *R* **4.04**-4167
Chloroform, ethanolfreies *R* **4.04**-4167
Chloroform, ethanolfreies *R* 1 ....**4.04**-4167
Chlorogensäure *R* **4.04**-4167
Chloroquini phosphas **4.05**-4686
Chloroquini sulfas 1507
Chloroquinphosphat **4.05**-4686
Chloroquinsulfat 1507
Chlorothiazid **4.06**-5090
Chlorothiazid *R* **4.04**-4167
Chlorothiazidum **4.06**-5090
Chlorphenamini maleas 1509
Chlorphenaminmaleat 1509
Chlorphenol *R* **4.04**-4167
Chlorpromazinhydrochlorid 1510
Chlorpromazini hydrochloridum 1510
Chlorpropamid 1511
Chlorpropamidum 1511
3-Chlorpropan-1,2-diol *R* **4.04**-4167
Chlorprothixenhydrochlorid **4.03**-3852
Chlorprothixeni hydrochloridum **4.03**-3852
Chlorpyriphos *R* **4.04**-4168
Chlorpyriphos-methyl *R* **4.04**-4168
Chlorsalicylsäure *R* **4.04**-4168
Chlortalidon 1515
Chlortalidonum 1515
Chlortetracyclinhydrochlorid **4.04**-4413
Chlortetracyclinhydrochlorid *R* **4.04**-4168
Chlortetracyclini hydrochloridum **4.04**-4413
Chlortriethylaminhydrochlorid *R* **4.04**-4168
Chlortrimethylsilan *R* **4.04**-4168
Cholecalciferoli pulvis 1592
Cholecalciferolum 1586
Cholecalciferolum densatum oleosum 1587
Cholecalciferolum in aqua dispergibile 1590
Cholera-Impfstoff 793
Cholera-Impfstoff (gefriergetrocknet) 794
Cholesterol **4.04**-4415

Cholesterol *R* **4.04**-4168
Cholesterolum **4.04**-4415
Cholinchlorid *R* **4.04**-4168
Chorda resorbilis sterilis 1063
*Chorda resorbilis sterilis in fuso ad usum
 veterinarium* 1075
Choriongonadotropin 1520
Choriongonadotropin *R* **4.04**-4168
Chromatographische Trennmethoden (2.2.46) 75
Chromazurol *R* **4.04**-4169
Chromazurol S *R* **4.04**-4169
Chrom(III)-chlorid-Hexahydrat *R* **4.04**-4169
[^{51}Cr]Chromedetat-Injektionslösung 996
Chromii[^{51}Cr] edetatis solutio iniectabilis 996
Chrom(III)-kaliumsulfat *R* **4.04**-4169
Chrom-Lösung (0,1 % Cr) *R* **4.04**-4329
Chrom-Lösung (100 ppm Cr) *R* **4.04**-4329
Chrom-Lösung (0,1 ppm Cr) *R* **4.04**-4329
Chrom-Lösung (1000 ppm Cr), ölige *R* **4.04**-4329
Chromophorsubstrat *R* 1 ....**4.04**-4169
Chromophorsubstrat *R* 2 ....**4.04**-4169
Chromophorsubstrat *R* 3 ....**4.06**-4913
Chromosomale Charakterisierung (*siehe* 5.2.3) 608
Chromotrop 2B *R* **4.04**-4169
Chromotrop-2B-Lösung *R* **4.04**-4169
Chromotropsäure-Natrium *R* **4.04**-4169
Chromotropsäure-Natrium-Lösung *R* **4.04**-4169
Chrom(VI)-oxid *R* **4.04**-4169
Chromschwefelsäure *R* **4.04**-4169
Chrysanthemin *R* **4.04**-4170
Chymotrypsin 1521
α-Chymotrypsin zur Peptidmuster-
 charakterisierung *R* **4.04**-4170
Chymotrypsinum 1521
Ciclopirox 1522
Ciclopirox olaminum 1524
Ciclopirox-Olamin 1524
Ciclopiroxum 1522
Ciclosporin 1526
Ciclosporinum 1526
Cilastatin-Natrium 1528
Cilastatinum natricum 1528
Cilazapril 1530
Cilazaprilum 1530
Cimetidin **4.06**-5091
Cimetidinhydrochlorid 1533
Cimetidini hydrochloridum 1533
Cimetidinum **4.06**-5091
Cinchocainhydrochlorid 1535
Cinchocaini hydrochloridum 1535
Cinchonae cortex **4.02**-3528
Cinchonidin *R* **4.04**-4170
Cinchonin *R* **4.04**-4170
Cineol **4.03**-3854
Cineol *R* **4.04**-4170
1,4-Cineol *R* **4.04**-4171
1,8-Cineol in ätherischen Ölen, Gehalts-
 bestimmung (2.8.11) 227
Cineolum **4.03**-3854
Cinnamomi cassiae aetheroleum 1427
Cinnamomi cortex 3188
Cinnamomi corticis tinctura **4.02**-3691
Cinnamomi zeylanici folii aetheroleum 3185
Cinnamomi zeylanicii corticis aetheroleum 3186
Cinnamylacetat *R* **4.04**-4171
Cinnarizin 1536
Cinnarizinum 1536
Ciprofloxacin **4.06**-5093
Ciprofloxacinhydrochlorid **4.06**-5095
Ciprofloxacini hydrochloridum **4.06**-5095
Ciprofloxacinum **4.06**-5093
Cisapridi tartras 1544
Cisaprid-Monohydrat 1542
Cisapridtartrat 1544

Cisapridum monohydricum 1542
Cisplatin 1546
Cisplatinum 1546
Citral *R* **4.04**-4171
Citrat, Identitätsreaktion (*siehe* 2.3.1) 97
Citrat-Pufferlösung pH 5,0 *R* **4.04**-4335
Citronellae aetheroleum 1547
Citronellal *R* **4.04**-4171
Citronellöl 1547
Citronellol *R* **4.04**-4171
Citronellylacetat *R* **4.04**-4172
Citronenöl **4.01**-3276
Citronenöl *R* **4.04**-4172
Citronensäure *R* **4.04**-4172
Citronensäure, wasserfreie **4.06**-5097
Citronensäure, wasserfreie *R* **4.04**-4172
Citronensäure-Monohydrat **4.06**-5098
Citropten *R* **4.04**-4172
Clarithromycin **4.06**-5099
Clarithromycinum **4.06**-5099
Clazuril für Tiere **4.06**-5102
Clazurilum ad usum veterinarium **4.06**-5102
Clebopridi malas 1552
Clebopridmalat 1552
Clemastinfumarat 1554
Clemastini fumaras 1554
Clenbuterolhydrochlorid 1556
Clenbuteroli hydrochloridum 1556
Clindamycin-2-dihydrogenphosphat 1558
Clindamycinhydrochlorid **4.02**-3531
Clindamycini hydrochloridum **4.02**-3531
Clindamycini phosphas 1558
Clobazam **4.05**-4687
Clobazamum **4.05**-4687
Clobetasolpropionat *R* **4.04**-4172
Clobetasonbutyrat 1561
Clobetasoni butyras 1561
Clofibrat 1563
Clofibratum 1563
Clomifencitrat 1564
Clomifeni citras 1564
Clomipraminhydrochlorid **4.01**-3279
Clomipramini hydrochloridum **4.01**-3279
Clonazepam 1567
Clonazepamum 1567
Clonidinhydrochlorid 1569
Clonidini hydrochloridum 1569
Clostridien, Nachweis (*siehe* 2.6.13) **4.06**-4884
Clostridium-chauvoei-Impfstoff für Tiere ... **4.06**-4977
Clostridium-novyi-Alpha-Antitoxin für Tiere 985
Clostridium-novyi-(Typ B)-Impfstoff für Tiere .. **4.06**-4977
Clostridium-perfringens-Beta-Antitoxin für Tiere 986
Clostridium-perfringens-Epsilon-Antitoxin für
  Tiere 987
Clostridium-perfringens-Impfstoff für Tiere ... **4.06**-4979
Clostridium-septicum-Impfstoff für Tiere **4.06**-4982
Clotrimazol 1570
Clotrimazolum 1570
Cloxacillin-Natrium **4.03**-3855
Cloxacillinum natricum **4.03**-3855
Clozapin 1573
Clozapinum 1573
Cobalt(II)-chlorid *R* **4.04**-4172
Cobalt-Lösung (100 ppm Co) *R* **4.04**-4329
Cobalt(II)-nitrat *R* **4.04**-4173
Cocainhydrochlorid 1574
Cocaini hydrochloridum 1574
Cocois oleum raffinatum **4.03**-3946
Cocoylcaprylocaprat 1576
Cocoylis caprylocapras 1576
Codein 1577
Codein *R* **4.04**-4173
Codeinhydrochlorid-Dihydrat 1578
Codeini hydrochloridum dihydricum 1578
Codeini phosphas hemihydricus 1579
Codeini phosphas sesquihydricus 1580
Codeinphosphat *R* **4.04**-4173
Codeinphosphat-Hemihydrat 1579
Codeinphosphat-Sesquihydrat 1580
Codeinum 1577
Codergocrini mesilas **4.06**-5103
Codergocrinmesilat **4.06**-5103
Coffein **4.06**-5105
Coffein *R* **4.04**-4173
Coffein-Monohydrat **4.06**-5107
Coffeinum **4.06**-5105
Coffeinum monohydricum **4.06**-5107
Colae semen 2196
Colchicin **4.04**-4416
Colchicinum **4.04**-4416
Colecalciferol 1586
Colecalciferol, ölige Lösungen von 1587
Colecalciferol-Konzentrat, wasserdispergierbares 1590
Colecalciferol-Trockenkonzentrat 1592
Colibacillosis-Impfstoff (inaktiviert) für neu-
  geborene Ferkel **4.06**-4984
Colibacillosis-Impfstoff (inaktiviert) für neu-
  geborene Wiederkäuer **4.06**-4986
Colistimethat-Natrium **4.03**-3857
Colistimethatum natricum **4.03**-3857
Colistini sulfas **4.06**-5108
Colistinsulfat **4.06**-5108
Colophonium **4.04**-4476
Compressi **4.01**-3223
Coomassie-Färbelösung *R* **4.04**-4173
Copolymerum methacrylatis butylati basicum ... **4.04**-4401
Copovidon **4.04**-4418
Copovidonum **4.04**-4418
Coriandri fructus 2198
Coronavirusdiarrhö-Impfstoff (inaktiviert) für
  Kälber **4.06**-4989
Corpora ad usum pharmaceuticum **4.06**-4948
Cortices
  – *Cinchonae cortex* **4.02**-3528
  – *Cinnamomi cortex* 3188
  – *Frangulae cortex* 1856
  – *Pruni africanae cortex* **4.02**-3627
  – *Quercus cortex* 1753
  – *Rhamni purshianae cortex* 1425
  – *Salicis cortex* 3149
Cortisonacetat 1603
Cortisonacetat *R* **4.04**-4173
Cortisoni acetas 1603
Coulometrische Titration – Mikrobestimmung von
  Wasser (2.5.32) 139
Coumaphos *R* **4.04**-4173
Counter-Immunelektrophorese (*siehe* 2.7.1) 198
Crataegi folii cum flore extractum siccum ... **4.03**-4070
Crataegi folium cum flore 3152
Crataegi fructus 3154
Cremes (*siehe* Halbfeste Zubereitungen zur
  kutanen Anwendung) **4.03**-3777
  – hydrophile (*siehe* Halbfeste Zubereitungen
    zur kutanen Anwendung) **4.03**-3777
  – lipophile (*siehe* Halbfeste Zubereitungen zur
    kutanen Anwendung) **4.03**-3777
o-Cresol *R* **4.04**-4173
m-Cresolpurpur *R* **4.04**-4173
m-Cresolpurpur-Lösung *R* **4.04**-4173
Cresolrot *R* **4.04**-4174
Cresolrot-Lösung *R* **4.04**-4174
Cresolum crudum **4.03**-4032
Croci stigma ad praeparationes homoeopathicae 1085
Crocus für homöopathische Zubereitungen 1085
Croscarmellose-Natrium 1605
Crospovidon **4.04**-4420
Crospovidonum **4.04**-4420
Crotamiton **4.02**-3533

Ph. Eur. 4. Ausgabe, 6. Nachtrag

Crotamitonum	**4.02**-3533
Cumarin *R*	**4.04**-4174
Cupri sulfas anhydricus	2200
Cupri sulfas pentahydricus	2201
Cuprum ad praeparationes homoeopathicae	1087
Curcumae xanthorrhizae rhizoma	1940
Curcumin *R*	**4.04**-4174
Cyamopsidis seminis pulvis	1982
Cyanessigsäure *R*	**4.04**-4174
Cyanessigsäureethylester *R*	**4.04**-4174
Cyanguanidin *R*	**4.04**-4174
Cyanocobalamin	**4.02**-3535
Cyanocobalamin *R*	**4.04**-4174
Cyanocobalamini[^{57}Co] capsulae	997
Cyanocobalamini[^{58}Co] capsulae	999
Cyanocobalamini[^{57}Co] solutio	998
Cyanocobalamini[^{58}Co] solutio	1000
[^{57}Co]Cyanocobalamin-Kapseln	997
[^{58}Co]Cyanocobalamin-Kapseln	999
[^{57}Co]Cyanocobalamin-Lösung	998
[^{58}Co]Cyanocobalamin-Lösung	1000
Cyanocobalaminum	**4.02**-3535
Cyanoferrat(II)-Lösung (100 ppm Fe(CN)$_6$) *R*	**4.04**-4330
Cyanoferrat(III)-Lösung (50 ppm Fe(CN)$_6$) *R*	**4.04**-4330
Cyclizinhydrochlorid	1612
Cyclizini hydrochloridum	1612
Cyclohexan *R*	**4.04**-4175
Cyclohexan *R* 1	**4.04**-4175
1,2-Cyclohexandinitrilotetraessigsäure *R*	**4.04**-4175
Cyclohexylamin *R*	**4.04**-4175
Cyclohexylmethanol *R*	**4.04**-4175
3-Cyclohexylpropansäure *R*	**4.04**-4175
Cyclopentolathydrochlorid	1613
Cyclopentolati hydrochloridum	1613
Cyclophosphamid	1614
Cyclophosphamidum	1614
Cyhalothrin *R*	**4.04**-4175
p-Cymen *R*	**4.04**-4175
Cypermethrin *R*	**4.04**-4176
Cyproheptadinhydrochlorid	**4.03**-3859
Cyproheptadini hydrochloridum	**4.03**-3859
Cyproteronacetat	1616
Cyproteroni acetas	1616
L-Cystein *R*	**4.04**-4176
Cysteinhydrochlorid *R*	**4.04**-4176
Cysteinhydrochlorid-Monohydrat	**4.03**-3860
Cysteini hydrochloridum monohydricum	**4.03**-3860
Cystin	1619
L-Cystin *R*	**4.04**-4176
Cystinum	1619
Cytarabin	1620
Cytarabinum	1620

D

Dalteparin-Natrium	1625
Dalteparinum natricum	1625
Dampfraumanalyse (*siehe* 2.2.28)	46
Dampfsterilisation (*siehe* 5.1.1)	594
– von wässrigen Zubereitungen, Anwendung des F_0-Konzepts (*siehe* 5.1.5)	599
Dansylchlorid *R*	**4.04**-4176
Dantron *R*	**4.04**-4176
Dapson	1626
Dapsonum	1626
Darreichungsformen (*siehe* Homöopathische Zubereitungen)	**4.04**-4380
Daunorubicinhydrochlorid	1627
Daunorubicini hydrochloridum	1627
DC-Platte mit Kieselgel *R*	**4.04**-4176
DC-Platte mit Kieselgel F$_{254}$ *R*	**4.04**-4177
DC-Platte mit Kieselgel G *R*	**4.04**-4177
DC-Platte mit Kieselgel GF$_{254}$ *R*	**4.04**-4177
DC-Platte mit octadecylsilyliertem Kieselgel *R*	**4.06**-4913
DC-Platte mit octadecylsilyliertem Kieselgel F$_{254}$ *R*	**4.04**-4177
DC-Platte mit octadecylsilyliertem Kieselgel zur Trennung chiraler Komponenten *R*	**4.04**-4177
DC-Platte mit silanisiertem Kieselgel *R*	**4.04**-4177
DC-Platte mit silanisiertem Kieselgel F$_{254}$ *R*	**4.04**-4178
o,p'-DDD *R*	**4.04**-4178
p,p'-DDD *R*	**4.04**-4178
o,p'-DDE *R*	**4.04**-4178
p,p'-DDE *R*	**4.04**-4178
o,p'-DDT *R*	**4.04**-4178
p,p'-DDT *R*	**4.04**-4178
Decan *R*	**4.04**-4178
Decanal *R*	**4.06**-4914
Decanol *R*	**4.04**-4178
Decansäure *R*	**4.04**-4179
Decylalkohol *R*	**4.04**-4179
Decylis oleas	1629
Decyloleat	1629
Deferoxamini mesilas	1630
Deferoxaminmesilat	1630
Definition, Erläuterung (*siehe* 1.4)	**4.03**-3698
Deltamethrin *R*	**4.04**-4179
Demeclocyclinhydrochlorid	**4.04**-4425
Demeclocyclinhydrochlorid *R*	**4.04**-4179
Demeclocyclini hydrochloridum	**4.04**-4425
Demethylflumazenil *R*	**4.06**-4914
Deptropincitrat	1633
Deptropini citras	1633
Dequalinii chloridum	1635
Dequaliniumchlorid	1635
Desipraminhydrochlorid	1636
Desipramini hydrochloridum	1636
Deslanosid	1638
Deslanosidum	1638
Desmopressin	1639
Desmopressinum	1639
Desoxycortonacetat	1641
Desoxycortoni acetas	1641
Desoxyribonukleinsäure, Natriumsalz *R*	**4.04**-4179
Desoxyuridin *R*	**4.04**-4179
Destillationsbereich (2.2.11)	32
Detomidinhydrochlorid für Tiere	1642
Detomidini hydrochloridum ad usum veterinarium	1642
Dexamethason	**4.04**-4426
Dexamethasonacetat	1645
Dexamethasondihydrogenphosphat-Dinatrium	1647
Dexamethasoni acetas	1645
Dexamethasoni natrii phosphas	1647
Dexamethasonum	**4.04**-4426
Dexchlorpheniramini maleas	1649
Dexchlorpheniraminmaleat	1649
Dexpanthenol	1651
Dexpanthenolum	1651
Dextran zur Chromatographie, quer vernetztes *R* 2	**4.04**-4179
Dextran zur Chromatographie, quer vernetztes *R* 3	**4.04**-4180
Dextran 1 zur Herstellung von Parenteralia	1652
Dextran 40 zur Herstellung von Parenteralia	1654
Dextran 60 zur Herstellung von Parenteralia	1655
Dextran 70 zur Herstellung von Parenteralia	1656
Dextranblau 2000 *R*	**4.04**-4180
Dextrane, Molekülmassenverteilung (2.2.39)	63
Dextranum 1 ad iniectabile	1652
Dextranum 40 ad iniectabile	1654
Dextranum 60 ad iniectabile	1655
Dextranum 70 ad iniectabile	1656
Dextrin	**4.04**-4428
Dextrinum	**4.04**-4428
Dextromethorphanhydrobromid	**4.05**-4691

14 Gesamtregister

Dextromethorphani hydrobromidum **4.05**-4691
Dextromoramidhydrogentartrat 1660
Dextromoramidi tartras 1660
Dextropropoxyphenhydrochlorid **4.05**-4692
Dextropropoxypheni hydrochloridum **4.05**-4692
3,3′-Diaminobenzidin-tetrahydrochlorid *R* **4.04**-4180
Diazepam 1662
Diazepamum 1662
Diazinon *R* **4.04**-4180
Diazobenzolsulfonsäure-Lösung *R* 1 .... **4.04**-4180
Diazoxid 1663
Diazoxidum 1663
Dibutylamin *R* **4.04**-4180
Dibutylether *R* **4.04**-4180
Dibutylis phthalas 1664
Dibutylphthalat 1664
Dibutylphthalat *R* **4.04**-4180
Dicarboxidindihydrochlorid *R* **4.04**-4181
Dichlofenthion *R* **4.04**-4181
Dichlorbenzol *R* **4.04**-4181
Dichlorchinonchlorimid *R* **4.04**-4181
(*S*)-3,5-Dichlor-2,6-dihydroxy-*N*-
  [(1-ethylpyrrolidin-2-yl)methyl]benzamid-
  hydrobromid *R* **4.04**-4181
Dichloressigsäure *R* **4.04**-4181
Dichloressigsäure-Reagenz *R* **4.04**-4181
Dichlorethan *R* **4.04**-4181
Dichlorfluorescein *R* **4.04**-4181
Dichlormethan 1665
Dichlormethan *R* **4.04**-4182
Dichlormethan *R* 1 .... **4.04**-4182
Dichlorphenolindophenol *R* **4.04**-4182
Dichlorphenolindophenol-Lösung, eingestellte *R* **4.04**-4182
Dichlorvos *R* **4.04**-4182
Dichte, relative (2.2.5) 29
Dichte von Feststoffen (2.2.42) 68
  – Bestimmung mit Hilfe von Pyknometern
     (2.9.23) 273
  – Kristalldichte (2.2.42) 68
  – Partikeldichte (2.2.42) 68
  – Schüttdichte (2.2.42) 68
Dickextrakte (*siehe* Extrakte) **4.03**-3767
Diclazuril für Tiere **4.05**-4694
Diclazurilum ad usum veterinarium **4.05**-4694
Diclofenac-Kalium 1667
Diclofenac-Natrium 1668
Diclofenacum kalicum 1667
Diclofenacum natricum 1668
Dicloxacillin-Natrium 1670
Dicloxacillinum natricum 1670
Dicyclohexyl *R* **4.04**-4182
Dicyclohexylamin *R* **4.04**-4182
Dicyclohexylharnstoff *R* **4.04**-4182
Dicycloverinhydrochlorid 1672
Dicycloverini hydrochloridum 1672
Didocosahexaenoin *R* **4.04**-4183
Didodecyl(3,3′-thiodipropionat) *R* **4.04**-4183
Dieldrin *R* **4.04**-4183
Dienestrol 1673
Dienestrolum 1673
Diethanolamin *R* **4.04**-4183
Diethanolamin-Pufferlösung pH 10,0 *R* **4.04**-4339
1,1-Diethoxyethan *R* **4.04**-4183
Diethoxytetrahydrofuran *R* **4.04**-4184
Diethylamin *R* **4.04**-4184
Diethylaminoethyldextran *R* **4.04**-4184
Diethylammoniumphosphat-Pufferlösung
  pH 6,0 *R* **4.04**-4335
N,N-Diethylanilin *R* **4.04**-4184
Diethylcarbamazindihydrogencitrat 1674
Diethylcarbamazini citras 1674
Diethylenglycol *R* **4.04**-4184
Diethylenglycoli monoethylicum aetherum **4.03**-3866
Diethylenglycoli monopalmitostearas 1676

Diethylenglycolmonoethylether **4.03**-3866
Diethylenglycolmonopalmitostearat 1676
Diethylethylendiamin *R* **4.04**-4184
Diethylhexylphthalat *R* **4.04**-4184
Diethylis phthalas 1677
Diethylphenylendiaminsulfat *R* **4.04**-4184
Diethylphenylendiaminsulfat-Lösung *R* **4.04**-4184
Diethylphthalat 1677
Diethylstilbestrol 1678
Diethylstilbestrolum 1678
Differenzial-Spektroskopie (*siehe* 2.2.25) 42
Diflunisal 1680
Diflunisalum 1680
Digitalis purpureae folium 1681
Digitalis-purpurea-Blätter 1681
Digitonin *R* **4.04**-4185
Digitoxin 1683
Digitoxin *R* **4.04**-4185
Digitoxinum 1683
Digoxin 1684
Digoxinum 1684
Dihydralazini sulfas hydricus 1686
Dihydralazinsulfat, wasserhaltiges 1686
Dihydrocapsaicin *R* **4.05**-4628
10,11-Dihydrocarbamazepin *R* **4.04**-4185
Dihydrocodeini hydrogenotartras **4.03**-3869
Dihydrocodein[(*R,R*)-tartrat] **4.03**-3869
Dihydroergocristini mesilas 1688
Dihydroergocristinmesilat 1688
Dihydroergotamini mesilas 1691
Dihydroergotamini tartras 1692
Dihydroergotaminmesilat 1691
Dihydroergotamintartrat 1692
*Dihydrostreptomycini sulfas ad usum
  veterinarium* 1693
Dihydrostreptomycinsulfat für Tiere 1693
2,5-Dihydroxybenzoesäure *R* **4.05**-4628
Dihydroxynaphthalin *R* **4.04**-4185
2,7-Dihydroxynaphthalin *R* **4.04**-4185
2,7-Dihydroxynaphthalin-Lösung *R* **4.04**-4185
5,7-Dihydroxy-4-methylcumarin *R* **4.06**-4914
Diisobutylketon *R* **4.04**-4185
Diisopropylether *R* **4.04**-4185
N,N-Diisopropylethylendiamin *R* **4.04**-4186
Dikalii clorazepas 1695
Dikalii phosphas 2171
Dikaliumclorazepat 1695
Diltiazemhydrochlorid 1697
Diltiazemi hydrochloridum 1697
Dimenhydrinat 1699
Dimenhydrinatum 1699
Dimercaprol 1700
Dimercaprolum 1700
4,4′-Dimethoxybenzophenon *R* **4.04**-4186
Dimethoxypropan *R* **4.04**-4186
Dimethylacetamid **4.06**-5113
Dimethylacetamid *R* **4.04**-4186
Dimethylacetamidum **4.06**-5113
Dimethylaminobenzaldehyd *R* **4.04**-4186
Dimethylaminobenzaldehyd-Lösung *R* 1 ...... **4.04**-4186
Dimethylaminobenzaldehyd-Lösung *R* 2 ...... **4.04**-4186
Dimethylaminobenzaldehyd-Lösung *R* 6 ...... **4.04**-4186
Dimethylaminobenzaldehyd-Lösung *R* 7 ...... **4.04**-4186
Dimethylaminobenzaldehyd-Lösung *R* 8 ...... **4.04**-4187
(2-Dimethylaminoethyl)methacrylat *R* **4.04**-4187
Dimethylaminozimtaldehyd *R* **4.04**-4187
Dimethylaminozimtaldehyd-Lösung *R* **4.04**-4187
N,N-Dimethylanilin *R* **4.04**-4187
N,N-Dimethylanilin, Grenzprüfung (2.4.26) 121
2,3-Dimethylanilin *R* **4.04**-4187
2,6-Dimethylanilin *R* **4.04**-4187
2,4-Dimethyl-6-*tert*-butylphenol *R* **4.04**-4187
Dimethylcarbonat *R* **4.04**-4187
Dimethyldecylamin *R* **4.04**-4188

Ph. Eur. 4. Ausgabe, 6. Nachtrag

1,1-Dimethylethylamin *R* **4.04**-4188
Dimethylformamid *R* **4.04**-4188
Dimethylformamiddiethylacetal *R* **4.04**-4188
N,*N*-Dimethylformamiddimethylacetal *R* **4.04**-4188
Dimethylglyoxim *R* **4.04**-4188
1,3-Dimethyl-2-imidazolidinon *R* **4.04**-4188
Dimethylis sulfoxidum 1701
Dimethyloctylamin *R* **4.04**-4188
2,6-Dimethylphenol *R* **4.04**-4189
3,4-Dimethylphenol *R* **4.04**-4189
Dimethylpiperazin *R* **4.04**-4189
Dimethylstearamid *R* **4.04**-4189
Dimethylsulfon *R* **4.04**-4189
Dimethylsulfoxid 1701
Dimethylsulfoxid *R* **4.04**-4189
Dimethylsulfoxid *R* 1 .... **4.04**-4189
(D_6)Dimethylsulfoxid *R* **4.04**-4189
Dimeticon **4.05**-4695
Dimeticon *R* **4.04**-4190
Dimeticonum **4.05**-4695
Dimetindeni maleas 1703
Dimetindenmaleat 1703
Dimidiumbromid *R* **4.04**-4190
Dimidiumbromid-Sulfanblau-Reagenz *R* **4.04**-4190
Dinatrii edetas 2470
Dinatrii phosphas anhydricus **4.04**-4510
Dinatrii phosphas dihydricus 2485
Dinatrii phosphas dodecahydricus 2486
Dinatriumbicinchoninat *R* **4.04**-4190
Dinitrobenzoesäure *R* **4.04**-4190
Dinitrobenzoesäure-Lösung *R* **4.04**-4190
Dinitrobenzol *R* **4.04**-4190
Dinitrobenzol-Lösung *R* **4.04**-4190
Dinitrobenzoylchlorid *R* **4.05**-4628
3,5-Dinitrobenzoylchlorid *R* **4.04**-4190
Dinitrogenii oxidum 1719
Dinitrophenylhydrazin *R* **4.04**-4190
Dinitrophenylhydrazinhydrochlorid-Lösung *R* .. **4.04**-4191
Dinitrophenylhydrazin-Reagenz *R* **4.04**-4191
Dinitrophenylhydrazin-Schwefelsäure *R* **4.04**-4191
Dinonylphthalat *R* **4.04**-4191
Dinoproston 1704
Dinoprostonum 1704
Dinoprost-Trometamol 1706
Dinoprostum trometamoli 1706
Dioctadecyldisulfid *R* **4.04**-4191
Dioctadecyl(3,3′-thiodipropionat) *R* **4.04**-4191
Diosmin **4.06**-5114
Diosminum **4.06**-5114
Dioxan *R* **4.04**-4191
Dioxan- und Ethylenoxid-Rückstände, Grenz-
 prüfung (2.4.25) 120
Dioxan-Lösung *R* **4.04**-4191
Dioxan-Lösung *R* 1 .... **4.04**-4191
Dioxan-Stammlösung *R* **4.04**-4191
Dioxaphosphan *R* **4.04**-4192
Diphenhydraminhydrochlorid **4.04**-4431
Diphenhydramini hydrochloridum **4.04**-4431
Diphenoxylathydrochlorid 1711
Diphenoxylati hydrochloridum 1711
Diphenylamin *R* **4.04**-4192
Diphenylamin-Lösung *R* **4.04**-4192
Diphenylamin-Lösung *R* 1 .... **4.04**-4192
Diphenylamin-Lösung *R* 2 .... **4.04**-4192
Diphenylanthracen *R* **4.04**-4192
Diphenylbenzidin *R* **4.04**-4192
Diphenylboryloxyethylamin *R* **4.04**-4192
Diphenylcarbazid *R* **4.04**-4193
Diphenylcarbazid-Lösung *R* **4.04**-4193
Diphenylcarbazon *R* **4.04**-4193
Diphenylcarbazon-Quecksilber(II)-chlorid-
 Reagenz *R* **4.04**-4193
1,2-Diphenylhydrazin *R* **4.04**-4193
Diphenylmethanol *R* **4.04**-4193

Diphenyloxazol *R* **4.04**-4193
Diphenylphenylenoxid-Polymer *R* **4.04**-4193
Diphtherie-Adsorbat-Impfstoff **4.02**-3453
Diphtherie-Adsorbat-Impfstoff, Bestimmung der
 Wirksamkeit (2.7.6) **4.02**-3421
Diphtherie-Adsorbat-Impfstoff für Erwachsene
 und Heranwachsende **4.02**-3455
Diphtherie-Antitoxin 974
Diphtherie-Tetanus-Adsorbat-Impfstoff **4.02**-3456
Diphtherie-Tetanus-Adsorbat-Impfstoff für
 Erwachsene und Heranwachsende **4.02**-3458
Diphtherie-Tetanus-Hepatitis-B(rDNA)-Adsorbat-
 Impfstoff **4.03**-3781
Diphtherie-Tetanus-Pertussis-Adsorbat-Impfstoff **4.02**-3459
Diphtherie-Tetanus-Pertussis(azellulär, aus
 Komponenten)-Adsorbat-Impfstoff **4.01**-3233
Diphtherie-Tetanus-Pertussis(azellulär, aus
 Komponenten)-Haemophilus-Typ-B-Adsorbat-
 Impfstoff **4.01**-3235
Diphtherie-Tetanus-Pertussis(azellulär, aus
 Komponenten)-Hepatitis-B(rDNA)-Adsorbat-
 Impfstoff **4.01**-3238
Diphtherie-Tetanus-Pertussis(azellulär, aus
 Komponenten)-Poliomyelitis(inaktiviert)-
 Adsorbat-Impfstoff **4.01**-3241
Diphtherie-Tetanus-Pertussis(azellulär, aus
 Komponenten)-Poliomyelitis(inaktiviert)-
 Haemophilus-Typ-B(konjugiert)-Adsorbat-
 Impfstoff **4.03**-3783
Diphtherie-Tetanus-Pertussis-Poliomyelitis(inak-
 tiviert)-Adsorbat-Impfstoff **4.03**-3786
Diphtherie-Tetanus-Pertussis-Poliomyelitis(inak-
 tiviert)-Haemophilus-Typ-B(konjugiert)-
 Adsorbat-Impfstoff **4.03**-3789
Diploide Zellen für die Herstellung von Impf-
 stoffen für Menschen (5.2.3) (*siehe* Zellkulturen
 für die Herstellung von Impfstoffen
 für Menschen (5.2.3)) 606
Diploide Zelllinien (*siehe* 5.2.3) 607
Diprophyllin 1712
Diprophyllinum 1712
Dipyridamol **4.06**-5116
Dipyridamolum **4.06**-5116
Direktbeschickungsmethode (*siehe* 2.6.1) **4.06**-4880
Dirithromycin 1715
Dirithromycinum 1715
Disopyramid 1717
Disopyramidi phosphas 1718
Disopyramidphosphat 1718
Disopyramidum 1717
Distickstoffmonoxid 1719
Distickstoffmonoxid *R* **4.04**-4193
Distickstoffmonoxid in Gasen (2.5.35) **4.05**-4609
Disulfiram 1721
Disulfiramum 1721
Ditalimphos *R* **4.04**-4193
5,5′-Dithiobis(2-nitrobenzoesäure) *R* **4.04**-4194
Dithiol *R* **4.04**-4194
Dithiol-Reagenz *R* **4.04**-4194
Dithiothreitol *R* **4.04**-4194
Dithizon *R* **4.04**-4194
Dithizon *R* 1 .... **4.04**-4194
Dithizon-Lösung *R* **4.04**-4194
Dithizon-Lösung *R* 2 .... **4.04**-4194
Dithranol 1722
Dithranolum 1722
DNA-rekombinationstechnisch hergestellte
 Produkte 707
Dobutaminhydrochlorid 1724
Dobutamini hydrochloridum 1724
Docosahexaensäuremethylester *R* **4.04**-4195
Docusat-Natrium **4.03**-3870
Docusat-Natrium *R* **4.04**-4195
Dodecyltrimethylammoniumbromid *R* **4.04**-4195

Domperidon 1727
Domperidoni maleas 1729
Domperidonmaleat 1729
Domperidonum 1727
Dopaminhydrochlorid 1731
Dopamini hydrochloridum 1731
Dostenkraut **4.06**-5117
Dosulepinhydrochlorid **4.05**-4698
Dosulepini hydrochloridum **4.05**-4698
Dotriacontan *R* **4.04**-4195
Doxapramhydrochlorid 1734
Doxaprami hydrochloridum 1734
Doxepinhydrochlorid **4.06**-5119
Doxepini hydrochloridum **4.06**-5119
Doxorubicinhydrochlorid 1737
Doxorubicini hydrochloridum 1737
Doxycyclin *R* **4.04**-4195
Doxycyclinhyclat **4.04**-4435
Doxycyclini hyclas **4.04**-4435
Doxycyclin-Monohydrat **4.04**-4433
Doxycyclinum monohydricum **4.04**-4433
Doxylaminhydrogensuccinat 1743
Doxylamini hydrogenosuccinas 1743
Dragendorffs Reagenz *R* **4.04**-4195
Dragendorffs Reagenz *R* 1 ....**4.04**-4195
Dragendorffs Reagenz *R* 2 ....**4.04**-4195
Dragendorffs Reagenz *R* 3 ....**4.04**-4195
Dragendorffs Reagenz *R* 4 ....**4.04**-4195
Dragendorffs Reagenz, verdünntes *R* ...**4.04**-4195
Drehung
 – optische (2.2.7) 29
 – spezifische (*siehe* 2.2.7) 29
Droperidol **4.03**-3872
Droperidolum **4.03**-3872
Dünnschichtchromatographie (2.2.27) 43
 – Identifizierung fetter Öle (2.3.2) ...**4.04**-4087
 – Identifizierung von Phenothiazinen (2.3.3) 100
Dynamische Viskosität (*siehe* 2.2.8) 30

E

Ebastin **4.06**-5125
Ebastinum **4.06**-5125
Echtblausalz B *R* **4.04**-4196
Echtrotsalz B *R* **4.04**-4196
Econazol **4.05**-4704
Econazoli nitras **4.05**-4705
Econazolnitrat **4.05**-4705
Econazolum **4.05**-4704
Edetinsäure 1750
Egg-Drop-Syndrom-Impfstoff (inaktiviert) ...**4.06**-4990
Eibischblätter 1751
Eibischwurzel 1752
Eichenrinde 1753
Eigenschaften
 – Erläuterung (*siehe* 1.4) **4.03**-3698
 – funktionalitätsbezogene (*siehe* 1.4) .**4.03**-3700
Einheitensystem, internationales (SI) (*siehe* 1.6) .**4.03**-3702
Einzeldosierte Arzneiformen
 – Gleichförmigkeit der Masse (2.9.5) ...**4.04**-4104
 – Gleichförmigkeit des Gehalts (2.9.6) .**4.04**-4105
Einzelernte (*siehe* 5.2.1) 603
Einzelmonographien zu Darreichungsformen
 – Arzneimittel-Vormischungen zur veterinärmedizinischen Anwendung **4.03**-3775
 – Flüssige Zubereitungen zum Einnehmen ..**4.04**-4357
 – Flüssige Zubereitungen zur kutanen Anwendung **4.04**-4359
 – Flüssige Zubereitungen zur kutanen Anwendung am Tier 748
 – Glossar (Darreichungsformen) **4.06**-4953
 – Granulate **4.04**-4360
 – Halbfeste Zubereitungen zur kutanen Anwendung **4.03**-3775
 – Kapseln 754
 – Parenteralia **4.06**-4954
 – Pulver zum Einnehmen **4.04**-4362
 – Pulver zur kutanen Anwendung 761
 – Stifte und Stäbchen 763
 – Tabletten **4.01**-3223
 – Transdermale Pflaster 767
 – Wirkstoffhaltige Kaugummis 756
 – Wirkstoffhaltige Schäume 761
 – Wirkstoffhaltige Tampons 766
 – Zubereitungen für Wiederkäuer 768
 – Zubereitungen in Druckbehältnissen 769
 – Zubereitungen zum Spülen 769
 – Zubereitungen zur Anwendung am Auge ..**4.04**-4363
 – Zubereitungen zur Anwendung am Ohr 773
 – Zubereitungen zur Inhalation **4.04**-4366
 – Zubereitungen zur intramammären Anwendung für Tiere 780
 – Zubereitungen zur nasalen Anwendung 781
 – Zubereitungen zur rektalen Anwendung 783
 – Zubereitungen zur vaginalen Anwendung 786
Eisen
 – Grenzprüfung (2.4.9) 107
 – Identitätsreaktionen (*siehe* 2.3.1) 97
Eisen *R* **4.04**-4196
Eisen für homöopathische Zubereitungen .**4.01**-3257
Eisen(III)-chlorid *R* **4.04**-4196
Eisen(III)-chlorid-Hexahydrat **4.06**-5126
Eisen(III)-chlorid-Kaliumperiodat-Lösung *R* .**4.04**-4196
Eisen(III)-chlorid-Lösung *R* 1 ....**4.04**-4196
Eisen(III)-chlorid-Lösung *R* 2 ....**4.04**-4196
Eisen(III)-chlorid-Lösung *R* 3 ....**4.04**-4196
Eisen(III)-chlorid-Sulfaminsäure-Reagenz *R* .**4.04**-4196
Eisen(II)-fumarat 1753
Eisen(II)-gluconat **4.03**-3877
Eisen-Lösung (1 g · l^{-1} Fe) *R* ...**4.04**-4330
Eisen-Lösung (250 ppm Fe) *R* **4.04**-4330
Eisen-Lösung (20 ppm Fe) *R* **4.04**-4330
Eisen-Lösung (10 ppm Fe) *R* **4.04**-4330
Eisen-Lösung (8 ppm Fe) *R* **4.04**-4330
Eisen-Lösung (2 ppm Fe) *R* **4.04**-4330
Eisen-Lösung (1 ppm Fe) *R* **4.04**-4330
Eisen(III)-nitrat *R* **4.04**-4196
Eisen(III)-salicylat-Lösung *R* **4.04**-4196
Eisen(III)-sulfat *R* **4.04**-4197
Eisen(II)-sulfat *R* **4.04**-4196
Eisen(II)-sulfat-Heptahydrat **4.03**-3878
Eisen(II)-sulfat-Lösung *R* 2 ....**4.04**-4197
Eisen(II)-sulfat-Lösung (0,1 mol · l^{-1}) .**4.04**-4342
Elektroimmunassay (*siehe* 2.7.1) 198
Elektrolyt-Reagenz zur Mikrobestimmung von Wasser *R* **4.04**-4197
Elektrophorese (2.2.31) 50
 – auf Trägermaterial (2.2.31) 51
 – trägerfreie (2.2.31) 50
Element-Lösung zur Atomspektroskopie (1,000 g · l^{-1}) *R* **4.04**-4330
Eleuterococci radix **4.06**-5273
ELISA (*siehe* 2.7.15) 218
Emetindihydrochlorid *R* **4.04**-4197
Emetindihydrochlorid-Heptahydrat 1759
Emetindihydrochlorid-Pentahydrat 1760
Emetini hydrochloridum heptahydricum 1759
Emetini hydrochloridum pentahydricum 1760
Emodin *R* **4.04**-4197
Empfehlungen zur Durchführung der Prüfung auf Bakterien-Endotoxine (*siehe* 2.6.14) 178
Empfehlungen zur Validierung von Nukleinsäuren-Amplifikationstechniken (NAT) für den Nachweis von Hepatitis-C-Virus(HCV)-RNA in Plasmapools (*siehe* 2.6.21) 192

Ph. Eur. 4. Ausgabe, 6. Nachtrag

Empfohlene Lösungen und Nährmedien für den
  Nachweis spezifizierter Mikroorganismen
  (siehe 2.6.13) **4.06**-4885
Emplastra transcutanea 767
Emulsionen zum Einnehmen (*siehe* Flüssige
  Zubereitungen zum Einnehmen) **4.04**-4358
Enalaprili maleas **4.04**-4439
Enalaprilmaleat **4.04**-4439
α-Endosulfan *R* **4.04**-4197
β-Endosulfan *R* **4.04**-4197
Endrin *R* **4.04**-4197
Enilconazol für Tiere **4.02**-3543
Enilconazolum ad usum veterinarium **4.02**-3543
Enoxaparin-Natrium 1764
Enoxaparinum natricum 1764
Enoxolon 1765
Enoxolonum 1765
Entfärber-Lösung *R* **4.04**-4197
Entwickler-Lösung *R* **4.04**-4197
Enziantinktur **4.06**-5127
Enzianwurzel **4.06**-5128
Enzymgebundene Immunpräzipationsmethode
  (siehe 2.7.15) 218
Ephedrin, wasserfreies 1769
Ephedrin-Hemihydrat 1770
Ephedrinhydrochlorid 1771
Ephedrinhydrochlorid, racemisches 1772
Ephedrini hydrochloridum 1771
Ephedrini racemici hydrochloridum 1772
Ephedrinum anhydricum 1769
Ephedrinum hemihydricum 1770
Epinephrinhydrogentartrat 1773
Epirubicinhydrochlorid 1775
Epirubicini hydrochloridum 1775
Equiseti herba **4.02**-3645
Erdalkalimetalle, Magnesium, Grenzprüfung
  (2.4.7) 105
Erdnussöl, gehärtetes (*siehe* Erdnussöl,
  hydriertes) 1777
Erdnussöl, hydriertes 1777
Erdnussöl, raffiniertes 1778
Ergocalciferol 1779
Ergocalciferolum 1779
Ergometrini maleas 1781
Ergometrinmaleat 1781
Ergotamini tartras 1783
Ergotamintartrat 1783
Eriochromschwarz T *R* **4.04**-4198
Eriochromschwarz-T-Verreibung *R* **4.04**-4198
Erstarrungstemperatur (2.2.18) 35
Erucamid *R* **4.04**-4198
Erweichungszeit von lipophilen Suppositorien
  (2.9.22) **4.03**-3732
Erythritol **4.03**-3881
Erythritol *R* **4.04**-4198
Erythritolum **4.03**-3732
Erythromycin **4.06**-5129
Erythromycinestolat 1787
Erythromycinethylsuccinat **4.03**-3883
Erythromycini estolas 1787
Erythromycini ethylsuccinas **4.03**-3883
Erythromycini lactobionas 1789
Erythromycini stearas **4.02**-3547
Erythromycinlactobionat 1789
Erythromycinstearat **4.02**-3547
Erythromycinum **4.06**-5129
Erythropoetin-Lösung, konzentrierte 1794
Erythropoietini solutio concentrata 1794
Erythrozyten-Suspension vom Kaninchen *R* **4.04**-4198
Eschenblätter 1800
Escherichia coli, Nachweis (*siehe* 2.6.13) **4.06**-4883
Essigsäure *R* **4.04**-4198
(D₄)Essigsäure *R* **4.04**-4199
Essigsäure in synthetischen Peptiden (2.5.34) 145

Essigsäure 99 % 1801
Essigsäure 99 % *R* **4.04**-4198
Essigsäure (0,1 mol · l⁻¹) **4.04**-4342
Essigsäure, verdünnte *R* **4.04**-4198
Essigsäure, wasserfreie *R* **4.04**-4198
Ester, Identitätsreaktion (*siehe* 2.3.1) 97
Esterzahl (2.5.2) 127
Estradiol *R* **4.04**-4199
17α-Estradiol *R* **4.04**-4199
Estradiolbenzoat **4.04**-4441
Estradiol-Hemihydrat 1803
Estradioli benzoas **4.04**-4441
Estradioli valeras 1805
Estradiolum hemihydricum 1803
Estradiolvalerat 1805
Estragol *R* **4.04**-4199
Estriol **4.04**-4442
Estriolum **4.04**-4442
Estrogene, konjugierte 1808
Estrogeni coniuncti 1808
Etacrynsäure **4.05**-4707
Etamsylat 1812
Etamsylatum 1812
Ethacridini lactas monohydricus 1813
Ethacridinlactat-Monohydrat 1813
Ethambutoldihydrochlorid 1814
Ethambutoli hydrochloridum 1814
Ethanol x % *R* **4.04**-4199
Ethanol 96 % **4.03**-3888
Ethanol 96 % *R* **4.04**-4199
Ethanol 96 %, aldehydfreies *R* **4.04**-4199
Ethanol, wasserfreies **4.03**-3885
Ethanol, wasserfreies *R* **4.04**-4199
Ethanol, wasserfreies *R* 1 .... **4.04**-4199
Ethanolgehalt und Ethanolgehaltstabelle (2.9.10) 250
Ethanoltabelle (5.5) 669
Ethanolum anhydricum **4.03**-3885
Ethanolum (96 per centum) **4.03**-3888
Ether 1821
Ether *R* **4.04**-4200
Ether, peroxidfreier *R* **4.04**-4200
Ether zur Narkose 1822
Ethinylestradiol **4.05**-4708
Ethinylestradiolum **4.05**-4708
Ethion *R* **4.04**-4200
Ethionamid 1824
Ethionamidum 1824
Ethosuximid **4.04**-4444
Ethosuximidum **4.04**-4444
Ethoxychrysoidinhydrochlorid *R* **4.04**-4200
Ethoxychrysoidinhydrochlorid-Lösung *R* **4.04**-4200
Ethylacetat 1827
Ethylacetat *R* **4.04**-4200
Ethylacetat-Sulfaminsäure-Reagenz *R* **4.04**-4200
Ethylacrylat *R* **4.04**-4200
4-[(Ethylamino)methyl]pyridin *R* **4.04**-4201
Ethylbenzoat *R* **4.04**-4201
Ethylbenzol *R* **4.04**-4201
Ethyl-5-bromvalerat *R* **4.04**-4201
Ethylcellulose **4.04**-4446
Ethylcellulosum **4.04**-4446
Ethylendiamin 1830
Ethylendiamin *R* **4.04**-4201
Ethylendiaminum 1830
(Ethylendinitrilo)tetraessigsäure *R* ... **4.04**-4201
Ethylenglycol *R* **4.04**-4201
Ethylenglycoli monopalmitostearas 1831
Ethylenglycolmonoethylether *R* **4.04**-4201
Ethylenglycolmonomethylether *R* **4.04**-4202
Ethylenglycolmonopalmitostearat 1831
Ethylenoxid *R* **4.04**-4202
Ethylenoxid- und Dioxan-Rückstände, Grenz-
  prüfung (2.4.25) 120
Ethylenoxid-Lösung *R* **4.04**-4202

Ethylenoxid-Lösung R 1 .... **4.04**-4202
Ethylenoxid-Lösung R 2 .... **4.04**-4202
Ethylenoxid-Lösung R 3 .... **4.04**-4202
Ethylenoxid-Lösung R 4 .... **4.04**-4202
Ethylenoxid-Lösung R 5 .... **4.04**-4202
Ethylenoxid-Stammlösung R **4.04**-4203
Ethylenoxid-Stammlösung R 1 .... **4.04**-4203
Ethylen-Vinylacetat-Copolymer für Behältnisse und Schläuche für Infusionslösungen zur parenteralen Ernährung (3.1.7) (*siehe* Poly(ethylenvinylacetat) für Behältnisse und Schläuche für Infusionslösungen zur totalen parenteralen Ernährung (3.1.7)) 308
Ethylformiat R **4.04**-4203
Ethylhexandiol R **4.04**-4203
2-Ethylhexansäure R **4.04**-4203
2-Ethylhexansäure, Grenzprüfung (2.4.28) 123
Ethyl-4-hydroxybenzoat **4.02**-3550
Ethyl-4-hydroxybenzoat R **4.04**-4204
Ethylis acetas 1827
Ethylis oleas 1833
Ethylis parahydroxybenzoas **4.02**-3550
Ethylmaleinimid R **4.04**-4204
2-Ethyl-2-methylbernsteinsäure R **4.04**-4204
Ethylmethylketon R **4.04**-4204
Ethylmorphinhydrochlorid 1832
Ethylmorphini hydrochloridum 1832
Ethyloleat 1833
2-Ethylpyridin R **4.04**-4204
Ethylvinylbenzol-Divinylbenzol-Copolymer R .. **4.04**-4204
Ethylvinylbenzol-Divinylbenzol-Copolymer R 1 .. **4.04**-4204
Etilefrinhydrochlorid **4.05**-4709
Etilefrini hydrochloridum **4.05**-4709
Etodolac 1835
Etodolacum 1835
Etofenamat 1837
Etofenamatum 1837
Etofyllin 1839
Etofyllinum 1839
Etomidat 1840
Etomidatum 1840
Etoposid **4.03**-3891
Etoposidum **4.03**-3891
Eucalypti aetheroleum **4.06**-5132
Eucalypti folium 1846
Eucalyptusblätter 1846
Eucalyptusöl **4.06**-5132
Eugenol 1849
Eugenol R **4.04**-4204
Eugenolum 1849
Euglobulin vom Menschen R **4.04**-4204
Euglobulin vom Rind R **4.04**-4205
Euterwaschmittel (*siehe* Flüssige Zubereitungen zur kutanen Anwendung am Tier) 749
Externer-Standard-Methode (*siehe* 2.2.46) 80
Extracta **4.03**-3765
Extracta fluida (*siehe* Extrakte) ... **4.03**-3766
Extracta fluida
 – *Ipecacuanhae extractum fluidum normatum* **4.06**-5176
 – *Liquiritiae extractum fluidum ethanolicum normatum* 2919
 – *Matricariae extractum fluidum* ... **4.05**-4757
Extracta sicca (*siehe* Extrakte) **4.03**-3767
Extracta sicca normata
 – *Aloes extractum siccum normatum* 1137
 – *Belladonnae folii extractum siccum normatum* 1255
 – *Crataegi folii cum flore extractum siccum* .. **4.03**-4070
 – *Frangulae corticis extractum siccum normatum* 1858
 – *Sennae folii extractum siccum normatum* 2850
Extracta spissa (*siehe* Extrakte) ... **4.03**-3767
Extrakte **4.03**-3765
 – Trockenrückstand (2.8.16) 233

 – Trocknungsverlust (2.8.17) 233
EZ, Esterzahl (*siehe* 2.5.2) 127

F

Factor VII coagulationis humanus **4.06**-5068
Factor VIII coagulationis humanus **4.06**-5069
Factor IX coagulationis humanus **4.06**-5071
Factor XI coagulationis humanus **4.02**-3500
Fäden im Fadenspender für Tiere, sterile, nicht resorbierbare 1076
Fäden, sterile, nicht resorbierbare .. **4.06**-5031
Fäden, sterile, resorbierbare, synthetische 1069
Fäden, sterile, resorbierbare, synthetische, geflochtene 1070
Färbung von Flüssigkeiten (2.2.2) 25
Famotidin 1855
Famotidinum 1855
Farbreferenzlösungen (*siehe* 2.2.2) 26
Farbvergleichslösungen (*siehe* 2.2.2) 26
Faulbaumrinde 1856
Faulbaumrindentrockenextrakt, eingestellter 1858
Fc-Funktion von Immunglobulin (2.7.9) 212
Fehling'sche Lösung R **4.04**-4205
Fehling'sche Lösung R 2 .... **4.04**-4206
Fehling'sche Lösung R 3 .... **4.04**-4206
Fehling'sche Lösung R 4 .... **4.04**-4206
Felodipin 1859
Felodipinum 1859
Fenbendazol für Tiere 1861
Fenbendazolum ad usum veterinarium 1861
Fenbufen 1862
Fenbufenum 1862
Fenchel, bitterer 1863
Fenchel, süßer 1865
Fenchlorphos R **4.04**-4206
D-Fenchon R **4.04**-4206
Fenofibrat 1866
Fenofibratum 1866
Fenoterolhydrobromid **4.03**-3899
Fenoteroli hydrobromidum **4.03**-3899
Fentanyl **4.03**-3900
Fentanylcitrat **4.03**-3902
Fentanyli citras **4.03**-3902
Fentanylum **4.03**-3900
Fenticonazoli nitras 1872
Fenticonazolnitrat 1872
Fenvalerat R **4.04**-4206
Fermentationsprodukte 712
Ferri chloridum hexahydricum **4.06**-5126
Ferrocyphen R **4.04**-4206
Ferroin-Lösung R **4.04**-4206
Ferrosi fumaras 1753
Ferrosi gluconas **4.03**-3877
Ferrosi sulfas heptahydricus **4.03**-3878
Ferrum ad praeparationes homoeopathicae **4.01**-3257
Fertiger Impfstoff als Bulk (*siehe* 5.2.1) 603
Fertigzubereitung (*siehe* 5.2.1) 603
Ferulasäure R **4.06**-4914
Feste Arzneiformen, Wirkstofffreisetzung (2.9.3) **4.04**-4101
Feststoffe, Dichte (2.2.42) 68
Fette Öle
 – Baumwollsamenöl, hydriertes 1250
 – Erdnussöl, hydriertes 1777
 – Erdnussöl, raffiniertes 1778
 – Kokosfett, raffiniertes **4.03**-3946
 – Leinöl, natives **4.04**-4489
 – Maisöl, raffiniertes 2317
 – Mandelöl, natives 2326
 – Mandelöl, raffiniertes 2327
 – Olivenöl, natives **4.06**-5219
 – Olivenöl, raffiniertes **4.06**-5220

- Rapsöl, raffiniertes 2794
- Rizinusöl, hydriertes **4.04**-4558
- Rizinusöl, natives **4.04**-4559
- Sesamöl, raffiniertes 2856
- Sojaöl, hydriertes 2865
- Sojaöl, raffiniertes 2866
- Sonnenblumenöl, raffiniertes 2878
- Weizenkeimöl, natives 3155
- Weizenkeimöl, raffiniertes **4.04**-4597

Fette Öle
- alkalisch reagierende Substanzen, Grenzprüfung (2.4.19) 109
- Identifizierung durch Dünnschichtchromatographie (2.3.2) **4.04**-4087
- Schwermetalle, Grenzprüfung (2.4.27) **4.04**-4093
- Sterole, Grenzprüfung (2.4.23) 113
- verharzte ätherische Öle in ätherischen Ölen (2.8.7) 226

Fettsäurenzusammensetzung, Prüfung durch Gaschromatographie **4.04**-4091
Fibrinblau *R* **4.04**-4206
Fibrini glutinum **4.06**-5137
Fibrin-Kleber **4.06**-5137
Fibrinogen *R* **4.04**-4207
Fibrinogen vom Menschen **4.06**-5139
Fibrinogenum humanum **4.06**-5139
Fila non resorbilia sterilia **4.06**-5031
Fila non resorbilia sterilia in fuso ad usum veterinarium 1076
Fila resorbilia synthetica monofilamenta sterilia 1069
Fila resorbilia synthetica torta sterilia 1070
Filipendulae ulmariae herba **4.04**-4495
Filter, Bakterien zurückhaltende (*siehe* 5.1.1) 595
Filum bombycis tortum sterile in fuso ad usum veterinarium 1080
Filum ethyleni polyterephthalici sterile in fuso ad usum veterinarium 1080
Filum lini sterile in fuso ad usum veterinarium 1078
Filum polyamidicum-6 sterile in fuso ad usum veterinarium 1078
Filum polyamidicum-6/6 sterile in fuso ad usum veterinarium 1079
Finasterid 1878
Finasteridum 1878
Fischöl, Omega-3-Säuren-reiches **4.03**-3988
Fixier-Lösung *R* **4.04**-4207
Fixierlösung zur IEF auf Polyacrylamidgel *R* ... **4.04**-4207
F_0-Konzept, Anwendung auf die Dampfsterilisation von wässrigen Zubereitungen (5.1.5) 599
Flammenphotometrie, Atomemissionsspektroskopie (2.2.22) 37
Flecainidacetat 1879
Flecainidi acetas 1879
Fließverhalten (2.9.16) 255
Flohsamen 1881
Flohsamen, indische 1881
Flohsamenschalen, indische 1882

Flores
- *Arnicae flos* 1220
- *Aurantii amari flos* **4.06**-5066
- *Calendulae flos* 2807
- *Caryophylli flos* 1943
- *Chamomillae romanae flos* **4.02**-3943
- *Hibisci sabdariffae flos* 2026
- *Lavandulae flos* 2216
- *Lupuli flos* 2035
- *Malvae sylvestris flos* 2325
- *Matricariae flos* **4.06**-5183
- *Papaveris rhoeados flos* **4.02**-3586
- *Sambuci flos* 2032
- *Tiliae flos* 2254
- *Verbasci flos* 2190

Flubendazol **4.03**-3903

Flubendazolum **4.03**-3903
Flucloxacillin-Natrium **4.03**-3905
Flucloxacillinum natricum **4.03**-3905
Flucytosin 1885
Flucytosinum 1885
Fludeoxyglucosi[^{18}F] solutio iniectabilis 1003
[^{18}F]Fludesoxyglucose-Injektionslösung 1003
Fludrocortisonacetat 1887
Fludrocortisoni acetas 1887
Flüssigchromatographie (2.2.29) 47
Flüssigchromatographie mit superkritischen Phasen (2.2.45) 74
Flüssige Nasensprays (*siehe* Zubereitungen zur nasalen Anwendung) 782
Flüssige Zubereitungen, Prüfung der entnehmbaren Masse (2.9.28) 280
Flüssige Zubereitungen zum Einnehmen **4.04**-4357
Flüssige Zubereitungen zur Inhalation (*siehe* Zubereitungen zur Inhalation) **4.04**-4366
Flüssige Zubereitungen zur kutanen Anwendung **4.04**-4359
Flüssige Zubereitungen zur kutanen Anwendung am Tier 748
Flüssige Zubereitungen zur Zerstäubung (*siehe* Zubereitungen zur Inhalation) **4.04**-4367
Flüssigkeiten, Färbung (2.2.2) 25
Flufenaminsäure *R* **4.04**-4207
Fluidextrakte (*siehe* Extrakte) **4.03**-3766

Fluidextrakte
- Ipecacuanhafluidextrakt, eingestellter **4.06**-5176
- Kamillenfluidextrakt **4.05**-4757
- Süßholzwurzelfluidextrakt, eingestellter, ethanolischer 2919

Flumazenil **4.03**-3907
Flumazenil *R* **4.06**-4914
Flumazenil (N-[^{11}C]methyl) solutio iniectabilis ... **4.06**-5021
Flumazenilum **4.03**-3907
Flumequin 1890
Flumequinum 1890
Flumetasoni pivalas 1891
Flumetasonpivalat 1891
Flunitrazepam **4.03**-3908
Flunitrazepamum **4.03**-3908
Fluocinolonacetonid **4.06**-5140
Fluocinoloni acetonidum **4.06**-5140
Fluocortoloni pivalas 1896
Fluocortolonpivalat 1896
Fluoranthen *R* **4.04**-4207
2-Fluor-2-desoxy-D-glucose *R* **4.04**-4207
Fluordinitrobenzol *R* **4.04**-4207
Fluoren *R* **4.04**-4207
Fluorescamin *R* **4.04**-4207
Fluorescein *R* **4.04**-4208
Fluorescein-Natrium 1897
Fluorescein-Natrium *R* **4.04**-4208
Fluoresceinum natricum 1897
Fluorid, Grenzprüfung (2.4.5) 104
Fluorid-Lösung (10 ppm F) *R* **4.04**-4330
Fluorid-Lösung (1 ppm F) *R* **4.04**-4330
Fluorimetrie (2.2.21) 36
1-Fluor-2-nitro-4-(trifluormethyl)benzol *R* **4.04**-4208
Fluorouracil 1899
Fluorouracilum 1899
Fluoxetinhydrochlorid 1900
Fluoxetini hydrochloridum 1900
Flupentixoldihydrochlorid **4.05**-4717
Flupentixoli dihydrochloridum **4.05**-4717
Fluphenazindecanoat **4.05**-4719
Fluphenazindihydrochlorid 1906
Fluphenazinenantat **4.05**-4721
Fluphenazini decanoas **4.05**-4719
Fluphenazini enantas **4.05**-4721
Fluphenazini hydrochloridum 1906
Flurazepamhydrochlorid **4.05**-4723
Flurazepami monohydrochloridum **4.05**-4723

Flurbiprofen 1911
Flurbiprofenum 1911
Fluspirilen **4.06**-5141
Fluspirilenum **4.06**-5141
Flusssäure *R* **4.04**-4208
Flutamid 1912
Flutamidum 1912
Fluticasoni propionas **4.05**-4724
Fluticasonpropionat **4.05**-4724
Flutrimazol 1913
Flutrimazolum 1913
Foeniculi amari fructus 1863
Foeniculi amari fructus aetheroleum **4.04**-4397
Foeniculi dulcis fructus 1865
Fokussierung, isoelektrische (2.2.54) **4.06**-4850
Folia
– *Althaeae folium* 1751
– *Belladonnae folium* 1253
– *Belladonnae pulvis normatus* 1257
– *Betulae folium* 1308
– *Boldi folium* 1330
– *Crataegi folium cum flore* 3152
– *Digitalis purpureae folium* 1681
– *Eucalypti folium* 1846
– *Fraxini folium* 1800
– *Ginkgo folium* 1944
– *Hamamelidis folium* 2005
– *Melissae folium* 2342
– *Menthae piperitae folium* 2640
– *Menyanthidis trifoliatae folium* 1316
– *Orthosiphonis folium* 2578
– *Plantaginis lanceolatae folium* **4.06**-5259
– *Rosmarini folium* 2814
– *Salviae officinalis folium* **4.01**-3373
– *Salviae trilobae folium* 2825
– *Sennae folium* 2848
– *Stramonii folium* **4.06**-5261
– *Stramonii pulvis normatus* 2910
– *Uvae ursi folium* 1243
Folsäure **4.03**-3911
Folsäure *R* **4.04**-4208
Formaldehyd, freier, Grenzprüfung (2.4.18) **4.05**-4603
Formaldehydi solutio (35 per centum) 1916
Formaldehyd-Lösung *R* **4.04**-4208
Formaldehyd-Lösung 35 % 1916
Formaldehyd-Lösung (5 ppm CH_2O) *R* **4.04**-4330
Formaldehyd-Schwefelsäure *R* **4.04**-4208
Formamid *R* **4.04**-4208
Formamid *R* 1 .... **4.04**-4208
Formamid-Sulfaminsäure-Reagenz *R* **4.04**-4208
Foscarnet-Natrium-Hexahydrat 1917
Foscarnetum natricum hexahydricum 1917
Fosfomycin-Calcium 1919
Fosfomycin-Natrium 1921
Fosfomycin-Trometamol 1922
Fosfomycinum calcicum 1919
Fosfomycinum natricum 1921
Fosfomycinum trometamol 1922
Framycetini sulfas **4.04**-4451
Framycetinsulfat **4.04**-4451
Frangulae cortex 1856
Frangulae corticis extractum siccum normatum 1858
Frauenmantelkraut **4.05**-4727
Fraxini folium 1800
Freier Formaldehyd, Grenzprüfung (2.4.18) **4.05**-4603
Fremde Agenzien, Prüfung unter Verwendung von
  Küken (2.6.6) 155
Fremde Bestandteile in pflanzlichen Drogen
  (2.8.2) 225
Fremde Ester in ätherischen Ölen (2.8.6) 226
Fremde Öle in fetten Ölen, Prüfung durch DC,
  Grenzprüfung (2.4.21) 110

Fremdviren
– Prüfung unter Verwendung von Bruteiern
  (2.6.3) 154
– Prüfung unter Verwendung von Zellkulturen
  (2.6.5) 155
Friabilität von nicht überzogenen Tabletten
  (2.9.7) 247
Fruchtdrogen
– Anis 1205
– Bitterorangenschale 1320
– Cayennepfeffer **4.05**-4684
– Fenchel, bitterer 1863
– Fenchel, süßer 1865
– Hagebuttenschalen **4.06**-5159
– Heidelbeeren, frische 2010
– Heidelbeeren, getrocknete 2011
– Koriander 2198
– Kümmel 2199
– Mariendistelfrüchte **4.06**-5200
– Sägepalmenfrüchte **4.03**-4042
– Sennesfrüchte, Alexandriner- 2851
– Sennesfrüchte, Tinnevelly- 2852
– Sternanis 2903
– Wacholderbeeren 3135
– Weißdornfrüchte 3154
Fructose 1927
Fructose *R* **4.04**-4208
Fructosum 1927
Fructus
– *Anisi fructus* 1205
– *Anisi stellati fructus* 2903
– *Aurantii amari epicarpium et mesocarpium* 1320
– *Capsici fructus* **4.05**-4684
– *Carvi fructus* 2199
– *Coriandri fructus* 2198
– *Crataegi fructus* 3154
– *Foeniculi amari fructus* 1863
– *Foeniculi dulcis fructus* 1865
– *Juniperi pseudo-fructus* 3135
– *Myrtilli fructus recens* 2010
– *Myrtilli fructus siccus* 2011
– *Rosae pseudo-fructus* **4.06**-5159
– *Sabalis serrulatae fructus* **4.03**-4042
– *Sennae fructus acutifoliae* 2851
– *Sennae fructus angustifoliae* 2852
– *Silybi mariani fructus* **4.06**-5200
FSME-Impfstoff (inaktiviert) 806
Fuchsin *R* **4.04**-4209
Fucose *R* **4.04**-4209
Fucus vel Ascophyllum **4.06**-5276
Funktionalitätsbezogene Eigenschaften
  (siehe 1.4) **4.03**-3700
Funktionelle Gruppen, Identitätsreaktionen
  (2.3.1) 95
Furfural **4.04**-4209
Furfural *R* **4.04**-4209
Furosemid 1929
Furosemidum 1929
Furunkulose-Impfstoff (inaktiviert, injizierbar, mit
  öligem Adjuvans) für Salmoniden **4.06**-4992
Fusidinsäure 1930

G

Galactose 1935
Galactose *R* **4.04**-4209
Galactosum 1935
Gallamini triethiodidum 1936
Gallamintriethiodid 1936
Gallii[^{67}Ga] citratis solutio iniectabilis 1006
[^{67}Ga]Galliumcitrat-Injektionslösung 1006
Gallussäure *R* **4.04**-4209

Gasbrand-Antitoxin *(Clostridium novyi)* 975
Gasbrand-Antitoxin *(Clostridium perfringens)* 976
Gasbrand-Antitoxin *(Clostridium septicum)* 977
Gasbrand-Antitoxin (polyvalent) 978
Gaschromatographie
– Grenzprüfung der Fettsäurenzusammen-
  setzung (2.4.22) **4.04**-4091
– statische Head-space-GC (2.2.28) 45
Gasprüfröhrchen (2.1.6) 21
Gassterilisation *(siehe 5.1.1)* 594
GC, Gaschromatographie *(siehe 2.2.28)* 45
Geflügelpocken-Lebend-Impfstoff (gefrier-
  getrocknet) 917
Gehaltsbestimmung des ätherischen Öls in Drogen
  (2.8.12) 227
Gehaltsbestimmung, Prüfung *(siehe 1.4)* **4.03**-3699
Gehaltsbestimmung von 1,8-Cineol in ätherischen
  Ölen (2.8.11) 227
Gehaltsbestimmungsmethoden (2.5) ... 125 und **4.03**-3719
    und **4.04**-4095 und **4.05**-4607 und **4.06**-4871
Gekreuzte Immunelektrophorese *(siehe 2.7.1)* 198
Gelatina **4.05**-4731
Gelatine **4.05**-4731
Gelatine *R* **4.04**-4209
Gelatine, hydrolysierte *R* **4.04**-4209
Gelbfieber-Lebend-Impfstoff 809
Gelbwurz, javanische 1940
Gele *(siehe* Halbfeste Zubereitungen zur kutanen
  Anwendung) **4.03**-3777
  – hydrophile *(siehe* Halbfeste Zubereitungen
    zur kutanen Anwendung) **4.03**-3777
  – lipophile *(siehe* Halbfeste Zubereitungen zur
    kutanen Anwendung) **4.03**-3777
Gentamicini sulfas **4.05**-4732
Gentamicinsulfat **4.05**-4732
Gentianae radix **4.06**-5128
Gentianae tinctura **4.06**-5127
Geräte (2.1) 17
Geräte und Verfahren, Anforderungen *(siehe 1.2)* **4.03**-3696
Geraniol *R* **4.04**-4210
Geranylacetat *R* **4.04**-4210
Germanium-Lösung (100 ppm Ge) *R* **4.04**-4330
Geruch (2.3.4) 100
Geruch und Geschmack von ätherischen Ölen
  (2.8.8) 226
Gesamter organischer Kohlenstoff in Wasser zum
  pharmazeutischen Gebrauch (2.2.44) 73
Gesamtprotein (2.5.33) 140
Gewürznelken 1943
Ginkgo folium 1944
Ginkgoblätter 1944
Ginseng radix 1947
Ginsengwurzel 1947
Ginsenosid Rb$_1$ *R* **4.04**-4210
Ginsenosid Rf *R* **4.04**-4210
Ginsenosid Rg$_1$ *R* **4.04**-4211
Gitoxin *R* **4.04**-4211
Glasbehältnisse zur pharmazeutischen
  Verwendung (3.2.1) 331
  – Ampullen (3.2.1) 331
  – Behältnisse zur Aufnahme von Blut und
    Blutprodukten (3.2.1) 331
  – Flaschen, Spritzen und Spritzampullen
    (3.2.1) 331
  – Hydrolytische Resistenz (3.2.1) 331
  – Qualität des Glases (3.2.1) 331
Glassintertiegel, Porosität, Vergleichstabelle
  (2.1.2) 19
Gleichförmigkeit der Masse der abgegebenen
  Dosen aus Mehrdosenbehältnissen (2.9.27) 280
Gleichförmigkeit der Masse einzeldosierter
  Arzneiformen (2.9.5) **4.04**-4104
Gleichförmigkeit des Gehalts einzeldosierter
  Arzneiformen (2.9.6) **4.04**-4105

Glibenclamid **4.05**-4735
Glibenclamidum **4.05**-4735
Gliclazid 1950
Gliclazidum 1950
Glipizid 1952
Glipizidum 1952
Globuli velati *(siehe* Homöopathische
  Zubereitungen) **4.04**-4380
Glossar (Darreichungsformen) **4.06**-4953
Glucagon 1953
Glucagon human **4.05**-4736
Glucagonum 1953
Glucagonum humanum **4.05**-4736
D-Glucosaminhydrochlorid *R* **4.04**-4211
Glucose *R* **4.04**-4211
Glucose, wasserfreie 1956
Glucose-Lösung *(siehe* Glucose-Sirup) **4.06**-5147
Glucose-Monohydrat 1957
Glucose-Sirup **4.06**-5147
Glucose-Sirup, sprühgetrockneter **4.06**-5148
Glucosum anhydricum 1956
Glucosum liquidum **4.06**-5147
Glucosum liquidum dispersione desiccatum **4.06**-5148
Glucosum monohydricum 1957
D-Glucuronsäure *R* **4.04**-4212
Glutaminsäure 1961
Glutaminsäure *R* **4.04**-4212
Glutaraldehyd *R* **4.04**-4212
Glutarsäure *R* **4.06**-4914
Glycerol **4.05**-4739
Glycerol *R* **4.04**-4212
Glycerol 85 % **4.05**-4741
Glycerol 85 % *R* **4.04**-4212
Glyceroldibehenat **4.01**-3293
Glyceroldistearat 1967
Glyceroli dibehenas **4.01**-3293
Glyceroli distearas 1967
Glyceroli monolinoleas 1968
Glyceroli mono-oleates 1970
Glyceroli monostearas 40–55 1971
Glyceroli triacetas 1972
Glyceroli trinitratis solutio **4.04**-4457
Glycerolmazerate *(siehe* Homöopathische
  Zubereitungen) **4.04**-4379
Glycerolmonolinoleat 1968
Glycerolmonooleat 1970
Glycerolmonostearat 40–50 % *(siehe* Glycerol-
  monostearat 40–55) 1971
Glycerolmonostearat 40–55 1971
Glyceroltriacetat 1972
Glyceroltrinitrat-Lösung **4.04**-4457
Glycerolum **4.05**-4739
Glycerolum (85 per centum) **4.05**-4741
Glycidol *R* **4.04**-4212
Glycin **4.03**-3919
Glycin *R* **4.04**-4212
Glycinum **4.03**-3919
Glycolsäure *R* **4.04**-4212
Glycyrrhetinsäure *R* **4.04**-4212
18α-Glycyrrhetinsäure *R* **4.04**-4213
Glyoxalbishydroxyanil *R* **4.04**-4213
Glyoxal-Lösung *R* **4.04**-4213
Glyoxal-Lösung (20 ppm $C_2H_2O_2$) *R* **4.04**-4330
Goldrutenkraut **4.06**-5149
Goldrutenkraut, echtes **4.06**-5150
Gonadorelin *(siehe* Gonadorelinacetat) **4.01**-3294
Gonadorelinacetat **4.01**-3294
Gonadorelini acetas **4.01**-3294
Gonadotropinum chorionicum 1520
*Gonadotropinum sericum equinum ad usum
  veterinarium* 2643
Goserelin **4.03**-3920
Goserelinum **4.03**-3920
Gossypii oleum hydrogenatum 1250

Ph. Eur. 4. Ausgabe, 6. Nachtrag

22 Gesamtregister

Gramicidin **4.06**-5152
Gramicidinum **4.06**-5152
Graminis rhizoma 2785
Granulata **4.04**-4360
Granulate **4.04**-4360
– magensaftresistente (*siehe* Granulate) **4.04**-4362
– mit veränderter Wirkstofffreisetzung
  (*siehe* Granulate) **4.04**-4362
– überzogene (*siehe* Granulate) **4.04**-4361
Grenzflächenelektrophorese (*siehe* 2.2.31) 50
Grenzprüfungen (2.4) .. 101 und **4.03**-3711 und **4.04**-4089
  und **4.05**-4601 und **4.06**-4867
Grenzwerte für Lösungsmittel-Rückstände in
  Wirkstoffen, Hilfsstoffen und Arzneimitteln
  (*siehe* 5.4) **4.06**-4925
Griseofulvin 1979
Griseofulvinum 1979
Guaifenesin **4.05**-4743
Guaifenesinum **4.05**-4743
Guajakharz *R* **4.04**-4213
Guajakol *R* **4.05**-4628
Guajazulen *R* **4.04**-4213
Guanethidini monosulfas **4.01**-3296
Guanethidinmonosulfat **4.01**-3296
Guanidinhydrochlorid *R* **4.04**-4213
Guanin *R* **4.04**-4213
Guar 1982
Guar galactomannanum 1983
Guargalactomannan 1983
Gummi, Arabisches **4.06**-5154
Gummi, Arabisches *R* **4.04**-4213
Gummi, sprühgetrocknetes Arabisches **4.06**-5155
Gummi-Lösung, Arabisches- *R* **4.04**-4214
Gummistopfen für Behältnisse zur Aufnahme
  wässriger Zubereitungen zur parenteralen
  Anwendung, von Pulvern und gefrier-
  getrockneten Pulvern (3.2.9) 345
Gurgellösungen (*siehe* Zubereitungen zur
  Anwendung in der Mundhöhle) **4.01**-3228

H

Hämodialyselösungen **4.03**-3925
Hämodialyselösungen, konzentrierte, Wasser zum
  Verdünnen (*siehe* Wasser zum Verdünnen
  konzentrierter Hämodialyselösungen) **4.03**-4068
Hämofiltrations- und Hämodiafiltrations-
  lösungen 1994
Hämoglobin *R* **4.04**-4214
Hämoglobin-Lösung *R* **4.04**-4214
Haemophilus-Typ-B-Impfstoff (konjugiert) 813
Hagebuttenschalen **4.06**-5159
Halbfeste Zubereitungen, Prüfung des entnehm-
  baren Volumens (2.9.28) 280
Halbfeste Zubereitungen zur Anwendung am
  Auge (*siehe* Zubereitungen zur Anwendung am
  Auge) **4.04**-4365
Halbfeste Zubereitungen zur Anwendung am Ohr
  (*siehe* Zubereitungen zur Anwendung am Ohr) 774
Halbfeste Zubereitungen zur Anwendung in der
  Mundhöhle (*siehe* Zubereitungen zur
  Anwendung in der Mundhöhle) **4.01**-3228
Halbfeste Zubereitungen zur kutanen
  Anwendung **4.03**-3775
Halbfeste Zubereitungen zur nasalen Anwendung
  (*siehe* Zubereitungen zur nasalen Anwendung) 783
Halbfeste Zubereitungen zur rektalen Anwendung
  (*siehe* Zubereitungen zur rektalen
  Anwendung) 785
Halbfeste Zubereitungen zur vaginalen
  Anwendung (*siehe* Zubereitungen zur vaginalen
  Anwendung) 788

Halbmikrobestimmung von Wasser –
  Karl-Fischer-Methode (2.5.12) 131
Halofantrinhydrochlorid 1998
Halofantrini hydrochloridum 1998
Haloperidol **4.03**-3928
Haloperidoldecanoat 2001
Haloperidoli decanoas 2001
Haloperidolum **4.03**-3928
Halothan 2003
Halothanum 2003
Hamamelidis folium 2005
Hamamelisblätter 2005
Harmonisierung der Arzneibücher (5.8) 697
Harnstoff 2006
Harnstoff *R* **4.04**-4214
Harpagophyti radix **4.03**-4051
Harpagosid *R* **4.04**-4214
Hartfett 2007
Hartkapseln (*siehe* Kapseln) 754
Hartparaffin 2008
Hauhechelwurzel 2009
Heidelbeeren, frische 2010
Heidelbeeren, getrocknete 2011
Helianthi annui oleum raffinatum 2878
Helium zur Chromatographie *R* **4.04**-4214
Heparin *R* **4.04**-4214
Heparin in Blutgerinnungsfaktoren, Wert-
  bestimmung (2.7.12) **4.03**-3725
Heparin, Wertbestimmung (2.7.5) 207
Heparina massae molecularis minoris **4.05**-4747
Heparin-Calcium **4.06**-5160
Heparine, niedermolekulare **4.05**-4747
Heparin-Natrium **4.06**-5161
Heparinum calcicum **4.06**-5160
Heparinum natricum **4.06**-5161
Hepatitis-A-Adsorbat-Impfstoff (inaktiviert) 817
Hepatitis-A-Immunglobulin vom Menschen 2018
Hepatitis-A-Impfstoff, Bestimmung der Wirksam-
  keit (2.7.14) 217
Hepatitis-A-Impfstoff (inaktiviert) (*siehe* Hepati-
  tis-A-Adsorbat-Impfstoff (inaktiviert)) 817
Hepatitis-A-Impfstoff (inaktiviert, Virosom) ... **4.02**-3461
Hepatitis-A-(inaktiviert)-Hepatitis-B(rDNA)-
  Adsorbat-Impfstoff 820
Hepatitis-B-Immunglobulin vom Menschen 2018
Hepatitis-B-Immunglobulin vom Menschen zur
  intravenösen Anwendung 2019
Hepatitis-B-Impfstoff (rDNA) 821
Hepatitis-B-Impfstoff (rDNA), Bestimmung der
  Wirksamkeit (2.7.15) 218
Hepatitis-Lebend-Impfstoff für Enten 919
HEPES *R* **4.04**-4214
HEPES-Pufferlösung pH 7,5 *R* **4.04**-4338
Heptachlor *R* **4.04**-4214
Heptachlorepoxid *R* **4.04**-4214
Heptafluor-*N*-methyl-*N*-(trimethylsilyl)butan-
  amid *R* **4.04**-4215
Heptaminolhydrochlorid 2019
Heptaminoli hydrochloridum 2019
Heptan *R* **4.04**-4215
Herbae
– *Absinthii herba* 3158
– *Agrimoniae herba* 2549
– *Alchemillae herba* **4.05**-4727
– *Ballotae nigrae herba* **4.02**-3646
– *Centaurii herba* 2962
– *Centellae asiaticae herba* 3146
– *Chelidonii herba* 2841
– *Equiseti herba* **4.02**-3645
– *Filipendulae ulmariae herba* **4.04**-4495
– *Hyperici herba* **4.05**-4753
– *Leonuri cardiacae herba* **4.03**-3930
– *Lythri herba* 1328
– *Millefolii herba* 2838

Ph. Eur. 4. Ausgabe, 6. Nachtrag

– *Origani herba* **4.06**-5117
– *Passiflorae herba* 2612
– *Polygoni avicularis herba* **4.05**-4828
– *Serpylli herba* **4.03**-4025
– *Solidaginis herba* **4.06**-5149
– *Solidaginis virgaureae herba* **4.06**-5150
– *Tanaceti parthenii herba* 2429
– *Thymi herba* **4.01**-3390
– *Violae herba cum floris* 2907
Herpes-Impfstoff (inaktiviert) für Pferde 920
Herstellung, Erläuterung (*siehe* 1.4) **4.03**-3698
Herstellung unter aseptischen Bedingungen
  (*siehe* 5.1.1) 595
Herstellungszellkultur (*siehe* 5.2.1) 603
Herzgespannkraut **4.03**-3930
Hesperidin *R* **4.04**-4215
Hexachlorbenzol *R* **4.04**-4215
α-Hexachlorcyclohexan *R* **4.04**-4215
β-Hexachlorcyclohexan *R* **4.04**-4215
δ-Hexachlorcyclohexan *R* **4.04**-4215
Hexachloroplatin(IV)-säure *R* **4.04**-4215
Hexacosan *R* **4.04**-4216
Hexadimethrinbromid *R* **4.04**-4216
1,1,1,3,3,3-Hexafluorpropan-2-ol *R* **4.04**-4216
Hexamethyldisilazan *R* **4.04**-4216
Hexamidindiisetionat 2021
Hexamidini diisetionas 2021
Hexan *R* **4.04**-4216
Hexansäure *R* **4.04**-4216
Hexetidin 2022
Hexetidinum 2022
Hexobarbital 2023
Hexobarbitalum 2023
Hexosamine in Polysaccharid-Impfstoffen
  (2.5.20) 134
Hexylamin *R* **4.04**-4216
Hexylresorcin 2024
Hexylresorcinolum 2024
Hibisci sabdariffae flos 2026
Hibiscusblüten 2026
Histamin, Prüfung (2.6.10) 161
Histamindihydrochlorid 2027
Histamindihydrochlorid *R* **4.04**-4217
Histamini dihydrochloridum 2027
Histamini phosphas 2028
Histamin-Lösung *R* **4.04**-4216
Histaminphosphat 2028
Histaminphosphat *R* **4.04**-4217
Histidin 2029
Histidinhydrochlorid-Monohydrat 2031
Histidini hydrochloridum monohydricum 2031
Histidinmonohydrochlorid *R* **4.04**-4217
Histidinum 2029
Holmiumoxid *R* **4.04**-4217
Holmiumperchlorat-Lösung *R* **4.04**-4217
Holunderblüten 2032
Homatropinhydrobromid 2033
Homatropini hydrobromidum 2033
Homatropini methylbromidum 2034
Homatropinmethylbromid 2034
DL-Homocystein *R* **4.04**-4217
L-Homocysteinthiolactonhydrochlorid *R* **4.04**-4217
Homöopathische Zubereitungen **4.04**-4379
**Homöopathische Zubereitungen, Stoffe für
  homöopathische Zubereitungen**
  – Arsen(III)-oxid für homöopathische
    Zubereitungen 1084
  – Brennnessel für homöopathische
    Zubereitungen **4.05**-4644
  – Crocus für homöopathische Zubereitungen 1085
  – Eisen für homöopathische Zubereitungen .. **4.01**-3257
  – Homöopathische Zubereitungen **4.04**-4379
  – Johanniskraut für homöopathische
    Zubereitungen **4.06**-5039

– Kaliumsulfat für homöopathische
  Zubereitungen 1086
– Knoblauch für homöopathische
  Zubereitungen **4.05**-4645
– Kupfer für homöopathische Zubereitungen 1087
– Pflanzliche Drogen für homöopathische
  Zubereitungen **4.01**-3258
– Urtinkturen für homöopathische
  Zubereitungen **4.05**-4643
Hopfenzapfen 2035
Hyaluronidase 2036
Hyaluronidasum 2036
Hydralazinhydrochlorid 2038
Hydralazini hydrochloridum 2038
Hydrargyri dichloridum 2785
Hydrazin *R* **4.04**-4217
Hydrazinsulfat *R* **4.04**-4217
Hydrochinon *R* **4.04**-4217
Hydrochinon-Lösung *R* **4.06**-4914
Hydrochlorothiazid **4.06**-5163
Hydrochlorothiazidum **4.06**-5163
Hydrocortison 2041
Hydrocortisonacetat 2044
Hydrocortisonacetat *R* **4.04**-4218
Hydrocortisonhydrogensuccinat 2046
Hydrocortisoni acetas 2044
Hydrocortisoni hydrogenosuccinas 2046
Hydrocortisonum 2041
Hydrogencarbonat, Identitätsreaktion
  (*siehe* 2.3.1) 97
Hydrogenii peroxidum 30 per centum 3148
Hydrogenii peroxidum 3 per centum 3149
Hydrophile Cremes (*siehe* Halbfeste
  Zubereitungen zur kutanen Anwendung) **4.03**-3777
Hydrophile Gele (*siehe* Halbfeste Zubereitungen
  zur kutanen Anwendung) **4.03**-3777
Hydrophile Salben (*siehe* Halbfeste Zubereitungen
  zur kutanen Anwendung) **4.03**-3777
Hydrophobe Salben (*siehe* Halbfeste Zubereitun-
  gen zur kutanen Anwendung) **4.03**-3776
Hydroxocobalaminacetat 2048
Hydroxocobalaminhydrochlorid 2049
Hydroxocobalamini acetas 2048
Hydroxocobalamini chloridum 2049
Hydroxocobalamini sulfas 2051
Hydroxocobalaminsulfat 2051
4-Hydroxybenzhydrazid *R* **4.04**-4218
4-Hydroxybenzoesäure *R* **4.04**-4218
Hydroxycarbamid 2052
Hydroxycarbamidum 2052
Hydroxychinolin *R* **4.04**-4218
Hydroxyethylcellulose 2053
Hydroxyethylcellulosum 2053
Hydroxyethylis salicylas 2056
Hydroxyethylsalicylat 2056
4-Hydroxyisophthalsäure *R* **4.04**-4218
Hydroxylaminhydrochlorid *R* **4.04**-4218
Hydroxylaminhydrochlorid-Lösung *R* 2 .... **4.04**-4218
Hydroxylaminhydrochlorid-Lösung,
  ethanolische *R* **4.04**-4218
Hydroxylamin-Lösung, alkalische *R* **4.04**-4218
Hydroxylamin-Lösung, alkalische *R* 1 ...... **4.04**-4218
Hydroxylzahl (2.5.3) 127
Hydroxymethylfurfural *R* **4.04**-4218
Hydroxynaphtholblau *R* **4.04**-4219
Hydroxypropylbetadex **4.06**-5165
2-Hydroxypropylbetadex zur Chromatographie *R* **4.04**-4219
Hydroxypropylbetadexum **4.06**-5165
Hydroxypropylcellulose 2057
Hydroxypropylcellulosum 2057
Hydroxypropyl-β-cyclodextrin *R* **4.04**-4219
12-Hydroxystearinsäure *R* **4.04**-4219
Hydroxyuracil *R* **4.04**-4219
Hydroxyzindihydrochlorid **4.04**-4461

Hydroxyzini hydrochloridum **4.04**-4461
Hymecromon 2060
Hymecromonum 2060
*Hyoscini butylbromidum/Scopolamini
    butylbromidum* 1360
Hyoscyamini sulfas 2062
Hyoscyaminsulfat 2062
Hyoscyaminsulfat *R* **4.04**-4219
Hyperici herba **4.05**-4753
Hypericin *R* **4.06**-4914
*Hypericum perforatum ad praeparationes
    homoeopathicas* **4.06**-5039
Hyperosid *R* **4.04**-4219
Hypophosphit-Reagenz *R* **4.04**-4219
Hypoxanthin *R* **4.04**-4219
Hypromellose 2063
Hypromellosephthalat 2064
Hypromellosi phthalas 2064
Hypromellosum 2063

I

Ibuprofen **4.02**-3569
Ibuprofenum **4.02**-3569
Ichthammolum 1182
Identifizierung fetter Öle durch Dünnschicht-
    chromatographie (2.3.2) **4.04**-4087
Identifizierung und Bestimmung von Lösungs-
    mittel-Rückständen, Grenzprüfung (2.4.24) 115
Identifizierung von Phenothiazinen durch Dünn-
    schichtchromatographie (2.3.3) 100
Identitätsreaktionen (2.3) .... 93 und **4.04**-4085
Identitätsreaktionen auf Ionen und funktionelle
    Gruppen (2.3.1) 95
Idoxuridin 2070
Idoxuridinum 2070
IE, Immunelektrophorese *(siehe* 2.7.1) 198
Iecoris aselli oleum A **4.04**-4479
Iecoris aselli oleum B **4.04**-4484
IEF, isoelektrische Fokussierung (2.2.54) **4.06**-4850
Ifosfamid 2072
Ifosfamidum 2072
Imidazol *R* **4.04**-4220
Imidazol-Pufferlösung pH 6,5 *R* **4.04**-4336
Imidazol-Pufferlösung pH 6,5 *R* **4.06**-4920
Imidazol-Pufferlösung pH 7,3 *R* **4.04**-4337
Iminobibenzyl *R* **4.04**-4220
Imipenem 2074
Imipenemum 2074
Imipraminhydrochlorid 2075
Imipramini hydrochloridum 2075
Immunchemische Methoden (2.7.1) 197
Immunelektrophorese *(siehe* 2.7.1) 198
    – gekreuzte *(siehe* 2.7.1) 198
    – Methoden *(siehe* 2.7.1) 198
Immunglobulin
    – Bestimmung der antikomplementären
        Aktivität (2.6.17) 185
    – Fc-Funktion (2.7.9) 212
Immunglobulin vom Menschen **4.06**-5171
Immunglobulin vom Menschen zur intravenösen
    Anwendung **4.06**-5173
Immunglobuline
    – Anti-D-Immunglobulin vom Menschen ... **4.06**-5053
    – Anti-D-Immunglobulin vom Menschen,
        Bestimmung der Wirksamkeit (2.7.13) **4.06**-4898
    – Anti-D-Immunglobulin vom Menschen zur
        intravenösen Anwendung **4.06**-5054
    – Hepatitis-A-Immunglobulin vom Menschen 2018
    – Hepatitis-B-Immunglobulin vom Menschen 2018
    – Hepatitis-B-Immunglobulin vom Menschen
        zur intravenösen Anwendung 2019
    – Immunglobulin vom Menschen **4.06**-5171

  – Immunglobulin vom Menschen zur intra-
        venösen Anwendung **4.06**-5173
  – Masern-Immunglobulin vom Menschen 2332
  – Röteln-Immunglobulin vom Menschen 2813
  – Tetanus-Immunglobulin vom Menschen 2975
  – Tollwut-Immunglobulin vom Menschen 3036
  – Varizellen-Immunglobulin vom Menschen 3112
  – Varizellen-Immunglobulin vom Menschen
        zur intravenösen Anwendung 3113
Immunoglobulinum humanum anti-D **4.06**-5053
*Immunoglobulinum humanum anti-D
    ad usum intravenosum* **4.06**-5054
Immunoglobulinum humanum hepatitidis A 2018
Immunoglobulinum humanum hepatitidis B 2018
*Immunoglobulinum humanum hepatitidis B
    ad usum intravenosum* 2019
Immunoglobulinum humanum morbillicum 2332
Immunoglobulinum humanum normale **4.06**-5171
*Immunoglobulinum humanum normale
    ad usum intravenosum* **4.06**-5173
Immunoglobulinum humanum rabicum 3036
Immunoglobulinum humanum rubellae 2813
Immunoglobulinum humanum tetanicum 2975
Immunoglobulinum humanum varicellae 3112
*Immunoglobulinum humanum varicellae
    ad usum intravenosum* 3113
Immunosera ad usum veterinarium 715
Immunosera ex animale ad usum humanum ... **4.03**-3768
Immunoserum botulinicum 973
*Immunoserum clostridii novyi alpha
    ad usum veterinarium* 985
*Immunoserum clostridii perfringentis beta
    ad usum veterinarium* 986
*Immunoserum clostridii perfringentis epsilon
    ad usum veterinarium* 987
*Immunoserum contra venena viperarum
    europaearum* 979
Immunoserum diphthericum 974
*Immunoserum gangraenicum
    (Clostridium novyi)* 975
*Immunoserum gangraenicum
    (Clostridium perfringens)* 976
*Immunoserum gangraenicum
    (Clostridium septicum)* 977
Immunoserum gangraenicum mixtum 978
Immunoserum tetanicum ad usum humanum 980
Immunoserum tetanicum ad usum veterinarium 989
Immunpräzipitationsmethoden *(siehe* 2.7.1) 197
Immunsera für Menschen
    – Botulismus-Antitoxin 973
    – Diphtherie-Antitoxin 974
    – Gasbrand-Antitoxin *(Clostridium novyi)* 975
    – Gasbrand-Antitoxin *(Clostridium
        perfringens)* 976
    – Gasbrand-Antitoxin *(Clostridium septicum)* 977
    – Gasbrand-Antitoxin (polyvalent) 978
    – Immunsera von Tieren zur Anwendung am
        Menschen **4.03**-3768
    – Schlangengift-Immunserum (Europa) 979
    – Tetanus-Antitoxin 980
Immunsera für Tiere
    – *Clostridium-novyi*-Alpha-Antitoxin für
        Tiere 985
    – *Clostridium-perfringens*-Beta-Antitoxin für
        Tiere 986
    – *Clostridium-perfringens*-Epsilon-Antitoxin
        für Tiere 987
    – Immunsera für Tiere 715
    – Tetanus-Antitoxin für Tiere 989
Impfstoffe für Menschen
    – BCG zur Immuntherapie **4.06**-4959
    – BCG-Impfstoff (gefriergetrocknet) 791
    – Cholera-Impfstoff 793
    – Cholera-Impfstoff (gefriergetrocknet) 794

- Diphtherie-Adsorbat-Impfstoff **4.02**-3453
- Diphtherie-Adsorbat-Impfstoff für
  Erwachsene und Heranwachsende **4.02**-3455
- Diphtherie-Tetanus-Adsorbat-Impfstoff ...**4.02**-3456
- Diphtherie-Tetanus-Adsorbat-Impfstoff für
  Erwachsene und Heranwachsende **4.02**-3458
- Diphtherie-Tetanus-Hepatitis-B(rDNA)-
  Adsorbat-Impfstoff **4.03**-3781
- Diphtherie-Tetanus-Pertussis-Adsorbat-
  Impfstoff **4.02**-3459
- Diphtherie-Tetanus-Pertussis(azellulär, aus
  Komponenten)-Adsorbat-Impfstoff **4.01**-3233
- Diphtherie-Tetanus-Pertussis(azellulär, aus
  Komponenten)-Haemophilus-Typ-B-
  Adsorbat-Impfstoff **4.01**-3235
- Diphtherie-Tetanus-Pertussis(azellulär, aus
  Komponenten)-Hepatitis-B(rDNA)-
  Adsorbat-Impfstoff **4.01**-3238
- Diphtherie-Tetanus-Pertussis(azellulär, aus
  Komponenten)-Poliomyelitis(inaktiviert)-
  Adsorbat-Impfstoff **4.01**-3241
- Diphtherie-Tetanus-Pertussis(azellulär, aus
  Komponenten)-Poliomyelitis(inaktiviert)-
  Haemophilus-Typ-B(konjugiert)-Adsorbat-
  Impfstoff **4.03**-3783
- Diphtherie-Tetanus-Pertussis-Polio-
  myelitis(inaktiviert)-Adsorbat-Impfstoff ...**4.03**-3786
- Diphtherie-Tetanus-Pertussis-Polio-
  myelitis(inaktiviert)-Haemophilus-
  Typ-B(konjugiert)-Adsorbat-Impfstoff **4.03**-3789
- FSME-Impfstoff (inaktiviert) 806
- Gelbfieber-Lebend-Impfstoff 809
- Haemophilus-Typ-B-Impfstoff (konjugiert) 813
- Hepatitis-A-Adsorbat-Impfstoff
  (inaktiviert) 817
- Hepatitis-A-Impfstoff (inaktiviert,
  Virosom) **4.02**-3461
- Hepatitis-A(inaktiviert)-Hepatitis-B(rDNA)-
  Adsorbat-Impfstoff 820
- Hepatitis-B-Impfstoff (rDNA) 821
- Impfstoffe für Menschen **4.02**-3447
- Influenza-Impfstoff (inaktiviert) 823
- Influenza-Spaltimpfstoff (inaktiviert) 825
- Influenza-Spaltimpfstoff aus Oberflächen-
  antigen (inaktiviert) 828
- Influenza-Spaltimpfstoff aus Oberflächen-
  antigen (inaktiviert, Virosom) **4.06**-4961
- Masern-Lebend-Impfstoff 830
- Masern-Mumps-Röteln-Lebend-Impfstoff 832
- Meningokokken-Polysaccharid-Impfstoff 834
- Mumps-Lebend-Impfstoff 836
- Pertussis-Adsorbat-Impfstoff **4.02**-3466
- Pertussis-Adsorbat-Impfstoff (azellulär,
  aus Komponenten) **4.01**-3244
- Pertussis-Adsorbat-Impfstoff (azellulär,
  co-gereinigt) 843
- Pertussis-Impfstoff **4.02**-3467
- Pneumokokken-Polysaccharid-Impfstoff 847
- Poliomyelitis-Impfstoff (inaktiviert) 850
- Poliomyelitis-Impfstoff (oral) 854
- Röteln-Lebend-Impfstoff 859
- Tetanus-Adsorbat-Impfstoff **4.02**-3468
- Tollwut-Impfstoff aus Zellkulturen für
  Menschen 863
- Typhus-Impfstoff 866
- Typhus-Impfstoff (gefriergetrocknet) 866
- Typhus-Lebend-Impfstoff, oral
  (Stamm Ty 21a) 867
- Typhus-Polysaccharid-Impfstoff **4.02**-3470
- Varizellen-Lebend-Impfstoff **4.05**-4635

Impfstoffe für Tiere
- Adenovirose-Impfstoff (inaktiviert) für
  Hunde **4.06**-4967
- Adenovirose-Lebend-Impfstoff für Hunde .**4.01**-3251

- Aktinobazillose-Impfstoff (inaktiviert) für
  Schweine **4.06**-4968
- Aujeszky'sche-Krankheit-Impfstoff
  (inaktiviert) für Schweine 880
- Aujeszky'sche-Krankheit-Lebend-Impfstoff
  zur parenteralen Anwendung (gefrier-
  getrocknet) für Schweine 882
- Aviäres-Paramyxovirus-3-Impfstoff
  (inaktiviert) 888
- Botulismus-Impfstoff für Tiere **4.06**-4970
- Brucellose-Lebend-Impfstoff (gefrier-
  getrocknet) für Tiere **4.06**-4972
- Calicivirosis-Impfstoff (inaktiviert) für
  Katzen **4.06**-4974
- Calicivirosis-Lebend-Impfstoff (gefrier-
  getrocknet) für Katzen **4.06**-4975
- *Clostridium-chauvoei*-Impfstoff für Tiere ..**4.06**-4977
- *Clostridium-novyi*-(Typ B)-Impfstoff für
  Tiere **4.06**-4977
- *Clostridium-perfringens*-Impfstoff für Tiere **4.06**-4979
- *Clostridium-septicum*-Impfstoff für Tiere ..**4.06**-4982
- Colibacillosis-Impfstoff (inaktiviert) für neu-
  geborene Ferkel **4.06**-4984
- Colibacillosis-Impfstoff (inaktiviert) für neu-
  geborene Wiederkäuer **4.06**-4986
- Coronavirusdiarrhö-Impfstoff (inaktiviert)
  für Kälber **4.06**-4989
- Egg-Drop-Syndrom-Impfstoff (inaktiviert) .**4.06**-4990
- Furunkulose-Impfstoff (inaktiviert, injizier-
  bar, mit öligem Adjuvans) für Salmoniden .**4.06**-4992
- Geflügelpocken-Lebend-Impfstoff (gefrier-
  getrocknet) 917
- Hepatitis-Lebend-Impfstoff für Enten 919
- Herpes-Impfstoff (inaktiviert) für Pferde 920
- Impfstoffe für Tiere **4.06**-4941
- Infektiöse-Aviäre-Enzephalomyelitis-
  Lebend-Impfstoff für Geflügel 885
- Infektiöse-Aviäre-Laryngotracheitis-Lebend-
  Impfstoff für Hühner 887
- Infektiöse-Bovine-Rhinotracheitis-Lebend-
  Impfstoff (gefriergetrocknet) für Rinder ...**4.06**-4971
- Infektiöse-Bronchitis-Impfstoff (inaktiviert)
  für Geflügel 892
- Infektiöse-Bronchitis-Lebend-Impfstoff
  (gefriergetrocknet) für Geflügel 894
- Infektiöse-Bursitis-Impfstoff (inaktiviert) für
  Geflügel 897
- Infektiöse-Bursitis-Lebend-Impfstoff
  (gefriergetrocknet) für Geflügel 899
- Influenza-Impfstoff (inaktiviert) für Pferde .**4.06**-4994
- Influenza-Impfstoff (inaktiviert) für
  Schweine **4.04**-4375
- Kaltwasser-Vibriose-Impfstoff (inaktiviert)
  für Salmoniden 967
- Klassische-Schweinepest-Lebend-Impfstoff
  (gefriergetrocknet) 954
- Leptospirose-Impfstoff für Tiere 927
- Leukose-Impfstoff (inaktiviert) für Katzen 928
- Marek'sche-Krankheit-Lebend-Impfstoff 929
- Maul-und-Klauenseuche-Impfstoff
  (inaktiviert) für Wiederkäuer 931
- Milzbrandsporen-Lebend-Impfstoff für
  Tiere **4.06**-4997
- Myxomatose-Lebend-Impfstoff für
  Kaninchen **4.06**-4998
- Newcastle-Krankheit-Impfstoff (inaktiviert) 934
- Newcastle-Krankheit-Lebend-Impfstoff
  (gefriergetrocknet) 936
- Panleukopenie-Impfstoff (inaktiviert) für
  Katzen **4.06**-4999
- Panleukopenie-Lebend-Impfstoff für
  Katzen **4.06**-5001
- Parainfluenza-Virus-Lebend-Impfstoff für
  Hunde **4.03**-3795

- Parainfluenza-Virus-Lebend-Impfstoff (gefriergetrocknet) für Rinder **4.06**-5002
- Parvovirose-Impfstoff (inaktiviert) für Hunde **4.06**-5004
- Parvovirose-Impfstoff (inaktiviert) für Schweine 943
- Parvovirose-Lebend-Impfstoff für Hunde .. **4.06**-5005
- Progressive-Rhinitis-atrophicans-Impfstoff (inaktiviert) für Schweine **4.06**-5007
- Respiratorisches-Syncytial-Virus-Lebend-Impfstoff (gefriergetrocknet) für Rinder 947
- Rhinotracheitis-Virus-Impfstoff (inaktiviert) für Katzen **4.06**-5010
- Rhinotracheitis-Virus-Lebend-Impfstoff (gefriergetrocknet) für Katzen 953
- Rotavirusdiarrhö-Impfstoff (inaktiviert) für Kälber **4.06**-5011
- Schweinerotlauf-Impfstoff (inaktiviert) ... **4.06**-5013
- Staupe-Lebend-Impfstoff (gefriergetrocknet) für Frettchen und Nerze 957
- Staupe-Lebend-Impfstoff (gefriergetrocknet) für Hunde 958
- Tetanus-Impfstoff für Tiere **4.06**-5014
- Tollwut-Impfstoff (inaktiviert) für Tiere ... **4.06**-5016
- Tollwut-Lebend-Impfstoff (oral) für Füchse 964
- Vibriose-Impfstoff (inaktiviert) für Salmoniden 965
- Virusdiarrhö-Impfstoff (inaktiviert) für Rinder **4.03**-3797

Impfstoffe für Tiere
- Bewertung der Unschädlichkeit (5.2.6) 613
- Bewertung der Wirksamkeit (5.2.7) 615
- Substanzen tierischen Ursprungs für die Herstellung (5.2.5) 612
- Zellkulturen für die Herstellung (5.2.4) 609

Impfstoffe, Gehaltsbestimmung von Phenol (2.5.15) 132
Implantate (*siehe* Parenteralia) **4.06**-4956
Imprägnierte Tabletten (*siehe* Homöopathische Zubereitungen) **4.04**-4380
Indapamid 2081
Indapamidum 2081
Indigocarmin *R* **4.04**-4220
Indigocarmin-Lösung *R* **4.04**-4220
Indigocarmin-Lösung *R* 1 .... **4.04**-4220
Indii[¹¹¹In] chloridi solutio 1007
Indii[¹¹¹In] oxini solutio 1009
Indii[¹¹¹In] pentetatis solutio iniectabilis 1010
Indikatormethode, pH-Wert (2.2.4) 28
[¹¹¹In]Indium(III)-chlorid-Lösung 1007
[¹¹¹In]Indiumoxinat-Lösung 1009
[¹¹¹In]Indium-Pentetat-Injektionslösung 1010
Indometacin 2084
Indometacin *R* **4.04**-4220
Indometacinum 2084
Infektiöse fremde Agenzien (*siehe* 5.2.3) 607
Influenza-Impfstoff (inaktiviert) 823
Influenza-Impfstoff (inaktiviert) für Pferde **4.06**-4994
Influenza-Impfstoff (inaktiviert) für Schweine .. **4.04**-4375
Influenza-Spaltimpfstoff (inaktiviert) 825
Influenza-Spaltimpfstoff aus Oberflächenantigen (inaktiviert) 828
Influenza-Spaltimpfstoff aus Oberflächenantigen (inaktiviert, Virosom) **4.06**-4961
Infusionszubereitungen (*siehe* Parenteralia) **4.06**-4955
Ingwerwurzelstock 2085
Inhalanda **4.04**-4366
Injektionszubereitungen (*siehe* Parenteralia) **4.06**-4955
Insulin als Injektionslösung, lösliches 2086
Insulin human **4.02**-3571
Insulin vom Rind 2090
Insulin vom Schwein 2093
Insulini biphasici iniectabilium 2090
Insulini isophani biphasici iniectabilium 2136

Insulini isophani iniectabilium 2136
Insulini solubilis iniectabilium 2086
Insulini zinci amorphi suspensio iniectabilis 2098
Insulini zinci cristallini suspensio iniectabilis 2097
Insulini zinci suspensio iniectabilis **4.01**-3299
Insulin-Suspension zur Injektion, biphasische 2090
Insulinum bovinum 2090
Insulinum humanum **4.02**-3571
Insulinum porcinum 2093
Insulin-Zink-Kristallsuspension zur Injektion 2097
Insulin-Zink-Suspension zur Injektion **4.01**-3299
Insulin-Zink-Suspension zur Injektion, amorphe 2098
Insulinzubereitungen zur Injektion **4.01**-3300
Interferon-alfa-2-Lösung, konzentrierte 2102
Interferone, Bestimmung der Aktivität (5.6) 681
Interferon-gamma-1b-Lösung, konzentrierte 2106
Interferoni alfa-2 solutio concentrata 2102
Interferoni gamma-1b solutio concentrata 2106
Internationales Einheitensystem (SI) (*siehe* 1.6) . **4.03**-3702
Internationales Einheitensystem und andere Einheiten (1.6) **4.03**-3702
Interner-Standard-Methode (*siehe* 2.2.46) 80
In-vivo-Bestimmung der Wirksamkeit von Poliomyelitis-Impfstoff (inaktiviert) (2.7.20) **4.06**-4902
[¹²³I]Iobenguan-Injektionslösung 1011
[¹³¹I]Iobenguan-Injektionslösung für diagnostische Zwecke 1013
[¹³¹I]Iobenguan-Injektionslösung für therapeutische Zwecke 1014
Iobenguani[¹²³I] solutio iniectabilis 1011
Iobenguani[¹³¹I] solutio iniectabilis ad usum diagnosticum 1013
Iobenguani[¹³¹I] solutio iniectabilis ad usum therapeuticum 1014
Iod 2111
Iod *R* **4.04**-4220
2-Iodbenzoesäure *R* **4.04**-4221
Iod-Chloroform *R* **4.04**-4220
Iodessigsäure *R* **4.04**-4221
Iodethan *R* **4.04**-4221
2-Iodhippursäure *R* **4.04**-4221
Iodid, Identitätsreaktionen (*siehe* 2.3.1) 97
Iodid-Lösung (10 ppm I) *R* **4.04**-4330
Iodinati[¹²⁵I] humani albumini solutio iniectabilis **4.02**-3475
Iod-Lösung *R* **4.04**-4220
Iod-Lösung *R* 1 .... **4.04**-4221
Iod-Lösung *R* 2 .... **4.04**-4221
Iod-Lösung *R* 3 .... **4.04**-4221
Iod-Lösung *R* 4 .... **4.04**-4221
Iod-Lösung (0,5 mol · l⁻¹) **4.04**-4342
Iod-Lösung (0,05 mol · l⁻¹) **4.04**-4342
Iod-Lösung (0,01 mol · l⁻¹) **4.04**-4342
Iod-Lösung, ethanolische *R* **4.04**-4221
[¹³¹I]Iodmethylnorcholesterol-Injektionslösung 1015
Iodmonobromid *R* **4.04**-4221
Iodmonobromid-Lösung *R* **4.04**-4222
Iodmonochlorid *R* **4.04**-4222
Iodmonochlorid-Lösung *R* **4.04**-4222
Iod(V)-oxid, gekörntes *R* **4.04**-4222
Iodplatin-Reagenz *R* **4.04**-4222
Iodum 2111
Ioduracil *R* **4.04**-4222
Iodwasserstoffsäure *R* **4.04**-4222
Iodzahl (2.5.4) **4.03**-3721
Iohexol 2112
Iohexolum 2112
Ionen, Identitätsreaktionen (2.3.1) 95
Ionen und funktionelle Gruppen, Identitätsreaktionen (2.3.1) 95
Ionenaustauscher zur Chromatographie *R* **4.04**-4222
Ionenaustauscher zur Umkehrphasen-Chromatographie *R* **4.04**-4222

Ionenkonzentration, Bestimmung unter
   Verwendung ionenselektiver Elektroden
   (2.2.36) 60
Ionenselektive Elektroden, Bestimmung der
   Ionenkonzentration (2.2.36) 60
Iopamidol 2116
Iopamidolum 2116
Iopansäure 2118
Iotalaminsäure 2119
Ioxaglinsäure **4.01**-3303
Ipecacuanhae extractum fluidum normatum **4.06**-5176
Ipecacuanhae pulvis normatus 2121
Ipecacuanhae radix 2123
Ipecacuanhae tinctura normata **4.06**-5177
Ipecacuanhafluidextrakt, eingestellter **4.06**-5176
Ipecacuanhapulver, eingestelltes 2121
Ipecacuanhatinktur, eingestellte **4.06**-5177
Ipecacuanhawurzel 2123
Ipratropii bromidum **4.06**-5178
Ipratropiumbromid **4.06**-5178
IR-Spektroskopie (2.2.24) 39
Isatin *R* **4.04**-4223
Isatin-Reagenz *R* **4.04**-4223
Isländisches Moos/Isländische Flechte 2126
Isoamylalkohol *R* **4.04**-4223
Isoandrosteron *R* **4.04**-4223
Isobutylmethylketon *R* **4.04**-4223
Isobutylmethylketon *R* 1 ....**4.04**-4223
Isobutylmethylketon *R* 3 ....**4.04**-4223
Isoconazol **4.04**-4465
Isoconazoli nitras 2128
Isoconazolnitrat 2128
Isoconazolum **4.04**-4465
Isodrin *R* **4.04**-4223
Isoelektrische Fokussierung (2.2.54) **4.06**-4850
Isoelektrische Fokussierung in Kapillaren
   (siehe 2.2.47) **4.06**-4846
Isofluran 2130
Isofluranum 2130
Isoleucin 2132
Isoleucinum 2132
Isomalt **4.02**-3576
Isomaltum **4.02**-3576
Isomenthol *R* **4.04**-4224
(+)-Isomenthon *R* **4.04**-4224
Isoniazid 2135
Isoniazidum 2135
Isophan-Insulin-Suspension zur Injektion 2136
Isophan-Insulin-Suspension zur Injektion,
   biphasische 2136
Isoprenalinhydrochlorid 2137
Isoprenalini hydrochloridum 2137
Isoprenalini sulfas 2138
Isoprenalinsulfat 2138
Isopropylamin *R* **4.04**-4224
Isopropylis myristas **4.03**-3937
Isopropylis palmitas **4.03**-3938
Isopropylmyristat **4.03**-3937
Isopropylmyristat *R* **4.04**-4224
Isopropylpalmitat **4.03**-3938
4-Isopropylphenol *R* **4.04**-4224
Isopulegol *R* **4.04**-4224
Isoquercitrosid *R* **4.04**-4224
Isosilibinin *R* **4.06**-4915
Isosorbiddinitrat, verdünntes 2141
Isosorbidi dinitras dilutus 2141
Isosorbidi mononitras dilutus 2143
Isosorbidmononitrat, verdünntes 2143
Isotretinoin 2145
Isotretinoinum 2145
Isoxsuprinhydrochlorid 2147
Isoxsuprini hydrochloridum 2147
Itraconazol 2149
Itraconazolum 2149

Ivermectin **4.02**-3578
Ivermectinum **4.02**-3578
IZ, Iodzahl (*siehe* 2.5.4) **4.03**-3721

J

Johannisbrotkernmehl *R* **4.04**-4225
Johanniskraut **4.05**-4753
Johanniskraut für homöopathische
   Zubereitungen **4.06**-5039
Josamycin **4.01**-3309
Josamycini propionas **4.01**-3310
Josamycinpropionat **4.01**-3310
Josamycinum **4.01**-3309
Juniperi aetheroleum **4.01**-3399
Juniperi pseudo-fructus 3135

K

Kaffeesäure *R* **4.04**-4225
Kalii acetas 2161
Kalii bromidum **4.02**-3583
Kalii carbonas 2162
Kalii chloridum 2163
Kalii citras 2164
Kalii clavulanas **4.04**-4469
Kalii clavulanas dilutus **4.04**-4472
Kalii dihydrogenophosphas 2168
Kalii hydrogenocarbonas 2168
Kalii hydrogentartras **4.01**-3315
Kalii hydroxidum 2169
Kalii iodidum 2170
Kalii natrii tartras tetrahydricus **4.01**-3316
Kalii nitras 2172
Kalii perchloras **4.01**-3317
Kalii permanganas 2173
Kalii sorbas 2174
Kalii sulfas ad praeparationes homoeopathicae 1086
Kalium
   – Grenzprüfung (2.4.12) 108
   – Identitätsreaktionen (*siehe* 2.3.1) 98
Kaliumacetat 2161
Kaliumantimonoxidtartrat *R* **4.04**-4225
Kaliumbromat *R* **4.04**-4225
Kaliumbromat *R V* **4.04**-4340
Kaliumbromat-Lösung (0,0333 mol · l⁻¹) **4.04**-4342
Kaliumbromat-Lösung (0,02 mol · l⁻¹) **4.04**-4342
Kaliumbromat-Lösung (0,0167 mol · l⁻¹) **4.04**-4342
Kaliumbromat-Lösung (0,0083 mol · l⁻¹) **4.04**-4342
Kaliumbromid **4.02**-3583
Kaliumbromid *R* **4.04**-4225
Kaliumcarbonat 2162
Kaliumcarbonat *R* **4.04**-4225
Kaliumchlorat *R* **4.04**-4225
Kaliumchlorid 2163
Kaliumchlorid *R* **4.04**-4225
Kaliumchlorid-Lösung (0,1 mol · l⁻¹) *R* ...**4.04**-4225
Kaliumchromat *R* **4.04**-4225
Kaliumchromat-Lösung *R* **4.04**-4226
Kaliumcitrat 2164
Kaliumcitrat *R* **4.04**-4226
Kaliumclavulanat **4.04**-4469
Kaliumclavulanat, verdünntes **4.04**-4472
Kaliumcyanid *R* **4.04**-4226
Kaliumcyanid-Lösung *R* **4.04**-4226
Kaliumcyanid-Lösung, bleifreie *R* **4.04**-4226
Kaliumdichromat *R* **4.04**-4226
Kaliumdichromat-Lösung *R* **4.04**-4226
Kaliumdichromat-Lösung *R* 1 ....**4.04**-4226
Kaliumdichromat-Lösung (0,0167 mol · l⁻¹) ..**4.04**-4342
Kaliumdichromat-Salpetersäure-Reagenz *R* ..**4.04**-4226

Kaliumdihydrogenphosphat 2168
Kaliumdihydrogenphosphat *R* **4.04**-4226
Kaliumdihydrogenphosphat-Lösung
  (0,2 mol · l⁻¹) *R* **4.04**-4226
Kaliumfluorid *R* **4.04**-4226
Kaliumhexacyanoferrat(II) *R* **4.04**-4226
Kaliumhexacyanoferrat(III) *R* **4.04**-4226
Kaliumhexacyanoferrat(II)-Lösung *R* **4.04**-4226
Kaliumhexacyanoferrat(III)-Lösung *R* **4.04**-4227
Kaliumhexahydroxoantimonat(V) *R* **4.04**-4227
Kaliumhexahydroxoantimonat(V)-Lösung *R* ...**4.04**-4227
Kaliumhydrogencarbonat 2168
Kaliumhydrogencarbonat *R* **4.04**-4227
Kaliumhydrogencarbonat-Lösung, methanolische,
  gesättigte *R* **4.04**-4227
Kaliumhydrogenphthalat *R* **4.04**-4227
Kaliumhydrogenphthalat *RV* **4.04**-4340
Kaliumhydrogenphthalat-Lösung
  (0,2 mol · l⁻¹) *R* **4.04**-4227
Kaliumhydrogenphthalat-Lösung (0,1 mol · l⁻¹) .**4.04**-4342
Kaliumhydrogensulfat *R* **4.04**-4227
Kaliumhydrogentartrat **4.01**-3315
Kaliumhydrogentartrat *R* **4.04**-4227
Kaliumhydroxid 2169
Kaliumhydroxid *R* **4.04**-4227
Kaliumhydroxid-Lösung (1 mol · l⁻¹) **4.04**-4342
Kaliumhydroxid-Lösung (0,1 mol · l⁻¹) **4.04**-4342
Kaliumhydroxid-Lösung, ethanolische *R* **4.04**-4227
Kaliumhydroxid-Lösung, ethanolische *R* 1 ...**4.04**-4227
Kaliumhydroxid-Lösung (2 mol · l⁻¹),
  ethanolische *R* **4.04**-4227
Kaliumhydroxid-Lösung (0,5 mol · l⁻¹),
  ethanolische **4.04**-4342
Kaliumhydroxid-Lösung (0,1 mol · l⁻¹),
  ethanolische **4.04**-4343
Kaliumhydroxid-Lösung (0,01 mol · l⁻¹),
  ethanolische **4.04**-4343
Kaliumhydroxid-Lösung (0,5 mol · l⁻¹)
  in Ethanol 60 % **4.04**-4343
Kaliumhydroxid-Lösung (0,5 mol · l⁻¹)
  in Ethanol 10 % *R* **4.04**-4227
Kaliumiodat *R* **4.04**-4228
Kaliumiodat-Lösung (0,05 mol · l⁻¹) **4.04**-4343
Kaliumiodid 2170
Kaliumiodid *R* **4.04**-4228
Kaliumiodid-Lösung *R* **4.04**-4228
Kaliumiodid-Lösung (0,001 mol · l⁻¹) **4.04**-4343
Kaliumiodid-Lösung, gesättigte *R* **4.04**-4228
Kaliumiodid-Stärke-Lösung *R* **4.04**-4228
Kalium-Lösung (100 ppm K) *R* **4.04**-4330
Kalium-Lösung (20 ppm K) *R* **4.04**-4331
Kaliummonohydrogenphosphat 2171
Kaliummonohydrogenphosphat *R* **4.04**-4228
Kaliumnatriumtartrat *R* **4.04**-4228
Kaliumnatriumtartrat-Tetrahydrat **4.01**-3316
Kaliumnitrat 2172
Kaliumnitrat *R* **4.04**-4228
Kaliumperchlorat **4.01**-3317
Kaliumperiodat *R* **4.04**-4228
Kaliumpermanganat 2173
Kaliumpermanganat *R* **4.04**-4228
Kaliumpermanganat-Lösung *R* **4.04**-4228
Kaliumpermanganat-Lösung (0,02 mol · l⁻¹) **4.04**-4343
Kaliumpermanganat-Phosphorsäure *R* **4.04**-4228
Kaliumperrhenat *R* **4.04**-4228
Kaliumpersulfat *R* **4.04**-4228
Kaliumplumbit-Lösung *R* **4.04**-4229
Kaliumsorbat 2174
Kaliumsulfat *R* **4.04**-4229
Kaliumsulfat für homöopathische Zubereitungen 1086
Kaliumtartrat *R* **4.04**-4229
Kaliumtetraoxalat *R* **4.04**-4229
Kaliumthiocyanat *R* **4.04**-4229
Kaliumthiocyanat-Lösung *R* **4.04**-4229

Kamille, römische **4.03**-3943
Kamillenblüten **4.06**-5183
Kamillenfluidextrakt **4.05**-4757
Kamillenöl **4.05**-4758
Kanamycini monosulfas 2179
Kanamycini sulfas acidus 2180
Kanamycinmonosulfat 2179
Kanamycinsulfat, saures 2180
Kaolin, leichtes *R* **4.04**-4229
Kaolinum ponderosum 3040
Kapillarelektrophorese (2.2.47) **4.06**-4843
Kapillargelelektrophorese (*siehe* 2.2.47) ...**4.06**-4845
Kapillarmethode – Schmelztemperatur (2.2.14) 33
Kapillarviskosimeter (2.2.9) 30
Kapillarzonenelektrophorese (*siehe* 2.2.47) **4.06**-4844
Kapseln 754
 – magensaftresistente (*siehe* Kapseln) 755
 – mit veränderter Wirkstofffreisetzung
   (*siehe* Kapseln) 755
 – Zerfallszeit (2.9.1) **4.06**-4905
 – zur Anwendung in der Mundhöhle
   (*siehe* Zubereitungen zur Anwendung in der
   Mundhöhle) **4.01**-3230
Karl-Fischer-Lösung *R* **4.04**-4229
Karl-Fischer-Methode (2.5.12) (*siehe* Halbmikro-
  bestimmung von Wasser – Karl-Fischer-
  Methode (2.5.12)) 131
Kartoffelstärke **4.03**-3944
Katholytlösung zur isoelektrischen Fokussierung
  pH 3 bis 5 *R* **4.04**-4230
Kationenaustauscher *R* **4.04**-4230
Kationenaustauscher *R* 1 ....**4.04**-4230
Kationenaustauscher, Calciumsalz, stark
  saurer *R* **4.04**-4230
Kationenaustauscher, schwach saurer *R* **4.04**-4230
Kationenaustauscher, stark saurer *R* **4.04**-4230
Kernresonanzspektroskopie (2.2.33) 57
Ketaminhydrochlorid 2183
Ketamini hydrochloridum 2183
Ketoconazol **4.04**-4474
Ketoconazolum **4.04**-4474
Ketoprofen **4.06**-5185
Ketoprofenum **4.06**-5185
Ketotifenhydrogenfumarat **4.05**-4761
Ketotifeni hydrogenofumaras **4.05**-4761
Kieselgel AGP zur chiralen Chromatographie *R* .**4.05**-4628
Kieselgel, belegt mit Albumin vom Menschen,
  zur Chromatographie *R* **4.04**-4232
Kieselgel G *R* **4.04**-4230
Kieselgel GF$_{254}$ *R* **4.04**-4231
Kieselgel H *R* **4.04**-4231
Kieselgel H, silanisiertes *R* **4.04**-4231
Kieselgel HF$_{254}$ *R* **4.04**-4231
Kieselgel HF$_{254}$, silanisiertes *R* ..**4.04**-4231
Kieselgel OC zur chiralen Trennung *R* **4.04**-4231
Kieselgel OD zur chiralen Trennung *R* **4.04**-4231
Kieselgel zur Ausschlusschromatographie *R* ...**4.04**-4232
Kieselgel zur Chromatographie *R* **4.04**-4232
Kieselgel zur Chromatographie,
  aminohexadecylsilyliertes *R* **4.04**-4232
Kieselgel zur Chromatographie,
  aminopropylmethylsilyliertes *R* **4.04**-4232
Kieselgel zur Chromatographie,
  aminopropylsilyliertes *R* **4.04**-4232
Kieselgel zur Chromatographie,
  Amylosederivat *R* **4.04**-4232
Kieselgel zur Chromatographie,
  butylsilyliertes *R* **4.04**-4232
Kieselgel zur Chromatographie,
  cyanopropylsilyliertes *R* **4.04**-4232
Kieselgel zur Chromatographie,
  cyanopropylsilyliertes *R* 1 ....**4.04**-4233
Kieselgel zur Chromatographie,
  cyanopropylsilyliertes *R* 2 ....**4.04**-4233

Ph. Eur. 4. Ausgabe, 6. Nachtrag

Kieselgel zur Chromatographie,
  dihydroxypropylsilyliertes *R* **4.04**-4233
Kieselgel zur Chromatographie,
  diisobutyloctadecylsilyliertes *R* **4.04**-4233
Kieselgel zur Chromatographie,
  dimethyloctadecylsilyliertes *R* **4.04**-4233
Kieselgel zur Chromatographie,
  hexylsilyliertes *R* **4.04**-4233
Kieselgel zur Chromatographie,
  hydrophiles *R* **4.04**-4233
Kieselgel zur Chromatographie,
  octadecanoylaminopropylsilyliertes *R* **4.04**-4233
Kieselgel zur Chromatographie,
  octadecylsilyliertes *R* **4.04**-4233
Kieselgel zur Chromatographie,
  octadecylsilyliertes *R* 1 . . . . **4.04**-4234
Kieselgel zur Chromatographie,
  octadecylsilyliertes *R* 2 . . . . **4.04**-4234
Kieselgel zur Chromatographie,
  octadecylsilyliertes, desaktiviertes *R* **4.04**-4234
Kieselgel zur Chromatographie,
  octadecylsilyliertes, nachsilanisiertes *R* **4.04**-4234
Kieselgel zur Chromatographie,
  octadecylsilyliertes, nachsilanisiertes,
  desaktiviertes *R* **4.04**-4234
Kieselgel zur Chromatographie,
  octylsilyliertes *R* **4.04**-4234
Kieselgel zur Chromatographie,
  octylsilyliertes *R* 1 . . . . **4.04**-4234
Kieselgel zur Chromatographie,
  octylsilyliertes *R* 2 . . . . **4.04**-4234
Kieselgel zur Chromatographie,
  octylsilyliertes, desaktiviertes *R* **4.04**-4234
Kieselgel zur Chromatographie,
  octylsilyliertes, nachsilanisiertes *R* **4.04**-4235
Kieselgel zur Chromatographie,
  octylsilyliertes, nachsilanisiertes,
  desaktiviertes *R* **4.05**-4628
Kieselgel zur Chromatographie,
  phenylsilyliertes *R* **4.04**-4235
Kieselgel zur Chromatographie,
  phenylsilyliertes *R* 1 . . . . **4.04**-4235
Kieselgel zur Chromatographie,
  trimethylsilyliertes *R* **4.04**-4235
Kieselgel-Anionenaustauscher *R* **4.04**-4232
Kieselgur *R* **4.04**-4235
Kieselgur G *R* **4.04**-4235
Kieselgur zur Gaschromatographie *R* **4.04**-4236
Kieselgur zur Gaschromatographie *R* 1 . . . . . . **4.04**-4236
Kieselgur zur Gaschromatographie *R* 2 . . . . . . **4.04**-4236
Kieselgur zur Gaschromatographie,
  silanisiertes *R* **4.04**-4236
Kieselgur zur Gaschromatographie,
  silanisiertes *R* 1 . . . . **4.04**-4236
Kieselgur-Filtrierhilfsmittel *R* **4.04**-4235
Kinematische Viskosität (*siehe* 2.2.8) 30
Kjeldahl-Bestimmung, Halbmikro-Methode
  (2.5.9) 130
Klarheit und Opaleszenz von Flüssigkeiten
  (2.2.1) 25
Klatschmohnblüten **4.02**-3586
Knoblauch für homöopathische Zubereitungen . . **4.05**-4645
Knoblauchpulver 2189
Koagulationsfaktor-V-Lösung *R* **4.04**-4236
Königskerzenblüten/Wollblumen 2190
Kohle, medizinische 2192
Kohlendioxid 2193
Kohlendioxid *R* **4.04**-4237
Kohlendioxid *R* 1 . . . . **4.04**-4237
Kohlendioxid *R* 2 . . . . **4.04**-4237
Kohlendioxid in Gasen (2.5.24) 135
Kohlenmonoxid *R* **4.04**-4237
Kohlenmonoxid *R* 1 . . . . **4.04**-4237
[^{15}O]Kohlenmonoxid 1016

Kohlenmonoxid in Gasen (2.5.25) 136
Kohlenwasserstoffe zur Gaschromatographie *R* . **4.04**-4237
Kokosfett, raffiniertes **4.03**-3946
Kolasamen 2196
Kolophonium **4.04**-4476
Kombinationsimpfstoff (*siehe* 5.2.1) 604
Komplexometrische Titrationen (2.5.11) 130
  – Aluminium (2.5.11) 130
  – Bismut (2.5.11) 130
  – Blei (2.5.11) 131
  – Calcium (2.5.11) 131
  – Magnesium (2.5.11) 131
  – Zink (2.5.11) 131
Kongorot *R* **4.04**-4237
Kongorot-Fibrin *R* **4.04**-4237
Kongorot-Lösung *R* **4.04**-4237
Kongorot-Papier *R* **4.04**-4237
Konservierung, ausreichende, Prüfung (5.1.3) . . **4.04**-4351
Konsistenz, Prüfung der Penetrometrie (2.9.9) 248
Kontinuierliche Zelllinien (*siehe* 5.2.3) 607
Kontrollzellen (*siehe* 5.2.1) 603
Konzentrate zum Herstellen eines Tauchbads
  (*siehe* Flüssige Zubereitungen zur kutanen
  Anwendung am Tier) 748
Konzentrate zur Herstellung von Infusions-
  zubereitungen (*siehe* Parenteralia) **4.06**-4956
Konzentrate zur Herstellung von Injektions-
  zubereitungen (*siehe* Parenteralia) **4.06**-4956
Konzentrationsangaben, Definition (*siehe* 1.2) . . **4.03**-3697
Konzentrierte Zubereitungen (*siehe* Homöo-
  pathische Zubereitungen) **4.04**-4379
Konzentrische Säule für die Gaschromato-
  graphie *R* **4.04**-4237
Koriander 2198
Krautdrogen
  – Blutweiderichkraut 1328
  – Dostenkraut **4.06**-5117
  – Frauenmantelkraut **4.05**-4727
  – Goldrutenkraut **4.06**-5149
  – Goldrutenkraut, echtes **4.06**-5150
  – Herzgespannkraut **4.03**-3930
  – Johanniskraut **4.05**-4753
  – Mädesüßkraut **4.04**-4495
  – Mutterkraut 2429
  – Odermennigkraut 2549
  – Passionsblumenkraut 2612
  – Quendelkraut **4.03**-4025
  – Schachtelhalmkraut **4.02**-3645
  – Schafgarbenkraut 2838
  – Schöllkraut 2841
  – Schwarznesselkraut **4.02**-3646
  – Stiefmütterchen mit Blüten, wildes 2907
  – Tausendgüldenkraut 2962
  – Thymian **4.01**-3390
  – Vogelknöterichkraut **4.05**-4828
  – Wassernabelkraut, asiatisches 3146
  – Wermutkraut 3158
Kristalldichte (*siehe* 2.2.42) 68
Kristallviolett *R* **4.04**-4237
Kristallviolett-Lösung *R* **4.04**-4238
[^{81m}Kr]Krypton zur Inhalation 1018
Kryptonum[^{81m}Kr] ad inhalationem 1018
Kümmel 2199
Kugelfallviskosimeter-Methode (2.2.49) 89
Kunststoffadditive (3.1.13) **4.03**-3739
Kunststoffbehältnisse und -verschlüsse für
  pharmazeutische Zwecke (3.2.2) 335
Kunststoffbehältnisse zur Aufnahme wässriger
  Infusionszubereitungen (3.2.2.1) 336
Kunststoffe auf Polyvinylchlorid-Basis (weich-
  macherfrei) für Behältnisse zur Aufnahme nicht
  injizierbarer, wässriger Lösungen (3.1.10) . . . **4.03**-3737

Kunststoffe auf Polyvinylchlorid-Basis (weichmacherfrei) für Behältnisse zur Aufnahme trockener Darreichungsformen zur oralen Anwendung (3.1.11) **4.02**-3433
Kunststoffe auf Polyvinylchlorid-Basis (weichmacherhaltig) für Behältnisse zur Aufnahme von Blut und Blutprodukten vom Menschen (3.1.1.1) 285
Kunststoffe auf Polyvinylchlorid-Basis (weichmacherhaltig) für Behältnisse zur Aufnahme wässriger Lösungen zur intravenösen Infusion (3.1.14) 322
Kunststoffe auf Polyvinylchlorid-Basis (weichmacherhaltig) für Schläuche in Transfusionsbestecken für Blut und Blutprodukte (3.1.1.2) 290
Kupfer R **4.04**-4238
Kupfer für homöopathische Zubereitungen 1087
Kupfer(II)-acetat R **4.04**-4238
Kupfer(II)-chlorid R **4.04**-4238
Kupfer(II)-citrat-Lösung R **4.04**-4238
Kupfer(II)-citrat-Lösung R 1 .... **4.04**-4238
Kupferedetat-Lösung R **4.04**-4238
Kupfer(II)-Ethylendiaminhydroxid-Lösung (1 mol · l^{-1}) **4.04**-4343
Kupfer-Lösung (0,1 % Cu) R **4.04**-4331
Kupfer-Lösung (10 ppm Cu) R **4.04**-4331
Kupfer-Lösung (0,1 ppm Cu) R **4.04**-4331
Kupfer-Lösung (1000 ppm Cu), ölige R **4.04**-4331
Kupfer(II)-nitrat R **4.04**-4238
Kupfer(II)-sulfat R **4.04**-4238
Kupfer(II)-sulfat, wasserfreies 2200
Kupfer(II)-sulfat-Lösung R **4.04**-4238
Kupfer(II)-sulfat-Lösung (0,02 mol · l^{-1}) **4.04**-4343
Kupfer(II)-sulfat-Pentahydrat 2201
Kupfersulfat-Pufferlösung pH 4,0 R **4.04**-4334
Kupfer(II)-tetrammin-Reagenz R **4.04**-4238

L

Labetalolhydrochlorid 2205
Labetaloli hydrochloridum 2205
Lacca 2839
Lackmus R **4.04**-4239
Lackmuspapier, blaues R **4.04**-4239
Lackmuspapier, rotes R **4.04**-4239
Lactat, Identitätsreaktion (*siehe* 2.3.1) 98
Lactitol-Monohydrat **4.06**-5189
Lactitolum monohydricum **4.06**-5189
Lactobionsäure R **4.04**-4239
Lactose R **4.04**-4239
β-Lactose R **4.06**-4915
Lactose, wasserfreie **4.06**-5190
Lactose-Monohydrat **4.06**-5192
α-Lactose-Monohydrat R **4.06**-4915
Lactosum anhydricum **4.06**-5190
Lactosum monohydricum **4.06**-5192
Lactulose **4.03**-3951
Lactulose-Lösung (*siehe* Lactulose-Sirup) **4.03**-3953
Lactulose-Sirup **4.03**-3953
Lactulosum **4.03**-3951
Lactulosum liquidum **4.03**-3953
Lagerung (*siehe* 1.4) **4.03**-3699
Laminarflow-Bank (*siehe* 2.6.1) **4.06**-4881
Lanthan(III)-chlorid-Lösung R **4.04**-4239
Lanthannitrat R **4.04**-4239
Lanthannitrat-Lösung R **4.04**-4239
Lanthan(III)-oxid R **4.04**-4239
Lanugo cellulosi absorbens 3118
Lanugo gossypii absorbens 3117
Laurinsäure R **4.04**-4239
Laurylalkohol R **4.04**-4240
Lavandulae aetheroleum **4.01**-3321

Lavandulae flos 2216
Lavandulol R **4.04**-4240
Lavandulylacetat R **4.04**-4240
Lavendelblüten 2216
Lavendelöl **4.01**-3321
LC, liquid chromatography (*siehe* 2.2.29) 47
LCR, Ligase-Kettenreaktion (*siehe* 2.6.21) 190
Lebertran (Typ A) **4.04**-4479
Lebertran (Typ B) **4.04**-4484
Leinenfaden im Fadenspender für Tiere, steriler 1078
Leinöl, natives **4.04**-4489
Leinsamen 2230
Leiocarposid R **4.06**-4915
Leitfähigkeit (2.2.38) 62
Leitlinie für Lösungsmittel-Rückstände (CPMP/ICH/283/95) (*siehe* 5.4) **4.06**-4925
Leonuri cardiacae herba **4.03**-3930
Leptospirose-Impfstoff für Tiere 927
Leucin 2230
Leucin R **4.04**-4240
Leucinum 2230
Leukose-Impfstoff (inaktiviert) für Katzen 928
Leukose-Viren, Prüfung (2.6.4) 154
Leuprorelin 2231
Leuprorelinum 2231
Levamisol für Tiere 2233
Levamisolhydrochlorid 2235
Levamisoli hydrochloridum 2235
Levamisolum ad usum veterinarium 2233
Levistici radix **4.02**-3591
Levocabastinhydrochlorid 2237
Levocabastini hydrochloridum 2237
Levocarnitin 2239
Levocarnitinum 2239
Levodopa 2240
Levodopum 2240
Levodropropizin **4.01**-3322
Levodropropizinum **4.01**-3322
Levomenol R **4.05**-4628
Levomentholum 2344
Levomepromazinhydrochlorid 2243
Levomepromazini hydrochloridum 2243
Levomepromazini maleas 2244
Levomepromazinmaleat 2244
Levomethadonhydrochlorid **4.04**-4490
Levomethadoni hydrochloridum **4.04**-4490
Levonorgestrel 2246
Levonorgestrelum 2246
Levothyroxin-Natrium **4.05**-4765
Levothyroxinum natricum **4.05**-4765
Lichen islandicus 2126
Lidocain 2249
Lidocainhydrochlorid 2250
Lidocaini hydrochloridum 2250
Lidocainum 2249
Liebstöckelwurzel **4.02**-3591
Ligase-Kettenreaktion (*siehe* 2.6.21) 190
Limonen R **4.04**-4240
Limonis aetheroleum **4.01**-3276
Linalool R **4.04**-4241
Linalylacetat R **4.04**-4241
Lincomycinhydrochlorid-Monohydrat 2252
Lincomycini hydrochloridum 2252
Lindan 2253
Lindan R **4.04**-4241
Lindanum 2253
Lindenblüten 2254
Lini oleum virginale **4.04**-4489
Lini semen 2230
Linolensäure R **4.04**-4241
Linolsäure R **4.04**-4241
Liothyronin-Natrium 2255
Liothyroninum natricum 2255

Ph. Eur. 4. Ausgabe, 6. Nachtrag

Gesamtregister 31

Lipophile Cremes (*siehe* Halbfeste Zubereitungen zur kutanen Anwendung) **4.03**-3777
Lipophile Gele (*siehe* Halbfeste Zubereitungen zur kutanen Anwendung) **4.03**-3777
Lipophile Suppositorien, Erweichungszeit (2.9.22) **4.03**-3732
Liquiritiae extractum fluidum ethanolicum normatum 2919
Liquiritiae radix 2917
Lisinopril-Dihydrat 2257
Lisinoprilum dihydricum 2257
Lithii carbonas 2259
Lithii citras 2260
Lithium *R* **4.04**-4242
Lithiumcarbonat 2259
Lithiumcarbonat *R* **4.04**-4242
Lithiumchlorid *R* **4.04**-4242
Lithiumcitrat 2260
Lithiumhydroxid *R* **4.04**-4242
Lithiummetaborat *R* **4.04**-4242
Lithiummethanolat-Lösung (0,1 mol · l⁻¹) **4.04**-4343
Lithiumsulfat *R* **4.04**-4242
Lobelinhydrochlorid **4.02**-3592
Lobelini hydrochloridum **4.02**-3592
Lösliche Pulver, Prüfung auf Sterilität (*siehe* 2.6.1) **4.06**-4879
Löslichkeit von ätherischen Ölen in Ethanol (2.8.10) 226
Lösung zur DC-Eignungsprüfung *R* **4.04**-4242
Lösungen zum Einnehmen (*siehe* Flüssige Zubereitungen zum Einnehmen) **4.04**-4358
Lösungen zur Anwendung am Zahnfleisch (*siehe* Zubereitungen zur Anwendung in der Mundhöhle) **4.01**-3228
Lösungen zur Anwendung in der Mundhöhle (*siehe* Zubereitungen zur Anwendung in der Mundhöhle) **4.01**-3228
Lösungen zur Aufbewahrung von Organen 2262
Lösungen zur Papierchromatographie-Eignungsprüfung *R* **4.06**-4916
Lösungsmittel, Definition (*siehe* 1.2) **4.03**-3697
Lösungsmittel-Rückstände (5.4) **4.06**-4925
 – Identifizierung und Bestimmung, Grenzprüfung (2.4.24) 115
Loganin *R* **4.04**-4242
Lomustin 2263
Lomustinum 2263
Longifolen *R* **4.06**-4916
Loperamidhydrochlorid **4.06**-5193
Loperamidi hydrochloridum **4.06**-5193
Loperamidi oxidum monohydricum **4.06**-5195
Loperamidoxid-Monohydrat **4.06**-5195
Lorazepam 2267
Lorazepamum 2267
Lovastatin 2268
Lovastatinum 2268
Lowry-Methode (*siehe* 2.5.33) 141
Luft zur medizinischen Anwendung 2270
Luft zur medizinischen Anwendung, künstliche . **4.03**-3955
Lumiflavin *R* **4.04**-4242
Lupuli flos 2035
Lutschpastillen (*siehe* Zubereitungen zur Anwendung in der Mundhöhle) **4.01**-3229
Lutschtabletten (*siehe* Zubereitungen zur Anwendung in der Mundhöhle) **4.01**-3229
 – gepresste (*siehe* Zubereitungen zur Anwendung in der Mundhöhle) **4.01**-3229
Lynestrenol 2273
Lynestrenolum 2273
Lysinhydrochlorid 2275
Lysini hydrochloridum 2275
Lythri herba 1328

M

Macrogol 6 glyceroli caprylocapras 2282
Macrogol 200 *R* **4.04**-4242
Macrogol 200 *R* 1 .... **4.04**-4243
Macrogol 300 *R* **4.04**-4243
Macrogol 400 *R* **4.04**-4243
Macrogol 1000 *R* **4.04**-4243
Macrogol 1500 *R* **4.04**-4243
Macrogol 20 000 *R* **4.04**-4243
Macrogola **4.05**-4769
Macrogoladipat *R* **4.04**-4243
Macrogolcetylstearylether 2279
Macrogole **4.05**-4769
Macrogolglyceridorum caprylocaprates 2283
Macrogolglyceridorum laurates 2286
Macrogolglyceridorum linoleates 2288
Macrogolglyceridorum oleates 2289
Macrogolglyceridorum stearates 2292
Macrogol-6-glycerolcaprylocaprat 2282
Macrogolglycerolcaprylocaprate 2283
Macrogolglycerolcocoate 2284
Macrogolglycerolhydroxystearat 2285
Macrogolglyceroli cocoates 2284
Macrogolglyceroli hydroxystearas 2285
Macrogolglyceroli ricinoleas 2290
Macrogolglycerollaurate 2286
Macrogolglycerollinoleate 2288
Macrogol-20-glycerolmonostearat **4.01**-3327
Macrogolglyceroloeate 2289
Macrogolglycerolricinoleat 2290
Macrogolglycerolstearate 2292
Macrogol-15-hydroxystearat **4.06**-5199
Macrogoli aether cetostearylicus 2279
Macrogoli aether stearylicus 2298
Macrogoli aetherum laurilicum **4.01**-3328
Macrogoli aetherum oleicum **4.01**-3329
Macrogoli 20 glyceroli monostearas **4.01**-3327
Macrogoli 15 hydroxystearas **4.06**-5199
Macrogoli oleas 2294
Macrogoli stearas 2297
Macrogollaurylether **4.01**-3328
Macrogol-23-laurylether *R* **4.04**-4243
Macrogol-20 000-nitroterephthalat *R* **4.04**-4243
Macrogololeate 2294
Macrogololeylether **4.01**-3329
Macrogolstearate 2297
Macrogolstearylether 2298
Macrogolsuccinat *R* **4.04**-4243
Mädesüßkraut **4.04**-4495
Mäusedornwurzelstock **4.02**-3597
Magaldrat 2299
Magaldratum 2299
Magensaft, künstlicher *R* **4.04**-4243
Magensaftresistente Granulate (*siehe* Granulate) . **4.04**-4362
Magensaftresistente Kapseln (*siehe* Kapseln) 755
Magensaftresistente Tabletten (*siehe* Tabletten) . **4.01**-3226
Magnesii acetas tetrahydricus **4.04**-4496
Magnesii aspartas dihydricus 2301
Magnesii chloridum hexahydricum 2305
Magnesii chloridum 4,5-hydricum 2304
Magnesii glycerophosphas 2306
Magnesii hydroxidum 2307
Magnesii oxidum leve 2308
Magnesii oxidum ponderosum 2309
Magnesii peroxidum 2310
Magnesii pidolas 2311
Magnesii stearas 2313
Magnesii subcarbonas levis 2302
Magnesii subcarbonas ponderosus 2303
Magnesii sulfas heptahydricus 2315
Magnesii trisilicas 2316

Ph. Eur. 4. Ausgabe, 6. Nachtrag

Magnesium
- Erdalkalimetalle, Grenzprüfung (2.4.7) 105
- Grenzprüfung (2.4.6) 105
- Identitätsreaktion (siehe 2.3.1) 98
- komplexometrische Titration (siehe 2.5.11) 131
Magnesium R **4.04**-4243
Magnesiumacetat R **4.04**-4243
Magnesiumacetat-Tetrahydrat **4.04**-4496
Magnesiumaspartat-Dihydrat 2301
Magnesiumcarbonat, leichtes, basisches 2302
Magnesiumcarbonat, schweres, basisches 2303
Magnesiumchlorid R **4.04**-4244
Magnesiumchlorid-Hexahydrat 2305
Magnesiumchlorid-4,5-Hydrat 2304
Magnesiumchlorid-Lösung (0,1 mol · l⁻¹) **4.04**-4343
Magnesiumglycerophosphat 2306
Magnesiumhydroxid 2307
Magnesium-Lösung (100 ppm Mg) R **4.04**-4331
Magnesium-Lösung (10 ppm Mg) R **4.04**-4331
Magnesium-Lösung (10 ppm Mg) R 1 .... **4.04**-4331
Magnesiumnitrat R **4.04**-4244
Magnesiumnitrat-Lösung R **4.04**-4244
Magnesiumoxid R **4.04**-4244
Magnesiumoxid R 1 .... **4.04**-4244
Magnesiumoxid, leichtes 2308
Magnesiumoxid, schweres 2309
Magnesiumoxid, schweres R **4.04**-4244
Magnesiumperoxid 2310
Magnesiumpidolat 2311
Magnesiumsilicat zur Pestizid-Rückstands-
  analyse R **4.04**-4244
Magnesiumstearat 2313
Magnesiumsulfat R **4.04**-4244
Magnesiumsulfat-Heptahydrat 2315
Magnesiumtrisilicat 2316
Maisöl R **4.04**-4244
Maisöl, raffiniertes 2317
Maisstärke **4.03**-3959
Malachitgrün R **4.04**-4244
Malachitgrün-Lösung R **4.04**-4244
Malathion 2318
Malathion R **4.04**-4245
Malathionum 2318
Maleat-Pufferlösung pH 7,0 R **4.04**-4336
Maleinsäure 2319
Maleinsäure R **4.04**-4245
Maleinsäureanhydrid R **4.04**-4245
Maleinsäureanhydrid-Lösung R **4.04**-4245
Maltitol 2321
Maltitol R **4.04**-4245
Maltitol-Lösung 2323
Maltitol-Sirup (siehe Maltitol-Lösung) 2323
Maltitolum 2321
Maltitolum liquidum 2323
Maltodextrin 2324
Maltodextrinum 2324
Malvae sylvestris flos 2325
Malvenblüten 2325
Mandelöl, natives 2326
Mandelöl, raffiniertes 2327
Mangani sulfas monohydricum 2328
Mangan-Lösung (100 ppm Mn) R **4.04**-4331
Mangan-Silber-Papier R **4.04**-4245
Mangan(II)-sulfat R **4.04**-4245
Mangansulfat-Monohydrat 2328
Mannitol **4.04**-4497
Mannitol R **4.04**-4245
Mannitolum **4.04**-4497
Mannose R **4.04**-4245
Maprotilinhydrochlorid 2330
Maprotilini hydrochloridum 2330
Marek'sche-Krankheit-Lebend-Impfstoff 929
Mariendistelfrüchte **4.06**-5200
Masern-Immunglobulin vom Menschen 2332

Masern-Lebend-Impfstoff 830
Masern-Mumps-Röteln-Lebend-Impfstoff 832
Massenspektrometrie (2.2.43) 69
Maßlösungen (4.2.2) .... **4.04**-4340 und **4.06**-4921
Mastersaatgut (siehe 5.2.1) 603
Mastersaatzellgut (siehe 5.2.1) 603
Masterzellbank (siehe 5.2.1) 603
Masticabilia gummis medicata 756
Mastix **4.02**-3599
Mastix **4.02**-3599
Material für Behältnisse zur Aufnahme von Blut
  und Blutprodukten vom Menschen (3.1.1) 285
Material zur Herstellung von Behältnissen (3.1) ...285 und
          4.02-3431 und **4.03**-3735 und **4.05**-4611
Matricariae aetheroleum **4.05**-4758
Matricariae extractum fluidum **4.05**-4757
Matricariae flos **4.06**-5183
Maul-und-Klauenseuche-Impfstoff (inaktiviert)
  für Wiederkäuer 931
Maydis amylum **4.03**-3959
Maydis oleum raffinatum 2317
Mayers Reagenz R **4.04**-4245
Mebendazol **4.02**-3599
Mebendazolum **4.02**-3599
Meclozindihydrochlorid 2334
Meclozindihydrochlorid R **4.04**-4245
Meclozini hydrochloridum 2334
Medien und Substanzen tierischen oder
  menschlichen Ursprungs (siehe 5.2.3) 607
Medroxyprogesteronacetat 2335
Medroxyprogesteroni acetas 2335
Mefenaminsäure 2337
Mefloquinhydrochlorid 2338
Mefloquini hydrochloridum 2338
Megestrolacetat 2340
Megestroli acetas 2340
Meglumin **4.06**-5202
Megluminum **4.06**-5202
Mehrdosenbehältnisse, Gleichförmigkeit der
  Masse der abgegebenen Dosen (2.9.27) 280
MEKC, mizellare elektrokinetische Chromato-
  graphie (siehe 2.2.47) **4.06**-4847
Melaleucae aetheroleum **4.01**-3385
Melamin R **4.04**-4245
Melissae folium 2342
Melissenblätter 2342
Membranfilter-Methode (siehe 2.6.1) **4.06**-4879
Menadion 2343
Menadion R **4.04**-4246
Menadionum 2343
Mengenangaben, Definition (siehe 1.2) **4.03**-3696
Meningokokken-Polysaccharid-Impfstoff 834
*Menthae arvensis aetheroleum partim mentholi
  privum* **4.01**-3331
Menthae piperitae aetheroleum **4.06**-5231
Menthae piperitae folium 2640
Menthofuran R **4.04**-4246
Menthol 2344
Menthol R **4.04**-4246
Menthol, racemisches 2345
Mentholum racemicum 2345
Menthon R **4.04**-4246
Menthylacetat R **4.06**-4916
Menyanthidis trifoliatae folium 1316
Mepivacainhydrochlorid 2346
Mepivacaini hydrochloridum 2346
Meprobamat 2348
Meprobamatum 2348
Mepyramini maleas 2349
Mepyraminmaleat 2349
2-Mercaptoethanol R **4.04**-4247
Mercaptopurin 2350
Mercaptopurin R **4.04**-4247
Mercaptopurinum 2350

Ph. Eur. 4. Ausgabe, 6. Nachtrag

Mesalazin	4.05-4771
Mesalazinum	4.05-4771
Mesityloxid *R*	4.04-4247
Mesterolon	2351
Mesterolonum	2351
Mestranol	2352
Mestranolum	2352
Metamizol-Natrium	2353
Metamizolum natricum	2353
Metanilgelb *R*	4.04-4247
Metanilgelb-Lösung *R*	4.04-4247
Metforminhydrochlorid	4.04-4499
Metformini hydrochloridum	4.04-4499
Methacrylsäure *R*	4.04-4247
Methacrylsäure-Ethylacrylat-Copolymer (1:1)	4.04-4500
Methacrylsäure-Ethylacrylat-Copolymer-(1:1)-Dispersion 30 %	4.04-4501
Methacrylsäure-Methylmethacrylat-Copolymer (1:1)	4.04-4503
Methacrylsäure-Methylmethacrylat-Copolymer (1:2)	4.04-4504
Methadonhydrochlorid	2361
Methadoni hydrochloridum	2361
Methanol *R*	4.04-4247
(D_4)Methanol *R*	4.04-4248
Methanol *R* 1	4.04-4247
Methanol *R* 2	4.04-4247
Methanol, aldehydfreies *R*	4.04-4247
Methanol, Gehaltsbestimmung (siehe 2.9.11)	251
Methanol, wasserfreies *R*	4.04-4248
Methansulfonsäure *R*	4.04-4248
Methaqualon	2362
Methaqualonum	2362
Methenamin	2363
Methenamin *R*	4.04-4248
Methenaminum	2363
L-Methionin *R*	4.04-4248
Methionin	2364
Methionin, racemisches	2365
Methionin, racemisches *R*	4.04-4248
L-*Methionini ([^{11}C]methyl) solutio iniectabilis*	1019
Methioninum	2364
DL-*Methioninum*	2365
Methoden der Biologie (2.6)	147 und 4.02-3403 und 4.06-4875
Methoden der Pharmakognosie (2.8)	223
Methoden der pharmazeutischen Technologie (2.9)	235 und 4.02-3427 und 4.03-3727 und 4.04-4099 und 4.06-4903
Methoden der Physik und der physikalischen Chemie (2.2)	23 und 4.03-3707 und 4.06-4841
Methoden zur Herstellung steriler Zubereitungen (5.1.1)	593
Methotrexat	2366
(*RS*)-Methotrexat *R*	4.04-4248
Methotrexatum	2366
Methoxychlor *R*	4.04-4248
Methoxyphenylessigsäure *R*	4.04-4248
Methoxyphenylessigsäure-Reagenz *R*	4.04-4249
trans-2-Methoxyzimtaldehyd *R*	4.04-4249
Methylacetat *R*	4.04-4249
4-(Methylamino)phenolsulfat *R*	4.04-4249
Methylanthranilat *R*	4.04-4249
Methylarachidat *R*	4.04-4249
Methylatropini bromidum	2368
Methylatropini nitras	2369
Methylatropiniumbromid	2368
Methylatropiniumnitrat	2369
Methylbehenat *R*	4.04-4249
Methylbenzothiazolonhydrazonhydrochlorid *R*	4.04-4249
2-Methylbutan *R*	4.04-4250
2-Methylbut-2-en *R*	4.04-4250
Methylcaprat *R*	4.04-4250
Methylcaproat *R*	4.04-4250
Methylcaprylat *R*	4.04-4250
Methylcellulose	2371
Methylcellulose 450 *R*	4.04-4250
Methylcellulosum	2371
Methylcinnamat *R*	4.04-4250
Methyldecanoat *R*	4.04-4250
Methyldopa	2372
3-*O*-Methyldopaminhydrochlorid *R*	4.04-4251
4-*O*-Methyldopaminhydrochlorid *R*	4.04-4251
Methyldopum	2372
Methyleicosenoat *R*	4.04-4251
Methylenbisacrylamid *R*	4.04-4251
Methylenblau *R*	4.04-4251
Methyleni chloridum	1665
Methylerucat *R*	4.04-4251
3-*O*-Methylestron *R*	4.04-4251
(5-Methyl[^{11}C])Flumazenil-Injektionslösung	4.06-5021
Methylgadoleinoat *R*	4.04-4251
Methylgrün *R*	4.04-4252
Methylgrün-Papier *R*	4.04-4252
Methyl-4-hydroxybenzoat	4.02-3601
Methyl-4-hydroxybenzoat *R*	4.04-4252
Methylhydroxyethylcellulose	2374
Methylhydroxyethylcellulosum	2374
Methylhydroxypropylcellulose (siehe Hypromellose)	2063
Methylhydroxypropylcellulosephthalat (siehe Hypromellosephthalat)	2064
1-Methylimidazol *R*	4.04-4252
2-Methylimidazol *R*	4.04-4252
Methylis parahydroxybenzoas	4.02-3601
Methylis parahydroxybenzoas natricum	2482
Methylis salicylas	2384
Methyllaurat *R*	4.04-4252
Methyllignocerat *R*	4.04-4252
Methyllinoleat *R*	4.04-4252
Methyllinolenat *R*	4.04-4253
Methylmargarat *R*	4.04-4253
Methylmethacrylat *R*	4.04-4253
L-([^{11}C]Methyl)methionin-Injektionslösung	1019
Methylmyristat *R*	4.04-4253
2-Methyl-5-nitroimidazol *R*	4.04-4253
Methyloleat *R*	4.04-4253
Methylorange *R*	4.04-4253
Methylorange-Lösung *R*	4.04-4254
Methylorange-Mischindikator-Lösung *R*	4.04-4254
Methylpalmitat *R*	4.04-4254
Methylpalmitoleat *R*	4.04-4254
Methylpelargonat *R*	4.04-4254
4-Methylpentan-2-ol *R*	4.04-4254
3-Methylpentan-2-on *R*	4.04-4254
Methylpentosen in Polysaccharid-Impfstoffen (2.5.21)	134
Methylphenobarbital	2375
Methylphenobarbitalum	2375
Methylphenyloxazolylbenzol *R*	4.04-4254
1-Methyl-4-phenyl-1,2,3,6-tetrahydropyridin *R*	4.04-4255
Methylpiperazin *R*	4.04-4255
4-(4-Methylpiperidino)pyridin *R*	4.04-4255
Methylprednisolon	2376
Methylprednisolonacetat	2379
Methylprednisolonhydrogensuccinat	2381
Methylprednisoloni acetas	2379
Methylprednisoloni hydrogenosuccinas	2381
Methylprednisolonum	2376
2-Methyl-1-propanol *R*	4.04-4255
N-Methylpyrrolidon	4.05-4775
N-Methylpyrrolidonum	4.05-4775
Methylrot *R*	4.04-4255
Methylrot-Lösung *R*	4.04-4255
Methylrot-Mischindikator-Lösung *R*	4.04-4255
Methylsalicylat	2384
Methylsalicylat *R*	4.04-4255
Methylstearat *R*	4.04-4255

Methyltestosteron 2384
Methyltestosteronum 2384
Methylthioniniumchlorid 2385
Methyltioninii chloridum 2385
Methyltricosanoat *R* **4.04**-4256
Methyltridecanoat *R* **4.04**-4256
N-Methyltrimethylsilyltrifluoracetamid *R* **4.04**-4256
Metixenhydrochlorid **4.03**-3959
Metixeni hydrochloridum **4.03**-3959
Metoclopramid 2389
Metoclopramidhydrochlorid 2390
Metoclopramidi hydrochloridum 2390
Metoclopramidum 2389
Metoprololi succinas **4.03**-3961
Metoprololi tartras **4.03**-3963
Metoprololsuccinat **4.03**-3961
Metoprololtartrat **4.03**-3963
Metrifonat 2396
Metrifonatum 2396
Metronidazol 2398
Metronidazolbenzoat **4.03**-3965
Metronidazoli benzoas **4.03**-3965
Metronidazolum 2398
Mexiletinhydrochlorid **4.02**-3602
Mexiletini hydrochloridum **4.02**-3602
Mianserinhydrochlorid 2403
Mianserini hydrochloridum 2403
Miconazol **4.03**-3966
Miconazoli nitras 2406
Miconazolnitrat 2406
Miconazolum **4.03**-3966
Midazolam 2408
Midazolamum 2408
Mikrobestimmung von Wasser – Coulometrische
   Titration (2.5.32) 139
Mikrobiologische Prüfung nicht steriler Produkte:
   Nachweis spezifizierter Mikroorganismen
   (2.6.13) **4.06**-4882
Mikrobiologische Prüfung nicht steriler Produkte:
   Zählung der gesamten vermehrungsfähigen
   Keime (2.6.12) 163
Mikrobiologische Qualität pharmazeutischer
   Zubereitungen (5.1.4) **4.03**-3760
Mikrobiologische Wertbestimmung von Anti-
   biotika (2.7.2) **4.06**-4893
Milchsäure 2409
Milchsäure *R* **4.04**-4256
(*S*)-Milchsäure 2410
Milchsäure-Reagenz *R* **4.04**-4256
Millefolii herba 2838
Millons Reagenz *R* **4.04**-4256
Milzbrandsporen-Lebend-Impfstoff für Tiere ... **4.06**-4997
Minimierung des Risikos der Übertragung von
   Erregern der spongiformen Enzephalopathie
   tierischen Ursprungs durch Arzneimittel
   (5.2.8) 616
Minocyclinhydrochlorid **4.06**-5204
Minocyclinhydrochlorid *R* **4.04**-4256
Minocyclini hydrochloridum **4.06**-5204
Minoxidil 2413
Minoxidilum 2413
Minzöl **4.01**-3331
Mitoxantronhydrochlorid 2415
Mitoxantroni hydrochloridum 2415
Mizellare elektrokinetische Chromatographie
   (MEKC) (*siehe* 2.2.47) **4.06**-4847
Molekülmasse, relative (*siehe* 1.4) **4.03**-3698
Molekülmasseverteilung in Dextranen (2.2.39) 63
Molekularsieb *R* **4.04**-4256
Molekularsieb zur Chromatographie *R* **4.04**-4256
Molybdänschwefelsäure *R* 2 .... **4.04**-4256
Molybdänschwefelsäure *R* 3 .... **4.04**-4256
Molybdatophosphorsäure *R* **4.04**-4256
Molybdatophosphorsäure-Lösung *R* **4.04**-4257

Molybdat-Vanadat-Reagenz *R* **4.04**-4257
Molybdat-Vanadat-Reagenz *R* 2 .... **4.04**-4257
Molybdat-Wolframat-Reagenz *R* **4.04**-4257
Molybdat-Wolframat-Reagenz, verdünntes *R* ... **4.04**-4257
Mometasonfuroat 2416
Mometasoni furoas 2416
Monodocosahexaenoin *R* **4.04**-4257
Monographiegruppen 701
Monographien (1.4) **4.03**-3698
Monographietitel, Erläuterung (*siehe* 1.4) **4.03**-3698
Monovalenter Pool (*siehe* 5.2.1) 603
Morantelhydrogentartrat für Tiere 2419
*Moranteli hydrogenotartras ad usum
   veterinarium* 2419
Morphinhydrochlorid 2420
Morphinhydrochlorid *R* **4.04**-4257
Morphini hydrochloridum 2420
Morphini sulfas 2422
Morphinsulfat 2422
Morpholin *R* **4.04**-4257
Morpholin zur Chromatographie *R* **4.04**-4257
Moxonidin **4.03**-3968
Moxonidinum **4.03**-3968
MPN, most probable number method
   (*siehe* 2.6.12) 164
MPN-Methode (*siehe* 2.6.12) 164
Mucoadhäsive Zubereitungen
   (*siehe* Zubereitungen zur Anwendung in der
   Mundhöhle) **4.01**-3230
Mumps-Lebend-Impfstoff 836
Mundwässer (*siehe* Zubereitungen zur
   Anwendung in der Mundhöhle) **4.01**-3228
Mupirocin 2423
Mupirocin-Calcium 2425
Mupirocinum 2423
Mupirocinum calcicum 2425
Murexid *R* **4.04**-4257
Musci medicati 761
Muskatellersalbeiöl **4.01**-3333
Muskatöl 2427
Mutterkraut 2429
Mykobakterien, Prüfung (2.6.2) 154
Mykoplasmen, Prüfung (2.6.7) 156
Mykoplasmen-DNA in Zellkulturen, Nachweis
   mit Fluoreszenzfarbstoff (*siehe* 2.6.7) 157
Myosmin *R* **4.04**-4257
β-Myrcen *R* **4.04**-4258
Myristicae fragrantis aetheroleum 2427
Myristicin *R* **4.04**-4258
Myristinsäure *R* **4.04**-4258
Myristylalkohol *R* **4.04**-4258
Myrrha 2430
Myrrhae tinctura 2431
Myrrhe 2430
Myrrhentinktur 2431
Myrtilli fructus recens 2010
Myrtilli fructus siccus 2011
Myxomatose-Lebend-Impfstoff für Kaninchen ... **4.06**-4998

N

Nabumeton 2435
Nabumetonum 2435
Nachweis der Mykoplasmen-DNA in Zellkulturen
   mit Fluoreszenzfarbstoff (*siehe* 2.6.7) 157
Nadolol **4.02**-3607
Nadololum **4.02**-3607
Nadroparin-Calcium 2436
Nadroparinum calcicum 2436
Naftidrofurylhydrogenoxalat **4.04**-4507
Naftidrofuryli hydrogenooxalas ... **4.04**-4507
Nah-Infrarot-Spektroskopie (*siehe* 2.2.40) 65

Nahtmaterial für Menschen
- Sterile, nicht resorbierbare Fäden **4.06**-5031
- Sterile, resorbierbare, synthetische Fäden 1069
- Sterile, resorbierbare, synthetische, geflochtene Fäden 1070
- Steriles Catgut 1063

Nahtmaterial für Tiere
- Sterile, nicht resorbierbare Fäden im Fadenspender für Tiere 1076
- Steriler, geflochtener Seidenfaden im Fadenspender für Tiere 1080
- Steriler Leinenfaden im Fadenspender für Tiere 1078
- Steriler Polyamid-6-Faden im Fadenspender für Tiere 1078
- Steriler Polyamid-6/6-Faden im Fadenspender für Tiere 1079
- Steriler Polyesterfaden im Fadenspender für Tiere 1080
- Steriles, resorbierbares Catgut im Fadenspender für Tiere 1075

Nalidixinsäure 2441
Naloxonhydrochlorid-Dihydrat 2442
Naloxoni hydrochloridum dihydricum 2442
Naphazolinhydrochlorid **4.05**-4779
Naphazolini hydrochloridum **4.05**-4779
Naphazolini nitras **4.05**-4780
Naphazolinnitrat **4.05**-4780
Naphthalin *R* **4.04**-4258
Naphtharson *R* **4.04**-4259
Naphtharson-Lösung *R* **4.04**-4259
1-Naphthol *R* **4.04**-4259
2-Naphthol *R* **4.04**-4259
Naphtholbenzein *R* **4.04**-4259
Naphtholbenzein-Lösung *R* **4.04**-4259
Naphtholgelb *R* **4.04**-4259
Naphtholgelb S *R* **4.04**-4260
1-Naphthol-Lösung *R* **4.04**-4259
2-Naphthol-Lösung *R* **4.04**-4259
2-Naphthol-Lösung *R* 1 .... **4.04**-4259
1-Naphthylamin *R* **4.04**-4260
1-Naphthylessigsäure *R* **4.05**-4629
Naphthylethylendiamindihydrochlorid *R* **4.04**-4260
Naphthylethylendiamindihydrochlorid-Lösung *R* **4.04**-4260
Naproxen 2446
Naproxenum 2446
Naringin *R* **4.04**-4260
Nasalia 781
Nasenpulver
  (*siehe* Zubereitungen zur nasalen Anwendung) 783
Nasensprays, flüssige
  (*siehe* Zubereitungen zur nasalen Anwendung) 782
Nasenspülungen
  (*siehe* Zubereitungen zur nasalen Anwendung) 783
Nasenstifte
  (*siehe* Zubereitungen zur nasalen Anwendung) 783
Nasentropfen
  (*siehe* Zubereitungen zur nasalen Anwendung) 782
Natrii acetas trihydricus **4.03**-3973
Natrii acetatis ([1-^{11}C]) solutio iniectabilis **4.05**-4639
Natrii alendronas **4.04**-4508
Natrii alginas 2449
Natrii amidotrizoas 2450
Natrii ascorbas 2452
Natrii benzoas **4.03**-3974
Natrii bromidum **4.02**-3609
Natrii calcii edetas 2456
Natrii caprylas 2457
Natrii carbonas anhydricus 2458
Natrii carbonas decahydricus 2459
Natrii carbonas monohydricus 2459
Natrii cetylo- et stearylosulfas 2460
Natrii chloridum **4.06**-5209
Natrii chromatis[^{51}Cr] solutio sterilis 1022

Natrii citras 2464
Natrii cromoglicas 2465
Natrii cyclamas 2466
Natrii dihydrogenophosphas dihydricus 2468
Natrii docusas **4.03**-3870
Natrii fluoridum 2470
Natrii fusidas 2471
Natrii glycerophosphas hydricus **4.03**-3975
Natrii hyaluronas 2472
Natrii hydrogenocarbonas 2476
Natrii hydroxidum 2476
Natrii iodidi[^{131}I] capsulae ad usum diagnosticum 1025
Natrii iodidi[^{123}I] solutio 1026
Natrii iodidi[^{131}I] solutio **4.06**-5023
Natrii iodidum 2477
Natrii iodohippurati[^{123}I] solutio iniectabilis 1023
Natrii iodohippurati[^{131}I] solutio iniectabilis 1024
Natrii lactatis solutio 2478
Natrii (S)-lactatis solutio 2479
Natrii laurilsulfas 2469
Natrii metabisulfis 2481
Natrii molybdas dihydricus 2483
Natrii nitris 2486
Natrii nitroprussias 2526
Natrii perboras hydricus 2487
Natrii pertechnetatis[^{99m}Tc] fissione formati solutio iniectabilis 1029
Natrii pertechnetatis[^{99m}Tc] sine fissione formati solutio iniectabilis 1031
Natrii phosphatis[^{32}P] solutio iniectabilis 1032
Natrii picosulfas 2488
Natrii polystyrenesulfonas **4.06**-5210
Natrii propionas **4.04**-4511
Natrii salicylas 2491
Natrii stearas **4.06**-5212
Natrii stearylis fumaras 2492
Natrii sulfas anhydricus **4.02**-3610
Natrii sulfas decahydricus **4.02**-3611
Natrii sulfis anhydricus 2494
Natrii sulfis heptahydricus 2495
Natrii thiosulfas 2497
Natrii valproas 2497
Natrium *R* **4.04**-4260
Natrium, Identitätsreaktionen (*siehe* 2.3.1) 98
Natriumacetat *R* **4.04**-4260
Natriumacetat, wasserfreies *R* **4.04**-4260
Natrium[1-^{11}C]acetat-Injektionslösung **4.05**-4639
Natriumacetat-Pufferlösung pH 4,5 *R* **4.04**-4334
Natriumacetat-Trihydrat **4.03**-3973
Natriumalendronat **4.04**-4508
Natriumalginat 2449
Natriumamidotrizoat 2450
Natriumarsenit-Lösung *R* **4.04**-4261
Natriumarsenit-Lösung (0,1 mol · l^{-1}) **4.04**-4343
Natriumascorbat 2452
Natriumascorbat-Lösung *R* **4.04**-4261
Natriumazid *R* **4.04**-4261
Natriumbenzoat **4.03**-3974
Natriumbismutat *R* **4.04**-4261
Natriumbromid **4.02**-3609
Natriumbutansulfonat *R* **4.04**-4261
Natriumcalciumedetat 2456
Natriumcaprylat 2457
Natriumcarbonat *R* **4.04**-4261
Natriumcarbonat *R V* **4.04**-4340
Natriumcarbonat, wasserfreies 2458
Natriumcarbonat, wasserfreies *R* **4.04**-4261
Natriumcarbonat-Decahydrat 2459
Natriumcarbonat-Lösung *R* **4.04**-4261
Natriumcarbonat-Lösung *R* 1 .... **4.04**-4261
Natriumcarbonat-Lösung *R* 2 .... **4.04**-4261
Natriumcarbonat-Monohydrat 2459
Natriumcarbonat-Monohydrat *R* **4.04**-4261

Natriumcarboxymethylcellulose
(*siehe* Carmellose-Natrium) 1421
Natriumcarboxymethylcellulose, vernetzte
(*siehe* Croscarmellose-Natrium) 1605
Natriumcarboxymethylstärke (Typ A)
(*siehe* Carboxymethylstärke-Natrium (Typ A)) 1414
Natriumcarboxymethylstärke (Typ B)
(*siehe* Carboxymethylstärke-Natrium (Typ B)) 1415
Natriumcetylstearylsulfat 2460
Natriumcetylstearylsulfat *R* **4.04**-4261
Natriumchlorid **4.06**-5209
Natriumchlorid *R* **4.04**-4261
Natriumchlorid *RV* **4.04**-4340
Natriumchlorid-Lösung *R* **4.04**-4261
Natriumchlorid-Lösung, gesättigte *R* **4.04**-4261
Natrium[^{51}Cr]chromat-Lösung, sterile 1022
Natriumcitrat 2464
Natriumcitrat *R* **4.04**-4262
Natriumcitrat-Pufferlösung pH 7,8
(Natriumcitrat (0,034 mol · l^{-1}),
Natriumchlorid (0,101 mol · l^{-1})) *R* **4.04**-4338
Natriumcromoglicat 2465
Natriumcyclamat 2466
Natriumdecansulfonat *R* **4.04**-4262
Natriumdecylsulfat *R* **4.04**-4262
Natriumdesoxycholat *R* **4.04**-4262
Natriumdiethyldithiocarbamat *R* **4.04**-4262
Natriumdihydrogenphosphat *R* **4.04**-4262
Natriumdihydrogenphosphat, wasserfreies *R* ... **4.04**-4262
Natriumdihydrogenphosphat-Dihydrat 2468
Natriumdihydrogenphosphat-Monohydrat *R* **4.04**-4262
Natriumdiphosphat *R* **4.04**-4262
Natriumdisulfit *R* **4.04**-4262
Natriumdithionit *R* **4.04**-4262
Natriumdodecylsulfat 2469
Natriumdodecylsulfat *R* **4.04**-4262
Natriumedetat 2470
Natriumedetat *R* **4.04**-4262
Natriumedetat-Lösung (0,1 mol · l^{-1}) **4.04**-4343
Natriumedetat-Lösung (0,02 mol · l^{-1}) **4.04**-4344
Natriumfluorid 2470
Natriumfluorid *R* **4.04**-4263
Natriumformiat *R* **4.04**-4263
Natriumfusidat 2471
Natriumglucuronat *R* **4.04**-4263
Natriumglycerophosphat, wasserhaltiges **4.03**-3975
Natriumheptansulfonat *R* **4.04**-4263
Natriumheptansulfonat-Monohydrat *R* **4.04**-4263
Natriumhexanitrocobaltat(III) *R* **4.04**-4263
Natriumhexanitrocobaltat(III)-Lösung *R* **4.04**-4263
Natriumhexansulfonat *R* **4.04**-4263
Natriumhyaluronat 2472
Natriumhydrogencarbonat 2476
Natriumhydrogencarbonat *R* **4.04**-4263
Natriumhydrogencarbonat-Lösung *R* **4.04**-4263
Natriumhydrogensulfat *R* **4.04**-4263
Natriumhydrogensulfit *R* **4.04**-4264
Natriumhydroxid 2476
Natriumhydroxid *R* **4.04**-4264
Natriumhydroxid-Lösung *R* **4.04**-4264
Natriumhydroxid-Lösung (1 mol · l^{-1}) **4.04**-4344
Natriumhydroxid-Lösung (0,1 mol · l^{-1}) **4.04**-4344
Natriumhydroxid-Lösung, carbonatfreie *R* **4.04**-4264
Natriumhydroxid-Lösung (0,1 mol · l^{-1}),
ethanolische **4.04**-4264
Natriumhydroxid-Lösung, konzentrierte *R* **4.04**-4264
Natriumhydroxid-Lösung, methanolische *R* ... **4.04**-4264
Natriumhydroxid-Lösung, methanolische *R* 1 .. **4.04**-4264
Natriumhydroxid-Lösung, verdünnte *R* **4.04**-4264
Natriumhypobromit-Lösung *R* **4.04**-4264
Natriumhypochlorit-Lösung *R* **4.04**-4264
Natriumhypophosphit *R* **4.04**-4264
Natrium[^{123}I]iodhippurat-Injektionslösung 1023
Natrium[^{131}I]iodhippurat-Injektionslösung 1024

Natriumiodid 2477
Natriumiodid *R* **4.04**-4264
Natrium[^{131}I]iodid-Kapseln für diagnostische
Zwecke 1025
Natrium[^{123}I]iodid-Lösung 1026
Natrium[^{131}I]iodid-Lösung **4.06**-5023
Natriumlactat-Lösung 2478
Natrium-(*S*)-lactat-Lösung 2479
Natriumlaurylsulfonat zur Chromatographie *R* .. **4.04**-4264
Natrium-Lösung (200 ppm Na) *R* **4.04**-4331
Natrium-Lösung (50 ppm Na) *R* **4.04**-4331
Natriummetabisulfit 2481
Natriummethanolat-Lösung (0,1 mol · l^{-1}) **4.04**-4344
Natriummethansulfonat *R* **4.04**-4265
Natriummethyl-4-hydroxybenzoat 2482
Natriummolybdat *R* **4.04**-4265
Natriummolybdat-Dihydrat 2483
Natriummonohydrogenarsenat *R* **4.04**-4265
Natriummonohydrogencitrat *R* **4.04**-4265
Natriummonohydrogenphosphat *R* **4.04**-4265
Natriummonohydrogenphosphat, wasserfreies .. **4.04**-4510
Natriummonohydrogenphosphat, wasserfreies *R* . **4.04**-4265
Natriummonohydrogenphosphat-Dihydrat 2485
Natriummonohydrogenphosphat-Dihydrat *R* .. **4.04**-4265
Natriummonohydrogenphosphat-Dodecahydrat 2486
Natriummonohydrogenphosphat-Lösung *R* **4.04**-4265
Natriumnaphthochinonsulfonat *R* **4.04**-4265
Natriumnitrat *R* **4.04**-4265
Natriumnitrit 2486
Natriumnitrit *R* **4.04**-4265
Natriumnitrit-Lösung *R* **4.04**-4266
Natriumnitrit-Lösung (0,1 mol · l^{-1}) **4.04**-4344
Natriumoctanoat (*siehe* Natriumcaprylat) 2457
Natriumoctansulfonat *R* **4.04**-4266
Natriumoctylsulfat *R* **4.04**-4266
Natriumoxalat *R* **4.04**-4266
Natriumpentansulfonat *R* **4.04**-4266
Natriumpentansulfonat-Monohydrat *R* **4.04**-4266
Natriumperborat, wasserhaltiges 2487
Natriumperchlorat *R* **4.04**-4266
Natriumperiodat *R* **4.04**-4266
Natriumperiodat-Lösung *R* **4.04**-4266
Natriumperiodat-Lösung (0,1 mol · l^{-1}) **4.04**-4345
Natrium[^{99m}Tc]pertechnetat-Injektionslösung
aus Kernspaltprodukten 1029
Natrium[^{99m}Tc]pertechnetat-Injektionslösung
nicht aus Kernspaltprodukten 1031
Natriumphosphat *R* **4.04**-4266
Natrium[^{32}P]phosphat-Injektionslösung 1032
Natriumphosphit-Pentahydrat *R* **4.04**-4266
Natriumpicosulfat 2488
Natriumpikrat-Lösung, alkalische *R* **4.04**-4267
Natriumpolystyrolsulfonat **4.06**-5210
Natriumpropionat **4.04**-4511
Natriumpropyl-4-hydroxybenzoat 2489
Natriumrhodizonat *R* **4.04**-4267
Natriumsalicylat 2491
Natriumsalicylat *R* **4.04**-4267
Natriumstearat **4.06**-5212
Natriumstearylfumarat 2492
Natriumsulfat, wasserfreies **4.02**-3610
Natriumsulfat, wasserfreies *R* **4.04**-4267
Natriumsulfat-Decahydrat **4.02**-3611
Natriumsulfat-Decahydrat *R* **4.04**-4267
Natriumsulfid *R* **4.04**-4267
Natriumsulfid-Lösung *R* **4.04**-4267
Natriumsulfit *R* **4.04**-4267
Natriumsulfit, wasserfreies 2494
Natriumsulfit, wasserfreies *R* **4.04**-4267
Natriumsulfit-Heptahydrat 2495
Natriumtartrat *R* **4.04**-4267
Natriumtetraborat 2496
Natriumtetraborat *R* **4.04**-4267
Natriumtetraborat-Lösung *R* **4.04**-4267

Natriumtetrahydroborat *R* **4.04**-4267
Natriumtetraphenylborat *R* **4.04**-4268
Natriumtetraphenylborat-Lösung *R* **4.04**-4268
Natriumthioglycolat *R* **4.04**-4268
Natriumthiosulfat 2497
Natriumthiosulfat *R* **4.04**-4268
Natriumthiosulfat-Lösung (0,1 mol · l⁻¹) **4.04**-4345
Natriumtrimethylsilyl-(D_4)propionat *R* **4.04**-4268
Natriumvalproat 2497
Natriumwolframat *R* **4.04**-4268
Nelkenöl 2499
Neohesperidindihydrochalcon 2501
Neohesperidindihydrochalconum 2501
Neomycini sulfas **4.04**-4512
Neomycinsulfat **4.04**-4512
Neostigminbromid 2505
Neostigmini bromidum 2505
Neostigmini metilsulfas 2506
Neostigminmetilsulfat 2506
trans-Nerolidol *R* **4.04**-4268
Nerylacetat *R* **4.04**-4268
Neßlers Reagenz *R* **4.04**-4268
Neßler-Zylinder (2.1.5) 20
Netilmicini sulfas 2507
Netilmicinsulfat 2507
Newcastle-Krankheit-Impfstoff (inaktiviert) 934
Newcastle-Krankheit-Lebend-Impfstoff (gefrier-
   getrocknet) 936
Nicergolin **4.05**-4782
Nicergolinum **4.05**-4782
Nicethamid 2509
Nicethamidum 2509
Nicht am Stickstoff substituierte Barbiturate,
   Identitätsreaktion (*siehe* 2.3.1) 96
Nicht sichtbare Partikel – Partikelkontamination
   (2.9.19) **4.03**-3729
Nicht überzogene Tabletten (*siehe* Tabletten) ... **4.01**-3224
Nicht überzogene Tabletten, Friabilität (2.9.7) 247
Nickel in hydrierten Pflanzenölen (2.4.27) (*siehe*
   Schwermetalle in pflanzlichen Drogen und
   fetten Ölen (2.4.27)) **4.04**-4093
Nickel in Polyolen, Grenzprüfung (2.4.15) 108
Nickel(II)-chlorid *R* **4.04**-4269
Nickel-Lösung (10 ppm Ni) *R* **4.04**-4331
Nickel-Lösung (0,2 ppm Ni) *R* **4.04**-4331
Nickel-Lösung (0,1 ppm Ni) *R* **4.04**-4331
Nickel-Lösung (1000 ppm Ni), ölige *R* **4.04**-4331
Nickel(II)-sulfat *R* **4.04**-4269
Niclosamid, wasserfreies 2510
Niclosamid-Monohydrat 2512
Niclosamidum anhydricum 2510
Niclosamidum monohydricum 2512
Nicotin 2513
Nicotinamid 2514
Nicotinamid-Adenin-Dinucleotid *R* **4.04**-4269
Nicotinamid-Adenin-Dinucleotid-Lösung *R* **4.04**-4269
Nicotinamidum 2514
Nicotini resinas **4.04**-4514
Nicotinresinat **4.04**-4514
Nicotinsäure 2515
Nicotinum 2513
Nifedipin **4.06**-5213
Nifedipinum **4.06**-5213
Nifuroxazid **4.04**-4516
Nifuroxazidum **4.04**-4516
Nilblau A *R* **4.04**-4269
Nilblau-A-Lösung *R* **4.04**-4269
Nimesulid 2518
Nimesulidum 2518
Nimodipin 2519
Nimodipinum 2519
Ninhydrin *R* **4.04**-4269
Ninhydrin-Lösung *R* **4.04**-4269
Ninhydrin-Lösung *R* 1 .... **4.04**-4269

Ninhydrin-Lösung *R* 2 .... **4.04**-4269
Ninhydrin-Lösung *R* 3 .... **4.04**-4269
Ninhydrin-Reagenz *R* **4.04**-4270
Ninhydrin-Reagenz *R* 1 .... **4.04**-4270
NIR-Spektroskopie (2.2.40) 65
Nitranilin *R* **4.04**-4270
Nitrat, Identitätsreaktion (*siehe* 2.3.1) 98
Nitrat-Lösung (100 ppm NO_3) *R* **4.04**-4331
Nitrat-Lösung (10 ppm NO_3) *R* **4.04**-4331
Nitrat-Lösung (2 ppm NO_3) *R* **4.04**-4331
Nitrazepam 2521
Nitrazepam *R* **4.04**-4270
Nitrazepamum 2521
Nitrendipin 2522
Nitrendipinum 2522
Nitrilotriessigsäure *R* **4.04**-4270
Nitrobenzaldehyd *R* **4.04**-4270
Nitrobenzaldehyd-Lösung *R* **4.04**-4270
Nitrobenzaldehyd-Papier *R* **4.04**-4270
4-Nitrobenzoesäure *R* **4.04**-4270
Nitrobenzol *R* **4.04**-4270
Nitrobenzoylchlorid *R* **4.04**-4271
Nitrobenzylchlorid *R* **4.04**-4271
4-(4-Nitrobenzyl)pyridin *R* **4.04**-4271
Nitroethan *R* **4.04**-4271
Nitrofural 2523
Nitrofuralum 2523
Nitrofurantoin 2525
Nitrofurantoin *R* **4.04**-4271
Nitrofurantoinum 2525
(5-Nitro-2-furyl)methylendiacetat *R* **4.04**-4271
Nitrogenii oxidum 2905
Nitrogenium **4.02**-3651
Nitrogenium oxygenio depletum **4.03**-4045
Nitromethan *R* **4.04**-4271
4-Nitrophenol *R* **4.04**-4271
Nitroprussidnatrium 2526
Nitroprussidnatrium *R* **4.04**-4271
N-Nitrosodiethanolamin *R* **4.04**-4271
Nitrosodipropylamin *R* **4.04**-4272
Nitrosodipropylamin-Lösung *R* **4.04**-4272
Nitrotetrazolblau *R* **4.04**-4272
Nizatidin 2527
Nizatidinum 2527
NMR-Spektroskopie (*siehe* 2.2.33) 57
Nomegestrolacetat 2529
Nomegestroli acetas 2529
Nonivamid *R* **4.05**-4629
Nonoxinol 9 .... **4.04**-4517
Nonoxinolum 9 .... **4.04**-4517
Nonylamin *R* **4.04**-4272
Noradrenalini hydrochloridum **4.03**-3976
Noradrenalini tartras **4.03**-3977
Norcholesteroli iodinati[^{131}I] solutio iniectabilis 1015
Nordazepam *R* **4.04**-4272
Norepinephrinhydrochlorid **4.03**-3976
Norepinephrintartrat **4.03**-3977
Norethisteron 2534
Norethisteronacetat **4.03**-3979
Norethisteroni acetas **4.03**-3979
Norethisteronum 2534
Norfloxacin 2538
Norfloxacinum 2538
Norgestrel 2539
Norgestrelum 2539
DL-Norleucin *R* **4.04**-4272
Normalisierung (*siehe* 2.2.46) 80
Normaltropfenzähler (2.1.1) 19
Nortriptylinhydrochlorid 2540
Nortriptylini hydrochloridum 2540
Noscapin **4.04**-4518
Noscapinhydrochlorid *R* **4.04**-4272
Noscapinhydrochlorid-Monohydrat **4.04**-4520
Noscapini hydrochloridum **4.04**-4520

Noscapinum **4.04**-4518
Nukleinsäuren in Polysaccharid-Impfstoffen
  (2.5.17) 133
Nukleinsäuren, Verfahren zur Amplifikation
  (2.6.21) 190
Nystatin **4.06**-5215
Nystatinum **4.06**-5215

O

Oblatenkapseln (*siehe* Kapseln) 756
Octanal *R* **4.06**-4916
Octanol *R* **4.04**-4272
3-Octanon *R* **4.04**-4273
Octansäure (*siehe* Caprylsäure) 1398
Octansäure *R* **4.04**-4273
Octoxinol 10 .... **4.04**-4525
Octoxinol 10 *R* **4.04**-4273
Octoxinolum 10 .... **4.04**-4525
Octylamin *R* **4.06**-4916
Octyldodecanol **4.05**-4787
Octyldodecanolum **4.05**-4787
Odermennigkraut 2549
Öle und ölige Lösungen, Prüfung auf Sterilität
  (*siehe* 2.6.1) **4.06**-4879
Ölsäure 2550
Ölsäure *R* **4.04**-4273
Ofloxacin 2551
Ofloxacinum 2551
Ohrenpulver
  (*siehe* Zubereitungen zur Anwendung am Ohr) 774
Ohrensprays
  (*siehe* Zubereitungen zur Anwendung am Ohr) 774
Ohrenspülungen
  (*siehe* Zubereitungen zur Anwendung am Ohr) 774
Ohrentampons
  (*siehe* Zubereitungen zur Anwendung am Ohr) 775
Ohrentropfen
  (*siehe* Zubereitungen zur Anwendung am Ohr) 774
OHZ, Hydroxylzahl (*siehe* 2.5.3) 127
Olea herbaria 726
Olea pinguia
 – *Amygdalae oleum raffinatum* 2327
 – *Amygdalae oleum virginum* 2326
 – *Arachidis oleum hydrogenatum* 1777
 – *Arachidis oleum raffinatum* 1778
 – *Cocois oleum raffinatum* 2195
 – *Gossypii oleum hydrogenatum* 1250
 – *Helianthi annui oleum raffinatum* 2878
 – *Lini oleum virginale* **4.04**-4489
 – *Maydis oleum raffinatum* 2317
 – *Olivae oleum raffinatum* **4.06**-5220
 – *Olivae oleum virginale* **4.06**-5219
 – *Rapae oleum raffinatum* 2794
 – *Ricini oleum hydrogenatum* **4.04**-4558
 – *Ricini oleum virginale* **4.04**-4559
 – *Sesami oleum raffinatum* 2856
 – *Sojae oleum hydrogenatum* 2865
 – *Sojae oleum raffinatum* 2866
 – *Tritici aestivi oleum raffinatum* **4.04**-4597
 – *Tritici aestivi oleum virginale* 3155
Oleamid *R* **4.04**-4273
Olivae oleum raffinatum **4.06**-5220
Olivae oleum virginale **4.06**-5219
Olivenöl *R* **4.04**-4273
Olivenöl, natives **4.06**-5219
Olivenöl, raffiniertes **4.06**-5220
Olsalazin-Natrium 2556
Olsalazinum natricum 2556
Omega-3 acidorum esteri ethylici 60 ...... **4.03**-3983
Omega-3 acidorum esteri ethylici 90 ...... **4.03**-3985
Omega-3 acidorum triglycerida **4.03**-3991

Omega-3-Säurenethylester 60 .... **4.03**-3983
Omega-3-Säurenethylester 90 .... **4.03**-3985
Omega-3-Säuren-reiche Öle, Bestimmung der
  Fettsäurenzusammensetzung (2.4.29) **4.05**-4604
Omega-3-Säuren-reiches Fischöl **4.03**-3988
Omega-3-Säuren-Triglyceride **4.03**-3991
Omeprazol 2566
Omeprazol-Natrium 2568
Omeprazolum 2566
Omeprazolum natricum 2568
Ondansetronhydrochlorid-Dihydrat **4.04**-4525
Ondansetroni hydrochloridum dihydricum **4.04**-4525
Ononidis radix 2009
Opaleszenz von Flüssigkeiten, Klarheit (2.2.1) 25
Ophthalmica **4.04**-4363
Opii pulvis normatus **4.03**-3996
Opium 2570
Opium crudum 2570
Opiumpulver, eingestelltes **4.03**-3996
Optische Drehung (2.2.7) 29
Oracetblau 2R *R* **4.04**-4274
Orcin *R* **4.04**-4274
Orciprenalini sulfas 2572
Orciprenalinsulfat 2572
Origani herba **4.06**-5117
Orphenadrincitrat 2574
Orphenadrinhydrochlorid 2576
Orphenadrini citras 2574
Orphenadrini hydrochloridum 2576
Orthophosphat, Identitätsreaktionen (*siehe* 2.3.1) 98
Orthosiphonblätter 2578
Orthosiphonis folium 2578
Oryzae amylum 2795
Osmium(VIII)-oxid *R* **4.04**-4274
Osmium(VIII)-oxid-Lösung *R* **4.04**-4274
Osmolalität (2.2.35) 59
Ouabain 2579
Ouabainum 2579
Oxaliplatin **4.04**-4527
Oxaliplatinum **4.04**-4527
Oxalsäure *R* **4.04**-4274
Oxalsäure-Schwefelsäure-Lösung *R* **4.04**-4274
Oxazepam 2580
Oxazepam *R* **4.04**-4274
Oxazepamum 2580
Oxfendazol für Tiere **4.04**-4531
Oxfendazolum ad usum veterinarium **4.04**-4531
Oxidierende Substanzen (2.5.30) 139
Oxolinsäure 2582
Oxprenololhydrochlorid 2584
Oxprenololi hydrochloridum 2584
2,2′-Oxybis(*N*,*N*-dimethylethylamin) *R* **4.04**-4274
Oxybuprocainhydrochlorid 2585
Oxybuprocaini hydrochloridum 2585
Oxybutyninhydrochlorid 2587
Oxybutynini hydrochloridum 2587
Oxygenium 2837
Oxygenium[^{15}O] 1033
Oxymetazolinhydrochlorid 2589
Oxymetazolini hydrochloridum 2589
Oxytetracyclin-Dihydrat **4.04**-4532
Oxytetracyclinhydrochlorid **4.04**-4534
Oxytetracyclinhydrochlorid *R* **4.04**-4274
Oxytetracyclini hydrochloridum **4.04**-4534
Oxytetracyclinum dihydricum **4.04**-4532
Oxytocin **4.04**-4537
Oxytocini solutio **4.04**-4538
Oxytocin-Lösung als Bulk **4.04**-4538
Oxytocinum **4.04**-4537

P

Palladium *R* 4.04-4274
Palladium(II)-chlorid *R* 4.04-4274
Palladium(II)-chlorid-Lösung *R* 4.04-4274
Palladium-Lösung (500 ppm Pd) *R* 4.04-4331
Palladium-Lösung (20 ppm Pd) *R* 4.04-4331
Palladium-Lösung (0,5 ppm Pd) *R* 4.04-4331
Palmitinsäure 4.01-3343
Palmitinsäure *R* 4.04-4275
Palmitoleinsäure *R* 4.04-4275
Palmitoylascorbinsäure 2601
Pancreatis pulvis 4.01-3345
Pancuronii bromidum 4.01-3343
Pancuroniumbromid 4.01-3343
Pankreas-Pulver 4.01-3345
Pankreas-Pulver *R* 4.04-4275
Panleukopenie-Impfstoff (inaktiviert) für Katzen 4.06-4999
Panleukopenie-Lebend-Impfstoff für Katzen 4.06-5001
Papain *R* 4.06-4917
Papaverinhydrochlorid 4.06-5225
Papaverinhydrochlorid *R* 4.04-4275
Papaverini hydrochloridum 4.06-5225
Papaveris rhoeados flos 4.02-3586
Papier zur Chromatographie *R* 4.06-4917
Papierchromatographie
 – absteigende Methode (2.2.26) 43
 – aufsteigende Methode (2.2.26) 42
Paracetamol 4.04-4543
Paracetamol *R* 4.04-4275
Paracetamol, 4-aminophenolfreies *R* 4.04-4275
Paracetamolum 4.04-4543
Paraffin, dickflüssiges 4.03-4001
Paraffin, dünnflüssiges 4.06-5227
Paraffin, flüssiges *R* 4.04-4275
Paraffinum liquidum 4.03-4001
Paraffinum perliquidum 4.06-5227
Paraffinum solidum 2008
Parainfluenza-Virus-Lebend-Impfstoff für Hunde 4.03-3795
Parainfluenza-Virus-Lebend-Impfstoff (gefriergetrocknet) für Rinder 4.06-5002
Paraldehyd 2610
Paraldehyd *R* 4.06-4917
Paraldehydum 2610
Pararauschbrand-Impfstoff für Tiere (*siehe Clostridium-septicum*-Impfstoff für Tiere) 4.06-4982
Pararosaniliniumchlorid *R* 4.04-4275
Pararosaniliniumchlorid-Reagenz *R* 4.04-4275
Parenteralia 4.06-4954
 – Bestimmung des entnehmbaren Volumens (2.9.17) 256
 – Implantate 4.06-4956
 – Infusionszubereitungen 4.06-4955
 – Injektionszubereitungen 4.06-4955
 – Konzentrate zur Herstellung von Injektionszubereitungen und Konzentrate zur Herstellung von Infusionszubereitungen 4.06-4956
 – Prüfung auf Sterilität (*siehe* 2.6.1) 4.06-4881
 – Pulver zur Herstellung von Injektionszubereitungen und Pulver zur Herstellung von Infusionszubereitungen 4.06-4956
Parenteralia 4.06-4954
Parnaparin-Natrium 4.05-4791
Parnaparinum natricum 4.05-4791
Paroxetinhydrochlorid-Hemihydrat 4.05-4791
Paroxetini hydrochloridum hemihydricum 4.05-4791
Parthenolid *R* 4.04-4276
Partikeldichte (*siehe* 2.2.42) 69
Partikelkontamination – Nicht sichtbare Partikel (2.9.19) 4.03-3729
Partikelkontamination – Sichtbare Partikel (2.9.20) 271
Parvovirose-Impfstoff (inaktiviert) für Hunde 4.06-5004
Parvovirose-Impfstoff (inaktiviert) für Schweine 943
Parvovirose-Lebend-Impfstoff für Hunde 4.06-5005
Passiflorae herba 2612
Passionsblumenkraut 2612
Pasten (*siehe* Halbfeste Zubereitungen zur kutanen Anwendung) 4.03-3777
PCR, Polymerase-Kettenreaktion (*siehe* 2.6.21) 190
Pefloxacini mesilas dihydricus 4.05-4794
Pefloxacinmesilat-Dihydrat 4.05-4794
Penbutololi sulfas 2616
Penbutololsulfat 2616
Penicillamin 2617
Penicillaminum 2617
Penicillinase-Lösung *R* 4.04-4276
Pentaerythrityli tetranitras dilutus 2619
Pentaerythrityltetranitrat-Verreibung 2619
Pentafluorpropansäure *R* 4.06-4917
Pentamidindiisetionat 2622
Pentamidini diisetionas 2622
Pentan *R* 4.04-4276
Pentanol *R* 4.04-4276
Pentazocin 2623
Pentazocinhydrochlorid 2624
Pentazocini hydrochloridum 2624
Pentazocinum 2623
Pentobarbital 2625
Pentobarbital-Natrium 2626
Pentobarbitalum 2625
Pentobarbitalum natricum 2626
Pentoxifyllin 2627
Pentoxifyllinum 2627
Pentoxyverinhydrogencitrat 4.04-4545
Pentoxyverini hydrogenocitras 4.04-4545
tert-Pentylalkohol *R* 4.04-4276
Pepsin 2630
Pepsin *R* 4.04-4276
Pepsini pulvis 2630
Peptidmustercharakterisierung (2.2.55) 4.06-4853
Perchlorsäure *R* 4.04-4277
Perchlorsäure (0,1 mol · l^{-1}) 4.04-4345
Perchlorsäure (0,05 mol · l^{-1}) 4.04-4345
Perchlorsäure-Lösung *R* 4.04-4277
Pergolidi mesilas 2632
Pergolidmesilat 2632
Perindopril-*tert*-butylamin 4.06-5228
Periodat-Essigsäure-Reagenz *R* 4.04-4277
Periodsäure *R* 4.04-4277
Peritonealdialyselösungen 2633
Permethrin *R* 4.04-4277
Peroxid-Teststreifen *R* 4.05-4629
Peroxidzahl (2.5.5) 128
Perphenazin 2636
Perphenazinum 2636
Pertussis-Adsorbat-Impfstoff 4.02-3466
Pertussis-Adsorbat-Impfstoff (azellulär, aus Komponenten) 4.01-3244
Pertussis-Adsorbat-Impfstoff (azellulär, co-gereinigt) 843
Pertussis-Impfstoff 4.02-3467
Pertussis-Impfstoff (azellulär), Bestimmung der Wirksamkeit (2.7.16) 219
Pertussis-Impfstoff, Bestimmung der Wirksamkeit (2.7.7) 210
Perubalsam 2637
Perylen *R* 4.04-4277
Pestizid-Rückstände (2.8.13) 229
Pethidinhydrochlorid 4.02-3625
Pethidini hydrochloridum 4.02-3625
Petroläther *R* 4.04-4277
Petroläther *R* 1 ..... 4.04-4277
Petroläther *R* 2 ..... 4.04-4277
Petroläther *R* 3 ..... 4.04-4277
Pfefferminzblätter 2640
Pfefferminzöl 4.06-5231

Pferdeinfluenza-Impfstoff (*siehe* Influenza-Impfstoff (inaktiviert) für Pferde) **4.06**-4994
Pferdeserum-Gonadotropin für Tiere 2643
Pflanzliche Drogen 724
– Bestimmung des Gerbstoffgehalts (2.8.14) 232
– Schwermetalle, Grenzprüfung (2.4.27) **4.04**-4093
Pflanzliche Drogen für homöopathische
  Zubereitungen **4.01**-3258
Pflanzliche Drogen, Zubereitungen aus 725
Pflanzliche Drogen zur Teebereitung 726
Pflanzliche fette Öle 726
Pflaster, Transdermale 767
Pflaster, wirkstoffhaltige (*siehe* Halbfeste
  Zubereitungen zur kutanen Anwendung) **4.03**-3777
Pflaumenbaumrinde, afrikanische **4.02**-3627
Pharmazeutische Zubereitungen, mikrobiologische
  Qualität (5.1.4) **4.03**-3760
α-Phellandren *R* **4.04**-4277
Phenanthren *R* **4.04**-4278
Phenanthrolinhydrochlorid *R* **4.04**-4278
Phenazon 2644
Phenazon *R* **4.04**-4278
Phenazonum 2644
Pheniramini maleas 2645
Pheniraminmaleat 2645
Phenobarbital 2647
Phenobarbital-Natrium 2648
Phenobarbitalum 2647
Phenobarbitalum natricum 2648
Phenol 2649
Phenol *R* **4.04**-4278
Phenol in Sera und Impfstoffen (2.5.15) 132
Phenolphthalein 2650
Phenolphthalein *R* **4.04**-4278
Phenolphthalein-Lösung *R* **4.04**-4278
Phenolphthalein-Lösung *R* 1 .... **4.04**-4278
Phenolphthalein-Papier *R* **4.04**-4278
Phenolphthaleinum 2650
Phenolrot *R* **4.04**-4278
Phenolrot-Lösung *R* **4.04**-4278
Phenolrot-Lösung *R* 2 .... **4.04**-4279
Phenolrot-Lösung *R* 3 .... **4.04**-4279
Phenolsulfonphthalein 2651
Phenolsulfonphthaleinum 2651
Phenolum 2649
Phenothiazine, Identifizierung durch Dünnschichtchromatographie (2.3.3) 100
Phenoxybenzaminhydrochlorid *R* **4.04**-4279
Phenoxyessigsäure *R* **4.04**-4279
Phenoxyethanol 2652
Phenoxyethanol *R* **4.04**-4279
Phenoxyethanolum 2652
Phenoxymethylpenicillin **4.01**-3348
Phenoxymethylpenicillin-Kalium **4.01**-3350
Phenoxymethylpenicillinum **4.01**-3348
Phenoxymethylpenicillinum kalicum **4.01**-3350
Phentolamini mesilas 2657
Phentolaminmesilat 2657
Phenylalanin 2659
Phenylalanin *R* **4.04**-4279
Phenylalaninum 2659
Phenylbutazon **4.04**-4546
Phenylbutazonum **4.04**-4546
p-Phenylendiamindihydrochlorid *R* **4.04**-4279
Phenylephrin 2661
Phenylephrinhydrochlorid 2662
Phenylephrini hydrochloridum 2662
Phenylephrinum 2661
Phenylglycin *R* **4.04**-4280
D-Phenylglycin *R* **4.04**-4280
Phenylhydrargyri acetas **4.04**-4549
Phenylhydrargyri boras 2663
Phenylhydrargyri nitras 2664
Phenylhydrazinhydrochlorid *R* **4.04**-4280

Phenylhydrazinhydrochlorid-Lösung *R* **4.04**-4280
Phenylhydrazin-Schwefelsäure *R* **4.04**-4280
Phenylisothiocyanat *R* **4.04**-4280
Phenylmercuriborat 2663
Phenylmercurinitrat 2664
1-Phenylpiperazin *R* **4.04**-4280
Phenylpropanolaminhydrochlorid 2665
Phenylpropanolamini hydrochloridum 2665
Phenylquecksilber(II)-acetat **4.04**-4549
Phenytoin 2666
Phenytoin-Natrium 2668
Phenytoinum 2666
Phenytoinum natricum 2668
Phloroglucin *R* **4.04**-4280
Phloroglucin-Lösung *R* **4.04**-4280
Pholcodin 2669
Pholcodinum 2669
Phosalon *R* **4.04**-4281
Phosphat
– Grenzprüfung (2.4.11) 108
– Identitätsreaktionen (*siehe* 2.3.1) 98
Phosphat-Citrat-Pufferlösung pH 5,5 *R* **4.04**-4335
Phosphat-Lösung (200 ppm PO$_4$) *R* **4.04**-4331
Phosphat-Lösung (5 ppm PO$_4$) *R* **4.04**-4331
Phosphat-Pufferlösung pH 2,0 *R* **4.04**-4333
Phosphat-Pufferlösung pH 2,8 *R* **4.04**-4334
Phosphat-Pufferlösung pH 3,0 *R* **4.04**-4334
Phosphat-Pufferlösung pH 3,0 *R* 1 .... **4.04**-4334
Phosphat-Pufferlösung pH 3,0 (0,1 mol · l^{-1}) *R* .. **4.04**-4334
Phosphat-Pufferlösung pH 3,2 *R* **4.04**-4334
Phosphat-Pufferlösung pH 3,2 *R* 1 .... **4.04**-4334
Phosphat-Pufferlösung pH 3,5 *R* **4.04**-4334
Phosphat-Pufferlösung pH 4,5 (0,05 mol · l^{-1}) *R* . **4.04**-4334
Phosphat-Pufferlösung pH 5,4 (0,067 mol · l^{-1}) *R* **4.06**-4920
Phosphat-Pufferlösung pH 5,5 *R* **4.04**-4335
Phosphat-Pufferlösung pH 5,6 *R* **4.04**-4335
Phosphat-Pufferlösung pH 5,8 *R* **4.04**-4335
Phosphat-Pufferlösung pH 6,0 *R* **4.04**-4335
Phosphat-Pufferlösung pH 6,0 *R* 1 .... **4.04**-4335
Phosphat-Pufferlösung pH 6,0 *R* 2 .... **4.04**-4335
Phosphat-Pufferlösung pH 6,4 *R* **4.04**-4335
Phosphat-Pufferlösung pH 6,4,
  gelatinehaltige *R* **4.04**-4336
Phosphat-Pufferlösung pH 6,5 (0,1 mol · l^{-1}) *R* .. **4.04**-4336
Phosphat-Pufferlösung pH 6,8 *R* **4.04**-4336
Phosphat-Pufferlösung pH 6,8 *R* 1 .... **4.04**-4336
Phosphat-Pufferlösung pH 6,8,
  natriumchloridhaltige *R* **4.04**-4336
Phosphat-Pufferlösung pH 7,0 *R* **4.04**-4336
Phosphat-Pufferlösung pH 7,0 *R* 1 .... **4.04**-4336
Phosphat-Pufferlösung pH 7,0 *R* 2 .... **4.04**-4336
Phosphat-Pufferlösung pH 7,0 *R* 3 .... **4.04**-4336
Phosphat-Pufferlösung pH 7,0 *R* 4 .... **4.04**-4337
Phosphat-Pufferlösung pH 7,0 *R* 5 .... **4.04**-4337
Phosphat-Pufferlösung pH 7,0 (0,1 mol · l^{-1}) *R* .. **4.04**-4337
Phosphat-Pufferlösung pH 7,0 (0,067 mol · l^{-1}) *R* **4.04**-4337
Phosphat-Pufferlösung pH 7,0 (0,063 mol · l^{-1}) *R* **4.04**-4337
Phosphat-Pufferlösung pH 7,0 (0,03 mol · l^{-1}) *R* . **4.04**-4337
Phosphat-Pufferlösung pH 7,0 (0,025 mol · l^{-1}) *R* **4.04**-4337
Phosphat-Pufferlösung pH 7,2 *R* **4.04**-4337
Phosphat-Pufferlösung pH 7,2,
  albuminhaltige *R* **4.04**-4337
Phosphat-Pufferlösung pH 7,2,
  albuminhaltige *R* 1 .... **4.04**-4337
Phosphat-Pufferlösung pH 7,4 *R* **4.04**-4337
Phosphat-Pufferlösung pH 7,4,
  natriumchloridhaltige *R* **4.04**-4337
Phosphat-Pufferlösung pH 7,4,
  natriumchloridhaltige *R* 1 .... **4.04**-4338
Phosphat-Pufferlösung pH 7,5 (0,33 mol · l^{-1}) *R* . **4.04**-4338
Phosphat-Pufferlösung pH 7,5 (0,2 mol · l^{-1}) *R* . **4.04**-4338
Phosphat-Pufferlösung pH 8,0 (1 mol · l^{-1}) *R* ... **4.04**-4338
Phosphat-Pufferlösung pH 8,0 (0,1 mol · l^{-1}) *R* . **4.04**-4338
Phosphat-Pufferlösung pH 8,0 (0,02 mol · l^{-1}) *R* **4.04**-4338

Phosphat-Pufferlösung pH 9,0 R **4.04**-4339
Phospholipid R **4.04**-4281
Phosphor in Polysaccharid-Impfstoffen (2.5.18) 133
Phosphorige Säure R **4.04**-4281
Phosphor(V)-oxid R **4.04**-4281
Phosphorsäure 85 % 2670
Phosphorsäure 85 % R **4.04**-4281
Phosphorsäure 10 % 2670
Phosphorsäure 10 % R **4.04**-4281
Phosphorsäure, verdünnte R **4.04**-4281
Phosphorsäure, verdünnte R 1 .... **4.04**-4281
Phthalaldehyd R **4.04**-4281
Phthalaldehyd-Reagenz R **4.04**-4281
Phthalat-Pufferlösung pH 4,4 R **4.04**-4334
Phthalat-Pufferlösung pH 6,4 (0,5 mol · l⁻¹) R ... **4.04**-4336
Phthalazin R **4.04**-4282
Phthaleinpurpur R **4.04**-4282
Phthalsäure R **4.04**-4282
Phthalsäureanhydrid R **4.04**-4282
Phthalsäureanhydrid-Lösung R **4.04**-4282
Phthalylsulfathiazol 2671
Phthalylsulfathiazolum 2671
pH-Wert
– Indikatormethode (2.2.4) 28
– Potentiometrische Methode (2.2.3) 27
Physostigmini salicylas (Eserini salicylas) 2672
Physostigmini sulfas (Eserini sulfas) 2673
Physostigminsalicylat 2672
Physostigminsulfat 2673
Phytomenadion 2675
Phytomenadionum 2675
Phytosterol **4.01**-3352
Phytosterolum **4.01**-3352
Picein R **4.04**-4282
Picotamid-Monohydrat 2676
Picotamidum monohydricum 2676
Pikrinsäure R **4.04**-4282
Pikrinsäure-Lösung R **4.04**-4282
Pikrinsäure-Lösung R 1 .... **4.04**-4283
Pilocarpinhydrochlorid **4.03**-4003
Pilocarpini hydrochloridum **4.03**-4003
Pilocarpini nitras **4.03**-4004
Pilocarpinnitrat **4.03**-4004
Pimozid 2681
Pimozidum 2681
Pindolol 2683
Pindololum 2683
α-Pinen R **4.04**-4283
β-Pinen R **4.04**-4283
Pipemidinsäure-Trihydrat **4.01**-3354
Piperacillin **4.03**-4006
Piperacillin-Natrium 2686
Piperacillinum **4.03**-4006
Piperacillinum natricum 2686
Piperazinadipat 2688
Piperazincitrat 2689
Piperazin-Hexahydrat 2691
Piperazin-Hexahydrat R **4.04**-4283
Piperazini adipas 2688
Piperazini citras 2689
Piperazinum hydricum 2691
Piperidin R **4.04**-4283
Piperiton R **4.06**-4917
Piracetam **4.05**-4796
Piracetamum **4.05**-4796
Pirenzepindihydrochlorid-Monohydrat 2692
Pirenzepini dihydrochloridum monohydricum 2692
Piretanid 2694
Piretanidum 2694
Pirimiphos-ethyl R **4.04**-4283
Piroxicam 2695
Piroxicamum 2695
Piscis oleum omega-3 acidis abundans **4.03**-3988
Pivampicillin **4.03**-4008

Pivampicillinum **4.03**-4008
Pivmecillinamhydrochlorid **4.03**-4010
Pivmecillinami hydrochloridum **4.03**-4010
PKA, Präkallikrein-Aktivator *(siehe* 2.6.15) 182
Plantae ad ptisanam 726
Plantae medicinales 724
Plantae medicinales ad preaparationes homoeopathicae **4.01**-3258
Plantae medicinales praeparatore 725
Plantaginis lanceolatae folium **4.06**-5259
Plantaginis ovatae semen 1881
Plantaginis ovatae seminis tegumentum 1882
Plasma, blutplättchenarmes R **4.04**-4283
Plasma humanum ad separationem **4.05**-4797
Plasma humanum collectum deinde conditum ad viros exstinguendos **4.06**-5233
Plasma vom Kaninchen R **4.04**-4283
Plasma vom Menschen (gepoolt, virusinaktiviert) **4.06**-5233
Plasma vom Menschen (Humanplasma) zur Fraktionierung **4.05**-4797
Plasmasubstrat R **4.04**-4284
Plasmasubstrat R 1 .... **4.04**-4284
Plasmasubstrat R 2 .... **4.04**-4284
Plasmasubstrat R 3 .... **4.04**-4284
Plasmasubstrat, Faktor-V-freies R **4.04**-4284
Plasminogen vom Menschen R **4.04**-4285
Platin-Lösung (30 ppm Pt) R **4.04**-4331
Pneumokokken-Polysaccharid-Impfstoff 847
Poliomyelitis-Impfstoff (inaktiviert) 850
Poliomyelitis-Impfstoff (inaktiviert), In-vivo-Bestimmung der Wirksamkeit (2.7.20) **4.06**-4902
Poliomyelitis-Impfstoff (oral) 854
Poliomyelitis-Impfstoff (oral), Neurovirulenz, Prüfung (2.6.19) 188
Poloxamera **4.06**-5235
Poloxamere **4.06**-5235
Polyacrylamidgelelektrophorese
– in zylindrischen Gelen *(siehe* 2.2.31) 51
– mit Natriumdodecylsulfat *(siehe* 2.2.31) 52
Polyacrylat-Dispersion 30 % 2708
Polyacrylatis dispersio 30 per centum 2708
Poly(alcohol vinylicus) 2716
Polyamid-6-Faden im Fadenspender für Tiere, steriler 1078
Polyamid-6/6-Faden im Fadenspender für Tiere, steriler 1079
Poly[(cyanopropyl)methylphenylmethyl]-siloxan R **4.04**-4285
Poly[(cyanopropyl)(phenyl)][dimethyl]siloxan R **4.04**-4285
Poly(cyanopropyl)(phenylmethyl)siloxan R **4.04**-4285
Poly[cyanopropyl(7)phenyl(7)methyl(86)]-siloxan R **4.04**-4285
Poly(cyanopropyl)siloxan R **4.04**-4285
Poly(O-2-diethylaminoethyl)agarose zur Ionenaustauschchromatographie R **4.04**-4285
Poly(dimethyl)(diphenyl)(divinyl)siloxan R **4.04**-4285
Poly(dimethyl)(diphenyl)siloxan R **4.04**-4285
Polydimethylsiloxan R **4.04**-4285
Polyesterfaden im Fadenspender für Tiere, steriler 1080
Polyetherhydroxidgel zur Chromatographie R .. **4.04**-4286
Poly(ethylacrylatmethylmethacrylat)-Dispersion 30 % *(siehe* Polyacrylat-Dispersion 30 %) 2708
Polyethylen hoher Dichte für Behältnisse zur Aufnahme parenteraler Zubereitungen (3.1.5) *(siehe* Polyethylen mit Zusatzstoffen für Behältnisse zur Aufnahme parenteraler und ophthalmologischer Zubereitungen (3.1.5)) .. **4.05**-4619
Polyethylen mit Zusatzstoffen für Behältnisse zur Aufnahme parenteraler und ophthalmologischer Zubereitungen (3.1.5) **4.05**-4619

Polyethylen niederer Dichte für Behältnisse zur
 Aufnahme parenteraler und ophthalmologischer
 Zubereitungen (3.1.4) (siehe Polyethylen ohne
 Zusatzstoffe für Behältnisse zur Aufnahme
 parenteraler und ophthalmologischer Zuberei-
 tungen (3.1.4)) **4.05**-4617
Polyethylen ohne Zusatzstoffe für Behältnisse zur
 Aufnahme parenteraler und ophthalmologischer
 Zubereitungen (3.1.4) **4.05**-4617
Polyethylenterephthalat für Behältnisse zur
 Aufnahme von Zubereitungen, die nicht zur
 parenteralen Anwendung bestimmt sind
 (3.1.15) 326
Poly(ethylen-vinylacetat) für Behältnisse und
 Schläuche für Infusionslösungen zur totalen
 parenteralen Ernährung (3.1.7) 308
Polygalae radix 2847
Polygoni avicularis herba **4.05**-4828
Polymer mit eingefügten polaren Gruppen,
 siliciumorganisches, amorphes, octadecyl-
 silyliertes, nachsilanisiertes *R* **4.06**-4917
Polymer, siliciumorganisches, amorphes,
 octadecylsilyliertes *R* **4.04**-4286
Polymerase-Kettenreaktion (*siehe* 2.6.21) 190
Polymethacrylatgel, hydroxyliertes *R* **4.06**-4917
Poly[methyl(50)phenyl(50)]siloxan *R* **4.04**-4286
Poly[methyl(95)phenyl(5)]siloxan *R* **4.04**-4286
Poly[methyl(94)phenyl(5)vinyl(1)]siloxan *R* ... **4.04**-4286
Polymyxin-B-sulfat **4.05**-4799
Polymyxini B sulfas **4.05**-4799
Polyolefine (3.1.3) **4.05**-4613
Polyphosphorsäure *R* **4.04**-4286
Polypropylen für Behältnisse und Verschlüsse zur
 Aufnahme parenteraler und ophthalmologischer
 Zubereitungen (3.1.6) 303
Polysaccharid-Impfstoffe
 – Gehaltsbestimmung von *O*-Acetyl-Gruppen
  (2.5.19) 133
 – Gehaltsbestimmung von Hexosaminen
  (2.5.20) 134
 – Gehaltsbestimmung von Methylpentosen
  (2.5.21) 134
 – Gehaltsbestimmung von Nukleinsäuren
  (2.5.17) 133
 – Gehaltsbestimmung von Phosphor (2.5.17) 133
 – Gehaltsbestimmung von Protein (2.5.16) 132
 – Gehaltsbestimmung von Ribose (2.5.31) 139
 – Gehaltsbestimmung von Sialinsäure
  (2.5.23) 135
 – Gehaltsbestimmung von Uronsäuren
  (2.5.22) 135
Polysorbat 20 .... **4.06**-5237
Polysorbat 20 *R* **4.04**-4286
Polysorbat 40 .... **4.06**-5238
Polysorbat 60 .... **4.06**-5240
Polysorbat 80 .... **4.06**-5241
Polysorbat 80 *R* **4.04**-4287
Polysorbatum 20 .... **4.06**-5237
Polysorbatum 40 .... **4.06**-5238
Polysorbatum 60 .... **4.06**-5240
Polysorbatum 80 .... **4.06**-5241
Polystyrol 900–1000 *R* **4.04**-4287
Polyvidon (*siehe* Povidon) **4.02**-3630
Poly(vinylacetat) 2714
Poly(vinylalkohol) 2716
Poly(vinylis acetas) 2714
Porosität von Glassintertiegeln, Vergleichstabelle
 (2.1.2) 19
Potentiometrie (2.2.20) 36
Potentiometrische Methode, pH-Wert (2.2.3) 27
Potenzierung (*siehe* Homöopathische
 Zubereitungen) **4.04**-4379
Povidon **4.02**-3630
Povidon *R* **4.04**-4287

Povidon-Iod **4.02**-3633
Povidonum **4.02**-3630
Povidonum iodinatum **4.02**-3633
POZ, Peroxidzahl (*siehe* 2.5.5) 128
*Praeadmixta ad alimenta medicata ad usum
 veterinarium* **4.03**-3775
Präkallikrein-Aktivator (2.6.15) 182
Praeparationes ad irrigationem 769
Praeparationes buccales **4.01**-3227
Praeparationes homoeopathicae **4.04**-4379
Praeparationes insulini iniectabiles **4.01**-3300
*Praeparationes intramammariae ad usum
 veterinarium* 780
Praeparationes intraruminales 768
Praeparationes liquidae ad usum dermicum ... **4.04**-4359
Praeparationes liquidae peroraliae **4.04**-4357
*Praeparationes liquidae veterinariae ad usum
 dermicum* 748
Praeparationes molles ad usum dermicum ... **4.03**-3775
*Praeparationes pharmaceuticae in vasis cum
 pressu* 769
Pravastatin-Natrium **4.05**-4801
Pravastatinum natricum **4.05**-4801
Prazepam 2721
Prazepamum 2721
Praziquantel **4.03**-4019
Praziquantelum **4.03**-4019
Prazosinhydrochlorid **4.01**-3356
Prazosini hydrochloridum **4.01**-3356
Prednicarbat 2726
Prednicarbatum 2726
Prednisolon **4.05**-4803
Prednisolonacetat 2730
Prednisolondihydrogenphosphat-Dinatrium 2732
Prednisoloni acetas 2730
Prednisoloni natrii phosphas 2732
Prednisoloni pivalas 2733
Prednisolonpivalat 2733
Prednisolonum **4.05**-4803
Prednison 2735
Prednisonum 2735
Prilocain 2737
Prilocainhydrochlorid 2739
Prilocaini hydrochloridum 2739
Prilocainum 2737
Primäre aromatische Amine, Identitätsreaktion
 (*siehe* 2.3.1) 95
Primäre Zellkulturen (*siehe* 5.2.1) 603
Primaquinbisdihydrogenphosphat 2741
Primaquini diphosphas 2741
Primelwurzel 2743
Primidon 2744
Primidonum 2744
Primulae radix 2743
Probenecid 2744
Probenecidum 2744
Procainamidhydrochlorid 2745
Procainamidi hydrochloridum 2745
Procainhydrochlorid 2746
Procainhydrochlorid *R* **4.04**-4287
Procaini hydrochloridum 2746
Prochlorperazinhydrogenmaleat 2747
Prochlorperazini maleas 2747
Producta ab ADN recombinante 707
Producta ab fermentatione 712
Producta allergenica 705
*Producta cum possibili transmissione vectorium
 enkephalopathiarum spongiformium
 animalium* 729
Produkte mit dem Risiko der Übertragung von
 Erregern der spongiformen Enzephalopathie
 tierischen Ursprungs 729
Progesteron **4.01**-3358
Progesteronum **4.01**-3358

Gesamtregister 43

Progressive-Rhinitis-atrophicans-Impfstoff
   (inaktiviert) für Schweine **4.06**-5007
Proguanilhydrochlorid **4.04**-4550
Proguanili hydrochloridum **4.04**-4550
Prolin 2749
Prolinum 2749
D-Prolyl-L-phenylalanyl-L-arginin(4-nitroanilid)-
   dihydrochlorid *R* **4.04**-4287
Promazinhydrochlorid 2751
Promazini hydrochloridum 2751
Promethazinhydrochlorid 2752
Promethazini hydrochloridum 2752
Propacetamolhydrochlorid 2753
Propacetamoli hydrochloridum 2753
1-Propanol **4.05**-4804
1-Propanol *R* **4.04**-4287
2-Propanol **4.01**-3360
2-Propanol, Gehaltsbestimmung (*siehe* 2.9.11) 251
2-Propanol *R* **4.04**-4287
2-Propanol *R* 1 . . . . **4.04**-4287
Propanolum **4.05**-4804
Propanthelinbromid 2756
Propantheli ni bromidum 2756
Propetamphos *R* **4.04**-4287
Propionaldehyd *R* **4.04**-4287
Propionsäure *R* **4.04**-4287
Propionsäureanhydrid *R* **4.04**-4288
Propionsäureanhydrid-Reagenz *R* **4.04**-4288
Propofol **4.06**-5242
Propofolum **4.06**-5242
Propranololhydrochlorid 2760
Propranololi hydrochloridum 2760
Propylacetat *R* **4.04**-4288
Propylenglycol 2761
Propylenglycol *R* **4.04**-4288
Propylenglycoli monopalmitostearas 2762
Propylenglycolmonopalmitostearat 2762
Propylenglycolum 2761
Propylenoxid *R* **4.04**-4288
Propylgallat 2763
Propyl-4-hydroxybenzoat **4.02**-3634
Propyl-4-hydroxybenzoat *R* **4.04**-4288
Propylis gallas 2763
Propylis parahydroxybenzoas **4.02**-3634
Propylis parahydroxybenzoas natricum 2489
Propylthiouracil 2766
Propylthiouracilum 2766
Propyphenazon **4.01**-3361
Propyphenazonum **4.01**-3361
Protaminhydrochlorid 2768
Protamini hydrochloridum 2768
Protamini sulfas 2770
Protaminsulfat 2770
Protaminsulfat *R* **4.04**-4288
Protein in Polysaccharid-Impfstoffen (2.5.16) 132
Prothrombinkomplex vom Menschen **4.06**-5244
Prothrombinum multiplex humanum **4.06**-5244
Protirelin 2773
Protirelinum 2773
Proxyphyllin 2775
Proxyphyllinum 2775
Prüfung auf anomale Toxizität (2.6.9) 160
Prüfung auf ausreichende Konservierung (5.1.3) . **4.04**-4351
Prüfung auf Bakterien-Endotoxine (2.6.14) 172
Prüfung auf blutdrucksenkende Substanzen
   (2.6.11) 162
Prüfung auf fremde Agenzien in Virus-Lebend-
   Impfstoffen für Menschen (2.6.16) 183
Prüfung auf fremde Agenzien unter Verwendung
   von Küken (2.6.6) 155
Prüfung auf Fremdviren unter Verwendung von
   Bruteiern (2.6.3) 154
Prüfung auf Fremdviren unter Verwendung von
   Zellkulturen (2.6.5) 155

Ph. Eur. 4. Ausgabe, 6. Nachtrag

Prüfung auf Histamin (2.6.10) 161
Prüfung auf Identität, Erläuterung (*siehe* 1.4) . . . **4.03**-3698
Prüfung auf Leukose-Viren (2.6.4) 154
Prüfung auf Methanol und 2-Propanol (2.9.11) 251
Prüfung auf Mykobakterien (2.6.2) 154
Prüfung auf Mykoplasmen (2.6.7) 156
Prüfung auf Neurovirulenz von Poliomyelitis-
   Impfstoff (oral) (2.6.19) 188
Prüfung auf Neurovirulenz von Virus-Lebend-
   Impfstoffen (2.6.18) 187
Prüfung auf Pyrogene (2.6.8) 159
Prüfung auf Reinheit, Gehaltsbestimmung
   (*siehe* 1.4) **4.03**-3699
Prüfung auf Sterilität (2.6.1) **4.06**-4877
Prüfung der entnehmbaren Masse oder des
   entnehmbaren Volumens bei halbfesten und
   flüssigen Zubereitungen (2.9.28) 280
Prüfung der Fettsäurenzusammensetzung durch
   Gaschromatographie (2.4.22) **4.04**-4091
Prüfung der Konsistenz durch Penetrometrie
   (2.9.9) 248
Prüfung fetter Öle auf fremde Öle durch Dünn-
   schichtchromatographie (2.4.21) 110
Prüfung fetter Öle auf fremde Öle durch Gas-
   chromatographie (2.4.22) (*siehe* Prüfung der
   Fettsäurenzusammensetzung durch Gas-
   chromatographie (2.4.22)) **4.04**-4091
Prüfung von Parenteralia, Zubereitungen zur
   Anwendung am Auge und anderen nicht zur
   Injektion bestimmten sterilen Zubereitungen
   (*siehe* 2.6.1) **4.06**-4881
Pruni africanae cortex **4.02**-3627
Pseudoephedrinhydrochlorid 2776
Pseudoephedrini hydrochloridum 2776
Pseudomonas aeruginosa, Nachweis
   (*siehe* 2.6.13) **4.06**-4883
Psyllii semen 1881
Pteroinsäure *R* **4.04**-4288
Pufferlösung pH 2,0 *R* **4.04**-4333
Pufferlösung pH 2,2 *R* **4.04**-4333
Pufferlösung pH 2,5 *R* **4.04**-4334
Pufferlösung pH 2,5 *R* 1 . . . . **4.04**-4334
Pufferlösung pH 3,0 *R* **4.04**-4334
Pufferlösung pH 3,5 *R* **4.04**-4334
Pufferlösung pH 3,6 *R* **4.04**-4334
Pufferlösung pH 3,7 *R* **4.04**-4334
Pufferlösung pH 5,2 *R* **4.04**-4335
Pufferlösung pH 5,5 *R* **4.04**-4335
Pufferlösung pH 6,5 *R* **4.04**-4336
Pufferlösung pH 6,6 *R* **4.04**-4336
Pufferlösung pH 7,0 *R* **4.04**-4336
Pufferlösung pH 7,2 *R* **4.04**-4337
Pufferlösung pH 7,2, physiologische *R* **4.04**-4337
Pufferlösung pH 8,0 *R* **4.04**-4338
Pufferlösung pH 8,0 *R* 1 . . . . **4.04**-4338
Pufferlösung pH 9,0 *R* **4.04**-4339
Pufferlösung pH 9,0 *R* 1 . . . . **4.04**-4339
Pufferlösung pH 10,9 *R* **4.04**-4339
Pufferlösung zur Einstellung der Gesamtionen-
   stärke *R* **4.04**-4333
Pufferlösung zur Einstellung der Gesamtionen-
   stärke *R* 1 . . . . **4.04**-4333
Pufferlösungen (4.1.3) . . . . **4.04**-4333 und **4.06**-4920
Pulegon *R* **4.04**-4288
Pulver für Augenbäder (*siehe* Zubereitungen zur
   Anwendung am Auge) **4.04**-4365
Pulver für Augentropfen (*siehe* Zubereitungen zur
   Anwendung am Auge) **4.04**-4365
Pulver und Granulate zur Herstellung von
   Lösungen und Suspensionen zum Einnehmen
   (*siehe* Flüssige Zubereitungen zum
   Einnehmen) **4.04**-4358

Pulver und Granulate zur Herstellung von Sirupen
(siehe Flüssige Zubereitungen zum
Einnehmen) 4.04-4359
Pulver und Tabletten zur Herstellung von Rektal-
lösungen oder Rektalsuspensionen
(siehe Zubereitungen zur rektalen
Anwendung) 785
Pulver zum Einnehmen 4.04-4362
Pulver zur Herstellung von Infusions-
zubereitungen (siehe Parenteralia) 4.06-4956
Pulver zur Herstellung von Injektions-
zubereitungen (siehe Parenteralia) 4.06-4956
Pulver zur Herstellung von Tropfen zum
Einnehmen (siehe Flüssige Zubereitungen zum
Einnehmen) 4.04-4358
Pulver zur Inhalation (siehe Zubereitungen zur
Inhalation) 4.04-4370
Pulver zur kutanen Anwendung 761
Pulveres ad usum dermicum 761
Pulveres perorales 4.04-4362
Putrescin R 4.04-4288
Pyrazinamid 2778
Pyrazinamidum 2778
Pyridin R 4.04-4289
Pyridin, wasserfreies R 4.04-4289
Pyridostigminbromid 2779
Pyridostigmini bromidum 2779
Pyridoxinhydrochlorid 4.03-4021
Pyridoxini hydrochloridum 4.03-4021
2-Pyridylamin R 4.04-4289
Pyridylazonaphthol R 4.04-4289
Pyridylazonaphthol-Lösung R 4.04-4289
4-(2-Pyridylazo)resorcin-Mononatriumsalz R ... 4.04-4289
Pyrimethamin 2781
Pyrimethaminum 2781
Pyrogallol R 4.04-4289
Pyrogallol-Lösung, alkalische R 4.04-4289
Pyrogene, Prüfung (2.6.8) 159
2-Pyrrolidon R 4.04-4289

Q

Queckenwurzelstock 2785
Quecksilber R 4.04-4290
Quecksilber, Identitätsreaktionen (siehe 2.3.1) 98
Quecksilber(II)-acetat R 4.04-4290
Quecksilber(II)-acetat-Lösung R 4.04-4290
Quecksilber(II)-bromid R 4.04-4290
Quecksilber(II)-bromid-Papier R 4.04-4290
Quecksilber(II)-chlorid 2785
Quecksilber(II)-chlorid R 4.04-4290
Quecksilber(II)-chlorid-Lösung R 4.04-4290
Quecksilber(II)-iodid R 4.04-4290
Quecksilber-Lösung (1000 ppm Hg) R 4.04-4332
Quecksilber-Lösung (10 ppm Hg) R 4.04-4332
Quecksilber(II)-nitrat R 4.04-4290
Quecksilber(II)-oxid R 4.04-4290
Quecksilber(II)-sulfat-Lösung R 4.04-4290
Quecksilber(II)-thiocyanat R 4.04-4290
Quecksilber(II)-thiocyanat-Lösung R ... 4.04-4291
Quellungszahl (2.8.4) 225
Quendelkraut 4.03-4025
Quercetin-Dihydrat R 4.04-4291
Quercitrin R 4.04-4291
Quercus cortex 1753

R

Raclopridi([11C]methoxy) solutio iniectabilis 4.03-3803
Raclroprid([11C]methoxy)-Injektionslösung 4.03-3803
Raclopridtartrat R 4.04-4291

Radices, Rhizomae, Bulbi
- *Allii sativi bulbi pulvis* 2189
- *Althaeae radix* 1752
- *Angelicae radix* 4.02-3491
- *Curcumae xanthorrhizae rhizoma* 1940
- *Eleutherococci radix* 4.06-5273
- *Gentianae radix* 4.06-5128
- *Ginseng radix* 1947
- *Graminis rhizoma* 2785
- *Harpagophyti radix* 4.03-4051
- *Ipecacuanhae pulvis normatus* 2121
- *Ipecacuanhae radix* 2123
- *Levistici radix* 4.02-3591
- *Liquiritiae radix* 2917
- *Ononidis radix* 2009
- *Polygalae radix* 2847
- *Primulae radix* 2743
- *Ratanhiae radix* 2794
- *Rhei radix* 2798
- *Rusci rhizoma* 4.02-3597
- *Tormentillae rhizoma* 3042
- *Valerianae radix* 1245
- *Zingiberis rhizoma* 2085

Radioaktive Arzneimittel
- [125I]Albumin-Injektionslösung vom
  Menschen 4.02-3475
- [13N]Ammoniak-Injektionslösung 995
- [51Cr]Chromedetat-Injektionslösung 996
- [57Co]Cyanocobalamin-Kapseln 997
- [58Co]Cyanocobalamin-Kapseln 999
- [57Co]Cyanocobalamin-Lösung 998
- [58Co]Cyanocobalamin-Lösung 1000
- [18F]Fludesoxyglucose-Injektionslösung .. 1003
- [67Ga]Galliumcitrat-Injektionslösung ... 1006
- [111In]Indium(III)-chlorid-Lösung 1007
- [111In]Indiumoxinat-Lösung 1009
- [111In]Indium-Pentetat-Injektionslösung 1010
- [123I]Iobenguan-Injektionslösung 1011
- [131I]Iobenguan-Injektionslösung für
  diagnostische Zwecke 1013
- [131I]Iobenguan-Injektionslösung für
  therapeutische Zwecke 1014
- [131I]Iodmethylnorcholesterol-Injektions-
  lösung 1015
- [15O]Kohlenmonoxid 1016
- [81mKr]Krypton zur Inhalation 1018
- (5-Methyl[11C])Flumazenil-Injektions-
  lösung 4.06-5021
- L-([11C]Methyl)methionin-Injektionslösung 1019
- Natrium[1-11C]acetat-Injektionslösung 4.05-4639
- Natrium[51Cr]chromat-Lösung, Sterile ... 1022
- Natrium[123I]iodhippurat-Injektionslösung 1023
- Natrium[131I]iodhippurat-Injektionslösung 1024
- Natrium[131I]iodid-Kapseln für diagnostische
  Zwecke 1025
- Natrium[123I]iodid-Lösung 1026
- Natrium[131I]iodid-Lösung 4.06-5023
- Natrium[99mTc]pertechnetat-Injektionslösung
  aus Kernspaltprodukten 1029
- Natrium[99mTc]pertechnetat-Injektionslösung
  nicht aus Kernspaltprodukten 1031
- Natrium[32P]phosphat-Injektionslösung .. 1032
- Raclroprid([11C]methoxy)-Injektionslösung . 4.03-3803
- Radioaktive Arzneimittel 729
- [15O]Sauerstoff 1033
- [89Sr]Strontiumchlorid-Injektionslösung 1035
- [99mTc]Technetium-Albumin-Injektions-
  lösung 1036
- [99mTc]Technetium-Etifenin-Injektions-
  lösung 1038
- [99mTc]Technetium-Exametazim-Injektions-
  lösung 4.03-3805
- [99mTc]Technetium-Gluconat-Injektions-
  lösung 1039

- [^{99m}Tc]Technetium-Macrosalb-Injektions-
  lösung 1041
- [^{99m}Tc]Technetium-Medronat-Injektions-
  lösung 1042
- [^{99m}Tc]Technetium-Mertiatid-Injektions-
  lösung 1044
- [^{99m}Tc]Technetium-Mikrosphären-Injektions-
  lösung 1045
- [^{99m}Tc]Technetium-Pentetat-Injektions-
  lösung 1047
- [^{99m}Tc]Technetium-Rheniumsulfid-Kolloid-
  Injektionslösung 1048
- [^{99m}Tc]Technetium-Schwefel-Kolloid-
  Injektionslösung 1050
- [^{99m}Tc]Technetium-Sestamibi-Injektions-
  lösung **4.06**-5024
- [^{99m}Tc]Technetium-Succimer-Injektions-
  lösung 1051
- [^{99m}Tc]Technetium-Zinndiphosphat-
  Injektionslösung 1052
- [^{99m}Tc]Technetium-Zinn-Kolloid-Injektions-
  lösung 1054
- [^{201}Tl]Thalliumchlorid-Injektionslösung ... **4.06**-5026
- Tritiiertes-[^{3}H]Wasser-Injektionslösung 1058
- [^{15}O]Wasser-Injektionslösung 1056
- [^{133}Xe]Xenon-Injektionslösung 1059

Radioimmunassay (*siehe* 2.7.15) 218
Radionuklide, Tabelle mit physikalischen Eigen-
  schaften (5.7) 687
Radiopharmaceutica 729
Raman-Spektroskopie (2.2.48) 87
Ramipril 2789
Ramiprilum 2789
Raney-Nickel *R* **4.04**-4291
Raney-Nickel, halogenfreies *R* **4.05**-4629
Ranitidinhydrochlorid 2792
Ranitidini hydrochloridum 2792
Rapae oleum raffinatum 2794
Rapsöl *R* **4.04**-4291
Rapsöl, raffiniertes 2794
Ratanhiae radix 2794
Ratanhiae tinctura **4.03**-4029
Ratanhiatinktur **4.03**-4029
Ratanhiawurzel 2794
Rauschbrand-Impfstoff für Tiere
  (*siehe* *Clostridium-chauvoei*-Impfstoff
  für Tiere) **4.06**-4977
Rauschbrand-Impfstoff für Tiere (*siehe*
  Clostridium-septicum-Impfstoff für Tiere) ... **4.06**-4982
Reagenzien (4.1.1) .... **4.04**-4129 und **4.05**-4627
                                        und **4.06**-4913
Reagenzien, Allgemeines (*siehe* 1.2) **4.03**-3697
Reagenzien-Verzeichnis **4.04**-4109
Rectalia 783
Reduktionsgemisch *R* **4.04**-4291
Referenzlösung zur Mikrobestimmung von
  Wasser *R* **4.04**-4332
Referenzlösungen für Grenzprüfungen (4.1.2) .. **4.04**-4328
                                        und **4.05**-4629
Referenzspektren (*siehe* 1.4) **4.03**-3700
Referenzsubstanzen und Referenzspektren
  - Allgemeines (*siehe* 1.4) **4.03**-3700
  - Liste (*siehe* 4.3) 575 und **4.01**-3219 und **4.02**-3443 und
    4.03-3755 und **4.04**-4347 und **4.05**-4630 und **4.06**-4922
Reineckesalz *R* **4.04**-4292
Reineckesalz-Lösung *R* **4.04**-4292
Reinheit, Prüfung (*siehe* 1.4) **4.03**-3699
Reisstärke 2795
Rektalemulsionen
  (*siehe* Zubereitungen zur rektalen
  Anwendung) 785
Rektalkapseln
  (*siehe* Zubereitungen zur rektalen
  Anwendung) 784

Rektallösungen
  (*siehe* Zubereitungen zur rektalen
  Anwendung) 785
Rektalschäume
  (*siehe* Zubereitungen zur rektalen
  Anwendung) 786
Rektalsuspensionen
  (*siehe* Zubereitungen zur rektalen
  Anwendung) 785
Rektaltampons
  (*siehe* Zubereitungen zur rektalen
  Anwendung) 786
Relative Atommasse, relative Molekülmasse,
  Erläuterung (*siehe* 1.4) **4.03**-3698
Relative Dichte (2.2.5) 29
Relative Molekülmasse, Erläuterung (*siehe* 1.4) . **4.03**-3698
Reserpin 2796
Reserpinum 2796
Resonanz-Raman-Spektroskopie (*siehe* 2.2.48) 88
Resorcin 2797
Resorcin *R* **4.04**-4292
Resorcinolum 2797
Resorcin-Reagenz *R* **4.04**-4292
Respiratorisches-Syncytial-Virus-Lebend-
  Impfstoff (gefriergetrocknet) für Rinder 947
Responsfaktor (*siehe* 2.2.46) 80
Rhabarberwurzel 2798
Rhamni purshianae cortex 1425
Rhamnose *R* **4.04**-4292
Rhaponticin *R* **4.04**-4292
Rhei radix 2798
*Rhenii sulfidi colloidalis et technetii[^{99m}Tc] solutio
  iniectabilis* 1048
Rhinitis-atrophicans-Impfstoff (inaktiviert) für
  Schweine, Progressive- **4.06**-5007
Rhinotracheitis-Virus-Impfstoff (inaktiviert) für
  Katzen **4.06**-5010
Rhinotracheitis-Virus-Lebend-Impfstoff (gefrier-
  getrocknet) für Katzen 953
Rhodamin B *R* **4.04**-4292
RIA, Radioimmunassay (*siehe* 2.7.15) 218
Riboflavin **4.02**-3639
Riboflavini natrii phosphas 2800
Riboflavinphosphat-Natrium 2800
Riboflavinum **4.02**-3639
Ribose *R* **4.04**-4292
Ribose in Polysaccharid-Impfstoffen (2.5.31) 139
Ricini oleum hydrogenatum **4.04**-4558
Ricini oleum virginale **4.04**-4559
Ricinolsäure *R* **4.04**-4292
Rifabutin **4.04**-4555
Rifabutinum **4.04**-4555
Rifampicin 2804
Rifampicinum 2804
Rifamycin-Natrium 2805
Rifamycinum natricum 2805
Rilmenidindihydrogenphosphat **4.04**-4556
Rilmenidini dihydrogenophosphas **4.04**-4556
Rindendrogen
  - Cascararinde 1425
  - Chinarinde **4.02**-3528
  - Eichenrinde 1753
  - Faulbaumrinde 1856
  - Pflaumenbaumrinde, afrikanische **4.02**-3627
  - Weidenrinde 3149
  - Zimtrinde 3188
Rinderalbumin *R* **4.04**-4293
Rinderhirn, getrocknetes *R* **4.04**-4293
Rinderthrombin *R* **4.04**-4293
Ringelblumenblüten 2807
Risperidon 2809
Risperidonum 2809
Rizinusöl, hydriertes **4.04**-4558
Rizinusöl, natives **4.04**-4559

Rizinusöl, polyethoxyliertes R **4.04**-4293
Röntgenfluoreszenzspektroskopie (2.2.37) 61
Röteln-Immunglobulin vom Menschen 2813
Röteln-Lebend-Impfstoff 859
Rohcresol **4.03**-4032
Rosae pseudo-fructus **4.06**-5159
Rosmarinblätter 2814
Rosmarini aetheroleum **4.03**-4032
Rosmarini folium 2814
Rosmarinöl **4.03**-4032
Rosmarinsäure R **4.04**-4293
Rotationsviskosimeter (2.2.10) 31
Rotavirusdiarrhö-Impfstoff (inaktiviert)
 für Kälber **4.06**-5011
Roxithromycin **4.06**-5249
Roxithromycinum **4.06**-5249
RR, Resonanz-Raman-Spektroskopie
 (siehe 2.2.48) 88
Rusci rhizoma **4.02**-3597
Ruscogenine R **4.04**-4293
Ruß zur Gaschromatographie, graphitierter R ... **4.04**-4293
Rutheniumrot R **4.04**-4293
Rutheniumrot-Lösung R **4.04**-4293
Rutosid R **4.04**-4294
Rutosid-Trihydrat **4.03**-4035
Rutosidum trihydricum **4.03**-4035

S

Saatgutsystem (siehe 5.2.1) 603
Saatzellgut (siehe 5.2.3) 607
Saatzellgutsystem (siehe 5.2.1) 603
Sabalis serrulatae fructus **4.03**-4042
Sabinen R **4.04**-4294
Sacchari spheri 3201
Saccharin 2821
Saccharin-Natrium **4.03**-4041
Saccharin-Natrium R **4.04**-4294
Saccharinum 2821
Saccharinum natricum **4.03**-4041
Saccharose 2824
Saccharose R **4.04**-4294
Saccharum 2824
Sägepalmenfrüchte **4.03**-4042
Säureblau 83 R **4.04**-4294
Säureblau 90 R **4.04**-4294
Säureblau 92 R **4.04**-4295
Säureblau-92-Lösung R **4.04**-4295
Säureblau 93 R **4.04**-4295
Säureblau-93-Lösung R **4.04**-4295
Säurezahl (2.5.1) 127
Safrol R **4.04**-4295
SAL, Sterility Assurance Level (siehe 5.1.1) 593
Salbei, dreilappiger 2825
Salbeiblätter **4.01**-3373
Salbeitinktur **4.01**-3374
Salben (siehe Halbfeste Zubereitungen zur
 kutanen Anwendung) **4.03**-3776
 – hydrophile (siehe Halbfeste Zubereitungen
   zur kutanen Anwendung) **4.03**-3777
 – hydrophobe (siehe Halbfeste Zubereitungen
   zur kutanen Anwendung) **4.03**-3776
 – Wasser aufnehmende (siehe Halbfeste
   Zubereitungen zur kutanen Anwendung) .. **4.03**-3776
Salben und Cremes, Prüfung auf Sterilität
 (siehe 2.6.1) **4.06**-4879
Salbutamol 2827
Salbutamoli sulfas **4.05**-4815
Salbutamolsulfat **4.05**-4815
Salbutamolum 2827
Salicin R **4.04**-4295
Salicis cortex 3149

Salicylaldazin R **4.04**-4296
Salicylaldehyd R **4.04**-4296
Salicylat, Identitätsreaktionen (siehe 2.3.1) 98
Salicylsäure 2833
Salicylsäure R **4.04**-4296
Salmonellen, Nachweis (siehe 2.6.13) **4.06**-4883
Salpetersäure 2835
Salpetersäure R **4.04**-4296
Salpetersäure (1 mol · l⁻¹) **4.04**-4345
Salpetersäure, bleifreie R **4.04**-4297
Salpetersäure, blei- und cadmiumfreie R **4.04**-4297
Salpetersäure, rauchende R **4.04**-4297
Salpetersäure, schwermetallfreie R **4.04**-4297
Salpetersäure, verdünnte R **4.04**-4297
Salviae officinalis folium **4.01**-3373
Salviae sclareae aetheroleum **4.01**-3333
Salviae tinctura **4.01**-3374
Salviae trilobae folium 2825
Salze flüchtiger Basen und Ammoniumsalze,
 Identitätsreaktion (siehe 2.3.1) 95
Salzsäure, bleifreie R **4.06**-4917
Salzsäureunlösliche Asche (2.8.1) 225
Salzsäure 36 % 2835
Salzsäure 10 % 2836
Salzsäure R **4.04**-4297
Salzsäure R 1 .... **4.04**-4297
Salzsäure (6 mol · l⁻¹) **4.04**-4345
Salzsäure (3 mol · l⁻¹) **4.04**-4345
Salzsäure (2 mol · l⁻¹) **4.04**-4345
Salzsäure (1 mol · l⁻¹) **4.04**-4345
Salzsäure (0,1 mol · l⁻¹) **4.04**-4345
Salzsäure, bleifreie R **4.06**-4917
Salzsäure, bromhaltige R **4.04**-4297
Salzsäure, ethanolische R **4.04**-4297
Salzsäure (0,1 mol · l⁻¹), ethanolische **4.04**-4345
Salzsäure, methanolische R **4.04**-4298
Salzsäure, schwermetallfreie R **4.04**-4298
Salzsäure, verdünnte R **4.04**-4298
Salzsäure, verdünnte R 1 .... **4.04**-4298
Salzsäure, verdünnte R 2 .... **4.04**-4298
Salzsäure, verdünnte, schwermetallfreie R **4.04**-4298
Sambuci flos 2032
Samendrogen
 – Bockshornsamen 1329
 – Flohsamen 1881
 – Flohsamen, indische 1881
 – Flohsamenschalen, indische 1882
 – Guar 1982
 – Kolasamen 2196
 – Leinsamen 2230
Sand R **4.04**-4298
Santonin R **4.04**-4298
Sauerstoff 2837
Sauerstoff R **4.04**-4298
Sauerstoff R 1 .... **4.04**-4298
[¹⁵O]Sauerstoff 1033
Sauerstoff in Gasen (2.5.27) 138
Schachtelhalmkraut **4.02**-3645
Schäume zur kutanen Anwendung (siehe Flüssige
 Zubereitungen zur kutanen Anwendung) **4.04**-4360
Schafgarbenkraut 2838
Schellack 2839
Schiffs Reagenz R **4.04**-4298
Schiffs Reagenz R 1 .... **4.04**-4299
Schlangengift-Immunserum (Europa) 979
Schmelztabletten **4.01**-3226
Schmelztemperatur – Kapillarmethode (2.2.14) 33
Schöllkraut 2841
Schöniger-Methode (2.5.10) 130
Schütt- und Stampfvolumen (2.9.15) 254
Schüttdichte (siehe 2.2.42) 69
Schwarznesselkraut **4.02**-3646
Schwefel R **4.04**-4299
Schwefel zum äußerlichen Gebrauch 2842

Schwefeldioxid (2.5.29)	**4.04**-4097
Schwefeldioxid *R*	**4.04**-4299
Schwefeldioxid *R* 1	**4.04**-4299
Schwefelkohlenstoff *R*	**4.04**-4299
Schwefelsäure	2843
Schwefelsäure *R*	**4.04**-4299
Schwefelsäure (0,5 mol · l^{-1})	**4.04**-4346
Schwefelsäure (0,05 mol · l^{-1})	**4.04**-4346
Schwefelsäure, ethanolische *R*	**4.04**-4300
Schwefelsäure (2,5 mol · l^{-1}), ethanolische *R*	**4.04**-4300
Schwefelsäure (0,25 mol · l^{-1}), ethanolische *R*	**4.04**-4300
Schwefelsäure, nitratfreie *R*	**4.04**-4300
Schwefelsäure, schwermetallfreie *R*	**4.04**-4300
Schwefelsäure, verdünnte *R*	**4.04**-4300
Schwefelwasserstoff *R*	**4.04**-4300
Schwefelwasserstoff *R* 1	**4.04**-4300
Schwefelwasserstoff-Lösung *R*	**4.04**-4300
Schweinepest-Lebend-Impfstoff (gefriergetrocknet), Klassische-	954
Schweinerotlauf-Impfstoff (inaktiviert)	**4.06**-5013
Schwermetalle, Grenzprüfung (2.4.8)	105
Schwermetalle in pflanzlichen Drogen und fetten Ölen (2.4.27)	**4.04**-4093
Sclareol *R*	**4.04**-4300
Scopolaminhydrobromid	2844
Scopolaminhydrobromid *R*	**4.04**-4301
Scopolamini hydrobromidum/Hyoscini hydrobromidum	2844
SDS-PAGE (*siehe* 2.2.31)	52
SDS-PAGE-Lösung, gepufferte *R*	**4.04**-4301
SDS-PAGE-Proben-Pufferlösung für reduzierende Bedingungen, konzentrierte *R*	**4.04**-4333
SDS-PAGE-Proben-Pufferlösung, konzentrierte *R*	**4.04**-4333
Seidenfaden im Fadenspender für Tiere, steriler, geflochtener	1080
Selegilinhydrochlorid	2845
Selegilini hydrochloridum	2845
Selen *R*	**4.04**-4301
Selendisulfid	2846
Selenige Säure *R*	**4.04**-4301
Selenii disulfidum	2846
Selen-Lösung (100 ppm Se) *R*	**4.04**-4332
Selen-Lösung (1 ppm Se) *R*	**4.04**-4332
Semina	
– *Colae semen*	2196
– *Cyamopsidis seminis pulvis*	1982
– *Lini semen*	2230
– *Plantaginis ovatae semen*	1881
– *Plantaginis ovatae seminis tegumentum*	1882
– *Psyllii semen*	1881
– *Trigonellae foenugraeci semen*	1329
Senegawurzel	2847
Sennae folii extractum siccum normatum	2850
Sennae folium	2848
Sennae fructus acutifoliae	2851
Sennae fructus angustifoliae	2852
Sennesblätter	2848
Sennesblättertrockenextrakt, eingestellter	2850
Sennesfrüchte, Alexandriner-	2851
Sennesfrüchte, Tinnevelly-	2852
Sera, Gehaltsbestimmung von Phenol (2.5.15)	132
Serin	2854
Serin *R*	**4.04**-4301
Serinum	2854
Serpylli herba	**4.03**-4025
Sertaconazoli nitras	2855
Sertaconazolnitrat	2855
Serumgonadotropin *R*	**4.04**-4301
Sesami oleum raffinatum	2856
Sesamöl, raffiniertes	2856
Shampoos (*siehe* Flüssige Zubereitungen zur kutanen Anwendung)	**4.04**-4360
SI, Internationales Einheitensystem (*siehe* 1.6)	**4.03**-3702
Sialinsäure *R*	**4.04**-4301
Sialinsäure in Polysaccharid-Impfstoffen (2.5.23)	135
Sichtbare Partikel – Prüfung auf Partikelkontamination (*siehe* 2.9.20)	271
Siebanalyse (2.9.12)	251
Siebe (2.1.4)	20
Siedetemperatur (2.2.12)	32
Silber, Identitätsreaktion (*siehe* 2.3.1)	99
Silberdiethyldithiocarbamat *R*	**4.04**-4301
Silber-Lösung (5 ppm Ag) *R*	**4.04**-4332
Silbernitrat	2858
Silbernitrat *R*	**4.04**-4301
Silbernitrat-Lösung *R* 1	**4.04**-4301
Silbernitrat-Lösung *R* 2	**4.04**-4301
Silbernitrat-Lösung (0,1 mol · l^{-1})	**4.04**-4346
Silbernitrat-Lösung (0,001 mol · l^{-1})	**4.04**-4346
Silbernitrat-Lösung, ammoniakalische *R*	**4.04**-4301
Silbernitrat-Pyridin *R*	**4.04**-4302
Silbernitrat-Reagenz *R*	**4.04**-4302
Silberoxid *R*	**4.04**-4302
Silibinin *R*	**4.06**-4917
Silica ad usum dentalem	2859
Silica colloidalis anhydrica	2859
Silica colloidalis hydrica	2860
Silicagel *R*	**4.04**-4302
Silicat, Identitätsreaktion (*siehe* 2.3.1)	99
Siliciumdioxid, hochdisperses	2859
Siliciumdioxid zur dentalen Anwendung	2859
Siliciumdioxid-Hydrat	2860
Silicon-Elastomer für Verschlüsse und Schläuche (3.1.9)	312
Siliconöl zur Verwendung als Gleitmittel (3.1.8)	311
Silicristin *R*	**4.06**-4918
Silidianin *R*	**4.06**-4918
Silybi mariani fructus	**4.06**-5200
Simeticon	**4.06**-5255
Simeticonum	**4.06**-5255
Simvastatin	**4.04**-4563
Simvastatinum	**4.04**-4563
Sinensetin *R*	**4.04**-4302
Sirupe (*siehe* Flüssige Zubereitungen zum Einnehmen)	**4.04**-4359
Sitostanol *R*	**4.04**-4302
β-Sitosterol *R*	**4.04**-4302
Sofortschmelzpunkt (2.2.16)	34
Sojae oleum hydrogenatum	2865
Sojae oleum raffinatum	2866
Sojaöl, gehärtetes (*siehe* Sojaöl, hydriertes)	2865
Sojaöl, hydriertes	2865
Sojaöl, raffiniertes	2866
Solani amylum	**4.03**-3944
Solidaginis herba	**4.06**-5149
Solidaginis virgaureae herba	**4.06**-5150
Solutiones ad conservationem partium corporis	2262
Solutiones ad haemocolaturam haemodiacolaturamque	1994
Solutiones ad haemodialysim	**4.03**-3925
Solutiones ad peritonealem dialysim	2633
Solutiones anticoagulantes et sanguinem humanum conservantes	2895
Somatostatin	2867
Somatostatinum	2867
Somatropin	2869
Somatropin zur Injektion	2872
Somatropini solutio ad praeparationem	2875
Somatropin-Lösung zur Herstellung von Zubereitungen	2875
Somatropinum	2869
Somatropinum ad iniectabilium	2872
Sonnenblumenöl *R*	**4.04**-4302
Sonnenblumenöl, raffiniertes	2878
Sorbinsäure	2878
Sorbitani lauras	2879
Sorbitani oleas	**4.01**-3374

Sorbitani palmitas 2880
Sorbitani sesquioleas **4.03**-4044
Sorbitani stearas 2881
Sorbitani trioleas **4.01**-3376
Sorbitanmonolaurat 2879
Sorbitanmonooleat **4.01**-3374
Sorbitanmonopalmitat 2880
Sorbitanmonostearat 2881
Sorbitansesquioleat **4.03**-4044
Sorbitantrioleat **4.01**-3376
Sorbitol **4.06**-5256
Sorbitol *R* **4.04**-4303
Sorbitol, Lösung von partiell dehydratisiertem .. **4.06**-5258
Sorbitol-Lösung 70 % (kristallisierend) **4.04**-4565
Sorbitol-Lösung 70 % (nicht kristallisierend) ... **4.04**-4566
Sorbitolum **4.06**-5256
Sorbitolum liquidum cristallisabile **4.04**-4565
Sorbitolum liquidum non cristallisabile **4.04**-4566
Sorbitolum liquidum partim deshydricum **4.06**-5258
Sotalolhydrochlorid **4.02**-3650
Sotaloli hydrochloridum **4.02**-3650
Spaltöffnungen und Spaltöffnungsindex (2.8.3) 225
Spaltöffnungsindex (2.8.3) 225
Spectinomycinhydrochlorid 2889
Spectinomycini hydrochloridum 2889
Spezifische Drehung (*siehe* 2.2.7) 29
Spezifische Oberfläche
 – Bestimmung durch Gasadsorption (2.9.26) 276
 – Bestimmung durch Luftpermeabilität
  (2.9.14) 252
Spezifizierte Mikroorganismen, Nachweis (*siehe*
 2.6.13) **4.06**-4882
SPF-Herden, Definition (*siehe* 5.2.2) 604
SPF-Hühnerherden für die Herstellung und
 Qualitätskontrolle von Impfstoffen (5.2.2) 604
Spiramycin 2891
Spiramycinum 2891
Spironolacton 2894
Spironolactonum 2894
Spitzwegerichblätter **4.06**-5259
Spongiforme Enzephalopathie, Erreger tierischen
 Ursprungs, Minimierung des Risikos der Über-
 tragung durch Arzneimittel (5.2.8) 616
Sprays (*siehe* Flüssige Zubereitungen zur kutanen
 Anwendung am Tier) 749
 – zur Anwendung in der Mundhöhle
  (*siehe* Zubereitungen zur Anwendung in der
  Mundhöhle) **4.01**-3228
Squalan **4.04**-4568
Squalan *R* **4.04**-4303
Squalanum **4.04**-4568
Stabilisatorlösung für Blutkonserven 2895
Stabilität des Zellsubstrats (*siehe* 5.2.3) 607
Stärke, lösliche *R* **4.04**-4303
Stärke, vorverkleisterte **4.01**-3377
Stärkearten
 – Kartoffelstärke **4.03**-3944
 – Maisstärke **4.03**-3959
 – Reisstärke 2795
 – Weizenstärke **4.03**-4071
Stärke-Lösung *R* **4.04**-4303
Stärke-Lösung *R* 1 .... **4.04**-4303
Stärke-Lösung *R* 2 .... **4.04**-4303
Stärke-Lösung, iodidfreie *R* **4.04**-4303
Stärke-Papier, iodathaltiges *R* **4.04**-4303
Stärke-Papier, iodidhaltiges *R* **4.04**-4303
Stampfdichte (*siehe* 2.2.42) 69
*Stanni colloidalis et technetii[^{99m}Tc] solutio
 iniectabilis* 1054
*Stanni pyrophosphatis et technetii[^{99m}Tc] solutio
 iniectabilis* 1052
Stannosi chloridum dihydricum 3196
Stanozolol 2900
Stanozololum 2900

Staphylococcus aureus, Nachweis (*siehe* 2.6.13) . **4.06**-4883
Staphylococcus-aureus-Stamm-V8-Protease *R* .. **4.04**-4303
Statische Head-space-Gaschromatographie
 (*siehe* 2.2.28) 46
Statistische Auswertung der Ergebnisse
 biologischer Wertbestimmungen und Reinheits-
 prüfungen (5.3) 621
Staupe-Lebend-Impfstoff (gefriergetrocknet) für
 Frettchen und Nerze 957
Staupe-Lebend-Impfstoff (gefriergetrocknet) für
 Hunde 958
Stearinsäure **4.01**-3378
Stearinsäure *R* **4.04**-4304
Stearylalkohol **4.06**-5261
Steigschmelzpunkt – Methode mit offener
 Kapillare (2.2.15) **4.03**-3709
Sterilbox (*siehe* 2.6.1) **4.06**-4881
Sterile Einmalspritzen aus Kunststoff (3.2.8) 343
Sterile Kunststoffbehältnisse für Blut und Blut-
 produkte vom Menschen (3.2.3) 337
Sterile PVC-Behältnisse für Blut und Blut-
 produkte vom Menschen (3.2.4) 340
Sterile PVC-Behältnisse mit Stabilisatorlösung für
 Blut vom Menschen (3.2.5) 341
Sterile Zubereitungen
 – Methoden zur Herstellung (5.1.1) 593
 – nicht zur Injektion bestimmte, Prüfung auf
  Sterilität (*siehe* 2.6.1) **4.06**-4881
Sterilisationsmethoden (*siehe* 5.1.1) 593
 – Bioindikatoren zur Überprüfung
  (*siehe* 5.1.2) **4.03**-3759
 – Dampfsterilisation (Erhitzen im Autoklaven)
  (*siehe* 5.1.1) 594
 – Filtration durch Bakterien zurückhaltende
  Filter (*siehe* 5.1.1) 595
 – Gassterilisation (*siehe* 5.1.1) 594
 – Sterilisation durch trockene Hitze
  (*siehe* 5.1.1) 594
 – Sterilisation im Endbehältnis (*siehe* 5.1.1) 594
 – Strahlensterilisation (*siehe* 5.1.1) 594
Sterilität, Prüfung (2.6.1) **4.06**-4877
Sterilitätssicherheit-Wert (*siehe* 5.1.1) 593
Sterility Assurance Level, SAL (*siehe* 5.1.1) 593
Sternanis 2903
Sterole in fetten Ölen, Grenzprüfung (2.4.23) 113
Stickstoff **4.02**-3651
Stickstoff *R* **4.04**-4304
Stickstoff *R* 1 .... **4.04**-4304
Stickstoff in primären aromatischen Aminen
 (2.5.8) 129
Stickstoff, sauerstoffarmer **4.03**-4045
Stickstoff, sauerstofffreier *R* **4.04**-4304
Stickstoff zur Chromatographie *R* **4.04**-4304
Stickstoffdioxid, Gehaltsbestimmung in Gasen
 (2.5.26) 137
Stickstoff-Gas-Mischung *R* **4.04**-4304
Stickstoffmonoxid 2905
Stickstoffmonoxid *R* **4.04**-4304
Stickstoffmonoxid, Gehaltsbestimmung in Gasen
 (2.5.26) 137
Stickstoffmonoxid und Stickstoffdioxid in Gasen
 (2.5.26) 137
Stiefmütterchen mit Blüten, wildes 2907
Stifte und Stäbchen 763
Stigmasterol *R* **4.04**-4304
Strahlensterilisation (*siehe* 5.1.1) 594
Stramonii folium **4.06**-5261
Stramonii pulvis normatus 2910
Stramoniumblätter **4.06**-5261
Stramoniumpulver, eingestelltes 2910
Streptokinase-Lösung als Bulk **4.06**-5263
Streptokinasi solutio ad praeparationem .. **4.06**-5263
Streptomycini sulfas 2914
Streptomycinsulfat 2914

Ph. Eur. 4. Ausgabe, 6. Nachtrag

Streptomycinsulfat *R* **4.04**-4304
Streukügelchen (*siehe* Homöopathische
 Zubereitungen) **4.04**-4380
Strontii[⁸⁹Sr] chloridi solutio iniectabilis 1035
Strontiumcarbonat *R* **4.04**-4304
[⁸⁹Sr]Strontiumchlorid-Injektionslösung 1035
Strontium-Lösung (1,0 % Sr) *R* **4.04**-4332
Styli 763
Styrol *R* **4.06**-4918
Styrol-Divinylbenzol-Copolymer *R* **4.04**-4304
Sublingualsprays (*siehe* Zubereitungen zur
 Anwendung in der Mundhöhle) **4.01**-3228
Sublingualtabletten (*siehe* Zubereitungen zur
 Anwendung in der Mundhöhle) **4.01**-3230
Substanzen tierischen Ursprungs für die
 Herstellung von Impfstoffen für Tiere (5.2.5) 612
Substanzen zur pharmazeutischen Verwendung . **4.06**-4948
Succinat-Pufferlösung pH 4,6 *R* **4.04**-4334
Succinylsulfathiazol 2916
Succinylsulfathiazolum 2916
Sudanorange *R* **4.04**-4304
Sudanrot G *R* **4.04**-4305
Süßholzwurzel 2917
Süßholzwurzelfluidextrakt, eingestellter,
 ethanolischer 2919
Süßorangenschalenöl **4.06**-5265
Sufentanil 2920
Sufentanilcitrat 2922
Sufentanili citras 2922
Sufentanilum 2920
Sulfacetamid-Natrium 2924
Sulfacetamidum natricum 2924
Sulfadiazin **4.06**-5268
Sulfadiazinum **4.06**-5268
Sulfadimidin 2926
Sulfadimidinum 2926
Sulfadoxin 2927
Sulfadoxinum 2927
Sulfafurazol 2928
Sulfafurazolum 2928
Sulfaguanidin 2930
Sulfaguanidinum 2930
Sulfamerazin 2931
Sulfamerazinum 2931
Sulfamethizol 2932
Sulfamethizolum 2932
Sulfamethoxazol 2933
Sulfamethoxazolum 2933
Sulfamethoxypyridazin für Tiere 2934
Sulfamethoxypyridazinum ad usum veterinarium 2934
Sulfaminsäure *R* **4.04**-4305
Sulfanblau *R* **4.04**-4305
Sulfanilamid 2935
Sulfanilamid *R* **4.04**-4305
Sulfanilamidum 2935
Sulfanilsäure *R* **4.04**-4305
Sulfanilsäure *R V* **4.04**-4340
Sulfanilsäure-Lösung *R* **4.04**-4305
Sulfanilsäure-Lösung *R* 1 .... **4.04**-4305
Sulfanilsäure-Lösung, diazotierte *R* **4.04**-4305
Sulfasalazin 2937
Sulfasalazinum 2937
Sulfat
 – Grenzprüfung (2.4.13) **4.06**-4869
 – Identitätsreaktionen (*siehe* 2.3.1) 99
Sulfatasche, Grenzprüfung (2.4.14) **4.05**-4603
Sulfathiazol 2939
Sulfathiazol *R* **4.04**-4305
Sulfathiazolum 2939
Sulfat-Lösung (100 ppm SO_4) *R* **4.04**-4332
Sulfat-Lösung (10 ppm SO_4) *R* **4.04**-4332
Sulfat-Lösung (10 ppm SO_4) *R* 1 .... **4.04**-4332
Sulfat-Pufferlösung pH 2,0 *R* **4.04**-4333
Sulfinpyrazon 2940

Sulfinpyrazonum 2940
Sulfisomidin 2941
Sulfisomidinum 2941
Sulfit-Lösung (1,5 ppm SO_2) *R* **4.04**-4332
Sulfosalicylsäure *R* **4.04**-4306
Sulfur ad usum externum 2842
*Sulfuris colloidalis et technetii[⁹⁹ᵐTc] solutio
 iniectabilis* 1050
Sulindac **4.03**-4046
Sulindacum **4.03**-4046
Sulpirid 2944
Sulpiridum 2944
Sumatriptani succinas **4.01**-3379
Sumatriptansuccinat **4.01**-3379
Suppositorien (*siehe* Zubereitungen zur rektalen
 Anwendung) 784
 – Bruchfestigkeit (2.9.24) 274
 – lipophile, Erweichungszeit (2.9.22) **4.03**-3732
 – Zerfallszeit (2.9.2) 239
Suspensionen
 – zum Einnehmen (*siehe* Flüssige
  Zubereitungen zum Einnehmen) **4.04**-4358
 – zur Anwendung in der Mundhöhle
  (*siehe* Zubereitungen zur Anwendung in der
  Mundhöhle) **4.01**-3228
Suxamethonii chloridum 2949
Suxamethoniumchlorid 2949
Suxibuzon 2950
Suxibuzonum 2950
Synthetische Peptide, Gehaltsbestimmung von
 Essigsäure (2.5.34) 145
SZ, Säurezahl (*siehe* 2.5.1) 127

T

Tabelle mit physikalischen Eigenschaften der im
 Arzneibuch erwähnten Radionuklide (5.7) 687
Tabletten **4.01**-3223
 – (*siehe* Homöopathische Zubereitungen) ... **4.04**-4380
 – Bruchfestigkeit (2.9.8) 248
 – magensaftresistente (*siehe* Tabletten) **4.01**-3226
 – mit veränderter Wirkstofffreisetzung
  (*siehe* Tabletten) **4.01**-3226
 – nicht überzogene (*siehe* Tabletten) **4.01**-3224
 – überzogene (*siehe* Tabletten) **4.01**-3224
 – Zerfallszeit (2.9.1) **4.06**-4905
Tabletten zur Anwendung in der Mundhöhle
 (*siehe* Tabletten) **4.01**-3226
Tabletten zur Herstellung einer Lösung zum
 Einnehmen (*siehe* Tabletten) **4.01**-3225
Tabletten zur Herstellung einer Suspension zum
 Einnehmen (*siehe* Tabletten) **4.01**-3225
Tabletten zur Herstellung von Vaginallösungen
 und Vaginalsuspensionen (*siehe* Zubereitungen
 zur vaginalen Anwendung) 788
Tagatose *R* **4.04**-4306
Taigawurzel **4.06**-5273
Talcum 2956
Talkum 2956
Talkum *R* **4.04**-4306
Tamoxifencitrat **4.05**-4823
Tamoxifeni citras **4.05**-4823
Tamponae medicatae 766
Tanaceti parthenii herba 2429
Tang **4.06**-5276
Tannin 2961
Tannin *R* **4.04**-4306
Tanninum 2961
Tartrat, Identitätsreaktionen (*siehe* 2.3.1) 99
Tausendgüldenkraut 2962
Taxifolin *R* **4.06**-4918
Technetii[⁹⁹ᵐTc] et etifenini solutio iniectabilis 1038
Technetii[⁹⁹ᵐTc] exametazimi solutio iniectabilis . **4.03**-3805

Technetii[⁹⁹ᵐTc] gluconatis solutio iniectabilis 1039
*Technetii[⁹⁹ᵐTc] humani albumini solutio
  iniectabilis* 1036
Technetii[⁹⁹ᵐTc] macrosalbi suspensio iniectabilis 1041
Technetii[⁹⁹ᵐTc] medronati solutio iniectabilis 1042
Technetii[⁹⁹ᵐTc] mertiatidi solutio iniectabilis 1044
*Technetii[⁹⁹ᵐTc] microsphaerarum suspensio
  iniectabilis* 1045
Technetii[⁹⁹ᵐTc] pentetatis solutio iniectabilis 1047
Technetii[⁹⁹ᵐTc] sestamibi solutio iniectabilis **4.06**-5024
Technetii[⁹⁹ᵐTc] succimeri solutio iniectabilis 1051
[⁹⁹ᵐTc]Technetium-Albumin-Injektionslösung 1036
[⁹⁹ᵐTc]Technetium-Etifenin-Injektionslösung 1038
[⁹⁹ᵐTc]Technetium-Exametazim-Injektions-
  lösung **4.03**-3805
[⁹⁹ᵐTc]Technetium-Gluconat-Injektionslösung 1039
[⁹⁹ᵐTc]Technetium-Macrosalb-Injektionslösung 1041
[⁹⁹ᵐTc]Technetium-Medronat-Injektionslösung 1042
[⁹⁹ᵐTc]Technetium-Mertiatid-Injektionslösung 1044
[⁹⁹ᵐTc]Technetium-Mikrosphären-Injektions-
  lösung 1045
[⁹⁹ᵐTc]Technetium-Pentetat-Injektionslösung 1047
[⁹⁹ᵐTc]Technetium-Rheniumsulfid-Kolloid-
  Injektionslösung 1048
[⁹⁹ᵐTc]Technetium-Schwefel-Kolloid-Injektions-
  lösung 1050
[⁹⁹ᵐTc]Technetium-Sestamibi-Injektionslösung .**4.06**-5024
[⁹⁹ᵐTc]Technetium-Succimer-Injektionslösung 1051
[⁹⁹ᵐTc]Technetium-Zinndiphosphat-Injektions-
  lösung 1052
[⁹⁹ᵐTc]Technetium-Zinn-Kolloid-Injektions-
  lösung 1054
Tecnazen R **4.04**-4306
Teebaumöl **4.01**-3385
Teilchengröße, Bestimmung durch Mikroskopie
  (2.9.13) 252
Temazepam 2963
Temazepamum 2963
Temperaturangaben, Definition (*siehe* 1.2) **4.03**-3697
Tenoxicam 2965
Tenoxicamum 2965
Terbutalini sulfas 2966
Terbutalinsulfat 2966
Terconazol 2967
Terconazolum 2967
Terebinthinae aetheroleum ab pino pinastro **4.06**-5277
Terfenadin **4.01**-3387
Terfenadinum **4.01**-3387
Terminologie in Impfstoff-Monographien (5.2.1) 603
Terpentinöl vom Strandkiefer-Typ **4.06**-5277
α-Terpinen R **4.04**-4306
γ-Terpinen R **4.04**-4306
Terpinen-4-ol R **4.04**-4307
α-Terpineol R **4.04**-4307
Terpinolen R **4.04**-4307
Testosteron 2971
Testosteron R **4.04**-4307
Testosteronenantat 2972
Testosteroni enantas 2972
Testosteroni propionas **4.02**-3655
Testosteronpropionat **4.02**-3655
Testosteronpropionat R **4.04**-4307
Testosteronum 2971
Tetanus-Adsorbat-Impfstoff **4.02**-3468
Tetanus-Adsorbat-Impfstoff, Bestimmung der
  Wirksamkeit (2.7.8) **4.02**-3423
Tetanus-Antitoxin 980
Tetanus-Antitoxin für Tiere 989
Tetanus-Immunglobulin vom Menschen 2975
Tetanus-Impfstoff für Tiere **4.06**-5014
Tetrabutylammoniumbromid R **4.04**-4307
Tetrabutylammoniumdihydrogenphosphat R ...**4.04**-4308
Tetrabutylammoniumhydrogensulfat R **4.04**-4308
Tetrabutylammoniumhydrogensulfat R 1 ......**4.04**-4308

Tetrabutylammoniumhydroxid R **4.04**-4308
Tetrabutylammoniumhydroxid-Lösung R **4.04**-4308
Tetrabutylammoniumhydroxid-Lösung R 1 ...**4.04**-4308
Tetrabutylammoniumhydroxid-Lösung
  (0,1 mol · l⁻¹) **4.04**-4346
Tetrabutylammoniumhydroxid-Lösung
  (0,1 mol · l⁻¹), 2-propanolische **4.04**-4346
Tetrabutylammoniumiodid R **4.04**-4308
Tetrabutylammonium-Pufferlösung pH 7,0 R ...**4.04**-4337
Tetracainhydrochlorid 2977
Tetracaini hydrochloridum 2977
Tetrachlorethan R **4.04**-4308
Tetrachlorkohlenstoff R **4.04**-4308
Tetrachlorvinphos R **4.04**-4309
Tetracosactid 2978
Tetracosactidum 2978
Tetracos-15-ensäuremethylester R **4.04**-4309
Tetracyclin **4.04**-4575
Tetracyclinhydrochlorid **4.04**-4577
Tetracyclinhydrochlorid R **4.04**-4309
Tetracyclini hydrochloridum **4.04**-4577
Tetracyclinum **4.04**-4575
Tetradecan R **4.04**-4309
Tetraethylammoniumhydrogensulfat R **4.04**-4309
Tetraethylammoniumhydroxid-Lösung R **4.04**-4309
Tetraethylenpentamin R **4.04**-4309
Tetraheptylammoniumbromid R **4.04**-4309
Tetrahexylammoniumhydrogensulfat R **4.04**-4309
Tetrahydrofuran R **4.04**-4310
Tetrahydrofuran zur Chromatographie R **4.04**-4310
Tetrakis(decyl)ammoniumbromid R **4.04**-4310
Tetramethylammoniumchlorid R **4.04**-4310
Tetramethylammoniumhydrogensulfat R **4.04**-4310
Tetramethylammoniumhydroxid R **4.04**-4310
Tetramethylammoniumhydroxid-Lösung R **4.04**-4310
Tetramethylammoniumhydroxid-Lösung,
  verdünnte R **4.04**-4310
Tetramethylbenzidin R **4.04**-4310
1,1,3,3-Tetramethylbutylamin R **4.04**-4311
Tetramethyldiaminodiphenylmethan R **4.04**-4311
Tetramethyldiaminodiphenylmethan-Reagenz R .**4.04**-4311
Tetramethylethylendiamin R **4.04**-4311
Tetramethylsilan R **4.04**-4311
Tetrapropylammoniumchlorid R **4.06**-4918
Tetrazepam 2985
Tetrazepamum 2985
Tetrazolblau R **4.04**-4311
Teufelskrallenwurzel **4.03**-4051
[²⁰¹Tl]Thalliumchlorid-Injektionslösung **4.06**-5026
Thallium-Lösung (10 ppm Tl) R **4.04**-4332
Thallium(I)-sulfat R **4.04**-4311
Thallosi[²⁰¹Tl] chloridi solutio iniectabilis **4.06**-5026
Thebain R **4.04**-4311
Theobromin 2988
Theobromin R **4.04**-4312
Theobrominum 2988
Theophyllin 2989
Theophyllin R **4.04**-4312
Theophyllin-Ethylendiamin 2990
Theophyllin-Ethylendiamin-Hydrat 2991
Theophyllin-Monohydrat 2992
Theophyllinum 2989
Theophyllinum et ethylendiaminum 2990
Theophyllinum et ethylendiaminum hydricum 2991
Theophyllinum monohydricum 2992
Thermogravimetrie (2.2.34) 59
Thiamazol R **4.04**-4312
Thiaminchloridhydrochlorid **4.02**-3656
Thiamini hydrochloridum **4.02**-3656
Thiamini nitras **4.02**-3658
Thiaminnitrat **4.02**-3658
Thiamphenicol 2995
Thiamphenicolum 2995
(2-Thienyl)essigsäure R **4.04**-4312

Thioacetamid R **4.04**-4312
Thioacetamid-Lösung R **4.04**-4312
Thioacetamid-Reagenz R **4.04**-4312
Thiobarbitursäure R **4.04**-4312
Thiodiethylenglycol R **4.04**-4312
Thioglycolsäure R **4.04**-4312
Thioharnstoff R **4.04**-4313
Thiomersal **4.03**-4052
Thiomersal R **4.04**-4313
Thiomersalum **4.03**-4052
Thiopental-Natrium 2997
Thiopentalum natricum et natrii carbonas 2997
Thioridazin **4.01**-3389
Thioridazinhydrochlorid 2999
Thioridazini hydrochloridum 2999
Thioridazinum **4.01**-3389
Threonin 3000
Threonin R **4.04**-4313
Threoninum 3000
Thrombin vom Menschen R **4.04**-4313
Thrombin-vom-Menschen-Lösung R **4.04**-4313
Thromboplastin-Reagenz R **4.04**-4313
Thujon R **4.04**-4313
Thymi aetheroleum **4.01**-3392
Thymi herba **4.01**-3390
Thymian **4.01**-3390
Thymianöl **4.01**-3392
Thymin R **4.04**-4313
Thymol 3004
Thymol R **4.04**-4313
Thymolblau R **4.04**-4314
Thymolblau-Lösung R **4.04**-4314
Thymolphthalein R **4.04**-4314
Thymolphthalein-Lösung R **4.04**-4314
Thymolum 3004
Tiabendazol 3005
Tiabendazolum 3005
Tianeptin-Natrium **4.03**-4053
Tianeptinum natricum **4.03**-4053
Tiapridhydrochlorid **4.02**-3660
Tiapridi hydrochloridum **4.02**-3660
Tiaprofensäure 3008
Ticarcillin-Natrium 3009
Ticarcillinum natricum 3009
Ticlopidinhydrochlorid 3012
Ticlopidini hydrochloridum 3012
Tiliae flos 2254
Timololi maleas 3014
Timololmaleat 3014
Tincturae (*siehe* Extrakte) **4.03**-3766
Tincturae
– *Aurantii amari epicarpii et mesocarpii
   tinctura* 1321
– *Belladonnae folii tinctura normata* **4.06**-5065
– *Cinnamomi corticis tinctura* **4.02**-3691
– *Gentianae tinctura* **4.06**-5127
– *Ipecacuanhae tinctura normata* **4.06**-5177
– *Myrrhae tinctura* 2431
– *Ratanhiae tinctura* **4.03**-4029
– *Salviae tinctura* **4.01**-3374
– *Tincturae maternae ad praeparationes
   homoeopathicas* **4.05**-4643
– *Tormentillae tinctura* 3042
*Tincturae maternae ad praeparationes
   homoeopathicas* **4.05**-4643
Tinidazol 3016
Tinidazolum 3016
Tinkturen (*siehe* Extrakte) **4.03**-3766
Tinkturen
– Belladonnatinktur, eingestellte **4.06**-5065
– Bitterorangenschalentinktur 1321
– Enziantinktur **4.06**-5127
– Ipecacuanhatinktur, eingestellte **4.06**-5177
– Myrrhentinktur 2431

– Ratanhiatinktur **4.03**-4029
– Salbeitinktur **4.01**-3374
– Tormentilltinktur 3042
– Urtinkturen für homöopathische
   Zubereitungen **4.05**-4643
– Zimtrindentinktur **4.02**-3691
Tinzaparin-Natrium 3017
Tinzaparinum natricum 3017
Titan R **4.04**-4314
Titan(III)-chlorid R **4.04**-4314
Titan(III)-chlorid-Lösung R **4.04**-4314
Titan(III)-chlorid-Schwefelsäure-Reagenz R . . . **4.04**-4314
Titandioxid 3018
Titangelb R **4.04**-4314
Titangelb-Lösung R **4.04**-4315
Titangelb-Papier R **4.04**-4315
Titanii dioxidum 3018
Titan-Lösung (100 ppm Ti) R **4.04**-4332
Titan(IV)-oxid R **4.04**-4315
Titrationen, komplexometrische (2.5.11) 130
Tobramycin **4.03**-4055
Tobramycinum **4.03**-4055
TOC, total organic carbon (*siehe* 2.2.44) 73
α-Tocopherol 3021
RRR-α-Tocopherol 3023
α-Tocopherolacetat 3025
RRR-α-Tocopherolacetat 3027
α-Tocopherolacetat-Trockenkonzentrat 3029
DL-α-Tocopherolhydrogensuccinat **4.06**-5279
RRR-α-Tocopherolhydrogensuccinat **4.06**-5281
α-*Tocopheroli acetatis pulvis* 3029
α-*Tocopherolum* 3021
RRR-α-Tocopherolum 3023
α-*Tocopherylis acetas* 3025
RRR-α-Tocopherylis acetas 3027
DL-α-*Tocopherylis hydrogenosuccinas* **4.06**-5279
RRR-α-Tocopherylis hydrogenosuccinas **4.06**-5281
Tolbutamid 3035
Tolbutamidum 3035
Tolfenaminsäure **4.01**-3394
o-Tolidin R **4.04**-4315
o-Tolidin-Lösung R **4.04**-4315
Tollwut-Antiserum, fluoresceinkonjugiertes R . . **4.04**-4315
Tollwut-Immunglobulin vom Menschen 3036
Tollwut-Impfstoff aus Zellkulturen für Menschen 863
Tollwut-Impfstoff (inaktiviert) für Tiere **4.06**-5016
Tollwut-Lebend-Impfstoff (oral) für Füchse 964
Tolnaftat 3038
Tolnaftatum 3038
Tolubalsam **4.06**-5284
o-Toluidin R **4.04**-4315
p-Toluidin R **4.04**-4315
Toluidinblau R **4.04**-4315
o-Toluidinhydrochlorid R **4.04**-4315
Toluol R **4.04**-4316
Toluol, schwefelfreies R **4.04**-4316
2-Toluolsulfonamid R **4.04**-4316
4-Toluolsulfonamid R **4.04**-4316
4-Toluolsulfonsäure R **4.04**-4316
Ton, weißer 3040
Tormentillae rhizoma 3042
Tormentillae tinctura 3042
Tormentilltinktur 3042
Tormentillwurzelstock 3042
Tosylargininmethylesterhydrochlorid R **4.04**-4316
Tosylargininmethylesterhydrochlorid-Lösung R . **4.04**-4316
Tosylchloramid-Natrium 3043
Tosyllysinchlormethanhydrochlorid R **4.04**-4316
Tosylphenylalanylchlormethan R **4.04**-4317
Toxaphen R **4.04**-4317
Toxizität, anomale, Prüfung (2.6.9) 160
Tragacantha 3044
Tragant 3044
Tragant R **4.04**-4317

Tramadolhydrochlorid **4.06**-5285
Tramadoli hydrochloridum **4.06**-5285
Tramazolinhydrochlorid-Monohydrat **4.02**-3663
Tramazolini hydrochloridum monohydricum **4.02**-3663
Tranexamsäure 3047
Transdermale Pflaster 767
– Wirkstofffreisetzung (2.9.4) **4.06**-4907
Transfusionsbestecke für Blut und Blutprodukte
  (3.2.6) 341
Trapidil 3048
Trapidilum 3048
Tretinoin 3050
Tretinoinum 3050
Triacetin *R* **4.04**-4317
Triamcinolon 3051
Triamcinolon *R* **4.04**-4317
Triamcinolonacetonid 3053
Triamcinolonacetonid *R* **4.04**-4317
Triamcinolonhexacetonid 3055
Triamcinoloni acetonidum 3053
Triamcinoloni hexacetonidum 3055
Triamcinolonum 3051
Triamteren 3056
Triamterenum 3056
Tribenosid **4.04**-4579
Tribenosidum **4.04**-4579
Tri-n-butylis phosphas **4.06**-5287
Tri-*n*-butylphosphat **4.06**-5287
Tricalcii phosphas 3057
Tricalciumphosphat 3057
Trichloressigsäure 3058
Trichloressigsäure *R* **4.04**-4317
Trichloressigsäure-Lösung *R* **4.04**-4317
Trichlorethan *R* **4.04**-4317
Trichloroethylen *R* **4.04**-4318
Trichlortrifluorethan *R* **4.04**-4318
Tricin *R* **4.04**-4318
Tricosan *R* **4.04**-4318
Tridocosahexaenoin *R* **4.04**-4318
Triethanolamin *R* **4.04**-4318
Triethylamin *R* **4.04**-4318
Triethylcitrat 3059
Triethylendiamin *R* **4.04**-4318
Triethylis citras 3059
Triethylphosphonoformiat *R* **4.04**-4318
Trifluoperazindihydrochlorid 3060
Trifluoperazini hydrochloridum 3060
Trifluoressigsäure *R* **4.04**-4319
Trifluoressigsäureanhydrid *R* **4.04**-4319
Triflusal **4.06**-5288
Triflusalum **4.06**-5288
Triglycerida saturata media **4.03**-4057
Triglyceride, mittelkettige **4.03**-4057
Trigonellae foenugraeci semen 1329
Trigonellinhydrochlorid *R* **4.04**-4319
Trihexyphenidylhydrochlorid 3065
Trihexyphenidyli hydrochloridum 3065
Trimetazidindihydrochlorid 3066
Trimetazidini dihydrochloridum 3066
Trimethadion 3068
Trimethadionum 3068
Trimethoprim **4.04**-4580
Trimethoprimum **4.04**-4580
Trimethylpentan *R* **4.04**-4319
Trimethylpentan *R* 1 .... **4.04**-4319
1-(Trimethylsilyl)imidazol *R* **4.04**-4319
Trimethylsulfoniumhydroxid *R* **4.04**-4319
Trimipramini maleas 3072
Trimipraminmaleat 3072
2,4,6-Trinitrobenzolsulfonsäure *R* **4.04**-4319
Triphenylmethanol *R* **4.04**-4320
Triphenyltetrazoliumchlorid *R* **4.04**-4320
Triphenyltetrazoliumchlorid-Lösung *R* . **4.04**-4320
Triscyanoethoxypropan *R* **4.04**-4320

Tritici aestivi oleum raffinatum **4.04**-4597
Tritici aestivi oleum virginale 3155
Tritici amylum **4.03**-4071
Trockenextrakte (*siehe* Extrakte) **4.03**-3767
Trockenextrakte
– Aloetrockenextrakt, eingestellter 1137
– Belladonnablättertrockenextrakt,
  eingestellter 1255
– Faulbaumrindentrockenextrakt,
  eingestellter 1858
– Sennesblättertrockenextrakt, eingestellter 2850
– Weißdornblätter-mit-Blüten-Trockenextrakt **4.03**-4070
Trockenrückstand von Extrakten (2.8.16) 233
Trocknen und Glühen bis zur Massekonstanz,
  Definition (*siehe* 1.2) **4.03**-3696
Trocknungsverlust (2.2.32) 57
Trocknungsverlust von Extrakten (2.8.17) 233
Trolamin **4.02**-3666
Trolaminum **4.02**-3666
Trometamol 3075
Trometamol *R* **4.04**-4320
Trometamol-Acetat-Pufferlösung pH 8,5 *R* **4.04**-4339
Trometamol-Aminoessigsäure-Pufferlösung
  pH 8,3 *R* **4.04**-4338
Trometamol-Lösung *R* **4.04**-4320
Trometamol-Lösung *R* 1 .... **4.04**-4320
Trometamol-Natriumedetat-BSA-Pufferlösung
  pH 8,4, albuminhaltige *R* **4.04**-4339
Trometamol-Natriumedetat-Pufferlösung
  pH 8,4 *R* **4.04**-4339
Trometamol-Pufferlösung pH 6,8 (1 mol · l^{-1}) *R* . **4.04**-4336
Trometamol-Pufferlösung pH 7,4 .... **4.06**-4920
Trometamol-Pufferlösung pH 7,4,
  natriumchloridhaltige *R* **4.04**-4338
Trometamol-Pufferlösung pH 7,4,
  natriumchloridhaltige *R* 1 .... **4.06**-4920
Trometamol-Pufferlösung pH 7,5 *R* **4.04**-4338
Trometamol-Pufferlösung pH 7,5
  (0,05 mol · l^{-1}) *R* **4.04**-4338
Trometamol-Pufferlösung pH 8,1 *R* **4.04**-4338
Trometamol-Pufferlösung pH 8,8
  (1,5 mol · l^{-1}) *R* **4.04**-4339
Trometamol-Salzsäure-Pufferlösung pH 3,8 *R* .. **4.04**-4339
Trometamol-Salzsäure-Pufferlösung pH 8,3 *R* .. **4.04**-4339
Trometamolum 3075
Tropfen
– zum Einnehmen (*siehe* Flüssige
  Zubereitungen zum Einnehmen) **4.04**-4358
– zur Anwendung in der Mundhöhle
  (*siehe* Zubereitungen zur Anwendung in der
  Mundhöhle) **4.01**-3228
Tropfpunkt (2.2.17) 34
Tropicamid 3076
Tropicamidum 3076
Trypsin 3077
Trypsin *R* **4.04**-4320
Trypsin zur Peptidmustercharakterisierung *R* ... **4.04**-4320
Trypsinum 3077
Tryptophan 3079
Tryptophan *R* **4.04**-4320
Tryptophanum 3079
TSE, Risikominimierung der Übertragung durch
  Arzneimittel (5.2.8) 616
*Tuberculini aviarii derivatum proteinosum
  purificatum* 3082
*Tuberculini bovini derivatum proteinosum
  purificatum* 3083
*Tuberculini derivatum proteinosum purificatum
  ad usum humanum* 3084
Tuberculinum pristinum ad usum humanum 1151
Tuberkulin aus *Mycobacterium avium*,
  gereinigtes 3082
Tuberkulin aus *Mycobacterium bovis*, gereinigtes ... 3083

Tuberkulin zur Anwendung am Menschen,
  gereinigtes 3084
Tubocurarinchlorid 3087
Tubocurarini chloridum 3087
Tumorigenität (*siehe* 5.2.3) 608
Tylosin für Tiere 3089
Tylosini phosphatis solutio ad usum veterinarium **4.06**-5289
Tylosini tartras ad usum veterinarium 3090
Tylosinphosphat-Lösung als Bulk für Tiere **4.06**-5289
Tylosintartrat für Tiere 3090
Tylosinum ad usum veterinarium 3089
Typhus-Impfstoff 866
Typhus-Impfstoff (gefriergetrocknet) 866
Typhus-Lebend-Impfstoff, oral (Stamm Ty 21a) 867
Typhus-Polysaccharid-Impfstoff **4.02**-3470
Tyramin *R* **4.04**-4321
Tyrosin 3092
Tyrosin *R* **4.04**-4321
Tyrosinum 3092

U

Ubidecarenon **4.03**-4063
Ubidecarenonum **4.03**-4063
Überzogene Granulate (*siehe* Granulate) **4.04**-4361
Überzogene Tabletten (*siehe* Tabletten) **4.01**-3224
Umbelliferon *R* **4.04**-4321
Umschlagpasten (*siehe* Halbfeste Zubereitungen
  zur kutanen Anwendung) **4.03**-3777
Undecylensäure 3098
Unverseifbare Anteile (2.5.7) 129
Ureum 2006
Uridin *R* **4.04**-4321
Urofollitropin 3099
Urofollitropinum 3099
Urokinase 3101
Urokinasum 3101
Uronsäuren in Polysaccharid-Impfstoffen
  (2.5.22) 135
Ursodesoxycholsäure 3103
Ursolsäure *R* **4.04**-4321
Urtica dioica ad praeparationes homoeopathicas . **4.05**-4644
Urtinkturen (*siehe* Homöopathische
  Zubereitungen) **4.04**-4379
Urtinkturen für homöopathische Zubereitungen . **4.05**-4643
Urtitersubstanzen für Maßlösungen (4.2.1) **4.04**-4340
Uvae ursi folium 1243
UV-Analysenlampen (2.1.3) 19
UV-Vis-Spektroskopie (2.2.25) 41

V

Vaccina ad usum humanum **4.02**-3447
Vaccina ad usum veterinarium **4.06**-4941
Vaccinum actinobacillosis inactivatum ad suem . **4.06**-4968
Vaccinum adenovirosidis caninae vivum **4.01**-3251
Vaccinum adenovirosis caninae inactivatum **4.06**-4967
Vaccinum anthracis vivum ad usum veterinarium **4.06**-4997
*Vaccinum aphtharum epizooticarum inactivatum
  ad ruminantes* 931
*Vaccinum bronchitidis infectivae aviariae
  inactivatum* 892
*Vaccinum bronchitidis infectivae aviariae vivum
  cryodesiccatum* 894
*Vaccinum brucellosis (Brucella melitensis stirpe
  Rev. 1) vivum cryodesiccatum ad usum
  veterinarium* **4.06**-4972
*Vaccinum bursitidis infectivae aviariae
  inactivatum* 897
*Vaccinum bursitidis infectivae aviariae vivum
  cryodesiccatum* 899

Ph. Eur. 4. Ausgabe, 6. Nachtrag

Vaccinum calicivirosis felinae inactivatum **4.06**-4974
*Vaccinum calicivirosis felinae vivum
  cryodesiccatum* **4.06**-4975
Vaccinum cholerae 793
Vaccinum cholerae cryodesiccatum 794
*Vaccinum clostridii botulini ad usum
  veterinarium* **4.06**-4970
*Vaccinum clostridii chauvoei ad usum
  veterinarium* **4.06**-4977
*Vaccinum clostridii novyi B ad usum
  veterinarium* **4.06**-4977
*Vaccinum clostridii perfringentis ad usum
  veterinarium* **4.06**-4979
Vaccinum clostridii septici ad usum veterinarium **4.06**-4982
*Vaccinum colibacillosis fetus a partu recentis
  inactivatum ad ruminantes* **4.06**-4986
*Vaccinum colibacillosis fetus a partu recentis
  inactivatum ad suem* **4.06**-4984
Vaccinum diarrhoeae viralis bovinae inactivatum **4.03**-3797
Vaccinum diphtheriae adsorbatum **4.02**-3453
*Vaccinum diphtheriae adulti et adulescentis
  adsorbatum* **4.02**-3455
Vaccinum diphtheriae et tetani adsorbatum **4.02**-3456
*Vaccinum diphtheriae et tetani adulti et
  adulescentis adsorbatum* **4.02**-3458
*Vaccinum diphtheriae, tetani et hepatitidis B
  (ADNr) adsorbatum* **4.03**-3781
*Vaccinum diphtheriae, tetani et pertussis
  adsorbatum* **4.02**-3459
*Vaccinum diphtheriae, tetani, pertussis et
  poliomyelitidis inactivatum adsorbatum* **4.03**-3786
*Vaccinum diphtheriae, tetani, pertussis,
  poliomyelitidis inactivatum et haemophili
  stirpe b coniugatum adsorbatum* **4.03**-3789
*Vaccinum diphtheriae, tetani, pertussis sine cellulis
  ex elementis praeparatum adsorbatum* **4.01**-3233
*Vaccinum diphtheriae, tetani, pertussis sine cellulis
  ex elementis praeparatum et haemophili stirpe b
  coniugatum adsorbatum* **4.01**-3235
*Vaccinum diphtheriae, tetani, pertussis sine cellulis
  ex elementis praeparatum et hepatitidis B
  (ADNr) adsorbatum* **4.01**-3238
*Vaccinum diphtheriae, tetani, pertussis sine cellulis
  ex elementis praeparatum et poliomyelitidis
  inactivatum adsorbatum* **4.01**-3241
*Vaccinum diphtheriae, tetani, pertussis sine cellulis
  ex elementis praeparatum poliomyelitidis
  inactivatum et haemophili stirpe b coniugatum
  adsorbatum* **4.03**-3783
*Vaccinum encephalitidis ixodibus advectae
  inactivatum* 806
*Vaccinum encephalomyelitidis infectivae aviariae
  vivum* 885
Vaccinum erysipelatis suillae inactivatum **4.06**-5013
Vaccinum febris flavae vivum 809
Vaccinum febris typhoidi 866
Vaccinum febris typhoidi cryodesiccatum 866
Vaccinum febris typhoidis polysaccharidicum ... **4.02**-3470
*Vaccinum febris typhoidis vivum perorale
  (stirpe Ty 21a)* 867
*Vaccinum furunculosidis ad salmonidas
  inactivatum cum adiuvatione oleosa
  ad iniectionem* **4.06**-4992
Vaccinum haemophili stirpe b coniugatum 813
Vaccinum hepatitidis A inactivatum adsorbatum . 817
*Vaccinum hepatitidis A inactivatum et
  hepatitidis B (ADNr) adsorbatum* 820
Vaccinum hepatitidis A inactivatum virosomale . **4.02**-3461
Vaccinum hepatitidis B (ADNr) 821
Vaccinum hepatitidis viralis anatis vivum 919
Vaccinum herpesviris equini inactivatum 920
*Vaccinum inactivatum diarrhoeae vituli coronaviro
  illatae* **4.06**-4989

*Vaccinum inactivatum diarrhoeae vituli rotaviro
 illatae* **4.06**-5011
Vaccinum influenzae equi inactivatum **4.06**-4994
Vaccinum influenzae inactivatum ad suem **4.04**-4375
*Vaccinum influenzae inactivatum ex corticis
 antigeniis praeparatum* 828
*Vaccinum influenzae inactivatum ex corticis
 antigeniis praeparatum virosomale* **4.06**-4961
*Vaccinum influenzae inactivatum ex viris integris
 praeparatum* 823
*Vaccinum influenzae inactivatum ex virorum
 fragmentis praeparatum* 825
*Vaccinum laryngotracheitidis infectivae aviariae
 vivum ad pullum* 887
Vaccinum leptospirosis ad usum veterinarium 927
Vaccinum leucosis felinae inactivatum 928
Vaccinum meningococcale polysaccharidicum 834
Vaccinum morbi Aujeszkyi ad suem inactivatum 880
*Vaccinum morbi Aujeszkyi ad suem vivum
 cryodesiccatum ad usum parenterale* 882
*Vaccinum morbi Carrei vivum cryodesiccatum
 ad canem* 958
*Vaccinum morbi Carrei vivum cryodesiccatum
 ad mustelidas* 957
Vaccinum morbi Marek vivum 929
*Vaccinum morbi partus diminutionis MCMLXXVI
 inactivatum ad pullum* **4.06**-4990
*Vaccinum morbillorum, parotitidis et rubellae
 vivum* 832
Vaccinum morbillorum vivum 830
Vaccinum myxomatosidis vivum ad cuniculum .. **4.06**-4998
*Vaccinum panleucopeniae felinae infectivae
 inactivatum* **4.06**-4999
*Vaccinum panleucopeniae felinae infectivae
 vivum* **4.06**-5001
*Vaccinum parainfluenzae viri bovini vivum
 cryodesiccatum* **4.06**-5002
Vaccinum parainfluenzae viri canini vivum **4.03**-3795
Vaccinum paramyxoviris 3 aviarii inactivatum 888
Vaccinum parotitidis vivum 836
Vaccinum parvovirosis caninae inactivatum **4.06**-5004
Vaccinum parvovirosis caninae vivum **4.06**-5005
Vaccinum parvovirosis inactivatum ad suem 943
Vaccinum pertussis **4.02**-3467
Vaccinum pertussis adsorbatum **4.02**-3466
*Vaccinum pertussis sine cellulis copurificatum
 adsorbatum* 843
*Vaccinum pertussis sine cellulis ex elementis
 praeparatum adsorbatum* **4.01**-3244
*Vaccinum pestis classicae suillae vivum
 cryodesiccatum* 954
Vaccinum pneumococcale polysaccharidicum 847
Vaccinum poliomyelitidis inactivatum 850
Vaccinum poliomyelitidis perorale 854
Vaccinum pseudopestis aviariae inactivatum 934
*Vaccinum pseudopestis aviariae vivum
 cryodesiccatum* 936
Vaccinum rabiei ex cellulis ad usum humanum 863
*Vaccinum rabiei inactivatum ad usum
 veterinarium* **4.06**-5016
Vaccinum rabiei perorale vivum ad vulpem 964
*Vaccinum rhinitidis atrophicantis ingravescentis
 suillae inactivatum* **4.06**-5007
*Vaccinum rhinotracheitidis infectivae bovinae
 vivum cryodesiccatum* **4.06**-4971
*Vaccinum rhinotracheitidis viralis felinae
 inactivatum* **4.06**-5010
*Vaccinum rhinotracheitidis viralis felinae vivum
 cryodesiccatum* 953
Vaccinum rubellae vivum 859
Vaccinum tetani ad usum veterinarium **4.06**-5014
Vaccinum tetani adsorbatum **4.02**-3468
Vaccinum tuberculosis (BCG) cryodesiccatum 791
Vaccinum varicellae vivum **4.05**-4635

*Vaccinum variolae gallinaceae vivum
 cryodesiccatum* 917
Vaccinum vibriosidis ad salmonideos inactivatum 965
*Vaccinum vibriosidis aquae frigidae inactivatum
 ad salmonideos* 967
*Vaccinum viri syncytialis meatus spiritus bovini
 vivum cryodesiccatum* 947
Vaginalemulsionen (*siehe* Zubereitungen zur
 vaginalen Anwendung) 787
Vaginalia 786
Vaginalkapseln (*siehe* Zubereitungen zur
 vaginalen Anwendung) 787
Vaginallösungen (*siehe* Zubereitungen zur
 vaginalen Anwendung) 787
Vaginalschäume (*siehe* Zubereitungen zur
 vaginalen Anwendung) 788
Vaginalsuspensionen (*siehe* Zubereitungen zur
 vaginalen Anwendung) 787
Vaginaltabletten (*siehe* Zubereitungen zur
 vaginalen Anwendung) 787
Vaginaltampons (*siehe* Zubereitungen zur
 vaginalen Anwendung) 788
Vaginalzäpfchen (*siehe* Zubereitungen zur
 vaginalen Anwendung) 786
– Bruchfestigkeit (2.9.24) 274
– Zerfallszeit (2.9.2) 239
Valencen *R* **4.06**-4918
Valerianae radix 1245
Valeriansäure *R* **4.04**-4321
Valin 3107
Valinum 3107
Valproinsäure 3108
Vanadin-Lösung (1 g · l^{-1} V) *R* **4.04**-4332
Vanadin-Schwefelsäure *R* **4.04**-4321
Vanadium(V)-oxid *R* **4.04**-4321
Vancomycinhydrochlorid 3109
Vancomycini hydrochloridum 3109
Vanillin 3111
Vanillin *R* **4.04**-4322
Vanillin-Phosphorsäure-Lösung *R* **4.04**-4322
Vanillin-Reagenz *R* **4.04**-4322
Vanillinum 3111
Varizellen-Immunglobulin vom Menschen 3112
Varizellen-Immunglobulin vom Menschen
 zur intravenösen Anwendung 3113
Varizellen-Lebend-Impfstoff **4.05**-4635
Vaselin, gelbes 3113
Vaselin, weißes **4.05**-4827
Vaselin, weißes *R* **4.04**-4322
Vaselinum album **4.05**-4827
Vaselinum flavum 3113
Vektorimpfstoffe (*siehe* Impfstoffe für Tiere) ... **4.06**-4941
Verapamilhydrochlorid 3114
Verapamili hydrochloridum 3114
Verbandwatte aus Baumwolle 3117
Verbandwatte aus Viskose 3118
Verbasci flos 2190
Verbenon *R* **4.04**-4322
Verdampfungsrückstand von ätherischen Ölen
 (2.8.9) 226
Verfahren zur Amplifikation von Nukleinsäuren
 (2.6.21) 190
Vergleichstabelle der Porosität von Glassinter-
 tiegeln (2.1.2) 19
Vermehrungsfähige Keime, mikrobiologische
 Prüfung nicht steriler Produkte (*siehe* 2.6.12) 162
Verseifungszahl (2.5.6) **4.06**-4873
Verunreinigungen (*siehe* 1.4) **4.03**-3700
Vibriose-Impfstoff (inaktiviert) für Salmoniden 965
Vibriose-Impfstoff (inaktiviert) für Salmoniden,
 Kaltwasser- 967
Vinblastini sulfas 3120
Vinblastinsulfat 3120
Vincristini sulfas **4.04**-4587

Vincristinsulfat **4.04**-4587
Vindesini sulfas 3123
Vindesinsulfat 3123
Vinylacetat *R* **4.04**-4322
Vinylchlorid *R* **4.04**-4322
Vinylpolymer zur Chromatographie,
   octadecylsilyliertes *R* **4.04**-4322
2-Vinylpyridin *R* **4.04**-4323
1-Vinylpyrrolidin-2-on *R* **4.04**-4323
Violae herba cum floris 2907
Virusdiarrhö-Impfstoff (inaktiviert) für Rinder .. **4.03**-3797
Virusimpfstoffe (*siehe* Impfstoffe für Tiere) **4.06**-4941
Virus-Lebend-Impfstoffe für Menschen, Prüfung
   auf fremde Agenzien (2.6.16) 183
Virus-Lebend-Impfstoffe, Neurovirulenz, Prüfung
   (2.6.18) 187
Viskosität
   – dynamische (2.2.8) 30
   – kinematische (2.2.8) 30
Viskositätskoeffizient (*siehe* 2.2.8) 30
Vitamin A **4.02**-3671
Vitamin A, ölige Lösung von **4.02**-3673
Vitamin A, wasserdispergierbares **4.02**-3676
Vitamin-A-Pulver **4.02**-3674
Vitaminum A **4.02**-3671
Vitaminum A densatum oleosum **4.02**-3673
Vitaminum A in aqua dispergibile **4.02**-3676
Vitaminum A pulvis **4.02**-3674
Vitexin *R* **4.04**-4323
Vogelknöterichkraut **4.05**-4828
VZ, Verseifungszahl (*siehe* 2.5.6) **4.06**-4873

W

Wacholderbeeren 3135
Wacholderöl **4.01**-3399
Wachs, gebleichtes **4.05**-4833
Wachs, gelbes **4.05**-4834
Wässrige Lösungen, Prüfung auf Sterilität
   (*siehe* 2.6.1) **4.06**-4879
Warfarin-Natrium **4.04**-4593
Warfarin-Natrium-Clathrat **4.04**-4594
Warfarinum natricum **4.04**-4593
Warfarinum natricum clathratum **4.04**-4594
Warnhinweise (*siehe* 1.4) **4.03**-3700
Wasser
   – Bestimmung durch Destillation (2.2.13) 33
   – Coulometrische Titration (2.5.32) 139
   – in ätherischen Ölen (2.8.5) 226
   – in Gasen (2.5.28) 138
   – Mikrobestimmung (2.5.32) 139
Wasser *R* **4.04**-4323
(D_2)Wasser *R* **4.04**-4324
(D_2)Wasser *R* 1 .... **4.06**-4919
Wasser, ammoniumfreies *R* **4.04**-4323
Wasser aufnehmende Salben (*siehe* Halbfeste
   Zubereitungen zur kutanen Anwendung) **4.03**-3776
Wasser, destilliertes *R* **4.04**-4323
Wasser für Injektionszwecke **4.04**-4595
Wasser für Injektionszwecke *R* **4.04**-4323
Wasser, gereinigtes **4.02**-3681
Wasser, hochgereinigtes **4.03**-4067
Wasser, kohlendioxidfreies *R* **4.04**-4323
Wasser, Mikrobestimmung (2.5.32) 139
Wasser, nitratfreies *R* **4.04**-4323
Wasser, partikelfreies *R* **4.04**-4323
Wasser zum Verdünnen konzentrierter Hämo-
   dialyselösungen **4.03**-4068
Wasser zur Chromatographie *R* **4.04**-4324
Wasserbad, Definition (*siehe* 1.2) **4.03**-3696
[^{15}O]Wasser-Injektionslösung 1056
[^{3}H]Wasser-Injektionslösung, Tritiiertes- 1058

Wassernabelkraut, asiatisches 3146
Wasserstoff zur Chromatographie *R* **4.04**-4324
Wasserstoffperoxid-Lösung 30 % 3148
Wasserstoffperoxid-Lösung 30 % *R* **4.04**-4324
Wasserstoffperoxid-Lösung 3 % 3149
Wasserstoffperoxid-Lösung 3 % *R* **4.04**-4324
Wasserstoffperoxid-Lösung (10 ppm H_2O_2) *R* .. **4.05**-4629
Weichkapseln (*siehe* Kapseln) 755
Weidenrinde 3149
Weinsäure 3152
Weinsäure *R* **4.04**-4324
Weißdornblätter mit Blüten 3152
Weißdornblätter-mit-Blüten-Trockenextrakt **4.03**-4070
Weißdornfrüchte 3154
Weizenkeimöl, natives 3155
Weizenkeimöl, raffiniertes **4.04**-4597
Weizenstärke **4.03**-4071
Wermutkraut 3158
Wertbestimmung von Antibiotika, mikro-
   biologische (2.7.2) **4.06**-4893
Wertbestimmung von Antithrombin III
   vom Menschen (2.7.17) 219
Wertbestimmung von Blutgerinnungsfaktor II
   vom Menschen (2.7.18) 220
Wertbestimmung von Blutgerinnungsfaktor VII
   vom Menschen (2.7.10) 214
Wertbestimmung von Blutgerinnungsfaktor VIII
   (2.7.4) 205
Wertbestimmung von Blutgerinnungsfaktor IX
   vom Menschen (2.7.11) 215
Wertbestimmung von Blutgerinnungsfaktor X
   vom Menschen (2.7.19) **4.03**-3725
Wertbestimmung von Blutgerinnungsfaktor XI
   vom Menschen (2.7.22) **4.02**-3424
Wertbestimmung von Heparin (2.7.5) 207
Wertbestimmung von Heparin in Blutgerinnungs-
   faktoren (2.7.12) **4.03**-3725
Wirkstofffreisetzung aus festen Arzneiformen
   (2.9.3) **4.04**-4101
Wirkstofffreisetzung aus Transdermalen Pflastern
   (2.9.4) **4.06**-4907
Wirkstofffreisetzung aus wirkstoffhaltigen
   Kaugummis (2.9.25) 276
Wirkstoffhaltige Kaugummis 756
   – Wirkstofffreisetzung (2.9.25) 276
Wirkstoffhaltige Pflaster (*siehe* Halbfeste
   Zubereitungen zur kutanen Anwendung) **4.03**-3777
Wirkstoffhaltige Schäume 761
Wirkstoffhaltige Tampons 766
Wolframatokieselsäure *R* **4.04**-4324
Wolframatophosphorsäure-Lösung *R* **4.04**-4324
Wollblumen/Königskerzenblüten 2190
Wollwachs **4.03**-4072
Wollwachs, hydriertes **4.01**-3400
Wollwachs, wasserhaltiges 3167
Wollwachsalkohole **4.03**-4077
Wurzeldrogen
   – Angelikawurzel **4.02**-3491
   – Baldrianwurzel 1245
   – Eibischwurzel 1752
   – Enzianwurzel **4.06**-5128
   – Gelbwurz, javanische 1940
   – Ginsengwurzel 1947
   – Hauhechelwurzel 2009
   – Ingwerwurzelstock 2085
   – Ipecacuanhapulver, eingestelltes 2121
   – Ipecacuanhawurzel 2123
   – Knoblauchpulver 2189
   – Liebstöckelwurzel **4.02**-3591
   – Mäusedornwurzelstock **4.02**-3597
   – Primelwurzel 2743
   – Queckenwurzelstock 2785
   – Ratanhiawurzel 2794
   – Rhabarberwurzel 2798

- Senegawurzel 2847
- Süßholzwurzel 2917
- Taigawurzel **4.06**-5273
- Teufelskrallenwurzel **4.03**-4051
- Tormentillwurzelstock 3042

X

Xanthangummi 3173
Xanthani gummi 3173
Xanthine, Identitätsreaktion (*siehe* 2.3.1) 99
Xanthydrol *R* **4.04**-4324
Xanthydrol *R* 1 ....**4.04**-4324
Xanthydrol-Lösung *R* **4.04**-4324
[^{133}Xe]Xenon-Injektionslösung 1059
Xenoni[^{133}Xe] solutio iniectabilis 1059
Xylazinhydrochlorid für Tiere 3174
Xylazini hydrochloridum ad usum veterinarium 3174
Xylenolorange *R* **4.04**-4325
Xylenolorange-Verreibung *R* **4.04**-4325
Xylitol **4.02**-3687
Xylitolum **4.02**-3687
Xylol *R* **4.04**-4325
m-Xylol *R* **4.04**-4325
o-Xylol *R* **4.04**-4325
Xylometazolinhydrochlorid 3178
Xylometazolini hydrochloridum 3178
Xylose 3179
Xylose *R* **4.04**-4325
Xylosum 3179

Z

Zähflüssige Extrakte (*siehe* Extrakte) **4.03**-3767
Zäpfchen (*siehe* Zubereitungen zur rektalen
 Anwendung) 784
Zellbanksystem
- (*siehe* 5.2.1) 603
- (*siehe* 5.2.3) 607

Zellen, diploide, für die Herstellung von Impf-
 stoffen für Menschen (*siehe* 5.2.3) 606
Zellkulturen für die Herstellung von Impfstoffen
 für Menschen (5.2.3) 606
Zellkulturen für die Herstellung von Impfstoffen
 für Tiere (5.2.4) 609
Zelllinien (*siehe* 5.2.1) 603
- diploide (*siehe* 5.2.3) 607
- kontinuierliche (*siehe* 5.2.3) 607
Zerfallszeit von Suppositorien und Vaginal-
 zäpfchen (2.9.2) 239
Zerfallszeit von Tabletten und Kapseln (2.9.1) . . **4.06**-4905
Zidovudin 3183
Zidovudinum 3183
Zimtaldehyd *R* **4.04**-4325
trans-Zimtaldehyd *R* **4.04**-4325
Zimtblätteröl 3185
Zimtöl 3186
Zimtrinde 3188
Zimtrindentinktur **4.02**-3691
Zinci acetas dihydricus **4.06**-5295
Zinci acexamas 3190
Zinci chloridum 3192
Zinci oxidum 3193
Zinci stearas 3194
Zinci sulfas heptahydricus **4.03**-4081
Zinci sulfas hexahydricus **4.03**-4081
Zinci undecylenas 3195
Zingiberis rhizoma 2085
Zink
- Identitätsreaktion (*siehe* 2.3.1) 99
- komplexometrische Titration (*siehe* 2.5.11) 131

Zink *R* **4.04**-4326
Zink *RV* **4.04**-4340
Zink, aktiviertes *R* **4.04**-4326
Zinkacetat *R* **4.04**-4326
Zinkacetat-Dihydrat **4.06**-5295
Zinkacetat-Lösung *R* **4.04**-4326
Zinkacexamat 3190
Zinkchlorid 3192
Zinkchlorid *R* **4.04**-4326
Zinkchlorid-Ameisensäure *R* **4.04**-4326
Zinkchlorid-Lösung (0,05 mol · l^{-1}) **4.04**-4346
Zinkchlorid-Lösung, iodhaltige *R* **4.04**-4326
Zinkiodid-Stärke-Lösung *R* **4.04**-4326
Zink-Lösung (5 mg · ml^{-1} Zn) *R* **4.04**-4332
Zink-Lösung (100 ppm Zn) *R* **4.04**-4332
Zink-Lösung (10 ppm Zn) *R* **4.04**-4332
Zink-Lösung (5 ppm Zn) *R* **4.04**-4332
Zinkoxid 3193
Zinkoxid *R* **4.04**-4326
Zinkstaub *R* **4.04**-4326
Zinkstearat 3194
Zinksulfat *R* **4.04**-4326
Zinksulfat-Heptahydrat **4.03**-4081
Zinksulfat-Hexahydrat **4.03**-4081
Zinksulfat-Lösung (0,1 mol · l^{-1}) **4.04**-4346
Zinkundecylenat 3195
Zinn *R* **4.04**-4327
Zinn(II)-chlorid *R* **4.04**-4327
Zinn(II)-chlorid-Dihydrat 3196
Zinn(II)-chlorid-Lösung *R* **4.04**-4327
Zinn(II)-chlorid-Lösung *R* 1 ....**4.04**-4327
Zinn(II)-chlorid-Lösung *R* 2 ....**4.04**-4327
Zinn-Lösung (5 ppm Sn) *R* **4.04**-4332
Zinn-Lösung (0,1 ppm Sn) *R* **4.04**-4333
Zinn-Lösung (1000 ppm Sn), ölige *R* **4.04**-4333
Zirconiumchlorid *R* **4.04**-4327
Zirconium-Lösung (1 g · l^{-1} Zr) *R* **4.04**-4333
Zirconiumnitrat *R* **4.04**-4327
Zirconiumnitrat-Lösung *R* **4.04**-4327
Zirkulardichroismus (2.2.41) 67
Zitzensprays (*siehe* Flüssige Zubereitungen zur
 kutanen Anwendung am Tier) 749
Zitzentauchmittel (*siehe* Flüssige Zubereitungen
 zur kutanen Anwendung am Tier) 749
Zolpidemi tartras **4.05**-4837
Zolpidemtartrat **4.05**-4837
Zonenelektrophorese (*siehe* 2.2.31) 51
Zopiclon **4.06**-5296
Zopiclonum **4.06**-5296
Zubereitungen aus pflanzlichen Drogen 725
Zubereitungen, die in Dampf überführt werden
 (*siehe* Zubereitungen zur Inhalation) **4.04**-4366
Zubereitungen für Wiederkäuer 768
Zubereitungen in Druckbehältnissen 769
Zubereitungen in Druckgas-Dosierinhalatoren
 (*siehe* Zubereitungen zur Inhalation) **4.04**-4367
Zubereitungen zum Auftropfen (*siehe* Flüssige
 Zubereitungen zur kutanen Anwendung am
 Tier) 749
Zubereitungen zum Spülen 769
Zubereitungen zum Übergießen (*siehe* Flüssige
 Zubereitungen zur kutanen Anwendung am
 Tier) 749
Zubereitungen zur Anwendung am Auge **4.04**-4363
- halbfeste (*siehe* Zubereitungen zur Anwen-
 dung am Auge) **4.04**-4365
- Prüfung auf Sterilität (*siehe* 2.6.1) **4.06**-4881
Zubereitungen zur Anwendung am Ohr 773
- halbfeste (*siehe* Zubereitungen zur Anwen-
 dung am Ohr) 774
Zubereitungen zur Anwendung in der Mund-
 höhle **4.01**-3227

Ph. Eur. 4. Ausgabe, 6. Nachtrag

Zubereitungen zur Inhalation **4.04**-4366
- flüssige (*siehe* Zubereitungen zur
  Inhalation) **4.04**-4366
Zubereitungen zur Inhalation: Aerodynamische
  Beurteilung feiner Teilchen (2.9.18) 257
Zubereitungen zur intramammären Anwendung
  für Tiere 780
Zubereitungen zur nasalen Anwendung 781
- halbfeste (*siehe* Zubereitungen zur nasalen
  Anwendung) 783

Zubereitungen zur rektalen Anwendung 783
- halbfeste (*siehe* Zubereitungen zur rektalen
  Anwendung) 785
Zubereitungen zur vaginalen Anwendung 786
- halbfeste (*siehe* Zubereitungen zur vaginalen
  Anwendung) 788
Zucker-Stärke-Pellets 3201
Zuclopenthixoldecanoat 3202
Zuclopenthixoli decanoas 3202

Für Notizen

Für Notizen

Für Notizen

Für Notizen

Für Notizen

Für Notizen

Wichtiger Hinweis
zu den „Allgemeinen Monographien"

Das Europäische Arzneibuch enthält eine Anzahl allgemeiner Monographien, die Gruppen von Produkten umfassen. Diese „Allgemeinen Monographien" beinhalten Anforderungen, die auf alle Produkte der entsprechenden Gruppe anwendbar sind oder in einigen Fällen für jedes Produkt der jeweiligen Gruppe, für das eine Einzelmonographie im Arzneibuch enthalten ist (siehe „Allgemeine Vorschriften, Allgemeine Monographien"). Falls in der Einleitung keine Einschränkung des Anwendungsbereichs der allgemeinen Monographie angegeben ist, gilt diese für alle Produkte der definierten Gruppe, unabhängig davon, ob ein bestimmtes Produkt in einer Einzelmonographie im Arzneibuch beschrieben ist.

Wann immer eine Monographie angewendet wird, muss unbedingt abgeklärt werden, ob eine allgemeine Monographie auf das jeweilige Produkt anwendbar ist. Die nachstehend aufgelisteten Texte werden unter „Allgemeine Monographien" abgedruckt, wenn nichts anderes angegeben ist. Die nachfolgende Liste wird wann immer nötig auf den neuesten Stand gebracht und in jedem Nachtrag abgedruckt.

– Allergenzubereitungen
– Darreichungsformen (siehe gesondertes Kapitel „Darreichungsformen")
– DNA-rekombinationstechnisch hergestellte Produkte
– Extrakte
– Fermentationsprodukte
– Homöopathische Zubereitungen (abgedruckt im Kapitel „Homöopathische Zubereitungen und Einzelmonographien zu Stoffen für homöopathische Zubereitungen")
– Immunsera von Tieren zur Anwendung am Menschen
– Immunsera für Tiere
– Impfstoffe für Menschen
– Impfstoffe für Tiere
– Pflanzliche Drogen
– Pflanzliche Drogen für homöopathische Zubereitungen (abgedruckt im Kapitel „Homöopathische Zubereitungen und Einzelmonographien zu Stoffen für homöopathische Zubereitungen")
– Pflanzliche Drogen zur Teebereitung
– Pflanzlichen Drogen, Zubereitungen aus
– Pflanzliche fette Öle
– Produkte mit dem Risiko der Übertragung von Erregern der spongiformen Enzephalopathie tierischen Ursprungs
– Radioaktive Arzneimittel
– Substanzen zur pharmazeutischen Verwendung
– Urtinkturen für homöopathische Zubereitungen (abgedruckt im Kapitel „Homöopathische Zubereitungen und Einzelmonographien zu Stoffen für homöopathische Zubereitungen")

Wichtiger Hinweis
zu den „Verunreinigungen"

Für den Monographieabschnitt „Verunreinigungen" wurde **im Nachtrag 4.06** eine Terminologieänderung eingeführt. In Übereinstimmung mit den ICH-Richtlinien wird der Ausdruck „Spezifizierte Verunreinigungen" für Verunreinigungen verwendet, für die ein definiertes individuelles Akzeptanzkriterium gilt.

Die Monographien des Europäischen Arzneibuchs wurden unter Berücksichtigung der erwähnten spezifizierten Verunreinigungen ausgearbeitet.

Die Monographien zu den einzelnen Substanzen gelten in Verbindung mit der allgemeinen Monographie **Substanzen zur pharmazeutischen Verwendung (Corpora ad usum pharmaceuticum)**, die in revidierter Fassung in den Nachtrag 4.06 aufgenommen wurde.

Europäisches Arzneibuch
4. Ausgabe
6. Nachtrag

Europäisches Arzneibuch

4. Ausgabe
6. Nachtrag

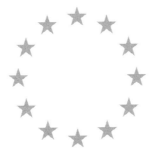

Amtliche deutsche Ausgabe

Deutscher Apotheker Verlag Stuttgart
Govi-Verlag - Pharmazeutischer Verlag GmbH Eschborn

Wichtige Adressen

Bundesinstitut für Arzneimittel und Medizinprodukte
FG Arzneibuch, Allgemeine Analytik
Kurt-Georg-Kiesinger-Allee 3
D-53175 Bonn

Europäisches Direktorat für die Qualität von Arzneimitteln (EDQM) des Europarats
226, Avenue de Colmar – BP 907
F-67029 Strasbourg Cedex 1, France

Fax: 00 33-388-41 27 71
Internet: http://www.pheur.org

	E-Mail	**Tel.**
CD-ROM	cdromtech@pheur.org	00 33-388-41 20 00 (Vermittlung)
Monographien	monographs@pheur.org	00 33-388-41 20 00 (Vermittlung)
Referenzsubstanzen	CRS@pheur.org	00 33-388-41 20 35
Veranstaltungen	publicrelations@pheur.org	00 33-388-41 28 15
Veröffentlichungen	publications@pheur.org	00 33-388-41 20 36
Zertifizierung	certification@pheur.org	00 33-388-41 20 00 (Vermittlung)
Sonstige Informationen	info@pheur.org	00 33-388-41 20 00 (Vermittlung)

Vertragsstaaten, die das Übereinkommen über die Ausarbeitung eines Europäischen Arzneibuchs unterzeichnet haben und Mitglied der Europäischen Arzneibuch-Kommission sind (Stand: Oktober 2003)

- Belgien
- Bosnien-Herzegowina
- Dänemark
- Deutschland
- Estland
- Finnland
- Frankreich
- Griechenland
- Irland
- Island
- Italien
- Kroatien
- Lettland
- Großherzogtum Luxemburg
- Ex-jugoslawische Republik Mazedonien
- Niederlande
- Norwegen
- Österreich
- Portugal
- Rumänien
- Schweden
- Schweiz
- Serbien und Montenegro
- Slowakische Republik
- Slowenien
- Spanien
- Tschechische Republik
- Türkei
- Ungarn
- Vereinigtes Königreich Großbritannien
- Zypern
- Europäische Union

Europäisches Arzneibuch 4. Ausgabe, 6. Nachtrag
ISBN 3-7692-3323-9

© Printed in Germany
Satz: Satz-Rechen-Zentrum Hartmann + Heenemann, Berlin
Druck: C. H. Beck, Nördlingen
Buchbinder: Sigloch, Blaufelden
Einbandgestaltung: Atelier Schäfer, Esslingen

BEKANNTMACHUNG ZUM EUROPÄISCHEN ARZNEIBUCH

4. Ausgabe, 6. Nachtrag,

Amtliche deutsche Ausgabe[1]

Vom 4. Juni 2004
(Bundesanzeiger Seite 13 398)

1. Im Rahmen des Übereinkommens über die Ausarbeitung eines Europäischen Arzneibuchs vom 22. Juli 1964, revidiert durch das Protokoll vom 16. November 1989 (BGBl. 1993 II S. 15), dem die Bundesrepublik Deutschland beigetreten ist (Gesetz vom 4. Juli 1973, BGBl. 1973 II S. 701) und dem inzwischen 31 Vertragsstaaten sowie die Europäische Gemeinschaft angehören, erfolgt die Ausarbeitung der Monographien und anderer Texte des Europäischen Arzneibuchs. Mit dem Beitritt zu diesem Übereinkommen hat sich die Bundesrepublik Deutschland verpflichtet, die von der Europäischen Arzneibuch-Kommission in Straßburg beschlossenen Monographien und anderen Texte des Europäischen Arzneibuchs entsprechend § 55 Abs. 2 des Arzneimittelgesetzes in geltende Normen zu überführen.

2. Die Europäische Arzneibuch-Kommission hat am 13. November 2002 beschlossen, dem Gesundheitsausschuss (Teilabkommen) des Europarates den 1. Januar 2004 als Termin für die Übernahme des 6. Nachtrags zur 4. Ausgabe des Europäischen Arzneibuchs in den Vertragsstaaten zu empfehlen.

3. Der Gesundheitsausschuss (Teilabkommen) des Europarates hat am 14. November 2002 mit der Resolution AP-CSP (02) 5 den 1. Januar 2004 als Termin für die Übernahme des 6. Nachtrags zur 4. Ausgabe des Europäischen Arzneibuchs in den Vertragsstaaten des Übereinkommens über die Ausarbeitung eines Europäischen Arzneibuchs festgelegt.

4. Der 6. Nachtrag zur 4. Ausgabe des Europäischen Arzneibuchs umfasst neben korrigierten Monographien neue und revidierte Monographien sowie neue und revidierte andere Texte, die von der Europäischen Arzneibuch-Kommission auf deren Sitzung vom 13. bis zum 15. November 2002 beschlossen wurden.

5. Der 6. Nachtrag zur 4. Ausgabe des Europäischen Arzneibuchs wird vom Europarat in Straßburg in englischer („European Pharmacopoeia, Supplement 4.6") und französischer Sprache („Pharmacopée Européenne, Addendum 4.6"), den Amtssprachen des Europarates, herausgegeben. Er wurde unter Beteiligung der zuständigen Behörden Deutschlands, Österreichs und der Schweiz in die deutsche Sprache übersetzt.

6. Die übersetzten Monographien und anderen Texte des 6. Nachtrags zur 4. Ausgabe des Europäischen Arzneibuchs werden hiermit nach § 55 Abs. 7 des Arzneimittelgesetzes als „Europäisches Arzneibuch, 4. Ausgabe, 6. Nachtrag, Amtliche deutsche Ausgabe" bekannt gemacht.

7. Das geltende Europäische Arzneibuch, Amtliche deutsche Ausgabe, umfasst nunmehr die amtlichen deutschen Ausgaben des Europäischen Arzneibuchs, 4. Ausgabe, und des Europäischen Arzneibuchs, 4. Ausgabe, 1., 2., 3., 4., 5. und 6. Nachtrag.

8. Das Europäische Arzneibuch, 4. Ausgabe, 6. Nachtrag, Amtliche deutsche Ausgabe, kann beim Deutschen Apotheker Verlag, Stuttgart, bezogen werden.

9. Mit Beginn der Geltung des Europäischen Arzneibuchs, 4. Ausgabe, 6. Nachtrag, Amtliche deutsche Ausgabe, wird die „Bekanntmachung zum Europäischen Arzneibuch, 4. Ausgabe, 6. Nachtrag" vom 12. Dezember 2003 (BAnz. S. 26 045) aufgehoben.

10. Das Europäische Arzneibuch, 4. Ausgabe, 6. Nachtrag, Amtliche deutsche Ausgabe, gilt ab dem 1. September 2004.

11. Für Arzneimittel, die sich am 1. September 2004 in Verkehr befinden und die die Anforderungen der Monographien sowie die Anforderungen der anderen Texte des Europäischen Arzneibuchs, 4. Ausgabe, 6. Nachtrag, nicht erfüllen oder nicht nach deren Vorschriften hergestellt, geprüft oder bezeichnet worden sind, aber den am 31. August 2004 geltenden Vorschriften entsprechen, findet diese Bekanntmachung erst ab dem 1. September 2005 Anwendung.

Bonn, den 4. Juni 2004
113-5031-11

Bundesministerium für Gesundheit
und Soziale Sicherung

Im Auftrag
Dr. Gert Schorn

---

[1] Diese Bekanntmachung ergeht im Anschluss an die Bekanntmachung des Bundesministeriums für Gesundheit und Soziale Sicherung vom 12. Dezember 2003 (BAnz. S. 26 045) zum Europäischen Arzneibuch, 4. Ausgabe, 6. Nachtrag sowie in Verbindung mit der Bekanntmachung des Bundesministeriums für Gesundheit und Soziale Sicherung zum Deutschen Arzneibuch 2004 vom 2. Juni 2004 (BAnz. S. 13 398).

INHALTSVERZEICHNIS

Erläuterungen zu Monographien	A
Wichtige Hinweise zu den „Allgemeinen Monographien" und zu den „Verunreinigungen"	B
Wichtige Adressen	IV
Bekanntmachung zum Europäischen Arzneibuch	V
Inhaltsverzeichnis	VII

Übersichten — IX

1. Änderungen seit dem 5. Nachtrag zur 4. Ausgabe — IX

- Neue Texte — IX
- Revidierte Texte — IX
- Berichtigte Texte — XI
- Gestrichene Texte — XII
- Titeländerungen — XII

2. Verzeichnis aller Texte der 4. Ausgabe — XII

Allgemeiner Teil

2 Allgemeine Methoden	4841
4 Reagenzien	4911
5 Allgemeine Texte	4923

Monographiegruppen

Allgemeine Monographien	4939
Einzelmonographien zu Darreichungsformen	4951
Einzelmonographien zu Impfstoffen für Menschen	4957
Einzelmonographien zu Impfstoffen für Tiere	4965
Einzelmonographien zu Radioaktiven Arzneimitteln	5019
Einzelmonographien zu Nahtmaterial für Menschen	5029
Homöopathische Zubereitungen und Einzelmonographien zu Stoffen für homöopathische Zubereitungen	5037

Monographien A–Z — 5041

Gesamtregister (liegt als gesondertes Heft bei)

Die „Allgemeinen Vorschriften" gelten für alle Monographien und sonstigen Texte

ÜBERSICHTEN

1. Änderungen seit dem 5. Nachtrag zur 4. Ausgabe

Neue Texte

Allgemeiner Teil

2.2.55   Peptidmustercharakterisierung
2.2.56   Aminosäurenanalyse

Monographiegruppen

Einzelmonographien zu Impfstoffen für Menschen
BCG zur Immuntherapie
Influenza-Spaltimpfstoff aus Oberflächenantigen (inaktiviert, Virosom)

Einzelmonographien zu Impfstoffen für Tiere
Coronavirusdiarrhö-Impfstoff (inaktiviert) für Kälber
Myxomatose-Lebend-Impfstoff für Kaninchen
Rotavirusdiarrhö-Impfstoff (inaktiviert) für Kälber

Einzelmonographien zu Radioaktiven Arzneimitteln
(5-Methyl[^{11}C])Flumazenil-Injektionslösung
[^{99m}Tc]Technetium-Sestamibi-Injektionslösung

Homöopathische Zubereitungen und Einzelmonographien zu Stoffen für homöopathische Zubereitungen
Johanniskraut für homöopathische Zubereitungen

Monographien A–Z

Acriflaviniummonochlorid
Atropin
Azithromycin
Belladonnatinktur, Eingestellte
Celiprololhydrochlorid
Clarithromycin
Clazuril für Tiere
Codergocrinmesilat
Dimethylacetamid
Fluspirilen
Goldrutenkraut, Echtes
Hydroxypropylbetadex
Loperamidoxid-Monohydrat
Macrogol-15-hydroxystearat
Mariendistelfrüchte
Meglumin
Natriumpolystyrolsulfonat
Natriumstearat
Perindopril-*tert*-butylamin
Polysorbat 40
Sorbitol, Lösung von partiell dehydratisiertem
Süßorangenschalenöl
Terpentinöl vom Strandkiefer-Typ
Tri-*n*-butylphosphat
Tylosinphosphat-Lösung als Bulk für Tiere

Revidierte Texte

Allgemeiner Teil

2.2.47   Kapillarelektrophorese
2.2.54   Isoelektrische Fokussierung
2.4.13   Sulfat
2.6.1   Prüfung auf Sterilität
2.6.13   Mikrobiologische Prüfung nicht steriler Produkte: Nachweis spezifizierter Mikroorganismen

Die „Allgemeinen Vorschriften" gelten für alle Monographien und sonstigen Texte

X 1. Änderungen seit dem 5. Nachtrag zur 4. Ausgabe

2.7.13 Bestimmung der Wirksamkeit von Anti-D-Immunglobulin vom Menschen
2.7.20 In-vivo-Bestimmung der Wirksamkeit von Poliomyelitis-Impfstoff (inaktiviert)
2.9.1 Zerfallszeit von Tabletten und Kapseln
4 Reagenzien
5.4 Lösungsmittel-Rückstände

Monographiegruppen

Allgemeine Monographien
Impfstoffe für Tiere
Substanzen zur pharmazeutischen Verwendung

Einzelmonographien zu Darreichungsformen
Glossar
Parenteralia

Einzelmonographien zu Impfstoffen für Tiere
Adenovirose-Impfstoff (inaktiviert) für Hunde
Aktinobazillose-Impfstoff (inaktiviert) für Schweine
Botulismus-Impfstoff für Tiere
Bovine-Rhinotracheitis-Lebend-Impfstoff (gefriergetrocknet) für Rinder, Infektiöse-
Brucellose-Lebend-Impfstoff (gefriergetrocknet) für Tiere
Calicivirosis-Impfstoff (inaktiviert) für Katzen
Calicivirosis-Lebend-Impfstoff (gefriergetrocknet) für Katzen
Clostridium-chauvoei-Impfstoff für Tiere
Clostridium-novyi-(Typ B)-Impfstoff für Tiere
Clostridium-perfringens-Impfstoff für Tiere
Clostridium-septicum-Impfstoff für Tiere
Colibacillosis-Impfstoff (inaktiviert) für neugeborene Ferkel
Colibacillosis-Impfstoff (inaktiviert) für neugeborene Wiederkäuer
Egg-Drop-Syndrom-Impfstoff (inaktiviert)
Furunkulose-Impfstoff (inaktiviert, injizierbar, mit öligem Adjuvans) für Salmoniden
Influenza-Impfstoff (inaktiviert) für Pferde
Milzbrandsporen-Lebend-Impfstoff für Tiere
Panleukopenie-Impfstoff (inaktiviert) für Katzen
Panleukopenie-Lebend-Impfstoff für Katzen
Parainfluenza-Virus-Lebend-Impfstoff (gefriergetrocknet) für Rinder
Parvovirose-Impfstoff (inaktiviert) für Hunde
Parvovirose-Lebend-Impfstoff für Hunde
Rhinitis-atrophicans-Impfstoff (inaktiviert) für Schweine, Progressive-
Rhinotracheitis-Virus-Impfstoff (inaktiviert) für Katzen
Schweinerotlauf-Impfstoff (inaktiviert)
Tetanus-Impfstoff für Tiere
Tollwut-Impfstoff (inaktiviert) für Tiere

Einzelmonographien zu Radioaktiven Arzneimitteln
Natrium[^{131}I]iodid-Lösung
[^{201}Tl]Thalliumchlorid-Injektionslösung

Einzelmonographien zu Nahtmaterial für Menschen
Fäden, Sterile, nicht resorbierbare

Monographien A–Z

Acebutololhydrochlorid
Adipinsäure
Albuminlösung vom Menschen
Alfadex
Anti-D-Immunglobulin vom Menschen
Anti-D-Immunglobulin vom Menschen zur intravenösen Anwendung
Antithrombin-III-Konzentrat vom Menschen
Blutgerinnungsfaktor VII vom Menschen
Blutgerinnungsfaktor VIII vom Menschen

Blutgerinnungsfaktor IX vom Menschen
Chlordiazepoxid
Chlordiazepoxidhydrochlorid
Chlorothiazid
Ciprofloxacin
Ciprofloxacinhydrochlorid
Citronensäure, Wasserfreie
Citronensäure-Monohydrat
Coffein
Coffein-Monohydrat

Beachten Sie den Hinweis auf „Allgemeine Monographien" zu Anfang des Bands auf Seite B

1. Änderungen seit dem 5. Nachtrag zur 4. Ausgabe

Colistinsulfat
Enziantinktur
Enzianwurzel
Eucalyptusöl
Fibrin-Kleber
Fibrinogen vom Menschen
Fluocinolonacetonid
Glucose-Sirup
Glucose-Sirup, Sprühgetrockneter
Gramicidin
Gummi, Arabisches
Gummi, Sprühgetrocknetes Arabisches
Hagebuttenschalen
Heparin-Calcium
Heparin-Natrium
Hydrochlorothiazid
Immunglobulin vom Menschen
Immunglobulin vom Menschen zur intravenösen Anwendung
Ipecacuanhafluidextrakt, Eingestellter
Ipecacuanhatinktur, Eingestellte
Ipratropiumbromid
Kamillenblüten
Lactitol-Monohydrat
Lactose, Wasserfreie
Lactose-Monohydrat
Loperamidhydrochlorid
Minocyclinhydrochlorid
Natriumchlorid
Nifedipin
Nystatin
Papaverinhydrochlorid
Pfefferminzöl
Plasma vom Menschen (gepoolt, virusinaktiviert)
Polysorbat 20
Polysorbat 60
Polysorbat 80
Prothrombinkomplex vom Menschen
Sorbitol
Streptokinase-Lösung als Bulk
Taigawurzel
Tang

Berichtigte Texte

Allgemeiner Teil

2.5.6   Verseifungszahl
2.7.2   Mikrobiologische Wertbestimmung von Antibiotika
2.9.4   Wirkstofffreisetzung aus Transdermalen Pflastern

Monographien A–Z

Bitterorangenblüten
Cefalotin-Natrium*
Cefuroxim-Natrium
Cetylalkohol
Cetylstearylalkohol
Cetylstearylalkohol (Typ A), Emulgierender
Cetylstearylalkohol (Typ B), Emulgierender
Cimetidin*
Diosmin
Dipyridamol
Dostenkraut
Doxepinhydrochlorid
Ebastin
Eisen(III)-chlorid-Hexahydrat
Erythromycin
Goldrutenkraut*
Ketoprofen
Olivenöl, Natives
Olivenöl, Raffiniertes
Paraffin, Dünnflüssiges*
Poloxamere
Propofol
Roxithromycin
Simeticon
Spitzwegerichblätter
Stearylalkohol
Stramoniumblätter
Sulfadiazin*
DL-α-Tocopherolhydrogensuccinat
RRR-α-Tocopherolhydrogensuccinat
Tolubalsam
Tramadolhydrochlorid
Triflusal
Zinkacetat-Dihydrat
Zopiclon

Bei den mit * gekennzeichneten Texten handelt es sich um nur im deutschsprachigen Nachtrag 4.06 berichtigte Texte.

Hinweis: Die folgenden, im „Supplement 4.6" (Englisch) und/oder im „Addendum 4.6" (Französisch) enthaltenen Methoden und Monographien sind in der vorliegenden deutschen Fassung des Nachtrags 4.06 der Ph. Eur. nicht enthalten, da es sich bei den Texten im „Supplement 4.6" und/oder im „Addendum 4.6" lediglich um rein redaktionelle Korrekturen handelt, die in der deutschen Fassung der Ph. Eur., 4. Ausgabe, Grundwerk 2002 bereits berücksichtigt wurden:

– 2.2.46 Chromatographische Trennmethoden
– Macrogolglycerolricinoleat

Die „Allgemeinen Vorschriften" gelten für alle Monographien und sonstigen Texte

XII 1. Änderungen seit dem 5. Nachtrag zur 4. Ausgabe

Gestrichene Texte

Der folgende Text wurde mit Resolution AP-CSP (01) 4 zum 1. 4. 2002 gestrichen:

Infektiöse-Hepatitis-Lebend-Impfstoff (gefriergetrocknet) für Hunde

Die folgenden Texte wurden mit Resolution AP-CSP (01) 6 zum 1. 1. 2003 gestrichen:

2.7.3 Wertbestimmung von Corticotropin
Fibrinogen[^{125}I] vom Menschen
Corticotropin

Der folgende Text wurde mit Resolution AP-CSP (02) 2 zum 1. 1. 2003 gestrichen:

Tinkturen[1)]

Die folgenden Texte wurden mit Resolution AP-CSP (02) 4 zum 1. 1. 2003 gestrichen:

2.9.21 Partikelkontamination – Mikroskopische Methode
Schweinerotlauf-Serum
Natrium[^{125}I]iodid-Lösung
Oxyphenbutazon

Der folgende Text wurde mit Resolution AP-CSP (02) 6 zum 1. 7. 2003 gestrichen:

Lypressin-Injektionslösung

Titeländerungen

Monographien A–Z

Riesengoldrutenkraut *wird zu:* **Goldrutenkraut**
Streptokinase *wird zu:* **Streptokinase-Lösung als Bulk**

2. Verzeichnis aller Texte der 4. Ausgabe

Allgemeiner Teil

1 Allgemeine Vorschriften   Stand
1.1   Allgemeines 4.03
1.2   Begriffe in allgemeinen Kapiteln und Monographien sowie Erläuterungen 4.03
1.3   Allgemeine Kapitel 4.03
1.4   Monographien 4.03
1.5   Allgemeine Abkürzungen und Symbole 4.03
1.6   Internationales Einheitensystem und andere Einheiten 4.03

2 Allgemeine Methoden

2.1 Geräte
2.1.1   Normaltropfenzähler 4.00
2.1.2   Vergleichstabelle der Porosität von Glassintertiegeln 4.00
2.1.3   UV-Analysenlampen 4.00
2.1.4   Siebe 4.00
2.1.5   Neßler-Zylinder 4.00
2.1.6   Gasprüfröhrchen 4.00

[1)] Dieser Text ist nun Bestandteil der allgemeinen Monographie „Extrakte".

Beachten Sie den Hinweis auf „Allgemeine Monographien" zu Anfang des Bands auf Seite B

Ph. Eur. 4. Ausgabe, 6. Nachtrag

Stand

2.2 Methoden der Physik und der physikalischen Chemie
- 2.2.1 Klarheit und Opaleszenz von Flüssigkeiten 4.00
- 2.2.2 Färbung von Flüssigkeiten 4.00
- 2.2.3 pH-Wert – Potentiometrische Methode 4.00
- 2.2.4 pH-Wert – Indikatormethode 4.00
- 2.2.5 Relative Dichte 4.00
- 2.2.6 Brechungsindex 4.03
- 2.2.7 Optische Drehung 4.00
- 2.2.8 Viskosität 4.00
- 2.2.9 Kapillarviskosimeter 4.00
- 2.2.10 Rotationsviskosimeter 4.00
- 2.2.11 Destillationsbereich 4.00
- 2.2.12 Siedetemperatur 4.00
- 2.2.13 Bestimmung von Wasser durch Destillation 4.00
- 2.2.14 Schmelztemperatur – Kapillarmethode 4.00
- 2.2.15 Steigschmelzpunkt – Methode mit offener Kapillare 4.03
- 2.2.16 Sofortschmelzpunkt 4.00
- 2.2.17 Tropfpunkt 4.00
- 2.2.18 Erstarrungstemperatur 4.00
- 2.2.19 Amperometrie 4.00
- 2.2.20 Potentiometrie 4.00
- 2.2.21 Fluorimetrie 4.00
- 2.2.22 Atomemissionsspektroskopie (einschließlich Flammenphotometrie) 4.00
- 2.2.23 Atomabsorptionsspektroskopie 4.00
- 2.2.24 IR-Spektroskopie 4.00
- 2.2.25 UV-Vis-Spektroskopie 4.00
- 2.2.26 Papierchromatographie 4.00
- 2.2.27 Dünnschichtchromatographie 4.00
- 2.2.28 Gaschromatographie 4.00
- 2.2.29 Flüssigchromatographie 4.00
- 2.2.30 Ausschlusschromatographie 4.00
- 2.2.31 Elektrophorese 4.00
- 2.2.32 Trocknungsverlust 4.00
- 2.2.33 Kernresonanzspektroskopie 4.00
- 2.2.34 Thermogravimetrie 4.00
- 2.2.35 Osmolalität 4.00
- 2.2.36 Bestimmung der Ionenkonzentration unter Verwendung ionenselektiver Elektroden 4.00
- 2.2.37 Röntgenfluoreszenzspektroskopie 4.00
- 2.2.38 Leitfähigkeit 4.00
- 2.2.39 Molekülmassenverteilung in Dextranen 4.00
- 2.2.40 NIR-Spektroskopie 4.00
- 2.2.41 Zirkulardichroismus 4.00
- 2.2.42 Dichte von Feststoffen 4.00
- 2.2.43 Massenspektrometrie 4.00
- 2.2.44 Gesamter organischer Kohlenstoff in Wasser zum pharmazeutischen Gebrauch 4.00
- 2.2.45 Flüssigchromatographie mit superkritischen Phasen 4.00
- 2.2.46 Chromatographische Trennmethoden 4.00
- 2.2.47 Kapillarelektrophorese 4.06
- 2.2.48 Raman-Spektroskopie 4.00
- 2.2.49 Kugelfall-Viskosimeter-Methode 4.00
- 2.2.54 Isoelektrische Fokussierung 4.06
- 2.2.55 Peptidmustercharakterisierung 4.06
- 2.2.56 Aminosäurenanalyse 4.06

2.3 Identitätsreaktionen
- 2.3.1 Identitätsreaktionen auf Ionen und funktionelle Gruppen 4.00
- 2.3.2 Identifizierung fetter Öle durch Dünnschichtchromatographie 4.04
- 2.3.3 Identifizierung von Phenothiazinen durch Dünnschichtchromatographie 4.00
- 2.3.4 Geruch 4.00

2.4 Grenzprüfungen
- 2.4.1 Ammonium 4.00
- 2.4.2 Arsen 4.00
- 2.4.3 Calcium 4.00

		Stand
2.4.4	Chlorid	4.00
2.4.5	Fluorid	4.00
2.4.6	Magnesium	4.00
2.4.7	Magnesium, Erdalkalimetalle	4.00
2.4.8	Schwermetalle	4.00
2.4.9	Eisen	4.00
2.4.10	Blei in Zuckern	4.05
2.4.11	Phosphat	4.00
2.4.12	Kalium	4.00
2.4.13	Sulfat	4.06
2.4.14	Sulfatasche	4.05
2.4.15	Nickel in Polyolen	4.00
2.4.16	Asche	4.00
2.4.17	Aluminium	4.00
2.4.18	Freier Formaldehyd	4.05
2.4.19	Alkalisch reagierende Substanzen in fetten Ölen	4.00
2.4.21	Prüfung fetter Öle auf fremde Öle durch Dünnschichtchromatographie	4.00
2.4.22	Prüfung der Fettsäurenzusammensetzung durch Gaschromatographie	4.04
2.4.23	Sterole in fetten Ölen	4.00
2.4.24	Identifizierung und Bestimmung von Lösungsmittel-Rückständen	4.00
2.4.25	Ethylenoxid und Dioxan	4.00
2.4.26	N,N-Dimethylanilin	4.00
2.4.27	Schwermetalle in pflanzlichen Drogen und fetten Ölen	4.04
2.4.28	2-Ethylhexansäure	4.00
2.4.29	Bestimmung der Fettsäurenzusammensetzung von Omega-3-Säuren-reichen Ölen	4.05

2.5 Gehaltsbestimmungsmethoden

2.5.1	Säurezahl	4.00
2.5.2	Esterzahl	4.00
2.5.3	Hydroxylzahl	4.00
2.5.4	Iodzahl	4.03
2.5.5	Peroxidzahl	4.00
2.5.6	Verseifungszahl	4.06
2.5.7	Unverseifbare Anteile	4.00
2.5.8	Stickstoff in primären aromatischen Aminen	4.00
2.5.9	Kjeldahl-Bestimmung, Halbmikro-Methode	4.00
2.5.10	Schöniger-Methode	4.00
2.5.11	Komplexometrische Titrationen	4.00
2.5.12	Halbmikrobestimmung von Wasser – Karl-Fischer-Methode	4.00
2.5.13	Aluminium in Adsorbat-Impfstoffen	4.00
2.5.14	Calcium in Adsorbat-Impfstoffen	4.00
2.5.15	Phenol in Sera und Impfstoffen	4.00
2.5.16	Protein in Polysaccharid-Impfstoffen	4.00
2.5.17	Nukleinsäuren in Polysaccharid-Impfstoffen	4.00
2.5.18	Phosphor in Polysaccharid-Impfstoffen	4.00
2.5.19	O-Acetylgruppen in Polysaccharid-Impfstoffen	4.00
2.5.20	Hexosamine in Polysaccharid-Impfstoffen	4.00
2.5.21	Methylpentosen in Polysaccharid-Impfstoffen	4.00
2.5.22	Uronsäuren in Polysaccharid-Impfstoffen	4.00
2.5.23	Sialinsäure in Polysaccharid-Impfstoffen	4.00
2.5.24	Kohlendioxid in Gasen	4.00
2.5.25	Kohlenmonoxid in Gasen	4.00
2.5.26	Stickstoffmonoxid und Stickstoffdioxid in Gasen	4.00
2.5.27	Sauerstoff in Gasen	4.00
2.5.28	Wasser in Gasen	4.00
2.5.29	Schwefeldioxid	4.04
2.5.30	Oxidierende Substanzen	4.00
2.5.31	Ribose in Polysaccharid-Impfstoffen	4.00
2.5.32	Mikrobestimmung von Wasser – Coulometrische Titration	4.00
2.5.33	Gesamtprotein	4.00
2.5.34	Essigsäure in synthetischen Peptiden	4.00
2.5.35	Distickstoffmonoxid in Gasen	4.05
2.5.36	Anisidinzahl	4.04

Beachten Sie den Hinweis auf „Allgemeine Monographien" zu Anfang des Bands auf Seite B

Stand

2.6 Methoden der Biologie
2.6.1	Prüfung auf Sterilität	4.06
2.6.2	Prüfung auf Mykobakterien	4.00
2.6.3	Prüfung auf Fremdviren unter Verwendung von Bruteiern	4.00
2.6.4	Prüfung auf Leukose-Viren	4.00
2.6.5	Prüfung auf Fremdviren unter Verwendung von Zellkulturen	4.00
2.6.6	Prüfung auf fremde Agenzien unter Verwendung von Küken	4.00
2.6.7	Prüfung auf Mykoplasmen	4.00
2.6.8	Prüfung auf Pyrogene	4.00
2.6.9	Prüfung auf anomale Toxizität	4.00
2.6.10	Prüfung auf Histamin	4.00
2.6.11	Prüfung auf blutdrucksenkende Substanzen	4.00
2.6.12	Mikrobiologische Prüfung nicht steriler Produkte: Zählung der gesamten vermehrungsfähigen Keime	4.00
2.6.13	Mikrobiologische Prüfung nicht steriler Produkte: Nachweis spezifizierter Mikroorganismen	4.06
2.6.14	Prüfung auf Bakterien-Endotoxine	4.00
2.6.15	Präkallikrein-Aktivator	4.00
2.6.16	Prüfung auf fremde Agenzien in Virus-Lebend-Impfstoffen für Menschen	4.00
2.6.17	Bestimmung der antikomplementären Aktivität von Immunglobulin	4.00
2.6.18	Prüfung auf Neurovirulenz von Virus-Lebend-Impfstoffen	4.00
2.6.19	Prüfung auf Neurovirulenz von Poliomyelitis-Impfstoff (oral)	4.00
2.6.20	Anti-A- und Anti-B-Hämagglutinine (indirekte Methode)	4.00
2.6.21	Verfahren zur Amplifikation von Nukleinsäuren	4.00
2.6.22	Aktivierte Blutgerinnungsfaktoren	4.00

2.7 Biologische Wertbestimmungsmethoden
2.7.1	Immunchemische Methoden	4.00
2.7.2	Mikrobiologische Wertbestimmung von Antibiotika	4.06
2.7.4	Wertbestimmung von Blutgerinnungsfaktor VIII	4.00
2.7.5	Wertbestimmung von Heparin	4.00
2.7.6	Bestimmung der Wirksamkeit von Diphtherie-Adsorbat-Impfstoff	4.02
2.7.7	Bestimmung der Wirksamkeit von Pertussis-Impfstoff	4.00
2.7.8	Bestimmung der Wirksamkeit von Tetanus-Adsorbat-Impfstoff	4.02
2.7.9	Fc-Funktion von Immunglobulin	4.00
2.7.10	Wertbestimmung von Blutgerinnungsfaktor VII vom Menschen	4.00
2.7.11	Wertbestimmung von Blutgerinnungsfaktor IX vom Menschen	4.00
2.7.12	Wertbestimmung von Heparin in Blutgerinnungsfaktoren	4.03
2.7.13	Bestimmung der Wirksamkeit von Anti-D-Immunglobulin vom Menschen	4.06
2.7.14	Bestimmung der Wirksamkeit von Hepatitis-A-Impfstoff	4.00
2.7.15	Bestimmung der Wirksamkeit von Hepatitis-B-Impfstoff (rDNA)	4.00
2.7.16	Bestimmung der Wirksamkeit von Pertussis-Impfstoff (azellulär)	4.00
2.7.17	Wertbestimmung von Antithrombin III vom Menschen	4.00
2.7.18	Wertbestimmung von Blutgerinnungsfaktor II vom Menschen	4.00
2.7.19	Wertbestimmung von Blutgerinnungsfaktor X vom Menschen	4.03
2.7.20	In-vivo-Bestimmung der Wirksamkeit von Poliomyelitis-Impfstoff (inaktiviert)	4.06
2.7.22	Wertbestimmung von Blutgerinnungsfaktor XI vom Menschen	4.02

2.8 Methoden der Pharmakognosie
2.8.1	Salzsäureunlösliche Asche	4.00
2.8.2	Fremde Bestandteile	4.00
2.8.3	Spaltöffnungen und Spaltöffnungsindex	4.00
2.8.4	Quellungszahl	4.00
2.8.5	Wasser in ätherischen Ölen	4.00
2.8.6	Fremde Ester in ätherischen Ölen	4.00
2.8.7	Fette Öle, verharzte ätherische Öle in ätherischen Ölen	4.00
2.8.8	Geruch und Geschmack von ätherischen Ölen	4.00
2.8.9	Verdampfungsrückstand von ätherischen Ölen	4.00
2.8.10	Löslichkeit von ätherischen Ölen in Ethanol	4.00
2.8.11	Gehaltsbestimmung von 1,8-Cineol in ätherischen Ölen	4.00
2.8.12	Gehaltsbestimmung des ätherischen Öls in Drogen	4.00
2.8.13	Pestizid-Rückstände	4.00
2.8.14	Bestimmung des Gerbstoffgehalts pflanzlicher Drogen	4.00
2.8.15	Bitterwert	4.00

Die „Allgemeinen Vorschriften" gelten für alle Monographien und sonstigen Texte

		Stand
2.8.16	Trockenrückstand von Extrakten	4.00
2.8.17	Trocknungsverlust von Extrakten	4.00

2.9 Methoden der pharmazeutischen Technologie

2.9.1	Zerfallszeit von Tabletten und Kapseln	4.06
2.9.2	Zerfallszeit von Suppositorien und Vaginalzäpfchen	4.00
2.9.3	Wirkstofffreisetzung aus festen Arzneiformen	4.04
2.9.4	Wirkstofffreisetzung aus Transdermalen Pflastern	4.06
2.9.5	Gleichförmigkeit der Masse einzeldosierter Arzneiformen	4.04
2.9.6	Gleichförmigkeit des Gehalts einzeldosierter Arzneiformen	4.04
2.9.7	Friabilität von nicht überzogenen Tabletten	4.00
2.9.8	Bruchfestigkeit von Tabletten	4.00
2.9.9	Prüfung der Konsistenz durch Penetrometrie	4.00
2.9.10	Ethanolgehalt und Ethanolgehaltstabelle	4.00
2.9.11	Prüfung auf Methanol und 2-Propanol	4.00
2.9.12	Siebanalyse	4.00
2.9.13	Bestimmung der Teilchengröße durch Mikroskopie	4.00
2.9.14	Bestimmung der spezifischen Oberfläche durch Luftpermeabilität	4.00
2.9.15	Schütt- und Stampfvolumen	4.00
2.9.16	Fließverhalten	4.00
2.9.17	Bestimmung des entnehmbaren Volumens von Parenteralia	4.00
2.9.18	Zubereitungen zur Inhalation: Aerodynamische Beurteilung feiner Teilchen	4.00
2.9.19	Partikelkontamination – Nicht sichtbare Partikel	4.03
2.9.20	Partikelkontamination – Sichtbare Partikel	4.00
2.9.22	Erweichungszeit von lipophilen Suppositorien	4.03
2.9.23	Bestimmung der Dichte von Feststoffen mit Hilfe von Pyknometern	4.00
2.9.24	Bruchfestigkeit von Suppositorien und Vaginalzäpfchen	4.00
2.9.25	Wirkstofffreisetzung aus wirkstoffhaltigen Kaugummis	4.00
2.9.26	Bestimmung der spezifischen Oberfläche durch Gasadsorption	4.00
2.9.27	Gleichförmigkeit der Masse der abgegebenen Dosen aus Mehrdosenbehältnissen	4.00
2.9.28	Prüfung der entnehmbaren Masse oder des entnehmbaren Volumens bei halbfesten und flüssigen Zubereitungen	4.00

3 Material zur Herstellung von Behältnissen; Behältnisse

3.1 Material zur Herstellung von Behältnissen ... 4.00

3.1.1	Material für Behältnisse zur Aufnahme von Blut und Blutprodukten vom Menschen	4.00
3.1.1.1	Kunststoffe auf Polyvinylchlorid-Basis (weichmacherhaltig) für Behältnisse zur Aufnahme von Blut und Blutprodukten vom Menschen	4.00
3.1.1.2	Kunststoffe auf Polyvinylchlorid-Basis (weichmacherhaltig) für Schläuche in Transfusionsbestecken für Blut und Blutprodukte	4.00
3.1.3	Polyolefine	4.05
3.1.4	Polyethylen ohne Zusatzstoffe für Behältnisse zur Aufnahme parenteraler und ophthalmologischer Zubereitungen	4.05
3.1.5	Polyethylen mit Zusatzstoffen für Behältnisse zur Aufnahme parenteraler und ophthalmologischer Zubereitungen	4.05
3.1.6	Polypropylen für Behältnisse und Verschlüsse zur Aufnahme parenteraler und ophthalmologischer Zubereitungen	4.00
3.1.7	Poly(ethylen-vinylacetat) für Behältnisse und Schläuche für Infusionslösungen zur totalen parenteralen Ernährung	4.00
3.1.8	Siliconöl zur Verwendung als Gleitmittel	4.00
3.1.9	Silicon-Elastomer für Verschlüsse und Schläuche	4.00
3.1.10	Kunststoffe auf Polyvinylchlorid-Basis (weichmacherfrei) für Behältnisse zur Aufnahme nicht injizierbarer, wässriger Lösungen	4.03
3.1.11	Kunststoffe auf Polyvinylchlorid-Basis (weichmacherfrei) für Behältnisse zur Aufnahme trockener Darreichungsformen zur oralen Anwendung	4.02
3.1.13	Kunststoffadditive	4.03
3.1.14	Kunststoffe auf Polyvinylchlorid-Basis (weichmacherhaltig) für Behältnisse zur Aufnahme wässriger Lösungen zur intravenösen Infusion	4.00
3.1.15	Polyethylenterephthalat für Behältnisse zur Aufnahme von Zubereitungen, die nicht zur parenteralen Anwendung bestimmt sind	4.00

Beachten Sie den Hinweis auf „Allgemeine Monographien" zu Anfang des Bands auf Seite B

		Stand
3.2 Behältnisse		4.00
3.2.1	Glasbehältnisse zur pharmazeutischen Verwendung	4.00
3.2.2	Kunststoffbehältnisse und -verschlüsse für pharmazeutische Zwecke	4.00
3.2.2.1	Kunststoffbehältnisse zur Aufnahme wässriger Infusionszubereitungen	4.00
3.2.3	Sterile Kunststoffbehältnisse für Blut und Blutprodukte vom Menschen	4.00
3.2.4	Sterile PVC-Behältnisse für Blut und Blutprodukte vom Menschen	4.00
3.2.5	Sterile PVC-Behältnisse mit Stabilisatorlösung für Blut vom Menschen	4.00
3.2.6	Transfusionsbestecke für Blut und Blutprodukte	4.00
3.2.8	Sterile Einmalspritzen aus Kunststoff	4.00
3.2.9	Gummistopfen für Behältnisse zur Aufnahme wässriger Zubereitungen zur parenteralen Anwendung, von Pulvern und von gefriergetrockneten Pulvern	4.00

4 Reagenzien

Reagenzien-Verzeichnis

4.1 Reagenzien, Referenzlösungen und Pufferlösungen

4.1.1	Reagenzien	4.06
4.1.2	Referenzlösungen für Grenzprüfungen	4.05
4.1.3	Pufferlösungen	4.06

4.2 Volumetrie

4.2.1	Urtitersubstanzen für Maßlösungen	4.04
4.2.2	Maßlösungen	4.06

4.3 Chemische Referenz-Substanzen (*CRS*), Biologische Referenz-Substanzen (*BRS*), Referenzspektren ... 4.06

5 Allgemeine Texte

5.1 Allgemeine Texte zur Sterilität und mikrobiologischen Qualität

5.1.1	Methoden zur Herstellung steriler Zubereitungen	4.00
5.1.2	Bioindikatoren zur Überprüfung der Sterilisationsmethoden	4.03
5.1.3	Prüfung auf ausreichende Konservierung	4.04
5.1.4	Mikrobiologische Qualität pharmazeutischer Zubereitungen	4.03
5.1.5	Anwendung des F_0-Konzepts auf die Dampfsterilisation von wässrigen Zubereitungen	4.00

5.2 Allgemeine Texte zu Impfstoffen

5.2.1	Terminologie in Impfstoff-Monographien	4.00
5.2.2	SPF-Hühnerherden für die Herstellung und Qualitätskontrolle von Impfstoffen	4.00
5.2.3	Zellkulturen für die Herstellung von Impfstoffen für Menschen	4.00
5.2.4	Zellkulturen für die Herstellung von Impfstoffen für Tiere	4.00
5.2.5	Substanzen tierischen Ursprungs für die Herstellung von Impfstoffen für Tiere	4.00
5.2.6	Bewertung der Unschädlichkeit von Impfstoffen für Tiere	4.00
5.2.7	Bewertung der Wirksamkeit von Impfstoffen für Tiere	4.00
5.2.8	Minimierung des Risikos der Übertragung von Erregern der spongiformen Enzephalopathie tierischen Ursprungs durch Arzneimittel	4.00

5.3 Statistische Auswertung der Ergebnisse biologischer Wertbestimmungen und Reinheitsprüfungen

1.	Einleitung	4.00
2.	Zufälligkeit und Unabhängigkeit einzelner Behandlungen	4.00
3.	Von quantitativen Werten abhängige Wertbestimmungen	4.00
4.	Wertbestimmungen auf der Basis von Alternativwirkungen	4.00
5.	Beispiele	4.00
6.	Zusammenfassung von Versuchsergebnissen	4.00
7.	Über dieses Kapitel hinaus	4.00
8.	Tabellen und Verfahren zur Werteerzeugung	4.00
9.	Verzeichnis der Symbole	4.00
10.	Literatur	4.00

5.4 Lösungsmittel-Rückstände ... 4.06

5.5 Ethanoltabelle ... 4.00

5.6 Bestimmung der Aktivität von Interferonen ... X.00

5.7 Tabelle mit physikalischen Eigenschaften der im Arzneibuch erwähnten Radionuklide ... 4.00

5.8 Harmonisierung der Arzneibücher ... 4.00

Die „Allgemeinen Vorschriften" gelten für alle Monographien und sonstigen Texte

Monographiegruppen

Stand

Allgemeine Monographien

Allergenzubereitungen	4.00
DNA-rekombinationstechnisch hergestellte Produkte	4.00
Extrakte	4.03
Fermentationsprodukte	4.00
Immunsera von Tieren zur Anwendung am Menschen	4.03
Immunsera für Tiere	4.00
Impfstoffe für Menschen	4.02
Impfstoffe für Tiere	4.06
Pflanzliche Drogen	4.00
Pflanzliche Drogen, Zubereitungen aus	4.00
Pflanzliche Drogen zur Teebereitung	4.00
Pflanzliche fette Öle	4.00
Produkte mit dem Risiko der Übertragung von Erregern der spongiformen Enzephalopathie tierischen Ursprungs	4.00
Radioaktive Arzneimittel	4.00
Substanzen zur pharmazeutischen Verwendung	4.06

Einzelmonographien zu Darreichungsformen

Glossar	4.06
Arzneimittel-Vormischungen zur veterinärmedizinischen Anwendung	4.03
Flüssige Zubereitungen zum Einnehmen	4.04
Flüssige Zubereitungen zur kutanen Anwendung	4.04
Flüssige Zubereitungen zur kutanen Anwendung am Tier	4.00
Granulate	4.04
Halbfeste Zubereitungen zur kutanen Anwendung	4.03
Kapseln	4.00
Kaugummis, Wirkstoffhaltige	4.00
Parenteralia	4.06
Pulver zum Einnehmen	4.04
Pulver zur kutanen Anwendung	4.00
Schäume, Wirkstoffhaltige	4.00
Stifte und Stäbchen	4.00
Tabletten	4.01
Tampons, Wirkstoffhaltige	4.00
Transdermale Pflaster	4.00
Zubereitungen für Wiederkäuer	4.00
Zubereitungen in Druckbehältnissen	4.00
Zubereitungen zum Spülen	4.00
Zubereitungen zur Anwendung am Auge	4.04
Zubereitungen zur Anwendung am Ohr	4.00
Zubereitungen zur Anwendung in der Mundhöhle	4.01
Zubereitungen zur Inhalation	4.04
Zubereitungen zur intramammären Anwendung für Tiere	4.00
Zubereitungen zur nasalen Anwendung	4.00
Zubereitungen zur rektalen Anwendung	4.00
Zubereitungen zur vaginalen Anwendung	4.00

Einzelmonographien zu Impfstoffen für Menschen

BCG-Impfstoff (gefriergetrocknet)	4.00
BCG zur Immuntherapie	4.06
Cholera-Impfstoff	4.00
Cholera-Impfstoff (gefriergetrocknet)	4.00
Diphtherie-Adsorbat-Impfstoff	4.02
Diphtherie-Adsorbat-Impfstoff für Erwachsene und Heranwachsende	4.02
Diphtherie-Tetanus-Adsorbat-Impfstoff	4.02
Diphtherie-Tetanus-Adsorbat-Impfstoff für Erwachsene und Heranwachsende	4.02
Diphtherie-Tetanus-Hepatitis-B(rDNA)-Adsorbat-Impfstoff	4.03
Diphtherie-Tetanus-Pertussis-Adsorbat-Impfstoff	4.02
Diphtherie-Tetanus-Pertussis(azellulär, aus Komponenten)-Adsorbat-Impfstoff	4.01
Diphtherie-Tetanus-Pertussis(azellulär, aus Komponenten)-Haemophilus-Typ-B-Adsorbat-Impfstoff	4.01
Diphtherie-Tetanus-Pertussis(azellulär, aus Komponenten)-Hepatitis-B(rDNA)-Adsorbat-Impfstoff	4.01

Beachten Sie den Hinweis auf „Allgemeine Monographien" zu Anfang des Bands auf Seite B

	Stand
Diphtherie-Tetanus-Pertussis(azellulär, aus Komponenten)-Poliomyelitis(inaktiviert)-Adsorbat-Impfstoff	4.01
Diphtherie-Tetanus-Pertussis(azellulär, aus Komponenten)-Poliomyelitis(inaktiviert)-Haemophilus-Typ-B(konjugiert)-Adsorbat-Impfstoff	4.03
Diphtherie-Tetanus-Pertussis-Poliomyelitis(inaktiviert)-Adsorbat-Impfstoff	4.03
Diphtherie-Tetanus-Pertussis-Poliomyelitis(inaktiviert)-Haemophilus-Typ-B(konjugiert)-Adsorbat-Impfstoff.	4.03
FSME-Impfstoff (inaktiviert)	4.00
Gelbfieber-Lebend-Impfstoff	4.00
Haemophilus-Typ-B-Impfstoff (konjugiert)	4.00
Hepatitis-A-Adsorbat-Impfstoff (inaktiviert)	4.00
Hepatitis-A-Impfstoff (inaktiviert, Virosom)	4.02
Hepatitis-A-(inaktiviert)-Hepatitis-B(rDNA)-Adsorbat-Impfstoff	4.00
Hepatitis-B-Impfstoff (rDNA)	4.00
Influenza-Impfstoff (inaktiviert)	4.00
Influenza-Spaltimpfstoff (inaktiviert)	4.00
Influenza-Spaltimpfstoff aus Oberflächenantigen (inaktiviert)	4.00
Influenza-Spaltimpfstoff aus Oberflächenantigen (inaktiviert, Virosom)	4.06
Masern-Lebend-Impfstoff	4.00
Masern-Mumps-Röteln-Lebend-Impfstoff	4.00
Meningokokken-Polysaccharid-Impfstoff	4.00
Mumps-Lebend-Impfstoff	4.00
Pertussis-Adsorbat-Impfstoff	4.02
Pertussis-Adsorbat-Impfstoff (azellulär, aus Komponenten)	4.01
Pertussis-Adsorbat-Impfstoff (azellulär, co-gereinigt)	4.00
Pertussis-Impfstoff	4.02
Pneumokokken-Polysaccharid-Impfstoff	4.00
Poliomyelitis-Impfstoff (inaktiviert)	4.00
Poliomyelitis-Impfstoff (oral)	4.00
Röteln-Lebend-Impfstoff	4.00
Tetanus-Adsorbat-Impfstoff	4.02
Tollwut-Impfstoff aus Zellkulturen für Menschen	4.00
Typhus-Impfstoff	4.00
Typhus-Impfstoff (gefriergetrocknet)	4.00
Typhus-Lebend-Impfstoff, oral (Stamm Ty 21a)	4.00
Typhus-Polysaccharid-Impfstoff	4.02
Varizellen-Lebend-Impfstoff	4.05

Einzelmonographien zu Impfstoffen für Tiere

Adenovirose-Impfstoff (inaktiviert) für Hunde	4.06
Adenovirose-Lebend-Impfstoff für Hunde	4.01
Aktinobazillose-Impfstoff (inaktiviert) für Schweine	4.06
Aujeszky'sche-Krankheit-Impfstoff (inaktiviert) für Schweine	4.00
Aujeszky'sche-Krankheit-Lebend-Impfstoff zur parenteralen Anwendung (gefriergetrocknet) für Schweine	4.00
Aviäre-Enzephalomyelitis-Lebend-Impfstoff für Geflügel, Infektiöse-	4.00
Aviäre-Laryngotracheitis-Lebend-Impfstoff für Hühner, Infektiöse-	4.00
Aviäres-Paramyxovirus-3-Impfstoff (inaktiviert)	4.00
Botulismus-Impfstoff für Tiere	4.06
Bovine-Rhinotracheitis-Lebend-Impfstoff (gefriergetrocknet) für Rinder, Infektiöse-	4.06
Bronchitis-Impfstoff (inaktiviert) für Geflügel, Infektiöse-	4.00
Bronchitis-Lebend-Impfstoff (gefriergetrocknet) für Geflügel, Infektiöse-	4.00
Brucellose-Lebend-Impfstoff (gefriergetrocknet) für Tiere	4.06
Bursitis-Impfstoff (inaktiviert) für Geflügel, Infektiöse-	4.00
Bursitis-Lebend-Impfstoff (gefriergetrocknet) für Geflügel, Infektiöse-	4.00
Calicivirosis-Impfstoff (inaktiviert) für Katzen	4.06
Calicivirosis-Lebend-Impfstoff (gefriergetrocknet) für Katzen	4.06
Clostridium-chauvoei-Impfstoff für Tiere	4.06
Clostridium-novyi-(Typ B)-Impfstoff für Tiere	4.06
Clostridium-perfringens-Impfstoff für Tiere	4.06
Clostridium-septicum-Impfstoff für Tiere	4.06
Colibacillosis-Impfstoff (inaktiviert) für neugeborene Ferkel	4.06
Colibacillosis-Impfstoff (inaktiviert) für neugeborene Wiederkäuer	4.06
Coronavirusdiarrhö-Impfstoff (inaktiviert) für Kälber	4.06
Egg-Drop-Syndrom-Impfstoff (inaktiviert)	4.06
Furunkulose-Impfstoff (inaktiviert, injizierbar, mit öligem Adjuvans) für Salmoniden	4.06

XX   2. Verzeichnis aller Texte der 4. Ausgabe

Stand

Geflügelpocken-Lebend-Impfstoff (gefriergetrocknet)	4.00
Hepatitis-Lebend-Impfstoff für Enten	4.00
Herpes-Impfstoff (inaktiviert) für Pferde	4.00
Influenza-Impfstoff (inaktiviert) für Pferde	4.06
Influenza-Impfstoff (inaktiviert) für Schweine	4.04
Leptospirose-Impfstoff für Tiere	4.00
Leukose-Impfstoff (inaktiviert) für Katzen	4.00
Marek'sche-Krankheit-Lebend-Impfstoff	4.00
Maul-und-Klauenseuche-Impfstoff (inaktiviert) für Wiederkäuer	4.00
Milzbrandsporen-Lebend-Impfstoff für Tiere	4.06
Myxomatose-Lebend-Impfstoff für Kaninchen	4.06
Newcastle-Krankheit-Impfstoff (inaktiviert)	4.00
Newcastle-Krankheit-Lebend-Impfstoff (gefriergetrocknet)	4.00
Panleukopenie-Impfstoff (inaktiviert) für Katzen	4.06
Panleukopenie-Lebend-Impfstoff für Katzen	4.06
Parainfluenza-Virus-Lebend-Impfstoff für Hunde	4.03
Parainfluenza-Virus-Lebend-Impfstoff (gefriergetrocknet) für Rinder	4.06
Parvovirose-Impfstoff (inaktiviert) für Hunde	4.06
Parvovirose-Impfstoff (inaktiviert) für Schweine	4.00
Parvovirose-Lebend-Impfstoff für Hunde	4.06
Respiratorisches-Syncytial-Virus-Lebend-Impfstoff (gefriergetrocknet) für Rinder	4.00
Rhinitis-atrophicans-Impfstoff (inaktiviert) für Schweine, Progressive-	4.06
Rhinotracheitis-Virus-Impfstoff (inaktiviert) für Katzen	4.06
Rhinotracheitis-Virus-Lebend-Impfstoff (gefriergetrocknet) für Katzen	4.00
Rotavirusdiarrhö-Impfstoff (inaktiviert) für Kälber	4.06
Schweinepest-Lebend-Impfstoff (gefriergetrocknet), Klassische-	4.00
Schweinerotlauf-Impfstoff (inaktiviert)	4.06
Staupe-Lebend-Impfstoff (gefriergetrocknet) für Frettchen und Nerze	4.00
Staupe-Lebend-Impfstoff (gefriergetrocknet) für Hunde	4.00
Tetanus-Impfstoff für Tiere	4.06
Tollwut-Impfstoff (inaktiviert) für Tiere	4.06
Tollwut-Lebend-Impfstoff (oral) für Füchse	4.00
Vibriose-Impfstoff (inaktiviert) für Salmoniden	4.00
Vibriose-Impfstoff (inaktiviert) für Salmoniden, Kaltwasser-	4.00
Virusdiarrhö-Impfstoff (inaktiviert) für Rinder	4.03

Einzelmonographien zu Immunsera für Menschen

Botulismus-Antitoxin	4.00
Diphtherie-Antitoxin	4.00
Gasbrand-Antitoxin *(Clostridium novyi)*	4.00
Gasbrand-Antitoxin *(Clostridium perfringens)*	4.00
Gasbrand-Antitoxin *(Clostridium septicum)*	4.00
Gasbrand-Antitoxin (polyvalent)	4.00
Schlangengift-Immunserum (Europa)	4.00
Tetanus-Antitoxin	4.00

Einzelmonographien zu Immunsera für Tiere

Clostridium-novyi-Alpha-Antitoxin für Tiere	4.00
Clostridium-perfringens-Beta-Antitoxin für Tiere	4.00
Clostridium-perfringens-Epsilon-Antitoxin für Tiere	4.00
Tetanus-Antitoxin für Tiere	4.00

Einzelmonographien zu Radioaktiven Arzneimitteln

[^{125}I]Albumin-Injektionslösung vom Menschen	4.02
[^{13}N]Ammoniak-Injektionslösung	4.00
[^{51}Cr]Chromedetat-Injektionslösung	4.00
[^{57}Co]Cyanocobalamin-Kapseln	4.00
[^{57}Co]Cyanocobalamin-Lösung	4.00
[^{58}Co]Cyanocobalamin-Kapseln	4.00
[^{58}Co]Cyanocobalamin-Lösung	4.00
[^{18}F]Fludesoxyglucose-Injektionslösung	4.00
[^{67}Ga]Galliumcitrat-Injektionslösung	4.00
[^{111}In]Indium(III)-chlorid-Lösung	4.00
[^{111}In]Indiumoxinat-Lösung	4.00

Beachten Sie den Hinweis auf „Allgemeine Monographien" zu Anfang des Bands auf Seite B

Stand

[^{111}In]Indium-Pentetat-Injektionslösung	4.00
[^{123}I]Iobenguan-Injektionslösung	4.00
[^{131}I]Iobenguan-Injektionslösung für diagnostische Zwecke	4.00
[^{131}I]Iobenguan-Injektionslösung für therapeutische Zwecke	4.00
[^{131}I]Iodmethylnorcholesterol-Injektionslösung	4.00
[^{15}O]Kohlenmonoxid	4.00
[^{81m}Kr]Krypton zur Inhalation	4.00
(5-Methyl[^{11}C])Flumazenil-Injektionslösung	4.06
L-([^{11}C]Methyl)methionin-Injektionslösung	4.00
Natrium[1-^{11}C]acetat-Injektionslösung	4.05
Natrium[^{51}Cr]chromat-Lösung, Sterile	4.00
Natrium[^{123}I]iodhippurat-Injektionslösung	4.00
Natrium[^{131}I]iodhippurat-Injektionslösung	4.00
Natrium[^{131}I]iodid-Kapseln für diagnostische Zwecke	4.00
Natrium[^{123}I]iodid-Lösung	4.00
Natrium[^{131}I]iodid-Lösung	4.06
Natrium[^{99m}Tc]pertechnetat-Injektionslösung aus Kernspaltprodukten	4.00
Natrium[^{99m}Tc]pertechnetat-Injektionslösung nicht aus Kernspaltprodukten	4.00
Natrium[^{32}P]phosphat-Injektionslösung	4.00
Raclorprid([^{11}C]methoxy)-Injektionslösung	4.03
[^{15}O]Sauerstoff	4.00
[^{89}Sr]Strontiumchlorid-Injektionslösung	4.00
[^{99m}Tc]Technetium-Albumin-Injektionslösung	4.00
[^{99m}Tc]Technetium-Etifenin-Injektionslösung	4.00
[^{99m}Tc]Technetium-Exametazim-Injektionslösung	4.03
[^{99m}Tc]Technetium-Gluconat-Injektionslösung	4.00
[^{99m}Tc]Technetium-Macrosalb-Injektionslösung	4.00
[^{99m}Tc]Technetium-Medronat-Injektionslösung	4.00
[^{99m}Tc]Technetium-Mertiatid-Injektionslösung	4.00
[^{99m}Tc]Technetium-Mikrosphären-Injektionslösung	4.00
[^{99m}Tc]Technetium-Pentetat-Injektionslösung	4.00
[^{99m}Tc]Technetium-Rheniumsulfid-Kolloid-Injektionslösung	4.00
[^{99m}Tc]Technetium-Schwefel-Kolloid-Injektionslösung	4.00
[^{99m}Tc]Technetium-Sestamibi-Injektionslösung	4.06
[^{99m}Tc]Technetium-Succimer-Injektionslösung	4.00
[^{99m}Tc]Technetium-Zinndiphosphat-Injektionslösung	4.00
[^{99m}Tc]Technetium-Zinn-Kolloid-Injektionslösung	4.00
[^{201}Tl]Thalliumchlorid-Injektionslösung	4.06
[^{15}O]Wasser-Injektionslösung	4.00
[^{3}H]Wasser-Injektionslösung, Tritiiertes	4.00
[^{133}Xe]Xenon-Injektionslösung	4.00

Einzelmonographien zu Nahtmaterial für Menschen

Einleitung	4.00
Catgut, Steriles	4.00
Fäden, Sterile, nicht resorbierbare	4.06
Fäden, Sterile, resorbierbare, synthetische	4.00
Fäden, Sterile, resorbierbare, synthetische, geflochtene	4.00

Einzelmonographien zu Nahtmaterial für Tiere

Catgut im Fadenspender für Tiere, Steriles, resorbierbares	4.00
Fäden im Fadenspender für Tiere, Sterile, nicht resorbierbare	4.00
Leinenfaden im Fadenspender für Tiere, Steriler	4.00
Polyamid-6-Faden im Fadenspender für Tiere, Steriler	4.00
Polyamid-6/6-Faden im Fadenspender für Tiere, Steriler	4.00
Polyesterfaden im Fadenspender für Tiere, Steriler	4.00
Seidenfaden im Fadenspender für Tiere, Steriler, geflochtener	4.00

Homöopathische Zubereitungen und Einzelmonographien zu Stoffen für homöopathische Zubereitungen

Einleitung	4.00
Homöopathische Zubereitungen	4.04
Pflanzliche Drogen für homöopathische Zubereitungen	4.01
Urtinkturen für homöopathische Zubereitungen	4.05

	Stand
Arsen(III)-oxid für homöopathische Zubereitungen	4.00
Brennnessel für homöopathische Zubereitungen	4.05
Crocus für homöopathische Zubereitungen	4.00
Eisen für homöopathische Zubereitungen	4.01
Johanniskraut für homöopathische Zubereitungen	4.06
Kaliumsulfat für homöopathische Zubereitungen	4.00
Knoblauch für homöopathische Zubereitungen	4.05
Kupfer für homöopathische Zubereitungen	4.00

Monographien A–Z

A

	Stand
Acamprosat-Calcium	4.00
Acebutololhydrochlorid	4.06
Aceclofenac	4.03
Acesulfam-Kalium	4.00
Acetazolamid	4.00
Aceton	4.00
Acetylcholinchlorid	4.00
Acetylcystein	4.00
Acetylsalicylsäure	4.00
N-Acetyltryptophan	4.00
N-Acetyltyrosin	4.00
Aciclovir	4.00
Acitretin	4.03
Acriflaviniummonochlorid	4.06
Adenin	4.00
Adenosin	4.00
Adipinsäure	4.06
Agar	4.00
Alanin	4.00
Albendazol	4.05
Albuminlösung vom Menschen	4.06
Alcuroniumchlorid	4.00
Alfacalcidol	4.02
Alfadex	4.06
Alfentanilhydrochlorid	4.00
Alfuzosinhydrochlorid	4.00
Alginsäure	4.00
Allantoin	4.00
Allopurinol	4.00
Almagat	4.05
Aloe, Curaçao-	4.00
Aloe, Kap-	4.00
Aloetrockenextrakt, Eingestellter	4.00
Alprazolam	4.00
Alprenololhydrochlorid	4.00
Alprostadil	4.00
Alteplase zur Injektion	4.00
Alttuberkulin zur Anwendung am Menschen	4.00
Aluminiumchlorid-Hexahydrat	4.00
Aluminiumkaliumsulfat	4.00
Aluminium-Magnesium-Silicat	4.03
Aluminiumoxid, Wasserhaltiges /Algeldrat	4.00
Aluminiumphosphat, Wasserhaltiges	4.00
Aluminiumsulfat	4.00
Amantadinhydrochlorid	4.00
Ambroxolhydrochlorid	4.00
Amfetaminsulfat	4.00
Amidotrizoesäure-Dihydrat	4.00
Amikacin	4.00
Amikacinsulfat	4.00
Amiloridhydrochlorid	4.00
4-Aminobenzoesäure	4.05
Aminocapronsäure	4.00
Aminoglutethimid	4.00
Amiodaronhydrochlorid	4.03
Amisulprid	4.05
Amitriptylinhydrochlorid	4.00
Amlodipinbesilat	4.02
Ammoniak-Lösung, Konzentrierte	4.00
Ammoniumbituminosulfonat	4.00
Ammoniumbromid	4.02
Ammoniumchlorid	4.00
Ammoniumglycyrrhizat	4.05
Ammoniumhydrogencarbonat	4.00
Amobarbital	4.00
Amobarbital-Natrium	4.00
Amoxicillin-Natrium	4.00
Amoxicillin-Trihydrat	4.03
Amphotericin B	4.03
Ampicillin-Natrium	4.00
Ampicillin, Wasserfreies	4.00
Ampicillin-Trihydrat	4.00
Angelikawurzel	4.02
Anis	4.00
Anisöl	4.00
Antazolinhydrochlorid	4.00
Anti-D-Immunglobulin vom Menschen	4.06
Anti-D-Immunglobulin vom Menschen zur intravenösen Anwendung	4.06
Antithrombin-III-Konzentrat vom Menschen	4.06
Apomorphinhydrochlorid	4.03
Aprotinin	4.04
Aprotinin-Lösung, Konzentrierte	4.04
Arginin	4.00
Argininhydrochlorid	4.00
Arnikablüten	4.00
Articainhydrochlorid	4.01
Ascorbinsäure	4.03
Aspartam	4.00
Aspartinsäure	4.00
Astemizol	4.00
Atenolol	4.00
Atropin	4.06
Atropinsulfat	4.00
Azaperon für Tiere	4.00
Azathioprin	4.00
Azithromycin	4.06

Beachten Sie den Hinweis auf „Allgemeine Monographien" zu Anfang des Bands auf Seite B

2. Verzeichnis aller Texte der 4. Ausgabe   XXIII

Stand

B

	Stand
Bacampicillinhydrochlorid	4.04
Bacitracin	4.05
Bacitracin-Zink	4.05
Baclofen	4.00
Bärentraubenblätter	4.00
Baldrianwurzel	4.00
Bambuterolhydrochlorid	4.00
Barbital	4.00
Bariumsulfat	4.00
Baumwollsamenöl, Hydriertes	4.00
Beclometasondipropionat	4.00
Belladonnablätter	4.00
Belladonnablättertrockenextrakt, Eingestellter	4.00
Belladonnapulver, Eingestelltes	4.00
Belladonnatinktur, Eingestellte	4.06
Bendroflumethiazid	4.00
Benfluorexhydrochlorid	4.00
Benperidol	4.00
Benserazidhydrochlorid	4.00
Bentonit	4.00
Benzalkoniumchlorid	4.00
Benzalkoniumchlorid-Lösung	4.00
Benzbromaron	4.00
Benzethoniumchlorid	4.00
Benzocain	4.00
Benzoesäure	4.00
Benzoylperoxid, Wasserhaltiges	4.00
Benzylalkohol	4.04
Benzylbenzoat	4.00
Benzylpenicillin-Benzathin	4.00
Benzylpenicillin-Kalium	4.05
Benzylpenicillin-Natrium	4.05
Benzylpenicillin-Procain	4.00
Betacarotin	4.00
Betadex	4.00
Betahistindimesilat	4.00
Betamethason	4.00
Betamethasonacetat	4.00
Betamethasondihydrogenphosphat-Dinatrium	4.00
Betamethasondipropionat	4.00
Betamethasonvalerat	4.05
Betaxololhydrochlorid	4.00
Bezafibrat	4.00
Bifonazol	4.05

	Stand
Biotin	4.00
Biperidenhydrochlorid	4.00
Birkenblätter	4.00
Bisacodyl	4.00
Bismutcarbonat, Basisches	4.00
Bismutgallat, Basisches	4.00
Bismutnitrat, Schweres, basisches	4.00
Bismutsalicylat, Basisches	4.00
Bitterfenchelöl	4.04
Bitterkleeblätter	4.00
Bitterorangenblüten	4.06
Bitterorangenblütenöl	4.00
Bitterorangenschale	4.00
Bitterorangenschalentinktur	4.00
Bleomycinsulfat	4.00
Blutgerinnungsfaktor VII vom Menschen	4.06
Blutgerinnungsfaktor VIII vom Menschen	4.06
Blutgerinnungsfaktor IX vom Menschen	4.06
Blutgerinnungsfaktor XI vom Menschen	4.02
Blutweiderichkraut	4.00
Bockshornsamen	4.00
Boldoblätter	4.00
Borsäure	4.00
Bromazepam	4.00
Bromhexinhydrochlorid	4.04
Bromocriptinmesilat	4.00
Bromperidol	4.00
Bromperidoldecanoat	4.00
Brompheniraminmaleat	4.00
Budesonid	4.00
Bufexamac	4.00
Buflomedilhydrochlorid	4.05
Bumetanid	4.00
Bupivacainhydrochlorid	4.00
Buprenorphin	4.00
Buprenorphinhydrochlorid	4.00
Buserelin	4.00
Busulfan	4.00
Butyl-4-hydroxybenzoat	4.02
Butylhydroxyanisol	4.00
Butylhydroxytoluol	4.00
Butylmethacrylat-Copolymer, Basisches	4.04
Butylscopolaminiumbromid	4.00

C

	Stand
Calcifediol	4.00
Calcitonin vom Lachs	4.00
Calcitriol	4.00
Calciumascorbat	4.00
Calciumcarbonat	4.00
Calciumchlorid-Dihydrat	4.03
Calciumchlorid-Hexahydrat	4.00
Calciumdobesilat-Monohydrat	4.00
Calciumfolinat	4.03
Calciumglucoheptonat	4.00
Calciumgluconat	4.00
Calciumgluconat zur Herstellung von Parenteralia	4.00
Calciumglycerophosphat	4.00

	Stand
Calciumhydrogenphosphat, Wasserfreies	4.01
Calciumhydrogenphosphat-Dihydrat	4.01
Calciumhydroxid	4.00
Calciumlactat-Trihydrat	4.00
Calciumlactat-Pentahydrat	4.00
Calciumlävulinat-Dihydrat	4.00
Calciumlevofolinat-Pentahydrat	4.00
Calciumpantothenat	4.00
Calciumstearat	4.00
Calciumsulfat-Dihydrat	4.00
D-Campher	4.01
Campher, Racemischer	4.00
Caprylsäure	4.00

Die „Allgemeinen Vorschriften" gelten für alle Monographien und sonstigen Texte

Ph. Eur. 4. Ausgabe, 6. Nachtrag

2. Verzeichnis aller Texte der 4. Ausgabe

	Stand
Captopril	4.00
Carbachol	4.00
Carbamazepin	4.00
Carbasalat-Calcium	4.00
Carbenicillin-Dinatrium	4.00
Carbidopa-Monohydrat	4.00
Carbimazol	4.00
Carbocistein	4.00
Carbomere	4.02
Carboplatin	4.00
Carboxymethylstärke-Natrium (Typ A)	4.00
Carboxymethylstärke-Natrium (Typ B)	4.00
Carboxymethylstärke-Natrium (Typ C)	4.00
Carisoprodol	4.05
Carmellose-Calcium	4.02
Carmellose-Natrium	4.00
Carmellose-Natrium, Niedrig substituiertes	4.00
Carmustin	4.00
Carnaubawachs	4.04
Carteololhydrochlorid	4.02
Carvedilol	4.01
Cascararinde	4.00
Cassiaöl	4.00
Cayennepfeffer	4.05
Cefaclor-Monohydrat	4.00
Cefadroxil-Monohydrat	4.04
Cefalexin-Monohydrat	4.03
Cefalotin-Natrium	4.06
Cefamandolnafat	4.03
Cefapirin-Natrium	4.04
Cefatrizin-Propylenglycol	4.00
Cefazolin-Natrium	4.04
Cefixim	4.03
Cefoperazon-Natrium	4.00
Cefotaxim-Natrium	4.00
Cefoxitin-Natrium	4.02
Cefradin	4.03
Ceftazidim	4.02
Ceftriaxon-Dinatrium	4.00
Cefuroximaxetil	4.03
Cefuroxim-Natrium	4.06
Celiprololhydrochlorid	4.06
Cellulose, Mikrokristalline	4.02
Celluloseacetat	4.00
Celluloseacetatbutyrat	4.00
Celluloseacetatphthalat	4.03
Cellulosepulver	4.02
Cetirizindihydrochlorid	4.00
Cetrimid	4.03
Cetylalkohol	4.06
Cetylpalmitat	4.02
Cetylpyridiniumchlorid	4.00
Cetylstearylalkohol	4.06
Cetylstearylalkohol (Typ A), Emulgierender	4.06
Cetylstearylalkohol (Typ B), Emulgierender	4.06
Cetylstearylisononanoat	4.00
Chenodesoxycholsäure	4.00
Chinarinde	4.02
Chinidinsulfat	4.00
Chininhydrochlorid	4.00
Chininsulfat	4.00
Chitosanhydrochlorid	4.00
Chloralhydrat	4.00

	Stand
Chlorambucil	4.00
Chloramphenicol	4.00
Chloramphenicolhydrogensuccinat-Natrium	4.00
Chloramphenicolpalmitat	4.00
Chlorcyclizinhydrochlorid	4.00
Chlordiazepoxid	4.06
Chlordiazepoxidhydrochlorid	4.06
Chlorhexidindiacetat	4.00
Chlorhexidindigluconat-Lösung	4.00
Chlorhexidindihydrochlorid	4.00
Chlorobutanol, Wasserfreies	4.00
Chlorobutanol-Hemihydrat	4.00
Chlorocresol	4.00
Chloroquinphosphat	4.05
Chloroquinsulfat	4.00
Chlorothiazid	4.06
Chlorphenaminmaleat	4.00
Chlorpromazinhydrochlorid	4.00
Chlorpropamid	4.00
Chlorprothixenhydrochlorid	4.03
Chlortalidon	4.00
Chlortetracyclinhydrochlorid	4.04
Cholesterol	4.04
Choriongonadotropin	4.00
Chymotrypsin	4.00
Ciclopirox	4.00
Ciclopirox-Olamin	4.00
Ciclosporin	4.00
Cilastatin-Natrium	4.00
Cilazapril	4.00
Cimetidin	4.06
Cimetidinhydrochlorid	4.00
Cinchocainhydrochlorid	4.00
Cineol	4.03
Cinnarizin	4.00
Ciprofloxacin	4.06
Ciprofloxacinhydrochlorid	4.06
Cisaprid-Monohydrat	4.00
Cisapridtartrat	4.00
Cisplatin	4.00
Citronellöl	4.00
Citronenöl	4.01
Citronensäure, Wasserfreie	4.06
Citronensäure-Monohydrat	4.06
Clarithromycin	4.06
Clazuril für Tiere	4.06
Clebopridmalat	4.00
Clemastinfumarat	4.00
Clenbuterolhydrochlorid	4.00
Clindamycin-2-dihydrogenphosphat	4.00
Clindamycinhydrochlorid	4.02
Clobazam	4.05
Clobetasonbutyrat	4.00
Clofibrat	4.00
Clomifencitrat	4.00
Clomipraminhydrochlorid	4.01
Clonazepam	4.00
Clonidinhydrochlorid	4.00
Clotrimazol	4.00
Cloxacillin-Natrium	4.03
Clozapin	4.00
Cocainhydrochlorid	4.00
Cocoylcaprylocaprat	4.00

Beachten Sie den Hinweis auf „Allgemeine Monographien" zu Anfang des Bands auf Seite B

	Stand		Stand
Codein	4.00	Copovidon	4.04
Codeinhydrochlorid-Dihydrat	4.00	Cortisonacetat	4.00
Codeinphosphat-Hemihydrat	4.00	Croscarmellose-Natrium	4.00
Codeinphosphat-Sesquihydrat	4.00	Crospovidon	4.04
Codergocrinmesilat	4.06	Crotamiton	4.02
Coffein	4.06	Cyanocobalamin	4.02
Coffein-Monohydrat	4.06	Cyclizinhydrochlorid	4.00
Colchicin	4.04	Cyclopentolathydrochlorid	4.00
Colecalciferol	4.00	Cyclophosphamid	4.00
Colecalciferol, Ölige Lösungen von	4.00	Cyproheptadinhydrochlorid	4.03
Colecalciferol-Konzentrat, Wasserdispergierbares	4.00	Cyproteronacetat	4.00
Colecalciferol-Trockenkonzentrat	4.00	Cysteinhydrochlorid-Monohydrat	4.03
Colistimethat-Natrium	4.03	Cystin	4.00
Colistinsulfat	4.06	Cytarabin	4.00

D

	Stand		Stand
Dalteparin-Natrium	4.00	Digitoxin	4.00
Dapson	4.00	Digoxin	4.00
Daunorubicinhydrochlorid	4.00	Dihydralazinsulfat, Wasserhaltiges	4.00
Decyloleat	4.00	Dihydrocodein[(R,R)-tartrat]	4.03
Deferoxaminmesilat	4.00	Dihydroergocristinmesilat	4.00
Demeclocyclinhydrochlorid	4.04	Dihydroergotaminmesilat	4.00
Deptropincitrat	4.00	Dihydroergotamintartrat	4.00
Dequaliniumchlorid	4.00	Dihydrostreptomycinsulfat für Tiere	4.00
Desipraminhydrochlorid	4.00	Dikaliumclorazepat	4.00
Deslanosid	4.00	Diltiazemhydrochlorid	4.00
Desmopressin	4.00	Dimenhydrinat	4.00
Desoxycortonacetat	4.00	Dimercaprol	4.00
Detomidinhydrochlorid für Tiere	4.00	Dimethylacetamid	4.06
Dexamethason	4.04	Dimethylsulfoxid	4.00
Dexamethasonacetat	4.00	Dimeticon	4.05
Dexamethasondihydrogenphosphat-Dinatrium	4.00	Dimetindenmaleat	4.00
Dexchlorpheniraminmaleat	4.00	Dinoproston	4.00
Dexpanthenol	4.00	Dinoprost-Trometamol	4.00
Dextran 1 zur Herstellung von Parenteralia	4.00	Diosmin	4.06
Dextran 40 zur Herstellung von Parenteralia	4.00	Diphenhydraminhydrochlorid	4.04
Dextran 60 zur Herstellung von Parenteralia	4.00	Diphenoxylathydrochlorid	4.00
Dextran 70 zur Herstellung von Parenteralia	4.00	Diprophyllin	4.00
Dextrin	4.04	Dipyridamol	4.06
Dextromethorphanhydrobromid	4.05	Dirithromycin	4.00
Dextromoramidhydrogentartrat	4.00	Disopyramid	4.00
Dextropropoxyphenhydrochlorid	4.05	Disopyramidphosphat	4.00
Diazepam	4.00	Distickstoffmonoxid	4.00
Diazoxid	4.00	Disulfiram	4.00
Dibutylphthalat	4.00	Dithranol	4.00
Dichlormethan	4.00	Dobutaminhydrochlorid	4.00
Diclazuril für Tiere	4.05	Docusat-Natrium	4.03
Diclofenac-Kalium	4.00	Domperidon	4.00
Diclofenac-Natrium	4.00	Domperidonmaleat	4.00
Dicloxacillin-Natrium	4.00	Dopaminhydrochlorid	4.00
Dicloverinhydrochlorid	4.00	Dostenkraut	4.06
Dienestrol	4.00	Dosulepinhydrochlorid	4.05
Diethylcarbamazindihydrogencitrat	4.00	Doxapramhydrochlorid	4.00
Diethylenglycolmonoethylether	4.03	Doxepinhydrochlorid	4.06
Diethylenglycolmonopalmitostearat	4.00	Doxorubicinhydrochlorid	4.00
Diethylphthalat	4.00	Doxycyclin-Monohydrat	4.04
Diethylstilbestrol	4.00	Doxycyclinhyclat	4.04
Diflunisal	4.00	Doxylaminhydrogensuccinat	4.00
Digitalis-purpurea-Blätter	4.00	Droperidol	4.03

Die „Allgemeinen Vorschriften" gelten für alle Monographien und sonstigen Texte

E

	Stand		Stand
Ebastin	4.06	Erythropoetin-Lösung, Konzentrierte	4.00
Econazol	4.05	Eschenblätter	4.00
Econazolnitrat	4.05	Essigsäure 99 %	4.00
Edetinsäure	4.00	Estradiolbenzoat	4.04
Eibischblätter	4.00	Estradiol-Hemihydrat	4.00
Eibischwurzel	4.00	Estradiolvalerat	4.00
Eichenrinde	4.00	Estriol	4.04
Eisen(II)-fumarat	4.00	Estrogene, Konjugierte	4.00
Eisen(II)-gluconat	4.03	Etacrynsäure	4.05
Eisen(II)-sulfat-Heptahydrat	4.03	Etamsylat	4.00
Eisen(III)-chlorid-Hexahydrat	4.06	Ethacridinlactat-Monohydrat	4.00
Emetindihydrochlorid-Pentahydrat	4.00	Ethambutoldihydrochlorid	4.00
Emetindihydrochlorid-Heptahydrat	4.00	Ethanol, Wasserfreies	4.03
Enalaprilmaleat	4.04	Ethanol 96 %	4.03
Enilconazol für Tiere	4.02	Ether	4.00
Enoxaparin-Natrium	4.00	Ether zur Narkose	4.00
Enoxolon	4.00	Ethinylestradiol	4.05
Enziantinktur	4.06	Ethionamid	4.00
Enzianwurzel	4.06	Ethosuximid	4.04
Ephedrin, Wasserfreies	4.00	Ethylacetat	4.00
Ephedrin-Hemihydrat	4.00	Ethylcellulose	4.04
Ephedrinhydrochlorid	4.00	Ethylendiamin	4.00
Ephedrinhydrochlorid, Racemisches	4.00	Ethylenglycolmonopalmitostearat	4.00
Epinephrinhydrogentartrat	4.00	Ethyl-4-hydroxybenzoat	4.02
Epirubicinhydrochlorid	4.00	Ethylmorphinhydrochlorid	4.00
Erdnussöl, Hydriertes	4.00	Ethyloleat	4.00
Erdnussöl, Raffiniertes	4.00	Etilefrinhydrochlorid	4.05
Ergocalciferol	4.00	Etodolac	4.00
Ergometrinmaleat	4.00	Etofenamat	4.00
Ergotamintartrat	4.00	Etofyllin	4.00
Erythritol	4.03	Etomidat	4.00
Erythromycin	4.06	Etoposid	4.03
Erythromycinestolat	4.00	Eucalyptusblätter	4.00
Erythromycinethylsuccinat	4.03	Eucalyptusöl	4.06
Erythromycinlactobionat	4.00	Eugenol	4.00
Erythromycinstearat	4.02		

F

	Stand		Stand
Famotidin	4.00	Flucloxacillin-Natrium	4.03
Faulbaumrinde	4.00	Flucytosin	4.00
Faulbaumrindentrockenextrakt, Eingestellter	4.00	Fludrocortisonacetat	4.00
Felodipin	4.00	Flumazenil	4.03
Fenbendazol für Tiere	4.00	Flumequin	4.00
Fenbufen	4.00	Flumetasonpivalat	4.00
Fenchel, Bitterer	4.00	Flunitrazepam	4.03
Fenchel, Süßer	4.00	Fluocinolonacetonid	4.06
Fenofibrat	4.00	Fluocortolonpivalat	4.00
Fenoterolhydrobromid	4.03	Fluorescein-Natrium	4.00
Fentanyl	4.03	Fluorouracil	4.00
Fentanylcitrat	4.03	Fluoxetinhydrochlorid	4.00
Fenticonazolnitrat	4.00	Flupentixoldihydrochlorid	4.05
Fibrin-Kleber	4.06	Fluphenazindecanoat	4.05
Fibrinogen vom Menschen	4.06	Fluphenazindihydrochlorid	4.00
Finasterid	4.00	Fluphenazinenantat	4.05
Flecainidacetat	4.00	Flurazepamhydrochlorid	4.05
Flohsamen	4.00	Flurbiprofen	4.00
Flohsamen, Indische	4.00	Fluspirilen	4.06
Flohsamenschalen, Indische	4.00	Flutamid	4.00
Flubendazol	4.03	Fluticasonpropionat	4.05

Beachten Sie den Hinweis auf „Allgemeine Monographien" zu Anfang des Bands auf Seite B

	Stand
Flutrimazol	4.00
Folsäure	4.03
Formaldehyd-Lösung 35 %	4.00
Foscarnet-Natrium-Hexahydrat	4.00
Fosfomycin-Calcium	4.00
Fosfomycin-Natrium	4.00
Fosfomycin-Trometamol	4.00
Framycetinsulfat	4.04
Frauenmantelkraut	4.05
Fructose	4.00
Furosemid	4.00
Fusidinsäure	4.00

G

	Stand
Galactose	4.00
Gallamintriethiodid	4.00
Gelatine	4.05
Gelbwurz, Javanische	4.00
Gentamicinsulfat	4.05
Gewürznelken	4.00
Ginkgoblätter	4.00
Ginsengwurzel	4.00
Glibenclamid	4.05
Gliclazid	4.00
Glipizid	4.00
Glucagon	4.00
Glucagon human	4.05
Glucose, Wasserfreie	4.00
Glucose-Monohydrat	4.00
Glucose-Sirup	4.06
Glucose-Sirup, Sprühgetrockneter	4.06
Glutaminsäure	4.00
Glycerol	4.05
Glycerol 85 %	4.05
Glyceroldibehenat	4.01
Glyceroldistearat	4.00
Glycerolmonolinoleat	4.00
Glycerolmonooleate	4.00
Glycerolmonostearat 40–55	4.00
Glyceroltriacetat	4.00
Glyceroltrinitrat-Lösung	4.04
Glycin	4.03
Goldrutenkraut	4.06
Goldrutenkraut, Echtes	4.06
Gonadorelinacetat	4.01
Goserelin	4.03
Gramicidin	4.06
Griseofulvin	4.00
Guaifenesin	4.05
Guanethidinmonosulfat	4.01
Guar	4.00
Guargalactomannan	4.00
Gummi, Arabisches	4.06
Gummi, Sprühgetrocknetes Arabisches	4.06

H

	Stand
Hämodialyselösungen	4.03
Hämofiltrations- und Hämodiafiltrationslösungen	4.00
Hagebuttenschalen	4.06
Halofantrinhydrochlorid	4.00
Haloperidol	4.03
Haloperidoldecanoat	4.00
Halothan	4.00
Hamamelisblätter	4.00
Harnstoff	4.00
Hartfett	4.00
Hartparaffin	4.00
Hauhechelwurzel	4.00
Heidelbeeren, Frische	4.00
Heidelbeeren, Getrocknete	4.00
Heparin-Calcium	4.06
Heparin-Natrium	4.06
Heparine, Niedermolekulare	4.05
Hepatitis-A-Immunglobulin vom Menschen	4.00
Hepatitis-B-Immunglobulin vom Menschen	4.00
Hepatitis-B-Immunglobulin vom Menschen zur intravenösen Anwendung	4.00
Heptaminolhydrochlorid	4.00
Herzgespannkraut	4.03
Hexamidindiisetionat	4.00
Hexetidin	4.00
Hexobarbital	4.00
Hexylresorcin	4.00
Hibiscusblüten	4.00
Histamindihydrochlorid	4.00
Histaminphosphat	4.00
Histidin	4.00
Histidinhydrochlorid-Monohydrat	4.00
Holunderblüten	4.00
Homatropinhydrobromid	4.00
Homatropinmethylbromid	4.00
Hopfenzapfen	4.00
Hyaluronidase	4.00
Hydralazinhydrochlorid	4.00
Hydrochlorothiazid	4.06
Hydrocortison	4.00
Hydrocortisonacetat	4.00
Hydrocortisonhydrogensuccinat	4.00
Hydroxocobalaminacetat	4.00
Hydroxocobalaminhydrochlorid	4.00
Hydroxocobalaminsulfat	4.00
Hydroxycarbamid	4.00
Hydroxyethylcellulose	4.00
Hydroxyethylsalicylat	4.00
Hydroxypropylbetadex	4.06
Hydroxypropylcellulose	4.00
Hydroxyzindihydrochlorid	4.04
Hymecromon	4.00
Hyoscyaminsulfat	4.00
Hypromellose	4.00
Hypromellosephthalat	4.00

Die „Allgemeinen Vorschriften" gelten für alle Monographien und sonstigen Texte

I

	Stand
Ibuprofen	4.02
Idoxuridin	4.00
Ifosfamid	4.00
Imipenem	4.00
Imipraminhydrochlorid	4.00
Immunglobulin vom Menschen	4.06
Immunglobulin vom Menschen zur intravenösen Anwendung	4.06
Indapamid	4.00
Indometacin	4.00
Ingwerwurzelstock	4.00
Insulin als Injektionslösung, Lösliches	4.00
Insulin human	4.02
Insulin-Suspension zur Injektion, Biphasische	4.00
Insulin vom Rind	4.00
Insulin vom Schwein	4.00
Insulin-Zink-Kristallsuspension zur Injektion	4.00
Insulin-Zink-Suspension zur Injektion	4.01
Insulin-Zink-Suspension zur Injektion, Amorphe	4.00
Insulinzubereitungen zur Injektion	4.01
Interferon-alfa-2-Lösung, Konzentrierte	4.00
Interferon-gamma-1b-Lösung, Konzentrierte	4.00
Iod	4.00
Iohexol	4.00
Iopamidol	4.00
Iopansäure	4.00
Iotalaminsäure	4.00
Ioxaglinsäure	4.01
Ipecacuanhafluidextrakt, Eingestellter	4.06
Ipecacuanhapulver, Eingestelltes	4.00
Ipecacuanhatinktur, Eingestellte	4.06
Ipecacuanhawurzel	4.00
Ipratropiumbromid	4.06
Isländisches Moos / Isländische Flechte	4.00
Isoconazol	4.04
Isoconazolnitrat	4.00
Isofluran	4.00
Isoleucin	4.00
Isomalt	4.02
Isoniazid	4.00
Isophan-Insulin-Suspension zur Injektion	4.00
Isophan-Insulin-Suspension zur Injektion, Biphasische	4.00
Isoprenalinhydrochlorid	4.00
Isoprenalinsulfat	4.00
Isopropylmyristat	4.03
Isopropylpalmitat	4.03
Isosorbiddinitrat, Verdünntes	4.00
Isosorbidmononitrat, Verdünntes	4.00
Isotretinoin	4.00
Isoxsuprinhydrochlorid	4.00
Itraconazol	4.00
Ivermectin	4.02

J

	Stand
Johanniskraut	4.05
Josamycin	4.01
Josamycinpropionat	4.01

K

	Stand
Kaliumacetat	4.00
Kaliumbromid	4.02
Kaliumcarbonat	4.00
Kaliumchlorid	4.00
Kaliumcitrat	4.00
Kaliumclavulanat	4.04
Kaliumclavulanat, Verdünntes	4.04
Kaliumdihydrogenphosphat	4.00
Kaliumhydrogencarbonat	4.00
Kaliumhydrogentartrat	4.01
Kaliumhydroxid	4.00
Kaliumiodid	4.00
Kaliummonohydrogenphosphat	4.00
Kaliumnatriumtartrat-Tetrahydrat	4.01
Kaliumnitrat	4.00
Kaliumperchlorat	4.01
Kaliumpermanganat	4.00
Kaliumsorbat	4.00
Kamille, Römische	4.03
Kamillenblüten	4.06
Kamillenfluidextrakt	4.05
Kamillenöl	4.05
Kanamycinmonosulfat	4.00
Kanamycinsulfat, Saures	4.00
Kartoffelstärke	4.03
Ketaminhydrochlorid	4.00
Ketoconazol	4.04
Ketoprofen	4.06
Ketotifenhydrogenfumarat	4.05
Klatschmohnblüten	4.02
Knoblauchpulver	4.00
Königskerzenblüten / Wollblumen	4.00
Kohle, Medizinische	4.00
Kohlendioxid	4.00
Kokosfett, Raffiniertes	4.03
Kolasamen	4.00
Kolophonium	4.04
Koriander	4.00
Kümmel	4.00
Kupfer(II)-sulfat, Wasserfreies	4.00
Kupfer(II)-sulfat-Pentahydrat	4.00

Beachten Sie den Hinweis auf „Allgemeine Monographien" zu Anfang des Bands auf Seite B

L

	Stand
Labetalolhydrochlorid	4.00
Lactitol-Monohydrat	4.06
Lactose, Wasserfreie	4.06
Lactose-Monohydrat	4.06
Lactulose	4.03
Lactulose-Sirup	4.03
Lavendelblüten	4.00
Lavendelöl	4.01
Lebertran (Typ A)	4.04
Lebertran (Typ B)	4.04
Leinöl, Natives	4.04
Leinsamen	4.00
Leucin	4.00
Leuprorelin	4.00
Levamisol für Tiere	4.00
Levamisolhydrochlorid	4.00
Levocabastinhydrochlorid	4.00
Levocarnitin	4.00
Levodopa	4.00
Levodropropizin	4.01
Levomepromazinhydrochlorid	4.00
Levomepromazinmaleat	4.00
Levomethadonhydrochlorid	4.04
Levonorgestrel	4.00
Levothyroxin-Natrium	4.05
Lidocain	4.00
Lidocainhydrochlorid	4.00
Liebstöckelwurzel	4.02
Lincomycinhydrochlorid-Monohydrat	4.00
Lindan	4.00
Lindenblüten	4.00
Liothyronin-Natrium	4.00
Lisinopril-Dihydrat	4.00
Lithiumcarbonat	4.00
Lithiumcitrat	4.00
Lobelinhydrochlorid	4.02
Lösungen zur Aufbewahrung von Organen	4.00
Lomustin	4.00
Loperamidhydrochlorid	4.06
Loperamidoxid-Monohydrat	4.06
Lorazepam	4.00
Lovastatin	4.00
Luft zur medizinischen Anwendung	4.00
Luft zur medizinischen Anwendung, Künstliche	4.03
Lynestrenol	4.00
Lysinhydrochlorid	4.00

M

	Stand
Macrogolcetylstearylether	4.00
Macrogole	4.05
Macrogol-6-glycerolcaprylocaprat	4.00
Macrogolglycerolcaprylocaprate	4.00
Macrogolglycerolcocoate	4.00
Macrogolglycerolhydroxystearat	4.00
Macrogolglycerollaurate	4.00
Macrogolglycerollinoleate	4.00
Macrogol-20-glycerolmonostearat	4.01
Macrogolglycerololeate	4.00
Macrogolglycerolricinoleat	4.00
Macrogolglycerolstearate	4.00
Macrogol-15-hydroxystearat	4.06
Macrogollaurylether	4.01
Macrogololeate	4.00
Macrogololeylether	4.01
Macrogolstearate	4.00
Macrogolstearylether	4.00
Mädesüßkraut	4.04
Mäusedornwurzelstock	4.02
Magaldrat	4.00
Magnesiumacetat-Tetrahydrat	4.04
Magnesiumaspartat-Dihydrat	4.00
Magnesiumcarbonat, Leichtes, basisches	4.00
Magnesiumcarbonat, Schweres, basisches	4.00
Magnesiumchlorid-4,5-Hydrat	4.00
Magnesiumchlorid-Hexahydrat	4.00
Magnesiumglycerophosphat	4.00
Magnesiumhydroxid	4.00
Magnesiumoxid, Leichtes	4.00
Magnesiumoxid, Schweres	4.00
Magnesiumperoxid	4.00
Magnesiumpidolat	4.00
Magnesiumstearat	4.00
Magnesiumsulfat-Heptahydrat	4.00
Magnesiumtrisilicat	4.00
Maisöl, Raffiniertes	4.00
Maisstärke	4.03
Malathion	4.00
Maleinsäure	4.00
Maltitol	4.00
Maltitol-Lösung	4.00
Maltodextrin	4.00
Malvenblüten	4.00
Mandelöl, Natives	4.00
Mandelöl, Raffiniertes	4.00
Mangansulfat-Monohydrat	4.00
Mannitol	4.04
Maprotilinhydrochlorid	4.00
Mariendistelfrüchte	4.06
Masern-Immunglobulin vom Menschen	4.00
Mastix	4.02
Mebendazol	4.02
Meclozindihydrochlorid	4.00
Medroxyprogesteronacetat	4.00
Mefenaminsäure	4.00
Mefloquinhydrochlorid	4.00
Megestrolacetat	4.00
Meglumin	4.06
Melissenblätter	4.00
Menadion	4.00
Menthol	4.00
Menthol, Racemisches	4.00
Mepivacainhydrochlorid	4.00
Meprobamat	4.00
Mepyraminmaleat	4.00

XXX 2. Verzeichnis aller Texte der 4. Ausgabe

	Stand
Mercaptopurin	4.00
Mesalazin	4.05
Mesterolon	4.00
Mestranol	4.00
Metamizol-Natrium	4.00
Metforminhydrochlorid	4.04
Methacrylsäure-Ethylacrylat-Copolymer (1:1)	4.04
Methacrylsäure-Ethylacrylat-Copolymer-(1:1)-Dispersion 30 %	4.04
Methacrylsäure-Methylmethacrylat-Copolymer (1:1)	4.04
Methacrylsäure-Methylmethacrylat-Copolymer (1:2)	4.04
Methadonhydrochlorid	4.00
Methaqualon	4.00
Methenamin	4.00
Methionin	4.00
Methionin, Racemisches	4.00
Methotrexat	4.00
Methylatropiniumbromid	4.00
Methylatropiniumnitrat	4.00
Methylcellulose	4.00
Methyldopa	4.00
Methyl-4-hydroxybenzoat	4.02
Methylhydroxyethylcellulose	4.00
Methylphenobarbital	4.00
Methylprednisolon	4.00
Methylprednisolonacetat	4.00
Methylprednisolonhydrogensuccinat	4.00
N-Methylpyrrolidon	4.05
Methylsalicylat	4.00
Methyltestosteron	4.00
Methylthioniniumchlorid	4.00

	Stand
Metixenhydrochlorid	4.03
Metoclopramid	4.00
Metoclopramidhydrochlorid	4.00
Metoprololsuccinat	4.03
Metoprololtartrat	4.03
Metrifonat	4.00
Metronidazol	4.00
Metronidazolbenzoat	4.03
Mexiletinhydrochlorid	4.02
Mianserinhydrochlorid	4.00
Miconazol	4.03
Miconazolnitrat	4.00
Midazolam	4.00
Milchsäure	4.00
(*S*)-Milchsäure	4.00
Minocyclinhydrochlorid	4.06
Minoxidil	4.00
Minzöl	4.01
Mitoxantronhydrochlorid	4.00
Mometasonfuroat	4.00
Morantelhydrogentartrat für Tiere	4.00
Morphinhydrochlorid	4.00
Morphinsulfat	4.00
Moxonidin	4.03
Mupirocin	4.00
Mupirocin-Calcium	4.00
Muskatellersalbeiöl	4.01
Muskatöl	4.00
Mutterkraut	4.00
Myrrhe	4.00
Myrrhentinktur	4.00

N

	Stand
Nabumeton	4.00
Nadolol	4.02
Nadroparin-Calcium	4.00
Naftidrofurylhydrogenoxalat	4.04
Nalidixinsäure	4.00
Naloxonhydrochlorid-Dihydrat	4.00
Naphazolinhydrochlorid	4.05
Naphazolinnitrat	4.05
Naproxen	4.00
Natriumacetat-Trihydrat	4.03
Natriumalendronat	4.04
Natriumalginat	4.00
Natriumamidotrizoat	4.00
Natriumascorbat	4.00
Natriumbenzoat	4.03
Natriumbromid	4.02
Natriumcalciumedetat	4.00
Natriumcaprylat	4.00
Natriumcarbonat, Wasserfreies	4.00
Natriumcarbonat-Monohydrat	4.00
Natriumcarbonat-Decahydrat	4.00
Natriumcetylstearylsulfat	4.00
Natriumchlorid	4.06
Natriumcitrat	4.00
Natriumcromoglicat	4.00
Natriumcyclamat	4.00

	Stand
Natriumdihydrogenphosphat-Dihydrat	4.00
Natriumdodecylsulfat	4.00
Natriumedetat	4.00
Natriumfluorid	4.00
Natriumfusidat	4.00
Natriumglycerophosphat, Wasserhaltiges	4.03
Natriumhyaluronat	4.00
Natriumhydrogencarbonat	4.00
Natriumhydroxid	4.00
Natriumiodid	4.00
Natriumlactat-Lösung	4.00
Natrium-(*S*)-lactat-Lösung	4.00
Natriummetabisulfit	4.00
Natriummethyl-4-hydroxybenzoat	4.00
Natriummolybdat-Dihydrat	4.00
Natriummonohydrogenphosphat, Wasserfreies	4.04
Natriummonohydrogenphosphat-Dihydrat	4.00
Natriummonohydrogenphosphat-Dodecahydrat	4.00
Natriumnitrit	4.00
Natriumperborat, Wasserhaltiges	4.00
Natriumpicosulfat	4.00
Natriumpolystyrolsulfonat	4.06
Natriumpropionat	4.04
Natriumpropyl-4-hydroxybenzoat	4.00
Natriumsalicylat	4.00
Natriumstearat	4.06

Beachten Sie den Hinweis auf „Allgemeine Monographien" zu Anfang des Bands auf Seite B

Ph. Eur. 4. Ausgabe, 6. Nachtrag

	Stand
Natriumstearylfumarat	4.00
Natriumsulfat, Wasserfreies	4.02
Natriumsulfat-Decahydrat	4.02
Natriumsulfit, Wasserfreies	4.00
Natriumsulfit-Heptahydrat	4.00
Natriumtetraborat	4.00
Natriumthiosulfat	4.04
Natriumvalproat	4.00
Nelkenöl	4.00
Neohesperidindihydrochalcon	4.00
Neomycinsulfat	4.04
Neostigminbromid	4.00
Neostigminmetilsulfat	4.00
Netilmicinsulfat	4.00
Nicergolin	4.05
Nicethamid	4.00
Niclosamid, Wasserfreies	4.00
Niclosamid-Monohydrat	4.00
Nicotin	4.00
Nicotinamid	4.00
Nicotinresinat	4.04
Nicotinsäure	4.00
Nifedipin	4.06
Nifuroxazid	4.04
Nimesulid	4.00
Nimodipin	4.00
Nitrazepam	4.00
Nitrendipin	4.00
Nitrofural	4.00
Nitrofurantoin	4.00
Nitroprussidnatrium	4.00
Nizatidin	4.00
Nomegestrolacetat	4.00
Nonoxinol 9	4.04
Norepinephrinhydrochlorid	4.03
Norepinephrintartrat	4.03
Norethisteron	4.00
Norethisteronacetat	4.03
Norfloxacin	4.00
Norgestrel	4.00
Nortriptylinhydrochlorid	4.00
Noscapin	4.04
Noscapinhydrochlorid-Monohydrat	4.04
Nystatin	4.06

O

	Stand
Octoxinol 10	4.04
Octyldodecanol	4.05
Odermennigkraut	4.00
Ölsäure	4.00
Ofloxacin	4.00
Olivenöl, Natives	4.06
Olivenöl, Raffiniertes	4.06
Olsalazin-Natrium	4.00
Omega-3-Säurenethylester 60	4.03
Omega-3-Säurenethylester 90	4.03
Omega-3-Säuren-reiches Fischöl	4.03
Omega-3-Säuren-Triglyceride	4.03
Omeprazol	4.00
Omeprazol-Natrium	4.00
Ondansetronhydrochlorid-Dihydrat	4.04
Opium	4.00
Opiumpulver, Eingestelltes	4.03
Orciprenalinsulfat	4.00
Orphenadrincitrat	4.00
Orphenadrinhydrochlorid	4.00
Orthosiphonblätter	4.00
Ouabain	4.00
Oxaliplatin	4.04
Oxazepam	4.00
Oxfendazol für Tiere	4.04
Oxolinsäure	4.00
Oxprenololhydrochlorid	4.00
Oxybuprocainhydrochlorid	4.00
Oxybutyninhydrochlorid	4.00
Oxymetazolinhydrochlorid	4.00
Oxytetracyclin-Dihydrat	4.04
Oxytetracyclinhydrochlorid	4.04
Oxytocin	4.04
Oxytocin-Lösung als Bulk	4.04

P

	Stand
Palmitinsäure	4.01
Palmitoylascorbinsäure	4.00
Pancuroniumbromid	4.01
Pankreas-Pulver	4.01
Papaverinhydrochlorid	4.06
Paracetamol	4.04
Paraffin, Dickflüssiges	4.03
Paraffin, Dünnflüssiges	4.06
Paraldehyd	4.00
Parnaparin-Natrium	4.05
Paroxetinhydrochlorid-Hemihydrat	4.05
Passionsblumenkraut	4.00
Pefloxacinmesilat-Dihydrat	4.05
Penbutololsulfat	4.00
Penicillamin	4.00
Pentaerythrityltetranitrat-Verreibung	4.00
Pentamidindiisetionat	4.00
Pentazocin	4.00
Pentazocinhydrochlorid	4.00
Pentobarbital	4.00
Pentobarbital-Natrium	4.00
Pentoxifyllin	4.00
Pentoxyverinhydrogencitrat	4.04
Pepsin	4.00
Pergolidmesilat	4.00
Perindopril-*tert*-butylamin	4.06
Peritonealdialyselösungen	4.00
Perphenazin	4.00
Perubalsam	4.00
Pethidinhydrochlorid	4.02
Pfefferminzblätter	4.00
Pfefferminzöl	4.06

	Stand
Pferdeserum-Gonadotropin für Tiere	4.00
Pflaumenbaumrinde, Afrikanische	4.02
Phenazon	4.00
Pheniraminmaleat	4.00
Phenobarbital	4.00
Phenobarbital-Natrium	4.00
Phenol	4.00
Phenolphthalein	4.00
Phenolsulfonphthalein	4.00
Phenoxyethanol	4.00
Phenoxymethylpenicillin	4.01
Phenoxymethylpenicillin-Kalium	4.01
Phentolaminmesilat	4.00
Phenylalanin	4.00
Phenylbutazon	4.04
Phenylephrin	4.00
Phenylephrinhydrochlorid	4.00
Phenylmercuriborat	4.00
Phenylmercurinitrat	4.00
Phenylpropanolaminhydrochlorid	4.00
Phenylquecksilber(II)-acetat	4.04
Phenytoin	4.00
Phenytoin-Natrium	4.00
Pholcodin	4.00
Phosphorsäure 85 %	4.00
Phosphorsäure 10 %	4.00
Phthalylsulfathiazol	4.00
Physostigminsalicylat	4.00
Physostigminsulfat	4.00
Phytomenadion	4.00
Phytosterol	4.01
Picotamid-Monohydrat	4.00
Pilocarpinhydrochlorid	4.03
Pilocarpinnitrat	4.03
Pimozid	4.00
Pindolol	4.00
Pipemidinsäure-Trihydrat	4.01
Piperacillin	4.03
Piperacillin-Natrium	4.00
Piperazinadipat	4.00
Piperazincitrat	4.00
Piperazin-Hexahydrat	4.00
Piracetam	4.05
Pirenzepindihydrochlorid-Monohydrat	4.00
Piretanid	4.00
Piroxicam	4.00
Pivampicillin	4.03
Pivmecillinamhydrochlorid	4.03
Plasma vom Menschen (gepoolt, virusinaktiviert)	4.06
Plasma vom Menschen (Humanplasma) zur Fraktionierung	4.05
Poloxamere	4.06
Polyacrylat-Dispersion 30 %	4.00
Polymyxin-B-sulfat	4.05
Polysorbat 20	4.06
Polysorbat 40	4.06
Polysorbat 60	4.06
Polysorbat 80	4.06
Poly(vinylacetat)	4.00
Poly(vinylalkohol)	4.00
Povidon	4.02
Povidon-Iod	4.02
Pravastatin-Natrium	4.05
Prazepam	4.00
Praziquantel	4.03
Prazosinhydrochlorid	4.01
Prednicarbat	4.00
Prednisolon	4.05
Prednisolonacetat	4.00
Prednisolondihydrogenphosphat-Dinatrium	4.00
Prednisolonpivalat	4.00
Prednison	4.00
Prilocain	4.00
Prilocainhydrochlorid	4.00
Primaquinbisdihydrogenphosphat	4.00
Primelwurzel	4.00
Primidon	4.00
Probenecid	4.00
Procainamidhydrochlorid	4.00
Procainhydrochlorid	4.00
Prochlorperazinhydrogenmaleat	4.00
Progesteron	4.01
Proguanilhydrochlorid	4.04
Prolin	4.00
Promazinhydrochlorid	4.00
Promethazinhydrochlorid	4.00
Propacetamolhydrochlorid	4.00
1-Propanol	4.05
2-Propanol	4.01
Propanthelinbromid	4.00
Propofol	4.06
Propranololhydrochlorid	4.00
Propylenglycol	4.00
Propylenglycolmonopalmitostearat	4.00
Propylgallat	4.00
Propyl-4-hydroxybenzoat	4.02
Propylthiouracil	4.00
Propyphenazon	4.01
Protaminhydrochlorid	4.00
Protaminsulfat	4.00
Prothrombinkomplex vom Menschen	4.06
Protirelin	4.00
Proxyphyllin	4.00
Pseudoephedrinhydrochlorid	4.00
Pyrazinamid	4.00
Pyridostigminbromid	4.00
Pyridoxinhydrochlorid	4.03
Pyrimethamin	4.00

Q

Queckenwurzelstock	4.00
Quecksilber(II)-chlorid	4.00
Quendelkraut	4.03

R

	Stand
Ramipril	4.00
Ranitidinhydrochlorid	4.00
Rapsöl, Raffiniertes	4.00
Ratanhiatinktur	4.03
Ratanhiawurzel	4.00
Reisstärke	4.00
Reserpin	4.00
Resorcin	4.00
Rhabarberwurzel	4.00
Riboflavin	4.02
Riboflavinphosphat-Natrium	4.00
Rifabutin	4.04
Rifampicin	4.00
Rifamycin-Natrium	4.00
Rilmenidindihydrogenphosphat	4.04
Ringelblumenblüten	4.00
Risperidon	4.00
Rizinusöl, Hydriertes	4.04
Rizinusöl, Natives	4.04
Röteln-Immunglobulin vom Menschen	4.00
Rohcresol	4.03
Rosmarinblätter	4.00
Rosmarinöl	4.03
Roxithromycin	4.06
Rutosid-Trihydrat	4.03

S

	Stand
Saccharin	4.00
Saccharin-Natrium	4.03
Saccharose	4.00
Sägepalmenfrüchte	4.03
Salbei, Dreilappiger	4.00
Salbeiblätter	4.01
Salbeitinktur	4.01
Salbutamol	4.00
Salbutamolsulfat	4.05
Salicylsäure	4.00
Salpetersäure	4.00
Salzsäure 36 %	4.00
Salzsäure 10 %	4.00
Sauerstoff	4.00
Schachtelhalmkraut	4.02
Schafgarbenkraut	4.00
Schellack	4.00
Schöllkraut	4.00
Schwarznesselkraut	4.02
Schwefel zum äußerlichen Gebrauch	4.00
Schwefelsäure	4.00
Scopolaminhydrobromid	4.00
Selegilinhydrochlorid	4.00
Selendisulfid	4.00
Senegawurzel	4.00
Sennesblätter	4.00
Sennesblättertrockenextrakt, Eingestellter	4.00
Sennesfrüchte, Alexandriner-	4.00
Sennesfrüchte, Tinnevelly-	4.00
Serin	4.00
Sertaconazolnitrat	4.00
Sesamöl, Raffiniertes	4.00
Silbernitrat	4.00
Siliciumdioxid, Hochdisperses	4.00
Siliciumdioxid zur dentalen Anwendung	4.00
Siliciumdioxid-Hydrat	4.00
Simeticon	4.06
Simvastatin	4.04
Sojaöl, Hydriertes	4.00
Sojaöl, Raffiniertes	4.00
Somatostatin	4.00
Somatropin	4.00
Somatropin zur Injektion	4.00
Somatropin-Lösung zur Herstellung von Zubereitungen	4.00
Sonnenblumenöl, Raffiniertes	4.00
Sorbinsäure	4.00
Sorbitanmonolaurat	4.00
Sorbitanmonooleat	4.01
Sorbitanmonopalmitat	4.00
Sorbitanmonostearat	4.00
Sorbitansesquioleat	4.03
Sorbitantrioleat	4.01
Sorbitol	4.06
Sorbitol-Lösung 70 % (kristallisierend)	4.04
Sorbitol-Lösung 70 % (nicht kristallisierend)	4.04
Sorbitol, Lösung von partiell dehydratisiertem	4.06
Sotalolhydrochlorid	4.02
Spectinomycinhydrochlorid	4.00
Spiramycin	4.00
Spironolacton	4.00
Spitzwegerichblätter	4.06
Squalan	4.04
Stabilisatorlösung für Blutkonserven	4.00
Stärke, Vorverkleisterte	4.01
Stanozolol	4.00
Stearinsäure	4.01
Stearylalkohol	4.06
Sternanis	4.00
Stickstoff	4.02
Stickstoff, Sauerstoffarmer	4.03
Stickstoffmonoxid	4.00
Stiefmütterchen mit Blüten, Wildes	4.00
Stramoniumblätter	4.06
Stramoniumpulver, Eingestelltes	4.00
Streptokinase-Lösung als Bulk	4.06
Streptomycinsulfat	4.00
Succinylsulfathiazol	4.00
Süßholzwurzel	4.00
Süßholzwurzelfluidextrakt, Eingestellter, ethanolischer	4.00
Süßorangenschalenöl	4.06
Sufentanil	4.00
Sufentanilcitrat	4.00
Sulfacetamid-Natrium	4.00
Sulfadiazin	4.06
Sulfadimidin	4.00

Die „Allgemeinen Vorschriften" gelten für alle Monographien und sonstigen Texte

2. Verzeichnis aller Texte der 4. Ausgabe

	Stand
Sulfadoxin	4.00
Sulfafurazol	4.00
Sulfaguanidin	4.00
Sulfamerazin	4.00
Sulfamethizol	4.00
Sulfamethoxazol	4.00
Sulfamethoxypyridazin für Tiere	4.00
Sulfanilamid	4.00
Sulfasalazin	4.00

	Stand
Sulfathiazol	4.00
Sulfinpyrazon	4.00
Sulfisomidin	4.00
Sulindac	4.03
Sulpirid	4.00
Sumatriptansuccinat	4.01
Suxamethoniumchlorid	4.00
Suxibuzon	4.00

T

	Stand
Taigawurzel	4.06
Talkum	4.00
Tamoxifencitrat	4.05
Tang	4.06
Tannin	4.00
Tausendgüldenkraut	4.00
Teebaumöl	4.01
Temazepam	4.00
Tenoxicam	4.00
Terbutalinsulfat	4.00
Terconazol	4.00
Terfenadin	4.01
Terpentinöl vom Strandkiefer-Typ	4.06
Testosteron	4.00
Testosteronenantat	4.00
Testosteronpropionat	4.02
Tetanus-Immunglobulin vom Menschen	4.00
Tetracainhydrochlorid	4.00
Tetracosactid	4.00
Tetracyclin	4.04
Tetracyclinhydrochlorid	4.04
Tetrazepam	4.00
Teufelskrallenwurzel	4.03
Theobromin	4.00
Theophyllin	4.00
Theophyllin-Ethylendiamin	4.00
Theophyllin-Ethylendiamin-Hydrat	4.00
Theophyllin-Monohydrat	4.00
Thiaminchloridhydrochlorid	4.02
Thiaminnitrat	4.02
Thiamphenicol	4.00
Thiomersal	4.03
Thiopental-Natrium	4.00
Thioridazin	4.01
Thioridazinhydrochlorid	4.00
Threonin	4.00
Thymian	4.01
Thymianöl	4.01
Thymol	4.00
Tiabendazol	4.00
Tianeptin-Natrium	4.03
Tiapridhydrochlorid	4.02
Tiaprofensäure	4.00
Ticarcillin-Natrium	4.00
Ticlopidinhydrochlorid	4.00
Timololmaleat	4.00
Tinidazol	4.00
Tinzaparin-Natrium	4.00
Titandioxid	4.00
Tobramycin	4.03

	Stand
α-Tocopherol	4.00
RRR-α-Tocopherol	4.00
α-Tocopherolacetat	4.00
RRR-α-Tocopherolacetat	4.00
α-Tocopherolacetat-Trockenkonzentrat	4.00
DL-α-Tocopherolhydrogensuccinat	4.06
RRR-α-Tocopherolhydrogensuccinat	4.06
Tolbutamid	4.00
Tolfenaminsäure	4.01
Tollwut-Immunglobulin vom Menschen	4.00
Tolnaftat	4.00
Tolubalsam	4.06
Ton, Weißer	4.00
Tormentilltinktur	4.00
Tormentillwurzelstock	4.00
Tosylchloramid-Natrium	4.00
Tragant	4.00
Tramadolhydrochlorid	4.06
Tramazolinhydrochlorid-Monohydrat	4.02
Tranexamsäure	4.00
Trapidil	4.00
Tretinoin	4.00
Triamcinolon	4.00
Triamcinolonacetonid	4.00
Triamcinolonhexacetonid	4.00
Triamteren	4.00
Tribenosid	4.04
Tri-*n*-butylphosphat	4.06
Tricalciumphosphat	4.00
Trichloressigsäure	4.00
Triethylcitrat	4.00
Trifluoperazindihydrochlorid	4.00
Triflusal	4.06
Triglyceride, Mittelkettige	4.03
Trihexyphenidylhydrochlorid	4.00
Trimetazidindihydrochlorid	4.00
Trimethadion	4.00
Trimethoprim	4.04
Trimipraminmaleat	4.00
Trolamin	4.02
Trometamol	4.00
Tropicamid	4.00
Trypsin	4.00
Tryptophan	4.00
Tuberkulin aus *Mycobacterium avium*, Gereinigtes	4.00
Tuberkulin aus *Mycobacterium bovis*, Gereinigtes	4.00
Tuberkulin zur Anwendung am Menschen, Gereinigtes	4.00

Beachten Sie den Hinweis auf „Allgemeine Monographien" zu Anfang des Bands auf Seite B

2. Verzeichnis aller Texte der 4. Ausgabe

Tubocurarinchlorid 4.00
Tylosin für Tiere 4.00
Tylosinphosphat-Lösung als Bulk für Tiere 4.06
Tylosintartrat für Tiere 4.00
Tyrosin 4.00

U

Ubidecarenon 4.03
Undecylensäure 4.00
Urofollitropin 4.00
Urokinase 4.00
Ursodesoxycholsäure 4.00

V

Valin 4.00
Valproinsäure 4.00
Vancomycinhydrochlorid 4.00
Vanillin 4.00
Varizellen-Immunglobulin vom Menschen 4.00
Varizellen-Immunglobulin vom Menschen zur
    intravenösen Anwendung 4.00
Vaselin, Gelbes 4.00
Vaselin, Weißes 4.05
Verapamilhydrochlorid 4.00
Verbandwatte aus Baumwolle 4.00
Verbandwatte aus Viskose 4.00
Vinblastinsulfat 4.00
Vincristinsulfat 4.04
Vindesinsulfat 4.00
Vitamin A 4.02
Vitamin A, Ölige Lösung von 4.02
Vitamin-A-Pulver 4.02
Vitamin A, Wasserdispergierbares 4.02
Vogelknöterichkraut 4.05

W

Wacholderbeeren 4.00
Wacholderöl 4.01
Wachs, Gebleichtes 4.05
Wachs, Gelbes 4.05
Warfarin-Natrium 4.04
Warfarin-Natrium-Clathrat 4.04
Wasser, Gereinigtes 4.02
Wasser, Hochgereinigtes 4.03
Wasser für Injektionszwecke 4.04
Wasser zum Verdünnen konzentrierter
    Hämodialyselösungen 4.03
Wassernabelkraut, Asiatisches 4.00
Wasserstoffperoxid-Lösung 30 % 4.00
Wasserstoffperoxid-Lösung 3 % 4.00
Weidenrinde 4.00
Weinsäure 4.00
Weißdornblätter mit Blüten 4.00
Weißdornblätter-mit-Blüten-Trockenextrakt 4.03
Weißdornfrüchte 4.00
Weizenkeimöl, Natives 4.00
Weizenkeimöl, Raffiniertes 4.04
Weizenstärke 4.03
Wermutkraut 4.00
Wollwachs 4.03
Wollwachs, Hydriertes 4.01
Wollwachs, Wasserhaltiges 4.00
Wollwachsalkohole 4.03

X

Xanthangummi 4.00
Xylazinhydrochlorid für Tiere 4.00
Xylitol 4.02
Xylometazolinhydrochlorid 4.00
Xylose 4.00

Z

Zidovudin 4.00
Zimtblätteröl 4.00
Zimtöl 4.00
Zimtrinde 4.00
Zimtrindentinktur 4.02
Zinkacetat-Dihydrat 4.06
Zinkacexamat 4.00
Zinkchlorid 4.00
Zinkoxid 4.00
Zinkstearat 4.00
Zinksulfat-Hexahydrat 4.03
Zinksulfat-Heptahydrat 4.03
Zinkundecylenat 4.00
Zinn(II)-chlorid-Dihydrat 4.00
Zolpidemtartrat 4.05
Zopiclon 4.06
Zucker-Stärke-Pellets 4.00
Zuclopenthixoldecanoat 4.00

Die „Allgemeinen Vorschriften" gelten für alle Monographien und sonstigen Texte

Allgemeiner Teil

Die „Allgemeinen Vorschriften" gelten für alle Monographien und sonstigen Texte

2.2 Methoden der Physik und der physikalischen Chemie

2.2.47 Kapillarelektrophorese 4843
2.2.54 Isoelektrische Fokussierung 4850
2.2.55 Peptidmustercharakterisierung 4853
2.2.56 Aminosäurenanalyse 4857

4.06/2.02.47.00

2.2.47 Kapillarelektrophorese

Allgemeine Grundlagen

Die Kapillarelektrophorese ist eine physikalische Analysenmethode und beruht auf der Wanderung einer geladenen, in einer Elektrolytlösung gelösten Substanz innerhalb einer Kapillare unter dem Einfluss eines elektrischen Gleichstromfeldes.

Die Wanderungsgeschwindigkeit eines Bestandteils der Substanz in einem elektrischen Feld der Stärke E wird durch seine elektrophoretische Mobilität und die elektroosmotische Mobilität des Puffers innerhalb der Kapillare bestimmt. Die elektrophoretische Mobilität eines gelösten Bestandteils (μ_{ep}) hängt von dessen Eigenschaften (elektrische Ladung, Molekülgröße und Molekülform) und den Eigenschaften der Pufferlösung ab, in der die Wanderung stattfindet (Art und Ionenstärke des Elektrolyten, pH-Wert, Viskosität und Zusatzstoffe). Die elektrophoretische Wanderungsgeschwindigkeit (v_{ep}) eines gelösten Bestandteils ist, unter der Annahme, dass dieser in Kugelform vorliegt, durch folgende Gleichung gegeben:

$$v_{ep} = \mu_{ep}E = \left(\frac{q}{6\pi\eta r}\right)\left(\frac{V}{L}\right)$$

q = wirksame Ladung des gelösten Bestandteils
η = Viskosität der Elektrolytlösung
r = Stoke'scher Radius des gelösten Bestandteils
V = angelegte Spannung
L = Gesamtlänge der Kapillare

Wenn ein elektrisches Feld längs einer mit einer Pufferlösung gefüllten Kapillare wirkt, resultiert ein Lösungsmittelfluss innerhalb der Kapillare, der so genannte elektroosmotische Fluss. Dessen Geschwindigkeit hängt von der elektroosmotischen Mobilität (μ_{eo}) ab, die ihrerseits von der Ladungsdichte an der inneren Kapillarwandung und den Eigenschaften der Pufferlösung abhängig ist. Die elektroosmotische Geschwindigkeit (v_{eo}) ist durch folgende Gleichung gegeben:

$$v_{eo} = \mu_{eo}E = \left(\frac{\varepsilon\zeta}{\eta}\right)\left(\frac{V}{L}\right)$$

ε = Dielektrizitätskonstante der Pufferlösung
ζ = Zeta-Potential der Oberfläche der Kapillare

Die Geschwindigkeit (v) des gelösten Bestandteils ist durch folgende Gleichung gegeben:

$$v = v_{ep} + v_{eo}$$

Die elektrophoretische Mobilität und die elektroosmotische Mobilität können in Abhängigkeit von der Ladung des gelösten Bestandteils in die gleiche oder die entgegengesetzte Richtung wirken. Bei der normalen Kapillarelektrophorese wandern Anionen in entgegengesetzte Richtung zum elektroosmotischen Fluss und ihre Geschwindigkeiten sind kleiner als die elektroosmotische Geschwindigkeit. Kationen wandern in die gleiche Richtung wie der elektroosmotische Fluss und ihre Geschwindigkeiten sind größer als die elektroosmotische Geschwindigkeit. Unter den Bedingungen einer im Vergleich zur elektrophoretischen Geschwindigkeit größeren elektroosmotischen Geschwindigkeit der gelösten Bestandteile können sowohl Kationen wie Anionen im selben Elektrophoresevorgang getrennt werden.

Die Zeit (t), die ein gelöster Bestandteil zum Durchwandern der Strecke (l) vom Auftragspunkt der Kapillare bis zum Nachweispunkt (wirksame Kapillarlänge) benötigt, ist durch folgende Gleichung gegeben:

$$t = \frac{l}{v_{ep}+v_{eo}} = \frac{l \cdot L}{(\mu_{ep}+\mu_{eo})V}$$

Im Allgemeinen haben unbeschichtete Kapillaren aus Quarzglas oberhalb eines pH-Werts von 3 eine negative Ladung, die auf ionisierte Silanol-Gruppen an der inneren Wandung zurückgeht. Infolgedessen ist der elektroosmotische Fluss von der Anode zur Kathode gerichtet. Der elektroosmotische Fluss muss von einer Analyse zur anderen konstant bleiben, um eine zufrieden stellende Vergleichspräzision in Bezug auf die Wanderungsgeschwindigkeit der gelösten Bestandteile zu erhalten. Für einige Anwendungen kann ein Verringern oder Unterdrücken des elektroosmotischen Flusses durch Veränderung der inneren Kapillaroberfläche oder Änderung der Konzentration, der Zusammensetzung und/oder des pH-Werts der Pufferlösung erforderlich sein.

Nach Eintragen der Probe in die Kapillare wandern die verschiedenen ionisierten Bestandteile der Substanz innerhalb der Elektrolytumgebung entsprechend ihrer elektrophoretischen Mobilität als unabhängige Banden. Eine Bandendispersion, also die Verbreiterung jeder Bande eines gelösten Bestandteils, entsteht aus unterschiedlichen Gründen. Unter Idealbedingungen ist die Moleküldiffusion des gelösten Bestandteils entlang der Kapillare (Longitudinal-Diffusion) der alleinige Grund für die Verbreiterung der Bande dieses gelösten Bestandteils. In diesem Idealfall ist die Schärfe der Bande, ausgedrückt als die Anzahl theoretischer Böden (N), durch folgende Gleichung gegeben:

$$N = \frac{(\mu_{ep}+\mu_{eo}) \cdot V \cdot l}{2 \cdot D \cdot L}$$

D = Moleküldiffusionskoeffizient des gelösten Bestandteils in der Pufferlösung

In der Praxis können andere Erscheinungen wie ungenügende Wärmeableitung, Probenadsorption an die Kapillarwandung, Leitfähigkeitsunterschiede zwischen Probe und Pufferlösung, Länge des Kapillarabschnitts, die die eingespritzte Probe einnimmt, Größe der Detektorzelle und nicht auf gleiche Höhe eingestellte Puffer-Vorratsbehältnisse in bedeutendem Maße zur Bandendispersion beitragen.

Eine Auftrennung von 2 Banden (ausgedrückt als Auflösung R_s) kann durch Veränderung der elektrophoretischen Mobilität des gelösten Bestandteils, der in der Kapillare herrschenden elektroosmotischen Mobilität und durch Verbessern der Bandenschärfe jedes Bestandteils gemäß folgender Gleichung erzielt werden:

$$R_s = \frac{\sqrt{N}(\mu_{epb} - \mu_{epa})}{4(\bar{\mu}_{ep} + \mu_{eo})}$$

μ_{epa} und μ_{epb} = elektrophoretische Mobilitäten der 2 voneinander getrennten Bestandteile

$\bar{\mu}_{ep}$ = mittlere elektrophoretische Mobilität der 2 Bestandteile ($\bar{\mu}_{ep} = 0{,}5\,(\mu_{epb} + \mu_{epa})$)

Apparatur

Eine Apparatur für die Kapillarelektrophorese besteht aus

- einer regelbaren Hochspannungs-Gleichstromversorgungsquelle
- 2 Puffer-Vorratsgefäßen, in denen die Flüssigkeitsspiegel auf die gleiche Höhe eingestellt sind und welche die vorgeschriebene Anoden- und Kathodenlösung enthalten
- 2 Elektroden (Kathode und Anode), die in die Puffer der Vorratsgefäße eintauchen und mit der Stromquelle verbunden sind
- einer Trennkapillare (im Allgemeinen aus Quarzglas), die, falls sie mit einigen spezifischen Detektor-Typen angewendet wird, ein optisches Fenster enthält, das sich in einer Linie mit dem Detektor befindet; die Kapillarenden werden in die Puffer-Vorratsgefäße gebracht und die Kapillare ist mit der in der Monographie vorgeschriebenen Lösung gefüllt
- einem geeigneten Einspritzsystem
- einem Detektor, der die Menge der zu bestimmenden Substanzen, die in einer gegebenen Zeit einen Abschnitt der Trennkapillare durchströmen, erfasst; die häufigsten Detektionsarten sind Absorptionsspektroskopie (im UV- und sichtbaren Bereich) oder Fluorimetrie, jedoch können auch Leitfähigkeits-, amperometrische oder massenspektrometrische Detektion für spezifische Anwendungen eingesetzt werden; eine indirekte Detektion ist eine Alternativmethode zum Nachweis nicht UV-absorbierender und nicht fluoreszierender Verbindungen
- einem Thermostat-System zum Einhalten einer konstanten Temperatur innerhalb der Kapillare, um eine gute Vergleichspräzision für die Trennung zu erreichen
- einem Aufzeichnungsgerät und einem geeigneten Integrator oder einem Computer.

Die Wahl des Einspritzvorgangs und seine Automatisierung sind für eine genaue quantitative Bestimmung entscheidend. Verschiedene Einspritzarten sind Einspritzen unter Schwerkraft, mit Überdruck oder Unterdruck sowie elektrokinetisches Einspritzen. Die Menge jedes elektrokinetisch eingetragenen Probenbestandteils hängt von seiner elektrophoretischen Mobilität ab, was eine gewisse Trennung mit dieser Einspritzart ermöglicht.

Kapillare, Pufferlösungen, Vorbehandlung, Probenlösung und Wanderungsbedingungen werden angewendet wie in der Monographie der betreffenden Substanz vorgeschrieben. Die eingesetzte Elektrolytlösung wird zum Entfernen von Teilchen filtriert und entgast, um Bläschenbildung zu vermeiden, die das Detektionssystem beeinträchtigen oder die elektrische Verbindung in der Kapillare während des Trennvorgangs unterbrechen kann. Für jedes Analysenverfahren sollte ein gründlicher Spülvorgang erarbeitet werden, um vergleichbare Wanderungszeiten der gelösten Bestandteile sicherzustellen.

Kapillarzonenelektrophorese

Grundlagen

Bei der Kapillarzonenelektrophorese werden die Bestandteile in einer Kapillare getrennt, die nur eine Pufferlösung ohne jeden Zusatz, der einer Konvektion entgegenwirkt, enthält: Die Trennung mit dieser Technik beruht darauf, dass die unterschiedlichen Bestandteile der zu prüfenden Substanz als diskrete Banden mit unterschiedlichen Geschwindigkeiten wandern. Die Wanderungsgeschwindigkeit jeder Bande hängt von der elektrophoretischen Mobilität des gelösten Bestandteils und dem elektroosmotischen Fluss in der Kapillare ab (siehe „Allgemeine Grundlagen"). Zur Steigerung der Trennleistung bei Substanzen, die an die Quarzglasoberfläche adsorbieren, können beschichtete Kapillaren verwendet werden.

Durch Anwendung der Kapillarzonenelektrophorese kann die Analyse sowohl von kleinen ($M_r < 2000$) als auch von großen Molekülen ($2000 < M_r < 100\,000$) durchgeführt werden. Durch die hohe Leistungsfähigkeit der Kapillarzonenelektrophorese kann die Trennung von Molekülen erzielt werden, die nur geringe Unterschiede im Verhältnis ihrer Ladung zur Masse aufweisen. Diese Art der Trennung ermöglicht ebenfalls die Trennung chiraler Verbindungen, indem der Trennpufferlösung chirale Selektoren zugesetzt werden.

Optimierung

Die Optimierung der Trennung ist ein komplexer Vorgang, bei dem verschiedene Trennparameter eine wichtige Rolle spielen. Die hauptsächlichen Faktoren, die bei der Entwicklung von Trennungen zu berücksichtigen sind, sind Geräte-Parameter und solche der Elektrolytlösung.

Geräte-Parameter

Spannung: Für die Optimierung der angelegten Spannung und der Kapillartemperatur ist ein Temperaturverlaufsdiagramm (joule heating plot) hilfreich. Die Trenndauer ist der angelegten Spannung umgekehrt proportional. Jedoch kann eine zu hohe Spannung zu einer übermäßigen Wärmebildung führen, die einen Temperaturgradienten erzeugt, der einen Viskositätsgradienten in der Pufferlösung innerhalb der Kapillare bewirkt. Dieser Effekt ruft eine Verbreiterung der Banden und eine Verschlechterung der Auflösung hervor.

Polarität: Die Elektrodenpolarität kann normal sein (Anode am Einlass und Kathode am Auslass), so dass der elektroosmotische Fluss zur Kathode hin gerichtet ist. Falls die Elektrodenpolarität umgekehrt ist, richtet sich der elektroosmotische Fluss vom Auslass weg, so dass nur geladene Bestandteile, deren elektrophoretische Mobilität größer ist als der elektroosmotische Fluss, zum Auslass gelangen.

Temperatur: Die Temperatur wirkt hauptsächlich auf die Viskosität und die elektrische Leitfähigkeit der Pufferlösung und somit auf die Wanderungsgeschwindigkeit ein.

In einigen Fällen kann eine Erhöhung der Temperatur in der Kapillare eine Konformationsänderung bei bestimmten Proteinen hervorrufen, was zu einer Veränderung ihrer Wanderungszeiten und der Trennleistung führt.

Kapillare: Die Abmessungen der Kapillare (Länge und innerer Durchmesser) beeinflussen die Analysendauer, die Trennleistung und die Kapazität der Beladung. Eine Vergrößerung sowohl der wirksamen als auch der gesamten Länge kann bei konstanter Spannung eine Verringerung der Stärke des elektrischen Feldes bewirken und folglich zur Verlängerung der Wanderungszeit führen. Für eine gegebene Pufferlösung und ein gegebenes elektrisches Feld ist eine Wärmeableitung und damit ein Verbreitern der Banden der zu untersuchenden Substanz vom inneren Durchmesser der Kapillare abhängig. Letzterer beeinflusst auch die Nachweisgrenze, die außerdem vom eingespritzten Probevolumen und dem angewendeten Detektionssystem abhängig ist.

Da die Adsorption der Probenbestandteile an der Kapillarwandung die Trennleistung begrenzt, sollten bei der Entwicklung des Trennverfahrens Maßnahmen zur Vermeidung dieser Wechselwirkung in Betracht gezogen werden. Insbesondere für Proteine sind einige Möglichkeiten erarbeitet worden, um die Adsorption an die Kapillarwandung zu vermeiden. Einige dieser Möglichkeiten (Anwendung eines extremen pH-Werts und Zusatz von positiv geladenen Bestandteilen, die bevorzugt adsorbiert werden, zur Pufferlösung) erfordern lediglich eine Änderung der Pufferzusammensetzung, um eine Protein-Adsorption zu verhindern. Eine andere Möglichkeit besteht darin, die innere Wandung der Kapillare mit einem Polymer durch kovalente Bindung an das Siliciumdioxid zu beladen, was jede Wechselwirkung zwischen den Proteinen und der negativ geladenen Siliciumdioxid-Oberfläche verhindert. Zu diesem Zweck sind gebrauchsfertige Kapillaren verfügbar, die mit neutralen hydrophilen, kationischen oder anionischen Polymeren beladen sind.

Parameter der Elektrolytlösungen

Art und Konzentration der Pufferlösung: Geeignete Pufferlösungen zur Kapillarelektrophorese weisen eine ausreichende Pufferkapazität im gewählten pH-Bereich und eine geringe Mobilität auf, um den Stromfluss möglichst gering zu halten. Die Mobilität der Pufferionen sollte mit der der gelösten Bestandteile so weit wie möglich übereinstimmen, so dass die Banden wenig verzerrt werden. Die Art des verwendeten Lösungsmittels für die zu prüfende Substanz ist ebenfalls von Bedeutung, um eine Probenfokussierung in der Kapillare zu erzielen, die die Trennleistung erhöht und die Detektion verbessert.

Ein Erhöhen der Pufferkonzentration (bei einem gegebenen pH-Wert) verringert den elektroosmotischen Fluss und die Wanderungsgeschwindigkeit der gelösten Bestandteile.

pH-Wert der Pufferlösung: Der pH-Wert der Pufferlösung kann die Trennung durch Veränderung der Ladung des Bestandteils oder von Zusätzen sowie durch Veränderung des elektroosmotischen Flusses beeinflussen. Bei Protein- und Peptidtrennungen ruft ein Absenken des pH-Werts der Pufferlösung bis zu einem pH-Wert, der niedriger ist als der isoelektrische Punkt (pI), einen Wechsel der wirksamen Ladung des gelösten Bestandteils von negativ nach positiv hervor. Ein Anheben des pH-Werts der Pufferlösung verstärkt im Allgemeinen den elektroosmotischen Fluss.

Organische Lösungsmittel: Organische Modifikatoren (wie Methanol, Acetonitril) können wässrigen Pufferlösungen zugesetzt werden, um die Löslichkeit des gelösten Bestandteils oder anderer Zusätze zu verbessern und/oder den Ionisationsgrad der Probenbestandteile zu beeinflussen. Der Zusatz dieser organischen Modifikatoren bewirkt im Allgemeinen eine Verringerung des elektroosmotischen Flusses.

Zusätze für eine chirale Trennung: Für die Trennung von optischen Isomeren wird dem Trennpuffer ein chiraler Selektor zugesetzt. Am häufigsten verwendete chirale Selektoren sind Cyclodextrine, jedoch können auch Kronenether, Polysaccharide und sogar Proteine verwendet werden. Da eine chirale Erkennung auf den unterschiedlichen Wechselwirkungen zwischen dem chiralen Selektor und den einzelnen Enantiomeren beruht, hängt die für die chiralen Verbindungen erzielte Auflösung entscheidend von der Art des verwendeten chiralen Selektors ab. Daher kann für die Entwicklung einer Trennung nützlich sein, Cyclodextrine, die eine unterschiedliche Hohlraumgröße aufweisen (Alpha-, Beta- oder Gammacyclodextrine), oder modifizierte Cyclodextrine mit neutralen (wie Methyl-, Ethyl-, Hydroxyalkyl-) oder ionisierbaren (wie Aminomethyl-, Carboxymethyl-, Sulfobutylether-) Gruppen zu prüfen. Wenn modifizierte Cyclodextrine verwendet werden, müssen Unterschiede im Substitutionsgrad der Cyclodextrine von Charge zu Charge berücksichtigt werden, da dieser die Selektivität beeinflusst. Andere Faktoren, die die Auflösung bei chiralen Trennungen beeinflussen, sind die Konzentration des chiralen Selektors, die Zusammensetzung und der pH-Wert der Pufferlösung sowie die Temperatur. Organische Zusätze, wie Methanol oder Harnstoff, können die Auflösung ebenfalls verändern.

Kapillargelelektrophorese

Grundlagen

Bei der Kapillargelelektrophorese findet die Trennung in einer mit einem Gel gefüllten Kapillare statt, das als Molekularsieb wirkt. Moleküle mit ähnlichem Ladung-Masse-Verhältnis werden entsprechend ihrer Molekülgröße getrennt, weil sich kleinere Moleküle freier durch das Gel-Netzwerk bewegen und dadurch schneller wandern als größere. Unterschiedliche biologische Makromoleküle, wie Proteine und DNA-Fragmente, die häufig ähnliche Ladung-Masse-Verhältnisse besitzen, können daher entsprechend ihrer Molekülmasse mit Hilfe der Kapillargelelektrophorese getrennt werden.

Eigenschaften der Gele

Für die Kapillarelektrophorese werden 2 Arten von Gelen verwendet: permanent und dynamisch beschichtete Gele.

Permanent beschichtete Gele, wie quer vernetzte Polyacrylamide, werden innerhalb der Kapillare durch Polymerisation der Monomeren hergestellt. Sie sind im Allgemeinen an die Quarzglaswand gebunden und können nicht aus der Kapillare entfernt werden, ohne dass diese zerstört wird. Wenn die Gele für eine Proteinanalyse unter reduzierenden Bedingungen verwendet werden, enthält der Trennpuffer im Allgemeinen Natriumdodecylsulfat und die zu prüfenden Substanzen werden vor dem Einspritzen durch Erhitzen in einer Mischung von Natriumdodecylsulfat und 2-Mercaptoethanol oder Dithiothreitol denaturiert. Wenn nicht reduzierende Bedingungen eingesetzt werden (wie bei der Analyse intakter Antikörper), werden 2-Mercaptoethanol und Dithiothreitol nicht verwendet. Die Trennung in quer vernetzten Gelen kann durch Änderung des Trennpuffers (wie im Abschnitt „Kapillarzonenelektrophorese" angegeben) und Änderung der Porosität des Gels während seiner Herstellung optimiert werden. Die Porosität von quer vernetzten Polyacrylamid-Gelen kann durch Änderung der Acrylamid-Konzentration und/oder des Anteils an Agens, das die Quervernetzung bewirkt, verändert werden. In der Regel führt eine Verringerung der Porosität des Gels zu einer Verringerung der Mobilität der gelösten Bestandteile. Auf Grund der starren Struktur des Gels kann nur das elektrokinetische Einspritzverfahren angewendet werden.

Dynamisch beschichtete Gele sind hydrophile Polymere, wie lineares Polyacrylamid, Cellulose-Derivate, Dextran und andere, die in wässrigen Trennpuffern gelöst sein können und ein Trennmedium bilden, das auch als Molekularsieb wirkt. Diese Trennmedien sind einfacher herzustellen als quer vernetzte Polymere. Sie können in einem Gefäß hergestellt und unter Druck in eine beschichtete Kapillare (ohne elektroosmotischen Fluss) gefüllt werden. Eine Erneuerung des Gels vor jedem Einspritzen verbessert im Allgemeinen die Vergleichspräzision der Trennung. Die Porosität des Gels kann durch Verwendung von Polymeren mit größerer Molekülmasse (bei einer gegebenen Polymerkonzentration) oder durch Verringerung der Polymerkonzentration (bei einer gegebenen Molekülmasse des Polymers) vergrößert werden. Eine Verringerung der Gelporosität führt zu einer geringeren Mobilität der gelösten Bestandteile bei Verwendung der gleichen Pufferlösung. Da das Lösen der Polymere in der Pufferlösung Lösungen mit geringer Viskosität ergibt, kann sowohl die hydrodynamische als auch die elektrokinetische Einspritztechnik angewendet werden.

Isoelektrische Fokussierung in Kapillaren

Grundlagen

Bei der isoelektrischen Fokussierung wandern die Moleküle, solange sie geladen sind, unter dem Einfluss eines elektrischen Felds in einem pH-Gradienten, der durch in dem Trennpuffer gelöste Ampholyte mit pI-Werten in einem weiten Bereich (Polyaminocarbonsäuren) gebildet wird.

Die 3 wesentlichen Schritte bei der isoelektrischen Fokussierung sind das Beladen, die Fokussierung und die Mobilisation.

Beladen: 2 Methoden können eingesetzt werden:
– Beladen in einem Schritt: Die Probe wird mit den Ampholyten gemischt und entweder unter Druck oder im Vakuum in die Kapillare gebracht.
– Schrittweises Beladen: Ein Führungspuffer, anschließend die Ampholyte, die mit den Ampholyten gemischte Probe, nochmals die Ampholyte allein und schließlich der Endpuffer werden in die Kapillare gebracht; das Volumen der Probe muss so gering sein, dass der pH-Gradient nicht verändert wird.

Fokussierung: Wenn eine Spannung angelegt ist, wandern die Ampholyte entsprechend ihrer wirksamen Ladung in Richtung Kathode oder Anode, was einen pH-Gradienten von der Anode (kleinerer pH-Wert) zur Kathode (größerer pH-Wert) bewirkt. Während dieses Schritts wandern die zu trennenden Bestandteile, bis sie einen pH-Wert erreichen, der ihrem isoelektrischen Punkt (pI) entspricht, und der Stromfluss auf einen sehr niedrigen Wert sinkt.

Mobilisation: Falls für die Detektion eine Mobilisation erforderlich ist, wird eine der folgenden Methoden eingesetzt:
– Bei der ersten Methode wird die Mobilisation während des Fokussierungsschritts durch die Wirkung des elektroosmotischen Flusses erreicht; dieser muss so gering sein, dass eine Fokussierung der Bestandteile möglich ist.
– Bei der zweiten Methode wird die Mobilisation durch Anwendung eines Drucks nach dem Fokussierungsschritt erreicht.
– Bei der dritten Methode wird die Mobilisation nach dem Fokussierungsschritt durch einen Salzzusatz in das kathodische oder anodische Vorratsbehältnis (in Abhängigkeit von der gewählten Richtung für die Mobilisation) erreicht, so dass der pH-Wert in der Kapillare beim Anlegen der Spannung verändert wird; wenn der pH-Wert sich verändert hat, wandern die Proteine und Ampholyte in Richtung auf das Vorratsbehältnis, das die zugesetzten Salze enthält, und passieren den Detektor.

Die erreichte Trennung, ausgedrückt als ΔpI, ist abhängig vom pH-Gradienten $\left(\frac{dpH}{dx}\right)$, von der Anzahl an Ampholyten mit unterschiedlichen pI-Werten, dem Molekül-Diffusionskoeffizienten (D), der Stärke des elektrischen Feldes (E) und der Änderung der elektrophoretischen Mobilität des Bestandteils mit dem pH-Wert $\frac{-d\mu}{dpH}$:

$$\Delta pI = 3 \cdot \sqrt{\frac{D\left(\frac{dpH}{dx}\right)}{E\left(\frac{-d\mu}{dpH}\right)}}$$

Optimierung

Wichtige, bei der Erarbeitung einer Trennung zu berücksichtigende Parameter sind:

Spannung: Die isoelektrische Fokussierung in Kapillaren benötigt sehr hohe elektrische Feldstärken im Fokussierungsschritt (etwa 300 bis 1000 V · cm^{-1}).

Kapillare: In Abhängigkeit von der Mobilisationsmethode (siehe vorstehend) muss der elektroosmotische Fluss verringert oder unterdrückt werden. Beschichtete Kapillaren können zu seiner Verringerung führen.

Lösungen: Das anodische Puffer-Vorratsgefäß ist mit einer Lösung gefüllt, deren pH-Wert kleiner ist als der pI-Wert des sauersten Ampholyten; das kathodische Vorratsgefäß ist mit einer Lösung gefüllt, deren pH-Wert größer ist als der pI-Wert des alkalischsten Ampholyten. Häufig verwendet werden Phosphorsäure für die Anode und Natriumhydroxid für die Kathode.

Der Zusatz eines Polymers wie Methylcellulose zur Ampholytlösung kann durch Erhöhung der Viskosität zu einer Unterdrückung von möglichen Konvektionskräften und des elektroosmotischen Flusses führen. Im Handel sind Ampholyte verfügbar, die sehr verschiedene pH-Bereiche umfassen und die, falls erforderlich, gemischt werden können, um erweiterte pH-Bereiche zu erhalten. Ampholyte mit breitem pH-Bereich werden zur Bestimmung des isoelektrischen Punkts verwendet, während solche mit engerem pH-Bereich zur Verbesserung der Genauigkeit eingesetzt werden. Eine Kalibrierung kann durchgeführt werden, indem für eine Reihe von Proteinmarkern die Wanderungszeit und der isoelektrische Punkt in Beziehung gebracht werden.

Ein Ausfällen von Proteinen an ihrem isoelektrischen Punkt während des Fokussierungsschritts kann, falls erforderlich, verhindert werden, indem Pufferzusätze wie Glycerol, oberflächenaktive Substanzen, Harnstoff oder zwitterionische Puffer verwendet werden. Jedoch werden Proteine durch Harnstoff in Abhängigkeit von seiner Konzentration denaturiert.

Mizellare elektrokinetische Chromatographie (MEKC)

Grundlagen

Bei der mizellaren elektrokinetischen Chromatographie findet die Trennung in einer Elektrolytlösung statt, die eine oberflächenaktive Substanz in einer Konzentration oberhalb der kritischen mizellaren Konzentration (*cmc* – critical micellar concentration) enthält. Die Moleküle des gelösten Bestandteils verteilen sich entsprechend seines Verteilungskoeffizienten zwischen der wässrigen Pufferlösung und der pseudostationären Phase aus Mizellen. Daher kann diese Technik als eine Kombination aus Elektrophorese und Chromatographie betrachtet werden. Sie kann für die Trennung sowohl von neutralen als auch von geladenen gelösten Bestandteilen verwendet werden, unter Beibehaltung der Trennleistung, der Schnelligkeit und der instrumentellen Präzision, die die Kapillarelektrophorese auszeichnen. Eine der am häufigsten in der MEKC verwendeten oberflächenaktiven Substanzen ist das anionische Natriumdodecylsulfat, obwohl andere oberflächenaktive Substanzen, wie kationische Cetyltrimethylammoniumsalze, ebenfalls verwendet werden.

Die Trennung erfolgt nach folgendem Mechanismus: Bei neutralem und alkalischem pH-Wert entsteht ein starker elektroosmotischer Fluss und transportiert die Ionen der Trennpufferlösung in Richtung Kathode. Wenn Natriumdodecylsulfat als oberflächenaktive Substanz eingesetzt wird, bilden sich anionische Mizellen, deren elektrophoretische Wanderung in umgekehrter Richtung zur Anode verläuft. Als Ergebnis verringert sich die gesamte Mizellen-Wanderungsgeschwindigkeit im Vergleich zum Gesamtfluss der Elektrolytlösung. Bei neutralen gelösten Bestandteilen hängt die Wanderungsgeschwindigkeit eines Bestandteils nur von dem Verteilungskoeffizienten zwischen mizellarer Phase und der wässrigen Pufferlösung ab, da der Bestandteil sich zwischen diesen beiden verteilen kann und keine elektrophoretische Mobilität besitzt. Im Elektropherogramm erscheinen alle Peaks der ungeladenen gelösten Bestandteile immer zwischen dem Peak des Markers für den elektroosmotischen Fluss und dem Peak der mizellaren Phase (die Zeit, die zwischen diesen beiden Peaks verstreicht, wird das „Trennfenster" genannt). Bei elektrisch geladenen gelösten Bestandteilen hängt die Wanderungsgeschwindigkeit sowohl vom Verteilungskoeffizienten des gelösten Bestandteils zwischen mizellarer Phase und wässriger Pufferlösung als auch von seiner elektrophoretischen Mobilität in Abwesenheit von Mizellen ab.

Da der Mechanismus der MEKC von neutralen und schwach ionisierten gelösten Bestandteilen hauptsächlich chromatographischer Art ist, können die Wanderung des gelösten Bestandteils und die Auflösung vereinfacht als Retentionsfaktor des gelösten Bestandteils (k) bezeichnet werden. Er wird auch als Massenverteilungsverhältnis (D_m) bezeichnet und gibt das Verhältnis der Anzahl Mole des gelösten Bestandteils in den Mizellen zu der in der mobilen Phase an.

Für eine neutrale Verbindung ist k durch folgende Gleichung gegeben:

$$k = \frac{t_R - t_0}{t_0 \left(1 - \frac{t_R}{t_{mc}}\right)} = K\frac{V_S}{V_M}$$

t_R = Wanderungszeit des gelösten Bestandteils
t_0 = Analysendauer eines ungehindert wandernden gelösten Bestandteils (durch Einspritzen eines Markers für den elektroosmotischen Fluss bestimmt, der nicht in die Mizellen eindringt, zum Beispiel Methanol)
t_{mc} = Wanderungszeit der Mizellen (durch Einspritzen eines Mizellen-Markers bestimmt, wie Sudan III, das in Mizellen assoziiert wird und in dieser Form wandert)
K = Verteilungskoeffizient des gelösten Bestandteils
V_S = Volumen der mizellaren Phase
V_M = Volumen der mobilen Phase

Die Auflösung (R_s) zwischen 2 mit vergleichbarer Geschwindigkeit wandernden gelösten Bestandteilen ist durch folgende Gleichung gegeben:

$$R_s = \frac{\sqrt{N}}{4} \cdot \frac{\alpha - 1}{\alpha} \cdot \frac{k_b}{k_b + 1} \cdot \frac{1 - \left(\frac{t_0}{t_{mc}}\right)}{1 + \left(\frac{t_0}{t_{mc}}\right)k_a}$$

N	=	Anzahl der theoretischen Böden für einen der gelösten Bestandteile
α	=	Selektivität
k_a und k_b	=	Retentionsfaktoren der beiden gelösten Bestandteile ($k_b > k_a$)

Für elektrisch geladene gelöste Bestandteile ergeben ähnliche, jedoch nicht identische Gleichungen Werte für k und R_s.

Optimierung

Wichtige, bei der Erarbeitung einer Trennung mittels MEKC zu berücksichtigende Parameter betreffen die Geräte und die Elektrolytlösung.

Geräte-Parameter

Spannung: Die Trenndauer ist der angelegten Spannung umgekehrt proportional. Eine zu hohe Spannung kann jedoch eine übermäßige Wärmeentwicklung hervorrufen, die einen Temperatur- und Viskositätsgradienten des Puffers vom Zentrum zur Peripherie der Kapillare erzeugt. Dieser Effekt kann bei Puffern mit hoher Leitfähigkeit, zum Beispiel solchen, die Mizellen enthalten, von Bedeutung sein. Schlechte Wärmeableitung kann zu einer Verbreiterung der Banden und zu einer schlechteren Auflösung führen.

Temperatur: Änderungen der Kapillartemperatur beeinflussen den Verteilungskoeffizienten des gelösten Bestandteils zwischen dem Puffer und den Mizellen, die kritische mizellare Konzentration und die Viskosität des Puffers. Diese Parameter wirken auf die Wanderungszeit der gelösten Bestandteile. Die Anwendung eines guten Kühlsystems verbessert die Vergleichspräzision der Wanderungszeit.

Kapillare: Die Abmessungen der Kapillare (Länge und innerer Durchmesser) beeinflussen wie bei der Kapillarzonenelektrophorese die Analysendauer und die Trennleistung. Eine Vergrößerung sowohl der wirksamen als auch der gesamten Länge kann bei konstanter Spannung eine Verringerung der Stärke des elektrischen Feldes bewirken und folglich zur Verlängerung der Wanderungszeit und zur Verbesserung der Trennleistung führen. Der innere Durchmesser bestimmt die Wärmeableitung (für einen gegebenen Puffer und ein gegebenes elektrisches Feld) und demzufolge die Breite der Banden.

Parameter der Elektrolytlösungen

Art und Konzentration der oberflächenaktiven Substanz: Die Art der oberflächenaktiven Substanz beeinflusst die Auflösung in der gleichen Weise wie die stationäre Phase in der Chromatographie, da sie die Selektivität der Trennung verändert. Außerdem steigt der Wert von log k einer neutralen Verbindung linear mit der Konzentration der oberflächenaktiven Substanz in der mobilen Phase an. Da die Auflösung bei der MEKC ein Maximum erreicht, wenn k sich dem Wert von $\sqrt{\frac{t_{mc}}{t_0}}$ nähert, verändert jede Konzentrationsänderung der oberflächenaktiven Substanz in der mobilen Phase die erhaltene Auflösung.

pH-Wert der Pufferlösung: Obwohl der pH-Wert den Verteilungskoeffizienten von nicht ionisierten gelösten Bestandteilen nicht verändert, kann er den elektroosmotischen Fluss in unbeschichteten Kapillaren verändern. Ein Herabsetzen des pH-Werts der Pufferlösung verringert den elektroosmotischen Fluss und verbessert damit die Auflösung von neutralen gelösten Bestandteilen in der MEKC, was eine längere Analysendauer zur Folge hat.

Organische Lösungsmittel: Um eine MEKC-Trennung von hydrophoben Verbindungen zu verbessern, können der Elektrolytlösung organische Modifikatoren (wie Methanol, Propanol, Acetonitril) zugesetzt werden. Der Zusatz dieser Modifikatoren verringert im Allgemeinen die Wanderungszeit und die Selektivität der Trennung. Ein Zusatz von organischen Modifikatoren beeinflusst die kritische mizellare Konzentration. Daher kann eine gegebene Konzentration der oberflächenaktiven Substanz lediglich innerhalb eines bestimmten Prozentbereichs an organischem Modifikator angewendet werden, ohne die Mizellenbildung zu hemmen oder ungünstig zu beeinflussen, was zu einem Rückgang der Mizellen und damit zu mangelnder Verteilung führen würde. Eine Dissoziation von Mizellen in Gegenwart eines großen Anteils an organischem Lösungsmittel bedeutet nicht immer, dass eine Trennung nicht möglich ist; in einigen Fällen bildet eine hydrophobe Wechselwirkung zwischen der monomeren, ionisierten, oberflächenaktiven Substanz und den neutralen gelösten Bestandteilen solvophobe Komplexe, die elektrophoretisch getrennt werden können.

Zusätze für chirale Trennungen: Zur Trennung von Enantiomeren mittels MEKC ist ein chiraler Selektor in das Mizellensystem eingeschlossen, der entweder kovalent an die oberflächenaktive Substanz gebunden oder der dem mizellaren Trennelektrolyten zugesetzt ist. Mizellen, die Gruppen mit der Eigenschaft zur chiralen Unterscheidung besitzen, sind insbesondere Salze der N-Dodecanoyl-L-aminosäuren, Gallensalze und andere. Eine chirale Auflösung kann auch durch Anwendung chiraler Diskriminatoren, wie Cyclodextrinen, erzielt werden. Diese werden den Elektrolytlösungen, die mizellare, achirale, oberflächenaktive Substanzen enthalten, zugesetzt.

Andere Zusätze: Durch den Zusatz chemischer Substanzen zur Pufferlösung kann die Selektivität auf verschiedene Weise verändert werden. Der Zusatz verschiedener Cyclodextrine zur Pufferlösung kann auch die Wechselwirkung von hydrophoben gelösten Bestandteilen mit den Mizellen verringern, wodurch die Selektivität für diese Bestandteile verbessert wird.

Der Zusatz von Substanzen, die eine Veränderung der Wechselwirkungen zwischen gelöstem Bestandteil und Mizellen durch Adsorption an Letztere ermöglichen, wird zur Verbesserung der Selektivität von Trennungen durch MEKC verwendet. Diese Zusätze können entweder eine zweite oberflächenaktive Substanz (ionisch oder nicht ionisch) sein, die zu gemischten Mizellen führt, oder Metall-Kationen, die sich in den Mizellen lösen und durch die gelösten Bestandteile komplexiert werden.

Quantifizierung

Um korrigierte Flächen zu erhalten, müssen die Peakflächen durch die entsprechenden Wanderungszeiten dividiert werden, damit
- Änderungen der Wanderungszeit von Durchlauf zu Durchlauf ausgeglichen werden, um so Schwankungen im Ergebnis zu verringern
- die unterschiedlichen Ergebnisse der Probenbestandteile mit unterschiedlichen Wanderungszeiten ausgeglichen werden.

Wenn ein Interner Standard verwendet wird, ist sicherzustellen, dass kein Peak der zu bestimmenden Substanz durch einen des Internen Standards maskiert wird.

Berechnungen

Aus den erhaltenen Werten wird der Gehalt an dem (den) zu prüfenden Bestandteil(en) berechnet. Falls in der Monographie vorgeschrieben, wird der Prozentgehalt einer oder mehrerer Komponente(n) der Probe durch Bestimmen der korrigierten Peakfläche(n) als Prozentgehalt der Summe der korrigierten Flächen aller Peaks berechnet, mit Ausnahme derjenigen, die Lösungsmitteln und anderen zugesetzten Reagenzien entsprechen (Normalisierungs-Verfahren). Der Gebrauch eines automatischen Integrationssystems (Integrator oder Datenerfassungs- und Datenbearbeitungssystem) wird empfohlen.

Systemeignung (Eignungsprüfung)

Um die Funktionalität des Kapillarelektrophorese-Systems zu prüfen, werden Parameter der Systemeignung verwendet. Die Auswahl dieser Parameter hängt von der Art der verwendeten Kapillarelektrophorese ab. Die Parameter sind: der Retentionsfaktor (k, nur für die mizellare elektrokinetische Chromatographie), die Anzahl theoretischer Böden (N), der Symmetriefaktor (A_s) und die Auflösung (R_s). In vorausgegangenen Abschnitten wurden die theoretischen Gleichungen für N und R_s beschrieben, nachfolgend werden jedoch die praxisbezogeneren Gleichungen angegeben, die das Berechnen dieser Parameter aus den Elektropherogrammen ermöglichen.

Anzahl theoretischer Böden

Die Anzahl theoretischer Böden (N) kann nach folgender Gleichung berechnet werden:

$$N = 5{,}54 \left(\frac{t_R}{w_h}\right)^2$$

t_R = Wanderungszeit oder Entfernung auf der Basislinie zwischen dem Einspritzpunkt und dem Schnittpunkt der durch das Maximum des dem Bestandteil entsprechenden Peaks gezogenen Senkrechten mit der Basislinie
w_h = Peakbreite in halber Peakhöhe

Auflösung

Die Auflösung (R_s) zwischen 2 Peaks, die in der Höhe vergleichbar sind, kann nach folgender Gleichung berechnet werden:

$$R_s = \frac{1{,}18(t_{R2} - t_{R1})}{w_{h1} + w_{h2}}$$

$$t_{R2} > t_{R1}$$

t_{R1} und t_{R2} = Wanderungszeiten oder Entfernungen auf der Basislinie zwischen dem Einspritzpunkt und dem Schnittpunkt der durch das jeweilige Maximum von 2 benachbarten Peaks gezogenen Senkrechten mit der Basislinie
w_{h1} und w_{h2} = Peakbreiten in halber Peakhöhe

Falls erforderlich kann die Auflösung durch Messung der Talhöhe (H_v) zwischen 2 teilweise aufgelösten Peaks einer Referenzzubereitung und der Höhe des kleineren Peaks (H_p) sowie der Ermittlung des Peak-Tal-Verhältnisses berechnet werden:

$$p/v = \frac{H_p}{H_v}$$

Symmetriefaktor

Der Symmetriefaktor (A_s) eines Peaks kann nach folgender Gleichung berechnet werden:

$$A_s = \frac{w_{0{,}05}}{2d}$$

$w_{0{,}05}$ = Peakbreite bei einem Zwanzigstel der Peakhöhe
d = Entfernung der durch das Maximum des Peaks gezogenen Senkrechten und dem aufsteigenden Kurvenast bei einem Zwanzigstel der Peakhöhe

Prüfungen auf eine Wiederholpräzision in Bezug auf die Flächen (Standardabweichung von Flächen oder von Fläche-Wanderungszeit-Verhältnissen) und in Bezug auf die Wanderungszeit (Standardabweichung der Wanderungszeit) werden durchgeführt, um die Systemeignungs-Parameter zu ermitteln. Die Wiederholpräzision der Wanderungszeit wird zur Prüfung auf Eignung der Waschvorgänge für die Kapillare herangezogen. Um eine geringere Wiederholpräzision der Wanderungszeit zu vermeiden, kann alternativ die relative Wanderungszeit bezogen auf einen Internen Standard ermittelt werden.

Eine Überprüfung des Signal-Rausch-Verhältnisses einer Referenzzubereitung (oder der Bestimmungsgrenze) kann auch für die Bestimmung von verwandten Substanzen nützlich sein.

Signal-Rausch-Verhältnis

Die Nachweis- und die Bestimmungsgrenze entsprechen Signal-Rausch-Verhältnissen von 3 beziehungsweise 10.

Das Signal-Rausch-Verhältnis (S/N) wird nach folgender Gleichung berechnet:

$$\frac{S}{N} = \frac{2H}{h}$$

H = Höhe des Peaks des betreffenden Bestandteils im Elektropherogramm der vorgeschriebenen Referenzlösung, gemessen vom Peakmaximum bis zur extrapolierten Basislinie des Signals, die beidseitig gleichmäßig über eine Distanz, die dem 20fachen der Peakbreite in halber Höhe entspricht, betrachtet wird

h = Bereich des Untergrundrauschens in einem Elektropherogramm, das nach Einspritzen einer Blindlösung erhalten wird, betrachtet über eine Distanz, die dem 20fachen der Peakbreite in halber Höhe des Peaks im Elektropherogramm mit der vorgeschriebenen Referenzlösung entspricht und die möglichst gleichmäßig verteilt beiderseits der Stelle liegt, an der jener Peak auftreten würde

4.06/2.02.54.00
2.2.54 Isoelektrische Fokussierung

Grundlagen

Die isoelektrische Fokussierung (IEF) ist eine Elektrophoresemethode, mit der Proteine auf Grund ihres isoelektrischen Punkts getrennt werden können. Die Trennung erfolgt in einem Plattengel aus Polyacrylamid oder Agarose, das eine Mischung von amphoteren Elektrolyten (Ampholyten) enthält. In einem elektrischen Feld wandern diese Ampholyten und erzeugen im Gel einen pH-Gradienten. In bestimmten Fällen werden Gele mit einem immobilisierten pH-Gradienten verwendet. Dabei werden bei der Herstellung in spezifische Bereiche des Gels schwache Säuren oder Basen eingebracht. Wenn die aufgetragenen Proteine in den Gelbereich wandern, in dem der pH-Wert ihrem isoelektrischen Punkt (pI) entspricht, wird ihre Ladung neutralisiert und die Wanderung kommt zum Stillstand. Entsprechend der gewählten Ampholyt-Mischung können Gradienten erzeugt werden, die unterschiedliche pH-Bereiche umfassen.

Theoretische Gesichtspunkte

Wenn sich ein Protein in dem Bereich des Gels befindet, der seinem isoelektrischen Punkt entspricht, ist die resultierende Nettoladung gleich null und die Wanderung des Proteins in der Gelmatrix kommt unter dem Einfluss des elektrischen Felds zum Stillstand. Trotzdem ist es möglich, dass sich seine Lage im Gel durch Diffusion ändert. Durch den pH-Gradienten wird das Protein an die Stelle, die seinem isoelektrischen Punkt entspricht, zurückgeführt und dort konzentriert. Dieser Konzentrationseffekt wird als „Fokussierung" bezeichnet. Wird die angelegte Spannung vergrößert oder die Auftragsmenge der Probe vermindert, verbessert sich die Trennung der Banden. Die Größe der Spannung, die angelegt werden kann, ist durch die entstehende Wärme, die abgeführt werden muss, begrenzt. Die Verwendung von dünnen Gelen und ein wirksames Kühlsystem für die Platte unter Temperaturkontrolle mit einem Thermostaten verhindern das hitzebedingte Verbrennen des Gels und ermöglichen eine scharfe Fokussierung. Das Trennvermögen wird beurteilt durch Bestimmung der Mindestdifferenz ΔpI, die notwendig ist, um 2 benachbarte Zonen zu trennen:

$$\Delta pI = 3 \cdot \sqrt{\frac{D\left(\frac{\mathrm{d}pH}{\mathrm{d}x}\right)}{E\left(\frac{-\mathrm{d}\mu}{\mathrm{d}pH}\right)}}$$

D = Diffusionskoeffizient des Proteins
$\frac{\mathrm{d}pH}{\mathrm{d}x}$ = pH-Gradient
E = elektrische Feldstärke, in Volt je Zentimeter
$-\frac{\mathrm{d}\mu}{\mathrm{d}pH}$ = Veränderung der Mobilität des gelösten Stoffs als Funktion des pH-Werts im Bereich um den pI-Wert

Da D und $-\frac{\mathrm{d}\mu}{\mathrm{d}pH}$ Konstanten für ein gegebenes Protein sind, kann die Trennung nur verbessert werden, indem das pH-Intervall verkleinert und die Intensität des elektrischen Felds verstärkt werden.

Unter Verwendung von Trägerampholyten kann die Auflösung zwischen Proteinzonen in einem Gel zur isoelektrischen Fokussierung relativ gut sein. Eine Verbesserung der Auflösung kann mit immobilisierten pH-Gradienten erzielt werden, in denen Puffersubstanzen (analog den Trägerampholyten) in der Matrix des Gels copolymerisieren. Ein Gel mit Trägerampholyten vermag Proteine, deren pI-Werte sich um 0,02 pH-Einheiten voneinander unterscheiden, zu trennen, während ein Gel mit immobilisierten pH-Gradienten Proteine, deren pI-Werte sich um etwa 0,001 pH-Einheiten voneinander unterscheiden, zu trennen vermag.

Praktische Gesichtspunkte

Die Eigenschaften der Probe und/oder die Probenvorbereitung müssen besonders beachtet werden. Da Salze nicht unproblematisch sind, sollte die Probe wenn möglich mit deionisiertem Wasser oder in einer 2-prozentigen Ampholyt-Lösung unter Anwendung von Dialyse oder falls erforderlich Gelfiltration hergestellt werden.

Die erforderliche Zeit, um die isoelektrische Fokussierung in dünnen Schichten von Polyacrylamidgelen durchzuführen, wird ermittelt, indem ein gefärbtes Protein wie Hämoglobin an verschiedenen Stellen der Geloberfläche aufgetragen und das elektrische Feld angelegt wird. Das Gleichgewicht ist erreicht, wenn sich für jeden Auftragspunkt ein identisches Zonenmuster eingestellt hat. In bestimmten Vorschriften kann auch ein definierter Zeitpunkt nach dem Auftragen der Proben als Endpunkt der Fokussierung festgelegt sein.

Die isoelektrische Fokussierung kann zur Identifizierung verwendet werden, wenn das Wanderungsmuster der Substanz im Gel mit einer geeigneten Referenzzubereitung und IEF-Proteinen zum Kalibrieren verglichen wird. Sie kann als Grenzprüfung dienen, wenn die Dichte einer Zone auf einem IEF-Gel subjektiv verglichen wird mit der Dichte der Zone, die mit einer Referenzzubereitung erhalten wird. Sie kann auch unter Vorbehalt einer Validierung zur quantitativen Bestimmung dienen, wenn die Dichte mit einem Densitometer oder einem vergleichbaren Gerät gemessen wird, um die relative Konzentration an Proteinen in den Zonen zu bestimmen.

Apparatur

Die Apparatur für die isoelektrische Fokussierung besteht aus
- einem regulierbaren Generator, der Konstanz von Potential, Strom und Leistung gewährleistet; eine angelegte Spannung von 2500 V hat sich unter festgelegten Bedingungen als optimal erwiesen; empfohlen wird, bei konstanter Leistung bis 30 W zu arbeiten
- einer IEF-Kammer aus starrem Kunststoff, die als Träger für das Gel eine gekühlte Platte aus geeignetem Material enthält
- einem Deckel aus Kunststoff mit Platinelektroden, die über Papierbänder geeigneter Länge, Breite und Dicke mit dem Gel in Verbindung stehen; die Papierbänder sind mit der anodischen oder kathodischen Elektrolytlösung imprägniert.

Isoelektrische Fokussierung auf Polyacrylamidgel: Detaillierte Beschreibung der Methode

Nachstehend wird eine Methode der isoelektrischen Fokussierung auf Polyacrylamidgel in dicker Schicht beschrieben. Die Methode ist durchzuführen, wenn in der Einzelmonographie nichts anderes angegeben ist.

Herstellung der Gele

Gussform: Die Gussform (siehe Abb. 2.2.54-1) besteht aus einer Glasplatte (A), auf die ein Polyesterfilm (B) aufgezogen ist, der die Handhabung des Gels erleichtert, mit einem Steg (C) oder mehreren Stegen, einer zweiten Glasplatte (D) und Klammern, welche die einzelnen Elemente zusammenhalten.

Lösung zur Herstellung von Polyacrylamidgel 7,5 Prozent: 29,1 g Acrylamid R und 0,9 g Methylenbisacrylamid R werden in 100 ml Wasser R gelöst. 2,5 Volumteile Lösung werden mit der in der Einzelmonographie spezifizierten Ampholytmischung versetzt und mit Wasser R zu 10 Volumteilen verdünnt. Nach sorgfältigem Mischen wird die Lösung entgast.

Vorbereitung der Gussform: Der Polyesterfilm wird auf die untere Glasplatte aufgezogen, der Steg eingelegt und die zweite Glasplatte mit Klammern an der ersten fixiert. Vor der Verwendung wird die vorstehend beschriebene Lösung unter Rühren mit einem Magnetrührer mit 0,25 Volumteilen einer Lösung von Ammoniumpersulfat R (100 g · l^{-1}) und 0,25 Volumteilen Tetramethylethylendiamin R versetzt. Die entstandene Lösung wird sofort zwischen die Glasplatten der Gussform eingefüllt.

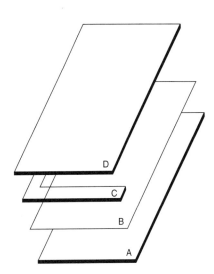

Abb. 2.2.54-1: Gussform

Methode

Die Gussform wird zerlegt. Mit Hilfe des Polyesterfilms wird das Gel auf den gekühlten Träger gebracht, der mit einigen Millilitern einer geeigneten Flüssigkeit befeuchtet wird, wobei sich keine Luftblasen bilden dürfen. Untersuchungs- und Referenzlösungen werden wie in der Einzelmonographie beschrieben hergestellt. Auf das Gel werden Papierstreifen von etwa 10 × 5 mm Größe zum Auftragen der Proben gelegt und mit der vorgeschriebenen Menge der Untersuchungs- und Referenzlösungen imprägniert. In gleicher Weise wird das vorgeschriebene Volumen einer Lösung, die verschiedene Proteine mit bekanntem isoelektrischem Punkt enthält, als pH-Marker aufgetragen, um das Gel zu kalibrieren. Einige Vorschriften sehen keine Papierstreifen zum Auftragen der Lösungen vor, sondern Vertiefungen, die bei der Gelbildung ausgespart und in welche die Lösungen eingefüllt werden. 2 Papierbänder werden auf die Länge des Gels zugeschnitten und mit Elektrolytlösungen imprägniert (saure Elektrolytlösung für die Anode, alkalische Elektrolytlösung für die Kathode). Die Zusammensetzungen der anodischen und kathodischen Lösungen sind in der Einzelmonographie festgelegt. Die Papierbänder werden einige Millimeter vom Rand entfernt auf die beiden Seiten des Gels aufgelegt. Der Deckel wird so aufgesetzt, dass die Elektroden mit den Papierbändern verbunden sind (unter Beachtung von Anode beziehungsweise Kathode). Die isoelektrische Fokussierung wird entsprechend den in der Einzelmonographie vorgegebenen elektrischen Parametern durchgeführt. Der Strom wird unterbrochen, wenn die Wanderung der Proteinmischungen zur Kalibrierung zum Stillstand gekommen ist. Mit einer Pinzette werden die Streifen, auf welche die Proben aufgetragen wurden, und die beiden Papierbänder, welche die Verbindung zu den Elektroden herstellen, entfernt. Das Gel wird in Fixierlösung zur IEF auf Polyacrylamidgel R getaucht und bei Raumtemperatur unter leichtem Schütteln 30 min lang inkubiert. Die Lösung wird entfernt, das Gel in 200 ml Entfärber-Lösung R getaucht und unter Schütteln 1 h lang inkubiert. Das Gel wird aus der Lösung herausgenommen, nach dem Abtropfen mit Coomassie-Färbelösung R versetzt und 30 min lang inkubiert. Das Gel wird durch passive Diffusion in Entfärber-Lösung R entfärbt, bis die Zonen auf hellem Untergrund klar zu erkennen sind. Die Lage und die Intensität der Zonen des Elektropherogramms werden wie in der Einzelmonographie angegeben aufgezeichnet.

Abweichungen von der Detailbeschreibung der Methode (vorbehaltlich einer Validierung)

Folgende Abweichungen von der allgemeinen Methode der isoelektrischen Fokussierung sind zulässig, wenn eine Validierung erfolgt:

- Verwendung von vorgefertigten Plattengelen und Färbe- und Entfärber-Kits, die im Handel erhältlich sind
- Verwendung immobilisierter pH-Gradienten
- Verwendung zylindrischer Gele
- Verwendung von Plattengelen mit verschiedenen Kantenlängen, insbesondere von ultradünnen Gelen (0,2 mm)
- Abweichungen beim Auftragen von Proben, einschließlich unterschiedlicher Probenvolumen, oder die Verwendung von Auftragsschablonen oder von Streifen aus einem anderen Material als Papier
- Abweichungen bei den Bedingungen zur Entwicklung der Gele, insbesondere bei der Stärke des elektrischen Felds in Abhängigkeit von der Gelgröße und der Ausrüstung und die Verwendung von vorgeschriebenen Migrationszeiten gegenüber der subjektiven Bewertung der Zonenstabilität
- das Einführen einer Präfokussierungsstufe
- die Verwendung einer automatisierten Apparatur
- die Verwendung von Agarosegelen.

Validierung der Verfahrensschritte bei der isoelektrischen Fokussierung

Jede Abweichung von der detaillierten Verfahrensbeschreibung muss validiert werden. Um die Trennung zu validieren, können folgende Kriterien angewendet werden:

- Erzeugen eines stabilen pH-Gradienten mit den gewünschten Kriterien, zum Beispiel mit gefärbten pH-Markern mit bekanntem isoelektrischen Punkt
- Vergleich mit dem Elektropherogramm, das mit der chemischen Referenzsubstanz, entsprechend der zu prüfenden Zubereitung, mitgeliefert wird
- jedes andere in der Einzelmonographie vorgeschriebene Validierungskriterium

Festgelegte Abweichungen von der allgemeinen Methode

Folgende Abweichungen von der allgemeinen Methode, die für die Analyse spezifischer Substanzen erforderlich sind, werden in der Einzelmonographie ausdrücklich festgelegt:

- Zusatz von Harnstoff zum Migrationsgel (eine Konzentration von 3 mol · l^{-1} ist oft genügend, um das Protein in ausreichendem Maß in Lösung zu halten, jedoch kann eine Konzentration von bis zu 8 mol · l^{-1} verwendet werden). Da einige Proteine am isoelektrischen Punkt ausgefällt werden, wird dem Gel bei der Bildung Harnstoff zugesetzt, damit die Proteine gelöst bleiben. Wenn Harnstoff verwendet wird, sollten nur frisch hergestellte Lösungen verwendet werden, um die Carbamoylierung des Proteins zu verhindern.
- Verwendung anderer Färbemethoden
- Verwendung von Zusatzstoffen für das Gel, wie nichtionische Detergenzien (zum Beispiel Octylglucosid) oder amphotere Detergenzien (zum Beispiel 3-[(3-Cholamidopropyl)dimethylammonio]propan-1-sulfo=nat (CHAPS) oder 3-[(3-Cholamidopropyl)dimethyl=ammonio]-2-hydroxypropan-1-sulfonat (CHAPSO)) und der Zusatz von Ampholyten zur Probe, um zu verhindern, dass die Proteine Aggregate bilden oder ausgefällt werden.

Wichtige Hinweise

Die Proben können überall auf dem Gel aufgetragen werden, jedoch nicht in der Nähe der Elektroden, um die Proteine vor Umgebungen mit extremen pH-Bedingungen zu schützen. Während der Entwicklung der Methode kann der Analytiker versuchen, die Proteine an 3 verschiedenen Stellen aufzutragen (im Zentrum und an 2 entgegengesetzten, möglichst weit davon entfernten Punkten im Randbereich). Das Verhalten eines Proteins an den 2 Punkten im Randbereich kann unterschiedlich sein.

Wenn die Fokussierung zu lange dauert, kann ein Phänomen unter dem Namen „Kathoden-Drift" auftreten, in dessen Verlauf der pH-Gradient in Abhängigkeit von der Zeit zerstört wird. Obwohl dieses Phänomen nur teilweise geklärt ist, können Elektroendoosmose und die Aufnahme von Kohlendioxid dafür verantwortlich sein. Das Phänomen tritt auf, wenn das fokussierte Protein im Gel von der Kathode wegwandert. Immobilisierte pH-Gradienten können das Auftreten dieses Phänomens verhindern.

Eine wirksame Kühlung (etwa 4 °C) der Unterlage, auf das Gel während der Fokussierung liegt, ist wichtig. Große elektrische Feldstärken können im Verlauf der isoelektrischen Fokussierung zu einem Überhitzen des Gels führen und dessen Qualität beeinträchtigen.

2.2.55 Peptidmustercharakterisierung

4.06/2.02.55.00

Die Peptidmustercharakterisierung ist eine Identitätsprüfung für Proteine; insbesondere ist sie für solche Proteine geeignet, die durch DNA-rekombinationstechnische Verfahren hergestellt wurden. Die Methode umfasst die chemische oder enzymatische Behandlung eines Proteins, die zur Bildung von Peptidfragmenten führt, sowie die anschließende reproduzierbare Trennung und Identifizierung dieser Fragmente. Die Peptidmustercharakterisierung ist eine leistungsfähige Methode, die geeignet ist, fast jeden einzelnen Aminosäureaustausch, der beispielsweise durch Fehler beim Ablesen der komplementären DNA-(cDNA-)Sequenzen oder durch Punktmutationen hervorgerufen wird, zu erkennen. Die Methode stellt ein vergleichendes Verfahren dar, da die erhaltene Information – im Vergleich mit einer in gleicher Weise behandelten Referenzsubstanz – die Primärstruktur eines Proteins bestätigt, zum Nachweis einer möglicherweise vorliegenden Strukturveränderung geeignet ist und Gleichförmigkeit des Herstellungsverfahrens und genetische Stabilität belegt. Jedes Protein zeigt einzigartige Charakteristika, die genau erkannt sein müssen, damit durch wissenschaftliche und analytische Mittel ein Peptidmuster, das eine ausreichende Spezifität aufweist, entwickelt und validiert werden kann.

Dieses Kapitel gibt eine detaillierte Hilfestellung bei der Anwendung und Validierung der Peptidmustercharakterisierung bei der Charakterisierung des gewünschten Proteins, bei der Bewertung der Stabilität der Expressionsvektoren der Zellen, die für DNA-rekombinationstechnisch hergestellte Produkte verwendet werden, sowie der Gleichförmigkeit des gesamten Herstellungsverfahrens, bei der Beurteilung der Produktstabilität wie auch bei der Sicherung der Identität des Proteins oder beim Nachweis der Anwesenheit von Proteinvarianten.

Die Peptidmustercharakterisierung ist keine allgemeine Methode, um ein spezifisches Muster für jedes Protein zu entwickeln. Obwohl sich diese Technologie weiter entwickelt, sind bestimmte Methoden allgemein anerkannt. Änderungen dieser Methoden werden falls erforderlich in den Einzelmonographien angegeben.

Ein Peptidmuster kann als Fingerabdruck eines Proteins angesehen werden und ist das Endprodukt mehrerer chemischer Prozesse, die eine umfassende Kenntnis des analysierten Proteins liefern. 4 grundlegende Schritte sind für die Entwicklung des Verfahrens erforderlich: die Isolierung und Reinigung des Proteins, falls dieses Bestandteil einer Formulierung ist, die selektive Spaltung der Peptidbindungen, die chromatographische Trennung der erhaltenen Peptide sowie deren Analyse und Identifizierung. Eine Probe der zu untersuchenden Substanz wird einer Fragmentierung unterworfen und parallel zu einer Referenzsubstanz bestimmt. Eine vollständige Spaltung der Peptidbindungen ist wahrscheinlicher, wenn Enzyme wie Endoproteasen (zum Beispiel Trypsin) an Stelle von chemischen Spaltungsreagenzien verwendet werden. Ein Muster muss ausreichend Peptide enthalten, um aussagekräftig zu sein. Andererseits kann ein Muster seine Spezifität verlieren, wenn es zu viele Fragmente enthält, da in dem Fall zu viele Proteine das gleiche Profil aufweisen.

Isolierung und Reinigung

Isolierung und Reinigung sind für analytische Prüfungen von Zubereitungen als Bulk oder Darreichungsformen erforderlich, die Hilfsstoffe oder Trägerproteine enthalten, welche die Analyse beeinflussen. Isolierung und Reinigung werden falls erforderlich in der Einzelmonographie spezifiziert. Die quantitative Wiederfindung des Proteins aus der Darreichungsform muss validiert sein.

Selektive Spaltung der Peptidbindungen

Der für die Spaltung der Peptidbindungen gewählte Ansatz hängt von dem zu untersuchenden Protein ab. Diese Auswahl schließt die Festlegung des Spaltungstyps – enzymatische oder chemische Spaltung – sowie der Art des Spaltungsreagenzes innerhalb der gewählten Kategorie ein. In Tab. 2.2.55-1 werden verschiedene Spaltungsreagenzien und deren Spezifität aufgeführt. Diese Liste ist nicht vollständig und wird erweitert, sobald andere Spaltungsreagenzien identifiziert sind.

Vorbehandlung der Probe: Abhängig von der Größe oder der Konfiguration des Proteins kann die Probe auf verschiedene Arten vorbehandelt werden. Wenn Trypsin als Spaltungsreagenz für Proteine mit einer mittleren relativen Molekülmasse von über 100 kDa verwendet wird, müssen die Lysin-Reste durch Citraconylierung oder Maleylierung geschützt werden, da ansonsten zu viele Peptide entstehen.

Vorbehandlung des Spaltungsreagenzes: Eine Reinigung der Spaltungsreagenzien, insbesondere von enzymatischen Reagenzien, kann erforderlich sein, um die Reproduzierbarkeit des Musters zu gewährleisten. Zum Beispiel wird als Spaltungsreagenz eingesetztes Trypsin mit Tosyl-L-phenylalanin-chlormethylketon zu behandeln sein, um Chymotrypsin zu inaktivieren. Andere Verfahren, wie die Reinigung von Trypsin durch HPLC oder die Immobilisierung des Enzyms an einem Gelträger, werden mit Erfolg eingesetzt, wenn nur eine kleine Proteinmenge zur Verfügung steht.

Vorbehandlung des Proteins: Unter bestimmten Bedingungen kann ein Konzentrieren der Probe oder das Abtrennen des Proteins von Hilfsstoffen und Stabilisatoren, die in der Produktformulierung verwendet wurden und die die Peptidmustercharakterisierung beeinträchtigen können, erforderlich sein. Für die Vorbehandlung verwendete physikalische Verfahren können Ultrafiltration, Säulenchromatographie und Lyophilisation einschließen. Andere Vorbehandlungen, wie der Zusatz von chaotropen Agenzien (zum Beispiel Harnstoff), können zum Entfalten des Proteins vor der Peptidmustercharakterisierung eingesetzt werden. Um einen vollständigen Zugang

Tab. 2.2.55-1: Beispiele von Spaltungsreagenzien

Spaltungstyp	Spaltungsreagenz	Spezifität
Enzymatisch	Trypsin (EC 3.4.21.4)	C-terminal von Arg und Lys
	Chymotrypsin (EC 3.4.21.1)	C-terminal von hydrophoben Resten (wie Leu, Met, Ala, Aromaten)
	Pepsin (EC 3.4.23.1 und 2)	Unspezifische Spaltung
	Lysyl-Endopeptidase (Lys-C-Endopeptidase) (EC 3.4.21.50)	C-terminal von Lys
	Glutamyl-Endopeptidase (aus *S. aureus* Stamm V8) (EC 3.4.21.19)	C-terminal von Glu und Asp
	Peptidyl-Asp-Metallo-Endopeptidase (Endoproteinase-Asp-N)	N-terminal von Asp
	Clostripain (EC 3.4.22.8)	C-terminal von Arg
Chemisch	Cyanbromid	C-terminal von Met
	2-Nitro-5-thiocyanbenzoesäure	N-terminal von Cys
	O-Iodosobenzoesäure	C-terminal von Trp und Tyr
	Verdünnte Säuren	Asp und Pro
	BNPS-Skatol	Trp

des Enzyms zu den zu spaltenden Stellen zu erleichtern und eine Entfaltung des Proteins zu ermöglichen, sind häufig eine Reduktion und Alkylierung der Disulfidbindungen vor der Fragmentierung erforderlich.

Bei der Spaltung mit Trypsin können Nebenreaktionen, die während der Behandlung ablaufen, wie unspezifische Spaltung, Desamidierung, Disulfid-Isomerisierung, Oxidation von Methionin-Resten oder die Bildung von Pyro-Glutamat-Gruppen, entstanden durch Desamidierung von Glutamin am N-terminalen Peptidende, die Interpretation des Peptidmusters erschweren. Ferner können Peaks durch Autohydrolyse von Trypsin hervorgerufen werden. Deren Intensität hängt vom Verhältnis der Konzentrationen von Trypsin zu Protein ab. Zur Vermeidung einer Autohydrolyse können Protease-Lösungen mit einem pH-Wert hergestellt werden, der für das Enzym nicht optimal ist (zum Beispiel pH-Wert 5 für Trypsin). Dadurch wird das Enzym erst nach Verdünnung mit dem Fragmentierungspuffer aktiv.

Festlegen optimaler Fragmentierungsbedingungen: Vollständigkeit und Effektivität der Proteinfragmentierung werden durch solche Faktoren beeinflusst, die jede chemische oder enzymatische Reaktion beeinflussen können.

pH-Wert des Reaktionsmilieus: Der pH-Wert der Reaktionsmischung wird empirisch ermittelt, um eine optimale Wirkung des vorliegenden Spaltungsreagenzes zu erzielen. Wenn beispielsweise Cyanbromid als Spaltungsreagenz verwendet wird, ist ein stark saures Milieu erforderlich (zum Beispiel pH-Wert 2, Ameisensäure); falls jedoch Trypsin verwendet wird, ist ein schwach alkalisches Milieu optimal (pH-Wert 8). Als allgemeine Regel gilt, dass der pH-Wert des Reaktionsmilieus die chemischen Eigenschaften des Proteins und sich selbst im Verlauf der Fragmentierungsreaktion nicht verändern darf.

Temperatur: Eine Temperatur zwischen 25 und 37 °C ist für die meisten Fragmentierungen angemessen. Die eingestellte Temperatur sollte die chemischen Nebenreaktionen minimieren. Der zu prüfende Proteintyp bestimmt die optimale Temperatur des Reaktionsmilieus, da einige Proteine anfällig für Denaturierung sind, sobald die Reaktionstemperatur ansteigt. So wird die Spaltung von rekombinantem Somatropin vom Rind beispielsweise bei 4 °C durchgeführt, da es bei höheren Temperaturen während der Spaltung ausfällt.

Zeit: Wenn ausreichend Probenmaterial zur Verfügung steht, ist eine Zeitverlaufsstudie zu empfehlen, um die optimale Zeit zur Gewinnung eines reproduzierbaren Peptidmusters und zur Vermeidung unvollständiger Fragmentierung zu ermitteln. Die Spaltung kann zwischen 2 und 30 h dauern. Die Reaktion wird durch Zusatz einer Säure, die die Mustercharakterisierung nicht beeinflussen darf, oder durch Einfrieren beendet.

Menge des verwendeten Spaltungsreagenzes: Obwohl Spaltungsreagenz im Überschuss verwendet wird, um eine vertretbar kurze Fragmentierungszeit (6 bis 20 h) zu erzielen, muss dessen Menge begrenzt sein, um einen störenden Einfluss auf das chromatographische Muster möglichst gering zu halten. Im Allgemeinen wird ein Protein-Protease-Verhältnis zwischen 20:1 und 200:1 verwendet. Zur Optimierung der Spaltung wird empfohlen, das Spaltungsreagenz in 2 oder mehr Portionen zuzusetzen. Das Endvolumen der Reaktionsmischung muss jedoch zur Erleichterung des nächsten Schritts der Peptidmustercharakterisierung – der Trennung – genügend klein bleiben. Um alle durch die Fragmentierung verursachten Artefakte, die eine nachfolgende Analyse beeinflussen können, zu erfassen, wird eine Blindbestimmung unter Verwendung einer Kontrolle, die alle Reagenzien mit Ausnahme des zu prüfenden Proteins enthält, durchgeführt.

Chromatographische Trennung

Zur Trennung der Peptide für das Peptidmuster werden mehrere Techniken angewendet. Die Auswahl einer

Technik hängt von dem zu charakterisierenden Protein ab. In Tab. 2.2.55-2 werden die erfolgreich zur Trennung von Peptiden eingesetzten Techniken aufgeführt. In diesem Kapitel wird die weit verbreitete Umkehrphasen-Hochleistungsflüssigchromatographie (Umkehrphasen-HPLC) als ein mögliches chromatographisches Trennverfahren beschrieben.

Tab. 2.2.55-2: Zur Peptidtrennung verwendete Techniken

Umkehrphasen-HPLC

Ionenaustauschchromatographie

Chromatographie mit hydrophober Wechselwirkung

PAGE, nicht denaturierend

SDS-PAGE

Kapillarelektrophorese

Hochspannungspapierchromatographie

Hochspannungspapierelektrophorese

Ein kritischer Faktor bei chromatographischen Trennungen ist die Reinheit der Lösungsmittel und der mobilen Phasen. Lösungsmittel und Wasser mit einem für die HPLC geeigneten Reinheitsgrad, die im Handel erhältlich sind, werden für die Umkehrphasen-HPLC empfohlen. Gelöste Gase stellen in Gradientensystemen ein Problem dar, wenn die Löslichkeit des Gases in einer Mischung von Lösungsmitteln geringer ist als in einem einzelnen Lösungsmittel. Entgasen unter Vakuum und Behandlung mit Ultraschall sind anerkannte Methoden der Entgasung. Wenn feste Teilchen als Bestandteil der Lösungsmittel in das HPLC-System gelangen, können sie die Dichtungen der Pumpenventile zerstören oder den Kopf der Chromatographiesäule verstopfen. Daher wird ein Filtrieren vor und nach der Pumpe empfohlen.

Chromatographiesäule: Die Auswahl der Chromatographiesäule wird für jedes Protein empirisch vorgenommen. Säulen, die mit einem Kieselgel einer Porengröße von 10 oder 30 nm gepackt sind, können optimale Trennungen ergeben. Octylsilyliertes Kieselgel zur Chromatographie R (3 bis 10 µm) und octadecylsilyliertes Kieselgel zur Chromatographie R (3 bis 10 µm) sind als Säulenpackungen für kleinere Peptide effizienter als butylsilyliertes Kieselgel zur Chromatographie R (5 bis 10 µm).

Lösungsmittel: Das gebräuchlichste Lösungsmittel ist Wasser mit Acetonitril als organischem Modifikator, dem höchstens 0,1 Prozent Trifluoressigsäure zugesetzt sind. Falls erforderlich wird Propanol oder Isopropanol als Lösungsvermittler für die Fragmente zugesetzt. Voraussetzung ist jedoch, dass dieser Zusatz die Viskosität der resultierenden Lösung nicht unangemessen erhöht.

Mobile Phase: Um eine gewisse Flexibilität bei der Wahl der pH-Bedingungen zu ermöglichen, werden phosphatgepufferte mobile Phasen verwendet, da eine Veränderung des pH-Werts im Bereich zwischen 3,0 und 5,0 die Trennung von Peptiden mit Säureresten (wie Glutamin- und Aspartinsäure) verbessert. Bei Einsatz von Acetonitril-Gradienten und bei einem pH-Wert zwischen 2 und 7 (oder bei höheren pH-Werten für Träger auf Polymer-Basis) können Natrium- oder Kaliumphosphate, Ammoniumacetat und Phosphorsäure ebenfalls verwendet werden. Häufig wird Acetonitril, das Trifluoressigsäure enthält, verwendet.

Gradient: Gradienten können linear oder nicht linear sein oder sie können Stufenfunktionen enthalten. Für die Trennung komplexer Mischungen wird ein flacher Gradient empfohlen. Die Gradienten werden so optimiert, dass mit ihnen eine deutliche Auflösung für 1 oder 2 Peaks, die bei der Prüfung zu „Marker-Peaks" erklärt werden, erzielt wird.

Isokratische Elution: Auf Grund ihrer einfachen Anwendung und eines deutlicheren Detektor-Signals werden isokratische HPLC-Systeme mit einer einheitlichen mobilen Phase verwendet. Die optimale Zusammensetzung einer mobilen Phase zum Erzielen deutlicher Auflösungen aller Peaks ist manchmal schwierig zu bestimmen. Mobile Phasen, bei denen geringfügige Veränderungen im Verhältnis der einzelnen Bestandteile zueinander oder eine Änderung des pH-Werts einen deutlichen Einfluss auf die Retentionszeiten der Peaks im Peptidmuster haben, sollten in isokratischen HPLC-Systemen nicht verwendet werden.

Weitere Parameter: Im Allgemeinen ist zum Erzielen einer guten Vergleichspräzision eine Temperaturkontrolle der Säule erforderlich. Die Durchflussraten für die mobilen Phasen liegen im Bereich zwischen 0,1 und 2,0 ml je Minute und die Detektion der Peptide erfolgt mit einem UV-Detektor bei einer Wellenlänge von 200 bis 230 nm. Andere Detektionsverfahren werden angewendet (wie die Nach-Säulen-Derivatisierung), sind jedoch nicht so robust oder vielseitig anwendbar wie die UV-Detektion.

Validierung: Dieser Abschnitt bietet eine experimentelle Hilfe für die Bewertung der Leistungsfähigkeit der Prüfmethode. Die Akzeptanzkriterien für die Eignungsprüfung hängen von der Identifizierung der kritischen Prüfparameter ab, die die Interpretation der Messergebnisse und deren Annahme beeinflussen. Diese kritischen Parameter sind auch die Kriterien, die für die Fragmentierung und die Peptidanalyse bestimmend sind. Ein möglicher Indikator für das Erreichen des gewünschten Endpunkts der Fragmentierung ist der Vergleich mit einer Referenzsubstanz, die unter gleichen Bedingungen wie das zu prüfende Protein behandelt wird. Bei der Entwicklung und Einführung von Grenzwerten für die Eignungsprüfung ist die gleichzeitige Analyse einer Referenzsubstanz und des zu prüfenden Proteins von entscheidender Bedeutung. Um den Vergleich zu erleichtern, wird mit der Referenzsubstanz ein typisches Chromatogramm mitgeliefert. Andere Indikatoren können eine visuelle Überprüfung der Protein- oder Peptidlöslichkeit, die Abwesenheit von intaktem Protein oder die Messwerte für ein fragmentierungsabhängiges Peptid einschließen. Die kritischen Parameter für die Eignungsprüfung von Peptidanalysen hängen von der speziellen Art der Trennung und der Detektion der Peptide sowie von den Anforderungen an die Analyse der Daten ab.

Wenn die Peptidmustercharakterisierung als Identitätsprüfung verwendet wird, sind Selektivität und Präzision in die Anforderungen an die Eignungsprüfung für die identifizierten Peptide eingeschlossen. Sowohl in diesem Fall als auch für die Identifizierung von Proteinvarianten liefert die Identifizierung der Primärstruktur der Peptidfragmente im Peptidmuster zum einen die Bestätigung der bekannten Primärstruktur und zum anderen die Identifizierung der Proteinvarianten durch Vergleich mit dem Peptidmuster der Referenzsubstanz für das spezifizierte Protein. Die Anwendung einer durch das gleiche Fragmentierungsverfahren behandelten Referenzsubstanz für ein gegebenes Protein ist die Methode der Wahl, um die Auflösung der Peptide zu bestimmen. Für die Analyse einer Proteinvariante kann eine charakterisierte Mischung der Variante und einer Referenzsubstanz verwendet werden, insbesondere wenn die Peptidvariante in einer suboptimal aufgelösten Region des Peptidmusters liegt. Ein Indikator für die Gleichförmigkeit des Peptidmusters kann einfach die Anzahl der detektierten Hauptpeptide sein, der beste Indikator ist jedoch die Auflösung der Peptid-Peaks. Chromatographische Parameter wie Peak-Peak-Auflösung, maximale Peakbreite, Peakfläche, Symmetriefaktoren für Peaks und Säulenleistung können herangezogen werden, um die Auflösung von Peptiden zu definieren. Abhängig von dem zu prüfenden Protein und dem angewendeten Trennverfahren können Anforderungen an die Auflösung für ein einzelnes Peptid oder mehrere Peptide erforderlich sein.

Eine wiederholte Analyse des Hydrolysats einer Referenzsubstanz des zu prüfenden Proteins trägt zur Präzision und zur quantitativen Wiederfindung bei. Die Wiederfindung der identifizierten Peptide wird im Allgemeinen mit Hilfe eines internen oder externen Peptidstandards ermittelt. Die Präzision wird als relative Standardabweichung ausgedrückt. Unterschiede in der Wiederfindung und Präzision der identifizierten Peptide sind zu erwarten. Deshalb sind die Grenzwerte der Eignungsprüfung sowohl für die Wiederfindung als auch die Präzision der identifizierten Peptide festzulegen. Diese Grenzwerte sind für das betreffende Protein spezifisch und werden in der Einzelmonographie angegeben.

Zuerst wird eine visuelle Bewertung der relativen Retentionen, Peakgrößen (Peakfläche oder Peakhöhe), Anzahl der Peaks und des gesamten Elutionsprofils des Chromatogramms vorgenommen. Diese wird anschließend durch eine mathematische Auswertung der Peakgrößenverhältnisse und durch das chromatographische Profil einer Mischung gleicher Volumteile der Hydrolysate des zu prüfenden Proteins und der Referenzsubstanz ergänzt und bestätigt. Die Identität eines zu prüfenden Proteins ist bestätigt, wenn alle einander entsprechenden Peaks im Hydrolysat des zu prüfenden Proteins und der Referenzsubstanz die gleichen relativen Retentionen und die gleichen Peakgrößenverhältnisse aufweisen.

Werden Peaks, die zunächst mit signifikant unterschiedlichen relativen Retentionen auftraten, anschließend jedoch als einheitliche Peaks in der Mischung gleicher Volumteile beobachtet, so weist die zunächst erhaltene Differenz der relativen Retentionen auf eine Veränderung im System hin. Wenn jedoch getrennte Peaks in der Mischung gleicher Volumteile beobachtet werden, ist dies ein Beweis dafür, dass die diesen Peaks entsprechenden Peptide nicht übereinstimmen. Wenn in der Mischung gleicher Volumteile ein Peak signifikant breiter ist als der entsprechende Peak im Hydrolysat des zu prüfenden Proteins und der Referenzsubstanz, kann dies die Anwesenheit unterschiedlicher Peptide anzeigen. Für die Analyse von Daten der Peptidmustercharakterisierung wird eine Computersoftware zur Erkennung von Mustern vorgeschlagen und angewendet. Probleme in Verbindung mit der Validierung der Computersoftware schließen aber ihre Anwendung in Arzneibuch-Prüfungen in naher Zukunft aus. Weitere automatisierte Ansätze unter Anwendung mathematischer Formeln, Modelle und Mustererkennungen werden verwendet. Solche Ansätze sind beispielsweise die automatische Identifizierung von Verbindungen durch die IR-Spektroskopie und die Anwendung von Dioden-Array-UV-Spektralanalyse zur Identifizierung von Peptiden. Die Anwendung dieser Methoden ist begrenzt durch ungenügende Auflösungen, Co-Elution von Fragmenten oder absolute Differenzen zwischen den Peakgrößen der Hydrolysefragmente der Referenzsubstanz und des zu prüfenden Proteins.

Ein zahlenmäßiger Vergleich von Retentionszeiten der Peaks und von Peakflächen oder Peakhöhen kann für eine ausgewählte Gruppe relevanter Peaks vorgenommen werden, die im Peptidmuster genau identifiziert wurden. Peakflächen können unter Verwendung eines Peaks, der eine relativ geringe Veränderung zeigt und der als interner Vergleich dient, berechnet werden. Dabei muss berücksichtigt werden, dass die Integration der Peakflächen von einer Veränderung der Basislinie abhängig ist und möglicherweise Fehler in der Analyse verursacht. Alternativ kann der prozentuale Anteil der Höhe jedes Peptid-Peaks an der Summe der Höhen aller Peptid-Peaks für das zu prüfende Protein berechnet werden. Der prozentuale Anteil eines Peaks wird dann mit dem des entsprechenden Peaks der Referenzsubstanz verglichen. Die Möglichkeit einer Autohydrolyse von Trypsin wird durch das Entwickeln eines Blind-Peptidmusters kontrolliert, das nach Behandlung einer Blindlösung mit Trypsin erhalten wird.

Die Mindestanforderung für die Eignung der Peptidmustercharakterisierung ist ein zugelassenes Prüfverfahren, das eine Eignungsprüfung als Kontrolle enthält. Im Allgemeinen ist die Eignung der Peptidmustercharakterisierung für ein Protein im frühen Stadium des vorgeschriebenen Zulassungsverfahrens ausreichend. Im weiteren Verlauf des Zulassungsverfahrens für das Protein muss die Eignung der Prüfung mit einer teilweisen Validierung des Analysenverfahrens vervollständigt werden, um sicherzustellen, dass das Verfahren so effizient ist, wie es während der Entwicklung eines Peptidmusters für das spezifizierte Protein vorgesehen war.

Prüfung und Identifizierung von Peptiden

Dieser Abschnitt enthält Hinweise für den Gebrauch der Peptidmustercharakterisierung während der Entwicklung als Unterstützung für einen Zulassungsantrag.

Wird ein Peptidmuster für eine qualitative Prüfung verwendet, ist die vollständige Charakterisierung der einzelnen Peptid-Peaks nicht erforderlich. Für eine Validierung der Peptidmustercharakterisierung zur Unterstützung eines Zulassungsantrags ist jedoch die genaue Charakterisierung jedes Einzelpeaks im Peptidmuster erforderlich. Die Methoden zur Peakcharakterisierung reichen von der N-terminalen Sequenzierung jedes Peptids mit anschließender Aminosäurenanalyse bis zur Anwendung der Massenspektrometrie (MS).

Wenn eine Charakterisierung über N-terminale Sequenzierung und Aminosäurenanalyse vorgenommen wird, wird die analytische Trennung mit größeren Mengen durchgeführt. Da die Verwendung größerer Mengen die Auflösung der Peptid-Peaks beeinflussen kann, muss durch Anwendung empirischer Daten sichergestellt werden, dass durch diese größeren Mengen keine Verringerung der Auflösung eintritt. Die den verschiedenen Peptid-Peaks entsprechenden Eluate werden einzeln gesammelt, im Vakuum konzentriert und falls erforderlich nochmals chromatographiert. Eine Aminosäurenanalyse der Fragmente kann durch die Peptidgröße begrenzt sein. Wenn das N-terminale Ende blockiert ist, muss es vor der Sequenzierung freigesetzt werden. Eine C-terminale Sequenzierung von Proteinen unter Einsatz einer Carboxypeptidase und der MALDI-TOF-Technik (matrix-assisted laser desorption ionisation coupled to time-of-flight analyser) kann ebenfalls zur Charakterisierung verwendet werden.

Die Anwendung der MS zur Charakterisierung von Peptidfragmenten geschieht durch direktes Einbringen der isolierten Peptide oder durch Anwendung einer gekoppelten Flüssigchromatographie-Massenspektrometrie zur Strukturanalyse. Im Allgemeinen sind hierbei sowohl Elektrospray und MALDI-TOF-MS als auch Ionisation durch Beschuss mit schnellen Atomen (FAB, fast-atom bombardment) eingeschlossen. Zur Sequenzierung eines modifizierten Proteins und zur Bestimmung des Typs einer vorliegenden Aminosäuremodifizierung wurde auch die Tandem-MS eingesetzt. Der Vergleich der Massenspektren von Hydrolysaten vor und nach der Reduktion ermöglicht eine Zuordnung der Disulfidbindungen zu den verschiedenen Peptiden mit Sulfanyl-Gruppen.

Wenn im Peptidmuster bestimmte Regionen der Primärstruktur nicht eindeutig dargestellt werden, kann die Entwicklung eines zweiten Peptidmusters erforderlich sein. Ziel einer validierten Methode zur Charakterisierung eines Proteins durch Peptidmustercharakterisierung ist die Erfassung und Bestätigung von mindestens 95 Prozent der theoretischen Zusammensetzung des Proteins.

4.06/2.02.56.00
2.2.56 Aminosäurenanalyse

Die Aminosäurenanalyse beruht auf der Methodik zur Bestimmung der Aminosäurenzusammensetzung oder des Aminosäurengehalts von Proteinen, Peptiden oder anderen pharmazeutischen Zubereitungen. Proteine und Peptide sind Makromoleküle und bestehen aus kovalent gebundenen Aminosäureresten, die linear angeordnete Polymere bilden. Die Aminosäurensequenz in einem Protein oder Peptid bestimmt die Eigenschaften des Moleküls. Als Proteine werden im Allgemeinen große Moleküle bezeichnet, die als dreidimensionale Strukturen mit spezifischer Konformation vorliegen, während Peptide kleinere Moleküle sind und aus nur wenigen Aminosäuren bestehen können. Die Aminosäurenanalyse kann zur Quantifizierung von Proteinen und Peptiden, zur Bestimmung ihrer Identität anhand der Aminosäurenzusammensetzung, zur Unterstützung der Protein- und Peptidstrukturaufklärung, zur Beurteilung von Fragmentierungsstrategien zur Peptidmustercharakterisierung und zum Nachweis von möglicherweise vorliegenden atypischen Aminosäuren in Proteinen und Peptiden angewendet werden. Vor der Aminosäurenanalyse muss ein Protein oder Peptid durch Hydrolyse in seine einzelnen Aminosäuren aufgespalten werden. Im Anschluss an die Protein- oder Peptidhydrolyse kann das Vorgehen für die Aminosäurenanalyse das Gleiche sein wie für freie Aminosäuren in anderen pharmazeutischen Zubereitungen. Die Aminosäurenbestandteile aus der Probe werden für die Analyse üblicherweise derivatisiert.

Durchführung

Die zur Aminosäurenanalyse angewendeten Verfahren beruhen im Allgemeinen auf einer chromatographischen Trennung der aus der Probe stammenden Aminosäuren. Gängige Techniken nutzen die Vorteile automatisierter Chromatographieapparaturen, die für analytische Verfahren entwickelt wurden. Als Apparatur für die Aminosäurenanalyse wird typischerweise ein Nieder- oder Hochdruckflüssigchromatograph verwendet, der Gradienten der mobilen Phase zur Trennung der Aminosäuren auf einer Chromatographiesäule erzeugen kann. Die Apparatur muss eine Nachsäulenderivatisierung ermöglichen, wenn die Analyse der Probe nicht über eine Vorsäulenderivatisierung erfolgt. In Abhängigkeit vom angewendeten Derivatisierungsverfahren wird im Allgemeinen ein UV/Vis- oder Fluoreszenz-Detektor eingesetzt. Zum Transformieren der Analogsignale des Detektors und zur Quantifizierung dient ein Gerät zum Aufzeichnen (zum Beispiel ein Integrator). Vorzugsweise werden Geräte verwendet, die speziell für die Aminosäurenanalyse entwickelt wurden.

Allgemeine Vorkehrungen

Die Untergrundkontamination stellt für den Anwender während der Durchführung der Aminosäurenanalyse ein ständiges Problem dar. Die Verwendung von Reagenzien hoher Reinheit ist notwendig (zum Beispiel kann Salzsäure ungenügender Reinheit zur internen Verunreinigung durch Glycin beitragen). Die Reagenzien müssen routinemäßig jeweils nach wenigen Wochen erneuert werden und alle im Gebrauch befindlichen Lösungsmittel müssen eine für die HPLC geeignete Qualität haben. Um die Risiken mikrobieller Verunreinigung und das Vorkommen von Fremdmaterial in den Lösungsmitteln so gering wie möglich zu halten, werden diese vor Gebrauch filtriert und in geschlossenen Gefäßen aufbewahrt. Die Apparaturen zur Aminosäurenanalyse dürfen nicht direktem Sonnenlicht ausgesetzt werden.

Die Laboratoriumspraxis kann die Qualität der Aminosäurenanalyse bestimmen. Die Apparaturen werden an einem ruhigen Platz des Laboratoriums aufgestellt; das Laboratorium muss sauber gehalten werden. Die Pipetten werden entsprechend einem Wartungsplan gereinigt und kalibriert. Die Pipettenspitzen werden in einem geschlossenen Behältnis aufbewahrt und dürfen nicht mit bloßen Händen entnommen werden; der Analytiker sollte puderfreie Latexhandschuhe oder vergleichbare Handschuhe tragen. Die Probeflaschen sollten möglichst selten geöffnet und geschlossen werden, da Staub dazu beitragen kann, den Gehalt an Glycin, Serin und Alanin zu erhöhen.

Gut gewartete Apparaturen sind eine notwendige Voraussetzung für annehmbare Analysenergebnisse. Wenn ein Instrument routinemäßig eingesetzt wird, muss es täglich auf Dichtigkeit, Stabilität von Detektor und Lichtquellen sowie auf Eignung der Säule, die Trennung der Aminosäuren aufrechtzuerhalten, überprüft werden. Alle Filter und andere zu wartende Elemente müssen nach einem regelmäßigen Plan gereinigt oder ersetzt werden.

Referenzmaterial

Im Handel sind geeignete Aminosäuren-Referenzlösungen für die Aminosäurenanalyse erhältlich, die normalerweise eine Mischung von Aminosäuren in wässriger Lösung enthalten. Zur Bestimmung einer Aminosäurenzusammensetzung wird gleichzeitig mit der Probenlösung eine Protein- oder Peptid-Referenzlösung analysiert, um die Gleichförmigkeit des gesamten Verfahrens nachzuweisen. Als Protein-Referenzsubstanz wird dazu beispielsweise hoch gereinigtes Rinderserumalbumin eingesetzt.

Kalibrierung der Apparatur

Zur Kalibrierung der Apparatur für die Aminosäurenanalyse wird herkömmlicherweise eine Aminosäuren-Referenzlösung, die aus einer Mischung von Aminosäuren unterschiedlicher Konzentrationen besteht, analysiert, um den Responsfaktor und den auswertbaren Bereich der Analyse für jede Aminosäure zu ermitteln. Die Konzentration jeder Aminosäure in der Referenzlösung ist bekannt. Im Verlauf der Kalibrierung wird die Aminosäuren-Referenzlösung so verdünnt, dass für jede Aminosäure Konzentrationen erhalten werden, die sich bei der angewendeten Analysetechnik innerhalb des erwarteten Linearitätsbereichs befinden. Für jede dieser Konzentrationen wird die Analyse mehrfach wiederholt. Die für jede Aminosäure erhaltenen Peakflächen werden gegen die bekannte Konzentration jeder Aminosäure in Verdünnungen der Referenzlösung aufgetragen. Der Analytiker kann so für jede Aminosäure den Konzentrationsbereich bestimmen, innerhalb dessen die Peakfläche der jeweiligen Aminosäure eine annähernd lineare Funktion ihrer Konzentration ist. Um genaue und reproduzierbare Ergebnisse zu erzielen, sollten die Proben für die Aminosäurenanalyse so vorbereitet werden, dass sie sich innerhalb der analytischen Grenzen (zum Beispiel im Linearitätsbereich) des angewendeten Verfahrens befinden.

Die Analyse von 4 bis 6 Konzentrationsbereichen ist notwendig, um den Responsfaktor jeder Aminosäure zu bestimmen. Der Responsfaktor wird als mittlere Peakfläche oder Peakhöhe je Nanomol Aminosäure in der Probe berechnet. Eine Kalibrierdatei, die den Responsfaktor jeder Aminosäure auflistet, wird angefertigt und dazu verwendet, die Konzentration jeder Aminosäure in der Probelösung zu berechnen. Für diese Berechnung wird die erhaltene Peakfläche der entsprechenden Aminosäure durch ihren Responsfaktor dividiert, um den Gehalt dieser Aminosäure in Nanomol zu erhalten. Für Routineanalysen kann eine Ein-Punkt-Kalibrierung ausreichend sein; die Kalibrierdatei sollte jedoch regelmäßig auf den neuesten Stand gebracht und ihre Gültigkeit durch Analysen von Referenzproben gesichert werden.

Wiederholpräzision

Die Wiederholpräzision ist eine wichtige Voraussetzung für beständige, hochwertige Analysenergebnisse. Bei der Auswertung der chromatographischen Trennung der Aminosäuren oder ihrer Derivate können im Chromatogramm zahlreiche den Aminosäuren entsprechende Peaks beobachtet werden. Die große Anzahl von Peaks erfordert ein System, das reproduzierbar die Peaks anhand ihrer Retentionszeiten identifizieren sowie durch Peakflächenintegration quantifizieren kann. In einer üblichen Bestimmung der Wiederholpräzision wird eine Aminosäuren-Referenzlösung hergestellt und wiederholt analysiert (zum Beispiel 6 Analysen oder mehr). Für jede Aminosäure wird die relative Standardabweichung (RSD – relative standard deviation) für die Retentionszeit und das Peakflächenintegral ermittelt. Die Bestimmung der Wiederholpräzision erfordert, dass von verschiedenen Analytikern über mehrere Tage hinweg zahlreiche Analysen durchgeführt werden. Dabei werden zur Bestimmung von Abweichungen, die auf unterschiedliche Probenaufarbeitung zurückzuführen sind, Referenzlösungen aus den Ausgangssubstanzen hergestellt. Die Bestimmung der Wiederholpräzision beinhaltet häufig auch die Analyse der Aminosäurenzusammensetzung eines Referenzproteins (zum Beispiel Rinderserumalbumin). Durch die Bestimmung der Abweichungen bei Wiederholungen (RSD) kann das Laboratorium Analysengrenzwerte festlegen, die sicherstellen, dass die durchgeführten Analysen gut beherrscht werden. Für beste Ergebnisse sollten möglichst niedrige Grenzwerte für die Abweichung festgelegt werden. Um die Variabilität der Aminosäurenanalyse zu verringern, müssen folgende kritische Bereiche ausreichend beachtet werden: die Probenvorbereitung, die spektralen Untergrundinterferenzen (Rauschen) je nach Qualität der Reagenzien und/oder Laboratoriumspraktiken, Leistungsvermögen und Wartung der Apparaturen, die Datenanalyse und -interpretation sowie Eignung und Arbeitsgewohnheiten des Analytikers. Alle in Frage kommenden Parameter müssen im Rahmen der Validierung sorgfältig geprüft werden.

Probenvorbereitung

Genaue Ergebnisse in der Aminosäurenanalyse erfordern gereinigte Protein- und Peptidproben. Pufferbestandteile wie Salze, Harnstoff oder Detergenzien können die Aminosäurenanalyse stören und müssen vor der Analyse aus den Proben entfernt werden. Methoden, die die Nachsäulenderivatisierung der Aminosäuren vorsehen, sind im Allgemeinen nicht so störanfällig gegenüber Pufferbestandteilen wie die auf Vorsäulenderivatisierung beruhenden Methoden. Die Anzahl der Schritte bei der Probenvorbereitung sollte begrenzt sein, um das Risiko einer Kontamination zu reduzieren, die Wiederfindungsrate der Aminosäuren zu verbessern und die Arbeit zu vereinfachen. Verschiedene Techniken zum Entfernen von Pufferbestandteilen aus Proteinproben sind allgemein gebräuchlich:

1. Einspritzen der Proteinprobe in ein Umkehrphasen-HPLC-System, Entfernen des Proteins mit einem flüchtigen Lösungsmittel, das ausreichend organische Bestandteile enthält, und Trocknen der Probe in einer Vakuumzentrifuge
2. Dialyse gegen einen flüchtigen Puffer oder Wasser
3. Ersatz des Puffers durch einen flüchtigen Puffer oder Wasser durch Zentrifugalultrafiltration
4. Ausfällen des Proteins aus dem Puffer mit Hilfe eines organischen Lösungsmittels (zum Beispiel Aceton)
5. Gelfiltration.

Interne Standards

Um physikalische und chemische Verluste sowie Abweichungen während der Aminosäurenanalyse zu kontrollieren, wird die Verwendung eines Internen Standards empfohlen. Eine genau bekannte Menge des Internen Standards kann der Proteinlösung vor der Hydrolyse zugesetzt werden. Die Wiederfindung für den Internen Standard lässt die allgemeine Bewertung der Wiederfindung für die Aminosäuren in der Proteinlösung zu. Allerdings verhalten sich freie Aminosäuren anders als proteingebundene Aminosäuren, deren Freisetzungs- und Abbauraten während der Hydrolyse veränderlich sind. Deshalb können die Ergebnisse, die bei Verwendung eines Internen Standards zur Korrektur des Verlusts während der Hydrolyse erhalten werden, unzuverlässig sein, was bei der Auswertung unbedingt berücksichtigt werden muss. Interne Standards können einem Aminosäurengemisch auch nach der Hydrolyse zugesetzt werden, um Unterschiede beim Aufgeben der Proben sowie Änderungen der Stabilität der Reagenzien und der Durchflussraten zu erfassen und erforderliche Korrekturen vorzunehmen. Als Interner Standard wird idealerweise eine nicht natürlich vorkommende primäre Aminosäure verwendet, die im Handel preiswert erhältlich ist. Sie sollte während der Hydrolyse stabil bleiben, ihr Respons sollte linear zu ihrer Konzentration sein und sie muss mit einer ihr eigenen Retentionszeit, die sich von anderen Aminosäuren unterscheidet, eluiert werden. Üblicherweise gebräuchliche Interne Standards sind Norleucin, Nitrotyrosin und α-Aminobuttersäure.

Hydrolyse des Proteins oder Peptids

Die Aminosäurenanalyse von Proteinen und Peptiden erfordert die vorausgehende Hydrolyse dieser Moleküle. Die dazu verwendeten Glaswaren müssen sehr sauber sein, um fehlerhafte Ergebnisse zu vermeiden. Spuren von Handschuhpuder und Fingerabdrücke an Hydrolyseröhrchen können Verunreinigungen verursachen. Um die Hydrolyseröhrchen aus Glas zu reinigen, werden sie 1 h lang in siedende Salzsäure (1 mol · l^{-1}), in konzentrierte Salpetersäure oder in eine Mischung gleicher Volumteile konzentrierter Salzsäure und Salpetersäure getaucht. Die gereinigten Hydrolyseröhrchen werden mit hoch gereinigtem Wasser und anschließend mit Methanol für HPLC gespült, über Nacht in einem Trockenschrank getrocknet und bis zur Verwendung zugedeckt aufbewahrt. Alternativ können die gereinigten Glasgefäße auch durch 4 h lange Pyrolyse bei 500 °C dekontaminiert werden. Die Verwendung von geeignetem Einwegmaterial ist ebenfalls möglich.

Die saure Hydrolyse ist die gebräuchlichste Methode zur Hydrolyse einer Proteinprobe vor der Aminosäurenanalyse. Sie kann jedoch zur Variabilität in der Analyse beitragen, weil einige Aminosäuren vollständig oder teilweise abgebaut werden: Tryptophan wird vollständig, Serin und Threonin werden teilweise abgebaut, Methionin kann oxidiert werden und Cystein wird in Cystin überführt (wobei die Wiederfindung an Cystin allgemein gering ausfällt, da dieses teilweise abgebaut oder zu Cystein reduziert wird). Die Anwendung eines geeigneten Vakuums (höchstens 200 µm Quecksilbersäule oder 26,7 Pa) oder das Einleiten von Inertgas (Argon) in den Dampfraum des Reaktionsgefäßes kann das Ausmaß des oxidativen Abbaus reduzieren. Die Peptidbindungen, die Isoleucin und Valin betreffen (Ile–Ile, Val–Val, Ile–Val, Val–Ile) werden nur teilweise gespalten und Asparagin und Glutamin werden zu Aspartinsäure beziehungsweise Glutaminsäure desamidiert. Durch den Verlust von Tryptophan, Asparagin und Glutamin während der sauren Hydrolyse wird die Anzahl der quantifizierbaren Aminosäuren auf 17 verringert. Mit vielen der im Folgenden beschriebenen Hydrolyseverfahren kann diesen Problemen begegnet werden. Einige dieser Methoden (zum Beispiel Methoden 4 bis 11) können allerdings bei anderen Aminosäuren zu Modifikationen führen. Bevor ein anderes Hydrolyseverfahren als die saure Hydrolyse angewendet wird, muss dieses Verfahren ausgetestet und seine Vor- und Nachteile müssen sorgfältig gegeneinander abgewogen werden.

Um die Ausgangskonzentrationen von Aminosäuren, die teilweise abgebaut werden oder deren Bindungen nur langsam zu spalten sind, zu bestimmen, wird häufig eine Zeitverlaufsstudie (das heißt jeweils eine Aminosäurenanalyse nach 24-, 48- und 72-stündiger Dauer der sauren Hydrolyse) durchgeführt. In der graphischen Darstellung wird die gemessene Konzentration an instabilen Aminosäuren (zum Beispiel Serin und Threonin) gegen die Hydrolysedauer aufgetragen. Durch Extrapolation der Kurve zum Anfang der Aufzeichnung hin lässt sich die Ausgangskonzentration dieser Aminosäuren bestimmen. Hydrolysenzeitverlaufsstudien werden auch für Aminosäuren, deren Bindungen langsam zu spalten sind, durchgeführt (zum Beispiel Isoleucin und Valin). Dabei kann der Anwender in den jeweiligen Kurven der Spaltprodukte einen Abschnitt mit flachem Verlauf (Plateau) beobachten. Der Ordinatenwert dieses Abschnitts stellt die Konzentration des entsprechenden Spaltprodukts dar.

Wenn die Hydrolyse zu lange dauert, beginnt diese Konzentration, bedingt durch den Abbau des Spaltprodukts unter den Bedingungen der Hydrolyse, zu sinken.

Eine annehmbare Alternative zur Zeitverlaufsstudie stellt der Vergleich der Untersuchungsprobe mit einer Aminosäuren-Referenzlösung unter denselben Hydrolysebedingungen dar. Die Abbaurate einer freien Aminosäure während der Hydrolyse entspricht jedoch nicht völlig derjenigen der gleichen Aminosäure, die Bestandteil eines Peptids oder Proteins ist. Das gilt besonders in Bezug auf Peptidbindungen, die langsam gespalten werden (zum Beispiel Ile–Val). Trotzdem erlaubt dieses Verfahren dem Analytiker, den Abbau des Spaltprodukts teilweise zu erfassen. Die ebenfalls gebräuchliche saure Hydrolyse unter Anwendung von Mikrowellen ist ein schnelles Verfahren, erfordert jedoch eine spezielle Ausrüstung und besondere Vorsichtsmaßnahmen. Für jede einzelne Protein- oder Peptidprobe müssen die optimalen Hydrolysebedingungen ermittelt werden. Die Hydrolysedauer beträgt im Allgemeinen nur wenige Minuten, aber eine Abweichung von nur 1 min kann ausreichen, die Ergebnisse zu verfälschen (zum Beispiel durch unvollständige Hydrolyse oder den Abbau instabiler Aminosäuren). Die ebenfalls angewendete vollständige Proteolyse mit Hilfe einer Mischung von Proteasen kann kompliziert sein, erfordert angemessene Kontrollen und eignet sich eher zur Analyse von Peptiden als von Proteinen.

Zur ersten Analyse eines unbekannten Proteins werden zunächst experimentelle Studien mit verschiedenen Hydrolysezeiten und -temperaturen durchgeführt, um die optimalen Bedingungen zu ermitteln.

Methode 1

Die saure Hydrolyse mit phenolhaltiger Salzsäure ist das gängigste Verfahren zur Hydrolyse von Proteinen und Peptiden vor der Aminosäurenanalyse. Der Zusatz von Phenol zum Reaktionsgemisch verhindert die Halogenierung von Tyrosin.

Hydrolyselösung: Salzsäure (6 mol · l^{-1}), die 0,1 bis 1,0 Prozent Phenol enthält

Durchführung

Flüssigphasen-Hydrolyse: Die Protein-/Peptidprobe wird in ein Hydrolyseröhrchen eingebracht und getrocknet, um zu verhindern, dass das in der Probe befindliche Wasser die zur Hydrolyse verwendete Salzsäure verdünnt. Jeweils 500 µg gefriergetrocknetes Protein werden mit 200 µl Hydrolyselösung versetzt. Das Proberöhrchen wird in einem Aceton-Trockeneis-Bad eingefroren und mit Hilfe einer Flamme unter Vakuum zugeschmolzen. Die Hydrolyse der Proben erfolgt im Allgemeinen 24 h lang bei 110 °C im Vakuum oder unter Inertgas, um Oxidation zu vermeiden. Längere Hydrolysezeiten (zum Beispiel 48 und 72 h) werden angewendet, wenn die Annahme besteht, dass das Protein nicht vollständig hydrolysiert wurde.

Gasphasen-Hydrolyse: Dieses gebräuchlichste Verfahren der sauren Hydrolyse eignet sich besonders zur Mikroanalyse, wenn nur geringe Probenmengen verfügbar sind, und reduziert das Risiko einer Verunreinigung der Probe mit dem sauren Reagenz. Die Probeflaschen mit den getrockneten Proben werden in ein Gefäß eingebracht, das eine geeignete Menge Hydrolyselösung enthält. Die Hydrolyselösung kommt dabei nicht mit der Probe in Kontakt. Der Dampfraum des Gefäßes wird unter Inertgas oder Vakuum (höchstens 200 µm Quecksilbersäule oder 26,7 Pa) gesetzt und die Probe 24 h lang bei etwa 110 °C erhitzt. Saurer Dampf hydrolysiert die getrocknete Probe, wobei eine Kondensation von Säure in der Probeflasche möglichst gering gehalten werden muss. Nach der Hydrolyse wird die Probe im Vakuum getrocknet, um eventuell noch vorhandene restliche Säure zu entfernen.

Methode 2

Die Oxidation von Tryptophan während der Hydrolyse wird durch Verwendung von Mercaptoethansulfonsäure als Reduktionsmittel möglichst gering gehalten.

Hydrolyselösung: Mercaptoethansulfonsäure-Lösung (2,5 mol · l^{-1})

Gasphasen-Hydrolyse: Etwa 1 bis 100 µg Protein/Peptid werden in einem Hydrolyseröhrchen getrocknet. Das Hydrolyseröhrchen wird in ein größeres Röhrchen eingebracht, das etwa 200 µl Hydrolyselösung enthält. Das größere Röhrchen wird unter Vakuum (etwa 50 µm Quecksilbersäule oder 6,7 Pa) zugeschmolzen, um die Hydrolyselösung zu verdampfen. Die Gefäße werden etwa 12,5 min lang bei 170 bis 185 °C erhitzt. Nach der Hydrolyse wird das Hydrolyseröhrchen 15 min lang im Vakuum getrocknet, um restliche Säure zu entfernen.

Methode 3

Die Oxidation von Tryptophan während der Hydrolyse wird durch Verwendung von Thioglycolsäure als Reduktionsmittel möglichst gering gehalten.

Hydrolyselösung: Salzsäure (7 mol · l^{-1}), die 1 Prozent Phenol, 10 Prozent Trifluoressigsäure und 20 Prozent Thioglycolsäure enthält

Gasphasen-Hydrolyse: Etwa 10 bis 50 µg Protein/Peptid werden in einem Hydrolyseröhrchen getrocknet. Das Hydrolyseröhrchen wird in ein größeres Röhrchen eingebracht, das etwa 200 µl Hydrolyselösung enthält. Das größere Röhrchen wird unter Vakuum (etwa 50 µm Quecksilbersäule oder 6,7 Pa) zugeschmolzen, um die Säuren zu verdampfen. Die Gefäße werden etwa 15 bis 30 min lang bei 166 °C erhitzt. Nach der Hydrolyse wird das Hydrolyseröhrchen 5 min lang im Vakuum getrocknet, um restliche Säure zu entfernen. Bei dieser Methode kann die Wiederfindung von Tryptophan von der eingesetzten Probenmenge abhängen.

Methode 4

Cystein/Cystin und Methionin werden vor der Hydrolyse des Proteins mit Perameisensäure oxidiert.

Oxidationslösung: 1 Volumteil 30-prozentige Wasserstoffperoxid-Lösung und 9 Volumteile wasserfreie Ameisensäure werden gemischt und 1 h lang bei Raumtemperatur stehen gelassen. Diese frisch hergestellte Perameisensäure-Lösung wird verwendet.

Durchführung: Die Protein-/Peptidprobe wird in 20 µl wasserfreier Ameisensäure gelöst. Die Lösung wird 5 min lang bei 50 °C erwärmt, anschließend werden 100 µl Oxidationslösung zugesetzt. Die Oxidation erfolgt über eine Dauer von 10 bis 30 min. Dabei wird Cystein in Cysteinsäure und Methionin in Methioninsulfon überführt. Überschüssiges Reagenz wird unter Anwendung einer Vakuumzentrifuge aus der Probe entfernt. Das oxidierte Protein kann dann einer sauren Hydrolyse nach Methode 1 oder 2 unterzogen werden. Dieses Verfahren kann bei Anwesenheit von Halogeniden Modifikationen an Tyrosinspaltprodukten verursachen.

Methode 5

Cystein/Cystin werden während der Flüssigphasen-Hydrolyse mit Natriumazid oxidiert.

Hydrolyselösung: Salzsäure (6 mol · l^{-1}), die 0,2 Prozent Phenol enthält, wird mit Natriumazid bis zu einer Endkonzentration von 2 g · l^{-1} versetzt. Das zugesetzte Phenol verhindert die Halogenierung von Tyrosin.

Flüssigphasen-Hydrolyse: Die Protein-/Peptidhydrolyse wird 24 h lang bei etwa 110 °C durchgeführt. Während der Hydrolyse wird in der Probe vorhandenes Cystein/Cystin durch das Natriumazid in der Hydrolyselösung in Cysteinsäure überführt. Dieses Verfahren erlaubt eine höhere Wiederfindung von Tyrosin als Methode 4, jedoch keine quantitative Wiederfindung für Methionin. Methionin wird in ein Gemisch überführt, welches das ursprüngliche Methionin und seine beiden Oxidationsprodukte, Methioninsulfoxid und Methioninsulfon, enthält.

Methode 6

Cystein/Cystin werden mit Dimethylsulfoxid (DMSO) oxidiert.

Hydrolyselösung: Salzsäure (6 mol · l^{-1}), die 0,1 bis 1,0 Prozent Phenol enthält, wird mit Dimethylsulfoxid bis zu einer Endkonzentration von 2 Prozent (*V/V*) versetzt.

Gasphasen-Hydrolyse: Die Protein-/Peptidhydrolyse wird 24 h lang bei etwa 110 °C durchgeführt. Während der Hydrolyse wird in der Probe vorhandenes Cystein/Cystin durch das DMSO in der Hydrolyselösung in Cysteinsäure überführt. Um die Variabilität zu begrenzen und um den teilweisen Abbau der Cysteinsäure berechnen zu können, wird empfohlen, Referenzproteine, die 1 bis 8 Mol Cystein enthalten, einer oxidativen Hydrolyse zu unterziehen und die Cysteinsäure-Wiederfindung zu ermitteln. Die Responsfaktoren von Protein-/Peptidhydrolysaten sind normalerweise etwa 30 Prozent niedriger als die von Cysteinsäure-Referenzlösungen, deren Cysteinsäure nicht durch Hydrolyse gewonnen wurde. Da Histidin, Methionin, Tyrosin und Tryptophan ebenfalls modifiziert werden, erlaubt dieses Verfahren keine vollständige Analyse der Aminosäurenzusammensetzung.

Methode 7

Cystein/Cystin werden durch Gasphasen-Pyridylethylierung reduziert und alkyliert.

Reduktionslösung: 83,3 µl Pyridin, 16,7 µl 4-Vinylpyridin, 16,7 µl Tributylphosphin und 83,3 µl Wasser werden in einem geeigneten Gefäß gemischt.

Durchführung: Zwischen 1 und 100 µg Protein/Peptid werden in ein Hydrolyseröhrchen eingebracht. Das Hydrolyseröhrchen wird in ein größeres Röhrchen gestellt, in das auch die Reduktionslösung gefüllt wird. Das größere Röhrchen wird unter Vakuum zugeschmolzen (etwa 50 µm Quecksilbersäule oder 6,7 Pa) und 5 min lang bei etwa 100 °C erhitzt. Das Hydrolyseröhrchen wird entnommen und 15 min lang im Exsikkator unter Vakuum getrocknet, um restliche Reagenzien zu entfernen. Die pyridylethylierte Probe kann dann nach einer der vorstehend beschriebenen Methoden einer sauren Hydrolyse unterzogen werden. Die Pyridylethylierungsreaktion wird gleichzeitig mit einem Referenzprotein, das 1 bis 8 Mol Cystein enthält, durchgeführt, um die Wiederfindung an Pyridylethylcystein zu bestimmen. Längere Inkubationszeiten während der Pyridylethylierungsreaktion können im Protein an der endständigen α-Aminogruppe und an der ε-Aminogruppe von Lysin Modifikationen verursachen.

Methode 8

Cystein/Cystin werden durch Flüssigphasen-Pyridylethylierung reduziert und alkyliert.

Stammlösungen: 3 Lösungen werden hergestellt und filtriert:

Stammlösung A: Trometamolhydrochlorid-Pufferlösung pH 8,5 (1 mol · l^{-1}), die Natriumedetat (4 mmol · l^{-1}) enthält

Stammlösung B: Guanidinhydrochlorid-Lösung (8 mol · l^{-1})

Stammlösung C: 2-Mercaptoethanol-Lösung (10 %)

Reduktionslösung: 1 Volumteil Stammlösung A und 3 Volumteile Stammlösung B werden gemischt, um eine gepufferte Lösung von Guanidinhydrochlorid (6 mol · l^{-1}) in Trometamolhydrochlorid (0,25 mol · l^{-1}) zu erhalten.

Durchführung: Etwa 10 µg Protein/Peptid werden in 50 µl Reduktionslösung gelöst. Die Lösung wird mit 2,5 µl Stammlösung C versetzt und unter Stickstoff oder Argon 2 h lang bei Raumtemperatur im Dunkeln stehen gelassen. Zur Pyridylethylierung werden der Proteinlösung etwa 2 µl 4-Vinylpyridin zugesetzt. Die Mischung wird erneut 2 h lang bei Raumtemperatur im Dunkeln stehen gelassen. Das Protein/Peptid wird mit Hilfe der Umkehrphasen-HPLC entsalzt; die gesammelte Protein-/Peptidfraktion kann vor der sauren Hydrolyse durch Zentrifugieren im Vakuum getrocknet werden.

Methode 9

Cystein/Cystin werden durch Flüssigphasen-Carboxymethylierung reduziert und alkyliert.

Stammlösungen: Die Stammlösungen werden wie unter „Methode 8" beschrieben hergestellt.

Lösung für die Carboxymethylierung: Eine Lösung von Iodacetamid (100 g · l^{-1}) in 96-prozentigem Ethanol wird hergestellt.

Pufferlösung: Die unter „Methode 8" beschriebene Reduktionslösung wird verwendet.

Durchführung: Die Protein-/Peptidprobe wird in 50 µl Pufferlösung gelöst. Die Lösung wird mit 2,5 µl Stammlösung C versetzt und unter Stickstoff oder Argon 2 h lang bei Raumtemperatur im Dunkeln stehen gelassen. Die Lösung für die Carboxymethylierung wird in 1,5fachem Verhältnis zum theoretischen Gesamtgehalt an Thiolen zugesetzt. Die Mischung wird weitere 30 min lang bei Raumtemperatur im Dunkeln inkubiert. Wenn der Gehalt an Thiolgruppen des Proteins unbekannt ist, werden 5 µl Iodacetamid-Lösung (100 mmol · l^{-1}) je 20 nmol Protein zugesetzt. Die Reaktion wird durch den Zusatz von 2-Mercaptoethanol im Überschuss gestoppt. Das Protein/Peptid wird mit Hilfe der Umkehrphasen-HPLC entsalzt; die gesammelte Protein-/Peptidfraktion kann vor der sauren Hydrolyse durch Zentrifugieren im Vakuum getrocknet werden. Das gebildete *S*-Carboxyamidomethylcystein wird durch die saure Hydrolyse in *S*-Carboxymethylcystein umgewandelt.

Methode 10

Cystein/Cystin reagieren mit Dithiodiglycolsäure oder Dithiodipropionsäure zu einem Gemisch von Disulfiden. Die Auswahl der einen oder anderen Säure hängt von der für die Aminosäurenanalyse erforderlichen Auflösung ab.

Reduktionslösung: Eine Lösung von Dithiodiglycolsäure (oder Dithiodipropionsäure) (10 g · l^{-1}) in Natriumhydroxid-Lösung (0,2 mol · l^{-1}) wird hergestellt.

Durchführung: Etwa 20 µg Protein/Peptid werden in ein Hydrolyseröhrchen gegeben und mit 5 µl Reduktionslösung versetzt. Nach Zusatz von 10 µl 2-Propanol wird der Probe sämtliche Flüssigkeit durch Zentrifugieren im Vakuum entzogen. Die Probe wird anschließend wie unter „Methode 1" beschrieben hydrolysiert. Dieses Verfahren hat den Vorteil, dass andere Aminosäurenspaltprodukte nicht durch Nebenreaktionen derivatisiert werden und dass die Probe vor der Hydrolyse nicht entsalzt werden muss.

Methode 11

Asparagin und Glutamin werden während der sauren Hydrolyse in Aspartinsäure beziehungsweise Glutaminsäure überführt. Asparagin- und Aspartinsäurespaltprodukte beziehungsweise Glutamin- und Glutaminsäurespaltprodukte werden zugesetzt und als *Asx* beziehungsweise *Glx* bezeichnet. Proteine/Peptide können mit Bis(1,1-trifluoracetoxy)iodbenzol (BTI) umgesetzt werden, um die Asparagin- und Glutaminspaltprodukte während der sauren Hydrolyse in Diaminopropionsäure beziehungsweise Diaminobuttersäure zu überführen. Diese Derivate erlauben dem Analytiker, den Asparagin- und Glutamingehalt eines Proteins/Peptids in Anwesenheit von Aspartinsäure- und Glutaminsäurespaltprodukten zu bestimmen.

Reduktionslösung: 3 Lösungen werden hergestellt und filtriert:

Lösung A: eine Lösung von Trifluoressigsäure (10 mmol · l^{-1})

Lösung B: eine Lösung von Guanidinhydrochlorid (5 mol · l^{-1}) und Trifluoressigsäure (10 mmol · l^{-1})

Lösung C: eine frisch hergestellte Lösung von BTI (36 mg · ml^{-1}) in Dimethylformamid

Durchführung: Etwa 200 µg Protein/Peptid werden in einem sauberen Hydrolyseröhrchen mit 2 ml Lösung A oder B und mit 2 ml Lösung C versetzt. Das Röhrchen wird unter Vakuum zugeschmolzen. Die Probe wird 4 h lang bei 60 °C im Dunkeln erhitzt, anschließend gegen Wasser dialysiert, um überschüssiges Reagenz zu entfernen, 3-mal mit gleichen Volumteilen Butylacetat ausgeschüttelt und anschließend gefriergetrocknet. Das Protein kann dann einer sauren Hydrolyse nach einer der vorstehend beschriebenen Methoden unterzogen werden. Die α,β-Diaminopropionsäure- und α,γ-Diaminobuttersäurespaltprodukte werden üblicherweise nicht durch Ionenaustauschchromatographie von den Lysinfragmenten getrennt. Wenn also zur Trennung der Aminosäuren die Ionenaustauschchromatographie angewendet wird, wird der Gehalt an Asparagin und Glutamin bestimmt, indem die Differenz des Aspartinsäure- beziehungsweise Glutaminsäuregehalts nach der sauren Hydrolyse mit und ohne Derivatisierung durch BTI ermittelt wird. Der Gehalt, der für Threonin, Methionin, Cystein, Tyrosin und Histidin ermittelt wird, kann durch die Derivatisierung mit BTI verändert sein. Eine zusätzliche Hydrolyse ohne BTI ist notwendig, wenn der Gehalt an diesen zuletzt genannten Aminosäurenspaltprodukten im Protein oder Peptid bestimmt werden soll.

Methoden der Aminosäurenanalyse: Allgemeine Grundsätze

Viele Aminosäurenanalyse-Verfahren stehen zur Verfügung und die Auswahl des geeigneten Verfahrens hängt häufig davon ab, welche Empfindlichkeit für die Bestimmung gefordert wird. Im Allgemeinen basiert etwa die Hälfte der üblichen Verfahren auf der Trennung der freien Aminosäuren durch Ionenaustauschchromatographie mit anschließender Nachsäulenderivatisierung (zum Beispiel mit Ninhydrin oder o-Phthalaldehyd). Die Nachsäulenderivatisierung ist für Proben geeignet, die geringe Mengen an Pufferbestandteilen enthalten (wie Salze und Harnstoff) und erfordert normalerweise Proteinmengen zwischen 5 und 10 µg je Analyse. Die übrigen Aminosäurenanalyse-Verfahren beinhalten üblicherweise die Vorsäulenderivatisierung der freien Aminosäuren (zum Beispiel mit Phenylisothiocyanat; 6-Aminochinolyl-N-hydroxysuccinimidylcarbamat oder o-Phthalaldehyd; (Dimethylamino)azobenzolsulfonylchlorid; 9-Fluorenylmethylchlorformiat; 7-Fluor-4-nitrobenzo-2-oxa-1,3-diazol), mit anschließender Umkehrphasen-HPLC. Die Verfahren mit Vorsäulenderivatisierung sind sehr empfindlich und erfordern im Allgemeinen nur Proteinmengen zwischen 0,5 und 1,0 µg je Analyse, können jedoch durch in den Proben enthaltene Puffersalze gestört werden. Die Vorsäulenderivatisierung kann außerdem mehrere Derivate einer bestimmten Aminosäure ergeben, was die Auswertung der Ergebnisse erschwert. Analysenverfahren mit Nachsäulenderivatisierung werden im Allgemeinen nicht so stark durch Unterschiede bei der Ausführung der Analyse beeinflusst wie Verfahren mit Vorsäulenderivatisierung.

Die folgenden Methoden können zur quantitativen Aminosäurenanalyse angewendet werden. Geräte und Reagenzien hierfür sind im Handel erhältlich. Weiterhin existieren viele Modifikationen dieser Methoden unter anderem mit verschiedenen Zubereitungen von Reagenzien, Reaktionsabläufen, Chromatographiesystemen. Spezifische Parameter können abhängig von der verwendeten Apparatur und Durchführung der Analyse variieren. Zahlreiche Laboratorien wenden mehrere Aminosäurenanalysen-Methoden parallel an, um die jeweiligen Vorteile zu nutzen. Allen diesen Methoden ist gemeinsam, dass analoge Signale durch ein Datenerfassungssystem sichtbar gemacht werden und die Quantifizierung durch Integration der Peakflächen erfolgt.

Methode 1 – Nachsäulenderivatisierung mit Ninhydrin

Eines der am häufigsten verwendeten Verfahren zur quantitativen Aminosäurenanalyse ist die Ionenaustauschchromatographie und Nachsäulenderivatisierung mit Ninhydrin. Allgemein gilt, dass zur Analyse von komplexeren physiologischen Proben ein auf Lithium-Ionen basierendes Kationenaustauschsystem und für einfachere Aminosäurengemische, erhalten aus Proteinhydrolysaten (mit typischerweise 17 Aminosäurekomponenten), das schnellere, auf Natrium-Ionen basierende Kationenaustauschsystem Anwendung findet. Die Trennung der Aminosäuren mit einer Ionenaustauschsäule wird durch Kombinieren verschiedener pH-Werte und Kationenstärken erreicht. Häufig wird ein Temperaturgradient zur Verbesserung der Trennung angelegt.

Reagiert eine Aminosäure mit Ninhydrin, entsteht ein Produkt mit charakteristischer purpurner oder gelber Färbung. Mit Ausnahme der Iminosäuren ergeben die Aminosäuren ein Produkt mit purpurner Färbung und einem Absorptionsmaximum bei 570 nm, während die Iminosäuren wie Prolin ein Produkt mit gelber Färbung und einem Absorptionsmaximum bei 440 nm ergeben. Die Produkte der Nachsäulenderivatisierungsreaktion zwischen Ninhydrin und den eluierten Aminosäuren werden bei 440 und 570 nm detektiert und das erhaltene Chromatogramm wird zur Bestimmung der Aminosäurenzusammensetzung verwendet.

Die Nachweisgrenze liegt für die meisten Aminosäurenderivate bei 10 pmol, für Prolin jedoch bei 50 pmol. Responslinearität wird für den Bereich zwischen 20 und 500 pmol mit Korrelationskoeffizienten von mehr als 0,999 erreicht. Um zufrieden stellende Analysenergebnisse bei der Bestimmung der Zusammensetzung von Proteinen/Peptiden zu erzielen, wird zur Hydrolyse eine Probenmenge von mindestens 1 µg empfohlen.

Methode 2 – Nachsäulenderivatisierung mit OPA

o-Phthalaldehyd (OPA) reagiert in Gegenwart eines Thiols mit primären Aminosäuren zu intensiv fluoreszierenden Isoindolen. Diese Reaktion wird in der Aminosäurenanalyse über Ionenaustauschchromatographie für die Nachsäulenderivatisierung genutzt. Für die Trennung der Aminosäuren gelten die gleichen Regeln wie unter „Methode 1" beschrieben.

OPA reagiert nicht mit sekundären Aminen (Iminosäuren wie Prolin) zu fluoreszierenden Substanzen. Erst die Oxidation mit Natriumhypochlorit oder Chloramin T macht diese Reaktion möglich. Die Methode umfasst also die Trennung der freien Aminosäuren durch eine stark saure Kationenaustauschsäule, die anschließende Oxidation mit Natriumhypochlorit oder Chloramin T sowie die Nachsäulenderivatisierung mit OPA in Gegenwart eines Thiols wie N-Acetyl-L-Cystein oder 2-Mercaptoethanol. Die Derivatisierung der primären Aminosäuren wird durch den kontinuierlichen Zusatz von Oxidationsmitteln (Natriumhypochlorit oder Chloramin T) nicht wesentlich beeinträchtigt.

Die Trennung der Aminosäuren mit der Ionenaustauschsäule wird durch Kombinieren verschiedener pH-Werte und Kationenstärken erreicht. Im Anschluss an die Nachsäulenderivatisierung der eluierten Aminosäuren mit OPA durchlaufen die OPA-Aminosäuren-Derivate einen Fluoreszenzdetektor, der die Intensität der Fluoreszenz-Emission bei 450 nm nach Anregung der Fluoreszenz bei 348 nm misst.

Die Nachweisgrenze liegt für die meisten OPA-derivatisierten Aminosäuren in der Größenordnung des Mehrfachen von 10 pmol. Responslinearität wird für einen Bereich von einigen Picomol bis zu dem Mehrfachen von 10 nmol erreicht. Um zufrieden stellende Analysenergebnisse bei der Bestimmung der Zusammensetzung von Proteinen/Peptiden zu erzielen, wird zur Hydrolyse eine Probenmenge von mindestens 500 ng empfohlen.

Methode 3 – Vorsäulenderivatisierung mit PITC

Phenylisothiocyanat (PITC) reagiert mit Aminosäuren zu Phenylthiocarbamoyl-(PTC-)Derivaten, die mit hoher Empfindlichkeit bei 254 nm detektiert werden können. Diese Eigenschaft wird genutzt, um die Aminosäurenzusammensetzung durch Vorsäulenderivatisierung mit PITC, Trennung der Aminosäuren-Derivate mit Hilfe der Umkehrphasen-HPLC und anschließende Detektion im ultravioletten Licht zu analysieren.

Nachdem das Reagenz im Vakuum entfernt wurde, können die derivatisierten Aminosäuren mehrere Wochen lang in getrocknetem Zustand oder eingefroren gelagert werden, ohne dass ein bedeutender Abbau eintritt. Wenn die Lösung zum Einspritzen kalt aufbewahrt wird, tritt 3 Tage lang kein bedeutender Verlust beim Respons nach erfolgter Chromatographie auf.

Die Trennung der PTC-Aminosäuren-Derivate in der Umkehrphasen-HPLC mit Hilfe einer Octadecylsilyl-(ODS-)Säule wird durch Kombinieren verschiedener Acetonitril-Konzentrationen und Puffer-Ionenstärken erreicht. Die eluierten PTC-Aminosäuren-Derivate werden bei 254 nm detektiert.

Die Nachweisgrenze liegt für die meisten PTC-Aminosäuren-Derivate bei 1 pmol. Responslinearität wird für den Bereich zwischen 20 und 500 pmol mit Korrelationskoeffizienten von mehr als 0,999 erreicht. Um zufrieden stellende Analysenergebnisse bei der Bestimmung der Zusammensetzung von Proteinen/Peptiden zu erzielen, wird zur Hydrolyse eine Probenmenge von mindestens 500 ng Protein/Peptid empfohlen.

Methode 4 – Vorsäulenderivatisierung mit ACC

Zur Vorsäulenderivatisierung von Aminosäuren mit anschließender Umkehrphasen-HPLC und fluorimetrischer Detektion eignet sich auch 6-Aminochinolyl-N-hydroxysuccinimidylcarbamat (ACC).

ACC reagiert mit Aminosäuren zu stabilen, fluoreszierenden, unsymmetrischen Harnstoff-Derivaten (ACC-Aminosäuren), die sich unmittelbar zur Analyse durch Umkehrphasen-HPLC eignen. Diese Eigenschaft wird genutzt, um die Aminosäurenzusammensetzung durch Vorsäulenderivatisierung mit ACC, Trennung der Aminosäuren-Derivate mit Hilfe der Umkehrphasen-HPLC und anschließende fluorimetrische Detektion zu analysieren.

Die Trennung der ACC-Aminosäuren-Derivate in der Umkehrphasen-HPLC mit einer ODS-Säule wird durch Kombinieren verschiedener Acetonitril-Konzentrationen und Puffer-Ionenstärken erreicht. Selektive Fluoreszenzdetektion der Derivate bei 395 nm mit einer Fluoreszenzanregung bei 250 nm erlaubt das direkte Einspritzen des Reaktionsgemischs, ohne dass eine erhebliche Beeinträchtigung durch das einzige bedeutende fluoreszierende Nebenprodukt der Reaktion, 6-Aminochinolin, auftritt. Überschüssiges Reagenz wird rasch ($t_{0,5}$ < 15 s) zu 6-Aminochinolin, N-Hydroxysuccinimid und Kohlendioxid hydrolysiert, so dass nach 1 min keine weitere Derivatisierung mehr stattfinden kann.

ACC-Aminosäuren-Derivate können mindestens eine Woche lang bei Raumtemperatur aufbewahrt werden, ohne dass sich die entsprechenden Peakflächen wesentlich verändern. Ihre Stabilität ist daher mehr als ausreichend, um eine automatisierte Chromatographie über Nacht durchzuführen.

Die Nachweisgrenze liegt im Bereich zwischen 40 und 320 fmol für jede Aminosäure außer Cystein, für das diese Grenze etwa 800 fmol beträgt. Responslinearität wird für den Bereich zwischen 2,5 und 200 µmol mit Korrelationskoeffizienten von mehr als 0,999 erreicht. Um zufrieden stellende Analysenergebnisse bei der Bestimmung der Zusammensetzung derivatisierter Proteinhydrolysate zu erzielen, ist zur Hydrolyse eine Probenmenge von nur 30 ng Protein/Peptid ausreichend.

Methode 5 – Vorsäulenderivatisierung mit OPA

Die Vorsäulenderivatisierung der Aminosäuren erfolgt mit o-Phthalaldehyd. Anschließend werden die Derivate mittels Umkehrphasen-HPLC getrennt und fluorimetrisch detektiert. Mit diesem Verfahren werden Aminosäuren mit sekundären Amino-Gruppen (zum Beispiel Prolin) nicht detektiert.

OPA reagiert in Gegenwart eines Thiols mit primären Amino-Gruppen zu hoch fluoreszierenden Isoindolen. 2-Mercaptoethanol oder 3-Mercaptopropionsäure kann als Thiol zugesetzt werden. OPA selbst fluoresziert nicht und verursacht somit keine störenden Peaks. Außerdem eignet es sich wegen seiner Löslichkeit und Stabilität in wässriger Lösung und seiner hohen Reaktionskinetik gut für automatisierte Derivatisierungen und Analysen, in denen Autosampler zum Mischen von Probe und Reagenz eingesetzt werden. Die fehlende Reaktivität von Aminosäuren mit sekundären Amino-Gruppen ist der wesentliche Nachteil dieser Methode, da sie die Detektion von Aminosäuren, die als sekundäre Amine vorliegen (zum Beispiel Prolin), nicht ermöglicht. Um diesen Nachteil auszugleichen, kann diese Methode mit Verfahren wie unter „Methode 7" oder „Methode 8" beschrieben kombiniert werden.

Der Vorsäulenderivatisierung der Aminosäuren mit OPA folgt ihre Trennung durch Umkehrphasen-HPLC. Da die OPA-Aminosäuren-Derivate instabil sind, erfolgt die HPLC-Auftrennung und die Analyse unmittelbar nach der Derivatisierung. Der Chromatograph ist zur Detektion derivatisierter Aminosäuren mit einem Fluoreszenzdetektor ausgestattet, der für OPA-Aminosäuren-Derivate die Intensität der Fluoreszenz-Emission bei 450 nm nach Anregung der Fluoreszenz bei 348 nm misst.

Über Nachweisgrenzen von nur 50 fmol ist berichtet worden, jedoch liegt die Grenze unter üblichen Praxisbedingungen bei einer Größenordnung von 1 pmol.

Methode 6 – Vorsäulenderivatisierung mit DABS-Cl

Die Vorsäulenderivatisierung der Aminosäuren erfolgt mit (Dimethylamino)azobenzolsulfonylchlorid (DABS-

Cl). Anschließend werden die Derivate durch Umkehrphasen-HPLC getrennt und im sichtbaren Licht detektiert.

DABS-Cl ist ein Chromophor zur Markierung von Aminosäuren. Diese mit DABS-Cl markierten Aminosäuren (DABS-Aminosäuren-Derivate) sind äußerst stabil und zeigen ein Absorptionsmaximum bei 436 nm.

Die DABS-Aminosäuren-Derivate, die der Gruppe aller natürlich vorkommenden Aminosäuren entstammen, können mit Hilfe der Umkehrphasen-HPLC, unter Anwendung einer ODS-Säule und eines Gradientensystems aus einer Mischung von Acetonitril und wässriger Pufferlösung, aufgetrennt werden. Die getrennten und eluierten DABS-Aminosäuren-Derivate werden im sichtbaren Licht bei 436 nm detektiert.

Diese Methode ermöglicht die Analyse von Iminosäuren wie Prolin zusammen mit anderen Aminosäuren auf gleichem Empfindlichkeitsniveau und erlaubt gleichzeitig die Quantifizierung von Tryptophanspaltprodukten nach vorheriger Hydrolyse des Proteins/Peptids mit Sulfonsäuren wie Mercaptoethansulfonsäure, p-Toluolsulfonsäure oder Methansulfonsäure wie unter „Proteinhydrolyse, Methode 2" beschrieben. Die anderen säureempfindlichen Spaltprodukte wie Asparagin und Glutamin können nach vorheriger Überführung in Diaminopropionsäure beziehungsweise Diaminobuttersäure durch Behandlung des Proteins/Peptids mit BTI, wie unter „Proteinhydrolyse, Methode 11" beschrieben, ebenfalls analysiert werden.

Die nicht proteinogene Aminosäure Norleucin kann im Rahmen des hier beschriebenen Verfahrens nicht als Interner Standard verwendet werden, da sie in einem chromatographischen Bereich eluiert wird, der schon dicht mit den Peaks primärer Aminosäuren besetzt ist. Norleucin kann als Interner Standard durch Nitrotyrosin ersetzt werden, das in einem freien Chromatogrammbereich erscheint.

Die Nachweisgrenze für DABS-Aminosäuren-Derivate liegt bei etwa 1 pmol. Schon 2 bis 5 pmol eines bestimmten DABS-Aminosäuren-Derivats können zuverlässig quantitativ analysiert werden und für eine Analyse sind nur 10 bis 30 ng mit DABS-Cl behandeltes Proteinhydrolysat erforderlich.

Methode 7 – Vorsäulenderivatisierung mit FMOC-Cl

Die Vorsäulenderivatisierung der Aminosäuren erfolgt mit 9-Fluorenylmethylchlorformiat (9-Fluorenylmethyloxycarbonylchlorid – FMOC-Cl). Anschließend werden die Derivate durch Umkehrphasen-HPLC getrennt und fluorimetrisch detektiert.

FMOC-Cl reagiert mit Aminosäuren mit primären und sekundären Amino-Gruppen zu hoch fluoreszierenden Verbindungen. Die Reaktion läuft unter milden Bedingungen in wässriger Lösung ab und ist innerhalb von 30 s abgeschlossen. Die Derivate sind stabil, nur das Histidin-Derivat unterliegt einem gewissen Abbau. Obwohl FMOC-Cl selbst ebenfalls fluoresziert, können überschüssiges Reagenz und fluoreszierende Nebenprodukte ohne Verlust an FMOC-Aminosäuren-Derivaten eliminiert werden.

FMOC-Aminosäuren-Derivate werden durch Umkehrphasen-HPLC mit Hilfe einer ODS-Säule aufgetrennt. Die Trennung erfolgt mit einer linearen Gradientenelution, ausgehend von einer Mischung von 10 Volumteilen Acetonitril, 40 Volumteilen Methanol und 50 Volumteilen Essigsäure bis zu einer Mischung von je 50 Volumteilen Acetonitril und Essigsäure. Auf diese Weise werden 20 Aminosäuren-Derivate innerhalb von 20 min getrennt. Jedes eluierte Derivat wird durch einen Fluoreszenzdetektor, eingestellt auf eine Fluoreszenz-Anregung bei 260 nm und eine Fluoreszenz-Emission bei 313 nm, erfasst.

Die Nachweisgrenze liegt im unteren Femtomol-Bereich. Für einen Großteil der Aminosäuren wird ein Bereich der Responslinearität von 0,1 bis 50 µmol erreicht.

Methode 8 – Vorsäulenderivatisierung mit NBD-F

Die Vorsäulenderivatisierung der Aminosäuren erfolgt mit 7-Fluor-4-nitrobenzo-2-oxa-1,3-diazol (NBD-F). Anschließend werden die Derivate durch Umkehrphasen-HPLC getrennt und fluorimetrisch detektiert.

NBD-F reagiert mit Aminosäuren mit primären und sekundären Amino-Gruppen zu hoch fluoreszierenden Verbindungen. Die Derivatisierung der Aminosäuren mit NBD-F erfolgt während 5 min langem Erhitzen bei 60 °C.

Die NBD-Aminosäuren-Derivate werden durch Umkehrphasen-HPLC mit Hilfe einer ODS-Säule und durch Anlegen eines Gradienten aus einer Mischung von Acetonitril und wässriger Pufferlösung aufgetrennt. 17 Aminosäuren-Derivate werden so innerhalb von 35 min getrennt. Als Interner Standard kann ε-Aminocapronsäure verwendet werden, da diese in einem peakfreien Bereich eluiert. Jedes eluierte Derivat wird durch einen Fluoreszenzdetektor, eingestellt auf eine Fluoreszenz-Anregung bei 480 nm und eine Fluoreszenz-Emission bei 530 nm, erfasst.

Die Empfindlichkeit dieser Methode entspricht annähernd der der Vorsäulenderivatisierung mit OPA (Methode 5). Dies trifft nicht für Prolin zu, das mit OPA nicht reagiert. Diese Tatsache spricht für die Verwendung von NBD-F. Die Nachweisgrenze liegt für jede Aminosäure bei etwa 10 fmol. Eine Profilanalyse kann mit etwa 1,5 mg Proteinhydrolysat in der Vorsäulenreaktionsmischung durchgeführt werden.

Berechnung und Auswertung der Daten

Bei der Bestimmung des Aminosäurengehalts eines Protein-/Peptidhydrolysats muss beachtet werden, dass Tryptophan und Cystein durch die saure Hydrolyse vollständig, Serin und Threonin teilweise abgebaut, während die Bindungen zwischen Isoleucin und Valin nur zum Teil gespalten werden. Methionin kann unter den Bedingungen der sauren Hydrolyse oxidiert werden und die Verunreinigung durch frei vorkommende Aminosäuren wie Glycin und Serin ist ein geläufiges Phänomen. Die Anwendung eines angemessenen Vakuums (höchstens 200 µm Quecksilbersäule oder 26,7 Pa) oder das Einleiten von Inertgas (Argon) in den Dampfraum des

2.2.56 Aminosäurenanalyse

Reaktionsgefäßes während der Gasphasen-Hydrolyse kann das Ausmaß des oxidativen Abbaus reduzieren. Deshalb können die quantitativen Ergebnisse, die ausgehend von einem sauren Hydrolysat für Cystein, Tryptophan, Threonin, Isoleucin, Valin, Methionin, Glycin und Serin erhalten werden, variabel sein und erfordern weitere Untersuchungen und Überlegungen.

Molprozentgehalt an einer Aminosäure: Der Molprozentgehalt ist die Anzahl eines bestimmten Aminosäurespaltprodukts je 100 Aminosäurespaltprodukte in einem Protein. Dieser Wert kann für die Bewertung von Aminosäuren-Analysendaten nützlich sein, wenn die Molekülmasse des zu prüfenden Proteins unbekannt ist. Er kann dazu dienen, die Identität eines Proteins/Peptids zu bestätigen, und hat weitere Verwendungen. Die Peaks in den nach Anleitung der jeweiligen Methode erhaltenen Chromatogrammen werden sorgfältig identifiziert und integriert. Der Molprozentgehalt für jede in der Probe enthaltene Aminosäure wird nach folgender Formel berechnet:

$$\frac{100 r_U}{r}$$

r_U = Peakrespons der entsprechenden Aminosäure in Nanomol
r = Summe der Peakresponses aller in der Probe enthaltenen Aminosäuren in Nanomol

Der Vergleich der Molprozentgehalte der bestimmten Aminosäuren mit den Werten bekannter Proteine kann dazu beitragen, die Identität einer Proteinprobe festzustellen oder zu bestätigen.

Proben unbekannter Proteine: Mit Hilfe dieses Verfahrens kann die Proteinkonzentration der Probe eines unbekannten Proteins über die experimentellen Aminosäuren-Analysedaten bestimmt werden. Die Masse jeder detektierten Aminosäure, in Mikrogramm, wird nach folgender Formel berechnet:

$$\frac{m M_r}{1000}$$

m = Masse der jeweiligen detektierten Aminosäure in Nanomol
M_r = mittlere Molekülmasse dieser Aminosäure, um die Masse des Wassermoleküls korrigiert, das bei der Bildung der Peptidbindung eliminiert wurde

Aus der so ermittelten Gesamtmasse der detektierten Aminosäuren lässt sich die Gesamtmasse des zu prüfenden Proteins unter Berücksichtigung des vollständigen oder teilweisen Abbaus bestimmter Aminosäuren abschätzen. Wenn die Molekülmasse des unbekannten Proteins bestimmt werden kann (zum Beispiel über SDS-PAGE oder Massenspektroskopie), kann auch seine Aminosäurenzusammensetzung vorhergesagt werden. Die Anzahl Spaltprodukte für jede Aminosäure wird nach folgender Formel berechnet:

$$\frac{m}{\left(\frac{1000 M}{M_{rt}}\right)}$$

m = Masse der jeweiligen detektierten Aminosäure in Nanomol

M = Gesamtmasse des Proteins in Mikrogramm
M_{rt} = Molekülmasse des unbekannten Proteins

Proben bekannter Proteine: Mit Hilfe dieses Verfahrens kann über die experimentellen Aminosäuren-Analysedaten für eine Proteinprobe bekannter Molekülmasse und Aminosäurenzusammensetzung die Proteinkonzentration bestimmt und die Aminosäurenzusammensetzung bestätigt werden. Wenn die Zusammensetzung des zu prüfenden Proteins bekannt ist, kann die Tatsache, dass die Wiederfindung an manchen Aminosäuren gut, an anderen durch vollständigen oder teilweisen Abbau (zum Beispiel Tryptophan, Cystein, Threonin, Serin, Methionin), unvollständige Spaltung der Peptidbindung (zum Beispiel Isoleucin und Valin) oder Kontamination der Probe durch freie Aminosäuren (zum Beispiel Glycin und Serin) eingeschränkt sein kann, genutzt werden.

Weil die Aminosäuren mit der höchsten Wiederfindung das Protein am besten repräsentieren, werden sie auch zur Quantifizierung der Proteinmenge gewählt. Zu diesen Aminosäuren zählen typischerweise Aspartat-Asparagin, Glutamat-Glutamin, Alanin, Leucin, Phenylalanin, Lysin und Arginin. Diese Liste kann aber auf Grund eigener Erfahrungen mit einem gegebenen Analysensystem geändert werden. Um den Proteingehalt mit Hilfe von Aminosäuren mit hoher Wiederfindung zu bestimmen, wird die experimentell ermittelte Menge, in Nanomol, jeder dieser Aminosäuren durch die erwartete Menge an Spaltprodukten für diese Aminosäure dividiert. Die Ergebnisse werden gemittelt. Die Werte für den Proteingehalt, die für jede Aminosäure mit hoher Wiederfindung einzeln bestimmt wurden, müssen gleichmäßig um diesen Mittelwert verteilt sein. Einzelne Werte mit nicht annehmbarer Abweichung vom Mittelwert werden nicht berücksichtigt. Allgemein gilt eine Abweichung von mehr als 5 Prozent vom Mittelwert als nicht mehr annehmbar. Aus den übrigen Werten wird der mittlere Proteingehalt der Probe erneut berechnet. Der Gehalt jeder Aminosäure wird durch diesen errechneten Wert für den mittleren Proteingehalt dividiert, um so die Aminosäurenzusammensetzung der Proteinprobe experimentell zu ermitteln. Der relative Fehler der Aminosäurenzusammensetzung, in Prozent, wird nach folgender Formel berechnet:

$$\frac{100 m}{m_S}$$

m = experimentell ermittelter Wert für die Menge der jeweils detektierten Aminosäure in Nanomol je Aminosäurespaltprodukt
m_S = bekannter Wert für das Spaltprodukt dieser Aminosäure

Der mittlere relative Fehler der Aminosäurenzusammensetzung ist der Mittelwert aus den absoluten Werten der relativen Fehler der einzelnen Aminosäuren, wobei üblicherweise Tryptophan und Cystein von dieser Berechnung ausgenommen werden. Der mittlere relative Fehler der Aminosäurenzusammensetzung kann wichtige Informationen über die Stabilität des Analysenverfahrens im Zeitverlauf liefern. Ein Vergleich der Aminosäurenzusammensetzung der Proteinprobe mit der bekannten Aminosäurenzusammensetzung für dieses Protein kann dazu dienen, die Identität und Reinheit des Proteins in der Probe zu bestätigen.

2.4 Grenzprüfungen

2.4.13 Sulfat 4869

2.4.13 Sulfat

4.06/2.04.13.00

Alle Lösungen, die für diese Prüfung verwendet werden, sind mit destilliertem Wasser R herzustellen.

4,5 ml Sulfat-Lösung (10 ppm SO_4) *R* 1 werden mit 3 ml einer Lösung von Bariumchlorid *R* (250 g · l^{-1}) versetzt, geschüttelt und 1 min lang stehen gelassen. Danach werden 2,5 ml dieser Lösung mit 15 ml der zu prüfenden Lösung und 0,5 ml Essigsäure *R* versetzt. Die Referenzlösung wird in gleicher Weise mit 15 ml Sulfat-Lösung (10 ppm SO_4) *R* an Stelle der zu prüfenden Lösung hergestellt.

Nach 5 min darf die zu prüfende Lösung nicht stärker getrübt sein als die Referenzlösung.

2.5 Gehaltsbestimmungsmethoden

2.5.6 Verseifungszahl 4873

4.06/2.05.06.00
2.5.6 Verseifungszahl

Die Verseifungszahl (*VZ*) gibt an, wie viel Milligramm Kaliumhydroxid zur Neutralisation der freien Säuren und zur Verseifung der Ester von 1 g Substanz notwendig sind.

Falls nicht anders vorgeschrieben, werden zur Bestimmung die in Tab. 2.5.6-1 angegebenen Einwaagen verwendet.

Tabelle 2.5.6-1

Erwartete *VZ*	Einwaage der Substanz (g)
< 3	20
3 bis 10	12 bis 15
10 bis 40	8 bis 12
40 bis 60	5 bis 8
60 bis 100	3 bis 5
100 bis 200	2,5 bis 3
200 bis 300	1 bis 2
300 bis 400	0,5 bis 1

Die vorgeschriebene Menge Substanz (*m* g) wird in einem 250-ml-Kolben aus Borosilicatglas mit aufsetzbarem Rückflusskühler mit 25,0 ml ethanolischer Kaliumhydroxid-Lösung (0,5 mol · l^{-1}) und einigen Glasperlen versetzt. Der Rückflusskühler wird aufgesetzt und, falls nichts anderes vorgeschrieben ist, die Mischung 30 min lang zum Rückfluss erhitzt. Nach Zusatz von 1 ml Phenolphthalein-Lösung *R* 1 wird die noch heiße Lösung sofort mit Salzsäure (0,5 mol · l^{-1}) titriert (n_1 ml Salzsäure (0,5 mol · l^{-1})). Unter gleichen Bedingungen wird ein Blindversuch durchgeführt (n_2 ml Salzsäure (0,5 mol · l^{-1})).

$$VZ = \frac{28{,}05\,(n_2 - n_1)}{m}$$

# 2.6 Methoden der Biologie

2.6.1 Prüfung auf Sterilität.............. 4877

2.6.13 Mikrobiologische Prüfung nicht steriler Produkte: Nachweis spezifischer Mikroorganismen 4882

4.06/2.06.01.00
2.6.1 Prüfung auf Sterilität

Diese Prüfung ist bei Substanzen, Zubereitungen oder Produkten durchzuführen, für die Sterilität vorgeschrieben ist. Ein den Vorschriften entsprechendes Ergebnis beweist jedoch nur, dass unter den Prüfbedingungen keine verunreinigenden Mikroorganismen in der Probe nachweisbar waren. Hinweise zur Durchführung der Prüfung auf Sterilität werden am Schluss dieses Kapitels gegeben.

Antimikrobielle Vorsichtsmaßnahmen

Die Prüfung auf Sterilität ist unter aseptischen Bedingungen durchzuführen. Um solche Bedingungen zu schaffen, muss das Umfeld für die Prüfung auf Sterilität an die Art und Weise, wie die Prüfung durchgeführt wird, angepasst werden. Alle zur Vermeidung einer Kontamination ergriffenen Maßnahmen dürfen jedoch keinesfalls jene Mikroorganismen schädigen, die mit der Prüfung erfasst werden sollen. Die bei der Durchführung der Prüfung gegebenen Arbeitsbedingungen sind durch entsprechende Bestimmungen der Keimzahl des Arbeitsbereichs sowie mit Hilfe entsprechender Kontrollprüfungen, wie sie in den entsprechenden EG-Richtlinien und den damit im Zusammenhang stehenden GMP-Richtlinien angegeben werden, regelmäßig zu überwachen.

Nährmedien und Bebrütungstemperaturen

Nährmedien können wie nachfolgend beschrieben hergestellt werden. Gleichwertige, im Handel erhältliche Nährmedien können ebenfalls verwendet werden, vorausgesetzt dass sie der „Prüfung auf Eignung des Mediums für aerobe und anaerobe Bakterien sowie Pilze" entsprechen.

Für die Prüfung auf Sterilität eignen sich die nachfolgend aufgeführten Nährmedien. Das flüssige Thioglycolat-Medium wird in erster Linie zum Nachweis von anaeroben Bakterien eingesetzt, jedoch lassen sich auch aerobe Bakterien damit erfassen. Das Sojapepton-Caseinpepton-Medium ist für den Nachweis von aeroben Bakterien und Pilzen geeignet.

Andere Nährmedien können verwendet werden, wenn sie der „Prüfung auf Eignung des Mediums für aerobe und anaerobe Bakterien sowie Pilze" und den Validierungsprüfungen entsprechen.

Flüssiges Thioglycolat-Medium

L-Cystin	0,5 g
Agar, granuliert (Wassergehalt höchstens 15 Prozent)	0,75 g
Natriumchlorid	2,5 g
Glucose-Monohydrat/Wasserfreie Glucose	5,5 g/5,0 g
L-Cystin	0,5 g
Agar, granuliert (Wassergehalt höchstens 15 Prozent)	0,75 g
Hefeextrakt (wasserlöslich)	5,0 g
Caseinpepton (Pankreashydrolysat)	15,0 g
Natriumthioglycolat oder	0,5 g
Thioglycolsäure	0,3 ml
Resazurin-Natrium-Lösung (Resazurin-Natrium (1 g · l⁻¹)), frisch hergestellt	1,0 ml
Wasser *R*	1000 ml

pH-Wert des Nährmediums nach Sterilisation: $7,1 \pm 0,2$

L-Cystin, Agar, Natriumchlorid, Glucose, der wasserlösliche Hefeextrakt und das Caseinpepton werden mit Wasser *R* gemischt und bis zur Lösung erhitzt. Natriumthioglycolat oder Thioglycolsäure wird der Lösung zugesetzt und der pH-Wert falls erforderlich mit Natriumhydroxid-Lösung (1 mol · l⁻¹) so eingestellt, dass er nach der Sterilisation bei $7,1 \pm 0,2$ liegt. Ist eine Filtration erforderlich, so muss die Lösung, ohne dass sie siedet, erneut erhitzt und noch heiß durch ein feuchtes Filter filtriert werden. Die Resazurin-Natrium-Lösung wird zugesetzt, das Nährmedium gut durchgemischt und in geeignete Kulturgefäße abgefüllt, bei denen das Verhältnis von Oberfläche zu Füllhöhe gewährleistet, dass nach Ablauf der Bebrütungszeit höchstens die obere Hälfte des Nährmediums durch Sauerstoffaufnahme einen Farbumschlag zeigt. Das Nährmedium wird mit Hilfe eines validierten Verfahrens sterilisiert. Wird das Nährmedium aufbewahrt, erfolgt die Lagerung zwischen 2 und 25 °C in einem sterilen, dicht verschlossenen Behältnis. Wenn mehr als das obere Drittel des Mediums rosa gefärbt ist, kann das Nährmedium einmal regeneriert werden, indem die Kulturgefäße im Wasserbad oder im frei strömenden Wasserdampf bis zum Verschwinden der Rosafärbung erhitzt und anschließend rasch abgekühlt werden. Dabei muss das Eindringen nicht steriler Luft in die Kulturgefäße verhindert werden. Das Nährmedium muss vor Ablauf der Lagerungsdauer, die validiert wurde, verwendet werden.

Flüssiges Thioglycolat-Medium muss zwischen 30 und 35 °C bebrütet werden.

Sojapepton-Caseinpepton-Medium

Caseinpepton (Pankreashydrolysat)	17,0 g
Sojapepton (Papainhydrolysat)	3,0 g
Natriumchlorid	5,0 g
Kaliummonohydrogenphosphat	2,5 g
Glucose-Monohydrat/Wasserfreie Glucose	2,5 g/2,3 g
Wasser *R*	1000 ml

pH-Wert des Nährmediums nach Sterilisation: $7,3 \pm 0,2$

Die festen Bestandteile werden unter Erwärmen in Wasser *R* gelöst. Die Lösung wird auf Raumtemperatur abgekühlt. Falls erforderlich wird der pH-Wert des Nährmediums mit Natriumhydroxid-Lösung (1 mol · l⁻¹) so eingestellt, dass er nach Sterilisation bei $7,3 \pm 0,2$ liegt. Falls erforderlich wird das Nährmedium filtriert, in geeignete

Kulturgefäße abgefüllt und mit Hilfe eines validierten Verfahrens sterilisiert. Die Lagerung erfolgt zwischen 2 und 25 °C in einem sterilen, gut verschlossenen Kulturgefäß, falls das Nährmedium nicht zur sofortigen Verwendung bestimmt ist.

Das Nährmedium muss vor Ablauf der Lagerungsdauer, die validiert wurde, verwendet werden.

Sojapepton-Caseinpepton-Medium muss zwischen 20 und 25 °C bebrütet werden.

Die verwendeten Nährmedien müssen den nachstehend aufgeführten Prüfungen entsprechen, wobei diese vor oder gleichzeitig mit der Prüfung des zu prüfenden Produkts durchgeführt werden können.

Sterilität: Proben der Nährmedien werden 14 Tage lang bebrütet. Ein mikrobielles Wachstum darf nicht feststellbar sein.

Prüfung auf Eignung des Mediums für aerobe und anaerobe Bakterien sowie Pilze: Jede Charge eines gebrauchsfertigen Kulturmediums und jede aus Trockenmedium oder einzelnen Bestandteilen hergestellte Charge wird geprüft. Geeignete Stämme von Mikroorganismen sind in Tab. 2.6.1-1 angegeben.

Proben von flüssigem Thioglycolat-Medium werden mit einer kleinen Anzahl (höchstens 100 Kolonie bildenden Einheiten, KBE) folgender Mikroorganismen beimpft: *Clostridium sporogenes, Pseudomonas aeruginosa, Staphylococcus aureus*. Für jede Spezies dieser Mikroorganismen wird je eine Probe Kulturmedium verwendet. Proben von Sojapepton-Caseinpepton-Medium werden mit einer kleinen Anzahl (höchstens 100 KBE) folgender Mikroorganismen beimpft: *Aspergillus niger, Bacillus subtilis, Candida albicans*. Für jede Spezies dieser Mikroorganismen wird je eine Probe Kulturmedium verwendet. Bei Bakterien wird höchstens 3 Tage lang, bei Pilzen höchstens 5 Tage lang bebrütet.

Geeignete Techniken, die die Saatkulturen (Inokula) unverändert beibehalten (Saatgutsystem), werden angewendet, so dass die für die Beimpfung verwendeten, vermehrungsfähigen Mikroorganismen sich höchstens um 5 Passagen von dem ursprünglichen Mastersaatgut unterscheiden.

Die Nährmedien eignen sich, wenn ein deutlich sichtbares Wachstum der verwendeten Mikroorganismen zu verzeichnen ist.

Validierungsprüfung

Die Prüfung erfolgt wie unter „Durchführung der Prüfung auf Sterilität" angegeben, mit Ausnahme der folgenden Abweichungen.

Membranfilter-Methode: Nachdem der Inhalt des zu prüfenden Behältnisses beziehungsweise der zu prüfenden Behältnisse auf die Membran übertragen wurde, wird der letzten Portion der sterilen Verdünnungsflüssigkeit zum Spülen des Filters eine kleine Menge vermehrungsfähiger Mikroorganismen (höchstens 100 KBE) zugesetzt.

Direktbeschickungsmethode: Nachdem der Inhalt des zu prüfenden Behältnisses beziehungsweise der zu prüfenden Behältnisse (bei Catgut und anderem chirurgischem Nahtmaterial im Fadenspender für Tiere werden Fäden verwendet) in das Nährmedium übertragen wurde, wird diesem eine kleine Menge vermehrungsfähiger Mikroorganismen (höchstens 100 KBE) zugesetzt.

In beiden Fällen werden die gleichen Mikroorganismen wie bei der „Prüfung auf Eignung des Mediums für aerobe und anaerobe Bakterien sowie Pilze" verwendet. Eine Prüfung auf Eignung des Mediums wird als Positivkontrolle durchgeführt. Alle Kulturgefäße werden höchstens 5 Tage lang bebrütet.

Wenn nach der Bebrütung im Kulturgefäß mit Produkt ein deutlich sichtbares Wachstum auftritt, das – visuell geprüft – mit dem im Kulturgefäß ohne Produkt (Positivkontrolle) vergleichbar ist, besitzt das Produkt entweder keine antimikrobiellen Eigenschaften unter den Prüfungsbedingungen oder diese Eigenschaften wurden zufrieden stellend beseitigt. In diesem Fall kann die Sterilitätsprüfung ohne weitere Änderungen durchgeführt werden.

Wenn nach der Bebrütung im Kulturgefäß mit Produkt kein deutlich sichtbares Wachstum auftritt, das – visuell geprüft – mit dem im Kulturgefäß ohne Produkt (Positivkontrolle) vergleichbar ist, besitzt das Produkt eine antimikrobielle Aktivität, die unter den Prüfungsbedingungen nicht ausreichend beseitigt werden konnte. Zur Beseitigung der antimikrobiellen Eigenschaften muss die Validierungsprüfung unter geänderten Bedingungen wiederholt werden.

Tab. 2.6.1-1: Test-Mikroorganismen, die in der Prüfung auf Eignung des Nährmediums und in der Validierungsprüfung angewendet werden

Spezies	Geeigneter Stamm
Aerobe Bakterien	
Staphylococcus aureus	ATCC 6538
	CIP 4.83
	NCTC 10788
	NCIMB 9518
Bacillus subtilis	ATCC 6633
	CIP 52.62
	NCIMB 8054
Pseudomonas aeruginosa	ATCC 9027
	NCIMB 8626
	CIP 82.118
Anaerobe Bakterien	
Clostridium sporogenes	ATCC 19404
	CIP 79.3
	NCTC 532 oder ATCC 11437
Pilze	
Candida albicans	ATCC 10231
	IP 48.72
	NCPF 3179
Aspergillus niger	ATCC 16404
	IP 1431.83
	IMI 149007

Diese Validierung wird durchgeführt,
- wenn die Sterilitätsprüfung mit einem neuen Produkt durchgeführt wird
- wenn eine Änderung der experimentellen Bedingungen der Prüfung vorliegt.

Die Validierung kann gleichzeitig mit der Sterilitätsprüfung des zu prüfenden Produkts durchgeführt werden.

Durchführung der Prüfung auf Sterilität

Die Prüfung kann unter Verwendung der Membranfilter-Methode oder durch Direktbeschickung der verwendeten Nährmedien mit dem zu prüfenden Produkt vorgenommen werden. Entsprechende negative Kontrollen sind einzubeziehen. Wenn das zu prüfende Produkt dies erlaubt, wird die Membranfilter-Methode angewendet, so bei filtrierbaren, wässrigen Zubereitungen, bei ethanolischen oder öligen Zubereitungen und bei Produkten, die in wasserhaltigen oder öligen Lösungsmitteln löslich beziehungsweise damit mischbar sind, vorausgesetzt dass diese Lösungsmittel unter den Bedingungen der Prüfung keine antimikrobielle Wirkung besitzen.

Membranfilter-Methode: Hierfür sind Membranfilter mit einer nominalen Porengröße von höchstens 0,45 µm, deren Rückhaltevermögen für Mikroorganismen geprüft wurde, geeignet. Für wässrige und ölige Lösungen sowie für Lösungen mit geringem Ethanolgehalt sollten beispielsweise Cellulosenitratfilter und für Lösungen mit hohem Ethanolgehalt Celluloseacetatfilter verwendet werden. Für bestimmte Produkte, zum Beispiel Antibiotika, können speziell aufbereitete Filter notwendig sein.

Das nachstehend beschriebene Verfahren basiert auf der Verwendung von Filterscheiben mit einem Durchmesser von etwa 50 mm. Werden Filter mit einem davon abweichenden Durchmesser benutzt, so ist das Volumen der Verdünnungsflüssigkeit und der Waschflüssigkeit entsprechend zu ändern. Das Filtriergerät und die Filtermembran sind auf geeignete Weise zu sterilisieren. Weiterhin ist dafür zu sorgen, dass die zu prüfende Lösung unter aseptischen Bedingungen eingebracht und filtriert werden kann. Das gilt auch für die Übertragung der Filtermembran in das entsprechende Kulturgefäß beziehungsweise die Übertragung des Nährmediums direkt in das Filtriergerät für die Bebrütung.

Wässrige Lösungen: Falls erforderlich wird eine geringe Menge einer geeigneten, sterilen Verdünnungsflüssigkeit, wie eine neutrale Lösung (pH-Wert 7,1 ± 0,2) von Fleisch- oder Caseinpepton ($1 g \cdot l^{-1}$), auf die eingelegte Filtermembran gebracht und filtriert. Die Verdünnungsflüssigkeit kann eine geeignete neutralisierende Substanz und/oder – beispielsweise im Falle von Antibiotika – eine geeignete inaktivierende Substanz enthalten.

Anschließend wird der Gesamtinhalt eines Behältnisses oder der Behältnisse des zu prüfenden Produkts auf eine Membran oder mehrere Membranen überführt. Falls erforderlich wird zuvor mit der ausgewählten, sterilen Verdünnungsflüssigkeit zu dem in der Validierungsprüfung verwendeten Volumen verdünnt, wobei in jedem Fall mindestens die in Tab. 2.6.1-2 angegebenen Probenmengen zu verwenden sind. Die Flüssigkeit wird sofort filtriert. Falls das zu prüfende Produkt selbst eine antimikrobielle Wirkung besitzt, wird die Filtermembran mindestens 3-mal jeweils mit dem gleichen Volumen der ausgewählten sterilen Verdünnungsflüssigkeit gewaschen, das für die Validierungsprüfung verwendet wird.

Der Waschvorgang darf mit höchstens 5-mal 200 ml durchgeführt werden, selbst wenn während der Validierung mit diesem Vorgang die antimikrobielle Aktivität nachweislich nicht vollständig beseitigt wurde.

Die Filtermembran wird anschließend als Ganzes in das Nährmedium überführt oder unter aseptischen Bedingungen in 2 gleiche Teile geschnitten und jede Hälfte in eines von 2 geeigneten Nährmedien gebracht. Dabei werden die gleichen Volumen jedes Nährmediums verwendet, die auch bei der Validierungsprüfung verwendet wurden. Alternativ kann auch die Membran in dem Filtriergerät mit dem Nährmedium überschichtet werden. Die Nährmedien werden mindestens 14 Tage lang bebrütet.

Lösliche Pulver: Für jedes Nährmedium sind je Kulturgefäß mindestens die in Tab. 2.6.1-2 angegebenen Mengen des Produkts einzusetzen. Diese werden in einem geeigneten Lösungsmittel, wie einer neutralen Lösung von Fleisch- oder Caseinpepton ($1 g \cdot l^{-1}$), gelöst. Die Prüfung erfolgt nach der unter „Wässrige Lösungen" beschriebenen Methode unter Verwendung einer für das gewählte Lösungsmittel geeigneten Filtermembran.

Öle und ölige Lösungen: Für jedes Nährmedium sind je Kulturgefäß mindestens die in Tab. 2.6.1-2 angegebenen Mengen des Produkts einzusetzen. Öle oder ölige Lösungen mit einer ausreichend geringen Viskosität lassen sich ohne vorherige Verdünnung durch eine trockene Membran filtrieren. Viskose Öle können falls erforderlich mit einem geeigneten sterilen Verdünnungsmittel, wie Isopropylmyristat, verdünnt werden, wenn der Nachweis erbracht wurde, dass das Verdünnungsmittel unter den Bedingungen der Prüfung keine antimikrobielle Wirkung besitzt. Hierbei sollte das Öl erst in die Filtermembran eindringen, bevor mit der Filtration durch allmähliches Erhöhen des Drucks oder Vakuums begonnen wird. Die Filtermembran wird anschließend mindestens 3-mal mit je etwa 100 ml einer geeigneten sterilen Flüssigkeit gewaschen, zum Beispiel unter Verwendung einer neutralen Lösung von Fleisch- oder Caseinpepton ($1 g \cdot l^{-1}$). Die sterile Waschflüssigkeit enthält einen Emulgator in einer, wie die Validierung der Prüfung gezeigt hat, geeigneten Konzentration (zum Beispiel Polysorbat 80 ($10 g \cdot l^{-1}$)). Nach Einlegen der Filtermembran in das Nährmedium oder Überschichten der Membran mit dem Nährmedium im Filtriergerät, wie unter „Wässrige Lösungen" beschrieben, wird bei den gleichen dort genannten Temperaturen und Zeiten bebrütet.

Salben und Cremes: Für jedes Nährmedium sind mindestens die in Tab. 2.6.1-2 angegebenen Mengen des Produkts zu verwenden. Salben auf Fettbasis und Emulsionen des Wasser-in-Öl-Typs lassen sich, wie zuvor beschrieben, mit Isopropylmyristat zu einer 1-prozentigen Lösung verdünnen, falls erforderlich durch Erwärmen auf höchstens 40 °C. In Ausnahmefällen kann die Notwendigkeit bestehen, kurzfristig auf maximal 44 °C zu

Tab. 2.6.1-2: Mindestprobenmengen für jedes Nährmedium

Füllmenge je Behältnis	Benötigte Mindestprobenmenge des zu prüfenden Produkts für jedes Nährmedium, außer in begründeten und zugelassenen Fällen
Flüssigkeiten	
< 1 ml	Gesamtinhalt eines Behältnisses
1 bis 40 ml	die Hälfte des Inhalts eines Behältnisses, jedoch mindestens 1 ml
> 40 ml, jedoch ≤ 100 ml	20 ml
> 100 ml	10 Prozent des Inhalts eines Behältnisses, jedoch mindestens 20 ml
Flüssige Zubereitungen, die Antibiotika enthalten	1 ml
Andere, in Wasser oder Isopropylmyristat lösliche Zubereitungen	Gesamtinhalt eines Behältnisses mit mindestens 200 mg entnehmbarer Masse
Unlösliche Zubereitungen, Cremes und Salben, die suspendiert oder emulgiert werden müssen	Gesamtinhalt eines Behältnisses mit mindestens 200 mg entnehmbarer Masse
Feste Stoffe	
< 50 mg	Gesamtinhalt eines Behältnisses
≥ 50 mg, jedoch < 300 mg	die Hälfte des Inhalts eines Behältnisses, jedoch mindestens 50 mg
≥ 300 mg, jedoch ≤ 5 g	150 mg
> 5 g	500 mg
Catgut und anderes chirurgisches Nahtmaterial für Tiere	3 Proben eines Fadens, jeweils 30 cm lang

erwärmen. Nach einer möglichst schnellen Filtration erfolgt das weitere Vorgehen wie unter „Öle und ölige Lösungen" beschrieben.

Direktbeschickungsmethode: Von der zu prüfenden Zubereitung werden die in Tab. 2.6.1-2 angegebenen Mengen direkt in das Nährmedium übertragen, wobei das Volumen der Zubereitung, falls nicht anders vorgeschrieben, höchstens 10 Prozent des Volumens des Nährmediums betragen soll.

Hat das zu prüfende Produkt antimikrobielle Eigenschaften, so ist eine Inaktivierung durch Zusatz eines geeigneten Mittels oder durch Verwendung einer ausreichenden Menge an Nährmedium vorzunehmen. Muss eine große Menge des zu prüfenden Produkts zugesetzt werden, ist zu empfehlen, mit einem konzentrierten Nährmedium zu arbeiten, wobei die nachfolgende Verdünnung zu berücksichtigen ist. Unter Umständen kann das konzentrierte Nährmedium dem zu prüfenden Produkt in dessen Endbehältnis direkt zugesetzt werden.

Bei *öligen Flüssigkeiten* werden Nährmedien verwendet, denen ein geeigneter Emulgator in einer, wie die Validierung der Prüfung gezeigt hat, geeigneten Konzentration zugesetzt wird (zum Beispiel Polysorbat 80 (10 g · l^{-1})).

Salben und Cremes werden vorher mit Hilfe des gewählten Emulgators und eines geeigneten sterilen Verdünnungsmittels, wie einer neutralen Lösung von Fleisch- oder Caseinpepton (1 g · l^{-1}), auf etwa 1:10 verdünnt. Diese Emulsion wird anschließend in ein emulgatorfreies Nährmedium übertragen.

Die direkt beschickten Nährmedien werden mindestens 14 Tage lang bebrütet. Die Kulturen werden während der Bebrütungszeit mehrere Male kontrolliert. Gefäße mit öligen Produkten werden täglich vorsichtig geschüttelt. Bei Thioglycolat-Medium oder anderen zum Nachweis von anaeroben Keimen herangezogenen Nährmedien ist das Schütteln oder Durchmischen auf ein Minimum zu beschränken, um anaerobe Bedingungen aufrechtzuerhalten.

Catgut und anderes chirurgisches Nahtmaterial im Fadenspender für Tiere: Für jedes Medium sind mindestens die in Tab. 2.6.1-2 angegebenen Mengen zu verwenden. Eine noch verschlossene Packung wird unter aseptischen Bedingungen geöffnet und für jedes Nährmedium werden 3 Proben entnommen. Die Prüfung wird an 3 jeweils 30 cm langen Proben durchgeführt, die am Anfang, in der Mitte und am Ende des Fadens entnommen werden. Ganze Fäden aus frisch geöffneten Packungen werden verwendet. Jede Probe wird in das ausgewählte Medium so eingelegt, dass die zu prüfenden Fäden ausreichend mit Nährmedium bedeckt sind (20 bis 150 ml).

Auswertung

Mehrfach während und nach Abschluss der Bebrütungszeit werden die Kulturen auf makroskopisch sichtbares Wachstum von Mikroorganismen überprüft. Falls das zu prüfende Material das Nährmedium trübt, so dass das Vorhandensein oder Nichtvorhandensein eines mikrobiellen Wachstums 14 Tage nach Beginn der Bebrütungszeit visuell nur schwer zu bestimmen ist, werden Volumen von mindestens 1 ml Nährmedium in frische Gefäße mit dem gleichen Nährmedium übertragen. Das ursprüngliche Gefäß und das Gefäß mit dem übertragenen Nährmedium werden mindestens 4 Tage lang bebrütet.

Wird kein Wachstum festgestellt, so entspricht das zu prüfende Produkt der Prüfung auf Sterilität. Ist jedoch Wachstum von Mikroorganismen nachweisbar, so genügt das Produkt den Anforderungen nicht, mit der Ausnahme, dass die Ungültigkeit der Prüfung aus Gründen, die nicht mit dem Produkt selbst in Zusammenhang stehen, nachgewiesen wird. Nur wenn eine oder mehrere der folgenden Bedingungen erfüllt sind, kann die Prüfung als ungültig angesehen werden:

a) Die Ergebnisse der mikrobiologischen Überwachung der Sterilitätsprüfungseinrichtung weisen Fehler auf.
b) Eine Durchsicht der Verfahrensweise der betreffenden Prüfung deutet auf einen Fehler hin.
c) In den Negativkontrollen wird mikrobielles Wachstum nachgewiesen.
d) Nach der Identifizierung der in der Prüfung isolierten Keime wird das Wachstum dieses Keims oder dieser Keime eindeutig Fehlern des bei der Durchführung

der Sterilitätsprüfung verwendeten Materials und/oder der angewandten Technik zugeschrieben.

Wenn die Prüfung als ungültig erklärt wurde, wird sie mit derselben Probenanzahl wie bei der ursprünglichen Prüfung wiederholt.

Wird bei der Wiederholungsprüfung kein Wachstum von Mikroorganismen festgestellt, so entspricht das zu prüfende Produkt der Prüfung auf Sterilität. Tritt jedoch bei der Wiederholungsprüfung Wachstum auf, so entspricht das Produkt nicht der Prüfung auf Sterilität.

Prüfung von Parenteralia, Zubereitungen zur Anwendung am Auge und anderen nicht zur Injektion bestimmten sterilen Zubereitungen

Wird bei der Prüfung mit der Membranfilter-Methode gearbeitet, so ist immer wenn möglich der gesamte Inhalt der Probebehältnisse, jedoch nie weniger als die in Tab. 2.6.1-2 angegebene Menge zu verwenden. Dabei wird die Probemenge falls erforderlich mit einer geeigneten, sterilen Verdünnungsflüssigkeit, wie einer neutralen Lösung von Fleisch- oder Caseinpepton ($1 \text{ g} \cdot \text{l}^{-1}$), zu etwa 100 ml verdünnt.

Bei Verwendung der Direktbeschickungs-Methode ist, außer in begründeten und zugelassenen Fällen, mit den in Tab. 2.6.1-2 angegebenen Mengen zu arbeiten.

Die Prüfungen zum Nachweis einer Bakterien- sowie einer Pilzkontamination sind unter Verwendung der gleichen Probe des zu prüfenden Produkts durchzuführen. Reicht die Füllmenge einer einzelnen Probe nicht für diese Prüfungen aus, so sind 2 oder mehr Probebehältnisse für die Beschickung der verschiedenen Nährmedien zu verwenden.

Hinweise zur Anwendung der Prüfung auf Sterilität

Das Anliegen der Prüfung auf Sterilität, wie aller Arzneibuchprüfungen, ist, durch einen unabhängigen Kontrolleur mit Hilfe einer Prüfung festzustellen, ob ein bestimmtes Material die Anforderungen des Arzneibuchs erfüllt. Ein Hersteller ist weder verpflichtet, diese Prüfungen durchzuführen, noch ist ihm untersagt, Änderungen oder Alternativen zur vorgeschriebenen Methode anzuwenden, vorausgesetzt dass das mit der offiziellen Methode geprüfte Material den Anforderungen des Arzneibuchs entspricht.

Vorsichtsmaßnahmen zur Verhütung einer mikrobiellen Kontamination:
Um die Prüfung auf Sterilität durchzuführen, können die erforderlichen aseptischen Bedingungen geschaffen werden, indem zum Beispiel eine Werkbank der Klasse A mit turbulenzarmer Verdrängungsströmung (Laminarflow-Bank) in einem Reinraum der Klasse B oder eine Sterilbox (Isolator) verwendet wird.

Hinweise für die Hersteller: Die Sicherheit eines zufrieden stellenden Ergebnisses einer Prüfung auf Sterilität (die Abwesenheit kontaminierender Keime in der Probe), bezogen auf die Qualität einer Charge, ist abhängig von der Gleichförmigkeit der Charge, den Herstellungsbedingungen und der Wirksamkeit des angenommenen Probenahmeplans. Daher wird im Sinne dieses Texts eine Charge als homogene Anzahl von verschlossenen Behältnissen angesehen, die so hergestellt oder behandelt wurde, dass für jedes darin enthaltene Einzelbehältnis das Kontaminationsrisiko gleich groß ist.

Im Falle endsterilisierter Produkte sind biologisch fundierte und automatisch aufgezeichnete physikalische Kontrollen, die eine fehlerfreie Behandlung der gesam-

Tab. 2.6.1-3: Mindestanzahl zu prüfender Einheiten

Anzahl der Behältnisse je Charge	Mindestanzahl zu prüfender Einheiten je Nährmedium, außer in begründeten und zugelassenen Fällen[*]
Parenteralia	
≤ 100	10 Prozent der Behältnisse, jedoch mindestens 4 Behältnisse; stets die größere Anzahl
> 100, jedoch ≤ 500	10 Behältnisse
> 500	2 Prozent der Behältnisse, jedoch höchstens 20 Behältnisse; stets die kleinere Anzahl
Zubereitungen zur Anwendung am Auge und andere nicht zur Injektion bestimmte Zubereitungen	
≤ 200	5 Prozent der Behältnisse, jedoch mindestens 2 Behältnisse; stets die größere Anzahl
> 200 Behältnisse	10 Behältnisse
Wenn das Produkt in Einzeldosisbehältnissen in den Handel gebracht wird, so ist nach dem für Parenteralia angegebenen Schema zu verfahren	
Catgut und anderes chirurgisches Nahtmaterial im Fadenspender für Tiere	2 Prozent der Charge, jedoch mindestens 5 Packungen; stets die größere Anzahl, jedoch höchstens 20 Packungen
Feste Stoffe als Bulkprodukte	
≤ 4	jedes Behältnis
> 4, jedoch ≤ 50	20 Prozent der Behältnisse, jedoch mindestens 4 Behältnisse; stets die größere Anzahl
> 50	2 Prozent der Behältnisse, jedoch mindestens 10 Behältnisse; stets die größere Anzahl
Abgepackte Bulkware von Antibiotika für die Apotheke (mehr als 5 g)	6 Behältnisse

[*] Falls der Inhalt eines Behältnisses für die Beimpfung beider Nährmedien ausreicht, gibt diese Spalte die benötigte Anzahl Behältnisse für beide Nährmedien gemeinsam an.

ten Charge während der Sterilisation nachweisen, von größerer Sicherheit als die Prüfung auf Sterilität. Die Verhältnisse, unter denen eine parametrische Freigabe in Betracht gezogen werden kann, sind im Abschnitt 5.1.1 „Methoden zur Herstellung steriler Zubereitungen" beschrieben. Durch Probeläufe der Abfüllung unter Verwendung von Nährmedien kann das aseptische Herstellungsverfahren validiert werden. Abgesehen davon, dass die Prüfung auf Sterilität das einzige verfügbare Analysenverfahren für aseptisch hergestellte Produkte ist, stellt sie darüber hinaus in jedem Fall auch das einzige Analysenverfahren dar, das den Behörden für die Prüfung auf Sterilität von Proben eines Produkts zur Verfügung steht.

Die Wahrscheinlichkeit des Nachweises von Mikroorganismen mit Hilfe der Prüfung auf Sterilität steigt mit deren Anzahl in der zu prüfenden Probe und schwankt entsprechend der Wachstumsfähigkeit der vorhandenen Mikroorganismen. Dabei ist die Wahrscheinlichkeit, einen sehr geringen Kontaminationsgrad nachzuweisen, auch dann sehr gering, wenn die gesamte Charge gleichmäßig kontaminiert ist. Die Beurteilung der Ergebnisse einer Prüfung auf Sterilität basiert auf der Annahme, dass der Inhalt aller Behältnisse einer Charge, würden sie geprüft, dasselbe Resultat ergeben hätten. Da jedoch tatsächlich nicht jedes Behältnis geprüft werden kann, sollte ein geeigneter Probenahmeplan herangezogen werden. Im Falle eines aseptischen Herstellungsverfahrens wird empfohlen, Proben zu Beginn und gegen Ende der Abfüllung einer Charge zu verwenden sowie bei signifikanten Eingriffen in das Verfahren.

Eine Anleitung für die empfohlene Mindestanzahl der zu prüfenden Behältnisse im Verhältnis zur Chargengröße ist in Tab. 2.6.1-3 angegeben. Bei der Anwendung dieser Empfehlungen müssen auch das Füllvolumen der einzelnen Behältnisse, die Validierung der Sterilisationsmethoden und alle anderen speziellen Gegebenheiten im Zusammenhang mit der beabsichtigten Sterilität des Produkts berücksichtigt werden.

Bewertung und Interpretation der Ergebnisse: Herkömmliche mikrobiologische und/oder biochemische Techniken genügen meistens, um bei der Prüfung auf Sterilität isolierte Mikroorganismen zu identifizieren. Beruft sich allerdings ein Hersteller auf Bedingung (d) als das einzige Kriterium, um die Prüfung auf Sterilität für ungültig zu erklären, kann ein Nachweis mit empfindlichen Typisierungstechniken erforderlich sein, um zu zeigen, dass ein in der Prüfung des Produkts isolierter Mikroorganismus identisch ist mit einem Mikroorganismus, der vom Prüfungsmaterial und/oder von dem Prüfungsumfeld stammt. Während mit einer mikrobiologischen und/oder biochemischen Routineprüfung nachgewiesen werden kann, dass 2 Isolate nicht identisch sind, können diese Methoden zu wenig empfindlich und nicht verlässlich genug sein, um zu zeigen, dass 2 Isolate von der gleichen Quelle stammen. Empfindlichere Methoden wie Typisierung auf der molekularen Ebene durch Nachweis von RNS/DNS-Homologien können erforderlich sein, um zu bestimmen, ob Mikroorganismen verwandt sind und einen gemeinsamen Ursprung haben.

4.06/2.06.13.00

2.6.13 Mikrobiologische Prüfung nicht steriler Produkte: Nachweis spezifizierter Mikroorganismen

In dieser allgemeinen Methode wird die Benutzung bestimmter selektiver Nährmedien vorgeschlagen. Allgemeines Merkmal aller selektiven Nährmedien ist, dass mit ihnen keine subletal vorgeschädigten Mikroorganismen nachgewiesen werden können. Da solche vorgeschädigten Mikroorganismen für die Qualität eines Produkts entscheidend sind, muss das Prüfverfahren, das auf selektiven Nährmedien basiert, eine Möglichkeit zur Reaktivierung beinhalten.

Falls das zu prüfende Produkt antimikrobielle Eigenschaften besitzt, müssen diese ausreichend neutralisiert werden.

Enterobakterien und bestimmte andere gramnegative Bakterien

Obwohl die Prüfung zum Nachweis von Bakterien der Familie der *Enterobacteriaceae* bestimmt ist, können mit ihr bekanntermaßen auch andere Arten von Mikroorganismen (zum Beispiel *Aeromonas*, *Pseudomonas*) nachgewiesen werden.

Nachweis: Das zu prüfende Produkt wird wie unter Methode 2.6.12 beschrieben vorbereitet, jedoch unter Verwendung des flüssigen Mediums D an Stelle der Natriumchlorid-Pepton-Pufferlösung pH 7,0. Die Mischung wird homogenisiert und bei 35 bis 37 °C eine genügend lange Zeit – normalerweise 2 bis höchstens 5 h lang – bebrütet, um die Bakterien zu reaktivieren, ohne jedoch eine Vermehrung anzuregen. Das Behältnis wird geschüttelt, eine Menge (Homogenisat a), die 1 g oder 1 ml des Produkts entspricht, wird in 100 ml Anreicherungsmedium E überführt und 18 bis 48 h lang bei 35 bis 37 °C bebrütet. Auf Platten mit Agarmedium F werden Subkulturen angelegt und 18 bis 24 h lang bei 35 bis 37 °C bebrütet.

Das Produkt entspricht der Prüfung, wenn sich auf keiner Platte Kolonien gramnegativer Bakterien entwickeln.

Quantitative Bestimmung: Das Homogenisat a und/oder Verdünnungen davon, die 0,1 g, 0,01 g beziehungsweise 0,001 g (oder 0,1 ml, 0,01 ml beziehungsweise 0,001 ml) des Produkts enthalten, werden in geeignete Mengen des Anreicherungsmediums E verimpft. Die Kulturen werden 24 bis 48 h lang bei 35 bis 37 °C bebrütet. Aus jeder Kultur werden Subkulturen auf Agarmedium F angelegt, um die gewachsenen Mikroorganismen selektiv zu isolieren. Die Subkulturen werden 18 bis 24 h lang bei 35 bis 37 °C bebrütet. Ein Wachstum gut entwickelter, meist roter oder rötlicher Kolonien gramnegativer Bakterien zeigt ein positives Ergebnis an. Die geringste Menge des Produkts, welche ein positives Ergebnis zeigt, ebenso wie die größte Menge, welche ein negatives Ergebnis zeigt, werden notiert. Aus der Tab. 2.6.13-1 wird die wahrscheinliche Anzahl der Bakterien ermittelt.

Tab. 2.6.13-1: Wahrscheinliche Anzahl der Bakterien

Ergebnisse mit Produktmengen von			Wahrscheinliche Bakterienanzahl je Gramm Produkt
0,1 g oder 0,1 ml	0,01 g oder 0,01 ml	0,001 g oder 0,001 ml	
+	+	+	mehr als 10^3
+	+	−	weniger als 10^3 und mehr als 10^2
+	−	−	weniger als 10^2 und mehr als 10
−	−	−	weniger als 10

Bei der Prüfung von Transdermalen Pflastern werden 50 ml der Probe B, wie unter Methode 2.6.12 erhalten, durch ein steriles Membranfilter filtriert. Das Membranfilter wird in 100 ml Anreicherungsmedium E überführt und 18 bis 24 h lang bei 35 bis 37 °C bebrütet. Nach der Bebrütung wird das Inokulat auf Agarmedium F ausgestrichen und bebrütet, um Enterobakterien und andere gramnegative Bakterien nachzuweisen.

Escherichia coli

Das zu prüfende Produkt wird wie unter Methode 2.6.12 beschrieben vorbereitet. 100 ml flüssiges Medium A werden mit 10 ml der vorbereiteten Probe oder einer Menge, die 1 g oder 1 ml des Produkts entspricht, beimpft. Die Mischung wird homogenisiert und 18 bis 48 h lang bei 35 bis 37 °C bebrütet. Das Behältnis wird geschüttelt, 1 ml der Mischung wird in 100 ml des flüssigen Mediums G überführt und 18 bis 24 h lang bei 43 bis 45 °C bebrütet. Auf Platten mit Agarmedium H werden Subkulturen angelegt und 18 bis 72 h lang bei 35 bis 37 °C bebrütet. Das Wachstum von roten, nicht schleimigen Kolonien gramnegativer, stäbchenförmiger Bakterien deutet auf Anwesenheit von *E. coli* hin. Dieses kann durch geeignete biochemische Reaktionen wie die Bildung von Indol bestätigt werden. Das Produkt entspricht der Prüfung, wenn solche Kolonien nicht beobachtet werden oder wenn die biochemischen Reaktionen zur Bestätigung negativ verlaufen.

Salmonellen

Das zu prüfende Produkt wird wie unter Methode 2.6.12 beschrieben vorbereitet, jedoch unter Verwendung des flüssigen Mediums A an Stelle der Natriumchlorid-Pepton-Pufferlösung pH 7,0. Die Mischung wird homogenisiert und 18 bis 24 h lang bei 35 bis 37 °C bebrütet. 1 ml der angereicherten Kultur wird entnommen und damit eine Kultur in 10 ml flüssigem Medium I angelegt, die 18 bis 24 h lang bei 41 bis 43 °C bebrütet wird. Auf mindestens 2 verschiedenen Agarmedien, ausgewählt aus den Agarmedien J, K oder L, werden Subkulturen angelegt, die 18 bis 72 h lang bei 35 bis 37 °C bebrütet werden. Das Wachstum von Kolonien mit folgenden Eigenschaften deutet auf eine Anwesenheit von Salmonellen hin:

– auf Agarmedium J: gut entwickelte, farblose Kolonien
– auf Agarmedium K: gut entwickelte, rote Kolonien mit schwarzen oder ohne schwarze Zentren
– auf Agarmedium L: kleine, durchscheinende, farblose oder von rosa bis opak weiß gefärbte, oft von einer rosaroten bis roten Zone umgebene Kolonien.

Zur Bestätigung werden einige verdächtige Kolonien einzeln in Prüfröhrchen mit Agarmedium M auf die Oberfläche und in die Tiefe inokuliert. Nach Bebrüten deutet das Erscheinen einer Kultur mit folgenden Eigenschaften auf die Anwesenheit von Salmonellen hin: Farbveränderungen von Rot nach Gelb in der Tiefe, jedoch nicht auf der Oberfläche des Agars, im Allgemeinen Gasentwicklung im Agar, mit oder ohne Bildung von Schwefelwasserstoff. Die Anwesenheit von Salmonellen kann durch geeignete biochemische und serologische Reaktionen bestätigt werden. Das Produkt entspricht der Prüfung, wenn solche Kolonien nicht beobachtet werden oder wenn biochemische und serologische Reaktionen zur Bestätigung negativ verlaufen.

Pseudomonas aeruginosa

Das zu prüfende Produkt wird wie unter Methode 2.6.12 beschrieben vorbereitet. 100 ml flüssiges Medium A werden mit 10 ml der vorbereiteten Probe oder einer Menge, die 1 g oder 1 ml des Produkts entspricht, beimpft. Die Mischung wird homogenisiert und 18 bis 48 h lang bei 35 bis 37 °C bebrütet. Auf Platten mit Agarmedium N werden Subkulturen angelegt und 18 bis 72 h lang bei 35 bis 37 °C bebrütet. Bei Abwesenheit jeglichen mikrobiellen Wachstums entspricht das Produkt der Prüfung. Wenn Wachstum von gramnegativen Stäbchen auftritt, wird flüssiges Medium A mit kleinen Mengen aus morphologisch unterschiedlichen, isolierten Kolonien beimpft und 18 bis 24 h lang bei 41 bis 43 °C bebrütet. Das Produkt entspricht der Prüfung, wenn bei 41 bis 43 °C kein Wachstum auftritt.

Bei der Prüfung von Transdermalen Pflastern werden 50 ml der Probe A, wie unter Methode 2.6.12 erhalten, durch ein steriles Membranfilter filtriert. Das Membranfilter wird in 100 ml flüssiges Medium A überführt und 18 bis 48 h lang bei 35 bis 37 °C bebrütet. Nach der Bebrütung wird das Inokulat auf Agarmedium N ausgestrichen und bebrütet.

Staphylococcus aureus

Das zu prüfende Produkt wird wie unter Methode 2.6.12 beschrieben vorbereitet. 100 ml flüssiges Medium A werden mit 10 ml der vorbereiteten Probe oder einer Menge, die 1 g oder 1 ml des Produkts entspricht, beimpft. Die Mischung wird homogenisiert und 18 bis 48 h lang bei 35 bis 37 °C bebrütet. Auf Platten mit Agarmedium O werden Subkulturen angelegt und 18 bis 72 h lang bei 35 bis 37 °C bebrütet. Das Wachstum von schwarzen Kolonien grampositiver Kokken, die von einer klaren Zone umgeben sind, weist auf die Anwesenheit von *S. aureus* hin. Dieses kann durch geeignete biochemische Reaktionen, zum Beispiel durch die Koagulase- und Desoxyribonukleasereaktion, bestätigt werden. Das Produkt entspricht der Prüfung, wenn die beschriebenen Kolonien auf dem

Medium O nicht beobachtet werden oder wenn die biochemischen Reaktionen zur Bestätigung negativ verlaufen.

Bei der Prüfung von Transdermalen Pflastern werden 50 ml der Probe A, wie unter Methode 2.6.12 erhalten, durch ein steriles Membranfilter filtriert. Das Membranfilter wird in 100 ml flüssiges Medium A überführt und 18 bis 48 h lang bei 35 bis 37 °C bebrütet. Nach der Bebrütung wird das Inokulat auf Agarmedium O ausgestrichen und bebrütet.

Prüfung der nutritiven und selektiven Eigenschaften der Nährmedien und Gültigkeit der Prüfung

Die nachstehend beschriebenen Prüfungen müssen an mindestens jeder Charge des getrockneten Nährmediums durchgeführt werden.

Wie folgt wird vorgegangen: Jeder nachstehend angegebene Referenzstamm wird getrennt in Röhrchen mit einem geeigneten Nährmedium, zum Beispiel dem angegebenen, 18 bis 24 h lang bei 30 bis 35 °C bebrütet.

Staphylococcus aureus	zum Beispiel ATCC 6538 (NCIMB 9518, CIP 4.83): flüssiges Medium A
Pseudomonas aeruginosa	zum Beispiel ATCC 9027 (NCIMB 8626, CIP 82.118): flüssiges Medium A
Escherichia coli	zum Beispiel ATCC 8739 (NCIMB 8545, CIP 53.126): flüssiges Medium A
Salmonella typhimurium	Kein Stamm wird empfohlen (ein für den Menschen nicht pathogener Salmonellen-Stamm, zum Beispiel *Salmonella abony* [NCTC 6017, CIP 80.39], kann ebenfalls verwendet werden): flüssiges Medium A.

Von jeder Kultur wird durch Verdünnen mit Natriumchlorid-Pepton-Pufferlösung pH 7,0 eine Referenzsuspension mit etwa 1000 vermehrungsfähigen Mikroorganismen je Milliliter hergestellt. Gleiche Volumteile jeder Suspension werden gemischt, und 0,4 ml (entsprechend etwa 100 Mikroorganismen jedes Stamms) werden als Inokulum für den Nachweis von *S. aureus*, *P. aeruginosa*, *E. coli* und Salmonellen verwendet. Die Prüfung wird in Anwesenheit und in Abwesenheit des Produkts durchgeführt. Für den entsprechenden Mikroorganismus muss ein positives Ergebnis erhalten werden.

Clostridien

Die nachfolgend beschriebenen Prüfungen sind für bestimmte Zwecke vorgesehen. Die erste Methode ist für die Prüfung von Produkten bestimmt, bei denen der Ausschluss von pathogenen Clostridien unbedingt erforderlich ist und deren Abwesenheit nachgewiesen werden muss. Solche Produkte besitzen normalerweise eine niedrige Gesamtkeimzahl. Bei der zweiten Methode handelt es sich um eine halbquantitative Prüfung auf *Clostridium perfringens*, die für Produkte bestimmt ist, bei denen die Zahl dieser Keime ein Qualitätskriterium ist.

1. *Nachweis von Clostridien:* Das zu prüfende Produkt wird wie unter Methode 2.6.12 beschrieben vorbereitet. 2 gleiche Teile der Mischung, die 1 g oder 1 ml des zu untersuchenden Produkts entsprechen, werden entnommen. Ein Teil wird 10 min lang bei 80 °C erhitzt und rasch auf Raumtemperatur abgekühlt. Der andere Teil wird nicht erhitzt. 10 ml jedes homogenisierten Teils werden in 2 Röhrchen von 200 mm Länge und 38 mm Durchmesser oder andere geeignete Kulturgefäße gebracht, die 100 ml Medium P enthalten, und 48 h lang bei 35 bis 37 °C unter anaeroben Bedingungen bebrütet. Anschließend werden, ausgehend von jedem Röhrchen, Subkulturen auf Medium Q, dem Gentamicin zugesetzt wurde, angelegt und 48 h lang bei 35 bis 37 °C unter anaeroben Bedingungen bebrütet. Das Produkt entspricht der Prüfung, wenn kein Wachstum von Mikroorganismen festgestellt wird.

Wenn Wachstum auftritt, werden von allen verschiedenen Kolonieformen Subkulturen auf Medium Q, ohne Gentamicin, angelegt und sowohl unter aeroben als auch unter anaeroben Bedingungen bebrütet. Ein Wachstum, ausschließlich unter anaeroben Bedingungen, grampositiver stäbchenförmiger Bakterien mit oder ohne Endosporen, die eine negative Katalasereaktion zeigen, deutet auf die Anwesenheit von *Clostridium spp.* hin. Gegebenenfalls wird die Morphologie der Kolonien auf beiden Platten verglichen und die Katalasereaktion durchgeführt, um aerobe und fakultativ anaerobe *Bacillus spp.*, die eine positive Katalasereaktion zeigen, auszuschließen. Die Katalasereaktion kann bei deutlich abgegrenzten, einheitlichen Kolonien direkt auf der Agarplatte oder indirekt, nach Übertragung auf einen Objektträger, durchgeführt werden, indem ein Tropfen Wasserstoffperoxid-Lösung 3 % R zugegeben wird. Die Entwicklung von Gasblasen zeigt eine positive Katalasereaktion an.

2. *Quantitative Bestimmung von Clostridium perfringens:* Aus dem wie unter Methode 2.6.12 beschrieben vorbereiteten Produkt werden Verdünnungen 1:100 und 1:1000 in Natriumchlorid-Pepton-Pufferlösung pH 7,0 hergestellt. Die wahrscheinlichste Anzahl (most probable number, MPN) der Bakterien wird wie unter Methode 2.6.12 beschrieben bestimmt, wobei das Medium R in Röhrchen oder anderen geeigneten Kulturgefäßen mit einem kleinen Durham-Röhrchen verwendet wird. Nach Mischen unter minimalem Schütteln werden die Kulturen 24 bis 48 h lang bei 45,5 bis 46,5 °C bebrütet.

Röhrchen, die eine Schwärzung durch Eisensulfid und reichliche Gasentwicklung in dem Durham-Röhrchen von mindestens 1/10 des Volumens aufweisen, zeigen die Anwesenheit von *C. perfringens* an. Die wahrscheinlichste Anzahl von *C. perfringens* wird mit Hilfe der Tab. 2.6.13-2 bestimmt.

Folgende Stämme werden zur *Kontrolle* verwendet:
Methode 1: *Clostridium sporogenes*, zum Beispiel ATCC 19404 (NCTC 532) oder CIP 79.3
Methode 2: *Clostridium perfringens*, zum Beispiel ATCC 13124 (NCIMB 6125, NCTC 8237, CIP 103 409).

2.6.13 Mikrobiologische Prüfung nicht steriler Produkte: Nachweis spezifizierter Mikroorganismen

Tab. 2.6.13-2: Wahrscheinlichste Anzahl (MPN) der Bakterien

3 Röhrchen von jeder Verdünnungsstufe							
Anzahl der positiven Röhrchen			MPN je Gramm	Kategorie*)		95 %-Vertrauensgrenzen	
0,1 g	0,01 g	0,001 g		1	2		
0	0	0	< 3			–	–
0	1	0	3		x	< 1	17
1	0	0	3	x		1	21
1	0	1	7		x	2	27
1	1	0	7	x		2	28
1	2	0	11		x	4	35
2	0	0	9	x		2	38
2	0	1	14		x	5	48
2	1	0	15	x		5	50
2	1	1	20		x	8	61
2	2	0	21	x		8	63
3	0	0	23	x		7	129
3	0	1	38	x		10	180
3	1	0	43	x		20	210
3	1	1	75	x		20	280
3	2	0	93	x		30	390
3	2	1	150	x		50	510
3	2	2	210		x	80	640
3	3	0	240	x		100	1400
3	3	1	460	x		200	2400
3	3	2	1100	x		300	4800
3	3	3	> 1100			–	–

*) Kategorie 1: normale Ergebnisse, erhalten in 95 Prozent aller Fälle
Kategorie 2: weniger wahrscheinliche Ergebnisse, erhalten in lediglich 4 Prozent der Fälle
Für wichtige Entscheidungen sind diese Ergebnisse nicht zu verwenden. Ergebnisse, die weniger wahrscheinlich als die der Kategorie 2 sind, sind nicht aufgeführt und immer unakzeptabel.

Zur Überprüfung der Selektivität und der anaeroben Bedingungen wird falls erforderlich mit *C. sporogenes* kombiniert.

Der folgende Text dient zur Information.

Empfohlene Lösung und Nährmedien

Folgende flüssige und feste Nährmedien sind als zufriedenstellend beurteilt worden, um die im Arzneibuch vorgeschriebenen Grenzprüfungen auf mikrobielle Verunreinigung durchzuführen. Andere Nährmedien können verwendet werden, wenn sie gleichartige Nähreigenschaften und für die zu prüfenden Keimarten selektive Eigenschaften haben.

Natriumchlorid-Pepton-Pufferlösung pH 7,0

Kaliumdihydrogenphosphat	3,6 g
Natriummonohydrogenphosphat-Dihydrat	7,2 g
Natriumchlorid	4,3 g
Fleisch- oder Caseinpepton	1,0 g
Gereinigtes Wasser	1000 ml

[1]) entspricht 0,067 mol · l⁻¹ Gesamt-Phosphat

Dieser Lösung können oberflächenaktive Substanzen oder Inaktivatoren für antimikrobiell wirkende Substanzen zugesetzt werden, zum Beispiel Polysorbat 80 (1 bis 10 g · l⁻¹). Die Lösung wird 15 min lang im Autoklaven bei 121 °C sterilisiert.

Flüssiges Medium A (flüssiges Medium mit Casein- und Sojapepton)

Caseinpepton (Pankreashydrolysat)	17,0 g
Sojapepton (Papainhydrolysat)	3,0 g
Natriumchlorid	5,0 g
Kaliummonohydrogenphosphat	2,5 g
Glucose-Monohydrat	2,5 g
Gereinigtes Wasser	1000 ml

Der pH-Wert wird so eingestellt, dass er nach der Sterilisation im Autoklaven 7,3 ± 0,2 beträgt. Die Lösung wird 15 min lang im Autoklaven bei 121 °C sterilisiert.

Agarmedium B
(Agarmedium mit Casein- und Sojapepton)

Caseinpepton (Pankreashydrolysat)	15,0 g
Sojapepton (Papainhydrolysat)	5,0 g
Natriumchlorid	5,0 g
Agar	15,0 g
Gereinigtes Wasser	1000 ml

Der pH-Wert wird so eingestellt, dass er nach der Sterilisation im Autoklaven 7,3 ± 0,2 beträgt. Die Lösung wird 15 min lang im Autoklaven bei 121 °C sterilisiert.

Agarmedium C
(Sabouraud-Glucose-Medium mit Antibiotika)

Fleisch- und Caseinpepton	10,0 g
Glucose-Monohydrat	40,0 g
Agar	15,0 g
Gereinigtes Wasser	1000 ml

Der pH-Wert wird so eingestellt, dass er nach der Sterilisation im Autoklaven 5,6 ± 0,2 beträgt. Die Lösung wird 15 min lang im Autoklaven bei 121 °C sterilisiert. Unmittelbar vor der Verwendung werden 0,10 g Benzylpenicillin-Natrium und 0,10 g Tetracyclin je Liter Nährmedium in Form steriler Lösungen zugesetzt. Diese Antibiotika können durch 50 mg Chloramphenicol je Liter Nährmedium ersetzt werden. Das Chloramphenicol muss vor der Sterilisation zugesetzt werden.

Flüssiges Medium D
(flüssiges Lactose-Medium)

Rindfleischextrakt	3,0 g
Pankreashydrolysat aus Gelatine	5,0 g
Lactose-Monohydrat	5,0 g
Gereinigtes Wasser	1000 ml

Der pH-Wert wird so eingestellt, dass er nach der Sterilisation im Autoklaven 6,9 ± 0,2 beträgt. Die Lösung wird 15 min lang im Autoklaven bei 121 °C sterilisiert und sofort abgekühlt.

Anreicherungsmedium E
(Anreicherungsmedium für Enterobakterien nach Mossel)

Pankreashydrolysat aus Gelatine	10,0 g
Glucose-Monohydrat	5,0 g
Entwässerte Rindergalle	20,0 g
Kaliumdihydrogenphosphat	3,0 g
Natriummonohydrogenphosphat-Dihydrat	8,0 g
Brillantgrün	15 mg
Gereinigtes Wasser	1000 ml

Der pH-Wert wird so eingestellt, dass er nach dem Erhitzen 7,2 ± 0,2 beträgt. Die Lösung wird 30 min lang bei 100 °C erhitzt und sofort abgekühlt.

Agarmedium F
(Agarmedium mit Galle, Kristallviolett, Neutralrot und Glucose)

Hefeextrakt	3,0 g
Pankreashydrolysat aus Gelatine	7,0 g
Cholate	1,5 g
Lactose-Monohydrat	10,0 g
Natriumchlorid	5,0 g
Glucose-Monohydrat	10,0 g
Agar	15,0 g
Neutralrot	30 mg
Kristallviolett	2 mg
Gereinigtes Wasser	1000 ml

Der pH-Wert wird so eingestellt, dass er nach dem Erhitzen 7,4 ± 0,2 beträgt. Die Lösung wird zum Sieden erhitzt. Sie darf nicht im Autoklaven erhitzt werden.

Flüssiges Medium G
(flüssiges Medium nach MacConkey)

Pankreashydrolysat aus Gelatine	20,0 g
Lactose-Monohydrat	10,0 g
Entwässerte Rindergalle	5,0 g
Bromcresolpurpur	10 mg
Gereinigtes Wasser	1000 ml

Der pH-Wert wird so eingestellt, dass er nach der Sterilisation im Autoklaven 7,3 ± 0,2 beträgt. Die Lösung wird 15 min lang im Autoklaven bei 121 °C sterilisiert.

Agarmedium H
(Agarmedium nach MacConkey)

Pankreashydrolysat aus Gelatine	17,0 g
Fleisch- und Caseinpepton	3,0 g
Lactose-Monohydrat	10,0 g
Natriumchlorid	5,0 g
Cholate	1,5 g
Agar	13,5 g
Neutralrot	30,0 mg
Kristallviolett	1 mg
Gereinigtes Wasser	1000 ml

Der pH-Wert wird so eingestellt, dass er nach der Sterilisation im Autoklaven 7,1 ± 0,2 beträgt. Die Lösung wird unter ständigem Umschwenken 1 min lang zum Sieden erhitzt und anschließend 15 min lang im Autoklaven bei 121 °C sterilisiert.

Flüssiges Medium I
(flüssiges Medium mit Tetrathionat, Rindergalle und Brillantgrün)

Pepton	8,6	g
Getrocknete Rindergalle	8,0	g
Natriumchlorid	6,4	g
Calciumcarbonat	20,0	g
Kaliumtetrathionat	20,0	g
Brillantgrün	70	mg
Gereinigtes Wasser	1000	ml

Der pH-Wert wird so eingestellt, dass er nach dem Erhitzen 7,0 ± 0,2 beträgt. Die Lösung wird bis zum Sieden erhitzt. Sie darf kein zweites Mal erhitzt werden.

Agarmedium J
(Agarmedium mit Citrat und Desoxycholat)

Rindfleischextrakt	10,0	g
Fleischpepton	10,0	g
Lactose-Monohydrat	10,0	g
Natriumcitrat	20,0	g
Eisen(III)-citrat	1,0	g
Natriumdesoxycholat	5,0	g
Agar	13,5	g
Neutralrot	20	mg
Gereinigtes Wasser	1000	ml

Der pH-Wert wird so eingestellt, dass er nach dem Erhitzen 7,3 ± 0,2 beträgt. Die Lösung wird langsam zum Sieden erhitzt und 1 min lang im Sieden gehalten. Nach dem Abkühlen auf 50 °C wird die Lösung in Petrischalen verteilt. Sie darf nicht im Autoklaven erhitzt werden.

Agarmedium K
(Agarmedium mit Xylose, Lysin und Desoxycholat)

Xylose	3,5	g
L-Lysin	5,0	g
Lactose-Monohydrat	7,5	g
Saccharose	7,5	g
Natriumchlorid	5,0	g
Hefeextrakt	3,0	g
Phenolrot	80	mg
Agar	13,5	g
Natriumdesoxycholat	2,5	g
Natriumthiosulfat	6,8	g
Ammoniumeisen(III)-citrat	0,8	g
Gereinigtes Wasser	1000	ml

Der pH-Wert wird so eingestellt, dass er nach dem Erhitzen 7,4 ± 0,2 beträgt. Die Lösung wird bis zum Sieden erhitzt. Nach dem Abkühlen auf 50 °C wird die Lösung in Petrischalen verteilt. Sie darf nicht im Autoklaven erhitzt werden.

Agarmedium L
(Agarmedium mit Brillantgrün, Phenolrot, Lactose und Saccharose)

Fleisch- und Caseinpepton	10,0	g
Hefeextrakt	3,0	g
Natriumchlorid	5,0	g
Lactose-Monohydrat	10,0	g
Saccharose	10,0	g
Agar	20,0	g
Phenolrot	80	mg
Brillantgrün	12,5	mg
Gereinigtes Wasser	1000	ml

Die Mischung wird 1 min lang zum Sieden erhitzt. Der pH-Wert wird so eingestellt, dass er nach der Sterilisation im Autoklaven 6,9 ± 0,2 beträgt. Unmittelbar vor Verwendung wird die Lösung 15 min lang im Autoklaven bei 121 °C sterilisiert. Nach dem Abkühlen auf 50 °C wird die Lösung in Petrischalen verteilt.

Agarmedium M
(Agarmedium mit 3 Zuckern und Eisen)

Rindfleischextrakt	3,0	g
Hefeextrakt	3,0	g
Rindfleisch- und Caseinpepton	20,0	g
Natriumchlorid	5,0	g
Lactose-Monohydrat	10,0	g
Saccharose	10,0	g
Glucose-Monohydrat	1,0	g
Ammoniumeisen(III)-citrat	0,3	g
Natriumthiosulfat	0,3	g
Phenolrot	25	mg
Agar	12,0	g
Gereinigtes Wasser	1000	ml

Unter Umschütteln wird die Mischung 1 min lang zum Sieden erhitzt. Der pH-Wert wird so eingestellt, dass er nach der Sterilisation im Autoklaven 7,4 ± 0,2 beträgt. Die Kulturröhrchen werden bis zu einem Drittel mit Agarmedium gefüllt, 15 min lang im Autoklaven bei 121 °C sterilisiert und in schräger Lage abgekühlt, so dass eine tiefe Schicht und eine geneigte Oberfläche erhalten werden.

Agarmedium N
(Agarmedium mit Cetrimid)

Pankreashydrolysat aus Gelatine	20,0	g
Magnesiumchlorid	1,4	g
Kaliumsulfat	10,0	g
Cetrimid	0,3	g
Agar	13,6	g
Gereinigtes Wasser	1000	ml
Glycerol	10,0	ml

Unter Umschütteln wird die Mischung 1 min lang zum Sieden erhitzt. Der pH-Wert wird so eingestellt, dass er nach der Sterilisation im Autoklaven 7,2 ± 0,2 beträgt. Die Lösung wird 15 min lang im Autoklaven bei 121 °C sterilisiert.

Agarmedium O
(Agarmedium nach Baird-Parker)

Caseinpepton (Pankreashydrolysat)	10,0 g
Rindfleischextrakt	5,0 g
Hefeextrakt	1,0 g
Lithiumchlorid	5,0 g
Agar	20,0 g
Glycin	12,0 g
Natriumpyruvat	10,0 g
Gereinigtes Wasser	950 ml

Unter häufigem Umschütteln wird die Mischung 1 min lang zum Sieden erhitzt. Der pH-Wert wird so eingestellt, dass er nach der Sterilisation im Autoklaven 6,8 ± 0,2 beträgt. Die Lösung wird 15 min lang im Autoklaven bei 121 °C sterilisiert. Nach dem Abkühlen auf 45 bis 50 °C werden 10 ml einer sterilen Lösung von Kaliumtellurit (10 g · l^{-1}) und 50 ml Eigelb-Emulsion zugesetzt.

Medium P
(Anreicherungsmedium für Clostridien)

Rindfleischextrakt	10,0 g
Pepton	10,0 g
Hefeextrakt	3,0 g
Lösliche Stärke	1,0 g
Glucose-Monohydrat	5,0 g
Cysteinhydrochlorid	0,5 g
Natriumchlorid	5,0 g
Natriumacetat	3,0 g
Agar	0,5 g
Gereinigtes Wasser	1000 ml

Der Agar wird quellen gelassen und unter ständigem Rühren und Erhitzen zum Sieden gelöst. Falls erforderlich wird der pH-Wert so eingestellt, dass er nach der Sterilisation im Autoklaven etwa 6,8 beträgt. Die Lösung wird 15 min lang im Autoklaven bei 121 °C sterilisiert.

Medium Q
(Columbia Agar)

Caseinpepton (Pankreashydrolysat)	10,0 g
Fleischpepton (Pepsinhydrolysat)	5,0 g
Herzpepton (Pankreashydrolysat)	3,0 g
Hefeextrakt	5,0 g
Maisstärke	1,0 g
Natriumchlorid	5,0 g
Agar, je nach Gelierfähigkeit	10,0 bis 15,0 g
Gereinigtes Wasser	1000 ml

Der Agar wird quellen gelassen und unter ständigem Rühren und Erhitzen zum Sieden gelöst. Falls erforderlich wird der pH-Wert so eingestellt, dass er nach der Sterilisation im Autoklaven etwa 7,3 ± 0,2 beträgt. Die Lösung wird 15 min lang im Autoklaven bei 121 °C sterilisiert. Nach dem Erkalten auf 45 bis 50 °C wird falls erforderlich Gentamicinsulfat entsprechend einer Menge von 20 mg Gentamicin-Base zugesetzt und das Medium in Petrischalen verteilt.

Medium R
(Lactose-Sulfit-Medium)

Caseinpepton (Pankreashydrolysat)	5,0 g
Hefeextrakt	2,5 g
Natriumchlorid	2,5 g
Lactose-Monohydrat	10,0 g
Cysteinhydrochlorid	0,3 g
Gereinigtes Wasser	1000 ml

Nach dem Lösen und Einstellen des pH-Werts auf 7,1 ± 0,1 werden je 8 ml der Lösung in Röhrchen (16 × 160 mm), die ein kleines Durham-Röhrchen enthalten, gefüllt. Die Lösungen werden 15 min lang im Autoklaven bei 121 °C sterilisiert und anschließend bei 4 °C aufbewahrt.

Vor dem Gebrauch wird das Medium 5 min lang in einem Wasserbad erhitzt und abgekühlt. Jedem Röhrchen werden 0,5 ml einer Lösung von Natriumdisulfit R (12 g · l^{-1}) und 0,5 ml einer Lösung von Ammoniumeisen(III)-citrat (10 g · l^{-1}) zugesetzt. Beide Lösungen werden frisch hergestellt und durch Membranen mit einer Porengröße von 0,45 µm filtriert.

Agarmedium S
(R2A)

Hefeextrakt	0,5 g
Proteosepepton	0,5 g
Caseinhydrolysat	0,5 g
Glucose	0,5 g
Stärke	0,5 g
Kaliummonohydrogenphosphat	0,3 g
Magnesiumsulfat, wasserfrei	0,024 g
Natriumpyruvat	0,3 g
Agar	15,0 g
Gereinigtes Wasser	1000 ml

Der pH-Wert wird so eingestellt, dass er nach der Sterilisation im Autoklaven 7,2 ± 0,2 beträgt. Die Lösung wird 15 min lang im Autoklaven bei 121 °C sterilisiert.

Neutralisierende Agenzien

Neutralisierende Agenzien können zum Neutralisieren der Aktivität von antimikrobiell wirksamen Substanzen verwendet werden. Sie können der Natriumchlorid-Pepton-Pufferlösung pH 7,0, vorzugsweise vor der Sterilisation, zugesetzt werden. Falls sie benutzt werden, sind ihre Wirksamkeit und Nichttoxizität gegenüber Mikroorganismen zu belegen.

Ein typisches, flüssiges, neutralisierendes Agens hat folgende Zusammensetzung:

Polysorbat 80	30 g
Lecithin (aus Eiern)	3 g
Histidinhydrochlorid	1 g
Fleisch- oder Caseinpepton	1 g
Natriumchlorid	4,3 g
Kaliumdihydrogenphosphat	3,6 g

Natriummonohydrogenphosphat-Dihydrat	7,2 g
Gereinigtes Wasser	1000 ml

Die Lösung wird 15 min lang im Autoklaven bei 121 °C sterilisiert.

Wenn die Lösung eine ungenügend neutralisierende Wirkung besitzt, kann die Konzentration an Polysorbat 80 oder Lecithin erhöht werden. Alternativ können die in Tab. 2.6.13-3 aufgeführten neutralisierenden Substanzen zugesetzt werden.

Tab. 2.6.13-3: Inaktivatoren antimikrobieller Agenzien als Zusatz zu Natriumchlorid-Pepton-Pufferlösung pH 7,0

Art des antimikrobiellen Agens	Inaktivator	Konzentration	Erläuterungen
Phenolverbindungen	Natriumdodecylsulfat	4 g · l^{-1}	Zusatz nach der Sterilisation der Natriumchlorid-Pepton-Pufferlösung pH 7,0
	Polysorbat 80 + Lecithin	30 g · l^{-1} + 3 g · l^{-1}	
	Eigelb	5 bis 50 ml · l^{-1}	
Organische Quecksilberverbindungen	Natriumthioglycolat	0,5 bis 5 g · l^{-1}	
Halogene	Natriumthiosulfat	5 g · l^{-1}	
Quartäre Ammoniumverbindungen	Eigelb	5 bis 50 ml · l^{-1}	Zusatz nach der Sterilisation der Natriumchlorid-Pepton-Pufferlösung pH 7,0

2.7 Biologische Wertbestimmungsmethoden

2.7.2 Mikrobiologische Wertbestimmung
von Antibiotika.................. 4893

2.7.13 Bestimmung der Wirksamkeit von
Anti-D-Immunglobulin vom Menschen . 4898

2.7.20 In-vivo-Bestimmung der Wirksamkeit
von Poliomyelitis-Impfstoff
(inaktiviert) 4902

4.06/2.07.02.00

2.7.2 Mikrobiologische Wertbestimmung von Antibiotika

Die mikrobiologische Wertbestimmung von Antibiotika beruht auf einem Vergleich der Wachstumshemmung bei empfindlichen Mikroorganismen durch bestimmte Konzentrationen des Antibiotikums mit derjenigen, die durch bekannte Konzentrationen einer Standardsubstanz hervorgerufen wird.

Die bei solchen Wertbestimmungen verwendeten Standardsubstanzen sind Substanzen mit genau festgelegter Aktivität, bestimmt mit dem entsprechenden Internationalen Standard oder der Internationalen Standardzubereitung.

Die Wertbestimmung muss so angelegt sein, dass sie eine Überprüfung der Gültigkeit des mathematischen Modells erlaubt, auf dem der Aktivitätsvergleich beruht. Wird das Parallelenmodell gewählt, so müssen sich die Beziehungen zwischen dem Logarithmus der Dosis und der Wirkung im Bereich der für die Berechnung zu Grunde gelegten Dosen durch eine Gerade darstellen lassen (linear). Weiterhin müssen die beiden Geraden für die log(Dosis)-Wirkung (oder transformierte Wirkung) für die Substanz und die Standardsubstanz parallel verlaufen. Diese Bedingungen müssen durch Gültigkeitsprüfungen für eine gegebene Wahrscheinlichkeit, gewöhnlich $P = 0,05$, sichergestellt werden. Andere mathematische Modelle, wie das Steigungsverhältnismodell, können verwendet werden, wenn der entsprechende Gültigkeitsbeweis erbracht wurde.

Falls in der Monographie nichts anderes angegeben ist, betragen die Vertrauensgrenzen ($P = 0,95$) der Wertbestimmung mindestens 95 und höchstens 105 Prozent der ermittelten Wirksamkeit.

Die Wertbestimmung kann nach der Methode A oder B durchgeführt werden.

A. Diffusionsmethode

Ein für die Bestimmung geeignetes Nährmedium wird verflüssigt und bei einer für vegetative Formen von Bakterien günstigen Temperatur, wie 48 bis 50 °C, mit einer bestimmten Menge der Suspension eines gegen das Antibiotikum empfindlichen Mikroorganismus so beimpft, dass bei den für das jeweilige Antibiotikum verwendeten Konzentrationen klar umrissene Hemmzonen mit einem geeigneten Durchmesser auftreten. Das beimpfte Medium wird sofort in der erforderlichen Menge in Petrischalen oder große rechteckige Schalen ausgegossen, so dass eine gleichmäßig dicke Schicht zwischen 2 und 5 mm erhalten wird. Alternativ kann das Medium auch aus 2 Schichten bestehen, wobei jedoch lediglich die obere Schicht beimpft ist.

Die fertigen Schalen sind so aufzubewahren, dass vor der weiteren Beschickung weder ein signifikantes Wachstum noch eine Abtötung der verwendeten Mikroorganismen erfolgt und die Geloberfläche trocken bleibt.

Unter Verwendung des in der Tab. 2.7.2-1 angegebenen Lösungsmittels und der Pufferlösung werden von der Standardsubstanz genau definierte Verdünnungen sowie von dem Antibiotikum entsprechende, also nach der angenommenen Aktivität etwa in dem gleichen Konzentrationsbereich liegende Verdünnungen hergestellt. Diese Lösungen werden zum Beispiel unter Benutzung geeigneter steriler Zylinder aus Porzellan, rostfreiem Stahl oder einem anderen hierfür geeigneten Material oder unter Verwendung von in das Nährmedium eingestanzten Löchern in die Schalen eingefüllt. Jeder Zylinder oder jedes Loch ist mit demselben Volumen Referenz- oder Prüflösung zu beschicken. Alternativ können auch geeignete sterile, saugfähige Papierblättchen benutzt werden, die nach Imprägnierung mit der Referenz- oder Prüflösung des Antibiotikums auf die Oberfläche des Nährmediums aufgelegt werden.

Um die Gültigkeit der Wertbestimmung überprüfen zu können, werden mindestens 3 verschiedene Konzentrationen der Standardsubstanz sowie 3 der voraussichtlich entsprechenden Konzentrationen der Substanz benutzt. Die Dosen sollten so gewählt werden, dass sie einer geometrischen Reihe folgen. Bei Routineprüfungen kann eine Zweipunktmethode als ausreichend angesehen werden, wenn die Linearität des Systems in einer angemessenen Anzahl von Prüfungen mit der Dreipunktmethode verglichen wurde und die zuständige Behörde dem zustimmt. In allen Zweifelsfällen ist jedoch die beschriebene Dreipunktmethode anzuwenden.

Bei Verwendung von großen Petrischalen oder rechteckigen Schalen sind die Lösungen nach einer statistisch günstigen Anordnung auf jeder Schale zu verteilen. Werden kleine Petrischalen benutzt, auf denen höchstens 6 Lösungen aufgetragen werden können, so sollten die Prüflösungen und Referenzlösungen alternierend verteilt werden, so dass sich die Lösungen mit hohen Konzentrationen nicht beeinträchtigen.

Die Schalen werden bei einer geeigneten Temperatur etwa 18 h lang bebrütet. Um die Zeitdifferenz bei der Beschickung der Schalen mit den einzelnen Prüflösungen weitgehend auszuschalten und um die Steigung der Regressionsgeraden gut bestimmen zu können, kann eine Vordiffusionszeit von gewöhnlich 1 bis 4 h bei Raumtemperatur oder bei 4 °C eingeschoben werden.

Die Hemmzonendurchmesser sind mit einer Genauigkeit von mindestens 0,1 mm zu erfassen. Bei Ermittlung der Hemmzonenfläche ist eine entsprechende Genauigkeit erforderlich. Die Auswertung erfolgt unter Anwendung üblicher statistischer Methoden.

Die Anzahl der je Dosis bei jeder Wertbestimmung durchgeführten Messungen muss ausreichend sein, um die vorgeschriebene Genauigkeit zu erzielen. Gegebenenfalls kann die Bestimmung wiederholt werden, um durch statistische Kombination der Ergebnisse die geforderte Genauigkeit zu erreichen und sicherzustellen, dass die Wirksamkeit des Antibiotikums der geforderten Mindestwirksamkeit entspricht.

B. Turbidimetrische Methode

Ein geeignetes Nährmedium ist mit der Suspension eines gegen das Antibiotikum empfindlichen Mikroorganismus so zu beimpfen, dass unter den Prüfbedingungen

Tab. 2.7.2-1: Diffusionsmethode

Antibiotikum	Standard-substanz	Lösungsmittel (Stammlösung)	pH-Wert der Puffer-lösung	Mikroorganismen	Medium und pH-Endwert (± 0,1 Einheiten)	Bebrü-tungs-tempera-tur (°C)
Amphotericin B	Amphotericin B CRS	Dimethyl-sulfoxid R	pH 10,5 (0,2 mol·l^{-1})	Saccharomyces cerevisiae ATCC 9763 IP 1432-83	F – pH 6,1	35 – 37
Bacitracin-Zink	Bacitracin-Zink CRS	Salzsäure (0,01 mol·l^{-1})	pH 7,0 (0,05 mol·l^{-1})	Micrococcus luteus NCTC 7743 CIP 53.160 ATCC 10240	A – pH 7,0	35 – 39
Bleomycinsulfat	Bleomycinsulfat CRS	Wasser R	pH 6,8 (0,1 mol·l^{-1})	Mycobacterium smegmatis ATCC 607	G – pH 7,0	35 – 37
Colistimethat-Natrium	Colistimethat-Natrium CRS	Wasser R	pH 6,0 (0,05 mol·l^{-1})	Bordetella bronchiseptica NCTC 8344 CIP 53.157 ATCC 4617 Escherichia coli NCIMB 8879 CIP 54.127 ATCC 10536	B – pH 7,3	35 – 39
Dihydro-streptomycin-sulfat	Dihydro-streptomycin-sulfat CRS	Wasser R	pH 8,0 (0,05 mol·l^{-1})	Bacillus subtilis NCTC 8236 CIP 1.83 Bacillus subtilis NCTC 10400 CIP 52.62 ATCC 6633	A – pH 7,9 A – pH 7,9	30 – 37 30 – 37
Erythromycin-estolat	Erythromycin CRS	Methanol R (siehe Monographie)	pH 8,0 (0,05 mol·l^{-1})	Bacillus pumilus NCTC 8241 CIP 76.18 Bacillus subtilis NCTC 10400 CIP 52.62 ATCC 6633	A – pH 7,9	30 – 37
Framycetinsulfat	Framycetinsulfat CRS	Wasser R	pH 8,0 (0,05 mol·l^{-1})	Bacillus subtilis NCTC 10400 CIP 52.62 ATCC 6633 Bacillus pumilus NCTC 8241 CIP 76.18	E – pH 7,9 E – pH 7,9	30 – 37 30 – 37
Gentamicinsulfat	Gentamicinsulfat CRS	Wasser R	pH 8,0 (0,05 mol·l^{-1})	Bacillus pumilus NCTC 8241 CIP 76.18 Staphylococcus epidermidis NCIMB 8853 CIP 68.21 ATCC 12228	A – pH 7,9 A – pH 7,9	35 – 39 35 – 39
Josamycin Josamycin-propionat	Josamycin CRS Josamycin-propionat CRS	Methanol R (siehe Monographien)	pH 5,6	Bacillus subtilis NCTC 10400 CIP 52.62 ATCC 6633	A – pH 6,6	35 – 37
Kanamycin-monosulfat Saures Kana-mycinsulfat	Kanamycin-monosulfat CRS	Wasser R	pH 8,0 (0,05 mol·l^{-1})	Bacillus subtilis NCTC 10400 CIP 52.62 ATCC 6633 Staphylococcus aureus NCTC 7447 CIP 53.156 ATCC 6538 P	A – pH 7,9 A – pH 7,9	30 – 37 35 – 39
Neomycinsulfat	Neomycinsulfat zur mikrobio-logischen Wert-bestimmung CRS	Wasser R	pH 8,0 (0,05 mol·l^{-1})	Bacillus pumilus NCTC 8241 CIP 76.18 Bacillus subtilis NCTC 10400 CIP 52.62 ATCC 6633	E – pH 7,9 E – pH 7,9	30 – 37 30 – 37

Fortsetzung Tab. 2.7.2-1: Diffusionsmethode

Antibiotikum	Standard-substanz	Lösungsmittel (Stammlösung)	pH-Wert der Puffer-lösung	Mikroorganismen	Medium und pH-Endwert (± 0,1 Einheiten)	Bebrü-tungs-tempera-tur (°C)
Netilmicinsulfat	Netilmicinsulfat CRS	Wasser R	pH 8,0 ± 0,1	*Staphylococcus aureus* ATCC 6538 P CIP 53.156	A – pH 7,9	32 – 35
Nystatin	Nystatin CRS	Dimethylform-amid R	pH 6,0 (0,05 mol·l⁻¹) enthält 5% (V/V) Dimethyl-formamid R	*Candida tropicalis* NCYC 1393 CIP 1433-83	F – pH 6,0	30 – 37
				Saccharomyces cerevisiae NCYC 87 CIP 1432-83 ATCC 9763	F – pH 6,0	30 – 32
Rifamycin-Natrium	Rifamycin-Natrium CRS	Methanol R	pH 7,0 (0,05 mol·l⁻¹)	*Micrococcus luteus* NCTC 8340 CIP 53.45 ATCC 9341	A – pH 6,6	35 – 39
Spiramycin	Spiramycin CRS	Methanol R	pH 8,0 (0,05 mol·l⁻¹)	*Bacillus subtilis* NCTC 10400 CIP 52.62 ATCC 6633	A – pH 7,9	30 – 32
Streptomycin-sulfat	Streptomycin-sulfat CRS	Wasser R	pH 8,0 (0,05 mol·l⁻¹)	*Bacillus subtilis* NCTC 8236 CIP 1.83	A – pH 7,9	30 – 37
				Bacillus subtilis NCTC 10400 CIP 52.62 ATCC 6633	A – pH 7,9	30 – 37
Tylosin für Tiere	Tylosin CRS	2,5-prozentige Lösung (V/V) von Methanol R in Phosphat-Puf-ferlösung pH 7,0 (0,1 mol · l⁻¹) R	eine Mischung von 40 Volum-teilen Metha-nol R und 60 Volum-teilen Phos-phat-Puffer-lösung pH 8,0 (0,1 mol · l⁻¹) R	*Micrococcus luteus* NCTC 8340 CIP 53.45 ATCC 9341	A – pH 8,0	32 – 35
Tylosintartrat für Tiere						
Vancomycin-hydrochlorid	Vancomycin-hydrochlorid CRS	Wasser R	pH 8,0	*Bacillus subtilis* NCTC 8236 CIP 52.62 ATCC 6633	A – pH 8,0	37 – 39

eine ausreichende Wachstumshemmung erfolgt. Die Suspension sollte so eingestellt werden, dass nach Zusatz einer bestimmten Menge zum Nährmedium eine gut messbare Trübung bereits nach etwa 4 h Bebrütungszeit auftritt.

Das beimpfte Nährmedium muss sofort nach der Herstellung verbraucht werden.

Unter Verwendung des in Tab. 2.7.2-2 angegebenen Lösungsmittels und der Pufferlösung werden von der Standardsubstanz genau definierte Verdünnungen sowie von dem Antibiotikum entsprechende, also nach der angenommenen Aktivität etwa in dem gleichen Konzentrationsbereich liegende Verdünnungen hergestellt.

Um die Gültigkeit der Wertbestimmung überprüfen zu können, werden mindestens 3 verschiedene Konzentrationen der Standardsubstanz sowie 3 der voraussichtlich entsprechenden Konzentrationen des zu prüfenden Antibiotikums benutzt. Die Dosen sollten so gewählt werden, dass sie einer geometrischen Reihe folgen. Um die erforderliche Linearität zu erreichen, kann es erforderlich sein, von einer großen Anzahl 3 aufeinander folgende Dosen auszuwählen, wobei für die Standardsubstanz und das Antibiotikum entsprechende Dosen zu verwenden sind.

Von jeder der Lösungen wird ein gleich großes Volumen in gleich große Prüfröhrchen gegeben und danach jedes Röhrchen mit der gleichen Menge des beimpften Nährmediums beschickt (zum Beispiel 1 ml Lösung und 9 ml Nährmedium).

Gleichzeitig werden 2 Kontrollröhrchen ohne Zusatz des Antibiotikums angesetzt, die beide das beimpfte Nährmedium enthalten. Eines davon wird sofort mit 0,5 ml Formaldehyd-Lösung R versetzt. Diese Röhrchen dienen zur Einstellung des Geräts für die Trübungsmessung.

Alle Prüfröhrchen werden randomisiert, nach dem Lateinischen Quadrat oder der Anordnung randomisierter Blöcke verteilt, in einem Wasserbad oder einer anderen geeigneten Apparatur so untergebracht, dass sie in kürzester Zeit auf die erforderliche Bebrütungstemperatur gebracht und bei dieser Temperatur 3 bis 4 h lang gehalten werden. Für die Gleichförmigkeit der Temperatur und für identische Bebrütungszeiten muss Vorsorge getragen werden.

Nach der Bebrütung wird das Wachstum der Mikroorganismen entweder durch Zusatz von 0,5 ml Formaldehyd-Lösung R zu jedem Prüfröhrchen oder durch Hitzebehandlung gestoppt und die Trübung mit einem geeigneten Messgerät auf 3 Stellen genau ermittelt. Auch andere Methoden, mit deren Hilfe nach der gleichen Bebrütungszeit die Trübung in jedem Röhrchen gemessen werden kann, können verwendet werden.

Die Auswertung erfolgt unter Anwendung üblicher statistischer Methoden.

Eine Linearität der Dosis-Wirkungskurve, transformiert oder untransformiert, lässt sich oft nur in einem sehr eng begrenzten Konzentrationsbereich erzielen. Dieser Bereich muss für die Berechnung der Aktivität herangezogen werden und soll sich über mindestens 3 aufeinander folgende Konzentrationen erstrecken, um auf diese Weise die Forderung der Linearität zu halten. Bei Routineprüfungen kann eine Zweipunktmethode als ausreichend angesehen werden, wenn die Linearität des Systems in einer angemessenen Anzahl von Prüfungen mit der Dreipunktmethode nachgewiesen wurde und die zuständige Behörde dem zustimmt. In allen Zweifelsfällen ist jedoch die beschriebene Dreipunktmethode anzuwenden.

Die Anzahl der je Dosis bei jeder Wertbestimmung durchgeführten Messungen muss ausreichend sein, um die vorgeschriebene Genauigkeit zu erzielen. Gegebenenfalls kann die Bestimmung wiederholt werden, um durch statistische Kombination der Ergebnisse die geforderte Genauigkeit zu erreichen und sicherzustellen, dass die Wirksamkeit des Antibiotikums der geforderten Mindestwirksamkeit entspricht.

Der folgende Text dient zur Information.

Empfehlungen zur Herstellung der Impfkultur

Der folgende Text führt die empfohlenen Mikroorganismen und die Arbeitsbedingungen im Einzelnen auf. Andere Mikroorganismen können verwendet werden unter der Bedingung, dass die Empfindlichkeit gegen das zu prüfende Antibiotikum genauso groß ist und geeignete Nährmedien und Bedingungen wie Temperatur und pH-Wert angewandt werden. Die Konzentration der Lösungen sollte so gewählt werden, dass eine Linearität zwischen dem Logarithmus der Dosis und der Wirkung unter den Bedingungen der Prüfung besteht.

Vorbereitung der Inokula: *Bacillus cereus* var. *mycoides*; *B. subtilis*; *B. pumilus*

Die als Impfkultur benutzte Sporensuspension der genannten Mikroorganismen wird wie folgt hergestellt:

Die Mikroorganismen werden an der Oberfläche eines geeigneten Mediums, dem 1 mg · l^{-1} Mangan(II)-sulfat R zugesetzt wurde, 7 Tage lang bei 35 bis 37 °C kultiviert. Der hauptsächlich aus Sporen bestehende Bakterienrasen

Tab. 2.7.2-2: Turbidimetrische Methode

Antibiotikum	Standardsubstanz	Lösungsmittel (Stammlösung)	pH-Wert der Pufferlösung	Mikroorganismen	Medium und pH-Endwert (± 0,1 Einheiten)	Bebrütungstemperatur (°C)
Colistimethat-Natrium	Colistimethat-Natrium CRS	Wasser R	pH 7,0	*Escherichia coli* NCIMB 8666 CIP 2.83 ATCC 9637	C – pH 7,0	35 – 37
Dihydrostreptomycinsulfat	Dihydrostreptomycinsulfat CRS	Wasser R	pH 8,0	*Klebsiella pneumoniae* NCTC 7427 CIP 53.153 ATCC 10031	C – pH 7,0	35 – 37
Erythromycinestolat	Erythromycin CRS	Methanol R (siehe Monographien)	pH 8,0	*Klebsiella pneumoniae* NCTC 7427 CIP 53.153 ATCC 10031	D – pH 7,0	35 – 37
Erythromycinethylsuccinat				*Staphylococcus aureus* NCTC 7447 CIP 53.156 ATCC 6538 P	C – pH 7,0	35 – 37
Framycetinsulfat	Framycetinsulfat CRS	Wasser R	pH 8,0	*Staphylococcus aureus* NCTC 7447 CIP 53.156 ATCC 6538 P	C – pH 7,0	35 – 37
Gentamicinsulfat	Gentamicinsulfat CRS	Wasser R	pH 7,0	*Staphylococcus aureus* NCTC 7447 CIP 53.156 ATCC 6538 P	C – pH 7,0	35 – 37
Gramicidin	Gramicidin CRS	Methanol R	pH 7,0*)	*Enterococcus hirae* ATCC 10541 CIP 58.55 *Staphylococcus aureus* ATCC 6538 P	C – pH 7,0	35 – 37

*) Der Zusatz von Detergenzien, wie Polysorbat 80 R in einer Konzentration von 0,1 mg · ml^{-1}, kann erforderlich sein, um Verluste durch Adsorption während der Verdünnungsschritte zu vermeiden.

Fortsetzung Tab. 2.7.2-2: Turbidimetrische Methode

Antibiotikum	Standard-substanz	Lösungsmittel (Stammlösung)	pH-Wert der Pufferlösung	Mikroorganismen	Medium und pH-Endwert (± 0,1 Einheiten)	Bebrütungstemperatur (°C)
Josamycin Josamycinpropionat	Josamycin CRS Josamycinpropionat CRS	Methanol R (siehe Monographien)	pH 5,6	Staphylococcus aureus NCTC 7447 CIP 53.156 ATCC 6538 P	C – pH 8,0	35 – 37
Kanamycinmonosulfat Saures Kanamycinsulfat	Kanamycinmonosulfat CRS	Wasser R	pH 8,0	Staphylococcus aureus NCTC 7447 CIP 53.156 ATCC 6538 P	C – pH 7,0	35 – 37
Neomycinsulfat	Neomycinsulfat zur mikrobiologischen Wertbestimmung CRS	Wasser R	pH 8,0	Staphylococcus aureus NCTC 7447 CIP 53.156 ATCC 6538 P	C – pH 7,0	35 – 37
Rifamycin-Natrium	Rifamycin-Natrium CRS	Methanol R	pH 7,0	Escherichia coli NCIMB 8879 CIP 54.127 ATCC 10536	C – pH 7,0	35 – 37
Spiramycin	Spiramycin CRS	Methanol R	pH 7,0	Staphylococcus aureus NCTC 7447 CIP 53.156 ATCC 6538 P	C – pH 7,0	35 – 37
Streptomycinsulfat	Streptomycinsulfat CRS	Wasser R	pH 8,0	Klebsiella pneumoniae NCTC 7427 CIP 53.153 ATCC 10031	C – pH 7,0	35 – 37
Tylosin für Tiere Tylosintartrat für Tiere	Tylosin CRS	2,5-prozentige Lösung (V/V) von Methanol R in Phosphat-Pufferlösung pH 7,0 (0,1 mol · l^{-1}) R	pH 7,0	Staphylococcus aureus NCTC 6571 CIP 53.154 ATCC 9144	C – pH 7,0	37
Vancomycinhydrochlorid	Vancomycinhydrochlorid CRS	Wasser R	pH 8,0	Staphylococcus aureus CIP 53.156 ATCC 6538 P	C – pH 7,0	37 – 39

wird mit sterilem Wasser R abgeschwemmt, diese Suspension anschließend 30 min lang bei 70 °C erhitzt und so verdünnt, dass sie eine geeignete Menge Sporen enthält, im Allgemeinen 10 · 10^6 bis 100 · 10^6 Sporen je Milliliter. Diese Sporensuspension ist über längere Zeit bei einer 4 °C nicht übersteigenden Temperatur haltbar.

Alternativ hierzu kann die Kultivierung der zur Sporensuspension benötigten Organismen auch 4 bis 6 Tage lang auf dem Medium C bei 26 °C erfolgen, wobei nach anschließendem Zusatz von 1 mg · l^{-1} Mangan(II)-sulfat R unter aseptischen Bedingungen nochmals 48 h lang bebrütet wird. Die Suspension wird unter dem Mikroskop kontrolliert, um sicherzustellen, dass genügend Sporen gebildet wurden (etwa 80 Prozent), und dann zentrifugiert. Das Sediment wird in sterilem Wasser R suspendiert und verdünnt, so dass sich etwa 10 · 10^6 bis 100 · 10^6 Sporen je Milliliter in der Suspension befinden, und anschließend 30 min lang bei 70 °C erhitzt. Die Lagerungstemperatur für diese Suspension darf 4 °C nicht übersteigen.

Bordetella bronchiseptica
Die Mikroorganismen werden 16 bis 18 h lang bei 35 bis 37 °C auf dem Medium B kultiviert, danach mit sterilem Wasser R abgeschwemmt. Die Suspension wird bis zu einer geeigneten Lichtdurchlässigkeit verdünnt.

Staphylococcus aureus; Klebsiella pneumoniae; Escherichia coli; Micrococcus luteus; Staphylococcus epidermidis
Die Kultivierung erfolgt wie für B. bronchiseptica beschrieben, jedoch unter Benutzung von Medium A und Einstellen der Lichtdurchlässigkeit auf einen Wert, der bei der turbidimetrischen Methode zu einer zufriedenstellenden Dosis-Wirkungskurve oder bei der Diffusionsmethode zu klar umrissenen Hemmzonen mit genügend großem Durchmesser führt.

Saccharomyces cerevisiae; Candida tropicalis
Die Mikroorganismen werden 24 h lang bei 30 bis 37 °C auf dem Medium F kultiviert, danach mit einer sterilen Lösung von Natriumchlorid R (9 g · l^{-1}) abgeschwemmt. Die Suspension wird mit der gleichen Lösung bis zu einer geeigneten Lichtdurchlässigkeit verdünnt.

Pufferlösungen: Pufferlösungen mit einem pH-Wert zwischen 5,8 und 8,0 werden hergestellt, indem 50,0 ml Kaliumdihydrogenphosphat-Lösung (0,2 mol · l^{-1}) mit dem in der Tab. 2.7.2-3 angegebenen Volumen Natriumhydroxid-Lösung (0,2 mol · l⁻¹) gemischt und mit frisch destilliertem Wasser R zu 200,0 ml verdünnt werden.

Tabelle 2.7.2-3

pH-Wert	Natriumhydroxid-Lösung (0,2 mol · l⁻¹) [ml]
5,8	3,72
6,0	5,70
6,2	8,60
6,4	12,60
6,6	17,80
6,8	23,65
7,0	29,63
7,2	35,00
7,4	39,50
7,6	42,80
7,8	45,20
8,0	46,80

Diese Pufferlösungen werden für alle in der Tab. 2.7.2-1 aufgeführten mikrobiologischen Wertbestimmungen benutzt, mit Ausnahme derjenigen für Bleomycinsulfat und Amphotericin B.

Für Bleomycinsulfat wird die Pufferlösung (pH 6,8) wie folgt hergestellt: 6,4 g Kaliumdihydrogenphosphat R und 18,9 g Natriummonohydrogenphosphat R werden in Wasser R zu 1000 ml gelöst.

Für Amphotericin B wird die Phosphat-Pufferlösung pH 10,5 (0,2 mol · l⁻¹) wie folgt hergestellt: 35 g Kaliummonohydrogenphosphat R werden in 900 ml Wasser R gelöst; die Lösung wird mit 20 ml Natriumhydroxid-Lösung (1 mol · l⁻¹) versetzt und anschließend mit Wasser R zu 1000,0 ml verdünnt.

Nährmedien: Die nachstehend aufgeführten oder entsprechende Medien können benutzt werden.

Medium A
Pepton	6 g
Caseinpepton (Pankreashydrolysat)	4 g
Rindfleischextrakt	1,5 g
Hefeextrakt	3 g
Glucose-Monohydrat	1 g
Agar	15 g
Wasser	zu 1000 ml

Medium B
Caseinpepton (Pankreashydrolysat)	17 g
Sojapepton (Papainhydrolysat)	3 g
Natriumchlorid	5 g
Kaliummonohydrogenphosphat	2,5 g
Glucose-Monohydrat	2,5 g
Agar	15 g
Polysorbat 80	10 g
Wasser	zu 1000 ml

Polysorbat 80 wird zu der nach dem Sieden noch heißen und alle anderen Substanzen enthaltenden Lösung, kurz vor dem Auffüllen auf das Endvolumen, zugesetzt.

Medium C
Pepton	6 g
Rindfleischextrakt	1,5 g
Hefeextrakt	3 g
Natriumchlorid	3,5 g
Glucose-Monohydrat	1 g
Kaliummonohydrogenphosphat	3,68 g
Kaliumdihydrogenphosphat	1,32 g
Wasser	zu 1000 ml

Medium D
Herzextrakt	1,5 g
Hefeextrakt	1,5 g
Caseinpepton	5 g
Glucose-Monohydrat	1 g
Natriumchlorid	3,5 g
Kaliummonohydrogenphosphat	3,68 g
Kaliumdihydrogenphosphat	1,32 g
Kaliumnitrat	2 g
Wasser	zu 1000 ml

Medium E
Pepton	5 g
Fleischextrakt	3 g
Natriummonohydrogenphosphat · 12 H_2O	26,9 g
Agar	10 g
Wasser	zu 1000 ml

Das Natriummonohydrogenphosphat wird als sterile Lösung nach Sterilisation des übrigen Mediums zugesetzt.

Medium F
Pepton	9,4 g
Hefeextrakt	4,7 g
Rindfleischextrakt	2,4 g
Natriumchlorid	10,0 g
Glucose-Monohydrat	10,0 g
Agar	23,5 g
Wasser	zu 1000 ml

Medium G
Glycerol	10 g
Pepton	10 g
Fleischextrakt	10 g
Natriumchlorid	3 g
Agar	15 g
Wasser	zu 1000 ml

(nach der Sterilisation pH 7,0 ± 0,1)

4.06/2.07.13.00

2.7.13 Bestimmung der Wirksamkeit von Anti-D-Immunglobulin vom Menschen

Methode A

Die Wirksamkeit des Anti-D-Immunglobulins vom Menschen wird bestimmt durch Vergleich derjenigen Menge, die zur Agglutination von D-positiven Erythrozyten benötigt wird, mit der Menge einer in Internationalen Einheiten eingestellten Standardzubereitung, die die gleiche Wirkung erzielt.

Die Internationale Einheit ist die Wirksamkeit einer festgelegten Menge der Internationalen Standardzubereitung. Die Wirksamkeit der Internationalen Standardzubereitung, angegeben in Internationalen Einheiten, wird von der WHO festgelegt.

Anti-D-Immunglobulin vom Menschen *BRS* wird durch Vergleich mit dem Internationalen Standard in Internationalen Einheiten eingestellt und ist zur Verwendung bei der Bestimmung der Wirksamkeit von Anti-D-Immunglobulin vom Menschen vorgesehen.

Die zur Verwendung kommenden gepoolten, D-positiven Erythrozyten dürfen höchstens 7 Tage lang in geeigneter Weise aufbewahrt werden, nachdem sie von mindestens 4 Spendern der Blutgruppe 0 R_1R_1 gewonnen wurden. Ein geeignetes Volumen Erythrozyten wird 3-mal mit einer Lösung von Natriumchlorid *R* (9 g · l^{-1}) gewaschen. Den Erythrozyten wird ein gleiches Volumen Bromelain-Lösung *R* zugesetzt. Die Mischung wird 10 min lang bei 37 °C stehen gelassen und dann zentrifugiert. Nach dem Entfernen des Überstands werden die Erythrozyten erneut 3-mal mit einer Lösung von Natriumchlorid *R* (9 g · l^{-1}) gewaschen. 20 Volumteile der Erythrozyten werden in einer Mischung von 15 Volumteilen inertem Serum, 20 Volumteilen einer Lösung von Rinderalbumin *R* (300 g · l^{-1}) und 45 Volumteilen einer Lösung von Natriumchlorid *R* (9 g · l^{-1}) suspendiert. Die Suspension wird in einer Eis-Wasser-Mischung unter ständigem Rühren aufbewahrt.

Geeignete Verdünnungen der Zubereitung und der Standardzubereitung werden mit einem kalibrierten, automatischen Verdünnungsgerät hergestellt, wobei als Verdünnungsmittel eine Lösung verwendet wird, die 5 g · l^{-1} Rinderalbumin *R* und 9 g · l^{-1} Natriumchlorid *R* enthält.

Für die kontinuierliche, automatische Analyse wird ein geeignetes Gerät benutzt. Das folgende Verfahren ist üblicherweise geeignet: Die Temperatur im Schlauchsystem wird mit Ausnahme der Inkubationsschleifen bei 15,0 °C gehalten. In das Schlauchsystem des Geräts wird die Suspension der Erythrozyten mit einer Rate von 0,1 ml je Minute und eine Lösung von Methylcellulose 450 *R* (3 g · l^{-1}) mit einer Rate von 0,05 ml je Minute gepumpt. Die Verdünnungen der Zubereitung und der Standardzubereitung werden 2 min lang mit einer Rate von 0,1 ml je Minute zugeführt. Bevor die nächste Verdünnung zugeführt wird, wird das Schlauchsystem mit dem Verdünnungsmittel jeweils 4 min lang mit einer Rate von 0,1 ml je Minute gespült.

Mit einer Rate von 0,6 ml je Minute wird Luft zugeführt. Nach 18 min langem Bebrüten bei 37 °C werden die wie Geldrollen aussehenden Aggregate dispergiert, indem eine Lösung von Natriumchlorid *R* (9 g · l^{-1}) mit einer Rate von 1,6 ml je Minute zugeführt wird. Diese Lösung enthält ein geeignetes Mittel zum Benetzen (zum Beispiel Polysorbat 20 *R* in der Endkonzentration von 0,2 g · l^{-1}), um den kontinuierlichen Fluss der Luftblasen aufrechtzuerhalten. Nach dem Absetzen der Agglutinate wird der Überstand entfernt, zuerst mit einer Rate von 0,4 ml je Minute und anschließend mit einer Rate von 0,6 ml je Minute. Die nicht agglutinierten Erythrozyten werden mit einer Lösung, die 50 mg · l^{-1} Kaliumcyanid *R*, 0,2 g · l^{-1} Kaliumhexacyanoferrat(III) *R*, 1 g · l^{-1} Natriumhydrogencarbonat *R* und 5 g · l^{-1} Octoxinol 10 *R* enthält, bei einer Rate von 2,5 ml je Minute aufgelöst. Eine Schleife, die eine 10 min lange Verzögerung bewirkt, muss zur Umwandlung des Hämoglobins in das Gerät eingesetzt werden. Die Absorption (2.2.25) des Hämolysats wird kontinuierlich bei einer Wellenlänge zwischen 540 und 550 nm aufgezeichnet. Der Bereich der Antikörperkonzentrationen mit linearer Beziehung zwischen Konzentration und Änderung der Absorption (ΔA) wird bestimmt. Aus den Werten wird eine Eichkurve erstellt und der lineare Kurvenabschnitt für die Bestimmung der Wirksamkeit der Zubereitung verwendet.

Die Wirksamkeit der zu prüfenden Zubereitung wird mit Hilfe der üblichen statistischen Methoden (5.3) berechnet.

Methode B

Die Wirksamkeit des Anti-D-Immunglobulins vom Menschen wird mit einem kompetitiven ELISA auf Erythrozyten-beschichteten Mikrotiterplatten bestimmt. Die Methode beruht auf der kompetitiven Bindung von polyklonalen Anti-D-Immunglobulinen der Zubereitung und biotinylierten monoklonalen Anti-D-Antikörpern, die gegen ein D-Antigen-spezifisches Epitop gerichtet sind. Die Wirksamkeit der zu prüfenden Zubereitung wird mit der einer Standardzubereitung verglichen, die in Internationalen Einheiten eingestellt ist.

Die Internationale Einheit ist die Wirksamkeit einer festgelegten Menge der Internationalen Standardzubereitung. Die Wirksamkeit der Internationalen Standardzubereitung, angegeben in Internationalen Einheiten, wird von der WHO festgelegt.

Anti-D-Immunglobulin vom Menschen *BRS* wird durch Vergleich mit dem Internationalen Standard in Internationalen Einheiten eingestellt und ist zur Verwendung bei der Bestimmung der Wirksamkeit von Anti-D-Immunglobulin vom Menschen vorgesehen.

Materialien

Nicht spezifizierte Reagenzien müssen Analysenqualität haben.

PBS (Phosphatgepufferte Salzlösung): 8,0 g Natriumchlorid *R*, 0,76 g wasserfreies Natriummonohydrogenphosphat *R*, 0,2 g Kaliumchlorid *R*, 0,2 g Kaliumdihydrogenphosphat *R* und 0,2 g Natriumazid *R* werden in Wasser *R* zu 1000 ml gelöst.

TBS (Trometamolgepufferte Salzlösung): 8,0 g Natriumchlorid *R* und 0,6 g Trometamol *R* werden in Wasser *R* gelöst. Die Lösung wird mit Salzsäure (1 mol · l^{-1}) auf einen pH-Wert (2.2.3) von 7,2 eingestellt und mit Wasser *R* zu 1000 ml verdünnt.

Papain-Lösung: 1 g Papain *R* wird in 10 ml Phosphat-Pufferlösung pH 5,4 (0,067 mol · l^{-1}) *R* gegeben. Die Mischung wird 30 min lang bei 37 °C gerührt, 5 min lang bei 10 000 *g* zentrifugiert und durch eine Membran mit einer Porengröße von 0,22 µm filtriert. Zur Aktivierung wird 1 ml des Filtrats mit 1 ml einer Lösung von L-Cystein *R* (48,44 g · l^{-1}) und 1 ml einer Lösung von Natriumedetat *R* (3,72 g · l^{-1}) gemischt und mit Phosphat-Pufferlösung pH 5,4 (0,067 mol · l⁻¹) R zu 10 ml verdünnt. Aliquots werden bei –20 °C oder einer tieferen Temperatur eingefroren.

Erythrozyten: Gepoolte D-positive Erythrozyten von mindestens 3 Spendern mit der Blutgruppe 0 R_2R_2 werden verwendet. Die Zellen werden 4-mal mit PBS gewaschen und 5 min lang bei 1800 g zentrifugiert. Ein geeignetes Volumen vorgewärmter gepackter Zellen wird mit einem geeigneten Volumen vorgewärmter Papain-Lösung gemischt, wobei sich ein Volumenverhältnis von 2:1 als geeignet erwiesen hat. Die Mischung wird 10 min lang bei 37 °C inkubiert und die Zellen werden 4-mal mit PBS gewaschen. Mit einem geeigneten Stabilisator versetzt, können die Zellen bis zu einer Woche bei 4 °C gelagert werden.

Biotinyliertes Brad-5: wird gemäß der Gebrauchsanweisung verwendet

Alkalische-Phosphatase-konjugiertes Avidin/Streptavidin-Reagenz: wird gemäß der Gebrauchsanweisung verwendet, vorzugsweise modifiziert, um hohe spezifische Aktivität mit geringer unspezifischer Bindung zu kombinieren

Substrat-Lösung: p-Nitrophenylphosphat wird gemäß der Gebrauchsanweisung verwendet.

Zellbindungspuffer-Lösung: 18,02 g Glucose R, 4,09 g Natriumchlorid R, 1,24 g Borsäure R, 10,29 g Natriumcitrat R und 0,74 g Natriumedetat R werden in Wasser R gelöst. Die Lösung wird mit Natriumhydroxid-Lösung (1 mol · l⁻¹) oder Salzsäure (1 mol · l⁻¹) auf einen pH-Wert (2.2.3) von 7,2 bis 7,3 eingestellt und mit Wasser R zu 1000 ml verdünnt. Die Pufferlösung wird bei 4 °C aufbewahrt und unmittelbar nach Entnahme aus dem Kühlschrank verwendet.

Glutaraldehyd-Lösung: 24 ml kalte PBS werden unmittelbar vor der Verwendung mit 90 µl einer Lösung von Glutaraldehyd R (250 g · l⁻¹) versetzt.

Mikrotiterplatten: Für die Beschichtung mit Erythrozyten werden Platten aus Polystyrol mit Vertiefungen mit flachem Boden verwendet, die für Enzymimmunassays optimierte Oberflächeneigenschaften und eine hohe Protein-Bindungskapazität aufweisen. Platten zur Herstellung der Immunglobulin-Verdünnungen sind Polystyrol- oder Polyvinylchlorid-Platten mit Vertiefungen mit U- oder V-förmigem Boden.

Methode

Eine 0,1-prozentige Suspension (V/V) von papainbehandelten Erythrozyten in kalter Zellbindungspuffer-Lösung wird hergestellt. In jede Vertiefung einer Mikrotiterplatte mit Vertiefungen mit flachem Boden werden 50 µl Suspension pipettiert.

Die Platte wird 3 min lang bei 350 g zentrifugiert, vorzugsweise bei 4 °C. Ohne den Überstand zu entfernen, werden in jede Vertiefung vorsichtig 100 µl Glutaraldehyd-Lösung pipettiert. Die Platte wird 10 min lang stehen gelassen.

Die Vertiefungen werden durch rasches Umdrehen der Platte abtropfen gelassen und 3-mal mit je 250 bis 300 µl PBS gewaschen, entweder manuell oder mit einem geeigneten automatischen Platten-Waschgerät. Die Bestimmung der Wirksamkeit wird entweder sofort wie nachfolgend beschrieben durchgeführt oder nach Lagerung der mit den Zellen beschichteten Platten bei 4 °C bis zu einem Monat. Zur Lagerung wird das PBS abtropfen gelassen, in jede Vertiefung werden 100 µl Zellbindungspuffer-Lösung pipettiert und die Platten mit einer Kunststofffolie versiegelt.

Prüflösungen: Gefriergetrocknete Zubereitungen werden wie in der Beschriftung angegeben rekonstituiert. 4 voneinander unabhängige Parallelprüfungen werden angesetzt. In einer geometrischen Verdünnungsreihe mit dem Faktor 2 werden jeweils 5 Verdünnungen hergestellt. Die Ausgangskonzentration beträgt 30 I.E. je Milliliter in PBS, die 10 g · l⁻¹ Rinderalbumin R enthält. Falls erforderlich wird die Ausgangsverdünnung so geändert, dass die Messwerte im linearen Bereich der Dosis-Wirkungskurve liegen.

Standardlösungen: Die Standardzubereitung wird gemäß der Gebrauchsanweisung rekonstituiert. 4 voneinander unabhängige Parallelprüfungen werden angesetzt. In einer geometrischen Verdünnungsreihe mit dem Faktor 2 werden jeweils 5 Verdünnungen hergestellt. Die Ausgangskonzentration beträgt 30 I.E je Milliliter in PBS, die 10 g · l⁻¹ Rinderalbumin R enthält.

In Mikrotiterplatten mit Vertiefungen mit U- oder V-förmigem Boden werden jeweils 35 µl jeder Verdünnung der Prüflösung oder der Standardlösung in Reihe in die Vertiefungen übertragen. Anschließend werden in jede Vertiefung 35 µl einer Lösung von biotinyliertem Brad-5 in einer Konzentration von 250 ng · ml⁻¹ pipettiert.

Die Vertiefungen der mit Erythrozyten beschichteten Platten werden durch rasches Umdrehen der Platte auf Fließpapier abtropfen gelassen; anschließend werden in jede Vertiefung 250 µl PBS, die 20 g · l⁻¹ Rinderalbumin R enthalten, pipettiert. Die Platte wird 30 min lang bei Raumtemperatur stehen gelassen.

Die Vertiefungen der mit Erythrozyten beschichteten Platten werden durch rasches Umdrehen der Platte auf Fließpapier abtropfen gelassen. Jeweils 50 µl jeder Verdünnung der Prüflösung oder der Standardlösung, die biotinylierte Brad-5-Antikörper enthalten, werden in die Vertiefungen pipettiert. 50 µl PBS, die 10 g · l⁻¹ Rinderalbumin R enthalten, werden als negative Kontrolle verwendet. Die Platten werden mit einer Kunststofffolie versiegelt und 1 h lang bei Raumtemperatur inkubiert.

Die Flüssigkeit wird aus den Vertiefungen der mit Erythrozyten beschichteten Platten entfernt. Jede Vertiefung wird 3-mal mit je 250 bis 300 µl TBS gewaschen.

Alkalische-Phosphatase-konjugiertes Avidin/Streptavidin-Reagenz wird mit TBS, die 10 g · l⁻¹ Rinderalbumin R enthält, verdünnt. 50 µl dieser Verdünnung werden in jede Vertiefung pipettiert. Die Platte wird 30 min lang bei Raumtemperatur inkubiert.

Die Flüssigkeit wird aus den Vertiefungen der mit Erythrozyten beschichteten Platten entfernt. Jede Vertiefung wird 3-mal mit je 250 bis 300 µl TBS gewaschen.

100 µl Substrat-Lösung werden in jede Vertiefung pipettiert und die Platte wird 10 min lang bei Raumtemperatur im Dunkeln inkubiert. Die Reaktion wird durch Zu-

satz von 50 µl einer Natriumhydroxid-Lösung (3 mol·l⁻¹) in jede Vertiefung gestoppt.

Die Absorption wird bei 405 nm gemessen, der Wert der Negativkontrolle wird subtrahiert. Die Absorptionswerte im linearen Bereich der mit den Verdünnungen erstellten Kurve werden zur Berechnung der Wirksamkeit der zu prüfenden Zubereitung mit Hilfe der üblichen statistischen Methoden (5.3) verwendet.

Methode C

Die Wirksamkeit von Anti-D-Immunglobulin vom Menschen wird mittels Durchflusszytometrie mit Mikrotiterplatten bestimmt. Die Methode beruht auf der spezifischen Bindung zwischen Anti-D-Immunglobulin und D-positiven Erythrozyten. Die Wirksamkeit der zu prüfenden Zubereitung wird mit der einer Standardzubereitung verglichen, die in Internationalen Einheiten eingestellt ist.

Die Internationale Einheit ist die Wirksamkeit einer festgelegten Menge der Internationalen Standardzubereitung. Die Wirksamkeit der Internationalen Standardzubereitung, angegeben in Internationalen Einheiten, wird von der WHO festgelegt.

Anti-D-Immunglobulin vom Menschen BRS ist durch Vergleich mit dem Internationalen Standard in Internationalen Einheiten eingestellt und zur Verwendung bei der Bestimmung der Wirksamkeit von Anti-D-Immunglobulin vom Menschen vorgesehen.

Materialien

Nicht spezifizierte Reagenzien müssen Analysenqualität haben.

PBS: 8,0 g Natriumchlorid *R*, 0,76 g Natriummonohydrogenphosphat *R*, 0,2 g Kaliumchlorid *R* und 0,2 g Kaliumdihydrogenphosphat *R* werden in Wasser *R* zu 1000 ml gelöst.

PBS-BSA: PBS, die 10 g · l⁻¹ Rinderalbumin *R* enthält

Erythrozyten: D-positive Erythrozyten eines Einzelspenders der Blutgruppe 0 R_1R_1 werden innerhalb von 2 Wochen nach der Spende verwendet. Falls erforderlich können die Erythrozyten nach Zusatz eines geeigneten Stabilisators bei 4 °C aufbewahrt werden. Die Zellen werden mindestens 2-mal mit PBS-BSA gewaschen. Eine Suspension, die $1 \cdot 10^4$, jedoch höchstens $5 \cdot 10^4$ Zellen je Mikroliter PBS-BSA enthält, wird hergestellt.

D-negative Erythrozyten eines Einzelspenders mit der Blutgruppe 0 rr werden in gleicher Weise zubereitet und verwendet.

Sekundärer Antikörper: Ein an einen geeigneten Fluoreszenzfarbstoff konjugiertes Anti-IgG-Antikörperfragment, das spezifisch für IgG vom Menschen oder Teile davon ist, wird verwendet. Lagerung und Gebrauch erfolgen gemäß der Gebrauchsanweisung.

Mikrotiterplatten: Platten mit Vertiefungen mit flachem Boden ohne Oberflächenbehandlung für ELISA werden verwendet.

Methode

Prüflösungen: Gefriergetrocknete Zubereitungen werden wie in der Beschriftung angegeben rekonstituiert. Mindestens 3 unabhängige Parallelprüfungen mit mindestens jeweils 3 Verdünnungsstufen in einer geometrischen Reihe mit dem Faktor 1,5 oder 2, beginnend mit einer Konzentration im Bereich von 1,2 bis 0,15 I.E. je Milliliter, werden durchgeführt, wobei PBS-BSA als Verdünnungsmittel verwendet wird. Falls erforderlich wird die Ausgangsverdünnung so geändert, dass die Messwerte im linearen Bereich der Dosis-Wirkungskurve liegen.

Standardlösungen: Die Zubereitung wird wie in der Beschriftung angegeben rekonstituiert. Mindestens 3 unabhängige Parallelprüfungen von mindestens 3 Verdünnungsstufen in einer geometrischen Reihe mit dem Faktor 1,5 oder 2, beginnend mit einer Konzentration im Bereich von 1,2 bis 0,15 I.E. je Milliliter, werden hergestellt, wobei PBS-BSA als Verdünnungsmittel verwendet wird. Falls erforderlich wird die Ausgangsverdünnung so geändert, dass die Messwerte im linearen Bereich der Dosis-Wirkungskurve liegen.

In jede Vertiefung einer Mikrotiterplatte werden 50 µl der Suspension von D-positiven Erythrozyten pipettiert. Jeweils 50 µl jeder Verdünnung der Prüflösung oder der Standardlösung werden in Reihe in die Vertiefungen übertragen. 50 µl PBS-BSA werden als Negativkontrolle verwendet. 50 µl der D-negativen Erythrozyten werden in 4 Vertiefungen derselben Mikrotiterplatte pipettiert und mit jeweils 50 µl der niedrigsten Verdünnung der Prüflösung versetzt. Um störende Reaktionen zu erfassen, werden jeweils 50 µl der D-positiven Erythrozyten in 4 Vertiefungen derselben Mikrotiterplatte pipettiert und mit jeweils 50 µl PBS-BSA versetzt. Die Platte wird mit Kunststofffolie versiegelt und 40 min lang bei 37 °C inkubiert.

Die Platten werden 3 min lang bei 50 *g* zentrifugiert und der Überstand wird verworfen. Die Zellen werden mit 200 bis 250 µl PBS-BSA je Vertiefung gewaschen. Der gesamte Vorgang wird mindestens einmal wiederholt.

Die Platten werden 3 min lang bei 50 *g* zentrifugiert und der Überstand wird verworfen. 50 µl des mit PBS-BSA auf eine geeignete Proteinkonzentration verdünnten sekundären Antikörpers werden jeder Vertiefung zugesetzt. Die Platten werden mit Kunststofffolie versiegelt und vor Licht geschützt 20 min lang bei Raumtemperatur inkubiert.

Die Platten werden 3 min lang bei 50 *g* zentrifugiert und der Überstand wird verworfen. Die Zellen werden mindestens 2-mal mit 200 bis 250 µl PBS-BSA je Vertiefung gewaschen.

Die Platten werden 3 min lang bei 50 *g* zentrifugiert und der Überstand wird verworfen. Die Zellen werden in 200 bis 250 µl PBS je Vertiefung resuspendiert. Die Zellsuspension wird in Röhrchen übertragen, die für verfügbare Durchflusszytometer geeignet sind, wobei durch Verdünnen mit PBS eine geeignete Durchflussrate erzielt wird.

Die Messung der mittleren Fluoreszenzintensität im Durchflusszytometer wird sofort begonnen. Mindestens 10 000 Messungen werden ohne Unterbrechung, aber unter Ausschluss von Zelltrümmern aufgezeichnet.

Die mittlere Fluoreszenzintensität im linearen Bereich der Dosis-Wirkungskurve wird zur Bestimmung der Wirksamkeit der zu prüfenden Zubereitung mit Hilfe der üblichen statistischen Methoden (5.3) verwendet.

4.06/2.07.20.00

2.7.20 In-vivo-Bestimmung der Wirksamkeit von Poliomyelitis-Impfstoff (inaktiviert)

Die Fähigkeit des Impfstoffs, die Bildung von neutralisierenden Antikörpern hervorzurufen, wird mit einer der folgenden Methoden in vivo bestimmt.

Bestimmung an Küken oder Meerschweinchen

Eine geeignete Reihe von mindestens 3 Verdünnungen des zu bestimmenden Impfstoffs wird mit einer geeigneten, gepufferten Salzlösung hergestellt. Mit Küken im Alter von 3 Wochen oder mit Meerschweinchen mit einer Körpermasse von 250 bis 350 g werden Gruppen von 10 Tieren gebildet, wobei jeder Gruppe eine Impfstoffverdünnung zugeordnet wird. Jedem Tier werden 0,5 ml der für die Gruppe vorgesehenen Verdünnung intramuskulär injiziert. 5 bis 6 Tage nach der Injektion wird den Tieren Blut abgenommen. Die Sera werden einzeln abgetrennt und in einer Verdünnung von 1:4 auf das Vorhandensein von neutralisierenden Antikörpern gegen die Poliovirus-Typen 1, 2 und 3 des Menschen geprüft. Hierzu werden 100 $ZKID_{50}$ des Virus mit der Serumverdünnung gemischt und 4,5 bis 6 h lang bei 37 °C inkubiert. Die Proben werden 12 bis 18 h lang bei 5 ± 3 °C stehen gelassen, falls es für die Gleichförmigkeit der Ergebnisse erforderlich ist. Die Mischungen werden in Zellkulturen inokuliert, um nicht neutralisiertes Virus nachzuweisen. Die Ergebnisse werden bis zum Tag 7 nach Inokulation abgelesen. Für jede Tiergruppe wird die Anzahl der Sera mit neutralisierenden Antikörpern ermittelt und die Verdünnung des Impfstoffs errechnet, die bei 50 Prozent der Tiere zu einer Antikörperbildung geführt hat. Parallel wird eine Kontrollbestimmung mit einer geeigneten Referenzzubereitung durchgeführt. Der Impfstoff entspricht der Bestimmung, wenn eine Verdünnung von 1:100 oder eine größere Verdünnung bei 50 Prozent der Tiere eine Antikörperbildung gegen jeden der 3 Virustypen hervorruft.

Bestimmung an Ratten

Eine geeignete In-vivo-Methode besteht in der intramuskulären Injektion von mindestens 3 Verdünnungen des zu bestimmenden Impfstoffs und eines Referenzimpfstoffs in die Oberschenkel von Ratten. Für jede Verdünnung wird eine Gruppe von 10 SPF-Ratten eines geeigneten Stamms gebildet. Oft sind 4 Verdünnungen notwendig, um gültige Resultate für alle 3 Serotypen zu erhalten. Die Anzahl der Tiere je Gruppe muss ausreichend sein, um Ergebnisse zu erzielen, die die Gültigkeitskriterien erfüllen. Gruppen von 10 Ratten sind gewöhnlich ausreichend, obwohl auch Gruppen mit weniger Tieren gültige Ergebnisse erzielen können. Falls Tiere unterschiedlichen Geschlechts verwendet werden, werden männliche und weibliche Tiere gleichmäßig auf alle Gruppen verteilt. Eine Körpermasse zwischen 175 und 250 g hat sich als geeignet erwiesen. Ein Inokulum von 0,5 ml je Ratte wird verwendet. Der Dosisbereich wird so gewählt, dass bei allen 3 Poliovirus-Typen eine Antwort erwartet werden kann. Den Tieren wird nach 20 bis 22 Tagen Blut abgenommen. Die Titer an neutralisierenden Antikörpern gegen alle 3 Poliovirus-Typen werden einzeln gemessen mit 100 $ZKID_{50}$ der Sabin-Stämme als Belastungsvirus, Vero or Hep2 als Indikatorzellen unter Neutralisationsbedingungen von 3 h bei 35 bis 37 °C, gefolgt von 18 h bei 2 bis 8 °C, falls es für die Gleichförmigkeit der Ergebnisse erforderlich ist. Nach einer Inkubationszeit von 7 Tagen bei 35 °C werden die Ergebnisse nach dem Fixieren und Färben abgelesen. Für eine gültige Bestimmung der Wirksamkeit muss der Antikörpertiter jedes Belastungsvirus nachweislich im Bereich von 10 bis 1000 $ZKID_{50}$ liegen. Der Titer an neutralisierenden Antikörpern eines Kontrollserums darf nicht mehr als 2 Verdünnungsstufen einer geometrischen Reihe mit dem Faktor 2 vom geometrischen Mittel des Serumtiters entfernt sein. Die Wirksamkeit wird durch Vergleich des Anteils der reagierenden Tiere (Responder) auf den zu bestimmenden Impfstoff und den Referenzimpfstoff unter Anwendung des Probit-Verfahrens oder, nach der Validierung, mit dem Parallelenmodell ermittelt. Bei dem Probit-Verfahren ist es notwendig, einen Grenzwert für den Titer an neutralisierenden Antikörpern gegen jeden Poliovirus-Typ festzulegen, um die reagierenden Tiere zu definieren. Auf Grund der Variation zwischen den Laboratorien ist die Definition eines gemeinsamen Grenzwerts nicht möglich. Vielmehr werden die Grenzwerte für jedes Laboratorium mit einer Reihe von mindestens 3 Bestimmungen mit dem Referenzimpfstoff festgelegt. Der Mittelpunkt auf der $\log_2$-Skala zwischen minimalen und maximalen Antikörpertitern (geometrisches Mittel) aus einer Reihe von 3 oder mehr Bestimmungen ist der Grenzwert. Für jeden der 3 Virustypen darf die Wirksamkeit des Impfstoffs nicht signifikant geringer sein als die der Referenzzubereitung. Die Bestimmung ist nur gültig, wenn

- sowohl für den Prüf- als auch den Referenzimpfstoff der ED_{50}-Wert zwischen der kleinsten und der größten verabreichten Dosis liegt
- die statistische Analyse keine signifikante Abweichung von Linearität und Parallelität zeigt
- die Vertrauensgrenzen für die relative Wirksamkeit zwischen 25 und 400 Prozent der ermittelten Wirksamkeit liegen.

2.9 Methoden der pharmazeutischen Technologie

2.9.1 Zerfallszeit von Tabletten und Kapseln 4905

2.9.4 Wirkstofffreisetzung aus Transdermalen Pflastern 4907

2.9.1 Zerfallszeit von Tabletten und Kapseln

4.06/2.09.01.00

Durch die Zerfallsprüfung wird festgestellt, ob die Tabletten oder Kapseln in der vorgeschriebenen Zeit unter den nachfolgend aufgeführten Bedingungen in einem flüssigen Medium zerfallen.

Der Zerfall einer Tablette oder Kapsel ist erreicht, wenn

a) kein Rückstand mehr auf dem Siebboden verbleibt oder

b) ein doch verbliebener Rückstand höchstens aus einer weichen Masse besteht, die keinen fühlbar festen, unbenetzten Kern enthält, oder

c) nur noch Bruchstücke des Überzugs (Tablette) oder Bruchstücke der Hülle (Kapsel) auf dem Siebboden liegen und/oder an der Unterseite der Scheibe kleben, falls eine solche verwendet wird (Kapsel).

Für Tabletten und Kapseln, die nicht größer als 18 mm sind, wird Apparatur A, für größere Tabletten und Kapseln Apparatur B verwendet.

Prüfung A: Tabletten und Kapseln normaler Größe

Apparatur: Der Hauptteil der Apparatur (siehe Abb. 2.9.1-1) besteht aus einem starren Gestell mit Siebboden, das 6 zylindrische, durchsichtige Prüfröhrchen hält. Jedes Röhrchen hat eine Länge von 77,5 ± 2,5 mm und einen inneren Durchmesser von 21,5 mm. Die Wandstärke beträgt etwa 2 mm. Jedes Röhrchen ist mit einer zylindrischen Scheibe aus durchsichtigem Kunststoffmaterial versehen, dessen relative Dichte zwischen 1,18 und 1,20 liegt oder deren Masse 3,0 ± 0,2 g beträgt. Der Durchmesser der Scheiben beträgt 20,7 ± 0,15 mm, ihre Dicke 9,5 ± 0,15 mm. Jede Scheibe hat 5 Löcher von 2 mm Durchmesser, ein Loch in der Mitte, die 4 anderen in gleichem Abstand voneinander in einem Kreis von 6 mm Radius um den Mittelpunkt der Scheibe angeordnet. Seitlich befinden sich 4 V-förmige Einkerbungen in gleichem Abstand voneinander, die jeweils oben 9,5 mm breit und 2,55 mm tief, unten 1,6 mm breit und 1,6 mm tief sind. Die Prüfröhrchen werden durch eine obere und eine untere starre Platte aus Kunststoffmaterial, die einen Durchmesser von 90 mm haben und 6 mm dick sind, senkrecht gehalten. Die Platten haben 6 Bohrungen. Alle Bohrungen haben den gleichen Abstand vom Mittelpunkt der Platte und voneinander. An der Unterseite der unteren

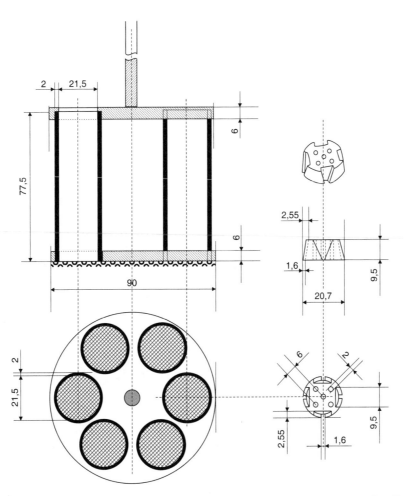

Abb. 2.9.1-1: Apparatur A zur Bestimmung der Zerfallszeit von Tabletten und Kapseln normaler Größe
Längenangaben in Millimetern

Platte befindet sich ein Netz aus rostfreiem Stahldraht. Der Stahldraht hat eine Dicke von 0,635 mm und das Netz eine Maschenweite von 2,00 mm. Die Platten werden voneinander durch senkrechte Metallstäbe an der Außenseite in einem festen Abstand von 77,5 mm gehalten. Ein Metallstab ist in der Mitte der oberen Platte so angebracht, dass das Gerät durch einen Motor gleichmäßig 29- bis 32-mal je Minute über eine Strecke von 50 bis 60 mm auf und ab bewegt werden kann.

Das Gerät wird in ein geeignetes Gefäß, vorzugsweise in ein 1-Liter-Becherglas, gehängt, das die vorgeschriebene Flüssigkeit enthält. Das Gefäß enthält so viel Flüssigkeit, dass sich das Drahtnetz am obersten Punkt seines Wegs noch mindestens 15 mm unterhalb der Flüssigkeitsoberfläche befindet und am untersten Punkt mindestens 25 mm vom Gefäßboden entfernt ist und die oberen Öffnungen der Röhrchen über der Flüssigkeitsoberfläche bleiben. Mit Hilfe einer geeigneten Vorrichtung wird die Flüssigkeit bei einer Temperatur zwischen 35 und 39 °C gehalten.

Die Konstruktion des starren Gestells mit Siebboden darf geändert werden, vorausgesetzt dass die Angaben über die Prüfröhrchen und die Maschenweite des Siebbodens mit der vorstehend gegebenen Beschreibung übereinstimmen.

Ausführung: In jedes der 6 Röhrchen wird eine Tablette oder eine Kapsel und darauf, falls vorgeschrieben, eine Scheibe gelegt. Das Gerät wird in das Becherglas mit der vorgeschriebenen Flüssigkeit gehängt und während der vorgeschriebenen Zeit auf und ab bewegt. Anschließend wird das Gerät herausgenommen und der Zustand der Tabletten oder Kapseln untersucht. Die Anforderungen der Prüfung sind erfüllt, wenn alle Tabletten oder Kapseln zerfallen sind.

Prüfung B: Große Tabletten und Kapseln

Apparatur: Der Hauptteil der Apparatur (siehe Abb. 2.9.1-2) besteht aus einem starren Gestell mit Siebboden, das 3 zylindrische, durchsichtige Prüfröhrchen hält. Jedes Röhrchen hat eine Länge von 77,5 ± 2,5 mm und einen inneren Durchmesser von 33,0 ± 0,5 mm. Die Wandstärke beträgt 2,5 ± 0,5 mm. Jedes Röhrchen ist mit einer zylindrischen Scheibe aus durchsichtigem Kunststoffmaterial versehen, dessen relative Dichte zwischen 1,18 und 1,20 liegt oder deren Masse 13,0 ± 0,2 g beträgt. Der Durchmesser der Scheiben beträgt 31,4 ± 0,13 mm, ihre Dicke 15,3 ± 0,15 mm. Jede Scheibe hat 7 Löcher von 3,15 ± 0,1 mm Durchmesser, ein Loch in der Mitte, die 6 anderen im gleichen Abstand voneinander in einem Kreis von 4,2 ± 0,05 mm Radius um den Mittelpunkt der Scheibe angeordnet. Die Prüfröhrchen werden senkrecht durch eine obere und eine untere starre Platte aus Kunststoffmaterial gehalten, die einen Durchmesser von 97 mm haben und 9 mm dick sind. Die Platten haben 3 Bohrungen. Alle Bohrungen haben den gleichen Abstand vom Mittelpunkt und voneinander. An der Unterseite der unteren Platte befindet sich ein Netz aus rostfreiem Stahldraht. Der Stahldraht hat eine Dicke von 0,63 ± 0,03 mm und das Netz eine Maschenweite von 2,0 ± 0,2 mm. Die Platten sind voneinander durch senkrechte Metallstäbe an der Außenseite in einem festen Abstand von 77,5 mm gehalten. Ein Metallstab ist in der Mitte der oberen Platte so angebracht, dass das Gerät durch einen Motor gleichmäßig 29- bis 32-mal je Minute über eine Strecke von 55 ± 2 mm auf und ab bewegt werden kann.

Das Gerät wird in ein geeignetes Gefäß, vorzugsweise in ein 1-Liter-Becherglas, gehängt, das die vorgeschriebene Flüssigkeit enthält. Das Gefäß enthält so viel Flüssigkeit, dass sich das Drahtnetz am obersten Punkt seines Wegs noch mindestens 15 mm unterhalb der Flüssigkeitsoberfläche befindet und am untersten Punkt mindestens 25 mm vom Gefäßboden entfernt ist und die Öffnungen der Röhrchen über der Flüssigkeitsoberfläche bleiben. Mit Hilfe einer geeigneten Vorrichtung wird die Flüssigkeit bei einer Temperatur zwischen 35 und 39 °C gehalten.

Die Konstruktion des starren Gestells mit Siebboden darf geändert werden, vorausgesetzt dass die Angaben über die Prüfröhrchen und die Maschenweite des Siebbodens mit der vorstehend gegebenen Beschreibung übereinstimmen.

Ausführung: 6 Tabletten oder Kapseln werden geprüft, indem entweder 2 starre Gestelle mit Siebboden parallel verwendet werden oder das Verfahren wiederholt wird. In jedes der 3 Röhrchen wird eine Tablette oder eine Kapsel und darauf, falls vorgeschrieben, eine Scheibe gelegt. Das Gerät wird in das Becherglas mit der vorgeschriebenen Flüssigkeit gehängt und während der vorgeschriebenen Zeit auf und ab bewegt. Anschließend wird das Gerät herausgenommen und der Zustand der Tabletten oder Kapseln untersucht. Die Anforderungen der Prüfung sind erfüllt, wenn alle 6 Tabletten oder Kapseln zerfallen sind.

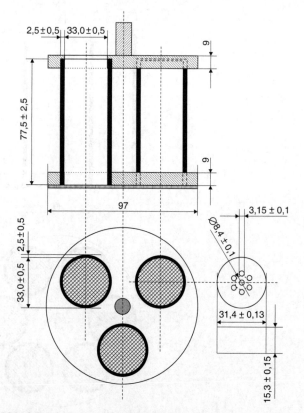

Abb. 2.9.1-2: Apparatur B zur Bestimmung der Zerfallszeit von großen Tabletten und Kapseln
Längenangaben in Millimetern

4.06/2.09.04.00

2.9.4 Wirkstofffreisetzung aus Transdermalen Pflastern

Die Prüfung dient der Bestimmung der Freisetzungsgeschwindigkeit von Wirkstoffen aus Transdermalen Pflastern.

1 Freisetzungsscheibe

Apparatur: Der Rührer und das Gefäß der Blattrührer-Apparatur, die bei der Prüfung „Wirkstofffreisetzung aus festen Arzneiformen" (2.9.3) beschrieben werden, und zusätzlich eine zusammengesetzte Scheibe aus rostfreiem Stahl, die mit einem Drahtgewebe (Maschenweite 125 µm) ausgestattet ist (siehe Abb. 2.9.4-1), werden benutzt. Die Scheibe hält das Pflaster flach mit der Freisetzungsseite nach oben und parallel zur Unterkante des Rührblatts und ist so gebaut, dass das Volumen zwischen Scheibe und Boden des Gefäßes möglichst klein ist. Ein Abstand von 25 ± 2 mm zwischen der Unterkante des Rührblatts und der Oberfläche der Scheibe wird während der Prüfung eingehalten (siehe Abb. 2.9.4-2). Die Temperatur wird bei 32 ± 0,5 °C gehalten. Das Gefäß kann während der Prüfung bedeckt werden, um ein Verdunsten der Prüfflüssigkeit möglichst gering zu halten.

Ausführung: Das vorgeschriebene Volumen der Prüfflüssigkeit wird in das Gefäß gegeben, die Prüfflüssigkeit auf die vorgeschriebene Temperatur erwärmt und das Pflaster auf der Scheibe so angebracht, dass die Freisetzungsseite so flach wie möglich liegt. Das Pflaster kann auf der Scheibe mit Hilfe eines geeigneten Klebers oder eines doppelseitigen Klebestreifens angebracht werden. Der Kleber und der Klebestreifen dürfen eine Gehaltsbestimmung des Wirkstoffs oder der Wirkstoffe nicht stören und dürfen den Wirkstoff oder die Wirkstoffe nicht binden. Das Pflaster wird mit der Freisetzungsseite nach oben gerichtet auf die klebende Seite der Scheibe aufgedrückt. Das auf der Scheibe angebrachte Pflaster darf die Begrenzung der Scheibe nicht überragen. Zu diesem Zweck darf, vorausgesetzt, dass die Zubereitung homogen und einheitlich über die Trägerschicht verteilt ist, ein geeignetes, exakt vermessenes Stück des Pflasters zugeschnitten und für die Prüfung der Wirkstofffreisetzung eingesetzt werden. Diese Vorgehensweise kann auch notwendig sein, um geeignete Sinkbedingungen zu erhalten, darf aber nicht bei Membranpflastern angewendet werden. Das auf der Scheibe angebrachte Pflaster wird mit der Freisetzungsseite nach oben flach auf den Boden des Gefäßes gelegt. Der Rührer wird sofort mit einer Umdrehungszahl von beispielsweise 100 min^{-1} in Rotation versetzt. Zu mehreren festgelegten Zeiten wird eine Probe an einer Stelle entnommen, die in der Mitte zwischen der Oberfläche der Prüfflüssigkeit und der Oberkante des Rührblatts und mindestens 10 mm von der Gefäßwand entfernt liegt.

Die Gehaltsbestimmung erfolgt an jeder entnommenen Probe, wobei das entnommene Volumen, falls notwendig, berücksichtigt und kompensiert wird. Die Prüfung wird mit weiteren Pflastern durchgeführt.

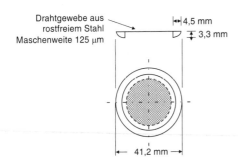

Abb. 2.9.4-1: Freisetzungsscheibe

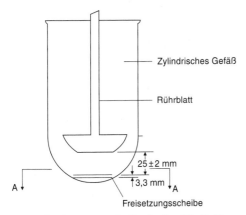

Abb. 2.9.4-2: Freisetzungsscheibe in der Blattrührer-Apparatur

2 Extraktionszelle

Apparatur: Der Rührer und das Gefäß der Blattrührer-Apparatur, die bei der Prüfung „Wirkstofffreisetzung aus festen Arzneiformen" (2.9.3) beschrieben werden, und zusätzlich die Extraktionszelle werden benutzt.

Die Extraktionszelle (siehe Abb. 2.9.4-3) ist aus chemisch inerten Materialien hergestellt und besteht aus einer Halterung, einer Abdeckung und, falls notwendig, aus einer Membran, die auf das Pflaster aufgebracht wird, um es von der Prüfflüssigkeit zu isolieren, falls diese die physikalisch-chemischen Eigenschaften des Pflasters modifizieren oder ungünstig beeinflussen kann.

Halterung: Der innere Teil der Halterung hat einen Hohlraum, der das Pflaster aufnimmt. Dieser ist 2,6 mm tief und hat einen Durchmesser, der für die Größe des Pflasters geeignet ist. Folgende Durchmesser können verwendet werden: 27, 38, 45, 52 mm, entsprechend den Volumen von 1,48 ml, 2,94 ml, 4,13 ml beziehungsweise 5,52 ml.

Abdeckung: Die Abdeckung hat eine zentrale Öffnung mit einem Durchmesser, der entsprechend der Größe des Pflasters gewählt wird. Dadurch kann das Pflaster exakt zentriert werden und die Freisetzungsfläche ist begrenzt. Folgende Durchmesser können verwendet werden: 20, 32, 40, 50 mm, entsprechend den Flächen von 3,14 cm^2, 8,03 cm^2, 12,56 cm^2 beziehungsweise 19,63 cm^2. Die Abdeckung wird auf der Halterung, aus der Schrauben

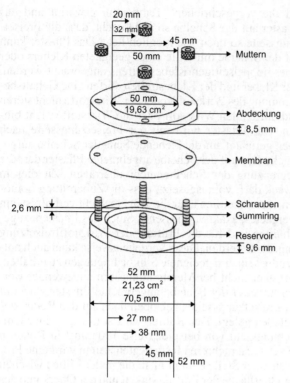

Abb. 2.9.4-3: Extraktionszelle

herausragen, mittels Muttern befestigt. Die Abdeckung wird gegen die Halterung mit Hilfe eines Gummirings abgedichtet, der auf das Reservoir gesetzt wird.

Extraktionszelle: Die Extraktionszelle hält das Pflaster flach mit der Freisetzungsseite nach oben und parallel zur Unterkante des Rührblatts. Ein Abstand von 25 ± 2 mm zwischen der Unterkante des Rührblatts und der Oberfläche der Extraktionszelle wird während der Prüfung eingehalten (siehe Abb. 2.9.4-4).

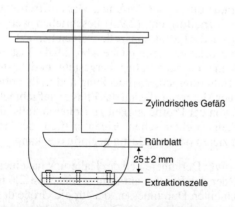

Abb. 2.9.4-4: Extraktionszelle in der Blattrührer-Apparatur

Die Temperatur wird bei 32 ± 0,5 °C gehalten. Das Gefäß kann während der Prüfung bedeckt werden, um ein Verdunsten der Prüfflüssigkeit möglichst gering zu halten.

Ausführung: Das vorgeschriebene Volumen der Prüfflüssigkeit wird in die Apparatur gegeben und die Prüfflüssigkeit auf die vorgeschriebene Temperatur erwärmt. Das Pflaster wird in der Zelle mit der Freisetzungsseite nach oben exakt zentriert. Die Zelle wird verschlossen, falls notwendig wird eine hydrophobe Substanz, zum Beispiel Vaselin, auf die flachen Oberflächen aufgetragen, um einen dichten Verschluss zu gewährleisten. Das Pflaster darf während der Prüfung nicht verrutschen. Die Zelle wird mit der Abdeckung nach oben horizontal auf den Boden des Gefäßes gelegt. Der Rührer wird sofort mit einer Umdrehungszahl von zum Beispiel 100 min^{-1} in Rotation versetzt. Zu mehreren festgelegten Zeiten wird eine Probe an einer Stelle entnommen, die in der Mitte zwischen der Oberfläche der Prüfflüssigkeit und der Oberkante des Rührblatts und mindestens 10 mm von der Gefäßwand entfernt liegt.

Die Gehaltsbestimmung erfolgt an jeder entnommenen Probe, wobei das entnommene Volumen, falls notwendig, berücksichtigt und kompensiert wird. Die Prüfung wird mit weiteren Pflastern durchgeführt.

3 Rotierender Zylinder

Apparatur: Das Gefäß der Blattrührer-Apparatur, das bei der Prüfung „Wirkstofffreisetzung aus festen Arzneiformen" (2.9.3) beschrieben ist, wird benutzt. Zusätzlich wird, an Stelle des Rührblatts und des entsprechenden Schafts, ein Zylinder aus rostfreiem Stahl (siehe Abb. 2.9.4-5) eingesetzt. Das Pflaster wird zu Beginn der Prüfung auf den Zylinder aufgebracht. Der Abstand zwischen innerem Gefäßboden und Zylinder wird während der Prüfung auf 25 ± 2 mm eingestellt. Die Temperatur der Prüfflüssigkeit wird bei 32 ± 0,5 °C gehalten. Während der Prüfung wird das Gefäß bedeckt, um ein Verdunsten der Prüfflüssigkeit möglichst gering zu halten.

Ausführung: Das vorgeschriebene Volumen der Prüfflüssigkeit wird in das Gefäß gegeben und auf die vorgeschriebene Temperatur erwärmt. Die Schutzfolie wird vom Pflaster entfernt. Die klebende Seite wird auf ein Stück einer geeigneten, inerten, porösen Membran aufgebracht, die nach allen Seiten mindestens 1 cm größer als das Pflaster ist. Das Pflaster wird auf eine saubere Fläche aufgebracht, wobei die Membran mit dieser Fläche in Kontakt steht. Das Pflaster kann auf zwei Arten an dem Zylinder festgeklebt werden:
- Ein geeigneter Kleber wird an den freien Membranrändern und, falls notwendig, an der Rückseite des Pflasters angebracht.
- Ein doppelseitiger Klebestreifen wird an der Außenwand des Zylinders angebracht.

Unter geringem Druck wird das Pflaster sorgfältig mit der Trägerschicht auf dem Klebestreifen angebracht, so dass die Freisetzungsseite mit der Prüfflüssigkeit in Kontakt ist. Das Pflaster in Längsrichtung soll den Zylinder umschließen. Der Kleber und der Klebestreifen dürfen die Gehaltsbestimmung des Wirkstoffs oder der Wirkstoffe nicht stören und dürfen den Wirkstoff oder die Wirkstoffe nicht binden.

Der Zylinder wird in die Apparatur eingesetzt und sofort mit einer Umdrehungszahl von zum Beispiel 100 min^{-1} in Rotation versetzt. Zu mehreren festgelegten Zeiten wird eine Probe an einer Stelle entnommen, die in der Mitte zwischen der Oberfläche der Prüfflüssigkeit und der Oberkante des Zylinders und mindestens 10 mm von der Gefäßwand entfernt liegt.

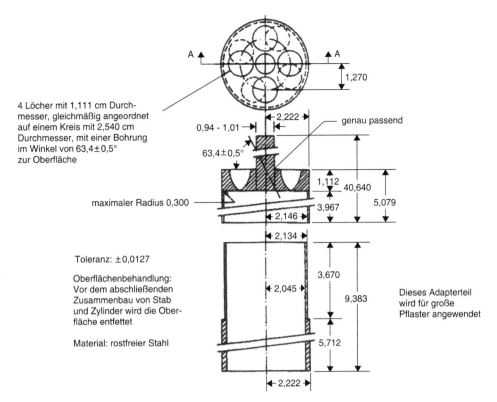

Abb. 2.9.4-5: Rotierender Zylinder
Längenangaben in Zentimetern

Die Gehaltsbestimmung erfolgt nach den Angaben der Einzelmonographie an jeder entnommenen Probe, wobei das entnommene Volumen, falls notwendig, berücksichtigt und kompensiert wird. Die Prüfung wird mit weiteren Pflastern durchgeführt.

Auswertung: Wenn die aus dem Pflaster freigesetzte Wirkstoffmenge bezogen auf die Fläche und die Zeit zu den festgelegten Probeentnahmezeiten innerhalb der vorgeschriebenen Grenzen liegt, gelten die Anforderungen als erfüllt.

4 Reagenzien

4.1.1 Reagenzien

Acebutololhydrochlorid *R*
Ammoniummolybdat-Reagenz *R* 2
Apigenin-7-glucosid *R*
Caryophyllenoxid *R*
Catalpol *R*
Chromophorsubstrat *R* 3
DC-Platte mit octadecylsilyliertem Kieselgel *R*
Decanal *R*
Demethylflumazenil *R*
5,7-Dihydroxy-4-methylcumarin *R*
Ferulasäure *R*
Flumazenil *R*
Glutarsäure *R*
Hydrochinon-Lösung *R*
Hypericin *R*
Isosilibinin *R*
α-Lactose-Monohydrat *R*
β-Lactose *R*
Leiocarposid *R*
Lösungen zur Papierchromatographie-Eignungsprüfung *R*
Longifolen *R*
Menthylacetat *R*
Octanal *R*
Octylamin *R*
Papain *R*
Papier zur Chromatographie *R*
Paraldehyd *R*
Pentafluorpropansäure *R*
Piperiton *R*
Polymer mit eingefügten polaren Gruppen, siliciumorganisches, amorphes, octadecylsilyliertes, nachsilanisiertes *R*
Polymethacrylatgel, hydroxyliertes *R*
Salzsäure, bleifreie *R*
Silibinin *R*
Silicristin *R*
Silidianin *R*
Styrol *R*
Taxifolin *R*
Tetrapropylammoniumchlorid *R*
Valencen *R*
(D_2)Wasser *R* 1

4.1.3 Pufferlösungen

Phosphat-Pufferlösung pH 5,4 (0,067 mol · l^{-1}) *R*
Imidazol-Pufferlösung pH 6,5 *R*
Trometamol-Pufferlösung pH 7,4 *R*
Trometamol-Pufferlösung pH 7,4, natriumchloridhaltige *R* 1

4.2.2 Maßlösungen

Blei(II)-nitrat-Lösung (0,1 mol · l^{-1})

4.3 Chemische Referenzsubstanzen (*CRS*), Biologische Referenzsubstanzen (*BRS*), Referenzspektren

Siehe dort

Die „Allgemeinen Vorschriften" gelten für alle Monographien und sonstigen Texte

4.1.1 Reagenzien

Acebutololhydrochlorid *R*   1148900

CAS Nr. 34381-68-5

Muss der Monographie **Acebutololhydrochlorid (Acebutololi hydrochloridum)** entsprechen

Ammoniummolybdat-Reagenz *R* 2   1005708

50 g Ammoniummolybdat *R* werden in 600 ml Wasser *R* gelöst. 250 ml kaltes Wasser *R* und 150 ml Schwefelsäure *R* werden vorsichtig gemischt und abgekühlt. Anschließend werden beide Lösungen gemischt.

Das Reagenz ist am Tag der Herstellung zu verwenden.

Apigenin-7-glucosid *R*   1095900

$C_{21}H_{20}O_{10}$ M_r 432,4
CAS Nr. 578-74-5

Apigetrin; 7-(β-D-Glucopyranosyloxy)-5-hydroxy-2-(4-hydroxyphenyl)-4*H*-1-benzopyran-4-on; 7-(β-D-Glucopyranosyloxy)-5-hydroxy-2-(4-hydroxyphenyl)-4*H*-chromen-4-on

Schwach gelbliches Pulver; praktisch unlöslich in Wasser, wenig löslich in Ethanol

Smp: 198 bis 201 °C

Dünnschichtchromatographie: 10 µl einer Lösung der Substanz (0,25 g · l⁻¹) in Methanol *R* werden nach den Angaben in der Monographie **Römische Kamille (Chamomillae romanae flos)** geprüft. Das Chromatogramm zeigt im mittleren Drittel eine gelblich fluoreszierende Hauptzone.

Wird die Substanz in der Flüssigchromatographie verwendet, muss sie zusätzlich folgender Anforderung entsprechen:

Gehaltsbestimmung: Die Bestimmung erfolgt mit Hilfe der Flüssigchromatographie (2.2.29) wie in der Monographie **Kamillenblüten (Matricariae flos)** beschrieben.

Untersuchungslösung: 10,0 mg Substanz werden in Methanol *R* zu 100,0 ml gelöst.

Der Gehalt an Apigenin-7-glucosid, berechnet mit Hilfe des Verfahrens „Normalisierung", muss mindestens 95,0 Prozent betragen.

Caryophyllenoxid *R*   1149000

$C_{15}H_{24}O$ M_r 220,4
CAS Nr. 1139-30-6

(–)-β-Caryophyllenepoxid; (1*R*,4*R*,6*R*,10*S*)-4,12,12-Trimethyl-9-methylen-5-oxatricyclo[8.2.0.0⁴,⁶]dodecan

Farblose, feine Kristalle mit Klümpchen

Smp: 62 bis 63 °C

Wird die Substanz in der Gaschromatographie verwendet, muss sie zusätzlich folgender Anforderung entsprechen:

Gehaltsbestimmung: Die Bestimmung erfolgt mit Hilfe der Gaschromatographie (2.2.28) wie in der Monographie **Terpentinöl vom Strandkiefer-Typ (Terebinthinae aetheroleum ab pino pinastro)** beschrieben.

Der Gehalt an Caryophyllenoxid, berechnet mit Hilfe des Verfahrens „Normalisierung", muss mindestens 99,0 Prozent betragen.

Catalpol *R*   1142300

$C_{15}H_{22}O_{10}$ M_r 362,3
CAS Nr. 2415-24-9

[(1a*S*,1b*S*,2*S*,5a*R*,6*S*,6a*S*)-6-Hydroxy-1a-(hydroxymethyl)-1a,1b,2,5a,6,6a-hexahydrooxireno[4,5]cyclopenta[1,2-*c*]pyran-2-yl]β-D-glucopyranosid

Smp: 203 bis 205 °C

Chromophorsubstrat *R* 3   1149100

D-Valyl-leucyl-lysyl-4-nitroanilid-dihydrochlorid wird in Wasser *R* zu einer Konzentration von 3 mmol · l⁻¹ gelöst.

DC-Platte mit octadecylsilyliertem Kieselgel *R*   1148600

Trägerplatten aus Glas, Metall oder Kunststoff mit einer Schicht von octadecylsilyliertem Kieselgel

Die Schicht kann ein organisches Bindemittel enthalten.

Decanal R　1149200

$C_{10}H_{20}O$　　　　　　　　　　　　　　　　　　M_r 156,3
CAS Nr. 112-31-2
Decylaldehyd

Ölige, farblose Flüssigkeit mit charakteristischem Geruch nach Orangen; praktisch unlöslich in Wasser, löslich in Chloroform

d_4^{20}:　0,825 bis 0,829

n_D^{20}:　1,420 bis 1,430

Sdp:　207 bis 209 °C

Wird die Substanz in der Gaschromatographie verwendet, muss sie zusätzlich folgender Anforderung entsprechen:

Gehaltsbestimmung: Die Bestimmung erfolgt mit Hilfe der Gaschromatographie (2.2.28) wie in der Monographie **Süßorangenschalenöl (Aurantii dulcis aetheroleum)** beschrieben.

Der Gehalt an Decanal, berechnet mit Hilfe des Verfahrens „Normalisierung", muss mindestens 99 Prozent betragen.

Demethylflumazenil R　1149300

$C_{14}H_{12}FN_3O_3$　　　　　　　　　　　　　　M_r 289,3
CAS Nr. 79089-72-8
Ethyl-8-fluor-6-oxo-5,6-dihydro-4*H*-imidazo[1,5-*a*]= [1,4]benzodiazepin-3-carboxylat

Farblose Nadeln; löslich in Dimethylsulfoxid und warmem Methanol

Smp: etwa 288 °C

5,7-Dihydroxy-4-methylcumarin R　1149400

$C_{10}H_8O_4$　　　　　　　　　　　　　　　　　M_r 192,2
CAS Nr. 2107-76-8
5,7-Dihydroxy-4-methyl-2*H*-1-benzopyran-2-on;
5,7-Dihydroxy-4-methyl-2*H*-chromen-2-on

Schwach gelbliches Pulver; praktisch unlöslich in Wasser, wenig löslich in Ethanol

Smp: 295 bis 303 °C

Ferulasäure R　1149500

$C_{10}H_{10}O_4$　　　　　　　　　　　　　　　　M_r 194,2
CAS Nr. 1135-24-6
4-Hydroxy-3-methoxyzimtsäure; 3-(4-Hydroxy-3-methoxyphenyl)propensäure

Schwach gelbes Pulver; leicht löslich in Methanol

Smp: 172,9 bis 173,9 °C

*Wird die Substanz in der „Gehaltsbestimmung" der Monographie **Taigawurzel (Eleutherococci radix)** verwendet, muss sie zusätzlich folgender Anforderung entsprechen:*

Gehaltsbestimmung: Die Bestimmung erfolgt mit Hilfe der Flüssigchromatographie (2.2.29) wie in der Monographie **Taigawurzel** beschrieben.

Der Gehalt an Ferulasäure, berechnet mit Hilfe des Verfahrens „Normalisierung", muss mindestens 99 Prozent betragen.

Flumazenil R　1149600

CAS Nr. 78755-81-4

Muss der Monographie **Flumazenil (Flumazenilum)** entsprechen

Glutarsäure R　1149700

$C_5H_8O_4$　　　　　　　　　　　　　　　　　M_r 132,1
CAS Nr. 110-94-1
Pentandisäure

Weißes, kristallines Pulver

Hydrochinon-Lösung R　1044101

0,5 g Hydrochinon R werden in Wasser R gelöst. Nach Zusatz von 20 µl Schwefelsäure R wird die Lösung mit Wasser R zu 50 ml verdünnt.

Hypericin R　1149800

$C_{30}H_{16}O_8$　　　　　　　　　　　　　　　　M_r 504,4
CAS Nr. 548-04-9

1,3,4,6,8,13-Hexahydroxy-10,11-dimethylphenanthro=
[1,10,9,8-*opqra*]perylen-7,14-dion

Gehalt: mindestens 85 Prozent $C_{30}H_{16}O_8$

Isosilibinin *R* 1149900

$C_{25}H_{22}O_{10}$ M_r 482,4
CAS Nr. 72581-71-6

3,5,7-Trihydroxy-2-[2-(4-hydroxy-3-methoxyphenyl)-
3-hydroxymethyl-2,3-dihydro-1,4-benzodioxin-6-yl]=
chroman-4-on

Weißes bis gelbliches Pulver; praktisch unlöslich in Wasser, löslich in Aceton und Methanol

α-Lactose-Monohydrat *R* 1150000

$C_{12}H_{22}O_{11} \cdot H_2O$ M_r 360,3
CAS Nr. 5989-81-1
α-D-Lactose-Monohydrat

Weißes Pulver

Der Gehalt an β-D-Lactose muss kleiner als 3 Prozent sein.

Gehaltsbestimmung: Gaschromatographie (2.2.28), mit Hilfe des Verfahrens „Normalisierung"

Eine geeignete derivatisierte Probe wird eingespritzt.

Säule
– Größe: l = 30 m, ∅ = 0,25 mm
– Stationäre Phase: Polydimethylsiloxan *R* (Filmdicke 1 μm)

Trägergas: Helium zur Chromatographie *R*

Temperatur

	Zeit (min)	Temperatur (°C)
Säule	0 – 12,5	230 → 280
Probeneinlass		250
Detektor		280

Detektion: Flammenionisation

Die Fläche des α-Lactose-Peaks muss mindestens 97 Prozent der Summe aller Peakflächen betragen.

β-Lactose *R* 1150100

$C_{12}H_{22}O_{11}$ M_r 342,3
CAS Nr. 5965-66-2
β-D-Lactose

Weißes bis schwach gelbliches Pulver

Der Gehalt an α-D-Lactose darf höchstens 35 Prozent betragen.

Gehaltsbestimmung: Gaschromatographie (2.2.28), mit Hilfe des Verfahrens „Normalisierung"

Eine geeignete derivatisierte Probe wird eingespritzt.

Säule
– Größe: l = 30 m, ∅ = 0,25 mm
– Stationäre Phase: Poly[(cyanopropyl)(phenyl)][dime=
thyl]siloxan *R* (Filmdicke 1 μm)

Trägergas: Helium zur Chromatographie *R*

Temperatur

	Zeit (min)	Temperatur (°C)
Säule	0 – 32,5	20 → 280
Probeneinlass		250
Detektor		250

Detektion: Flammenionisation

Die Fläche des β-Lactose-Peaks muss mindestens 99 Prozent der Summe aller Peakflächen betragen.

Leiocarposid *R* 1150200

$C_{27}H_{34}O_{16}$ M_r 615
CAS Nr. 71953-77-0

2-(β-D-Glucopyranosyloxy)benzyl-3-(β-D-glucopyrano=
syloxy)-6-hydroxy-2-methoxybenzoat; 2-[[[3-(β-D-Glu=
copyranosyloxy)-6-hydroxy-2-methoxybenzoyl]oxy]=
methyl]phenyl-β-D-glucopyranosid

Weißes Pulver; löslich in Wasser, leicht löslich in Methanol, schwer löslich in Ethanol

Smp: 190 bis 193 °C

Lösungen zur Papierchromatographie-Eignungsprüfung *R* 1150800

Untersuchungslösung a:
Natrium[^{99m}Tc]pertechnetat-Injektionslösung aus Kernspaltprodukten (Natrii pertechnetatis[^{99m}Tc] fissione formati solutio iniectabilis) oder Natrium[^{99m}Tc]pertechnetat-Injektionslösung nicht aus Kernspaltprodukten (Natrii pertechnetatis[^{99m}Tc] sine fissione formati solutio iniectabilis)

Untersuchungslösung b:
In einer verschlossenen Probeflasche werden 100 µl einer Lösung von Zinn(II)-chlorid *R* (5 g · l^{-1}) in Salzsäure (0,05 mol · l^{-1}) und 100 bis 200 MBq **Natrium[^{99m}Tc]pertechnetat-Injektionslösung aus Kernspaltprodukten** oder **Natrium[^{99m}Tc]pertechnetat-Injektionslösung nicht aus Kernspaltprodukten**, in einem Volumen von höchstens 2 ml, gemischt.

Longifolen *R* 1150300

C$_{15}$H$_{24}$ M_r 204,4
CAS Nr. 475-20-7
(1*S*,3a*R*,4*S*,8a*S*)-4,8,8-Trimethyl-9-methylendecahydro-1,4-methanoazulen

Ölige, farblose Flüssigkeit; praktisch unlöslich in Wasser, mischbar mit Ethanol

d_4^{18}: 0,9319

n_D^{20}: 1,5050

$[\alpha]_D^{20}$: +42,7

Sdp: 254 bis 256 °C

Wird die Substanz in der Gaschromatographie verwendet, muss sie zusätzlich folgender Anforderung entsprechen:

Gehaltsbestimmung: Die Prüfung erfolgt mit Hilfe der Gaschromatographie (2.2.28) wie in der Monographie **Terpentinöl vom Strandkiefer-Typ (Terebinthinae aetheroleum ab pino pinastro)** beschrieben.

Der Gehalt an Longifolen, berechnet mit Hilfe des Verfahrens „Normalisierung", muss mindestens 98,0 Prozent betragen.

Menthylacetat *R* 1051800

C$_{12}$H$_{22}$O$_2$ M_r 198,3

CAS Nr. 2623-23-6
2-Isopropyl-5-methylcyclohexylacetat

Farblose Flüssigkeit; schwer löslich in Wasser, mischbar mit Ethanol und Ether

d_{20}^{20}: etwa 0,92

n_D^{20}: etwa 1,447

Sdp: etwa 228 °C

Wird die Substanz in der Gaschromatographie verwendet, muss sie zusätzlich folgender Anforderung entsprechen:

Gehaltsbestimmung: Die Prüfung erfolgt mit Hilfe der Gaschromatographie (2.2.28) wie in der Monographie **Pfefferminzöl (Menthae piperitae aetheroleum)** beschrieben.

Untersuchungslösung: die Substanz

Die Fläche des Hauptpeaks muss mindestens 97,0 Prozent der Summe aller Peakflächen betragen.

Octanal *R* 1150400

C$_8$H$_{16}$O M_r 128,2
CAS Nr. 124-13-0
Octylaldehyd

Ölige, farblose Flüssigkeit; praktisch unlöslich in Wasser

d_4^{20}: 0,822

n_D^{20}: 1,419

Sdp: 171 °C

Wird die Substanz in der Gaschromatographie verwendet, muss sie zusätzlich folgender Anforderung entsprechen:

Gehaltsbestimmung: Die Prüfung erfolgt mit Hilfe der Gaschromatographie (2.2.28) wie in der Monographie **Süßorangenschalenöl (Aurantii dulcis aetheroleum)** beschrieben.

Der Gehalt an Octanal, berechnet mit Hilfe des Verfahrens „Normalisierung", muss mindestens 99 Prozent betragen.

Octylamin *R* 1150500

C$_8$H$_{19}$N M_r 129,2
CAS Nr. 111-86-4
Octan-1-amin

Farblose Flüssigkeit

d_{20}^{20}: etwa 0,782

Sdp: 175 bis 179 °C

Papain *R* 1150700

CAS Nr. 9001-73-4

Proteolytisches Enzym, das aus dem Milchsaft der grünen Früchte und Blätter von *Carica papaya* L. gewonnen wird

Papier zur Chromatographie *R* 1150900

Dünnes Papier aus reiner Cellulose mit glatter Oberfläche und einer Stärke von etwa 0,2 mm

Trennvermögen: Auf 2 Streifen Papier zu Chromatographie *R* werden jeweils 2 bis 5 µl Untersuchungslösung a und b der Lösungen zur Papierchromatographie-Eignungsprüfung *R* aufgetragen. Die Chromatographie erfolgt mit einer Mischung gleicher Volumteile Methanol *R* und Wasser *R* über 3/4 der Papierlänge. Die Papierstreifen werden trocknen gelassen. Die Verteilung der Radioaktivität wird mit einem geeigneten Detektor gemessen. Das Papier ist geeignet, wenn das Chromatogramm der Untersuchungslösung a einen einzigen Radioaktivitätsfleck mit einem R_f-Wert zwischen 0,8 und 1,0 und das Chromatogramm der Untersuchungslösung b einen einzigen Radioaktivitätsfleck am Auftragspunkt (R_f-Wert zwischen 0,0 und 0,1) zeigt.

Paraldehyd *R* 1151000

CAS Nr. 123-63-7

Muss der Monographie **Paraldehyd (Paraldehydum)** entsprechen

Pentafluorpropansäure *R* 1151100

$C_3HF_5O_2$ M_r 164,0
CAS Nr. 422-64-0

Klare, farblose Flüssigkeit

d_{20}^{20}: etwa 1,561

n_D^{20}: etwa 1,284

Sdp: etwa 97 °C

Piperiton *R* 1151200

$C_{10}H_{16}O$ M_r 152,2
CAS Nr. 89-81-6
6-Isopropyl-3-methylcyclohex-2-en-1-on

Polymer mit eingefügten polaren Gruppen, siliciumorganisches, amorphes, octadecylsilyliertes, nachsilanisiertes *R* 1150600

Synthetische, kugelförmige Hybrid-Partikel, die sowohl anorganische (Siliciumdioxid) als auch organische (Organosiloxane) Komponenten enthalten. Die Oberfläche des Polymers ist durch Einführen von Octadecylsilyl-Gruppen, in die polare Gruppen eingebettet sind, verändert.

Um mögliche Wechselwirkungen mit basischen Verbindungen zu verhindern, ist der größte Teil der verbleibenden Silanol-Gruppen an der Oberfläche sorgfältig nachsilanisiert.

Die Teilchengröße ist in Klammern nach dem Namen des Reagenzes bei den entsprechenden Prüfungen angegeben.

Polymethacrylatgel, hydroxyliertes *R* 1151300

Gel auf der Basis von hydroxyliertem Methacrylsäure-Polymer; stationäre Phase für die Ausschlusschromatographie

Salzsäure, bleifreie *R* 1043508

Salzsäure *R*, die zusätzlich folgender Prüfung entsprechen muss:

Blei: höchstens 20 ppb Pb, mit Hilfe der Atomemissionsspektroskopie (2.2.22, Methode I) bestimmt

Untersuchungslösung: 200 g Substanz werden in einem Quarztiegel bis fast zur Trockne eingedampft. Der Rückstand wird in 5 ml Salpetersäure, hergestellt aus Salpetersäure *R* durch Destillation unterhalb des Siedepunkts, aufgenommen. Die Lösung wird zur Trockne eingedampft. Der Rückstand wird in 5 ml Salpetersäure, hergestellt aus Salpetersäure *R* durch Destillation unterhalb des Siedepunkts, aufgenommen.

Referenzlösungen: Die Referenzlösungen werden aus der Blei-Lösung (0,1 ppm Pb) *R* durch Verdünnen mit Salpetersäure, hergestellt aus Salpetersäure *R* durch Destillation unterhalb des Siedepunkts, hergestellt.

Die Emissionsintensität wird bei 220,35 nm gemessen.

Silibinin *R* 1151400

$C_{25}H_{22}O_{10}$ M_r 482,4
CAS Nr. 22888-70-6
Silybin; (2*R*,3*R*)-3,5,7-Trihydroxy-2-[(2*R*,3*R*)-3-(4-hydroxy-3-methoxyphenyl)-2-(hydroxymethyl)-2,3-dihydro-1,4-benzodioxin-6-yl]-2,3-dihydro-4*H*-1-benzopyran-4-on; (2*R*,3*R*)-3,5,7-Trihydroxy-2-[(2*R*,3*R*)-3-(4-hydroxy-3-methoxyphenyl)-2-(hydroxymethyl)-2,3-dihydro-1,4-benzodioxin-6-yl]chroman-4-on

Weißes bis gelbliches Pulver; praktisch unlöslich in Wasser, löslich in Aceton und Methanol

*Wird die Substanz zur Gehaltsbestimmung wie in der Monographie **Mariendistelfrüchte (Silybi marianae fructus)** beschrieben verwendet, muss sie folgender Anforderung entsprechen:*

Gehaltsbestimmung: Die Bestimmung erfolgt mit Hilfe der Flüssigchromatographie (2.2.29) wie in der Monographie **Mariendistelfrüchte** beschrieben.

Untersuchungslösung: 5,0 mg Substanz, zuvor im Vakuum getrocknet, werden in Methanol *R* zu 50,0 ml gelöst.

Der Gehalt an Silibinin A und Silibinin B, berechnet mit Hilfe des Verfahrens „Normalisierung", muss mindestens 95,0 Prozent betragen.

Silicristin *R* 1151500

$C_{25}H_{22}O_{10}$ M_r 482,4
CAS Nr. 33889-69-9
(2*R*,3*R*)-3,5,7-Trihydroxy-2-[(2*R*,3*S*)-7-hydroxy-2-(4-hydroxy-3-methoxyphenyl)-3-hydroxymethyl-2,3-dihydro-1-benzofuran-5-yl]chroman-4-on

Weißes bis gelbliches Pulver; praktisch unlöslich in Wasser, löslich in Aceton und Methanol

Silidianin *R* 1151600

$C_{25}H_{22}O_{10}$ M_r 482,4
CAS Nr. 29782-68-1
(3*R*,3a*R*,6*R*,7a*R*,8*R*)-7a-Hydroxy-8-(4-hydroxy-3-methoxyphenyl)-4-[(2*R*,3*R*)-3,5,7-trihydroxy-4-oxochroman-2-yl]-2,3,3a,7a-tetrahydro-3,6-methano-1-benzofuran-7(6*H*)-on

Weißes bis gelbliches Pulver; praktisch unlöslich in Wasser, löslich in Aceton und Methanol

Styrol *R* 1151700

C_8H_8 M_r 104,2
CAS Nr. 100-42-5
Ethenylbenzol; Vinylbenzol

Farblose, ölige Flüssigkeit; sehr schwer löslich in Wasser

Sdp: etwa 145 °C

Taxifolin *R* 1151800

$C_{15}H_{12}O_7$ M_r 304,3
CAS Nr. 480-18-2
(2*R*,3*R*)-2-(3,4-Dihydroxyphenyl)-3,5,7-trihydroxy-2,3-dihydro-4*H*-1-benzopyran-4-on; (2*R*,3*R*)-2-(3,4-Dihydroxyphenyl)-3,5,7-trihydroxychroman-4-on

Weißes bis fast weißes Pulver; schwer löslich in wasserfreiem Ethanol

Eine Lösung der Substanz in wasserfreiem Ethanol *R* zeigt ein Absorptionsmaximum (2.2.25) bei 290 nm.

Tetrapropylammoniumchlorid *R* 1151900

$C_{12}H_{28}ClN$ M_r 221,8
CAS Nr. 5810-42-4

Weißes, kristallines Pulver; wenig löslich in Wasser

Smp: etwa 241 °C

Valencen *R* 1152100

$C_{15}H_{24}$ M_r 204,4
CAS Nr. 4630-07-3
4β*H*,5α-Eremophila-1(10),11-dien;
(1*R*,7*R*,8a*S*)-1,8a-Dimethyl-7-(1-methylethenyl)-1,2,3,5,6,7,8,8a-octahydronaphthalin

Ölige, farblose bis blassgelbe Flüssigkeit mit charakteristischem Geruch; praktisch unlöslich in Wasser, löslich in Ethanol

d_4^{20}: etwa 0,918

n_D^{20}: etwa 1,508

Sdp: etwa 123 °C

Wird die Substanz in der Gaschromatographie verwendet, muss sie zusätzlich folgender Anforderung entsprechen:

Gehaltsbestimmung: Die Prüfung erfolgt mit Hilfe der Gaschromatographie (2.2.28) wie in der Monographie **Süßorangenschalenöl (Aurantii dulcis aetheroleum)** beschrieben.

Der Gehalt an Valencen, berechnet mit Hilfe des Verfahrens „Normalisierung", muss mindestens 90 Prozent betragen.

(D_2)Wasser *R* 1 1025301

D_2O M_r 20,03

CAS Nr. 7789-20-0

Schweres Wasser

Deuterierungsgrad: mindestens 99,95 Prozent

4.1.3 Pufferlösungen

Phosphat-Pufferlösung pH 5,4 (0,067 mol · l⁻¹) *R*
4012000

Angemessene Volumen einer Lösung von Natriummonohydrogenphosphat *R* (23,99 g · l⁻¹) und einer Lösung von Natriumdihydrogenphosphat-Monohydrat *R* (9,12 g · l⁻¹) werden gemischt, so dass eine Lösung mit einem pH-Wert (2.2.3) von 5,4 erhalten wird.

Imidazol-Pufferlösung pH 6,5 *R*
4003000

6,81 g Imidazol *R*, 1,23 g Magnesiumsulfat *R* und 0,73 g Calciumsulfat *R* werden in 752 ml Salzsäure (0,1 mol·l⁻¹) gelöst. Falls erforderlich wird der pH-Wert (2.2.3) eingestellt und die Lösung mit Wasser *R* zu 1000,0 ml verdünnt.

Trometamol-Pufferlösung pH 7,4 *R*
4012100

30,3 g Trometamol *R* werden in etwa 200 ml Wasser *R* gelöst. Die Lösung wird mit 183 ml Salzsäure (1 mol · l⁻¹) versetzt und mit Wasser *R* zu 500,0 ml verdünnt.

Hinweis: Der pH-Wert der Lösung beträgt 7,7 bis 7,8 bei Raumtemperatur und 7,4 bei 37 °C. Die Lösung ist bei 4 °C mehrere Monate lang haltbar.

Trometamol-Pufferlösung pH 7,4, natriumchloridhaltige *R* 1
4012200

0,1 g Rinderalbumin *R* werden in einer Mischung von 2 ml Trometamol-Pufferlösung pH 7,4 *R* und 50 ml einer Lösung von Natriumchlorid *R* (5,84 mg · ml⁻¹) gelöst. Die Lösung wird mit Wasser *R* zu 100,0 ml verdünnt.

4.2.2 Maßlösungen

Blei(II)-nitrat-Lösung (0,1 mol · l^{-1})   3003100
33 g Blei(II)-nitrat *R* werden in Wasser *R* zu 1000,0 ml gelöst.

Einstellung: Die Bestimmung erfolgt mit 20,0 ml der Blei(II)-nitrat-Lösung wie unter „Komplexometrische Titrationen" (2.5.11) angegeben.

4.3 Chemische Referenzsubstanzen (*CRS*), Biologische Referenzsubstanzen (*BRS*), Referenzspektren

Acebutolol-Verunreinigung B *CRS*
Acriflaviniummonochlorid *CRS*
Anti-D-Immunglobulin vom Menschen *BRS*
Atropin-Referenzspektrum der Ph. Eur.
Atropin zur Eignungsprüfung *CRS*
Azithromycin *CRS*
Azithromycin-Verunreinigung A *CRS*
Azithromycin-Verunreinigung B *CRS*
Celiprolol-Verunreinigung I *CRS*
Celiprolol zur Peak-Identifizierung *CRS*
Celiprololhydrochlorid *CRS*
Ciprofloxacinhydrochlorid zur Peak-Identifizierung *CRS*
Clarithromycin *CRS*
Clarithromycin zur Peak-Identifizierung *CRS*
Clazuril-Referenzspektrum der Ph. Eur.
Clazuril zur Eignungsprüfung *CRS*
Demethylflumazenil-Referenzspektrum der Ph. Eur.
Dimethylacetamid *CRS*
Fluspirilen *CRS*
Hydroxypropylbetadex *CRS*
Ipratropium-Verunreinigung A *CRS*

Ipratropium-Verunreinigung B *CRS*
Kit zur Radiomarkierung von Sestamibi *CRS*
Loperamidhydrochlorid zur Eignungsprüfung *CRS*
Loperamidoxid-Monohydrat *CRS*
Meglumin-Referenzspektrum der Ph. Eur.
Natriumpolystyrolsulfonat-Referenzspektrum der Ph. Eur.
Nifedipin-Referenzspektrum der Ph. Eur.
Perindopril-Verunreinigung A *CRS*
Perindopril zur Eignungsprüfung *CRS*
Perindopril zur stereochemischen Reinheitsprüfung *CRS*
Perindopril-*tert*-butylamin *CRS*
Polysorbat-20-Referenzspektrum der Ph. Eur.
Polysorbat-40-Referenzspektrum der Ph. Eur.
Polysorbat-60-Referenzspektrum der Ph. Eur.
Poly(vinylidendifluorid)-Referenzspektrum der Ph. Eur.
Schweinerotlauf-Beschichtungsantigen für ELISA *BRS*
1,4-Sorbitan *CRS*
Tramadolhydrochlorid *CRS*
Tri-*n*-butylphosphat *CRS*

5.4 Lösungsmittel-Rückstände

5.4 Lösungsmittel-Rückstände

Grenzwerte für Lösungsmittel-Rückstände in Wirkstoffen, Hilfsstoffen und Arzneimitteln

Die „International Conference on Harmonisation of Technical Requirements for Registration of Pharmaceuticals for Human Use" (ICH) hat die Leitlinie über Verunreinigungen mit Lösungsmittel-Rückständen angenommen, die Grenzwerte für den Gehalt an Lösungsmitteln, die nach der Herstellung in Wirkstoffen, Hilfsstoffen und Arzneimitteln zurückbleiben können, vorschreibt. Diese Leitlinie, deren Text nachstehend wiedergegeben wird, berücksichtigt nicht die auf dem Markt befindlichen Produkte. Das Arzneibuch wendet jedoch die gleichen Prinzipien dieser Leitlinie auf bereits verfügbare Wirkstoffe, Hilfsstoffe und Arzneimittel an, unabhängig davon, ob sie Gegenstand einer Monographie des Arzneibuchs sind oder nicht. Alle Substanzen und Produkte sind auf den Gehalt an Lösungsmitteln, die in der Substanz oder dem Produkt nach der Herstellung zurückbleiben können, zu prüfen.

Wenn die anzuwendenden Grenzwerte die nachfolgend aufgeführten erfüllen, werden in Einzelmonographien im Allgemeinen keine Prüfungen auf Lösungsmittel-Rückstände erwähnt, da die eingesetzten Lösungsmittel je nach Hersteller unterschiedlich sein können und da die Forderungen dieses allgemeinen Kapitels durch die allgemeine Monographie **Substanzen zur pharmazeutischen Verwendung (Corpora ad usum pharmaceuticum)** umgesetzt werden. Die zuständige Behörde ist über die im Herstellungsprozess verwendeten Lösungsmittel zu informieren. Diese Information ist ebenfalls im Antrag zur Erlangung des Zertifikats zur Anwendbarkeit der Monographie des Arzneibuchs (Konformitätsbescheinigung) anzugeben und wird in dem Zertifikat erwähnt.

Wenn nur Lösungsmittel der Klasse 3 verwendet werden, kann die Prüfung „Trocknungsverlust" oder eine spezifische Bestimmung des Lösungsmittels an der Substanz durchgeführt werden. Falls der begründete und zugelassene Gehalt eines Lösungsmittels der Klasse 3 oberhalb von 0,5 Prozent liegt, ist eine spezifische Bestimmung des Lösungsmittels erforderlich.

Wenn Lösungsmittel der Klasse 1 oder der Klasse 2 (oder der Klasse 3, falls sie einen Gehalt von 0,5 Prozent überschreiten) verwendet werden, ist nach Möglichkeit die in der Allgemeinen Methode 2.4.24 beschriebene Verfahrensweise anzuwenden. Andernfalls ist eine geeignete, validierte Methode anzuwenden.

Wenn eine quantitative Bestimmung der Lösungsmittel-Rückstände erfolgt, wird das Ergebnis bei der Berechnung des Gehalts der Substanz berücksichtigt, außer eine Prüfung des Trocknungsverlusts wird ebenfalls durchgeführt.

Verunreinigungen: Leitlinie für Lösungsmittel-Rückstände (CPMP/ICH/283/95)

1. Einleitung
2. Geltungsbereich dieser Leitlinie
3. Allgemeine Prinzipien
   3.1 Klassifizierung der Lösungsmittel-Rückstände nach der Risikobewertung
   3.2 Methoden zur Festlegung der Belastungsgrenzwerte
   3.3 Möglichkeiten zur Beschreibung der Grenzwerte für Lösungsmittel der Klasse 2
   3.4 Analysenverfahren
   3.5 Angabe der Grenzwerte für Lösungsmittel-Rückstände
4. Grenzwerte für Lösungsmittel-Rückstände
   4.1 Lösungsmittel, die zu vermeiden sind
   4.2 Lösungsmittel, die in der Anwendung zu begrenzen sind
   4.3 Lösungsmittel mit geringem toxischen Potential
   4.4 Lösungsmittel, für die keine verlässlichen toxikologischen Daten verfügbar sind

Glossar

Anhang 1: Liste der in dieser Leitlinie enthaltenen Lösungsmittel

Anhang 2: Zusätzliche Informationen

Anhang 2.1: Umweltvereinbarungen zu flüchtigen organischen Lösungsmitteln

Anhang 2.2: Lösungsmittel-Rückstände in pharmazeutischen Produkten

Anhang 3: Methoden zur Festlegung von Belastungsgrenzwerten

1. Einleitung

Zweck dieser Leitlinie ist die Empfehlung annehmbarer Mengen an Lösungsmittel-Rückständen in pharmazeutischen Produkten zur Sicherheit der Patienten. Die Leitlinie empfiehlt die Verwendung der am wenigsten toxischen Lösungsmittel und gibt für einige Lösungsmittel-Rückstände Grenzwerte an, die sich als toxikologisch annehmbar erwiesen haben.

Lösungsmittel-Rückstände in pharmazeutischen Produkten werden hier als flüchtige organische Chemikalien definiert, die bei der Herstellung von Wirkstoffen oder Hilfsstoffen sowie bei der Zubereitung von Arzneimitteln verwendet oder gebildet werden. Lösungsmittel können bei den gängigen Herstellungsprozessen nicht vollständig entfernt werden. Eine passende Lösungsmittelauswahl für die Synthese von Wirkstoffen kann die Ausbeute verbessern oder Eigenschaften wie Kristallform, Reinheit und Löslichkeit bestimmen. Daher kann das Lösungsmittel manchmal ein entscheidender Faktor im Syntheseprozess sein. Diese Leitlinie betrifft weder Lösungsmittel, die bewusst als Hilfsstoffe eingesetzt werden, noch Solvate. Der Gehalt an Lösungsmitteln in solchen Produkten muss jedoch bewertet und begründet sein.

Da die Lösungsmittel-Rückstände keinerlei therapeutischen Nutzen haben, sollten sie alle in dem Maße entfernt werden, dass die Anforderungen der Produktspezifikation, die GMP-Regeln oder andere Qualitätsanforderungen erfüllt werden. Arzneimittel dürfen keinen höheren Gehalt an Lösungsmittel-Rückständen enthalten, als durch Unschädlichkeitsdaten vertreten werden kann. Lösungsmittel, deren Toxizität bekanntermaßen inakzeptabel ist (Klasse 1, Tab. 5.4-3), müssen bei der Herstellung von Wirkstoffen, Hilfsstoffen oder Arzneimitteln vermieden werden, außer ihre Verwendung wird in einer Nutzen-Risiko-Studie ausreichend begründet. Die Verwendung von Lösungsmitteln, die weniger toxisch sind (Klasse 2, Tab. 5.4-4), muss so begrenzt werden, dass die Patienten vor möglichen unerwünschten Wirkungen geschützt werden. Wann immer es möglich ist, sollen idealerweise die am wenigsten toxischen Lösungsmittel der Klasse 3 (Tab. 5.4-5) verwendet werden. Eine vollständige Liste aller in dieser Leitlinie aufgeführten Lösungsmittel befindet sich im Anhang 1.

Die Listen sind nicht erschöpfend. Andere Lösungsmittel können in der Praxis bereits angewendet und den Listen später hinzugefügt werden. Die für Lösungsmittel der Klassen 1 und 2 empfohlenen Grenzwerte oder die Klassifizierung von Lösungsmitteln können verändert werden, wenn neue Unschädlichkeitsdaten zur Verfügung stehen. Unterstützende Unschädlichkeitsdaten im Zulassungsantrag für ein neues Arzneimittel, das ein neues Lösungsmittel enthält, können sich an dieser Leitlinie, an der *Guideline ICH-Q3A* (Verunreinigungen in neuen Wirkstoffen) oder an der *Guideline ICH-Q3B* (Verunreinigungen in neuen Arzneimitteln) oder an allen 3 Texten orientieren.

2. Geltungsbereich dieser Leitlinie

Lösungsmittel-Rückstände in Wirkstoffen, Hilfsstoffen und in Arzneimitteln liegen im Geltungsbereich dieser Leitlinie. Daher muss eine Prüfung auf Lösungsmittel-Rückstände durchgeführt werden, wenn bekannt ist, dass der Herstellungs- oder Reinigungsprozess zu Rückständen solcher Lösungsmittel führt. Es ist lediglich notwendig, auf solche Lösungsmittel zu prüfen, die während der Herstellung oder Reinigung von Wirkstoffen, Hilfsstoffen oder Arzneimitteln benutzt werden oder dabei entstehen. Obwohl der Hersteller es vorziehen wird, das Arzneimittel zu prüfen, kann auch ein kumulatives Verfahren angewendet werden, um den Gehalt an Lösungsmittel-Rückständen im Arzneimittel aus dem Gehalt aller zur Herstellung des Arzneimittels verwendeten Bestandteile zu ermitteln. Wenn diese Berechnung einen Gehalt ergibt, der gleich oder kleiner ist als der in dieser Leitlinie empfohlene, ist eine Prüfung des Arzneimittels auf Lösungsmittel-Rückstände nicht erforderlich. Wenn jedoch der berechnete Gehalt über dem empfohlenen liegt, muss das Arzneimittel geprüft werden, um festzustellen, ob der Herstellungsprozess zu einer Verminderung des betreffenden Lösungsmittelgehalts auf annehmbare Werte geführt hat. Das Arzneimittel muss ebenfalls geprüft werden, wenn während seiner Herstellung ein Lösungsmittel verwendet wird.

Diese Leitlinie bezieht sich weder auf potentielle neue Wirkstoffe, Hilfsstoffe oder Arzneimittel, die während der klinischen Erprobung verwendet werden, noch auf bereits auf dem Markt befindliche Arzneimittel.

Diese Leitlinie gilt für alle Darreichungsformen und Applikationsarten. Höhere Gehalte an Lösungsmittel-Rückständen können in bestimmten Fällen, wie bei einer Applikation über eine kürzere Zeit (höchstens 30 Tage) oder bei einer topischen Anwendung, gestattet werden. Eine Begründung für diese Gehalte muss von Fall zu Fall gegeben werden.

Für zusätzliche Informationen in Bezug auf Lösungsmittel-Rückstände siehe Anhang 2.

3. Allgemeine Prinzipien

3.1 Klassifizierung der Lösungsmittel-Rückstände nach der Risikobeurteilung

Die Bezeichnung „tolerierbare tägliche Aufnahme" („tolerable daily intake", TDI) wird vom „International Program on Chemical Safety" (IPCS) verwendet, um Belastungsgrenzen für toxische Chemikalien zu beschreiben, während „akzeptierbare tägliche Aufnahme" („acceptable daily intake", ADI) von der Weltgesundheitsorganisation (WHO) sowie anderen nationalen und internationalen Gesundheitsbehörden und Instituten verwendet wird. Die neue Bezeichnung „zulässige tägliche Belastung" („permitted daily exposure", PDE) wurde in der vorliegenden Leitlinie als eine aus pharmazeutischer Sicht annehmbare Aufnahme von Lösungsmittel-Rückständen definiert, um eine Verwechslung unterschiedlicher ADI-Werte für dieselbe Substanz zu vermeiden.

Die in dieser Leitlinie eingestuften Lösungsmittel sind unter Angabe einer gebräuchlichen Bezeichnung und der Strukturformel als Liste im Anhang 1 aufgeführt. Sie wurden hinsichtlich eines möglichen Risikos für die Gesundheit des Menschen bewertet und in eine der folgenden 3 Klassen eingeteilt:

Lösungsmittel der Klasse 1: Lösungsmittel, die zu vermeiden sind

Bekannte Kanzerogene für den Menschen, Substanzen mit begründetem Verdacht auf Kanzerogenität für den Menschen und umweltgefährdende Stoffe

Lösungsmittel der Klasse 2: Lösungsmittel, die in der Anwendung zu begrenzen sind

Nicht genotoxische Kanzerogene für Tiere oder Agenzien, die möglicherweise andere irreversible toxische Wirkungen wie Neurotoxizität oder Teratogenität verursachen

Lösungsmittel, die im Verdacht stehen, andere signifikante, aber reversible toxische Wirkungen hervorzurufen

Lösungsmittel der Klasse 3: Lösungsmittel mit geringem toxischen Potential

Lösungsmittel mit geringem toxischen Potential gegenüber dem Menschen; gesundheitlich begründete Belastungsgrenzen sind nicht erforderlich

Lösungsmittel der Klasse 3 haben PDE-Werte von 50 mg und mehr je Tag.

3.2 Methoden zur Festlegung der Belastungsgrenzwerte

Die zur Festlegung der zulässigen täglichen Belastung mit Lösungsmittel-Rückständen verwendete Methode wird im Anhang 3 dargestellt. Zusammenfassungen von Toxizitätsdaten, die zur Festlegung von Grenzwerten verwendet wurden, sind in *Pharmeuropa*, Vol. 9, Nr. 1, Supplement, April 1997, veröffentlicht.

3.3 Möglichkeiten zur Beschreibung der Grenzwerte für Lösungsmittel der Klasse 2

2 Möglichkeiten für die Festlegung der Grenzwerte für Lösungsmittel der Klasse 2 stehen zur Verfügung:

Möglichkeit 1: Die in Tab. 5.4-4 enthaltenen Grenzkonzentrationen in ppm können verwendet werden. Sie werden mit Hilfe der Gleichung (1) berechnet, unter der Annahme, dass die täglich verabreichte Dosis 10 g beträgt.

$$\text{Konzentration (ppm)} = \frac{1000 \cdot \text{PDE}}{\text{Dosis}} \quad (1)$$

In diesem Fall werden der PDE-Wert in Milligramm je Tag und die Dosis in Gramm je Tag angegeben.

Diese Grenzwerte werden als zulässig für alle Wirkstoffe, Hilfsstoffe oder Arzneimittel angesehen. Daher kann diese Möglichkeit angewendet werden, wenn die tägliche Dosis nicht bekannt oder festgelegt ist. Wenn alle Hilfsstoffe und Wirkstoffe einer Zubereitung die unter der Möglichkeit 1 genannten Grenzwerte einhalten, können diese Bestandteile in jedem Verhältnis verwendet werden. Eine weitere Berechnung ist nicht notwendig, vorausgesetzt dass die tägliche Dosis 10 g nicht überschreitet. Produkte, die in einer höheren Dosis als 10 Gramm je Tag verabreicht werden, sind nach der Möglichkeit 2 zu betrachten.

Möglichkeit 2: Nicht erforderlich ist, für jeden Bestandteil des Arzneimittels festzustellen, ob er mit den unter der Möglichkeit 1 angegebenen Grenzwerten übereinstimmt. Die in Tab. 5.4-4 angegebenen PDE-Werte in Milligramm je Tag können mit der bekannten maximalen täglichen Dosis und der Gleichung (1) angewendet werden, um die in einem Arzneimittel erlaubte Konzentration an Lösungsmittel-Rückständen zu bestimmen. Solche Grenzwerte werden als zulässig angesehen, vorausgesetzt dass nachgewiesen werden konnte, dass der Gehalt an Lösungsmittel-Rückständen auf einen praktisch erreichbaren Minimalwert verringert werden konnte. Diese Grenzwerte müssen realistisch sein in Bezug auf die analytische Genauigkeit, die Möglichkeiten des Herstellungsverfahrens und die annehmbaren Änderungen des Herstellungsverfahrens. Die Grenzwerte müssen ferner dem gegenwärtigen Herstellungsstandard entsprechen.

Die Möglichkeit 2 kann durch Addieren der Mengen an Lösungsmittel-Rückständen, die in jedem Bestandteil des Arzneimittels vorhanden sind, angewendet werden. Die Summe der Lösungsmittelmengen je Tag muss kleiner sein als die durch den PDE-Wert angegebene Größe.

Als Beispiel wird die Anwendung der Möglichkeiten 1 und 2 für Acetonitril in einem Arzneimittel betrachtet. Die zulässige tägliche Belastung mit Acetonitril beträgt 4,1 Milligramm. Nach Möglichkeit 1 beträgt damit der Grenzwert 410 ppm. Die maximal verabreichte tägliche Menge des Arzneimittels beträgt 5,0 g und das Arzneimittel enthält 2 Hilfsstoffe. Die Zusammensetzung des Arzneimittels und der berechnete maximale Gehalt an restlichem Acetonitril werden in Tab. 5.4-1 angegeben.

Tabelle 5.4-1

Bestandteil	Menge in der Zubereitung (g)	Acetonitril-gehalt (ppm)	tägliche Belastung (mg)
Wirkstoff	0,3	800	0,24
Hilfsstoff 1	0,9	400	0,36
Hilfsstoff 2	3,8	800	3,04
Arzneimittel	5,0	728	3,64

Der Hilfsstoff 1 entspricht dem Grenzwert nach Möglichkeit 1, jedoch der Wirkstoff, der Hilfsstoff 2 und das Arzneimittel entsprechen diesem nicht. Trotzdem entspricht das Arzneimittel dem Grenzwert nach Möglichkeit 2 von 4,1 Milligramm je Tag und somit den Empfehlungen dieser Leitlinie.

Ein anderes Beispiel mit Acetonitril als Lösungsmittel-Rückstand wird betrachtet. Die maximal verabreichte tägliche Menge des Arzneimittels beträgt 5,0 g und das Arzneimittel enthält 2 Hilfsstoffe. Die Zusammensetzung des Arzneimittels und der ermittelte maximale Gehalt an restlichem Acetonitril werden in Tab. 5.4-2 angegeben.

Tabelle 5.4-2

Bestandteil	Menge in der Zubereitung (g)	Acetonitril-gehalt (ppm)	tägliche Belastung (mg)
Wirkstoff	0,3	800	0,24
Hilfsstoff 1	0,9	2000	1,80
Hilfsstoff 2	3,8	800	3,04
Arzneimittel	5,0	1016	5,08

Gemäß dieser Aufstellung entspricht in diesem Beispiel das Arzneimittel weder dem Grenzwert nach Möglichkeit 1 noch dem nach Möglichkeit 2. Der Hersteller kann das Arzneimittel prüfen, um festzustellen, ob der Herstellungsprozess zu einer Verringerung des Acetonitrilgehalts geführt hat. Wenn der Acetonitrilgehalt während der Herstellung nicht auf den zulässigen Grenzwert verringert wurde, muss der Hersteller des Arzneimittels andere Verfahrensschritte anwenden, um die Menge an Acetonitril im Arzneimittel zu vermindern. Wenn alle diese Verfahrensschritte nicht zu einer Verminderung des Gehalts an Lösungsmittel-Rückständen führen, kann der Hersteller in Ausnahmefällen einen zusammenfassenden Bericht über die Maßnahmen zur Verminderung des Lösungsmittelgehalts auf die in der Leitlinie angegebenen Werte und eine Nutzen-Risiko-Analyse vorlegen, um eine Genehmigung für die Anwendung des Arzneimittels trotz des höheren Gehalts an Lösungsmittel-Rückständen zu erhalten.

3.4 Analysenverfahren

Lösungsmittel-Rückstände werden üblicherweise mit Hilfe chromatographischer Verfahren, wie der Gaschromatographie, bestimmt. Nach Möglichkeit müssen die harmonisierten Verfahren, die in Arzneibüchern beschrieben sind, zur Bestimmung des Gehalts an Lösungsmittel-Rückständen benutzt werden. Andernfalls können die Hersteller das am besten geeignete, validierte Analysenverfahren für besondere Anwendungen frei wählen. Falls nur Lösungsmittel der Klasse 3 enthalten sind, kann eine nicht spezifische Methode, wie die Prüfung „Trocknungsverlust", angewendet werden.

Eine Validierung der Verfahren zur Bestimmung von Lösungsmittel-Rückständen sollte mit den ICH-Leitlinien „Text on Validation of Analytical Procedures" und „Extension of the ICH Text on Validation of Analytical Procedures" übereinstimmen.

3.5 Angabe der Grenzwerte für Lösungsmittel-Rückstände

Die Hersteller von pharmazeutischen Produkten benötigen bestimmte Informationen über den Gehalt an Lösungsmittel-Rückständen in Wirkstoffen oder Hilfsstoffen, um die Kriterien dieser Leitlinie zu erfüllen. Die folgenden Angaben sind Beispiele für Informationen, die vom Hilfs- oder Wirkstofflieferanten an den pharmazeutischen Unternehmer gegeben werden können. Der Lieferant kann unter den nachfolgenden Beispielen ein passendes auswählen:

– Nur Lösungsmittel der Klasse 3 können vorhanden sein. Der Trocknungsverlust beträgt höchstens 0,5 Prozent.
– Nur die Lösungsmittel X, Y, ... der Klasse 2 können vorhanden sein. Die Konzentrationen aller Lösungsmittel liegen unterhalb der nach Möglichkeit 1 beschriebenen Grenzwerte.
(Hierbei sind vom Lieferanten die Namen der Lösungsmittel der Klasse 2 für X, Y, ... anzugeben.)
– Nur die Lösungsmittel X, Y, ... der Klasse 2 und Lösungsmittel der Klasse 3 können vorhanden sein. Die Konzentrationen der Lösungsmittel-Rückstände der Klasse 2 liegen unterhalb der nach Möglichkeit 1 beschriebenen Grenzwerte, und der Gehalt an Lösungsmittel-Rückständen der Klasse 3 beträgt höchstens 0,5 Prozent.

Falls Lösungsmittel der Klasse 1 vorhanden sein können, müssen sie identifiziert und quantitativ bestimmt werden. Die Formulierung „können vorhanden sein" bezieht sich sowohl auf Lösungsmittel, die im abschließenden Herstellungsschritt verwendet wurden, als auch auf Lösungsmittel, die bei einem früheren Herstellungsschritt eingesetzt und durch ein validiertes Herstellungsverfahren nicht vollständig beseitigt wurden.

Wenn Lösungsmittel der Klasse 2 oder 3 enthalten sind, deren Konzentrationen größer als die nach Möglichkeit 1 beschriebenen Grenzwerte sind oder deren Gehalt über 0,5 Prozent liegt, müssen sie identifiziert und quantitativ bestimmt werden.

4. Grenzwerte für Lösungsmittel-Rückstände

4.1 Lösungsmittel, die zu vermeiden sind

Lösungsmittel der Klasse 1 dürfen bei der Herstellung von Wirkstoffen, Hilfsstoffen und Arzneimitteln auf Grund ihrer unannehmbaren Toxizität und/oder ihrer umweltschädigenden Wirkung nicht verwendet werden. Wenn ihre Verwendung jedoch unvermeidbar ist, um ein Arzneimittel mit bedeutender therapeutischer Wirkung herzustellen, dann muss ihr Gehalt begrenzt werden, wie in Tab. 5.4-3 angegeben, außer in begründeten Fällen.

1,1,1-Trichlorethan ist in Tab. 5.4-3 enthalten, da es umweltschädigend ist. Der angegebene Grenzwert von 1500 ppm basiert auf einer Bewertung der Unschädlichkeitsdaten.

Tab. 5.4-3: Lösungsmittel der Klasse 1 in pharmazeutischen Produkten (Lösungsmittel, die zu vermeiden sind)

Lösungsmittel	Grenzkonzentration (ppm)	Begründung
Benzol	2	kanzerogen
Tetrachlorkohlenstoff	4	toxisch und umweltschädigend
1,2-Dichlorethan	5	toxisch
1,1-Dichlorethen	8	toxisch
1,1,1-Trichlorethan	1500	umweltschädigend

4.2 Lösungsmittel, die in der Anwendung zu begrenzen sind

Der Gehalt der in Tab. 5.4-4 enthaltenen Lösungsmittel muss in pharmazeutischen Produkten wegen ihrer Toxizität begrenzt werden. Die PDE-Werte werden mit einer Genauigkeit von 0,1 mg je Tag und die Konzentrationen mit einer Genauigkeit von 10 ppm angegeben. Die angegebenen Werte spiegeln nicht notwendigerweise die für die Bestimmung erforderliche analytische Präzision wider. Die Präzision muss als Bestandteil der Methodenvalidierung bestimmt werden.

Tab. 5.4-4: Lösungsmittel der Klasse 2 in pharmazeutischen Produkten

Lösungsmittel	PDE (mg je Tag)	Grenzkonzentration (ppm)
Acetonitril	4,1	410
Butylmethylketon	0,5	50
Chlorbenzol	3,6	360
Chloroform	0,6	60
Cyclohexan	38,8	3880
1,2-Dichlorethen	18,7	1870
Dichlormethan	6,0	600
1,2-Dimethoxyethan	1,0	100
N,N-Dimethylacetamid	10,9	1090
N,N-Dimethylformamid	8,8	880
1,4-Dioxan	3,8	380
2-Ethoxyethanol	1,6	160
Ethylenglycol	6,2	620
Formamid	2,2	220
Hexan	2,9	290
Methanol	30,0	3000
2-Methoxyethanol	0,5	50
Methylcyclohexan	11,8	1180
N-Methylpyrrolidon	5,3	530
Nitromethan	0,5	50
Pyridin	2,0	200
Sulfolan	1,6	160
Tetrahydrofuran	7,2	720
Tetralin	1,0	100
Toluol	8,9	890
1,1,2-Trichlorethen	0,8	80
Xylol[*]	21,7	2170

[*] Im Allgemeinen 60 Prozent m-Xylol, 14 Prozent p-Xylol, 9 Prozent o-Xylol mit 17 Prozent Ethylbenzol

4.3 Lösungsmittel mit geringem toxischen Potential

Lösungsmittel der Klasse 3 (aufgeführt in Tab. 5.4-5) können als geringer toxisch und als risikoarm für die menschliche Gesundheit betrachtet werden. Die Klasse 3 beinhaltet keine Lösungsmittel, die in Mengen, die normalerweise in pharmazeutischen Produkten zugelassen sind, als Gefahr für die menschliche Gesundheit bekannt sind. Jedoch gibt es für viele Lösungsmittel der Klasse 3 keine Langzeitstudien bezüglich Toxität oder Kanzerogenität. Verfügbare Daten zeigen, dass diese Lösungsmittel sich in Studien zur akuten Toxizität mit hohen Dosen oder in Kurzzeitstudien als gering toxisch erweisen und in Genotoxizitätsstudien negative Ergebnisse erzielen. Lösungsmittel-Rückstände in Mengen von höchstens 50 mg je Tag (entsprechend 5000 ppm oder 0,5 Prozent nach Möglichkeit 1) werden ohne Begründung akzeptiert. Größere Mengen können ebenfalls werden, vorausgesetzt sie sind realistisch in Bezug auf die Herstellungsmöglichkeiten und auf eine Gute Herstellungspraxis (GMP).

4.4 Lösungsmittel, für die keine verlässlichen toxikologischen Daten verfügbar sind

Die nachfolgend aufgeführten Lösungsmittel (Tab. 5.4-6) sind für die Hersteller von Wirkstoffen, Hilfsstoffen und Arzneimitteln ebenfalls von Interesse. Für diese sind jedoch zurzeit keine verlässlichen toxikologischen Daten als Grundlage für PDE-Werte verfügbar. Die Hersteller müssen Begründungen für Restgehalte dieser Lösungsmittel in pharmazeutischen Produkten liefern.

Tab. 5.4-6: Lösungsmittel, für die keine verlässlichen toxikologischen Daten verfügbar sind

1,1-Diethoxypropan	Isopropylmethylketon
1,1-Dimethoxymethan	Methyltetrahydrofuran
2,2-Dimethoxypropan	Petroläther
Isooctan	Trichloressigsäure
Isopropylether	Trifluoressigsäure

Tab. 5.4-5: Lösungsmittel der Klasse 3, deren Gehalte durch GMP oder andere Qualitätsanforderungen zu begrenzen sind

Aceton	Ethylmethylketon
Ameisensäure	Heptan
Anisol	Isobutylacetat
1-Butanol	Isobutylmethylketon
2-Butanol	Isopropylacetat
Butylacetat	Methylacetat
tert-Butylmethylether	3-Methyl-1-butanol
Cumol	2-Methyl-1-propanol
Dimethylsulfoxid	Pentan
Essigsäure	1-Pentanol
Ethanol	1-Propanol
Ethylacetat	2-Propanol
Ethylether	Propylacetat
Ethylformiat	

Glossar

Genotoxische Kanzerogene: Kanzerogene, die Krebserkrankung durch Veränderung von Genen oder Chromosomen hervorrufen

LOEL: Abkürzung für „Grenzwert mit niedrigster beobachteter Wirkung" (lowest-observed effect level)

Grenzwert mit niedrigster beobachteter Wirkung: die niedrigste Dosis einer Substanz in einer Studie oder in einer Gruppe von Studien, die einen signifikanten Anstieg der Häufigkeit oder Stärke einer biologischen Wirkung bei den mit der Substanz belasteten Menschen oder Tieren hervorruft

Modifizierender Faktor: ein Faktor, der durch die fachlich fundierte Begründung eines Toxikologen festgelegt wurde und für die Auswertung biologischer Bestimmungen angewendet wird, um die Werte zuverlässig auf den Menschen übertragen zu können

Neurotoxizität: die Fähigkeit einer Substanz, unerwünschte Wirkungen auf das Nervensystem hervorzurufen

NOEL: Abkürzung für „Grenzwert ohne beobachtete Wirkung" (**n**o-**o**bserved **e**ffect **l**evel)

Grenzwert ohne beobachtete Wirkung: die höchste Dosis einer Substanz, bei der kein signifikanter Anstieg der Häufigkeit oder Stärke einer biologischen Wirkung bei den mit der Substanz belasteten Menschen oder Tieren auftritt

PDE: Abkürzung für „zulässige tägliche Belastung" (**p**ermitted **d**aily **e**xposure)

Zulässige tägliche Belastung: die maximal akzeptierbare Aufnahme von Lösungsmittel-Rückständen in pharmazeutischen Produkten je Tag

Reversible Toxizität: das Auftreten von schädlichen Wirkungen, die durch eine Substanz hervorgerufen werden und nach Absetzen der Substanz verschwinden

Substanzen mit begründetem Verdacht auf Kanzerogenität beim Menschen: eine Substanz, für die es keine epidemiologischen Hinweise auf eine Kanzerogenese, jedoch positive Genotoxizitätsdaten und deutliche Beweise für Kanzerogenese bei Nagetieren gibt

Teratogenität: das Auftreten von strukturellen Missbildungen in einem sich entwickelnden Fötus, wenn eine Substanz während der Schwangerschaft verabreicht wurde

Anhang 1: Liste der in dieser Leitlinie enthaltenen Lösungsmittel

Lösungsmittel	andere Bezeichnungen	Struktur	Klasse
Aceton	2-Propanon Propan-2-on	CH_3COCH_3	Klasse 3
Acetonitril		CH_3CN	Klasse 2
Ameisensäure	Methansäure	$HCOOH$	Klasse 3
Anisol	Methoxybenzol	C₆H₅OCH₃	Klasse 3
Benzol		C₆H₆	Klasse 1
1-Butanol	n-Butylalkohol Butan-1-ol	$CH_3[CH_2]_3OH$	Klasse 3
2-Butanol	sec-Butylalkohol Butan-2-ol	$CH_3CH_2CH(OH)CH_3$	Klasse 3
Butylacetat	Essigsäurebutylester	$CH_3COO[CH_2]_3CH_3$	Klasse 3
$tert$-Butylmethylether	2-Methoxy-2-methylpropan	$(CH_3)_3COCH_3$	Klasse 3
Butylmethylketon	2-Hexanon Hexan-2-on	$CH_3[CH_2]_3COCH_3$	Klasse 2
Chlorbenzol		C₆H₅Cl	Klasse 2
Chloroform	Trichlormethan	$CHCl_3$	Klasse 2
Cumol	Isopropylbenzol (1-Methylethyl)benzol	C₆H₅CH(CH₃)₂	Klasse 3
Cyclohexan	Hexamethylen	C₆H₁₂	Klasse 2
1,2-Dichlorethan	sym-Dichlorethan Ethylendichlorid Ethylenchlorid	CH_2ClCH_2Cl	Klasse 1
1,1-Dichlorethen	1,1-Dichlorethylen Vinylidenchlorid	$H_2C=CCl_2$	Klasse 1
1,2-Dichlorethen	1,2-Dichlorethylen Acetylendichlorid	$ClHC=CHCl$	Klasse 2
Dichlormethan	Methylenchlorid	CH_2Cl_2	Klasse 2
1,2-Dimethoxyethan	Ethylenglycoldimethylether Monoglyme Dimethylcellosolve	$H_3COCH_2CH_2OCH_3$	Klasse 2
N,N-Dimethylacetamid	DMA	$CH_3CON(CH_3)_2$	Klasse 2
N,N-Dimethylformamid	DMF	$HCON(CH_3)_2$	Klasse 2
Dimethylsulfoxid	Methylsulfinylmethan Methylsulfoxid DMSO	$(CH_3)_2SO$	Klasse 3
1,4-Dioxan	p-Dioxan [1,4]Dioxan	C₄H₈O₂	Klasse 2
Essigsäure	Ethansäure	CH_3COOH	Klasse 3
Ethanol	Ethylalkohol	CH_3CH_2OH	Klasse 3
2-Ethoxyethanol	Cellosolve	$CH_3CH_2OCH_2CH_2OH$	Klasse 2
Ethylacetat	Essigsäureethylester	$CH_3COOCH_2CH_3$	Klasse 3
Ethylenglycol	1,2-Dihydroxyethan 1,2-Ethandiol	$HOCH_2CH_2OH$	Klasse 2
Ethylether	Diethylether Ethoxyethan 1,1'-Oxybisethan	$CH_3CH_2OCH_2CH_3$	Klasse 3

Lösungsmittel	andere Bezeichnungen	Struktur	Klasse
Ethylformiat	Ameisensäureethylester	$HCOOCH_2CH_3$	Klasse 3
Ethylmethylketon	2-Butanon Butan-2-on MEK	$CH_3CH_2COCH_3$	Klasse 3
Formamid	Methanamid	$HCONH_2$	Klasse 2
Heptan	n-Heptan	$CH_3[CH_2]_5CH_3$	Klasse 3
Hexan	n-Hexan	$CH_3[CH_2]_4CH_3$	Klasse 2
Isobutylacetat	Essigsäureisobutylester	$CH_3COOCH_2CH(CH_3)_2$	Klasse 3
Isobutylmethylketon	4-Methylpentan-2-on 4-Methyl-2-pentanon Methylisobutylketon (MIBK)	$CH_3COCH_2CH(CH_3)_2$	Klasse 3
Isopropylacetat	Essigsäureisopropylester	$CH_3COOCH(CH_3)_2$	Klasse 3
Methanol	Methylalkohol	CH_3OH	Klasse 2
2-Methoxyethanol	Methylcellosolve	$CH_3OCH_2CH_2OH$	Klasse 2
Methylacetat	Essigsäuremethylester	CH_3COOCH_3	Klasse 3
3-Methyl-1-butanol	Isoamylalkohol Isopentylalkohol 3-Methylbutan-1-ol	$(CH_3)_2CHCH_2CH_2OH$	Klasse 3
Methylcyclohexan	Cyclohexylmethan		Klasse 2
2-Methyl-1-propanol	Isobutylalkohol 2-Methylpropan-1-ol	$(CH_3)_2CHCH_2OH$	Klasse 3
N-Methylpyrrolidon	1-Methylpyrrolidin-2-on 1-Methyl-2-pyrrolidinon		Klasse 2
Nitromethan		CH_3NO_2	Klasse 2
Pentan	n-Pentan	$CH_3[CH_2]_3CH_3$	Klasse 3
1-Pentanol	Amylalkohol Pentan-1-ol Pentylalkohol	$CH_3[CH_2]_3CH_2OH$	Klasse 3
1-Propanol	Propan-1-ol Propylalkohol	$CH_3CH_2CH_2OH$	Klasse 3
2-Propanol	Propan-2-ol Isopropylalkohol	$(CH_3)_2CHOH$	Klasse 3
Propylacetat	Essigsäurepropylester	$CH_3COOCH_2CH_2CH_3$	Klasse 3
Pyridin			Klasse 2
Sulfonan	Tetrahydrothiophen-1,1-dioxid		Klasse 2
Tetrachlorkohlenstoff	Tetrachlormethan	CCl_4	Klasse 1
Tetrahydrofuran	Tetramethylenoxid Oxacyclopentan		Klasse 2
Tetralin	1,2,3,4-Tetrahydronaphthalin		Klasse 2
Toluol	Methylbenzol		Klasse 2
1,1,1-Trichlorethan	Methylchloroform	CH_3CCl_3	Klasse 1
1,1,2-Trichlorethen	Trichlorethen	$HClC=CCl_2$	Klasse 2
Xylol*)	Dimethylbenzol		Klasse 2

*) Im Allgemeinen 60 Prozent m-Xylol, 14 Prozent p-Xylol, 9 Prozent o-Xylol mit 17 Prozent Ethylbenzol

Beachten Sie den Hinweis auf „Allgemeine Monographien" zu Anfang des Bands auf Seite B

Anhang 2: Zusätzliche Informationen

A2.1 Umweltvereinbarungen zu flüchtigen organischen Lösungsmitteln

Verschiedene häufig zur Herstellung von pharmazeutischen Produkten verwendete Lösungsmittel werden als toxische Chemikalien in Monographien der „Environmental Health Criteria" (EHC) und im „Integrated Risk Information System" (IRIS) aufgeführt. Das Anliegen solcher Vereinigungen, wie das „International Programme on Chemical Safety" (IPCS), die „United States Environmental Protection Agency" (USEPA) und die „United States Food and Drug Administration" (USFDA), schließt die Bestimmung von annehmbaren Belastungsgrenzwerten ein. Ziele sind der Schutz der Gesundheit der Bevölkerung und die Bewahrung der Umwelt vor möglichen schädlichen Einflüssen von Chemikalien, die durch lang andauernde Umweltbelastungen hervorgerufen werden. Die Methoden, die zur Bestimmung von maximal sicheren Belastungsgrenzen angewendet werden, basieren im Allgemeinen auf Langzeitstudien. Wenn Daten aus Langzeitstudien nicht verfügbar sind, können Daten aus kürzeren Studien unter Veränderung der Parameter, wie die Verwendung von größeren Sicherheitsfaktoren, verwendet werden. Der nachstehend beschriebene Ansatz bezieht sich hauptsächlich auf lang andauernde oder lebenslange Belastung der Bevölkerung durch Schadstoffe in ihrer Umwelt, das heißt in der umgebenden Luft, den Nahrungsmitteln, dem Trinkwasser und anderen Medien.

A2.2 Lösungsmittel-Rückstände in pharmazeutischen Produkten

Die Belastungsgrenzwerte in dieser Leitlinie werden unter Einbeziehung von Methoden und Toxizitätsdaten, die in EHC- und IRIS-Monographien beschrieben sind, festgelegt. Bei der Festlegung der Belastungsgrenzwerte sind jedoch einige besondere Annahmen zu Rückständen von Lösungsmitteln, die bei der Synthese und Herstellung von pharmazeutischen Produkten verwendet werden, zu berücksichtigen. Diese sind:

1. Patienten (nicht die gesamte Bevölkerung) verwenden pharmazeutische Produkte zur Behandlung ihrer Krankheit oder prophylaktisch zur Vermeidung von Infektionen oder Krankheiten.
2. Die Annahme einer lebenslangen Belastung des Patienten ist für die meisten pharmazeutischen Produkte nicht notwendig, kann jedoch als Arbeitshypothese dienlich sein, um das Gesundheitsrisiko zu verringern.
3. Durch die pharmazeutische Herstellung bedingte Lösungsmittel-Rückstände sind unvermeidbar und daher häufig Bestandteil von Arzneimitteln.
4. Mit Ausnahme von ganz besonderen Fällen sollten Lösungsmittel-Rückstände die empfohlenen Grenzwerte nicht überschreiten.

5. Daten aus toxikologischen Studien, die zur Festlegung vertretbarer Grenzwerte für Lösungsmittel-Rückstände dienen, müssen unter Anwendung geeigneter Versuchsprotokolle gewonnen werden, wie sie beispielsweise durch die OECD und im „Red Book" der FDA beschrieben werden.

Anhang 3: Methoden zur Festlegung von Belastungsgrenzwerten

Die Gaylor-Kodell-Methode zur Risikobewertung (Gaylor, D.W. und Kodell R.L. „Linear Interpolation algorithm for low dose assessment of toxic substance", *J. Environ. Pathology*, 4, 305, 1980) ist für kanzerogene Lösungsmittel der Klasse 1 geeignet. Nur in Fällen, in denen zuverlässige Kanzerogenitätsdaten verfügbar sind, dürfen Extrapolationen mit Hilfe mathematischer Modelle angewendet werden, um Belastungsgrenzwerte festzulegen. Belastungsgrenzwerte für Lösungsmittel der Klasse 1 können mit Hilfe des Grenzwerts ohne beobachtete Wirkung (NOEL) unter Anwendung eines hohen Sicherheitsfaktors (das bedeutet 10000 bis 100000) bestimmt werden. Nachweis und Bestimmung dieser Lösungsmittel sollten mit einer Analysentechnik erfolgen, die dem neuesten Stand entspricht.

Die vertretbaren Belastungsgrenzwerte für Lösungsmittel der Klasse 2 in dieser Leitlinie wurden durch Ermittlung der PDE-Werte nach dem Verfahren zur Festlegung von Belastungsgrenzwerten in pharmazeutischen Produkten (*Pharmacopoeial Forum*, Nov.–Dez. 1989) und nach der durch die IPCS angenommenen Methode zur Ermittlung gesundheitlicher Risiken für den Menschen durch Chemikalien (*Environmental Health Criteria 170*, WHO, Geneva, 1994) festgelegt. Diese Methoden sind der von der USEPA (IRIS) und der USFDA (Red Book) sowie den von anderen Organisationen benutzten Methoden ähnlich. Die Methode wird nachstehend aufgeführt, um ein besseres Verständnis für die Herkunft der PDE-Werte zu vermitteln. Die Notwendigkeit, diese Berechnungen zur Benutzung der im Abschnitt 4 dieses vorliegenden Textes aufgeführten PDE-Werte durchzuführen, besteht nicht.

Der PDE-Wert wird aus dem Grenzwert ohne beobachtete Wirkung (NOEL) oder aus dem Grenzwert mit niedrigster beobachteter Wirkung (LOEL), welcher in der aussagekräftigsten Tierstudie ermittelt wurde, wie folgt berechnet:

$$PDE = \frac{NOEL \cdot \text{Faktor für die Körpermasse}}{F1 \cdot F2 \cdot F3 \cdot F4 \cdot F5} \quad (1)$$

Der PDE-Wert wird bevorzugt vom NOEL-Wert abgeleitet. Falls kein NOEL-Wert erhalten wird, kann der LOEL-Wert verwendet werden. Die hier zur Übertragung der Daten auf den Menschen vorgeschlagenen Modifizierungsfaktoren sind derselben Art wie die „uncertainty factors", die in den EHC (*Environmental Health Criteria 170*, WHO, Geneva, 1994) verwendet werden, und wie die „modifying factors" oder „safety factors" im *Pharmacopoeial Forum*. Ungeachtet der Applikationsart wird bei allen Berechnungen eine 100-prozentige systemische Belastung angenommen.

Folgende Modifizierungsfaktoren werden verwendet:

F1 – Faktor, der für die Extrapolation zwischen den Spezies zu verwenden ist

F1 = 2: für die Extrapolation von Hunden auf Menschen

F1 = 2,5: für die Extrapolation von Kaninchen auf Menschen

F1 = 3: für die Extrapolation von Affen auf Menschen

F1 = 5: für die Extrapolation von Ratten auf Menschen

F1 = 10: für die Extrapolation von anderen Tieren auf Menschen

F1 = 12: für die Extrapolation von Mäusen auf Menschen

F1 berücksichtigt die vergleichbaren Verhältnisse von Oberfläche zu Körpermasse für die betreffenden Spezies und den Menschen. Die Oberfläche (S) wird berechnet nach

$$S = k \cdot m^{0,67} \quad (2)$$

wobei m die Körpermasse ist und die Konstante k auf den Wert 10 festgelegt wurde. Die in der Gleichung (2) verwendeten Werte für die Körpermasse werden in Tab. 5.4 A3-1 angegeben.

F2 – Faktor 10, der individuellen Unterschieden Rechnung trägt

Der Faktor 10 ist generell für alle organischen Lösungsmittel angegeben und wird durchgehend in dieser Leitlinie verwendet.

F3 – variabler Faktor für Toxizitätsstudien mit kurzzeitigen Belastungen

F3 = 1: für Studien, die mindestens die Hälfte der Lebenszeit andauern (1 Jahr für Nagetiere oder Kaninchen; 7 Jahre für Katzen, Hunde und Affen)

F3 = 1: für Fortpflanzungsstudien, die die gesamte Zeit der Organgenese umfassen

F3 = 2: für eine 6-Monats-Studie bei Nagetieren oder eine 3,5-Jahres-Studie bei Nicht-Nagern

F3 = 5: für eine 3-Monats-Studie bei Nagetieren oder eine 2-Jahres-Studie bei Nicht-Nagern

F3 = 10: für Studien von kürzerer Dauer

In jedem Fall wird der größere Faktor für Studienzeiträume verwendet, die zwischen den vorgenannten Zeitangaben liegen, zum Beispiel der Faktor 2 für eine 9-Monats-Studie bei Nagetieren.

F4 – Faktor, der in Fällen starker Toxizität angewendet werden kann, zum Beispiel bei nicht genotoxischer Kanzerogenität, Neurotoxizität oder Teratogenität

In Studien zur Reproduktionstoxizität werden folgende Faktoren verwendet:

F4 = 1: für eine Toxizität für Fötus und Mutter

F4 = 5: für eine Toxizität ausschließlich für den Fötus

F4 = 5: für einen teratogenen Effekt mit Toxizität für die Mutter

F4 = 10: für einen teratogenen Effekt ohne Toxizität für die Mutter

F5 – variabler Faktor, der angewendet werden kann, wenn der NOEL-Wert nicht festgelegt wurde

Wenn lediglich ein LOEL-Wert zur Verfügung steht, kann in Abhängigkeit von der Stärke der Toxizität ein Faktor bis zu 10 angewendet werden.

Der Faktor für die Körpermasse geht von einer willkürlichen Körpermasse eines erwachsenen Menschen, unabhängig vom Geschlecht, von 50 kg aus. Diese relativ geringe Masse liefert eine zusätzliche Sicherheit im Vergleich zu der häufig bei dieser Berechnungsart angewendeten Standardmasse von 60 oder 70 kg. Die Anhäufung der Sicherheitsfaktoren in der Ermittlung des PDE-Werts erlaubt die Berücksichtigung von erwachsenen Patienten mit einer Körpermasse unter 50 kg. Ist ein Lösungsmittel in einer Zubereitung enthalten, die spezifisch zur pädiatrischen Anwendung vorgesehen ist, so ist eine Anpassung an eine geringere Körpermasse angebracht.

Als ein Beispiel der Anwendung dieser Gleichung dient eine Toxizitätsstudie von Acetonitril bei Mäusen, die in *Pharmeuropa*, Vol. 9, Nr. 1, Supplement, April 1997, Seite S24 (englischer Text) zusammengefasst ist.

Als NOEL-Wert wurden 50,7 mg · kg^{-1} · Tag^{-1} berechnet. Der PDE-Wert für Acetonitril wird in dieser Studie wie folgt berechnet:

$$\text{PDE} = \frac{50,7 \text{ mg} \cdot \text{kg}^{-1} \cdot \text{Tag}^{-1} \cdot 50 \text{ kg}}{12 \cdot 10 \cdot 5 \cdot 1 \cdot 1} = 4,22 \text{ mg} \cdot \text{Tag}^{-1}$$

In diesem Beispiel sind

F1 = 12 zur Berücksichtigung der Extrapolation von Mäusen auf Menschen

F2 = 10 zur Berücksichtigung von Unterschieden zwischen einzelnen Menschen

F3 = 5, da die Dauer der Studie nur 13 Wochen betrug

F4 = 1, da es sich um keine starke Toxizität handelt

F5 = 1, da der NOEL-Wert bestimmt wurde

Tab. 5.4 A3-1: Werte, die in Berechnungen des vorliegenden Textes verwendet werden

Körpermasse von Ratten	330 g
Körpermasse von trächtigen Ratten	425 g
Körpermasse von Mäusen	28 g
Körpermasse von trächtigen Mäusen	30 g
Körpermasse von Meerschweinchen	500 g
Körpermasse von Rhesusaffen	2,5 kg
Körpermasse von Kaninchen (trächtig oder nicht trächtig)	4 kg
Körpermasse von Hunden der Rasse „Beagle"	11,5 kg
Atmungsvolumen von Ratten	290 l je Tag
Atmungsvolumen von Mäusen	43 l je Tag
Atmungsvolumen von Kaninchen	1 440 l je Tag
Atmungsvolumen von Meerschweinchen	430 l je Tag
Atmungsvolumen des Menschen	28 800 l je Tag
Atmungsvolumen von Hunden	9 000 l je Tag
Atmungsvolumen von Affen	1 150 l je Tag
Wasserbedarf von Mäusen	5 ml je Tag
Wasserbedarf von Ratten	30 ml je Tag
Futterbedarf von Ratten	30 g je Tag

Die Gleichung $P \cdot V = n \cdot R \cdot T$ für ideale Gase wird verwendet, um die Konzentrationen von Gasen, die in Inhalationsstudien verwendet werden, von ppm in mg · l^{-1} oder mg · m^{-3} umzurechnen. Als Beispiel wird eine Studie zur Reproduktions-Toxizität von Ratten bei Inhalation von Tetrachlorkohlenstoff (relative Molekülmasse 153,84) betrachtet, die in *Pharmeuropa*, Vol. 9, Nr. 1, Supplement, April 1997, Seite S9 (englischer Text) zusammengefasst ist.

$$\frac{n}{V} = \frac{P}{R \cdot T} = \frac{300 \cdot 10^{-6} \text{ atm} \cdot 153840 \text{ mg} \cdot \text{mol}^{-1}}{0,082 \text{ l} \cdot \text{atm} \cdot \text{K}^{-1} \cdot \text{mol}^{-1} \cdot 298 \text{ K}}$$

$$= \frac{46,15 \text{ mg}}{24,45 \text{ l}} = 1,89 \text{ mg} \cdot \text{l}^{-1}$$

Die Beziehung 1000 l = 1 m^3 wird zur Umrechnung in mg · m^{-3} verwendet.

Monographiegruppen

Allgemeine Monographien

Impfstoffe für Tiere 4941

Substanzen zur pharmazeutischen
Verwendung 4948

Die „Allgemeinen Vorschriften" gelten für alle Monographien und sonstigen Texte

4.06/0062
Impfstoffe für Tiere
Vaccina ad usum veterinarium

Bei Kombinationsimpfstoffen gelten die Anforderungen der entsprechenden Monographie für jede Komponente, die Gegenstand einer Monographie ist. Die Anforderungen werden gegebenenfalls wie nachstehend angegeben abgeändert (siehe „Prüfung auf Reinheit" (Unschädlichkeit); „Bewertung der Unschädlichkeit von Impfstoffen für Tiere" (5.2.6); „Bewertung der Wirksamkeit von Impfstoffen für Tiere" (5.2.7)).

Definition

Impfstoffe für Tiere sind Zubereitungen, die antigene Stoffe enthalten. Sie werden zur Bildung einer spezifischen, aktiven Immunität gegen Krankheiten verabreicht, die durch Bakterien, Toxine, Viren, Pilze oder Parasiten hervorgerufen werden. Die inaktivierten oder Lebend-Impfstoffe bewirken eine aktive Immunität, die sonst auch passiv über mütterliche Antikörper übertragen werden kann, gegen die in den Impfstoffen enthaltenen Immunogene, gelegentlich auch gegen Organismen mit verwandten Antigenen. Die Impfstoffe können vermehrungsfähige oder inaktivierte Bakterien, Viren oder Pilze enthalten, Toxine, Parasiten, aber auch antigene Fraktionen oder Stoffe, die von diesen Organismen gebildet und unschädlich gemacht werden, wobei ihre antigenen Eigenschaften ganz oder zum Teil erhalten bleiben. Impfstoffe können auch Kombinationen dieser Bestandteile enthalten. Antigene können DNA-rekombinationstechnisch hergestellt werden. Geeignete Adjuvanzien können zur Verstärkung der immunisierenden Eigenschaften der Impfstoffe zugesetzt sein.

Die in den Monographien über Impfstoffe für Tiere verwendete Terminologie wird unter 5.2.1 definiert.

Bakterielle Impfstoffe und bakterielle Toxoide

Bakterielle Impfstoffe und bakterielle Toxoide werden aus Kulturen gewonnen, die auf geeigneten festen, in geeigneten flüssigen Nährmedien gezüchtet oder durch andere geeignete Verfahren hergestellt werden. Die Anforderungen in diesem Abschnitt gelten nicht für bakterielle Impfstoffe, die in Zellkulturen oder in lebenden Tieren gewonnen werden. Der verwendete Bakterienstamm kann gentechnisch verändert worden sein. Die Identität, die antigene Wirksamkeit und die Reinheit jeder Bakterienkultur müssen sorgfältig kontrolliert werden.

Bakterielle Impfstoffe enthalten inaktivierte oder vermehrungsfähige Bakterien oder deren antigene Bestandteile; sie sind flüssige Zubereitungen unterschiedlicher Trübung; sie können aber auch gefriergetrocknet sein.

Bakterielle Toxoide werden aus Toxinen gewonnen, indem deren Toxizität durch physikalische oder chemische Verfahren stark verringert oder vollständig beseitigt wird, während eine ausreichende immunisierende Wirkung erhalten bleibt. Diese Toxine werden von ausgewählten Stämmen spezifizierter Mikroorganismen gewonnen, die auf geeigneten Nährmedien gezüchtet werden, oder sie werden durch andere geeignete Verfahren, zum Beispiel durch chemische Synthese, gewonnen.

Die Toxoide können
- flüssig sein
- mit Aluminiumkaliumsulfat oder einem anderen geeigneten Mittel gefällt sein
- gereinigt und/oder an Aluminiumphosphat, Aluminiumhydroxid, Calciumphosphat oder an ein anderes, in der Einzelmonographie vorgeschriebenes Adsorbens adsorbiert sein.

Bakterielle Toxoide sind klare bis schwach opaleszierende Flüssigkeiten. Adsorbierte Toxoide bilden Suspensionen oder Emulsionen. Bestimmte Toxoide können gefriergetrocknet sein.

Wenn nicht anders angegeben, gelten die nachstehenden Festlegungen und Anforderungen in gleicher Weise für bakterielle Impfstoffe, bakterielle Toxoide und Produkte, die eine Kombination von Bakterienzellen und Toxoiden enthalten.

Virusimpfstoffe

Virusimpfstoffe werden durch Vermehrung in geeigneten Zellkulturen (5.2.4), in Geweben, in Mikroorganismen, in Bruteiern oder, wenn keine andere Möglichkeit besteht, in lebenden Tieren oder durch ein anderes geeignetes Verfahren gewonnen. Der Virusstamm kann gentechnisch verändert worden sein. Virusimpfstoffe sind flüssige oder gefriergetrocknete Zubereitungen aus einer Virusart oder mehreren Virusarten, Virusuntereinheiten oder -peptiden.

Virus-Lebend-Impfstoffe werden aus Viren mit abgeschwächter Virulenz oder mit einer für die Empfängerspezies natürlich schwachen Virulenz gewonnen.

Inaktivierte Virusimpfstoffe werden einem validierten Verfahren zur Inaktivierung des Virus unterworfen und können gereinigt und konzentriert werden.

Vektorimpfstoffe

Vektorimpfstoffe sind flüssige oder gefriergetrocknete Zubereitungen aus einem Typ oder mehreren Typen vermehrungsfähiger Mikroorganismen (Bakterien oder Viren), die für die Empfängerspezies nicht pathogen oder schwach pathogen sind und in die ein Antigen codierendes Gen oder mehrere Antigen codierende Gene inseriert sind, die eine Immunantwort zum Schutz gegen andere Mikroorganismen hervorruft.

Herstellung

Die Herstellungsverfahren, die je nach der Impfstoffart verschieden sind, sollen die Identität und Immunogenität des Antigens erhalten und Abwesenheit von Verunreinigung mit Fremdstoffen garantieren.

Substanzen tierischen Ursprungs, die für die Herstellung von Impfstoffen für Tiere verwendet werden, müssen den unter 5.2.5 vorgeschriebenen Anforderungen entsprechen. Andere Substanzen, die für die Herstellung von Impfstoffen für Tiere verwendet werden, müssen den Anforderungen des Arzneibuchs entsprechen (wenn eine entsprechende Monographie enthalten ist) und werden so zubereitet, dass eine Verunreinigung des Impfstoffs vermieden wird.

Substrate für die Impfstoffherstellung

Zellkulturen für die Herstellung von Impfstoffen für Tiere müssen den unter 5.2.4 aufgeführten Anforderungen entsprechen.

Bezieht sich eine Monographie auf Hühnerherden, die frei sind von spezifizierten pathogenen Mikroorganismen (SPF-Herden), müssen diese den unter 5.2.2 vorgeschriebenen Anforderungen entsprechen.

Werden Organismen für die Herstellung inaktivierter Impfstoffe in Geflügelembryonen gezüchtet, müssen die Embryonen entweder aus SPF-Herden (5.2.2) stammen oder aus gesunden Nicht-SPF-Herden, die, wie in der Einzelmonographie angegeben, frei sind von bestimmten Agenzien und gegen diese gerichtete Antikörper. Der Nachweis, dass der Inaktivierungsprozess gegen spezifizierte, potentielle Verunreinigungen wirksam ist, kann notwendig sein. Für die Herstellung eines Mastersaatguts und für alle Passagen eines Mikroorganismus bis einschließlich zum Arbeitssaatgut müssen Eier aus SPF-Beständen (5.2.2) verwendet werden.

Ist die Verwendung von Tieren oder tierischem Gewebe bei der Herstellung von Impfstoffen für Tiere nicht zu vermeiden, müssen diese Tiere frei von spezifizierten Krankheitserregern sowohl für die Ausgangs- als auch die Empfängerspezies sein.

Nährmedien

Zumindest die qualitative Zusammensetzung der Nährmedien, die für die Herstellung von Saatkulturen und für die Produktion verwendet werden, muss protokolliert werden. Für jeden der angegebenen Bestandteile muss der Reinheitsgrad spezifiziert werden. Wenn Nährmedien oder deren Bestandteile Markennamen tragen, wird das vermerkt und eine entsprechende Beschreibung gegeben. Bei Bestandteilen tierischer Herkunft werden die Ausgangsspezies und das Herkunftsland angegeben und sie müssen den unter 5.2.5 beschriebenen Kriterien entsprechen. Die Herstellungsverfahren für die verwendeten Nährmedien, einschließlich Sterilisationsverfahren, müssen protokolliert werden.

Der Zusatz von Antibiotika bei der Herstellung beschränkt sich in der Regel auf Zellkulturflüssigkeiten und andere Medien, Ei-Inokula und Material, das aus Haut oder anderem Gewebe gewonnen wurde.

Bakterielles Saatgut

Allgemeine Anforderungen: Gattung und Spezies (gegebenenfalls auch Varietät) der für den Impfstoff verwendeten Bakterien werden angegeben. Bakterien, die für die Herstellung verwendet werden, werden, soweit möglich, in einem Saatgutsystem vermehrt. Jedes Mastersaatgut wird wie nachstehend beschrieben geprüft. Für jedes Mastersaatgut muss ein Protokoll über Herkunft, Datum der Isolierung, Art und Häufigkeit der Passagen (einschließlich Reinigungs- und Charakterisierungsverfahren) und Lagerungsbedingungen geführt werden. Jedem Mastersaatgut wird zur Identifizierung ein spezifischer Code zugeteilt.

Vermehrung: Die Mindest- und die Höchstanzahl der Subkulturen jedes Mastersaatguts vor dem Herstellungsstadium wird angegeben. Die für das Anlegen der Saatkulturen und die Zubereitung von Suspensionen für die Saatgutvermehrung verwendeten Methoden, die Techniken der Saatgutbeimpfung, Titer und Konzentration der Inokula und der verwendeten Nährmedien müssen dokumentiert werden. Die Eigenschaften des Saatgutmaterials (zum Beispiel Dissoziation oder Antigenität) müssen nachweislich durch diese Subkulturen unverändert bleiben. Die Lagerungsbedingungen für jedes Saatgut werden protokolliert.

Identität und Reinheit: Jedes Mastersaatgut darf nachweislich nur die angegebene Bakterienspezies und den angegebenen Bakterienstamm enthalten. Eine kurze Beschreibung der Methode zur Identifizierung jedes Stamms durch seine biochemischen, serologischen und morphologischen Eigenschaften und zur möglichst genauen Unterscheidung verwandter Stämme wird, wie auch die Bestimmungsmethode für die Reinheit des Stamms, aufgezeichnet. Enthält das Mastersaatgut nachweislich vermehrungsfähige Organismen einer anderen Spezies und eines anderen Stamms als angegeben, ist es für die Impfstoffherstellung ungeeignet.

Virussaatgut

Allgemeine Anforderungen: Viren, die für die Herstellung verwendet werden, werden nach einem Saatgutsystem vermehrt. Jedes Mastersaatgut wird wie nachstehend beschrieben geprüft. Für jedes Saatgut wird ein Protokoll über Herkunft, Datum der Isolierung, Art und Häufigkeit der Passagen (einschließlich Reinigungs- und Charakterisierungsverfahren) und Lagerungsbedingungen geführt. Jedem Mastersaatgut wird zur Identifizierung ein spezifischer Code zugeteilt. In der Regel darf das für die Impfstoffherstellung verwendete Virus höchstens 5 Passagen vom Mastersaatgut entfernt sein. In den nachstehend beschriebenen Prüfungen am Mastersaatgut sind die verwendeten Organismen, sofern nicht anders angegeben, zu Beginn der Prüfungen in der Regel höchstens 5 Passagen vom Mastersaatgut entfernt.

Wenn das Mastersaatgut in einem dauerhaft infizierten Mastersaatzellgut enthalten ist, werden die folgenden Prüfungen an einer angemessenen Menge Viren durchgeführt, die durch Lysis des Mastersaatzellguts gewonnen wurden. Wenn entsprechende Prüfungen an lysierten Zellen zur Validierung der Eignung des Mastersaatzellguts durchgeführt worden sind, müssen diese Prüfungen nicht wiederholt werden.

Vermehrung: Das Mastersaatgut und alle nachfolgenden Passagen werden auf Zellen, in befruchteten Eiern oder in Tieren vermehrt, die nachweislich für die Impfstoffherstellung geeignet sind (wie vorstehend beschrieben). Werden Substanzen tierischen Ursprungs verwendet, müssen sie den unter 5.2.5 beschriebenen Anforderungen entsprechen.

Identität: Eine geeignete Methode zur Identifizierung des Stamms und zur bestmöglichen Unterscheidung dieses Stamms von verwandten Stämmen muss eingesetzt werden.

Bakterien, Pilze: Das Mastersaatgut muss der „Prüfung auf Sterilität" (2.6.1) entsprechen.

Mykoplasmen (2.6.7): Das Mastersaatgut muss der Prüfung (Kulturmethode und Nachweis der Mykoplasmen-DNA in Zellkulturen mit Fluoreszenzfarbstoff) entsprechen.

Abwesenheit von fremden Viren: Anforderungen an die Abwesenheit von fremden Agenzien können in der Monographie enthalten sein. Andernfalls gelten die nachstehend aufgeführten Anforderungen.

Zubereitungen monoklonaler oder polyklonaler Antikörper mit einem hohen Gehalt an neutralisierenden Antikörpern gegen das Virus des Saatguts werden chargenweise mit Hilfe eines Antigens hergestellt, das von keiner Passage des Virusisolats abgeleitet ist, aus dem das Mastersaatvirus stammt. Jede Serumcharge wird 30 min lang bei 56 °C gehalten, um das Komplement zu inaktivieren. Jede Charge muss nachweislich frei von Antikörpern gegen mögliche Verunreinigungen des Saatvirus sein und von allen nicht spezifischen, hemmenden Wirkungen auf die Fähigkeit der Viren, Zellen (oder, falls zutreffend, Eier) zu infizieren und sich in ihnen zu vermehren. Wenn ein solches Serum nicht erhältlich ist, müssen andere Methoden angewendet werden, um das Saatvirus spezifisch zu beseitigen oder zu neutralisieren.

Wenn das Saatgutvirus das Verhalten und die Empfindlichkeit der Prüfung auf fremde Agenzien beeinträchtigt, muss eine Probe des Mastersaatguts mit einer möglichst geringen Menge von monoklonalem oder polyklonalem Antikörper so behandelt werden, dass das zur Impfstoffherstellung verwendete Virus weitgehend neutralisiert oder beseitigt wird. Die endgültige Virus-Serum-Mischung sollte möglichst mindestens den Virusgehalt von 10 Impfstoffdosen je 0,1 ml bei Impfstoffen für Geflügel und von 10 Impfstoffdosen je 1 ml bei anderen Impfstoffen aufweisen. Bei Impfstoffen für Geflügel werden die am Saatgut durchzuführenden Prüfungen in den Kapiteln 2.6.3, 2.6.4, 2.6.5 und 2.6.6 angegeben. Bei Impfstoffen für Säugetiere wird das Saatgut oder die Mischung aus Saatgut und Antiserum wie folgt auf Abwesenheit von fremden Agenzien geprüft.

Kulturen der erforderlichen Zelltypen mit einer Fläche von mindestens 70 cm^2 werden mit der Mischung beimpft. Die Kulturen können in jedem geeigneten Wachstumsstadium bis zu einer Konfluenz von 70 Prozent beimpft werden. Mindestens ein Zellrasen jedes Typs muss als Kontrolle zurückbehalten werden. Die Kulturen müssen eine Woche lang täglich kontrolliert werden. Am Ende dieses Zeitraums werden die Kulturen 3-mal eingefroren und aufgetaut, anschließend zur Beseitigung von Zelltrümmern zentrifugiert und erneut demselben Zelltyp wie zuvor inokuliert. Dieser Vorgang wird 2-mal wiederholt. Die letzte Passage muss eine ausreichende Menge Zellen in geeigneten Gefäßen hervorbringen, um die nachstehenden Prüfungen durchführen zu können.

Entsprechend den unter 5.2.4 in den relevanten Abschnitten über Zellkulturen beschriebenen Methoden wird auf zytopathische und hämadsorbierende Agenzien geprüft. Techniken wie Immunfluoreszenz werden zum Nachweis spezifischer verunreinigender Agenzien in den Zellkulturen angewendet. Mit dem Mastersaatgut beimpft werden
– primäre Zellen der Spezies, von welcher das Virus stammt
– Zellen, die für die Viren empfänglich sind, die für jene Spezies pathogen sind, für die der Impfstoff vorgesehen ist, und
– Zellen, die für Pestiviren empfänglich sind.

Wird nachgewiesen, dass das Mastersaatgut vermehrungsfähige Organismen irgendeiner Art, die nicht dem Virus der angegebenen Spezies und des angegebenen Stamms entsprechen, oder fremde Virus-Antigene enthält, ist es für die Impfstoffherstellung ungeeignet.

Inaktivierung

Inaktivierte Impfstoffe werden einem validierten Inaktivierungsverfahren unterzogen. Die nachstehend beschriebene Prüfung der Inaktivierungskinetik wird einmal für einen bestimmten Herstellungsprozess durchgeführt. Die anderen nachstehend beschriebenen Prüfungen müssen in jedem Herstellungszyklus durchgeführt werden. Bei Inaktivierungsprüfungen muss die Möglichkeit in Betracht gezogen werden, dass Organismen unter den Herstellungsbedingungen physisch vor dem Inaktivierungsmittel geschützt sein können.

Inaktivierungskinetik: Das Inaktivierungsmittel und das Inaktivierungsverfahren müssen nachweislich den zur Impfstoffherstellung verwendeten Mikroorganismus unter Herstellungsbedingungen inaktivieren. Für die Inaktivierungskinetik müssen geeignete Daten gesammelt werden. In der Regel darf die für die Inaktivierung erforderliche Zeit höchstens 67 Prozent der Dauer des Inaktivierungsvorgangs betragen.

Aziridin: Wird eine Aziridinverbindung als Inaktivierungsmittel verwendet, darf nachweislich am Ende des Inaktivierungsvorgangs kein Inaktivierungsmittel zurückbleiben. Das kann durch Neutralisation des Inaktivierungsmittels mit Thiosulfat geschehen, dessen Überschuss nach Beendigung des Inaktivierungsvorgangs in der inaktivierten Ernte nachgewiesen werden muss.

Freier Formaldehyd: Bei der Verwendung von Formaldehyd als Inaktivierungsmittel muss eine Prüfung auf freien Formaldehyd durchgeführt werden, wie unter „Prüfung auf Reinheit" vorgeschrieben.

Andere Inaktivierungsmittel: Bei der Verwendung anderer Inaktivierungsmethoden muss mit Hilfe geeigneter Prüfungen nachgewiesen werden, dass das Inaktivierungsmittel beseitigt oder bis auf einen zulässigen Rest verbraucht ist.

Prüfung auf Inaktivierung und/oder Entgiftung: Eine Prüfung auf vollständige Inaktivierung und/oder Entgiftung wird unmittelbar nach dem Inaktivierungs- und/oder Entgiftungsvorgang und, falls zutreffend, der Neutralisierung oder Beseitigung des restlichen Inaktivierungs- oder Entgiftungsmittels durchgeführt.

Bakterielle Impfstoffe: Die gewählte Prüfmethode muss für die verwendeten Impfstoffbakterien geeignet sein und muss aus mindestens 2 Passagen im zur Herstellung verwendeten Nährmedium bestehen oder, sofern ein festes Nährmedium verwendet wurde, in einem geeigneten flüssigen Nährmedium oder in dem Nährmedium, das die betreffende Monographie vorschreibt. Das Produkt entspricht der Prüfung, wenn keine Anzeichen für vermehrungsfähige Mikroorganismen beobachtet werden.

Bakterielle Toxoide: Die gewählte Prüfung muss für das vorhandene Toxin oder die vorhandenen Toxine geeignet und die empfindlichste verfügbare Methode sein.

Virusimpfstoffe: Die gewählte Prüfmethode muss für das verwendete Virus geeignet sein und aus mindestens 2 Passagen in Zellen, bebrüteten Eiern oder, sofern keine andere geeignete empfindliche Methode verfügbar ist, in Tieren bestehen. Die Anzahl der Zellproben, Eier oder Tiere muss ausreichend groß sein, um eine angemessene Empfindlichkeit der Prüfung zu gewährleisten. Bei Prüfungen an Zellkulturen werden mindestens 150 cm^2 des Zellrasens mit 1,0 ml der inaktivierten Ernte beimpft. Das Produkt entspricht der Prüfung, wenn keine Anzeichen eines vermehrungsfähigen Virus oder anderer Mikroorganismen beobachtet werden.

Auswahl der Impfstoffzusammensetzung und des Impfstoffstamms

Bei der Auswahl der Impfstoffzusammensetzung und des Impfstoffstamms sind Unschädlichkeit, Wirksamkeit und Stabilität wichtige Aspekte, die bewertet werden müssen. Allgemeine Anforderungen für die Bewertung der Unschädlichkeit und Wirksamkeit werden unter „Bewertung der Unschädlichkeit von Impfstoffen für Tiere" (5.2.6) und „Bewertung der Wirksamkeit von Impfstoffen für Tiere" (5.2.7) angegeben. Diese Anforderungen können durch die Anforderungen in den Einzelmonographien verdeutlicht oder ergänzt werden.

Für Lebend-Impfstoffe wird während der Entwicklungsstudien der höchste Virustiter oder die größte Anzahl an Bakterien festgestellt, der/die im Hinblick auf die Unschädlichkeit akzeptabel ist. Diese Daten werden dann bei jeder Freigabe einer Impfstoffcharge als höchster akzeptabler Titer verwendet.

Wirksamkeit und Immunogenität: Die in den Einzelmonographien unter „Bestimmung der Wirksamkeit" und „Immunogenität" angegebenen Prüfungen dienen 2 Zwecken:
- Im Abschnitt „Bestimmung der Wirksamkeit" wird mit einer gut kontrollierten Prüfung unter experimentellen Bedingungen die geringste akzeptable Aktivität jedes Impfstoffs, die während der gesamten Dauer der Verwendbarkeit garantiert werden muss, im Rahmen der Definition festgelegt.
- Gut kontrollierte experimentelle Studien sind üblicherweise Teil des umfassenden Nachweises der Wirksamkeit eines Impfstoffs (5.2.7). Die sich darauf beziehende Prüfung im Abschnitt „Immunogenität" (der normalerweise ein Querverweis auf den Abschnitt „Bestimmung der Wirksamkeit" ist) ist als Teil dieser Prüfung geeignet.

Bei den meisten Impfstoffen sind die unter „Bestimmung der Wirksamkeit" und „Immunogenität" angegebenen Prüfungen nicht als Routineprüfung für Impfstoffchargen geeignet.

Für Lebend-Impfstoffe wird während der Entwicklung der geringste akzeptable Virustiter oder die Mindestanzahl an Bakterien, der/die bei der „Bestimmung der Wirksamkeit" oder anderen Wirksamkeitsstudien zufrieden stellende Ergebnisse erzielte, festgelegt. Für die Routineprüfung muss für jede Charge nachgewiesen sein, dass der Virustiter oder die Anzahl an Bakterien zum Zeitpunkt der Freigabe so hoch ist, dass unter Berücksichtigung der Stabilitätsstudien der unter den empfohlenen Bedingungen gelagerte Impfstoff für die Dauer der Verwendbarkeit mindestens den in den Entwicklungsstudien festgelegten niedrigsten akzeptablen Virustiter oder die niedrigste Anzahl an Bakterien enthält.

Für inaktivierte Impfstoffe wird die Bestimmung der Wirksamkeit einer Charge während der Entwicklung etabliert, wenn die unter „Bestimmung der Wirksamkeit" beschriebene Prüfung nicht als Routineprüfung verwendet werden kann. Zweck einer Bestimmung der Wirksamkeit einer Charge ist, sicherzustellen, dass jede Impfstoffcharge, falls sie geprüft wird, der unter „Bestimmung der Wirksamkeit" oder „Immunogenität" beschriebenen Prüfung entspricht. Die Akzeptanzkriterien der Bestimmung der Wirksamkeit einer Charge werden daher durch Korrelation zu der unter „Bestimmung der Wirksamkeit" beschriebenen Prüfung festgelegt. Ist die Bestimmung der Wirksamkeit einer Charge in einer Monographie beschrieben, dient diese als Beispiel einer Prüfung, die nach Etablieren einer Korrelation mit der Bestimmung der Wirksamkeit als geeignet gilt. Andere Prüfungsmodelle können ebenfalls angewendet werden.

Art der Anwendung: Während der Entwicklung eines Impfstoffs werden Unschädlichkeit und Immunogenität für jede empfohlene Art der Anwendung nachgewiesen. Nachfolgend befindet sich eine unvollständige Liste solcher Arten der Anwendung:

- intramuskulär
- subkutan
- intravenös
- am Auge
- oral
- nasal
- Fußstich
- Flügelstich
- intradermal
- intraperitoneal
- in das Ei

Methoden der Anwendung: Während der Entwicklung eines Impfstoffs werden Unschädlichkeit und Immunogenität für jede empfohlene Methode der Anwendung nachgewiesen. Nachfolgend befindet sich eine unvollständige Liste solcher Methoden der Anwendung:
- Injektion
- Trinkwasser
- Spray
- Augentropfen
- Einritzen
- Implantation
- Eintauchen

Tierkategorien: In den Einzelmonographien kann angegeben sein, dass eine vorgegebene Prüfung für jede Tierkategorie der Zielspezies, für die das Produkt empfohlen ist oder empfohlen werden kann, durchgeführt werden muss. Nachfolgend befindet sich eine unvollständige Liste von Kategorien, die berücksichtigt werden müssen:
- *Säugetiere*
  - trächtige Tiere/nicht trächtige Tiere
  - Tiere vorwiegend für die Zucht/Tiere vorwiegend für die Lebensmittelherstellung
  - Tiere im zur Impfung empfohlenen Mindestalter oder mit der zur Impfung empfohlenen Mindestgröße
- *Geflügel*
  - Vögel vorwiegend zur Eierproduktion/Vögel vorwiegend zur Fleischproduktion
  - Vögel vor der Legeperiode/Vögel während der Legeperiode
- *Fische*
  - Zuchtfische/Fische vorwiegend für die Lebensmittelherstellung

Stabilität: Die Stabilität wird nachgewiesen, um die beabsichtigte Verwendbarkeitsdauer zu begründen. Dieser Nachweis umfasst Bestimmungen des Virustiters, der Anzahl von Bakterien und der Wirksamkeit, die in regelmäßigen Abständen bis 3 Monate nach Ablauf des Verfallsdatums an mindestens 3 repräsentativen, aufeinander folgenden Impfstoffchargen durchgeführt werden, die unter den empfohlenen Lagerungsbedingungen gehalten wurden. Außerdem dienen als Nachweis, falls zutreffend, Messung des Feuchtigkeitsgehalts (bei gefriergetrockneten Produkten), physikalische Prüfungen des Adjuvans, chemische Prüfung von Bestandteilen des Adjuvans und von Konservierungsmitteln und Messung des pH-Werts.

Falls zutreffend werden Prüfungen der Stabilität des rekonstituierten Impfstoffs unter Verwendung des gemäß den vorgeschlagenen Empfehlungen rekonstituierten Produkts durchgeführt.

Fertiger Impfstoff als Bulk

Der fertige Impfstoff als Bulk wird durch Mischen einer oder mehrerer Antigencharge/n, die allen Anforderungen entspricht/entsprechen, mit Hilfsstoffen wie Adjuvanzien, Stabilisatoren, Konservierungsmitteln und Verdünnungsmitteln hergestellt.

Konservierungsmittel: Konservierungsmittel werden verwendet, um Verderb oder unerwünschte Wirkungen, die durch mikrobielle Verunreinigung beim Gebrauch eines Impfstoffs verursacht werden, zu verhindern. Der Impfstoff sollte üblicherweise innerhalb von 10 Stunden nach dem erstmaligen Öffnen des Behältnisses verwendet werden. Konservierungsmittel werden gefriergetrockneten Produkten nicht zugesetzt; sie können aber falls erforderlich unter Berücksichtigung des maximalen Zeitraums, der für die Verwendung nach der Rekonstituierung empfohlen wird, dem Verdünnungsmittel für gefriergetrocknete Produkte in Mehrdosenbehältnissen zugesetzt werden. Abgesehen von begründeten und zugelassenen Fällen ist bei flüssigen Zubereitungen in Einzeldosisbehältnissen der Zusatz von Konservierungsmitteln nicht zulässig; er kann zulässig sein, wenn zum Beispiel derselbe Impfstoff in Einzeldosis- und Mehrdosenbehältnissen abgefüllt und nicht für Spezies zur Lebensmittelherstellung verwendet wird. Bei flüssigen Zubereitungen in Mehrdosenbehältnissen richtet sich die Notwendigkeit einer wirksamen Konservierung danach, ob während des Gebrauchs und der längsten empfohlenen Verwendungsdauer nach dem Anbrechen des Behältnisses eine Verunreinigung möglich ist.

Während der Entwicklungsstudien muss die Wirksamkeit des Konservierungsmittels für die Dauer der Verwendbarkeit zur Zufriedenheit der zuständigen Behörde nachgewiesen werden.

Die Wirksamkeit des Konservierungsmittels wird wie unter 5.1.3 beschrieben bestimmt. Zusätzlich werden Proben zu geeigneten Zeitpunkten über den gesamten Verwendungszeitraum geprüft. Wenn weder die A-Kriterien noch die B-Kriterien erfüllt werden, können in begründeten Fällen die folgenden Kriterien auf Impfstoffe für Tiere angewendet werden: für Bakterien keine Zunahme nach 24 h und 7 Tagen, Abnahme um 3 log-Stufen nach 14 Tagen, keine Zunahme nach 28 Tagen, für Pilze keine Zunahme nach 14 und 28 Tagen.

Der Zusatz von Antibiotika als Konservierungsmittel ist im Allgemeinen nicht zulässig.

Prüfung auf Inaktivierung und/oder Entgiftung: Für inaktivierte Impfstoffe, bei denen Hilfsstoffe eine Prüfung auf Inaktivierung und/oder Entgiftung stören würden, wird während der Zubereitung des fertigen Impfstoffs als Bulk eine Prüfung auf Inaktivierung oder Entgiftung durchgeführt, nachdem die verschiedenen Antigenchargen gemischt wurden, aber vor dem Zusatz von Hilfsstoffen. Die Prüfung auf Inaktivierung oder Entgiftung kann dann am fertigen Impfstoff als Bulk und an der Fertigzubereitung unterbleiben.

Besteht ein Risiko der Reversion zur Toxizität, ist die Prüfung auf Entgiftung wichtig, um nachzuweisen, dass keine Reversion zur Toxizität stattgefunden hat. Die Prüfung wird zum spätestmöglichen Zeitpunkt während des

Herstellungsprozesses, bei dem die Empfindlichkeit der Prüfung nicht beeinträchtigt ist (zum Beispiel nachdem die verschiedenen Antigenchargen gemischt wurden, aber vor dem Zusatz von Hilfsstoffen) durchgeführt.

In-Prozess-Kontrollen: Bestimmte Prüfungen können am fertigen Impfstoff als Bulk statt an der Fertigzubereitung oder an den Fertigzubereitungen, die davon abgeleitet sind, durchgeführt werden. Zu diesen Prüfungen gehören beispielsweise die Prüfung auf Konservierungsmittel, auf freien Formaldehyd und die Bestimmung der Wirksamkeit von inaktivierten Impfstoffen.

Fertigzubereitung

Sofern die Einzelmonographie nichts anderes vorschreibt, wird der fertige Impfstoff als Bulk unter aseptischen Bedingungen in sterile Behältnisse mit Sicherheitsverschluss abgefüllt, die so verschlossen werden, dass jede Verunreinigung ausgeschlossen ist.

Nur eine Fertigzubereitung (Charge), die allen nachstehenden Anforderungen unter „Prüfung auf Identität", „Prüfung auf Reinheit" und „Bestimmung der Wirksamkeit" oder den in der jeweiligen Einzelmonographie genannten Anforderungen entspricht, darf zur Verwendung freigegeben werden. Mit Zustimmung der zuständigen Behörde können bestimmte Prüfungen an der Charge unterbleiben, wenn In-Prozess-Kontrollen eine gleiche oder bessere Garantie gewähren, dass die Charge den Anforderungen entspricht, oder wenn alternative Prüfungen durchgeführt wurden, die in Bezug auf die Methode des Arzneibuchs validiert sind.

Die Prüfung auf Identität kann oft in geeigneter Weise mit der Bestimmung der Wirksamkeit einer Charge kombiniert werden, um unnötigen Verbrauch von Tieren zu vermeiden. Für einen bestimmten Impfstoff kann eine validierte In-vitro-Prüfung angewendet werden, um unnötigen Verbrauch von Tieren zu vermeiden.

In Übereinstimmung mit den Allgemeinen Vorschriften (1.1 Allgemeines) wird im Interesse des Wohlergehens der Tiere von der zuständigen Behörde anerkannt, dass bei einem etablierten Impfstoff die Routineprüfung auf Unschädlichkeit unterbleiben kann, wenn eine ausreichende Anzahl von aufeinander folgenden Chargen hergestellt wurde, die der Prüfung entspricht, und somit die Gleichförmigkeit des Herstellungsverfahrens nachgewiesen ist. Signifikante Änderungen des Herstellungsverfahrens erfordern die Wiederaufnahme von Routineprüfungen, um die Gleichförmigkeit des Herstellungsverfahrens erneut sicherzustellen. Die Anzahl von aufeinander folgenden zu prüfenden Chargen hängt von einer Anzahl von Faktoren ab, wie dem Impfstofftyp, der Häufigkeit der Herstellung der Chargen, der Erfahrung mit dem Impfstoff während der Prüfung auf Unschädlichkeit in der Entwicklungsphase und der Durchführung der Prüfung auf Unschädlichkeit an der Charge. Ohne die Entscheidung der zuständigen Behörde angesichts der verfügbaren Informationen über einen bestimmten Impfstoff zu beeinflussen, ist für die meisten Produkte die Prüfung von 10 aufeinander folgenden Chargen wahrscheinlich ausreichend. Für Produkte mit einem inhärenten Risiko im Hinblick auf die Unschädlichkeit kann die weitere Durchführung der Prüfung auf Unschädlichkeit an jeder Charge erforderlich sein.

Prüfung an Tieren: Gemäß den Bestimmungen der Europäischen Konvention für den Schutz von Wirbeltieren, die für experimentelle und andere wissenschaftliche Zwecke verwendet werden, müssen Prüfungen so durchgeführt werden, dass die Anzahl der verwendeten Tiere möglichst gering ist und Schmerz, Leiden, Stress und bleibende Schäden so gering wie möglich gehalten werden. Kriterien zur Bewertung von Prüfungen in Monographien müssen vor diesem Hintergrund aufgestellt werden. Falls beispielsweise angegeben ist, dass ein Tier als positiv beziehungsweise infiziert zu bewerten ist, wenn typische klinische Anzeichen auftreten, dann muss, sobald geklärt ist, dass das Ergebnis nicht beeinträchtigt wird, das betroffene Tier entweder schmerzlos getötet oder in geeigneter Weise behandelt werden, um unnötiges Leiden zu vermeiden. In Übereinstimmung mit den Allgemeinen Vorschriften können alternative Prüfverfahren angewendet werden, um den Anforderungen der Monographie zu entsprechen, und die Anwendung solcher Verfahren soll insbesondere dann unterstützt werden, wenn dadurch die Verwendung von Tieren überflüssig oder verringert wird oder ihr Leiden reduziert wird.

Physikalische Prüfungen: Ein Impfstoff mit einem öligen Adjuvans wird mit einer geeigneten Methode auf Viskosität geprüft. Die Viskosität muss nachweislich innerhalb der für das Produkt festgelegten Grenzen liegen. Die Stabilität der Emulsion muss nachgewiesen werden.

Chemische Prüfungen: Mit geeigneten Prüfungen muss nachgewiesen werden, dass die Konzentration bestimmter Stoffe, wie Aluminium und Konservierungsmittel, innerhalb der für das Produkt festgelegten Grenzen liegt.

pH-Wert: Der pH-Wert der flüssigen Produkte und der Verdünnungsmittel wird gemessen. Er muss nachweislich innerhalb der für das Produkt festgelegten Grenzen liegen.

Wasser: Falls zutreffend wird der Gefriertrocknungsprozess durch Bestimmung des Wassergehalts kontrolliert, der nachweislich innerhalb der für das Produkt festgelegten Grenzen liegen muss.

Prüfung auf Identität

Für inaktivierte Impfstoffe ist die in Einzelmonographien vorgeschriebene Prüfung auf Identität üblicherweise eine Antikörper-Induktionsprüfung, da diese für alle Impfstoffe anwendbar ist.

Prüfung auf Reinheit

In den Einzelmonographien werden ebenfalls Prüfungen angegeben, die an jedem einzelnen Impfstoff durchgeführt werden müssen.

Alle Hühnereier, Küken und Kükenzellkulturen zur Verwendung bei den Prüfungen zur Qualitätskontrolle müssen aus einer SPF-Hühnerherde (5.2.2) stammen.

Freier Formaldehyd (2.4.18; Methode B ist anzuwenden, wenn Natriummetabisulfit zur Neutralisation von überschüssigem Formaldehyd verwendet wurde): Wurde Formaldehyd bei der Zubereitung verwendet, darf die Konzentration an freiem Formaldehyd höchstens $0{,}5\,g \cdot l^{-1}$ betragen, außer die Unschädlichkeit einer größeren Konzentration wurde nachgewiesen.

Phenol (2.5.15): Enthält der Impfstoff Phenol, darf die Konzentration höchstens $5\,g \cdot l^{-1}$ betragen.

Sterilität (2.6.1): Sofern in der Einzelmonographie vorgeschrieben, müssen Impfstoffe der Prüfung entsprechen. Ist das Flüssigkeitsvolumen in einem Behältnis größer als 100 ml, soll möglichst die Membranfilter-Methode verwendet werden. Kann diese nicht angewendet werden, kann die Direktbeschickungsmethode verwendet werden.

Beträgt das Flüssigkeitsvolumen in jedem Behältnis mindestens 20 ml, muss das für jedes Nährmedium verwendete Mindestvolumen entweder 10 Prozent des Inhalts oder 5 ml betragen, jedoch jeweils die kleinere Menge.

Die geeignete Anzahl der zu prüfenden Behältnisse (2.6.1) beträgt 1 Prozent der Charge, mindestens aber 4 und höchstens 10 Behältnisse.

Nur bei nicht parenteral angewendeten Virus-Lebend-Impfstoffen für Geflügel wird die Prüfung auf Sterilität üblicherweise durch Anforderungen an die Abwesenheit von pathogenen Mikroorganismen ersetzt. Je Dosis darf höchstens 1 nicht pathogener Mikroorganismus enthalten sein.

Fremde Agenzien: In den Einzelmonographien wird eine Reihe von Maßnahmen vorgeschrieben, die gemeinsam einen akzeptablen Grad an Sicherheit geben, dass die Fertigzubereitung keine infektiösen fremden Agenzien enthält. Diese Maßnahmen beinhalten:
- wenn möglich, Herstellung innerhalb eines Saatgutsystems oder eines Zellsaatsystems
- umfangreiche Prüfungen von Saatgut und Zellsaat auf fremde Agenzien
- Umsetzung der Anforderungen an SPF-Hühnerherden, die bei der Gewinnung von Substrat für die Impfstoffherstellung verwendet werden
- Prüfung von Substanzen tierischer Herkunft, die, wenn möglich, einem Inaktivierungsprozess unterzogen werden
- Prüfung der Fertigzubereitungen von Lebend-Impfstoffen auf infektiöse fremde Agenzien; diese Prüfungen sind weniger umfangreich als die Prüfungen, die zu einem früheren Zeitpunkt durchgeführt werden auf Grund der durch In-Prozess-Kontrollen gegebenen Sicherheit.

In Zweifelsfällen können die für das Saatgut eines Lebend-Impfstoffs vorgesehenen Prüfungen ebenfalls an der Fertigzubereitung durchgeführt werden. Wenn bei einer solchen Prüfung ein fremdes Agens gefunden wird, entspricht der Impfstoff nicht der Monographie.

Virus-Lebend-Impfstoffe für Geflügel müssen den Prüfungen auf fremde Agenzien (2.6.4) in Chargen der Fertigzubereitung entsprechen.

Mykoplasmen (2.6.7): Falls in einer Einzelmonographie vorgeschrieben, muss der Impfstoff der Prüfung auf Mykoplasmen (Kulturmethode) entsprechen.

Unschädlichkeit: In der Regel werden 2 Dosen eines inaktivierten Impfstoffs und/oder 10 Dosen eines Lebend-Impfstoffs auf eine der empfohlenen Arten der Anwendung verabreicht. Unter bestimmten Voraussetzungen kann eine Reduktion der vorgeschriebenen Anzahl an Dosen oder eine Änderung der Vorgehensweise beim Rekonstituieren oder Injizieren erforderlich sein. Zum Beispiel kann bei einem Kombinationsimpfstoff die Schwierigkeit bestehen, 10 Dosen einer Lebendkomponente in 2 Dosen einer inaktivierten Komponente zu rekonstituieren. Die Tiere werden über den längsten in der Einzelmonographie vorgeschriebenen Zeitraum beobachtet. Anomale lokale oder systemische Reaktionen dürfen nicht auftreten.

Wenn mehrere Chargen aus demselben fertigen Impfstoff als Bulk hergestellt werden, wird die Prüfung auf Unschädlichkeit an der ersten Charge durchgeführt und kann für weitere aus demselben fertigen Impfstoff als Bulk hergestellte Chargen entfallen.

Während der Entwicklungsstudien werden für den Impfstoff der erwartete Typ und der Grad an Reaktionen angesichts der Prüfung auf Unschädlichkeit definiert. Diese Definition dient als Grundlage für die Prüfung auf Unschädlichkeit einer Charge, um akzeptable und nicht akzeptable Reaktionen festzulegen.

Für die Prüfung auf Unschädlichkeit ist der Immunstatus der zu verwendenden Tiere in der Einzelmonographie spezifiziert. Für die meisten Monographien ist eine der 3 folgenden Kategorien angegeben:

Kategorie 1
Die Tiere dürfen keine Antikörper gegen im Impfstoff enthaltenes Virus, Bakterium, Toxin oder andere Antigene besitzen.

Kategorie 2
Die Tiere sollen möglichst keine Antikörper besitzen. Tiere mit einem sehr niedrigen Antikörpertiter können aber verwendet werden, wenn sie nicht geimpft sind und das Verabreichen des Impfstoffs keine anamnestische Antwort verursacht.

Kategorie 3
Die Tiere dürfen nicht gegen die Krankheit geimpft sein, gegen die der Impfstoff schützen soll.

Als allgemeine Vorschrift ist Kategorie 1 für Lebend-Impfstoffe festgelegt. Für andere Impfstoffe ist üblicherweise Kategorie 2 festgelegt, wenn aber die meisten zur Verwendung in Prüfungen erhältlichen Tiere der Kategorie 1 entsprechen würden, kann diese Kategorie auch für inaktivierte Impfstoffe festgelegt werden. Kategorie 3 ist für einige inaktivierte Impfstoffe festgelegt, bei denen die Bestimmung der Antikörper vor der Prüfung unnötig oder nicht praktikabel ist. Bei Geflügel-Impfstoffen ist als allgemeine Vorschrift die Verwendung von SPF-Geflügel festgelegt.

Bei Geflügel-Impfstoffen wird die Prüfung auf Unschädlichkeit im Allgemeinen mit 10 SPF-Küken (5.2.2) durchgeführt, mit Ausnahme der Impfstoffe, die nicht zur Verwendung an Küken empfohlen sind. Für diese Prüfungen werden 10 Vögel einer für den Impfstoff empfohlenen Spezies verwendet, die keine Antikörper gegen den Krankheitserreger besitzen, gegen den der Impfstoff schützen soll.

Bestimmung der Wirksamkeit

Siehe unter „Herstellung, Auswahl der Impfstoffzusammensetzung und des Impfstoffstamms"

Lagerung

Vor Licht geschützt, bei einer Temperatur von 5 ± 3 °C, sofern nichts anderes in der Einzelmonographie vorgeschrieben ist

Flüssige Zubereitungen dürfen nicht eingefroren werden, sofern nichts anderes angegeben ist.

Beschriftung

Die Beschriftung gibt an,
- dass der Impfstoff für Tiere bestimmt ist
- Volumen der Zubereitung und Anzahl der Dosen im Behältnis
- Art der Anwendung
- den verwendeten Bakterien- oder Virustyp oder die Typen und bei Lebend-Impfstoffen die Mindest- und Höchstanzahl an vermehrungsfähigen Bakterien oder den Mindest- und Höchst-Virustiter
- falls zutreffend, bei inaktivierten Impfstoffen die Mindestwirksamkeit in Internationalen Einheiten
- falls zutreffend, Name und Konzentration jedes Konservierungsmittels oder jedes anderen Stoffs, der dem Impfstoff zugesetzt wurde
- Bezeichnung jedes Stoffs, der möglicherweise unerwünschte Reaktionen hervorrufen kann
- bei gefriergetrockneten Impfstoffen:
  - Bezeichnung oder Zusammensetzung und Volumen der zum Rekonstituieren zuzusetzenden Flüssigkeit
  - Zeitraum für die Verwendung des Impfstoffs nach dem Rekonstituieren
- bei Impfstoffen mit einem öligen Adjuvans, dass dringend ärztliche Hilfe erforderlich ist, wenn der Impfstoff versehentlich Menschen injiziert worden ist
- Tierarten, für welche der Impfstoff bestimmt ist
- Indikationen für den Impfstoff
- Hinweise zur Anwendung
- alle Gegenanzeigen für die Verwendung des Produkts einschließlich aller erforderlichen Warnhinweise auf Gefahren beim Verabreichen einer Überdosis
- für die verschiedenen Tierarten empfohlene Dosen.

4.06/2034
Substanzen zur pharmazeutischen Verwendung
Corpora ad usum pharmaceuticum

Die Angaben in dieser Monographie gelten in Verbindung mit Einzelmonographien zu Substanzen im Arzneibuch. Ob diese Monographie auf andere Substanzen angewendet werden kann, liegt im Ermessen der zuständigen Behörde.

Definition

Substanzen zur pharmazeutischen Verwendung sind alle organischen und anorganischen Substanzen, die als Wirk- oder Hilfsstoffe zur Herstellung von Arzneimitteln zur Anwendung am Menschen und/oder am Tier verwendet werden. Sie können natürlichen Ursprungs sein oder durch Extraktion von Rohmaterialien, durch Fermentation oder Synthese hergestellt werden.

Substanzen zur pharmazeutischen Verwendung können als solche oder als Ausgangsmaterialien für nachfolgende Formulierungen zur Herstellung von Arzneimitteln verwendet werden. In Abhängigkeit von der Formulierung können bestimmte Substanzen entweder als Wirkstoffe oder als Hilfsstoffe eingesetzt werden. Feste Substanzen können kompaktiert, überzogen, granuliert, zu einem bestimmten Feinheitsgrad pulverisiert oder auf andere Weise bearbeitet werden. Das Bearbeiten unter Zusatz von Hilfsstoffen ist nur zulässig, wenn dieses in der Definition der Einzelmonographie der Substanz speziell angegeben ist.

Besondere Qualitäten einer Substanz zur pharmazeutischen Verwendung: Wenn in der Einzelmonographie nichts anderes angegeben oder ausdrücklich eingeschränkt wird, ist eine Substanz zur pharmazeutischen Verwendung sowohl zur Anwendung am Menschen als auch am Tier bestimmt und muss eine geeignete Qualität zur Herstellung aller Darreichungsformen, für die sie verwendet werden kann, aufweisen.

Polymorphie: In Einzelmonographien werden im Allgemeinen keine kristallinen oder amorphen Formen spezifiziert, außer wenn die Bioverfügbarkeit der Substanz beeinflusst wird. Wenn nichts anderes angegeben ist, müssen alle Formen einer Substanz zur pharmazeutischen Verwendung den Anforderungen der betreffenden Monographie entsprechen.

Herstellung

Substanzen zur pharmazeutischen Verwendung werden nach Verfahren hergestellt, die nachweislich eine gleich bleibende Qualität sicherstellen und den Anforderungen der Einzelmonographien oder zugelassenen Spezifikationen entsprechen.

Unabhängig davon, ob in der Einzelmonographie spezifisch festgelegt ist, dass die Substanz zur pharmazeutischen Verwendung
- ein rekombinantes Protein oder eine andere Substanz ist, die als direktes, auf einer genetischen Veränderung basierendes Genprodukt gewonnen wird, muss die Substanz, falls anwendbar, außerdem den Anforderungen der allgemeinen Monographie **DNA-rekombinationstechnisch hergestellte Produkte (Producta ab ADN recombinante)** entsprechen.
- von Tieren gewonnen wird, die für übertragbare spongiforme Enzephalopathien außer im Falle von experimenteller Belastung empfänglich sind, muss die Substanz, falls anwendbar, außerdem den Anforderungen der allgemeinen Monographie **Produkte mit dem Risiko der Übertragung von Erregern der spongiformen Enzephalopathie tierischen Ursprungs (Producta cum possibili transmissione vectorium enkephalopathiarum spongiformium animalium)** entsprechen.
- eine Substanz ist, die durch ein Fermentationsverfahren gewonnen wird, und unabhängig davon, ob die einbezogenen Mikroorganismen nach herkömmlichen Verfahren oder durch DNA-Rekombinationstechniken (rDNA-Techniken) verändert worden sind, muss die Substanz, falls anwendbar, außerdem den Anforderungen der allgemeinen Monographie **Fermentationsprodukte (Producta ab fermentatione)** entsprechen.

Während der Herstellung verwendete Lösungsmittel müssen von geeigneter Qualität sein. Außerdem müssen ihre Toxizität und ihr Restgehalt (5.4) in Betracht gezogen werden. Das während der Herstellung verwendete Wasser muss von geeigneter Qualität sein.

Wenn Substanzen hergestellt oder bearbeitet werden, um bestimmte Formen oder Qualitäten zu ergeben, so müssen diese spezifischen Substanzformen oder Qualitäten den Anforderungen der Monographie entsprechen. Bestimmte Prüfungen können zur Kontrolle solcher funktionalitätsbezogenen Eigenschaften beschrieben sein, die die Eignung der Substanz und nachfolgend die Eigenschaften der aus ihr hergestellten Darreichungsformen beeinflussen können.

Pulverisierte Substanzen können bearbeitet werden, um einen bestimmten Feinheitsgrad (2.9.12) zu erreichen.

Kompaktierte Substanzen werden bearbeitet, um die Partikelgröße zu erhöhen oder um Partikel einer spezifischen Form und/oder um eine Substanz mit einer höheren Bulkdichte zu erhalten.

Überzogene Wirkstoffe bestehen aus Wirkstoffpartikeln, die mit einem oder mehreren Hilfsstoff(en) überzogen sind.

Granulierte Wirkstoffe sind Partikel einer spezifizierten Größe und/oder Form, die aus den Wirkstoffen durch direkte Granulierung oder durch Granulierung mit einem oder mehreren geeigneten Hilfsstoff(en) hergestellt werden.

Werden Substanzen mit Hilfsstoffen bearbeitet, müssen diese den Anforderungen der Hilfsstoffmonographie oder, wenn solch eine Monographie nicht existiert, der zugelassenen Spezifikation entsprechen.

Eigenschaften

Die Angaben im Abschnitt „Eigenschaften" (zum Beispiel Angaben zur Löslichkeit oder zur Zersetzungstemperatur) sind nicht im strengen Sinn zu interpretieren und stellen keine Anforderungen dar. Sie dienen zur Information.

Wenn eine Substanz Polymorphie zeigt, kann dies im Abschnitt „Eigenschaften" angegeben sein, um den Benutzer darauf aufmerksam zu machen, dass er diese Eigenschaft bei der Formulierung einer Zubereitung gegebenenfalls berücksichtigen sollte.

Prüfung auf Identität

Werden im Abschnitt „Prüfung auf Identität" einer Einzelmonographie eine 1. und eine 2. Identifikationsreihe angegeben, die mit „1:" und „2:" und den Buchstaben der zugehörigen Identitätsprüfungen bezeichnet sind, dann kann die Prüfung oder können die Prüfungen der 2. Reihe an Stelle derer der 1. Reihe angewendet werden, wenn sichergestellt ist, dass die Substanz eindeutig einer zertifizierten Charge entstammt, die sämtlichen Anforderungen der Monographie entspricht.

Prüfung auf Reinheit

Polymorphie: Falls die Eigenschaft einer kristallinen oder amorphen Form zu Einschränkungen bei ihrer Verwendung in Zubereitungen führt, muss diese Eigenschaft der spezifischen kristallinen oder amorphen Form identifiziert, ihre Morphologie in geeigneter Weise geprüft und ihre Identität in der Beschriftung angegeben sein.

Verwandte Substanzen: Organische Verunreinigungen in Wirkstoffen müssen entsprechend den Angaben in Tab. 2034-1 angegeben, wenn möglich identifiziert und qualifiziert werden.

Spezifische Grenzwerte können für Verunreinigungen festgelegt werden, die für ungewöhnlich starke Wirkungen bekannt sind oder toxische oder unerwartete pharmakologische Effekte hervorrufen.

Die vorstehend genannten Anforderungen gelten nicht für biologische und biotechnologisch hergestellte Produkte, Peptide, Oligonukleotide, radioaktive Arzneimittel, Fermentationsprodukte und von ihnen abgeleitete halbsynthetische Produkte und nicht für Rohprodukte tierischer oder pflanzlicher Herkunft.

Lösungsmittel-Rückstände werden nach den im Allgemeinen Kapitel 5.4 festgelegten Prinzipien unter Verwendung der Allgemeinen Methode 2.4.24 oder einer

Tab. 2034-1: Berichten, Identifizieren und Qualifizieren von organischen Verunreinigungen in Wirkstoffen

Anwendung	Maximale tägliche Dosis	Berichtsgrenzwert für eine Verunreinigung	Grenzwert für Identifizierung	Grenzwert für Qualifizierung
Anwendung am Menschen oder am Menschen und am Tier	≤ 2 g je Tag	> 0,05 %	> 0,10 % oder tägliche Aufnahme von > 1,0 mg (stets der niedrigere Wert)	> 0,15 % oder tägliche Aufnahme von > 1,0 mg (stets der niedrigere Wert)
Anwendung am Menschen oder am Menschen und am Tier	> 2 g je Tag	> 0,03 %	> 0,05 %	> 0,05 %
Ausschließliche Anwendung am Tier	nicht anwendbar	> 0,1 %	> 0,2 %	> 0,5 %

anderen geeigneten Methode begrenzt. Wenn eine quantitative Bestimmung der Lösungsmittel-Rückstände durchgeführt wird und keine Prüfung des Trocknungsverlusts erfolgt, muss der Gehalt an Lösungsmittel-Rückständen bei der Berechnung des Gehalts der Substanz berücksichtigt werden.

Sterilität (2.6.1): Substanzen zur pharmazeutischen Verwendung, die zur Herstellung steriler Darreichungsformen bestimmt sind und dabei keinem weiteren geeigneten Sterilisationsverfahren unterworfen werden oder die als „steril" deklariert werden, müssen der Prüfung auf Sterilität entsprechen.

Bakterien-Endotoxine (2.6.14): Wenn Substanzen zur pharmazeutischen Verwendung als „frei von Bakterien-Endotoxinen" deklariert werden, müssen sie der Prüfung auf Bakterien-Endotoxine entsprechen. Grenzwert und Prüfverfahren (falls es sich nicht um die Gelbildungsmethode A handelt) sind in der Einzelmonographie angegeben. Der Grenzwert wird nach den „Empfehlungen zur Durchführung der Prüfung auf Bakterien-Endotoxine" (2.6.14) berechnet, sofern kein niedrigerer Grenzwert auf der Basis von Ergebnissen aus Produktionschargen gerechtfertigt ist oder von der zuständigen Behörde gefordert wird. Ist eine Prüfung auf Bakterien-Endotoxine vorgeschrieben, ist die Prüfung auf Pyrogene nicht erforderlich.

Pyrogene (2.6.8): Wenn die Prüfung auf Pyrogene eher gerechtfertigt ist als die Prüfung auf Bakterien-Endotoxine und wenn Substanzen als „pyrogenfrei" deklariert werden, müssen diese Substanzen der Prüfung auf Pyrogene entsprechen. Der Grenzwert und das Prüfverfahren werden in der Einzelmonographie angegeben oder von der zuständigen Behörde zugelassen. Auf der Grundlage einer geeigneten Validierung beider Prüfungen kann die Prüfung auf Bakterien-Endotoxine die Prüfung auf Pyrogene ersetzen.

Weitere Eigenschaften: Die Kontrolle weiterer Eigenschaften (zum Beispiel physikalische oder funktionalitätsbezogene Eigenschaften) kann für einzelne Herstellungsverfahren oder Formulierungen erforderlich sein. Besondere Qualitäten der Substanz (wie steril, frei von Bakterien-Endotoxinen, pyrogenfrei) können mit der Absicht hergestellt werden, sie zu Parenteralia oder anderen Darreichungsformen zu verarbeiten. Dazu können geeignete Anforderungen in einer Einzelmonographie spezifiziert werden.

Gehaltsbestimmung

Außer in begründeten und zugelassenen Fällen muss der Gehalt von Substanzen zur pharmazeutischen Verwendung mit geeigneten Methoden bestimmt werden.

Beschriftung

Im Allgemeinen unterliegt die Beschriftung internationalen Abkommen sowie übernationalen und nationalen Vorschriften. Angaben im Abschnitt „Beschriftung" sind demzufolge nicht umfassend. Für Arzneibuchzwecke sind Angaben nur verbindlich, wenn sie zur Feststellung der Übereinstimmung oder Nicht-Übereinstimmung der Substanz mit der Monographie erforderlich sind. Alle sonstigen Angaben zur Beschriftung sind als Empfehlungen aufzufassen. Der im Arzneibuch verwendete Begriff „Beschriftung" umfasst Angaben auf dem Behältnis, der Verpackung oder der Packungsbeilage, je nach den Vorschriften der zuständigen Behörde.

Falls zutreffend enthält die Beschriftung Angaben, dass die Substanz
- für eine spezifische Anwendung bestimmt ist
- eine bestimmte Kristallform besitzt
- einen spezifischen Feinheitsgrad aufweist
- kompaktiert ist
- überzogen ist
- granuliert ist
- steril ist
- frei von Bakterien-Endotoxinen ist
- pyrogenfrei ist
- Gleitmittel enthält.

Falls zutreffend gibt die Beschriftung den Hydratationsgrad und die Art jedes zugesetzten Konservierungsmittels und Antioxidans sowie jedes weiteren Hilfsstoffs an. Wenn Wirkstoffe unter Zusatz von Hilfsstoffen bearbeitet werden, gibt die Beschriftung die verwendeten Hilfsstoffe und den Gehalt an Wirkstoff und an Hilfsstoffen an.

Einzelmonographien zu Darreichungsformen

Glossar 4953   Parenteralia 4954

Glossar

4.06/1502

Der folgende einleitende Text enthält Definitionen und/ oder Erklärungen von Begriffen, die in den Monographien über Darreichungsformen oder in Verbindung mit diesen verwendet werden, aber nicht in diesen Texten definiert sind. In bestimmten Fällen wird Bezug auf äquivalente Begriffe genommen, die in anderen Publikationen oder in einem anderen Zusammenhang verwendet werden.

Dieses Glossar dient zur Information.

Standard Term

Standard Terms zur Beschreibung der Darreichungsform eines Arzneimittels, der Art der Anwendung und der verwendeten Behältnisse wurden von der Europäischen Arzneibuch-Kommission erstellt und werden in einer getrennten Publikation „Standard Terms" zur Verfügung gestellt.

Wirkstoff

Äquivalente Begriffe: Arzneistoff, arzneilich wirksame Substanz, arzneilich wirksamer Bestandteil

Vehikel

Ein Vehikel ist der Träger für den Wirkstoff oder die Wirkstoffe in einer flüssigen Zubereitung und besteht aus einem Hilfsstoff oder mehreren Hilfsstoffen.

Grundlage

Eine Grundlage ist der Träger für den Wirkstoff oder die Wirkstoffe in halbfesten und festen Zubereitungen und besteht aus einem Hilfsstoff oder mehreren Hilfsstoffen.

Darreichungsformen mit unveränderter Wirkstofffreisetzung

Darreichungsformen mit unveränderter Wirkstofffreisetzung sind Zubereitungen, bei denen die Freisetzung des Wirkstoffs oder der Wirkstoffe weder durch eine spezielle Zusammensetzung noch durch ein Herstellungsverfahren bewusst verändert wurde. Bei festen Darreichungsformen hängt das Profil der Freisetzung des Wirkstoffs im Wesentlichen von dessen originären Eigenschaften ab.

Äquivalenter Begriff: Darreichungsformen mit unmittelbarer Wirkstofffreisetzung

Darreichungsformen mit veränderter Wirkstofffreisetzung

Darreichungsformen mit veränderter Wirkstofffreisetzung sind Zubereitungen, bei denen sich die Geschwindigkeit und/oder der Ort der Wirkstofffreisetzung von derjenigen von Darreichungsformen mit unveränderter Wirkstofffreisetzung, die in gleicher Weise verabreicht werden, unterscheiden. Diese bewusste Änderung wird durch eine spezielle Zusammensetzung und/oder ein spezielles Herstellungsverfahren erreicht. Darreichungsformen mit veränderter Wirkstofffreisetzung schließen solche mit verlängerter, verzögerter oder pulsierender Freisetzung ein.

Darreichungsformen mit verlängerter Wirkstofffreisetzung

Darreichungsformen mit verlängerter Wirkstofffreisetzung sind Zubereitungen mit veränderter Wirkstofffreisetzung, die eine langsamere Wirkstofffreisetzung als die Darreichungsformen mit unveränderter Wirkstofffreisetzung, die in gleicher Weise verabreicht werden, aufweisen. Die verlängerte Freisetzung wird durch eine spezielle Zusammensetzung und/oder ein spezielles Herstellungsverfahren erreicht.

Darreichungsformen mit verzögerter Wirkstofffreisetzung

Darreichungsformen mit verzögerter Wirkstofffreisetzung sind Zubereitungen mit veränderter Wirkstofffreisetzung, bei denen die Wirkstofffreisetzung nicht sofort eintritt. Diese Eigenschaft wird durch eine spezielle Zusammensetzung und/oder ein spezielles Herstellungsverfahren erreicht. Darreichungsformen mit verzögerter Wirkstofffreisetzung schließen magensaftresistente Zubereitungen ein, wie sie in den allgemeinen Monographien über feste Darreichungsformen zum Einnehmen definiert sind.

Darreichungsformen mit pulsierender Wirkstofffreisetzung

Darreichungsformen mit pulsierender Wirkstofffreisetzung sind Zubereitungen mit veränderter Wirkstofffreisetzung, die sich als sequenzielle Wirkstofffreisetzung äußert. Die sequenzielle Freisetzung wird durch eine spezielle Zusammensetzung und/oder ein spezielles Herstellungsverfahren erreicht.

Äquivalenter Begriff: Darreichungsformen mit gestaffelter Wirkstofffreisetzung

Parenteralia in großvolumigen Behältnissen

Parenteralia in großvolumigen Behältnissen sind Infusionszubereitungen und Injektionszubereitungen in Behältnissen mit einem Nennvolumen von mehr als 100 ml.

Parenteralia in kleinvolumigen Behältnissen

Parenteralia in kleinvolumigen Behältnissen sind Infusionszubereitungen und Injektionszubereitungen in Behältnissen mit einem Nennvolumen von 100 ml oder weniger.

4.06/0520
Parenteralia
Parenteralia

Die Anforderungen dieser Monographie gelten nicht notwendigerweise für Blutkonserven und Blutprodukte, für immunologische oder radioaktive Arzneimittel. Bei Tierarzneimitteln können je nach Tierart, für die die Zubereitung bestimmt ist, besondere Anforderungen gelten.

Definition

Parenteralia sind sterile Zubereitungen, die zur Injektion, Infusion oder Implantation in den menschlichen oder tierischen Körper bestimmt sind.

Parenteralia können den Zusatz von Hilfsstoffen erfordern, zum Beispiel um die Zubereitung blutisotonisch zu machen, den pH-Wert einzustellen, die Löslichkeit zu erhöhen, die Zersetzung der Wirkstoffe zu verhindern oder um ausreichende antimikrobielle Eigenschaften zu gewährleisten. Diese Hilfsstoffe dürfen weder die erwünschte pharmakologische Wirkung beeinträchtigen noch in der verwendeten Konzentration toxische Symptome oder eine unzulässige lokale Reizung hervorrufen.

Behältnisse für Zubereitungen zur parenteralen Anwendung werden so weit wie möglich aus Materialien hergestellt, die genügend durchsichtig sind, um eine visuelle Prüfung des Inhalts zu ermöglichen, abgesehen von Behältnissen für Implantate oder in begründeten und zugelassenen Fällen.

Falls zutreffend entsprechen Behältnisse für Parenteralia den Anforderungen unter „Material zur Herstellung von Behältnissen" (3.1 und Unterabschnitte) sowie den Anforderungen unter „Behältnisse" (3.2 und Unterabschnitte).

Parenteralia werden in Glasbehältnissen (3.2.1) oder in anderen Behältnissen wie Kunststoffbehältnissen (3.2.2, 3.2.2.1 und 3.2.9) und vorgefüllten Einmalspritzen in Verkehr gebracht. Die Dichtheit der Behältnisse wird in geeigneter Weise sichergestellt. Die Verschlüsse müssen ausreichend dicht sein, um ein Eindringen von Mikroorganismen und jeder anderen verunreinigenden Substanz zu verhindern, und sie ermöglichen üblicherweise die Entnahme eines Teils oder des ganzen Inhalts des Behältnisses ohne Entfernen des Verschlusses. Die Kunststoffe oder die Elastomere (3.2.9), aus denen der Verschluss besteht, müssen ausreichend widerstandsfähig und elastisch sein, um das Durchstechen mit einer Nadel ohne nennenswertes Ausstanzen von Teilchen zu ermöglichen. Die Verschlüsse für Mehrdosenbehältnisse müssen ausreichend elastisch sein, um einen Wiederverschluss der Einstichstelle nach Herausziehen der Nadel zu gewährleisten.

Parenteralia werden unterschieden in:
- Injektionszubereitungen
- Infusionszubereitungen
- Konzentrate zur Herstellung von Injektionszubereitungen und Konzentrate zur Herstellung von Infusionszubereitungen
- Pulver zur Herstellung von Injektionszubereitungen und Pulver zur Herstellung von Infusionszubereitungen
- Implantate.

Herstellung

Im Rahmen der pharmazeutischen Entwicklung wird bei Zubereitungen, die Konservierungsmittel enthalten, die ausreichende Konservierung im Hinblick auf die Anforderungen der zuständigen Behörde belegt. Eine geeignete Methode zur Prüfung und Kriterien zur Beurteilung der konservierenden Eigenschaften der Zubereitung werden unter „Prüfung auf ausreichende Konservierung" (5.1.3) aufgeführt.

Bei der Herstellung von Parenteralia werden Materialien und Methoden eingesetzt, die dazu bestimmt sind, Sterilität zu gewährleisten und die Kontamination mit sowie das Wachstum von Mikroorganismen zu vermeiden. Empfehlungen dazu werden unter „Methoden zur Herstellung steriler Zubereitungen" (5.1.1) angegeben.

Wasser, das für die Herstellung von Parenteralia verwendet wird, muss den Anforderungen unter „Wasser für Injektionszwecke als Bulk" der Monographie **Wasser für Injektionszwecke (Aqua ad iniectabilia)** entsprechen.

Prüfung auf Reinheit

Partikelkontamination – Nicht sichtbare Partikel (2.9.19): Bei Zubereitungen zur Anwendung am Menschen müssen Infusions- und Injektionszubereitungen in Behältnissen mit einem Nennvolumen von mehr als 100 ml der Prüfung entsprechen.

Bei Zubereitungen zur Anwendung am Tier müssen Infusions- und Injektionszubereitungen in Behältnissen mit einem Nennvolumen von mehr als 100 ml, und wenn der Inhalt einer Dosis von mehr als 1,4 ml je Kilogramm Körpermasse entspricht, der Prüfung entsprechen.

Bei Zubereitungen, die in Verbindung mit einem Endfilter angewendet werden, muss diese Prüfung nicht durchgeführt werden.

Sterilität (2.6.1): Die Zubereitungen müssen der Prüfung entsprechen.

Lagerung

Im sterilen, dicht verschlossenen Behältnis mit Sicherheitsverschluss

Beschriftung

Die Beschriftung gibt an,
- Name und Konzentration jedes zugesetzten Konservierungsmittels

- falls zutreffend, dass die Zubereitung unter Verwendung eines Endfilters anzuwenden ist
- falls zutreffend, dass die Zubereitung frei von Bakterien-Endotoxinen/pyrogenfrei ist.

Injektionszubereitungen

Definition

Injektionszubereitungen sind sterile Lösungen, Emulsionen oder Suspensionen. Sie werden durch Auflösen, Emulgieren oder Suspendieren des Wirkstoffs oder der Wirkstoffe und der möglicherweise zugesetzten Hilfsstoffe in **Wasser für Injektionszwecke (Aqua ad iniectabilia)**, in einer geeigneten, sterilen, nicht wässrigen Flüssigkeit oder in einer Mischung beider Flüssigkeiten hergestellt.

Lösungen zur Injektion müssen, unter geeigneten visuellen Bedingungen geprüft, klar und praktisch frei von Teilchen sein.

Emulsionen zur Injektion dürfen keine Anzeichen einer Phasentrennung zeigen. Suspensionen zur Injektion können ein Sediment zeigen, das durch Schütteln leicht dispergierbar sein muss. Die Suspension muss genügend lange stabil bleiben, um die Entnahme der genauen Dosis zu ermöglichen.

Zubereitungen in Mehrdosenbehältnissen: Wässrige Zubereitungen in Mehrdosenbehältnissen müssen, falls die Zubereitung selbst keine ausreichenden antimikrobiellen Eigenschaften hat, ein geeignetes Konservierungsmittel in angemessener Konzentration enthalten. Müssen Parenteralia in Mehrdosenbehältnissen in Verkehr gebracht werden, sind die bei der Anwendung und ganz besonders die für die Lagerung zwischen den einzelnen Entnahmen zu treffenden Vorsichtsmaßnahmen anzugeben.

Konservierungsmittel: Wässrige Zubereitungen, die unter aseptischen Bedingungen hergestellt werden und die nicht im Endbehältnis sterilisiert werden können, können ein geeignetes Konservierungsmittel in angemessener Konzentration enthalten.

Konservierungsmittel dürfen nicht zugesetzt werden, wenn
- das Volumen der Einzeldosis 15 ml überschreitet, abgesehen von begründeten Fällen
- die Zubereitung für eine Anwendung bestimmt ist, bei der aus medizinischen Gründen der Zusatz eines Konservierungsmittels unzulässig ist, wie die intrazisternale, epidurale oder intrathekale Verabreichung oder jeder andere Weg in die Zerebrospinalflüssigkeit sowie die intra- oder retrookuläre Verabreichung.

Solche Zubereitungen müssen in Einzeldosisbehältnissen abgefüllt sein.

Herstellung

Bei der Herstellung von Injektionszubereitungen, die dispergierte Teilchen enthalten, muss sichergestellt sein, dass die Teilchengröße im Hinblick auf die beabsichtigte Anwendung geeignet ist.

Zubereitungen in Einzeldosisbehältnissen: Das Volumen der Zubereitung in einem Einzeldosisbehältnis muss genügend groß sein, um die Entnahme und Verabreichung der angegebenen Dosis unter Einsatz einer üblichen Technik zu gewährleisten.

Prüfung auf Reinheit

Gleichförmigkeit des Gehalts (2.9.6): Falls nicht anders vorgeschrieben oder abgesehen von begründeten und zugelassenen Fällen müssen Suspensionen zur Injektion in Einzeldosisbehältnissen mit weniger als 2 mg oder weniger als 2 Prozent Wirkstoff, bezogen auf die Gesamtmasse, der Prüfung A entsprechen. Enthält die Zubereitung mehrere Wirkstoffe, bezieht sich die Prüfung nur auf solche Wirkstoffe, die den vorstehend angeführten Bedingungen entsprechen.

Bakterien-Endotoxine/Pyrogene: Eine Prüfung auf Bakterien-Endotoxine (2.6.14) oder in begründeten und zugelassenen Fällen die Prüfung auf Pyrogene (2.6.8) wird durchgeführt. Empfehlungen zu Grenzwerten für Bakterien-Endotoxine sind in Kapitel 2.6.14 angegeben.

Zubereitungen zur Anwendung am Menschen: Die Zubereitung muss einer Prüfung auf Bakterien-Endotoxine (2.6.14) oder der Prüfung auf Pyrogene (2.6.8) entsprechen.

Zubereitungen zur Anwendung am Tier: Wenn die Einzeldosis 15 ml oder mehr beträgt und einer Dosis von 0,2 ml oder mehr je Kilogramm Körpermasse entspricht, muss die Zubereitung einer Prüfung auf Bakterien-Endotoxine (2.6.14) oder der Prüfung auf Pyrogene (2.6.8) entsprechen.

Jede Zubereitung: Wenn die Beschriftung angibt, dass die Zubereitung frei von Bakterien-Endotoxinen oder pyrogenfrei ist, muss sie einer Prüfung auf Bakterien-Endotoxine (2.6.14) beziehungsweise der Prüfung auf Pyrogene (2.6.8) entsprechen.

Infusionszubereitungen

Definition

Infusionszubereitungen sind sterile, wässrige Lösungen oder Öl-in-Wasser-Emulsionen. Sie sind normalerweise blutisotonisch und im Allgemeinen dazu bestimmt, in großen Mengen verabreicht zu werden. Infusionszubereitungen dürfen keine Konservierungsmittel enthalten.

Lösungen zur Infusion müssen, unter geeigneten visuellen Bedingungen geprüft, klar und praktisch frei von Teilchen sein.

Emulsionen zur Infusion dürfen keine Anzeichen einer Phasentrennung zeigen.

Herstellung

Bei der Herstellung von Infusionszubereitungen, die dispergierte Teilchen enthalten, muss sichergestellt sein, dass die Teilchengröße im Hinblick auf die beabsichtigte Anwendung geeignet ist.

Das Volumen der Zubereitung in einem Behältnis muss genügend groß sein, um die Entnahme und Verabreichung der angegebenen Dosis unter Einsatz einer üblichen Technik (2.9.17) zu gewährleisten.

Prüfung auf Reinheit

Bakterien-Endotoxine/Pyrogene: Infusionszubereitungen müssen einer Prüfung auf Bakterien-Endotoxine (2.6.14) oder in begründeten und zugelassenen Fällen der Prüfung auf Pyrogene (2.6.8) entsprechen. Außer in begründeten und zugelassenen Fällen werden bei der Prüfung auf Pyrogene 10 ml je Kilogramm Körpermasse eines Kaninchens injiziert.

Konzentrate zur Herstellung von Injektionszubereitungen und Konzentrate zur Herstellung von Infusionszubereitungen

Definition

Die Konzentrate sind sterile Lösungen, die nach Verdünnen zur Injektion oder Infusion bestimmt sind. Sie werden vor der Anwendung mit einer vorgeschriebenen Flüssigkeit zu einem vorgeschriebenen Volumen verdünnt. Nach Verdünnen müssen sie den Anforderungen unter „Injektionszubereitungen" oder „Infusionszubereitungen" entsprechen.

Prüfung auf Reinheit

Bakterien-Endotoxine/Pyrogene: Die Konzentrate müssen nach Verdünnen zu einem geeigneten Volumen der Prüfung, wie unter „Injektionszubereitungen" oder „Infusionszubereitungen" vorgeschrieben, entsprechen.

Pulver zur Herstellung von Injektionszubereitungen und Pulver zur Herstellung von Infusionszubereitungen

Definition

Die Pulver sind feste, sterile Substanzen, die sich in ihren Endbehältnissen befinden. Nach Schütteln mit dem vorgeschriebenen Volumen einer vorgeschriebenen sterilen Flüssigkeit müssen sich entweder rasch klare Lösungen, die praktisch frei von Teilchen sind, oder gleichmäßige Suspensionen bilden. Nach Lösen oder Suspendieren müssen die Zubereitungen den Anforderungen unter „Injektionszubereitungen" oder „Infusionszubereitungen" entsprechen.

Gefriergetrocknete Substanzen zur parenteralen Anwendung gelten als Pulver zur Herstellung von Injektionszubereitungen oder zur Herstellung von Infusionszubereitungen.

Herstellung

Die Gleichförmigkeit des Gehalts und die Gleichförmigkeit der Masse von gefriergetrockneten Zubereitungen zur parenteralen Anwendung werden durch die In-Prozess-Kontrolle der Menge der Lösung vor der Gefriertrocknung gewährleistet.

Prüfung auf Reinheit

Gleichförmigkeit des Gehalts (2.9.6): Falls nicht anders vorgeschrieben oder abgesehen von begründeten und zugelassenen Fällen müssen Zubereitungen mit weniger als 2 mg oder weniger als 2 Prozent Wirkstoff, bezogen auf die Gesamtmasse, oder wenn die Masse der Zubereitung gleich oder kleiner als 40 mg ist, der Prüfung A entsprechen. Enthält die Zubereitung mehrere Wirkstoffe, bezieht sich die Prüfung nur auf solche Wirkstoffe, die den vorstehend angeführten Bedingungen entsprechen.

Gleichförmigkeit der Masse (2.9.5): Die Zubereitungen müssen der Prüfung entsprechen. Wenn die Prüfung „Gleichförmigkeit des Gehalts" für alle Wirkstoffe vorgeschrieben ist, wird die Prüfung „Gleichförmigkeit der Masse" nicht verlangt.

Bakterien-Endotoxine/Pyrogene: Die Zubereitungen müssen nach Lösen oder Suspendieren in einem geeigneten Volumen Flüssigkeit der Prüfung, wie für „Injektionszubereitungen" oder „Infusionszubereitungen" vorgeschrieben, entsprechen.

Beschriftung

Die Beschriftung enthält Angaben über die Herstellung der Injektionszubereitungen oder der Infusionszubereitungen.

Implantate

Definition

Implantate sind feste, sterile Zubereitungen geeigneter Größe und Form zur parenteralen Implantation, die eine Freisetzung des Wirkstoffs oder der Wirkstoffe über einen längeren Zeitraum gewährleisten. Implantate werden einzeln in sterilen Behältnissen in Verkehr gebracht.

Einzelmonographien zu Impfstoffen für Menschen

BCG zur Immuntherapie.................. 4959

Influenza-Spaltimpfstoff aus Oberflächenantigen (inaktiviert, Virosom) 4961

4.06/1929
BCG zur Immuntherapie
BCG ad immunocurationem

Definition

BCG zur Immuntherapie ist eine gefriergetrocknete Zubereitung aus lebenden Bakterien, die aus einer Kultur des Bacillus Calmette-Guérin (*Mycobacterium bovis* BCG) gewonnen wird, der nachweislich zur Behandlung geeignet ist.

Das Produkt entspricht den Anforderungen der Monographie **Impfstoffe für Menschen (Vaccina ad usum humanum)**.

Herstellung

Allgemeine Vorkehrungen

BCG zur Immuntherapie wird von gesunden Personen hergestellt, die nicht mit anderen infektiösen Agenzien arbeiten, insbesondere nicht mit den virulenten Stämmen von *Mycobacterium tuberculosis*. Auch dürfen sie keinem bekannten Risiko einer Tuberkulose-Infektion ausgesetzt sein. Diese Personen werden in regelmäßigen Abständen auf Tuberkulose untersucht. BCG zur Immuntherapie ist empfindlich gegen Sonnenlicht: Bei der Herstellung müssen alle Produkte in jeder Phase der Herstellung, Prüfung und Lagerung vor direkter Sonneneinstrahlung und vor ultraviolettem Licht geschützt werden.

Die Herstellung des Produkts beruht auf einem Saatgutsystem. Das Herstellungsverfahren muss nachweislich konstant BCG-Produkte ergeben, die zur Behandlung von oberflächlichem Harnblasenkrebs verwendet werden können und unschädlich sind. Das Produkt wird aus Kulturen hergestellt, die vom Mastersaatgut möglichst wenige und auf jeden Fall höchstens 8 Subkulturen entfernt sind; dabei darf die Zubereitung höchstens einmal gefriergetrocknet werden.

Wenn an Stelle des Auszählens der vermehrungsfähigen Einheiten eine Biolumineszenzprüfung oder eine andere biochemische Methode durchgeführt wird, muss die Methode für jede Stufe des Verfahrens, in der sie angewendet wurde, gegen die Lebendkeimzählung validiert sein.

Saatgut

Der Stamm für die Herstellung des Mastersaatguts wird so ausgewählt und gehalten, dass seine Stabilität, seine Fähigkeit zur Behandlung und Prophylaxe von oberflächlichem Harnblasenkrebs und seine relative Apathogenität für den Menschen und für Laboratoriumstiere erhalten bleiben. Für die Identifizierung des verwendeten Stamms müssen Unterlagen vorliegen, die Informationen über die Herkunft und nachfolgende Behandlungen enthalten.

Aus dem ersten Arbeitssaatgut wird eine Charge hergestellt und zur Verwendung als Referenzzubereitung zurückbehalten. Wenn ein neues Arbeitssaatgut hergestellt wird, muss eine geeignete Prüfung auf Überempfindlichkeit vom Spättyp beim Meerschweinchen an einer Produktcharge durchgeführt werden, die aus dem neuen Arbeitssaatgut hergestellt wurde. Das Produkt darf sich in Bezug auf seine Aktivität nachweislich nicht signifikant von der Referenzzubereitung unterscheiden.

Wenn ein neues Arbeitssaatgut hergestellt wird, müssen Empfindlichkeitsprüfungen auf antimikrobielle Stoffe durchgeführt werden.

Nur ein Arbeitssaatgut, das den folgenden Anforderungen entspricht, darf für die Vermehrung verwendet werden.

Identität: Die Bakterien im Arbeitssaatgut müssen mit mikrobiologischen oder molekularbiologischen Techniken (zum Beispiel Nukleinsäureamplifikation oder Restriktionsfragment-Längenpolymorphismus) als *Mycobacterium bovis* BCG identifiziert werden.

Bakterien, Pilze: Die „Prüfung auf Sterilität" (2.6.1) muss mit 10 ml Arbeitssaatgut für jedes Nährmedium durchgeführt werden. Das Arbeitssaatgut muss der „Prüfung auf Sterilität" mit Ausnahme der Anwesenheit von Mykobakterien entsprechen.

Virulente Mykobakterien: Das Arbeitssaatgut muss, wie unter „Prüfung auf Reinheit" beschrieben, der Prüfung unter Verwendung von 10 Meerschweinchen entsprechen.

Vermehrung und Ernte

Die Bakterien werden auf oder in einem geeigneten Medium höchstens 21 Tage lang in einer Oberflächen- oder Submerskultur gezüchtet. Das Nährmedium darf keine Substanzen enthalten, die nachweislich zu toxischen oder allergischen Reaktionen beim Menschen führen oder die bewirken, dass die Bakterien für Meerschweinchen virulent werden. Die Kultur wird geerntet und in einem sterilen, flüssigen Medium suspendiert, das die Lebensfähigkeit der Bakterien erhält, was durch eine geeignete Methode der Lebendkeimzählung nachgewiesen wird.

Fertiges Produkt als Bulk

Das fertige Produkt als Bulk wird aus einer einzelnen Ernte oder durch Poolen mehrerer einzelner Ernten hergestellt. Ein Stabilisator kann zugesetzt werden. Wenn der Stabilisator die Bestimmung der Bakterienkonzentration im fertigen Produkt als Bulk behindert, wird diese Bestimmung vor dem Zusatz des Stabilisators durchgeführt.

Nur ein fertiges Produkt als Bulk, das den nachfolgenden Anforderungen entspricht, darf für die Herstellung der Fertigzubereitung verwendet werden.

Bakterien, Pilze: Die „Prüfung auf Sterilität" (2.6.1) wird mit 10 ml fertigem Produkt als Bulk für jedes Nährmedium durchgeführt. Das fertige Produkt als Bulk muss der „Prüfung auf Sterilität" mit Ausnahme der Anwesenheit von Mykobakterien entsprechen.

Vermehrungsfähige Einheiten: Die Anzahl der vermehrungsfähigen Einheiten je Milliliter wird durch Auszählen der Kolonien auf einem festen Nährmedium mit einer für das zu prüfende Produkt geeigneten Methode oder einer geeigneten biochemischen Methode bestimmt. Die Prüfung wird parallel dazu an einer Referenzzubereitung desselben Stamms durchgeführt.

Bakterienkonzentration: Die gesamte Bakterienkonzentration wird durch eine geeignete Methode bestimmt, entweder direkt durch Bestimmung der Masse der Mikroorganismen oder indirekt durch eine Messung der Trübung, die mit der Masse der Mikroorganismen korreliert. Wenn die Bakterienkonzentration vor dem Zusatz eines Stabilisators bestimmt wird, wird die Konzentration im fertigen Produkt als Bulk durch Berechnung ermittelt. Die Gesamtkonzentration von Bakterien muss innerhalb der für das bestimmte Produkt zugelassenen Grenzen liegen.

Das Verhältnis zwischen der Anzahl der vermehrungsfähigen Einheiten und der gesamten Bakterienkonzentration darf nicht unter dem zugelassenen Wert für das bestimmte Produkt liegen.

Fertigzubereitung

Fertiges Produkt als Bulk wird unter aseptischen Bedingungen in sterile Behältnisse abgefüllt und bis zu einer Restfeuchte gefriergetrocknet, die nachweislich für die Stabilität des Produkts günstig ist. Die Behältnisse werden unter Vakuum oder Inertgas verschlossen.

Außer bei einer Lagerungstemperatur der gefüllten und verschlossenen Behältnisse von −20 °C oder darunter liegt das Verfallsdatum höchstens 4 Jahre nach dem Datum der Ernte.

Nur eine Fertigzubereitung, die der Prüfung „Vermehrungsfähige Einheiten" und den Anforderungen der nachstehenden „Prüfung auf Identität", „Prüfung auf Reinheit" und „Bestimmung der Wirksamkeit" entspricht, darf zur Verwendung freigegeben werden. Wenn die Prüfung „Virulente Mykobakterien" am fertigen Produkt als Bulk mit zufrieden stellenden Ergebnissen durchgeführt wurde, kann sie bei der Fertigzubereitung entfallen.

Vermehrungsfähige Einheiten: Das Produkt wird rekonstituiert und die Anzahl vermehrungsfähiger Einheiten je Milliliter wird durch Auszählen der Kolonien auf einem festen Nährmedium mit einer für das Produkt geeigneten Methode oder mit einer geeigneten biochemischen Methode bestimmt. Das Verhältnis der Anzahl vermehrungsfähiger Einheiten nach der Gefriertrocknung zur Anzahl vermehrungsfähiger Einheiten vor der Gefriertrocknung darf nicht geringer sein als das für das bestimmte Produkt zugelassene Verhältnis.

Prüfung auf Identität

BCG zur Immuntherapie wird durch mikroskopische Untersuchung der Bakterien in gefärbten Ausstrichen, die deren Säurefestigkeit zeigen, und durch das typische Aussehen der Kolonien auf festem Nährmedium identifiziert. Wahlweise können molekularbiologische Techniken (zum Beispiel Nukleinsäureamplifikation) angewendet werden.

Prüfung auf Reinheit

Virulente Mykobakterien: 6 Meerschweinchen von je 250 bis 400 g Körpermasse, die keine die Prüfung möglicherweise störende Behandlung erhalten haben, wird jeweils eine Menge des Produkts, die mindestens 1/25 einer für den Menschen vorgesehenen Dosis entspricht, subkutan oder intramuskulär injiziert. Die Tiere werden mindestens 42 Tage lang beobachtet. Nach diesem Zeitraum werden die Tiere getötet und durch Sektion auf Anzeichen einer Tuberkulose-Infektion untersucht, wobei geringfügige Reaktionen an der Injektionsstelle unberücksichtigt bleiben. Tiere, die während des Beobachtungszeitraums sterben, werden ebenfalls auf Anzeichen einer Tuberkulose-Infektion untersucht. Das Produkt entspricht der Prüfung, wenn kein Meerschweinchen Anzeichen einer Tuberkulose-Infektion aufweist und höchstens ein Tier während des Beobachtungszeitraums stirbt. Wenn 2 Tiere während dieser Zeit sterben und die Sektion keine Anzeichen einer Tuberkulose-Infektion ergibt, wird die Prüfung an 6 weiteren Meerschweinchen wiederholt. Das Produkt entspricht der Prüfung, wenn höchstens ein Tier in den 42 auf die Injektion folgenden Tagen stirbt und die Sektion kein Anzeichen einer Tuberkulose-Infektion ergibt.

Bakterien, Pilze: Das rekonstituierte Produkt muss der „Prüfung auf Sterilität" (2.6.1) mit Ausnahme der Anwesenheit von Mykobakterien entsprechen.

Temperaturstabilität: Proben des gefriergetrockneten Produkts werden 4 Wochen lang bei 37 °C gehalten. Wie unter „Bestimmung der Wirksamkeit" angegeben, wird die Anzahl vermehrungsfähiger Einheiten im erwärmten Produkt und im nicht erwärmten Produkt bestimmt. Die Anzahl vermehrungsfähiger Einheiten im erwärmten Produkt muss innerhalb der für das bestimmte Produkt festgelegten Grenzen liegen, in jedem Fall aber mindestens 20 Prozent der Anzahl im nicht erwärmten Produkt betragen.

Wasser: nicht mehr als der für das bestimmte Produkt festgelegte Gehalt, bestimmt mit einer geeigneten Methode

Bestimmung der Wirksamkeit

Die Anzahl der vermehrungsfähigen Einheiten im rekonstituierten Produkt wird durch Auszählen der Kolonien auf festem Nährmedium mit Hilfe einer für das zu prüfende Produkt geeigneten Methode oder einer geeigneten, validierten biochemischen Methode bestimmt. Die Anzahl muss innerhalb der in der Beschriftung angegebenen Grenzen liegen. Parallel dazu wird die Anzahl der vermehrungsfähigen Einheiten in einer Referenzzubereitung bestimmt.

Beschriftung

Die Beschriftung gibt an,
- Mindest- und Höchstanzahl vermehrungsfähiger Einheiten je Dosis für den Menschen des rekonstituierten Produkts
- dass das Produkt vor direkter Sonneneinstrahlung geschützt werden muss
- Zeitraum für die Verwendung des Produkts nach dem Rekonstituieren
- dass das Produkt ausschließlich zur intravesikulären Anwendung vorgesehen ist
- antimikrobielle Stoffe, gegen die das Produkt empfindlich ist, und Empfehlungen zu deren Gebrauch
- antimikrobielle Stoffe, gegen die das Produkt resistent ist
- Name und Konzentration jeder zugesetzten Substanz (zum Beispiel Stabilisator).

4.06/2053

Influenza-Spaltimpfstoff aus Oberflächenantigen (inaktiviert, Virosom)

Vaccinum influenzae inactivatum ex corticis antigeniis praeparatum virosomale

Definition

Influenza-Spaltimpfstoff aus Oberflächenantigen (inaktiviert, Virosom) ist eine sterile, wässrige Suspension eines Stamms oder mehrerer Stämme der Typen A oder B des Influenza-Virus oder einer Mischung von Stämmen beider Typen, die getrennt in Bruteiern von Hühnern gezüchtet, inaktiviert und so behandelt werden, dass die Zubereitung hauptsächlich aus Hämagglutinin- und Neuraminidase-Antigen besteht, die mit Phospholipiden zu Virosomen rekonstituiert werden. Hierbei werden die antigenen Eigenschaften dieser Antigene nicht verändert. Die angegebene Menge an Hämagglutinin-Antigen beträgt für jeden im Impfstoff enthaltenen Stamm 15 µg je Dosis, es sei denn, dass klinische Ergebnisse für die Verwendung einer anderen Menge sprechen.

Eigenschaften

Der Impfstoff ist eine schwach opaleszierende Flüssigkeit.

Herstellung

Allgemeine Vorkehrungen

Das Herstellungsverfahren muss nachweislich konstant Impfstoffe ergeben, die mit einem Impfstoff vergleichbar sind, dessen Unschädlichkeit und Wirksamkeit für den Menschen sich in klinischen Studien als zufrieden stellend erwiesen haben.

Das Herstellungsverfahren wird einer Validierung unterzogen und muss gewährleisten, dass, falls der Impfstoff geprüft wird, die Zubereitung der „Prüfung auf anomale Toxizität, Prüfung von Sera und Impfstoffen für Menschen" (2.6.9) entspricht.

Auswahl des Impfstoffstamms

Die WHO erstellt jährlich einen Überblick über die epidemiologische Situation in der Welt und empfiehlt falls erforderlich neue Stämme entsprechend der vorherrschenden epidemiologischen Situation.

Derartige Stämme können gemäß den in den Unterzeichnerstaaten des Übereinkommens über die Ausarbeitung eines Europäischen Arzneibuchs gültigen Vorschriften verwendet werden. Üblicherweise werden heutzutage ausgesuchte, reassortierte Stämme mit hohen Ausbeuten an geeigneten Oberflächenantigenen verwendet. Die Herkunft und die Art und Häufigkeit der Passagierung der Virusstämme müssen von der zuständigen Behörde genehmigt werden.

Substrat für die Virusvermehrung

Influenza-Saatvirus zur Herstellung des Impfstoffs wird in Bruteiern von Hühnern aus SPF-Beständen (5.2.2) oder in geeigneten Zellkulturen (5.2.4), wie Hühnerembryo-Fibroblasten oder Nierenzellen von Küken aus SPF-Beständen (5.2.2), gezüchtet. Zur Impfstoffherstellung wird das Virus jedes Stamms in der Allantoishöhle von Bruteiern aus gesunden Hühnerbeständen gezüchtet.

Virussaatgut

Die Herstellung des Impfstoffs beruht auf einem Saatgutsystem. Das Arbeitssaatgut darf ausgehend von dem genehmigten reassortierten Virus oder dem genehmigten Virusisolat höchstens 15 Passagen durchlaufen haben. Der fertige Impfstoff entspricht einer Passage, ausgehend vom Arbeitssaatgut. Für Hämagglutinin- und Neuraminidase-Antigene jedes Arbeitssaatguts wird mit geeigneten Methoden nachgewiesen, dass sie sich vom ursprünglichen Virusstamm herleiten.

Nur ein Arbeitssaatgut, das den nachstehenden Prüfungen entspricht, darf zur Herstellung des monovalenten Pools verwendet werden.

Bakterien, Pilze: Die Prüfung auf Sterilität (2.6.1) wird mit 10 ml Zubereitung je Nährmedium durchgeführt.

Mykoplasmen (2.6.7): 10 ml Zubereitung müssen der Prüfung entsprechen.

Virusvermehrung und -ernte

Dem Inokulum kann ein Konservierungsmittel zugesetzt werden. Nach Inkubation unter Temperaturkontrolle werden die Allantoisflüssigkeiten geerntet und zum monovalenten Pool vereinigt. Ein Konservierungsmittel kann zum Zeitpunkt der Ernte zugesetzt werden.

Monovalenter Pool

Um die Möglichkeit einer Verunreinigung zu begrenzen, wird so bald wie möglich nach der Gewinnung mit der Inaktivierung begonnen. Das Virus wird mit einer Methode inaktiviert, für die an 3 aufeinander folgenden Chargen nachgewiesen wurde, dass sie bei der Anwendung durch den Hersteller konstant wirksam ist. Für den Inaktivierungsprozess soll nachgewiesen sein, dass er das Influenza-Virus inaktiviert, ohne dessen Antigenität zu zerstören. Der Prozess soll Hämagglutinin- und Neuraminidase-Antigen möglichst wenig verändern. Für den Inaktivierungsprozess soll zusätzlich nachgewiesen sein, dass er Aviäre-Leukose-Viren und Mykoplasmen inaktiviert. Falls der monovalente Pool nach der Inaktivierung gelagert wird, erfolgt dies bei 5 ± 3 °C. Bei Verwendung einer Formaldehyd-Lösung darf die Konzentration an CH_2O 0,2 g · l^{-1}, bei Verwendung von β-Propiolacton darf dessen Konzentration 0,1 Prozent (V/V) zu keinem Zeitpunkt der Inaktivierung überschreiten.

Vor oder nach der Inaktivierung wird der monovalente Pool durch Hochgeschwindigkeitszentrifugation oder eine andere geeignete Methode konzentriert und gereinigt.

Nur ein monovalenter Pool, der den nachstehenden Prüfungen entspricht, darf zur Herstellung von Virosomen verwendet werden.

Hämagglutinin-Antigen: Der Gehalt an Hämagglutinin-Antigen wird mit Hilfe einer Immundiffusionsmethode (2.7.1) durch Vergleich mit einer Hämagglutinin-Antigen-Referenzzubereitung oder mit einer dagegen eingestellten Antigenzubereitung bestimmt. Hämagglutinin-Referenzantigene sind beim National Institute for Biological Standards and Control (NIBSC), Blanche Lane, South Mimms, Potters Bar, Hertfordshire EN6 3QG, United Kingdom, erhältlich. Die Bestimmung wird bei 20 bis 25 °C durchgeführt.

Neuraminidase-Antigen: Die Anwesenheit und der Typ des Neuraminidase-Antigens werden mit geeigneten enzymatischen oder immunologischen Methoden an den ersten 3 monovalenten Pools nachgewiesen, die aus jedem verwendeten Arbeitssaatgut gewonnen wurden.

Virusinaktivierung: Die unter „Prüfung auf Reinheit" beschriebene Prüfung wird durchgeführt.

Herstellung von monovalenten Virosomen

Viruspartikel werden mit Hilfe eines geeigneten Detergens zu Komponentenuntereinheiten gespalten und weiter so gereinigt, dass der monovalente Bulk hauptsächlich Hämagglutinin- und Neuraminidase-Antigene enthält. Nach Zusatz geeigneter Phospholipide, Auflösen durch Ultraschall und Sterilfiltration werden Virosom-Zubereitungen gebildet, indem das Detergens entweder durch Adsorptionschromatografie oder eine andere geeignete Technik entfernt wird. Mehrere Virosom-Zubereitungen können gepoolt werden.

Nur monovalente Virosom-Zubereitungen, die den nachstehenden Anforderungen entsprechen, dürfen für die Herstellung des fertigen Impfstoffs als Bulk verwendet werden.

Hämagglutinin-Antigen: Der Gehalt an Hämagglutinin-Antigen wird mit Hilfe einer Immundiffusionsmethode (2.7.1) durch Vergleich der Virosom-Zubereitung mit einer Hämagglutinin-Antigen-Referenzzubereitung oder mit einer dagegen eingestellten Antigenzubereitung bestimmt. Hämagglutinin-Referenzantigene sind beim NIBSC erhältlich. Die Bestimmung wird bei 20 bis 25 °C durchgeführt.

Neuraminidase-Antigen: Die Anwesenheit und der Typ des Neuraminidase-Antigens werden mit geeigneten enzymatischen oder immunologischen Methoden an den ersten 3 Virosom-Zubereitungen nachgewiesen, die aus jedem verwendeten Arbeitssaatgut gewonnen wurden.

Sterilität (2.6.1): Die Prüfung wird mit 10 ml Virosom-Zubereitung je Nährmedium durchgeführt.

Reinheit: Die Virosom-Zubereitung wird mit Hilfe der Polyacrylamid-Gelelektrophorese (2.2.31) oder einer anderen geeigneten Methode geprüft und besteht hauptsächlich aus Hämagglutinin- und Neuraminidase-Antigen.

Rückstände von chemischen Substanzen: An der Virosom-Zubereitung werden Prüfungen auf zur Spaltung und Reinigung verwendete Chemikalien durchgeführt. Die Konzentration jedes Rückstands muss innerhalb der von der zuständigen Behörde zugelassenen Grenzwerte liegen.

Phospholipide: Der Gehalt und die Identität der Phospholipide werden mit Hilfe geeigneter immunchemischer oder physikalisch-chemischer Methoden bestimmt.

Verhältnis Hämagglutinin zu Phospholipiden: Das Verhältnis von Gehalt an Hämagglutinin zu Gehalt an Phospholipiden muss innerhalb der für das bestimmte Produkt zugelassenen Grenzen liegen.

Virosomgrößenverteilung: Die mit einer geeigneten Methode, wie etwa der Laserlichtstreuung, bestimmte Größe der Virosome muss mindestens 100 nm und darf höchstens 500 nm betragen.

Fertiger Impfstoff als Bulk

Geeignete Mengen der Virosom-Zubereitungen werden zum fertigen Impfstoff als Bulk gemischt.

Nur ein fertiger Impfstoff als Bulk, der den nachstehenden Anforderungen entspricht, darf für die Herstellung der Fertigzubereitung verwendet werden.

Konservierungsmittel: Falls vorhanden wird der Gehalt an Konservierungsmittel mit einer geeigneten chemischen oder physikalisch-chemischen Methode bestimmt. Der Gehalt muss mindestens 85 und darf höchstens 115 Prozent des vorgesehenen Gehalts betragen.

Sterilität (2.6.1): Die Prüfung wird mit 10 ml Zubereitung je Nährmedium durchgeführt.

Fertigzubereitung

Der fertige Impfstoff als Bulk wird unter aseptischen Bedingungen in sterile Behältnisse mit Sicherheitsverschluss abgefüllt. Die Behältnisse werden so verschlossen, dass eine Kontamination verhindert wird.

Nur eine Fertigzubereitung, die allen Anforderungen unter „Prüfung auf Reinheit" und „Bestimmung der Wirksamkeit" entspricht, darf zur Verwendung freigegeben werden. Vorausgesetzt, die Prüfung auf Virusinaktivierung wurde an jedem monovalenten Pool und die Prüfungen auf Phospholipide, Verhältnis Hämagglutinin zu Phospholipiden, freien Formaldehyd, Ovalbumin und Gesamtprotein wurden am fertigen Impfstoff als Bulk mit zufrieden stellenden Ergebnissen durchgeführt, kann auf die Durchführung dieser Prüfungen an der Fertigzubereitung verzichtet werden.

Prüfung auf Identität

Die „Bestimmung der Wirksamkeit" dient auch dem Nachweis der Antigenspezifität des Impfstoffs.

Prüfung auf Reinheit

Virusinaktivierung: Je 0,2 ml Impfstoff werden in die Allantoishöhle von 10 Bruteiern injiziert und 3 Tage lang wird bei 33 bis 37 °C bebrütet. Die Prüfung ist nur gültig, wenn mindestens 8 von 10 Embryonen überleben. 0,5 ml Allantoisflüssigkeit werden jedem überlebenden Embryo entnommen und die Flüssigkeiten werden gepoolt. Je 0,2 ml dieses Pools werden 10 weiteren Bruteiern injiziert und 3 Tage lang wird bei 33 bis 37 °C bebrütet. Die Prüfung ist nur gültig, wenn mindestens 8 von 10 Embryonen überleben. Etwa 0,1 ml Allantoisflüssigkeit werden jedem überlebenden Embryo entnommen und einzeln mit Hilfe eines Hämagglutinationstests auf vermehrungsfähiges Virus geprüft. Wenn Hämagglutination in irgendeiner Flüssigkeit auftritt, werden mit der betreffenden Allantoisflüssigkeit eine weitere Passage in Eiern und ein weiterer Hämagglutinationstest durchgeführt. Dabei darf keine Hämagglutination auftreten.

pH-Wert (2.2.3): 6,5 bis 7,8

Gesamtprotein: höchstens 40 µg Protein, das kein Hämagglutinin ist, je Virusstamm und Dosis für den Menschen und insgesamt höchstens 120 µg Protein, das kein Hämagglutinin ist, je Dosis für den Menschen

Phospholipide: Der Gehalt und die Identität der Phospholipide werden mit Hilfe geeigneter immunchemischer oder physikalisch-chemischer Methoden bestimmt.

Verhältnis Hämagglutinin zu Phospholipiden: Das Verhältnis von Gehalt an Hämagglutinin zu Gehalt an Phospholipiden muss innerhalb der für das bestimmte Produkt zugelassenen Grenzen liegen.

Freier Formaldehyd (2.4.18): falls vorhanden, höchstens $0,2 \text{ g} \cdot \text{l}^{-1}$

Konservierungsmittel: Falls vorhanden wird der Gehalt an Konservierungsmittel mit einer geeigneten chemischen Methode bestimmt. Der Gehalt muss mindestens dem gerade noch wirksamen Gehalt entsprechen und darf höchstens 115 Prozent des in der Beschriftung angegebenen Gehalts betragen.

Ovalbumin: höchstens 50 ng Ovalbumin je Dosis für den Menschen, mit einer geeigneten Methode unter Verwendung einer geeigneten Referenzzubereitung von Ovalbumin bestimmt

Sterilität (2.6.1): Der Impfstoff muss der Prüfung entsprechen.

Virosomgrößenverteilung: Die mit einer geeigneten Methode, wie etwa der Laserlichtstreuung, bestimmte Größe der Virosome muss mindestens 100 nm und darf höchstens 500 nm betragen.

Bakterien-Endotoxine (2.6.14): weniger als 100 I.E. Bakterien-Endotoxine je Dosis für den Menschen

Bestimmung der Wirksamkeit

Der Gehalt an Hämagglutinin-Antigen wird mit Hilfe einer Immundiffusionsmethode (2.7.1) durch Vergleich mit einer Hämagglutinin-Antigen-Referenzzubereitung oder mit einer dagegen eingestellten Antigenzubereitung bestimmt. Hämagglutinin-Referenzantigene sind beim

NIBSC erhältlich. Die Bestimmung wird bei 20 bis 25 °C durchgeführt. Das Vertrauensintervall ($P = 0{,}95$) für den ermittelten Wert muss 80 bis 125 Prozent betragen. Für jeden Stamm muss die untere Vertrauensgrenze ($P = 0{,}95$) des ermittelten Gehalts an Hämagglutinin-Antigen mindestens 80 Prozent des in der Beschriftung angegebenen Werts betragen.

Beschriftung

Die Beschriftung gibt an,
- dass der Impfstoff in Eiern hergestellt wurde
- Influenza-Virusstamm oder Influenza-Virusstämme, die zur Herstellung des Impfstoffs verwendet wurden
- Methode der Inaktivierung
- Hämagglutiningehalt in Mikrogramm je Virusstamm je Dosis für den Menschen
- Impfsaison, in welcher der Impfstoff vor einer Infektion schützen soll.

Einzelmonographien zu Impfstoffen für Tiere

Adenovirose-Impfstoff (inaktiviert)
für Hunde 4967
Aktinobazillose-Impfstoff (inaktiviert)
für Schweine 4968
Botulismus-Impfstoff für Tiere 4970
Infektiöse-Bovine-Rhinotracheitis-Lebend-
Impfstoff (gefriergetrocknet) für Rinder 4971
Brucellose-Lebend-Impfstoff
(gefriergetrocknet) für Tiere 4972
Calicivirosis-Impfstoff (inaktiviert) für Katzen . 4974
Calicivirosis-Lebend-Impfstoff
(gefriergetrocknet) für Katzen 4975
Clostridium-chauvoei-Impfstoff für Tiere 4977
Clostridium-novyi-(Typ B)-Impfstoff für Tiere . 4977
Clostridium-perfringens-Impfstoff für Tiere ... 4979
Clostridium-septicum-Impfstoff für Tiere 4982
Colibacillosis-Impfstoff (inaktiviert)
für neugeborene Ferkel 4984
Colibacillosis-Impfstoff (inaktiviert)
für neugeborene Wiederkäuer 4986
Coronavirusdiarrhö-Impfstoff (inaktiviert)
für Kälber 4989

Egg-Drop-Syndrom-Impfstoff (inaktiviert) ... 4990
Furunkulose-Impfstoff (inaktiviert, injizierbar,
mit öligem Adjuvans) für Salmoniden 4992
Influenza-Impfstoff (inaktiviert) für Pferde ... 4994
Milzbrandsporen-Lebend-Impfstoff für Tiere .. 4997
Myxomatose-Lebend-Impfstoff für Kaninchen 4998
Panleukopenie-Impfstoff (inaktiviert)
für Katzen 4999
Panleukopenie-Lebend-Impfstoff für Katzen .. 5001
Parainfluenza-Virus-Lebend-Impfstoff
(gefriergetrocknet) für Rinder 5002
Parvovirose-Impfstoff (inaktiviert) für Hunde . 5004
Parvovirose-Lebend-Impfstoff für Hunde 5005
Progressive-Rhinitis-atrophicans-Impfstoff
(inaktiviert) für Schweine 5007
Rhinotracheitis-Virus-Impfstoff (inaktiviert)
für Katzen 5010
Rotavirusdiarrhö-Impfstoff (inaktiviert)
für Kälber 5011
Schweinerotlauf-Impfstoff (inaktiviert) 5013
Tetanus-Impfstoff für Tiere 5014
Tollwut-Impfstoff (inaktiviert) für Tiere 5016

4.06/1298
Adenovirose-Impfstoff (inaktiviert) für Hunde

Vaccinum adenovirosis caninae inactivatum

Definition

Adenovirose-Impfstoff (inaktiviert) für Hunde ist eine Suspension aus einem geeigneten Stamm oder mehreren geeigneten Stämmen des Hunde-Adenovirus 1 (infektiöses Hunde-Hepatitis-Virus) und/oder des Hunde-Adenovirus 2. Die Viren werden mit Hilfe einer geeigneten Methode inaktiviert, die sicherstellt, dass die Immunogenität erhalten bleibt.

Herstellung

Die Prüfung auf Inaktivierung wird mit einer mindestens 10 Dosen des Impfstoffs entsprechenden Menge an Virus durchgeführt. 2 Passagen werden in Zellkulturen des gleichen Typs wie für die Herstellung des Impfstoffs verwendet durchgeführt. Wird eine andere Zellkultur verwendet, muss sie mindestens die gleiche Sensitivität aufweisen. Vermehrungsfähiges Virus darf nicht nachgewiesen werden.

Der Impfstoff kann ein Adjuvans enthalten.

Auswahl der Impfstoffzusammensetzung

Für den Impfstoff muss nachgewiesen sein, dass er in Bezug auf Unschädlichkeit (5.2.6) und Immunogenität (5.2.7) geeignet ist. Zum Nachweis der Unschädlichkeit und der Immunogenität des Impfstoffs können folgende Prüfungen durchgeführt werden.

Unschädlichkeit: Die Prüfung wird auf jede der empfohlenen Arten der Anwendung an Tieren im für die Impfung empfohlenen Mindestalter durchgeführt. Eine Charge der höchsten üblicherweise erzielten Wirksamkeit wird verwendet.

Für jede Prüfung werden mindestens 10 Hunde verwendet, die keine Antikörper gegen das Hunde-Adenovirus 1 oder 2 besitzen. Jedem Hund wird eine doppelte Impfstoffdosis verabreicht. Falls das empfohlene Impfschema eine zweite Dosis vorschreibt, wird diese nach dem angegebenen Zeitintervall verabreicht. Nach der letzten Impfung werden die Hunde 14 Tage lang beobachtet. Anomale lokale oder systemische Reaktionen dürfen nicht auftreten.

Falls der Impfstoff zur Anwendung bei trächtigen Hündinnen vorgesehen ist, werden die Hündinnen gemäß des empfohlenen Impfschemas zum angegebenen Zeitpunkt oder zu verschiedenen Zeitpunkten der Trächtigkeit immunisiert. Der Beobachtungszeitraum wird bis auf einen Tag nach dem Werfen ausgedehnt. Anomale lokale oder systemische Reaktionen dürfen nicht auftreten. Weder unerwünschte Wirkungen auf die Trächtigkeit noch auf die Nachkommen dürfen beobachtet werden.

Immunogenität: Falls der Impfstoff für den Schutz vor Hepatitis vorgesehen ist, ist die „Bestimmung der Wirksamkeit" zum Nachweis der Immunogenität geeignet. Falls der Impfstoff für den Schutz vor respiratorischen Symptomen vorgesehen ist, ist eine zusätzliche Prüfung zum Nachweis der Immunogenität für diese Indikation erforderlich.

Prüfungen an jeder Charge

Bestimmung der Wirksamkeit einer Charge: Die „Bestimmung der Wirksamkeit" erfolgt nicht notwendigerweise bei der routinemäßigen Prüfung von Impfstoffchargen. Entsprechend den Vorgaben der zuständigen Behörde oder nach Zustimmung durch diese wird die Bestimmung für den Impfstoff einmal oder mehrmals durchgeführt. Wenn diese Bestimmung nicht durchgeführt wird, muss eine geeignete, validierte, alternative Methode angewendet werden, wobei sich die Akzeptanzkriterien nach einer Impfstoffcharge richten, die nach der unter „Bestimmung der Wirksamkeit" beschriebenen Methode zufrieden stellende Ergebnisse erzielte.

Prüfung auf Identität

Der Impfstoff ruft in empfänglichen Tieren die Bildung spezifischer Antikörper gegen den Typ oder die Typen des Hunde-Adenovirus hervor, die in der Beschriftung angegeben sind.

Prüfung auf Reinheit

Unschädlichkeit: 2 Hunde des in der Beschriftung für die Impfung empfohlenen Mindestalters, die möglichst keine neutralisierenden Antikörper gegen Hunde-Adenoviren aufweisen, werden verwendet; nur in begründeten Fällen dürfen Tiere mit sehr niedrigem Titer dieses Antikörpers verwendet werden, wenn die Hunde nicht gegen Hunde-Adenovirus geimpft sind und das Verabreichen des Impfstoffs keine anamnestische Antwort hervorruft. Jedem Tier wird die doppelte Impfstoffdosis auf eine der in der Beschriftung empfohlenen Arten der Anwendung injiziert. Die Hunde werden 14 Tage lang beobachtet. Anomale lokale oder systemische Reaktionen dürfen nicht auftreten.

Inaktivierung: Zur Prüfung auf restliches infektiöses Hunde-Adenovirus werden 10 Impfstoffdosen in eine sensitive Zellkultur inokuliert. Nach 6 bis 8 Tagen wird eine Passage angelegt. Die Kulturen werden 14 Tage lang bebrütet. Vermehrungsfähiges Virus darf nicht nachgewiesen werden. Falls der Impfstoff ein Adjuvans enthält, wird es mit einem Verfahren von der flüssigen Phase abgetrennt, das weder Virus inaktiviert noch anderweitig den Nachweis von vermehrungsfähigem Virus behindert.

Sterilität: Der Impfstoff muss der Prüfung „Sterilität" der Monographie **Impfstoffe für Tiere (Vaccina ad usum veterinarium)** entsprechen.

Bestimmung der Wirksamkeit

Für die Bestimmung werden 7 Hunde im für die Impfung empfohlenen Mindestalter verwendet, die keine Antikörper gegen das Hunde-Adenovirus 1 oder 2 besitzen. 5 Tiere werden auf eine der empfohlenen Arten der Anwendung und nach dem empfohlenen Impfschema geimpft. Die beiden anderen Tiere dienen als Kontrolle. 21 Tage später wird jedem der 7 Tiere eine Menge eines virulenten Stamms von Hunde-Adenovirus intravenös injiziert, die ausreicht, einen empfänglichen Hund zu töten oder typische Krankheitssymptome hervorzurufen. Die Tiere werden weitere 21 Tage lang beobachtet. Hunde, die typische Anzeichen einer schweren Infektion mit Hunde-Adenovirus zeigen, werden schmerzlos getötet, um unnötiges Leiden zu vermeiden. Die Bestimmung ist nicht gültig und muss wiederholt werden, wenn mindestens eines der beiden Kontrolltiere nicht an der Infektion stirbt oder keine typischen Symptome einer schweren Infektion mit Hunde-Adenovirus aufweist. Der Impfstoff entspricht der Bestimmung, wenn die geimpften Tiere bei guter Gesundheit bleiben.

Beschriftung

Die Beschriftung gibt den Typ oder die Typen des Hunde-Adenovirus an, die im Impfstoff enthalten sind.

4.06/1360

Aktinobazillose-Impfstoff (inaktiviert) für Schweine

Vaccinum actinobacillosis inactivatum ad suem

Definition

Aktinobazillose-Impfstoff (inaktiviert) für Schweine ist eine flüssige Zubereitung, die einen Bestandteil oder mehrere der folgenden Bestandteile enthält: inaktiviertes *Actinobacillus pleuropneumoniae* eines geeigneten Stamms oder geeigneter Stämme; Toxine, Proteine oder Polysaccharide aus geeigneten Stämmen von *A. pleuropneumoniae*, wobei das Herstellungsverfahren sicherstellt, dass die Zubereitung unschädlich ist; Fraktionen von Toxinen geeigneter Stämme von *A. pleuropneumo-*

niae, wobei, falls erforderlich, das Herstellungsverfahren sicherstellt, dass die Zubereitung unschädlich ist. Diese Monographie gilt für Impfstoffe, die für den Schutz von Schweinen gegen Aktinobazillose bestimmt sind.

Herstellung

Das Saatgutmaterial wird, für jeden Stamm einzeln, in einem geeigneten Medium vermehrt. Während der Herstellung werden verschiedene Parameter, wie die Wachstumsrate, der Proteingehalt und die Menge der relevanten Antigene, mit geeigneten Methoden überwacht. Die Werte liegen innerhalb der für das betreffende Produkt festgelegten Grenzen. Reinheit und Identität werden an der Ernte mit geeigneten Methoden nachgewiesen. Nach der Vermehrung werden die Bakterien-Suspensionen einzeln gesammelt und mit einem geeigneten Verfahren inaktiviert. Sie können entgiftet, gereinigt und konzentriert werden. Der Impfstoff kann ein Adjuvans enthalten.

Auswahl der Impfstoffzusammensetzung

Bei der Auswahl des Impfstoffstamms werden epidemiologische Daten zu Grunde gelegt. Für den Impfstoff müssen Unschädlichkeit (5.2.6) und Immunogenität (5.2.7) für Schweine belegt sein. Zum Nachweis der Unschädlichkeit und der Immunogenität des Impfstoffs können folgende Prüfungen durchgeführt werden.

Unschädlichkeit

A. Die Prüfung wird an allen Tierkategorien, für die der Impfstoff vorgesehen ist, und nach allen empfohlenen Arten der Anwendung durchgeführt. Die Tiere dürfen keine Antikörper gegen die Serotypen von *A. pleuropneumoniae* oder gegen deren Toxine, die im Impfstoff vorhanden sind, besitzen. Mindestens 10 Tieren wird auf eine der empfohlenen Arten der Anwendung jeweils die doppelte Impfstoffdosis injiziert. Nach dem in der Gebrauchsinformation empfohlenen Zeitabstand wird jedem der Tiere eine Dosis des Impfstoffs injiziert. Die Tiere werden nach der letzten Impfung 14 Tage lang beobachtet. Die Körpertemperatur der Tiere wird am Tag vor der Impfung, zum Zeitpunkt der Impfung, 2, 4 und 6 h nach der Impfung und anschließend täglich an den 4 nachfolgenden Tagen gemessen. Der maximale Temperaturanstieg bei jedem Tier wird vermerkt. Anomale lokale oder systemische Reaktionen dürfen nicht auftreten. Der Mittelwert des Temperaturanstiegs bei allen Tieren darf 1,5 °C nicht übersteigen und bei keinem Tier darf ein Temperaturanstieg von mehr als 2 °C auftreten. Ist der Impfstoff für die Anwendung bei trächtigen Sauen vorgesehen, ist die Beobachtungszeit für diese Tierkategorie bis zum Abferkeln zu verlängern; alle Auswirkungen auf die Trächtigkeit und die Neugeborenen sind festzuhalten.

B. Die für Feldversuche verwendeten Tiere werden auch zur Bewertung der Unschädlichkeit verwendet. Die Prüfung erfolgt an jeder Tierkategorie, für die der Impfstoff vorgesehen ist. Mindestens 3 Gruppen von jeweils mindestens 20 Tieren sowie entsprechende

Gruppen von mindestens 10 Kontrolltieren werden verwendet. Die Injektionsstelle wird nach der Impfung auf lokale Reaktionen untersucht. Die Körpertemperatur der Tiere wird am Tag vor der Impfung, zum Zeitpunkt der Impfung und anschließend täglich an den beiden nachfolgenden Tagen gemessen. Falls in der Prüfung A ein Temperaturanstieg auftrat, wird die Temperatur auch zu diesem Zeitpunkt gemessen. Der maximale Temperaturanstieg bei jedem Tier wird vermerkt. Anomale lokale oder systemische Reaktionen dürfen nicht auftreten. Der Mittelwert des Temperaturanstiegs bei allen Tieren darf 1,5 °C nicht übersteigen und bei keinem Tier darf ein Temperaturanstieg von mehr als 2 °C auftreten.

Immunogenität: Die „Bestimmung der Wirksamkeit" ist geeignet, die Immunogenität des Impfstoffs nachzuweisen.

Prüfungen an jeder Charge

Bestimmung der Wirksamkeit einer Charge: Die „Bestimmung der Wirksamkeit" erfolgt nicht notwendigerweise bei der routinemäßigen Prüfung von Impfstoffchargen. Entsprechend den Vorgaben der zuständigen Behörde oder nach Zustimmung durch diese wird die Bestimmung für den Impfstoff einmal oder mehrmals durchgeführt. Wenn diese Bestimmung nicht durchgeführt wird, muss eine geeignete, validierte, alternative Methode angewendet werden, wobei sich die Akzeptanzkriterien nach einer Impfstoffcharge richten, die nach der unter „Bestimmung der Wirksamkeit" beschriebenen Methode zufrieden stellende Ergebnisse erzielte. Die nachfolgend beschriebene Methode kann angewendet werden, falls eine zufrieden stellende Korrelation mit der unter „Bestimmung der Wirksamkeit" beschriebenen Methode nachgewiesen wurde.

Jeder Maus einer Gruppe von 5 seronegativen Tieren mit einer Körpermasse von je 18 bis 20 g wird eine geeignete Impfstoffdosis subkutan verabreicht. Falls das in der Beschriftung angegebene Impfschema eine Auffrischimpfung verlangt, kann der empfohlene Impfplan befolgt werden, vorausgesetzt dass das Prüfsystem nachweislich noch empfindlich genug ist. Vor der Impfung und zu einem festgelegten Zeitpunkt innerhalb von 14 bis 21 Tagen nach der letzten Impfung wird den Tieren Blut für Serumproben abgenommen. Für jedes Serum wird individuell der Titer an spezifischen Antikörpern gegen jede der in der Beschriftung angegebenen Antigen-Komponenten bestimmt. Eine geeignete, validierte Methode (2.7.1), wie ein ELISA, wird verwendet. Der Impfstoff entspricht der Bestimmung, wenn die Antikörperspiegel nicht signifikant niedriger sind als die, die mit einer Charge erzielt wurden, die zufrieden stellende Ergebnisse in der „Bestimmung der Wirksamkeit" erbracht hatte.

Bakterien-Endotoxine: Eine Prüfung auf Bakterien-Endotoxine (2.6.14) wird am fertigen Impfstoff als Bulk durchgeführt. Falls die Beschaffenheit des Adjuvans eine zufrieden stellende Prüfung nicht zulässt, wird die Prüfung unmittelbar vor dem Zusetzen des Adjuvans am Antigen als Bulk oder an der Mischung der Antigene als Bulk durchgeführt. Der höchste akzeptable Gehalt an Bakterien-Endotoxinen ist der einer Impfstoffcharge, die bei der unter „Auswahl der Impfstoffzusammensetzung" beschriebenen Unschädlichkeitsprüfung A oder der unter „Prüfung auf Reinheit" beschriebenen Unschädlichkeitsprüfung unter Verwendung von 10 Schweinen zufrieden stellende Ergebnisse erzielt hat. Wenn letztere Prüfung durchgeführt wurde, muss für jedes Tier der maximale Anstieg der Körpertemperatur gemessen werden. Der Mittelwert des Temperaturanstiegs bei allen Tieren darf 1,5 °C nicht übersteigen. Die ausgewählte Methode zur Bestimmung des Bakterien-Endotoxin-Gehalts der Impfstoffcharge, die zur Bestimmung des höchsten akzeptablen Gehalts an Endotoxinen bei der Unschädlichkeitsprüfung verwendet wurde, wird anschließend zur Prüfung aller Chargen verwendet.

Prüfung auf Identität

Der Impfstoff ruft in gesunden, seronegativen Tieren die Bildung spezifischer Antikörper gegen die Antigenkomponenten von *A. pleuropneumoniae* hervor, die in der Beschriftung angegeben sind.

Prüfung auf Reinheit

Unschädlichkeit: 2 Schweinen des in der Beschriftung für die Impfung angegebenen Mindestalters, die keine Antikörper gegen die Serotypen von *A. pleuropneumoniae* oder gegen deren Toxine, gegen die der Impfstoff schützen soll, haben, wird jeweils die doppelte Impfstoffdosis auf eine der empfohlenen Arten der Anwendung injiziert. Die Tiere werden 14 Tage lang beobachtet. Die Körpertemperatur der Tiere wird am Tag vor der Impfung, zum Zeitpunkt der Impfung, 2, 4 und 6 h nach der Impfung und anschließend täglich an den 2 nachfolgenden Tagen gemessen. Anomale lokale oder systemische Reaktionen dürfen nicht auftreten; ein vorübergehender Temperaturanstieg darf höchstens 2 °C betragen.

Sterilität: Der Impfstoff muss der Prüfung „Sterilität" der Monographie **Impfstoffe für Tiere (Vaccina ad usum veterinarium)** entsprechen.

Bestimmung der Wirksamkeit

Der für die Belastungsinfektion in der „Bestimmung der Wirksamkeit" verwendete Stamm ist so zu wählen, dass eine Belastung mit jedem Ap-Toxin[1] der in der Beschriftung angegebenen Serotypen sichergestellt ist; gegebenenfalls muss mehr als eine Bestimmung unter Verwendung unterschiedlicher Stämme für die Belastungsinfektionen durchgeführt werden.

Mindestens 7 Schweine im für die Impfung empfohlenen Mindestalter, die keine Antikörper gegen *A. pleuropneu-*

---

[1] Die Nomenklatur der Toxine von *A. pleuropneumoniae* ist von J. Frey et al. im *Journal of General Microbiology*, **139**, 1723–1728 (1993) beschrieben.

moniae oder gegen Ap-Toxine haben, werden nach dem empfohlenen Impfschema geimpft. Mindestens 7 ungeimpfte Schweine des gleichen Alters werden als Kontrolle gehalten. Die Belastungsinfektion aller Schweine wird 3 Wochen nach der letzten Impfung intranasal, intratracheal oder mit einem Aerosol mit einer geeigneten Menge eines Serotyps von *A. pleuropneumoniae* durchgeführt. Die Tiere werden 7 Tage lang beobachtet. Um unnötiges Leiden der Tiere zu vermeiden, werden schwer kranke Kontrolltiere getötet und als an der Erkrankung gestorben bewertet. Am Ende der Beobachtungsperiode werden alle überlebenden Tiere getötet. Alle Tiere werden obduziert. Lungen, tracheobronchiale Lymphknoten und die Tonsillen werden auf das Vorhandensein von *A. pleuropneumoniae* untersucht. Bei der Obduktion wird der Schweregrad der Lungenschädigungen erfasst. Jeder der 7 Lungenlappen wird einer in 5 Stufen eingeteilten Bewertungstabelle[1] der maximalen Läsionen zugeordnet. Für jeden Lungenlappen wird der Bereich, der Pneumonie oder Pleuritis zeigt, bewertet und als Wert auf einer Skala von 0 bis 5 erfasst. Dies ergibt die Bewertungspunkte je Lungenlappen. Die maximal möglichen Gesamtbewertungspunkte je Lunge betragen somit 35. Für die geimpfte Gruppe und die Kontrollgruppe werden die Gesamtbewertungspunkte getrennt berechnet. Die maximal möglichen Bewertungspunkte betragen 245, wenn 7 Schweine je Gruppe verwendet wurden.

Der Impfstoff entspricht der Bestimmung, wenn die geimpften Tiere im Vergleich zur Kontrollgruppe eine niedrigere Inzidenz zeigen von
- Sterblichkeit
- typischen klinischen Symptomen (Dyspnoe, Husten, Erbrechen)
- typischen Lungenschäden
- Anwesenheit von *A. pleuropneumoniae* in den Lungen, den tracheobronchialen Lymphknoten und den Tonsillen.

Falls möglich ist die Inzidenz statistisch zu analysieren und muss für die geimpften Tiere signifikant niedriger sein.

Beschriftung

Die Beschriftung gibt an
- im Impfstoff enthaltene Antigene
- Serotyp oder Serotypen von *A. pleuropneumoniae*, gegen den/die der Impfstoff schützt.

---

[1] Das System der Lungenbewertung wird detailliert von P.C.T. Hannan, B.S. Bhogal, J.P. Fish in *Research in Veterinary Science*, 33, 76–88 (1982) beschrieben.

4.06/0360

Botulismus-Impfstoff für Tiere

Vaccinum clostridii botulini ad usum veterinarium

Definition

Botulismus-Impfstoff für Tiere wird aus einer Flüssigkultur von *Clostridium botulinum* der Typen C oder D oder einer Mischung dieser Typen hergestellt. Die ganze Kultur, ihr Filtrat oder eine Mischung der beiden wird in einer Weise inaktiviert, dass die Toxizität eliminiert wird, die immunogene Wirksamkeit jedoch erhalten bleibt.

Der Impfstoff kann adsorbiert, präzipitiert oder konzentriert vorliegen. Die Zubereitung kann mit einem geeigneten Adjuvans versetzt und gefriergetrocknet sein.

Die Prüfungen auf Identität und Reinheit sowie die Bestimmung der Wirksamkeit sind mit dem flüssigen Impfstoff und mit der gefriergetrockneten Zubereitung nach Rekonstituieren entsprechend der Beschriftung durchzuführen.

Prüfung auf Identität

Nach Injektion in ein gesundes, empfängliches Tier ruft der Impfstoff die Bildung von spezifischen Antikörpern gegen den Typ oder die Typen von *C. botulinum* hervor, aus denen der Impfstoff gewonnen wurde.

Prüfung auf Reinheit

Unschädlichkeit: 2 Tieren einer Art, für welche der Impfstoff bestimmt ist und die nicht gegen *C. botulinum* geimpft sind, wird jeweils die doppelte Höchstdosis entsprechend der Beschriftung auf eine der empfohlenen Arten der Anwendung injiziert. Die Tiere werden 7 Tage lang beobachtet. Anomale lokale oder systemische Reaktionen dürfen nicht auftreten.

Resttoxizität: 5 Mäusen von je 17 bis 22 g Körpermasse werden je 0,5 ml des Impfstoffs subkutan injiziert. Die Tiere werden 7 Tage lang beobachtet. Anomale lokale oder systemische Reaktionen dürfen nicht auftreten.

Sterilität: Der Impfstoff muss der Prüfung „Sterilität" der Monographie **Impfstoffe für Tiere (Vaccina ad usum veterinarium)** entsprechen.

Bestimmung der Wirksamkeit

Gesunde, weiße Mäuse von je 18 bis 20 g Körpermasse derselben Zucht werden verwendet. Als Belastungsdosis wird diejenige Menge eines Toxins von *C. botulinum* des gleichen Typs verwendet, der zur Herstellung des Impfstoffs diente und dem 25fachen der paralytischen Dosis 50 Prozent entspricht; eine paralytische Dosis 50 Prozent ist diejenige Toxinmenge, welche nach intraperitonealer Injektion in Mäuse 50 Prozent der Tiere innerhalb einer Beobachtungsdauer von 7 Tagen lähmt. Wenn 2 Typen von *C. botulinum* zur Herstellung des Impfstoffs benutzt wurden, ist die Bestimmung der Wirksamkeit für jeden Typ durchzuführen.

Der Impfstoff wird 1:8 mit einer Lösung von Natriumchlorid R (9 g · l^{-1}) verdünnt. Je 0,2 ml der Verdünnung werden 20 Mäusen subkutan injiziert. Nach 21 Tagen wird die Belastungsdosis intraperitoneal jeder geimpften Maus und jeder von 10 Kontrollmäusen verabreicht. Die Mäuse werden 7 Tage lang beobachtet und die Anzahl der Tiere mit Anzeichen von Botulismus registriert. Alle Kontrollmäuse müssen während des Beobachtungszeitraums Anzeichen von Botulismus aufweisen. Der Impfstoff entspricht der Bestimmung, wenn mindestens 80 Prozent der geimpften Mäuse geschützt sind.

Beschriftung

Die Beschriftung gibt an,
- Typ oder Typen des *C. botulinum,* mit welchem/welchen der Impfstoff hergestellt wurde
- ob es sich um einen Toxoid-Impfstoff, um einen aus einer komplett inaktivierten Kultur hergestellten Impfstoff oder um eine Kombination von beiden handelt
- dass der Impfstoff vor Gebrauch geschüttelt werden muss.

4.06/0696

Infektiöse-Bovine-Rhinotracheitis-Lebend-Impfstoff (gefriergetrocknet) für Rinder

Vaccinum rhinotracheitidis infectivae bovinae vivum cryodesiccatum

Definition

Infektiöse-Bovine-Rhinotracheitis-Lebend-Impfstoff (gefriergetrocknet) für Rinder ist eine Zubereitung, die einen attenuierten Stamm oder mehrere attenuierte Stämme des infektiösen bovinen Rhinotracheitis-Virus (bovines Herpesvirus 1) enthält (IBR-Lebend-Impfstoff).

Herstellung

Das Virus wird in geeigneten Zellkulturen (5.2.4) gezüchtet. Die Virussuspension wird geerntet und mit einer geeigneten Stabilisatorlösung versetzt. Danach wird die Mischung gefriergetrocknet.

Auswahl des Impfstoffstamms

Für die Herstellung des Impfstoffs darf nur ein Virusstamm verwendet werden, für den Unschädlichkeit (einschließlich seiner fehlenden abortiven Wirkung und der Unfähigkeit, die Plazentarschranke zu überwinden), Freisein von Reversion zur Virulenz und Immunogenität nachgewiesen sind. Der Stamm kann besondere Merkmale (Marker) besitzen. Zum Nachweis der Unschädlichkeit (5.2.6) und der Wirksamkeit (5.2.7) können folgende Prüfungen durchgeführt werden.

Unschädlichkeit: Jedem von 5 Kälbern, die 3 Monate alt oder im für die Impfung empfohlenen Mindestalter sind, wenn dieses weniger als 3 Monate beträgt, und die keine Antikörper gegen das Virus der infektiösen bovinen Rhinotracheitis besitzen, wird auf die für die Anwendung des Impfstoffs vorgesehene Art eine Virusmenge verabreicht, die 10 Impfstoffdosen entspricht. Die Kälber werden 21 Tage lang beobachtet. Anomale lokale oder systemische Reaktionen dürfen nicht auftreten.

Abortive Wirkung und Überwinden der Plazentarschranke: 24 trächtige Kühe, die keine Antikörper gegen das Virus der infektiösen bovinen Rhinotracheitis haben, werden für die Prüfung benötigt: Davon sind 8 im vierten Monat, 8 im fünften Monat und 8 im sechsten oder siebenten Monat trächtig. Jede Kuh erhält auf die für den Impfstoff vorgesehene Art der Anwendung eine Virusmenge verabreicht, die 10 Impfstoffdosen entspricht. Die Kühe werden bis zum Ende der Trächtigkeit beobachtet. Bei Fehlgeburten werden Untersuchungen auf das Virus der infektiösen bovinen Rhinotracheitis durchgeführt. Im Fötus oder in der Plazenta dürfen weder Virus noch Virusantigene nachweisbar sein. Die zum Termin geborenen Kälber werden vor der ersten Aufnahme von Kolostralmilch auf Antikörper gegen das infektiöse bovine Rhinotracheitis-Virus untersucht; solche Antikörper dürfen nicht nachweisbar sein.

Reversion zur Virulenz: Den 5 Kälbern, die zur Prüfung „Unschädlichkeit" verwendet werden, werden zu einem Zeitpunkt, an dem sich das Impfstoffvirus leicht nachweisen lässt, geeignete Proben entnommen. In den Proben wird das Virus nachgewiesen und sein Titer bestimmt. Dann werden die Proben gemischt und 2 anderen Kälbern desselben Alters, die keine Antikörper gegen das bovine Rhinotracheitis-Virus besitzen, intranasal verabreicht. Weitere 5 Passagen werden fortlaufend durchgeführt, wobei das Virus bei jeder Passage nachgewiesen wird. Anomale lokale oder systemische Reaktionen dürfen nicht auftreten.

Immunogenität: Die „Bestimmung der Wirksamkeit" ist geeignet, die Immunogenität des Stamms nachzuweisen.

Prüfungen an jeder Charge

Sofern die Bestimmung der Wirksamkeit mit zufrieden stellendem Ergebnis an einer repräsentativen Charge des Impfstoffs durchgeführt wurde, kann diese Prüfung als Routinekontrolle für weitere Impfstoffchargen aus demselben Saatvirus entfallen, wenn die zuständige Behörde dem zustimmt.

Prüfung auf Identität

A. Der Impfstoff wird wie in der Beschriftung angegeben rekonstituiert und ist nach Mischung mit einer geeigneten Menge eines monospezifischen Antiserums nicht mehr in der Lage, empfängliche Zellkulturen, in die er inokuliert wird, zu infizieren.

B. Wenn der Impfstoffstamm besondere Merkmale besitzt, werden diese nachgewiesen.

Prüfung auf Reinheit

Unschädlichkeit: 2 Kälber, die 3 Monate alt sind oder das für die Impfung empfohlene Mindestalter haben, wenn dieses weniger als 3 Monate beträgt, und die keine Antikörper gegen das bovine Rhinotracheitis-Virus besitzen, erhalten je 10 Dosen des rekonstituierten Impfstoffs auf eine der empfohlenen Arten der Anwendung. Die Kälber werden 21 Tage lang beobachtet. Anomale lokale oder systemische Reaktionen dürfen nicht auftreten.

Bakterien, Pilze: Der rekonstituierte Impfstoff muss der Prüfung „Sterilität" der Monographie **Impfstoffe für Tiere (Vaccina ad usum veterinarium)** entsprechen.

Mykoplasmen (2.6.7): Der rekonstituierte Impfstoff muss der Prüfung entsprechen.

Fremdviren: Der Impfstoff wird mit einem monospezifischen Antiserum neutralisiert und in geeignete Zellkulturen inokuliert. Die Kulturen werden 14 Tage lang beobachtet, wobei nach 7 Tagen eine Passage erfolgt. Die Zellkulturen dürfen keine Anzeichen einer Verunreinigung durch Viren zeigen.

Virustiter: Der rekonstituierte Impfstoff wird bei einer Temperatur, die für die Vermehrung des Virus vorteilhaft ist, auf empfänglichen Zellkulturen titriert. Eine Impfstoffdosis muss mindestens die Virusmenge enthalten, die in der Beschriftung als Mindesttiter angegeben ist.

Bestimmung der Wirksamkeit

Empfängliche Kälber im Alter von 2 bis 3 Monaten, die keine Antikörper besitzen, die das Virus der infektiösen bovinen Rhinotracheitis neutralisieren, werden verwendet. 5 Kälbern wird auf die in der Beschriftung angegebene Art der Anwendung so viel von dem rekonstituierten Impfstoff verabreicht, dass die Virusmenge dem in der Beschriftung angegebenen Virusmindesttiter entspricht. 2 Kälber werden als Kontrolltiere gehalten. Nach 21 Tagen wird den 7 Kälbern eine Menge infektiöses bovines Rhinotracheitis-Virus intranasal verabreicht, die ausreicht, um bei empfänglichen Tieren typische Anzeichen der Erkrankung wie Fieber, Ausfluss aus Auge und Nase und Ulzera der Nasenschleimhaut hervorzurufen. Die Tiere werden 21 Tage lang beobachtet; die geimpften Kälber zeigen höchstens leichte, die Kontrolltiere typische Anzeichen der Erkrankung. In mindestens 4 der 5 geimpften Kälber ist der maximale Virustiter, der im Nasenschleim gefunden wird, mindestens 100-mal niedriger als der durchschnittliche Maximaltiter, der bei den Kontrolltieren vorhanden ist. Die durchschnittliche Dauer der Virusausscheidung ist bei den geimpften Kälbern mindestens 3 Tage kürzer als bei den Kontrolltieren.

4.06/0793

Brucellose-Lebend-Impfstoff (gefriergetrocknet) für Tiere

Vaccinum brucellosis (Brucella melitensis stirpe Rev. 1) vivum cryodesiccatum ad usum veterinarium

Definition

Brucellose-Lebend-Impfstoff (gefriergetrocknet) für Tiere ist eine gefriergetrocknete Suspension von lebenden *Brucella melitensis* des Stamms Rev. 1. Der Impfstoff muss mindestens $0,5 \cdot 10^9$ und darf höchstens $4 \cdot 10^9$ lebende Bakterien je Dosis enthalten.

Herstellung

Der Stamm Rev. 1 von *B. melitensis* wird in einem geeigneten Nährmedium gezüchtet. Das Kulturverfahren muss Dissoziation der Bakterien vermeiden, damit die Glattform (S-Form) der Kultur erhalten bleibt. Die Bakterien werden in einer Pufferlösung suspendiert, die einen geeigneten Stabilisator enthalten kann. Die Suspension wird in Behältnisse gefüllt und gefriergetrocknet.

Auswahl des Impfstoffstamms

Für die Herstellung des Impfstoffs darf nur ein Impfstoffstamm verwendet werden, für den nachgewiesen ist, dass er in Bezug auf Unschädlichkeit und Immunogenität geeignet ist. Zum Nachweis der Immunogenität (5.2.7) des Stamms kann folgende Prüfung durchgeführt werden.

Immunogenität: 40 weibliche Lämmer im Alter von 4 bis 5 Monaten, die von einer ungeimpften, brucellosefreien Herde stammen, werden verwendet. Für den Belastungsstamm wird eine 24-Stunden-Kultur von *B. melitensis* H38 in Trypticase-Agarmedium verwendet. Zur Festlegung der Belastungsdosis wird eine vorläufige Prüfung durchgeführt, bei der Tiere derselben Zucht und desselben Alters wie bei der Hauptprüfung verwendet werden. Die Belastungsdosis liegt zwischen 10^7 und 10^8 Kolonie bildenden Einheiten und wird so gewählt, dass sie bei allen ungeimpften Tieren Aborte hervorruft. Die Hälfte der Tiere wird im Alter von 4 bis 6 Monaten entsprechend dem empfohlenen Impfplan unter Verwendung der kleinsten empfohlenen Dosis geimpft. Die Brunst der 40 Tiere wird synchronisiert, die dann im Alter von 10 bis 12 Monaten besamt werden. 2 bis 3 Monate nach der Besamung werden alle Tiere auf Trächtigkeit untersucht. Alle nicht trächtigen Tiere werden von der Prüfung ausgeschlossen. Allen trächtigen Tieren wird die Belastungsdosis von *B. melitensis* H38 durch Einträufeln in den Bindehautsack verabreicht. Das Auftreten von Aborten wird notiert und die Ursache bestätigt, indem der Belastungsstamm im verworfenen Fötus und im Mutterschaf nachgewiesen wird (Selektivmedien nach Kuzdas und Morse oder nach Farrell werden verwendet). Prüfungen auf Anwesenheit des Belastungsstamms werden für jedes Tier beim Lammen durchgeführt. Prüfungen auf Anwesenheit des Belastungsstamms in den präskapularen und retromammären Lymphknoten werden bei der Schlachtung der Tiere 4 bis 6 Wochen nach dem Lammen durchgeführt. Die Prüfung darf nur ausgewertet werden, wenn mindestens 70 Prozent der ungeimpften Tiere
– durch den Belastungsstamm hervorgerufene Aborte
– eine Infektion mit dem Belastungsstamm beim Lammen
– eine Infektion der präskapularen und retromammären Lymphknoten bei der Schlachtung
aufweisen.

Der Impfstoff entspricht der Prüfung, wenn
– bei höchstens 30 Prozent der geimpften Tiere Aborte auftreten, die durch den Belastungsstamm hervorgerufen sind
– bei höchstens 50 Prozent der geimpften Tiere der Belastungsstamm beim Lammen gefunden wird
– bei höchstens 40 Prozent der geimpften Tiere der Belastungsstamm bei der Schlachtung gefunden wird.

Prüfung auf Identität

Im Impfstoff vorhandenes *B. melitensis* wird durch geeignete morphologische, serologische und biochemische Prüfungen sowie durch Kultivierung identifiziert: Der Stamm Rev. 1 wird durch Zusatz von 3 µg Benzylpenicillin-Natrium je Milliliter zum Nährmedium im Wachstum gehemmt; der Stamm wächst auf Agarmedium, das 2,5 µg Streptomycin je Milliliter enthält.

Prüfung auf Reinheit

Unschädlichkeit: 2 Schafe im Alter von 4 bis 6 Monaten, die keine Antikörper gegen *B. melitensis* besitzen, werden verwendet. Jedem Schaf wird auf eine der empfohlenen Arten der Anwendung eine Impfstoffdosis verabreicht. Die Tiere werden 21 Tage lang beobachtet. Anomale lokale oder systemische Reaktionen dürfen nicht auftreten.

Bestimmung der Dissoziationsform: Mindestens 200 Kolonien werden mit Hilfe einer geeigneten Methode geprüft. Die Kultur des Impfstoffstamms muss als Glattform (S-Form) vorliegen. Dabei müssen mindestens 95 Prozent der Kolonien in der S-Form wachsen.

Fremde Mikroorganismen: Der rekonstituierte Impfstoff darf keine fremden Mikroorganismen enthalten. Die Abwesenheit anderer Mikroorganismen als die von *B. melitensis*, Stamm Rev. 1, wird sichergestellt, indem nach der in der Monographie **Impfstoffe für Tiere (Vaccina ad usum veterinarium)** vorgeschriebenen Prüfung „Sterilität" verfahren wird.

Lebende Bakterien: Die Zählung der lebenden Bakterien erfolgt auf einem für die Kultivierung von *B. melitensis*, Stamm Rev. 1, geeigneten festen Nährmedium. Der Impfstoff muss mindestens $0,5 \cdot 10^9$ und darf höchstens $4 \cdot 10^9$ lebende Bakterien je Dosis enthalten.

50-Prozent-Verweildauer: 32 weiblichen Mäusen vom Stamm CD 1 im Alter von 5 bis 6 Wochen wird jeweils eine Suspension, die 10^8 lebende Bakterien des Impfstoffs enthält, subkutan injiziert. 3, 6, 9 und 12 Wochen später werden die Mäuse in nach dem Zufallsprinzip ausgewählten Gruppen von jeweils 8 Tieren getötet. Die Milz wird jeweils entnommen und einzeln unter aseptischen Bedingungen in 10 Volumteilen natriumchloridhaltiger Phosphat-Pufferlösung pH 6,8 *R* homogenisiert. Die Suspension wird auf Platten, die ein geeignetes Nährmedium enthalten, verteilt. Je Milz werden mindestens 3 Platten und je Platte 0,4 ml Suspension verwendet (untere Nachweisgrenze: 5 Bakterien je Milz). Parallel dazu wird dieselbe Prüfung unter Verwendung von *B. melitensis*, Stamm Rev. 1 *BRS* (Referenzstamm) durchgeführt. Die 50-Prozent-Verweildauer wird unter Verwendung der üblichen statistischen Methoden (5.3, Statistische Auswertung der Ergebnisse biologischer Wertbestimmungen und Reinheitsprüfungen) mittels Probit-Verfahren berechnet. Die 50-Prozent-Verweildauer des Impfstoffstamms darf sich nicht signifikant von der des Referenzstamms unterscheiden. Für den Stamm Rev. 1 beträgt die 50-Prozent-Verweildauer bei einer Vertrauensgrenze ($P = 0,05$) im Allgemeinen $7,9 \pm 1,2$ Wochen.

Lagerung

Bei $5 \pm 3\,°C$

Beschriftung

Die Beschriftung gibt an,
- Anzahl von B. melitensis, Stamm Rev. 1, je Dosis
- dass der Impfstoff für Schafe und Ziegen im Alter von 4 bis 6 Monaten bestimmt ist
- dass der Impfstoff für den Menschen gefährlich sein kann
- dass der Impfstoff nicht bei trächtigen oder Milch gebenden Tieren angewendet werden darf
- dass der Impfstoff für Rinder gefährlich sein kann und dass diese nicht in Kontakt mit geimpften Tieren gehalten werden dürfen

4.06/1101
Calicivirosis-Impfstoff (inaktiviert) für Katzen
Vaccinum calicivirosis felinae inactivatum

Definition

Calicivirosis-Impfstoff (inaktiviert) für Katzen ist eine Suspension eines geeigneten inaktivierten Stamms oder mehrerer geeigneter inaktivierter Stämme des Katzen-Calicivirus, wobei ausreichende immunogene Eigenschaften erhalten bleiben, oder eine Suspension von Fraktionen eines inaktivierten Stamms oder mehrerer inaktivierter Stämme des Katzen-Calicivirus mit ausreichenden immunogenen Eigenschaften.

Herstellung

Das Virus wird in geeigneten Zelllinien (5.2.4) gezüchtet. Die Virussuspension wird geerntet und inaktiviert.

Die Prüfung auf infektiöse Calicivirus-Rückstände wird durchgeführt mit 2 Passagen des gleichen Zellkulturtyps wie die für die Herstellung des Impfstoffs eingesetzten oder in mindestens gleich empfindlichen Zellkulturen. Die Menge des in der Prüfung eingesetzten inaktivierten Virus muss mindestens 25 Impfstoffdosen entsprechen. Vermehrungsfähige Viren dürfen nicht nachgewiesen werden.

Der Impfstoff darf ein geeignetes Adjuvans oder mehrere geeignete Adjuvanzien enthalten.

Auswahl der Impfstoffzusammensetzung

Das Herstellungsverfahren muss nachweislich konstant Calicivirosis-Impfstoff von angemessener Immunogenität und Unschädlichkeit für Katzen ergeben. Folgende Prüfung kann zum Nachweis der Wirksamkeit (5.2.7) durchgeführt werden.

Immunogenität: Die „Bestimmung der Wirksamkeit" ist geeignet, die Immunogenität des Impfstoffs nachzuweisen.

Prüfungen an jeder Charge

Bestimmung der Wirksamkeit einer Charge: Die „Bestimmung der Wirksamkeit" erfolgt nicht notwendigerweise bei der routinemäßigen Prüfung von Impfstoffchargen. Entsprechend den Vorgaben der zuständigen Behörde oder nach Zustimmung durch diese wird die Bestimmung für den Impfstoff einmal oder mehrmals durchgeführt. Wenn diese Bestimmung nicht durchgeführt wird, muss eine geeignete, validierte, alternative Methode angewendet werden, wobei sich die Akzeptanzkriterien nach einer Impfstoffcharge richten, die nach der unter „Bestimmung der Wirksamkeit" beschriebenen Methode zufrieden stellende Ergebnisse erzielte. Die nachfolgend beschriebene Methode kann angewendet werden, wenn eine zufrieden stellende Korrelation mit der unter „Bestimmung der Wirksamkeit" beschriebenen Methode nachgewiesen ist.

Gruppen von 15 seronegativen Mäusen werden verwendet. Jeder Maus wird eine halbe Dosis des Impfstoffs und 7 Tage später nochmals eine halbe Dosis verabreicht. 21 Tage nach der ersten Injektion werden Blutproben entnommen und der Antikörpertiter gegen Katzen-Calicivirus wird mit Hilfe von Immunfluoreszenz-Techniken bestimmt, wobei Sera von Gruppen aus 3 Mäusen gepoolt werden. Die Antikörpertiter dürfen nicht signifikant niedriger sein als die, die mit einer Charge erhalten werden, die bei der „Bestimmung der Wirksamkeit" zufrieden stellende Ergebnisse erzielt hat.

Prüfung auf Identität

Nach Injektion in empfängliche Tiere stimuliert der Impfstoff die Bildung spezifischer Antikörper gegen Katzen-Calicivirus.

Prüfung auf Reinheit

Unschädlichkeit: 2 Katzen im Alter von 8 bis 12 Wochen, die keine Antikörper gegen Katzen-Calicivirus besitzen, werden verwendet; nur in begründeten Fällen dürfen Tiere mit einem sehr niedrigen Titer dieses Antikörpers verwendet werden, wenn die Tiere nicht gegen Katzen-Calicivirus geimpft sind und das Verabreichen des Impfstoffs keine anamnestische Antwort hervorruft. Jedem Tier wird die doppelte Impfstoffdosis auf eine der empfohlenen Arten der Anwendung verabreicht. Die Katzen werden 14 Tage lang beobachtet. Anomale lokale oder systemische Reaktionen dürfen nicht auftreten.

Inaktivierung: Die Prüfung auf infektiöse Calicivirus-Rückstände wird durchgeführt mit 10 Impfstoffdosen

4.06/1102
Calicivirosis-Lebend-Impfstoff (gefriergetrocknet) für Katzen
Vaccinum calicivirosis felinae vivum cryodesiccatum

Definition

Calicivirosis-Lebend-Impfstoff (gefriergetrocknet) für Katzen ist eine Zubereitung eines geeigneten Stamms oder mehrerer geeigneter Stämme des Katzen-Calicivirus.

Herstellung

Das Virus wird in geeigneten Zelllinien (5.2.4) gezüchtet. Die Virussuspension wird geerntet und mit einer geeigneten Stabilisator-Lösung gemischt. Die Mischung wird anschließend gefriergetrocknet.

Auswahl des Impfstoffstamms

Das Herstellungsverfahren muss nachweislich konstant Calicivirosis-Impfstoff von angemessener Unschädlichkeit (besonders für trächtige Katzen, falls die Anwendung nicht kontraindiziert ist), Immunogenität und Freisein von Reversion zur Virulenz ergeben. Folgende Prüfungen können zum Nachweis der Unschädlichkeit (5.2.6) und Wirksamkeit (5.2.7) durchgeführt werden.

Unschädlichkeit: 10 Katzen im Mindestalter, das für diesen Impfstoff angegeben ist, die keine Antikörper gegen Katzen-Calicivirus aufweisen, wird auf eine der empfohlenen Arten der Anwendung eine Impfstoffdosis verabreicht, die dem 10fachen des maximalen Titers entspricht, der für eine Charge des Impfstoffs erwartet werden kann. Die Katzen werden 21 Tage lang beobachtet. Anomale lokale oder systemische Reaktionen dürfen nicht auftreten.

Reversion zur Virulenz: 2 Katzen, die keine Antikörper gegen Katzen-Calicivirus aufweisen, wird auf eine der empfohlenen Arten der Anwendung je eine Impfstoffmenge (zum Beispiel etwa 10 Dosen) verabreicht, welche die maximale Rückgewinnung des Virus für die nachstehend beschriebenen Passagen ermöglicht. Nach 5 Tagen werden die Katzen getötet, Nasenschleim, Tonsillen und Trachea entnommen, gemischt, in 10 ml gepufferter Salzlösung homogenisiert und dekantiert. Die überstehende Flüssigkeit wird intranasal in 2 weitere Katzen inokuliert. Dieses Vorgehen wird 5-mal wiederholt. In jeder Passage muss die Anwesenheit von Virus nachgewiesen

und 2 Passagen desselben Zellkulturtyps wie die für die Herstellung des Impfstoffs eingesetzten oder in mindestens gleich empfindlichen Zellkulturen. Vermehrungsfähige Viren dürfen nicht nachgewiesen werden. Falls der Impfstoff ein Adjuvans enthält, das die Prüfung stören kann, sollte das Adjuvans wenn möglich aus der flüssigen Phase mit Hilfe einer Methode abgetrennt werden, die das Virus nicht inaktiviert oder in anderer Weise den Nachweis vermehrungsfähiger Viren stören kann.

Sterilität: Der rekonstituierte Impfstoff muss der Prüfung „Sterilität" der Monographie **Impfstoffe für Tiere (Vaccina ad usum veterinarium)** entsprechen.

Bestimmung der Wirksamkeit

Die Bestimmung muss für jeden im Impfstoff enthaltenen Stamm des Katzen-Calicivirus durchgeführt werden.

Katzen im Alter von 8 bis 12 Wochen, die keine Antikörper gegen Katzen-Calicivirus aufweisen, werden verwendet. 10 Katzen werden auf eine der empfohlenen Arten der Anwendung und entsprechend dem empfohlenen Impfschema geimpft. 10 Katzen werden als Kontrolltiere verwendet. 4 Wochen nach der letzten Injektion wird jeder geimpften und jeder Kontrollkatze eine Menge eines virulenten Calicivirus-Stamms des gleichen Typs wie dem des Impfstoffstamms intranasal appliziert, die ausreicht, um bei mindestens 8 der Kontrolltiere die typischen Zeichen der Krankheit (Hyperthermie, Zahnfleischulzera, Atemwegssymptome) hervorzurufen. Nach dieser Belastung werden die Katzen 14 Tage lang beobachtet. Vom 2. bis 14. Tag werden täglich die Nasenspülungen zur Prüfung auf Virusausscheidung gesammelt. Die Körpertemperatur und Krankheitszeichen werden täglich entsprechend der nachstehenden Bewertungstabelle aufgezeichnet. Der Impfstoff entspricht der Bestimmung, wenn die Summe der Bewertungspunkte für die geimpften Katzen signifikant niedriger ist als die für die Kontrolltiere.

Symptome	Bewertungspunkte
Tod	10
gestörtes Allgemeinbefinden	2
Körpertemperatur $\geq 39,5\ °C$	1
Körpertemperatur $\leq 37\ °C$	2
Ulzera (nasal oder oral)	
wenige, kleine	1
viele, große	3
Nasensekret	
wenig	1
reichlich	2
Augenausfluss	1
Körpermasseverlust	2
Virusausscheidung (Gesamtanzahl an Tagen)	
≤ 4 Tage	1
5 bis 7 Tage	2
> 7 Tage	3

werden. Kann das Virus nicht mehr nachgewiesen werden, so wird eine 2. Reihe von Passagen durchgeführt. Die Katzen, die die letzte Passage erhalten haben, werden 21 Tage lang beobachtet und ihre Reaktionen mit denen der Katzen in der Prüfung „Unschädlichkeit" verglichen. Der Impfstoffstamm entspricht der Prüfung, wenn keine Anzeichen einer Erhöhung der Virulenz im Vergleich zum ursprünglichen Virus auftreten.

Immunogenität: Die „Bestimmung der Wirksamkeit" ist geeignet, die Immunogenität des Impfstoffs nachzuweisen.

Prüfungen an jeder Charge

Wenn die „Bestimmung der Wirksamkeit" zufrieden stellende Ergebnisse bei einer repräsentativen Charge des Impfstoffs erbracht hat, kann diese Bestimmung mit Zustimmung der zuständigen Behörde an anderen Impfstoffchargen aus demselben Saatgut als Routinebestimmung entfallen.

Prüfung auf Identität

Wird der rekonstituierte Impfstoff mit einem monospezifischen Antikörper oder mehreren monospezifischen Antikörpern neutralisiert, darf er empfängliche Zellkulturen nach Inokulation nicht mehr infizieren.

Prüfung auf Reinheit

Unschädlichkeit: 2 Katzen im Alter von 8 bis 12 Wochen, die keine Antikörper gegen Katzen-Calicivirus aufweisen, wird die 10fache Impfstoffdosis auf eine der empfohlenen Arten der Anwendung verabreicht. Die Katzen werden 14 Tage lang beobachtet. Anomale lokale oder systemische Reaktionen dürfen nicht auftreten.

Bakterien, Pilze: Der rekonstituierte Impfstoff muss der Prüfung „Sterilität" der Monographie **Impfstoffe für Tiere (Vaccina ad usum veterinarium)** entsprechen.

Mykoplasmen (2.6.7): Der rekonstituierte Impfstoff muss der Prüfung entsprechen.

Fremde Viren: Der Impfstoff wird mit einem monospezifischen Antikörper oder mehreren monospezifischen Antikörpern neutralisiert und in empfängliche Zellen inokuliert. Mindestens eine Passage wird durchgeführt. Die Kulturen werden 14 Tage lang gehalten. Die Kulturen werden auf zytopathogene Wirkungen untersucht und die Prüfung auf hämadsorbierende Substanzen wird durchgeführt. In den Kulturen dürfen keine Anzeichen einer viralen Kontamination auftreten.

Virustiter: Der rekonstituierte Impfstoff wird bei einer für die Vermehrung des Virus günstigen Temperatur in empfänglichen Zellkulturen titriert. Eine Dosis des Impfstoffs darf keine geringere Menge Virus als den in der Beschriftung angegebenen Mindesttiter enthalten.

Bestimmung der Wirksamkeit

Die Bestimmung muss für jeden im Impfstoff enthaltenen Stamm des Katzen-Calicivirus durchgeführt werden.

Katzen im Alter von 8 bis 12 Wochen, die keine Antikörper gegen Katzen-Calicivirus aufweisen, werden verwendet. 10 Katzen werden auf eine der empfohlenen Arten der Anwendung entsprechend dem empfohlenen Impfschema geimpft. 10 Katzen werden als Kontrolltiere verwendet. 4 Wochen nach der letzten Injektion wird jeder geimpften und jeder Kontrollkatze eine Menge eines virulenten Calicivirus-Stamms desselben Typs wie dem des Impfstoffstamms intranasal appliziert, die ausreicht, um bei mindestens 8 der Kontrolltiere die typischen Zeichen der Krankheit (Hyperthermie, Zahnfleischulzera, Atemwegssymptome) hervorzurufen. Nach dieser Belastung werden die Katzen 14 Tage lang beobachtet. Vom 2. bis 14. Tag werden täglich die Nasenspülungen zur Prüfung auf Virusausscheidung gesammelt. Die Körpertemperatur und Krankheitszeichen werden täglich entsprechend der nachstehenden Bewertungstabelle aufgezeichnet. Der Impfstoff entspricht der Bestimmung, wenn die Summe der Bewertungspunkte für die geimpften Katzen signifikant niedriger ist als die für die Kontrolltiere.

Symptome	Bewertungspunkte
Tod	10
gestörtes Allgemeinbefinden	2
Körpertemperatur ≥ 39,5 °C	1
Körpertemperatur ≤ 37 °C	2
Ulzera (nasal oder oral)	
wenige, kleine	1
viele, große	3
Nasensekret	
wenig	1
reichlich	2
Augenausfluss	1
Körpermasseverlust	2
Virusausscheidung	
(Gesamtanzahl an Tagen)	
≤ 4 Tage	1
5 bis 7 Tage	2
> 7 Tage	3

4.06/0361

Clostridium-chauvoei-Impfstoff für Tiere

Vaccinum clostridii chauvoei ad usum veterinarium

Definition

Clostridium-chauvoei-Impfstoff für Tiere wird aus einer Flüssigkultur eines geeigneten Stamms oder mehrerer geeigneter Stämme von *Clostridium chauvoei* hergestellt. Die Kultur wird in einer Weise inaktiviert, dass die Toxizität beseitigt wird, die immunogene Wirksamkeit jedoch erhalten bleibt.

Die inaktivierten Kulturen können mit einem geeigneten Adjuvans versetzt sein.

Prüfung auf Identität

Der Impfstoff schützt empfängliche Tiere gegen Infektion mit *C. chauvoei*.

Prüfung auf Reinheit

Unschädlichkeit: 2 Tieren einer Art, für welche der Impfstoff bestimmt ist und die nicht gegen *C. chauvoei* geimpft sind, wird jeweils die doppelte Höchstdosis des Impfstoffs entsprechend der Beschriftung auf eine der empfohlenen Arten der Anwendung an einer einzigen Injektionsstelle injiziert. Die Tiere werden 7 Tage lang beobachtet. Anomale lokale oder systemische Reaktionen dürfen nicht auftreten.

Sterilität: Der Impfstoff muss der Prüfung „Sterilität" der Monographie **Impfstoffe für Tiere (Vaccina ad usum veterinarium)** entsprechen.

Bestimmung der Wirksamkeit

Mindestens 10 gesunden Meerschweinchen von je 350 bis 450 g Körpermasse wird als erste Dosis eine Menge Impfstoff subkutan injiziert, die höchstens der in der Beschriftung angegebenen Mindestdosis entspricht. Nach 28 Tagen wird denselben Tieren als zweite Dosis eine Menge Impfstoff injiziert, die höchstens der in der Beschriftung angegebenen Mindestdosis entspricht. 14 Tage nach der zweiten Injektion wird jedem geimpften Meerschweinchen und jedem von 5 Kontrolltieren eine geeignete Menge einer virulenten Kultur oder einer Sporensuspension von *C. chauvoei* intramuskulär verabreicht, wenn erforderlich mit einer aktivierenden Substanz wie Calciumchlorid. Der Impfstoff entspricht der Bestimmung, wenn nicht mehr als 10 Prozent der geimpften Meerschweinchen innerhalb von 5 Tagen an der Infektion durch *C. chauvoei* sterben, während alle Kontrolltiere innerhalb von 48 h nach Belastung an dieser Infektion sterben oder innerhalb von 72 h, wenn eine Sporensuspension als Belastung benutzt wurde. Falls mehr als 10 Prozent, aber nicht mehr als 20 Prozent der geimpften Tiere sterben, ist die Bestimmung zu wiederholen. Der Impfstoff entspricht der Bestimmung, wenn aus der Gruppe der geimpften Tiere bei der Wiederholungsprüfung nicht mehr als 10 Prozent innerhalb von 5 Tagen sterben, während aus der zweiten Kontrollgruppe alle Tiere innerhalb von 48 h nach Belastung oder innerhalb von 72 h sterben, wenn für die Belastung eine Sporensuspension verwendet wurde.

Um unnötiges Leiden nach der virulenten Belastungsinfektion zu vermeiden, werden moribunde Tiere getötet und als an der Infektion durch *C. chauvoei* gestorben bewertet.

Beschriftung

Die Beschriftung gibt an, dass der Impfstoff vor Gebrauch zu schütteln ist.

4.06/0362

Clostridium-novyi-(Typ B)-Impfstoff für Tiere

Vaccinum clostridii novyi B ad usum veterinarium

Definition

Clostridium-novyi-(Typ B)-Impfstoff für Tiere wird aus einer Flüssigkultur eines geeigneten Stamms von *Clostridium novyi* (Typ B) hergestellt.

Herstellung

Die vollständige Kultur oder ihr Filtrat oder eine Mischung aus beiden wird so inaktiviert, dass die Toxizität beseitigt wird und die immunogene Wirksamkeit erhalten bleibt. Toxoide und/oder inaktivierte Kulturen können, falls erforderlich nach einer Konzentrierung, mit einem geeigneten Adjuvans versetzt werden.

Auswahl der Impfstoffzusammensetzung

Für den Impfstoff muss nachgewiesen sein, dass er in Bezug auf Unschädlichkeit (5.2.6) und Immunogenität

(5.2.7) geeignet ist. Für Letztere muss für jede Zielspezies nachgewiesen werden, dass der gemäß empfohlenem Impfschema verabreichte Impfstoff eine Immunantwort hervorruft (wie etwa die Induktion von Antikörpern), die den an das Produkt gestellten Anforderungen entspricht.

Prüfungen an jeder Charge

Resttoxizität: Die Prüfung auf Resttoxizität kann für den Hersteller entfallen, wenn eine Prüfung auf Entgiftung unverzüglich nach dem Entgiftungsprozess durchgeführt wurde. Im Falle des Risikos einer Reversion muss eine zweite Prüfung so spät wie möglich im Herstellungsgang durchgeführt werden.

Bestimmung der Wirksamkeit einer Charge: Die „Bestimmung der Wirksamkeit" erfolgt nicht notwendigerweise bei der routinemäßigen Prüfung von Impfstoffchargen. Entsprechend den Vorgaben der zuständigen Behörde oder nach Zustimmung durch diese wird die Bestimmung für den Impfstoff einmal oder mehrmals durchgeführt. Wenn diese Bestimmung nicht durchgeführt wird, muss eine geeignete, validierte, alternative Methode angewendet werden, wobei sich die Akzeptanzkriterien nach einer Impfstoffcharge richten, die nach der unter „Bestimmung der Wirksamkeit" beschriebenen Methode zufrieden stellende Ergebnisse erzielte und die sich in Bezug auf die Immunogenität in jeder Zielspezies als zufrieden stellend erwiesen hat. Die nachfolgend beschriebene Methode kann angewendet werden, wenn eine zufrieden stellende Korrelation mit der unter „Bestimmung der Wirksamkeit" beschriebenen Methode nachgewiesen ist.

Kaninchen werden wie unter „Bestimmung der Wirksamkeit" geimpft und die Sera gewonnen. Die Bestimmung des Titers von Antikörpern gegen Alpha-Toxin von *C. novyi* in den einzelnen Sera erfolgt durch eine geeignete Methode wie eine immunchemische Methode (2.7.1) oder Neutralisation in Zellkulturen. Dazu wird ein gleichwertiges Standardserum, eingestellt in Internationalen Einheiten *C.-novyi*-Alpha-Antitoxin, verwendet. Der Impfstoff entspricht der Bestimmung, wenn der Antikörpertiter nicht niedriger ist als in einer Charge, die nach der unter „Bestimmung der Wirksamkeit" beschriebenen Methode zufrieden stellende Ergebnisse erzielte und sich bezüglich der Immunogenität in jeder Zielspezies als geeignet erwiesen hat.

Prüfung auf Identität

Nach Injektion in Tiere, deren Serum frei von Novyi-Alpha-Antitoxin ist, ruft der Impfstoff die Bildung dieses Antitoxins hervor.

Prüfung auf Reinheit

Unschädlichkeit: 2 Schafen, die nicht gegen *C. novyi* (Typ B) geimpft sind, wird jeweils die doppelte Höchstdosis des Impfstoffs entsprechend der Beschriftung auf eine der empfohlenen Arten der Anwendung injiziert. Die Tiere werden mindestens 14 Tage lang beobachtet. Anomale lokale oder systemische Reaktionen dürfen nicht auftreten.

Resttoxizität: 5 Mäusen von je 17 bis 22 g Körpermasse werden je 0,5 ml des Impfstoffs subkutan injiziert. Die Tiere werden 7 Tage lang beobachtet. Anomale lokale oder systemische Reaktionen dürfen nicht auftreten.

Sterilität: Der Impfstoff muss der Prüfung „Sterilität" der Monographie **Impfstoffe für Tiere (Vaccina ad usum veterinarium)** entsprechen.

Bestimmung der Wirksamkeit

Mindestens 10 gesunden Kaninchen im Alter von 3 bis 6 Monaten wird als erste Dosis jeweils eine Menge Impfstoff subkutan injiziert, die höchstens der in der Beschriftung angegebenen Mindestdosis entspricht. Nach 21 bis 28 Tagen wird denselben Tieren als zweite Dosis jeweils eine Menge Impfstoff injiziert, die höchstens der in der Beschriftung angegebenen Mindestdosis entspricht. 10 bis 14 Tage nach der zweiten Injektion wird den Kaninchen Blut entnommen und die Sera werden gepoolt.

Die Wirksamkeit der gepoolten Sera muss mindestens 3,5 I.E. je Milliliter betragen.

Die Internationale Einheit entspricht der spezifisch neutralisierenden Wirksamkeit gegen *C.-novyi*-Alpha-Toxin, die in einer festgelegten Menge des Internationalen Standards enthalten ist; dieser besteht aus getrocknetem Immunserum vom Pferd. Die Wirksamkeit des Internationalen Standards, angegeben in Internationalen Einheiten, wird von der WHO festgelegt.

Die Wirksamkeit des gepoolten Kaninchenserums wird bestimmt durch Vergleich derjenigen Menge, welche erforderlich ist, Mäuse oder andere geeignete Tiere gegen die toxische Wirkung einer bestimmten Dosis von *C.-novyi*-Alpha-Toxin zu schützen, mit der Menge einer in Internationalen Einheiten eingestellten Standardzubereitung von *C.-novyi*-Alpha-Antitoxin, die den gleichen Schutz ergibt. Für diesen Vergleich wird eine geeignete Zubereitung von *C.-novyi*-Alpha-Toxin als Prüftoxin benötigt. Die Dosis des Prüftoxins wird in Bezug auf die Dosis der Standardzubereitung bestimmt; die Wirksamkeit des zu prüfenden Serums wird in Bezug auf die Wirksamkeit der Standardzubereitung unter Verwendung des Prüftoxins ermittelt.

Herstellung des Prüftoxins: Das Prüftoxin wird aus einem sterilen Filtrat einer etwa 5 Tage alten Flüssigkultur von *C. novyi* Typ B gewonnen und in geeigneter Weise getrocknet.

Zur Auswahl des Prüftoxins wird für Mäuse die L+/10-Dosis und die LD_{50} bestimmt, wobei die Beobachtungsdauer 72 h beträgt.

Ein geeignetes Alpha-Toxin enthält mindestens eine L+/10-Dosis in 0,05 mg und mindestens 10 LD_{50} in jeder L+/10-Dosis.

Bestimmung der Dosis des Prüftoxins: In einer geeigneten Flüssigkeit wird eine Lösung der Standardzubereitung so hergestellt, dass sie 1 I.E. Antitoxin je Milliliter enthält. In einer geeigneten Flüssigkeit wird eine Lösung des Prüftoxins so hergestellt, dass 1 ml eine genau bekannte Menge wie zum Beispiel 1 mg enthält. Mischungen der Lösung der Standardzubereitung und der Lösung des Prüftoxins werden so hergestellt, dass jede Mischung 1,0 ml der Lösung der Standardzubereitung (1 I.E.), ein Volumen aus einer Reihe abgestufter Volumen der Lösung des Prüftoxins und so viel einer geeigneten Flüssigkeit enthält, um das Gesamtvolumen auf 2,0 ml zu bringen. Die Mischungen werden 60 min lang bei Raumtemperatur stehen gelassen. Jeweils mindestens 2 Mäusen von 17 bis 22 g Körpermasse wird eine Dosis von je 0,2 ml der jeweiligen Mischung intramuskulär oder subkutan injiziert. Die Mäuse werden 72 h lang beobachtet. Wenn alle Mäuse sterben, war die Toxinmenge in 0,2 ml der Mischung größer als die Prüfdosis. Wenn keine Maus stirbt, war die Toxinmenge in 0,2 ml der Mischung kleiner als die Prüfdosis. Frische Mischungen werden so hergestellt, dass 2,0 ml jeder Mischung 1,0 ml der Lösung der Standardzubereitung (1 I.E.) und ein Volumen aus einer Reihe abgestufter Volumen der Lösung des Prüftoxins enthalten, deren Konzentrationen sich um höchstens 20 Prozent unterscheiden und den erwarteten Endpunkt umfassen. Die Mischungen werden 60 min lang bei Raumtemperatur stehen gelassen. Jeweils mindestens 2 Mäusen wird eine Dosis von je 0,2 ml der jeweiligen Mischung intramuskulär oder subkutan injiziert. Die Mäuse werden 72 h lang beobachtet. Die Bestimmung wird mindestens einmal wiederholt. Die Ergebnisse der getrennten Prüfungen werden für Mischungen gleicher Zusammensetzung so zusammengefasst, dass eine Reihe von Gesamtergebnissen anfällt, wobei jedes Gesamtergebnis die Sterblichkeit für eine Mischung einer gegebenen Zusammensetzung darstellt.

Die Prüfdosis des Toxins ist diejenige Menge in 0,2 ml derjenigen Mischung, die den Tod der Hälfte aller Mäuse verursacht, denen sie injiziert wurde.

Bestimmung der Wirksamkeit im Kaninchenserum

Vorprüfung: In einer geeigneten Flüssigkeit wird eine Menge des Prüftoxins so gelöst, dass 1 ml die 10fache Prüfdosis enthält (Lösung des Prüftoxins). Mischungen der Lösung des Prüftoxins und des zu prüfenden Serums werden so hergestellt, dass jede Mischung 1,0 ml der Lösung des Prüftoxins, ein Volumen aus einer Reihe abgestufter Volumen des zu prüfenden Serums und so viel einer geeigneten Flüssigkeit enthält, um das Gesamtvolumen auf 2,0 ml zu bringen. Die Mischungen werden 60 min lang bei Raumtemperatur stehen gelassen. Jeweils mindestens 2 Mäusen wird eine Dosis von je 0,2 ml der jeweiligen Mischung intramuskulär oder subkutan injiziert. Die Mäuse werden 72 h lang beobachtet. Wenn keine Maus stirbt, enthalten 0,2 ml der Mischung mehr als 0,1 I.E. Wenn alle Mäuse sterben, enthalten 0,2 ml der Mischung weniger als 0,1 I.E.

Hauptprüfung: Mischungen der Lösung des Prüftoxins und des zu prüfenden Serums werden so hergestellt, dass 2,0 ml jeder Mischung 1,0 ml der Lösung des Prüftoxins und ein Volumen aus einer Reihe abgestufter Volumen des zu prüfenden Serums enthalten, deren Konzentrationen sich um höchstens 20 Prozent voneinander unterscheiden und die den in der Vorprüfung ermittelten, zu erwartenden Endpunkt umfassen. Weitere Mischungen werden so hergestellt, dass 2,0 ml jeder Mischung 1,0 ml der Lösung des Prüftoxins und ein Volumen aus einer Reihe abgestufter Volumen der Lösung der Standardzubereitung enthalten, um die Dosis des Prüftoxins zu bestätigen. Die Mischungen werden 60 min lang bei Raumtemperatur stehen gelassen. Mindestens 2 Mäuse für jede Mischung werden für die Prüfung, die wie die Vorprüfung durchgeführt wird, verwendet. Die Prüfmischung, welche 0,1 I.E. in 0,2 ml enthält, ist diejenige Mischung, welche die gleiche oder annähernd die gleiche Anzahl von Mäusen tötet wie die Standardzubereitung mit 0,1 I.E. in 0,2 ml. Die Bestimmung wird mindestens einmal wiederholt und der Durchschnitt aller gültigen Ergebnisse berechnet. Die Bestimmung darf nur ausgewertet werden, wenn der Wert für die Standardzubereitung um höchstens 20 Prozent vom erwarteten Wert abweicht.

Für die Vertrauensgrenzen ($P = 0,95$) gilt:
- 85 und 114 Prozent bei 2 Tieren je Dosis
- 91,5 und 109 Prozent bei 4 Tieren je Dosis
- 93 und 108 Prozent bei 6 Tieren je Dosis

Beschriftung

Die Beschriftung gibt an,
- ob es sich bei der Zubereitung um ein Toxoid, um einen Impfstoff, hergestellt aus einer vollständig inaktivierten Kultur, oder um eine Mischung von beiden handelt
- dass die Zubereitung vor Gebrauch zu schütteln ist
- für jede Zielspezies den erzeugten Immunisierungseffekt (wie Antikörperproduktion, Schutz gegen Infektion oder Krankheit).

4.06/0363

Clostridium-perfringens- Impfstoff für Tiere

Vaccinum clostridii perfringentis ad usum veterinarium

Definition

Clostridium-perfringens-Impfstoff für Tiere wird aus einer Flüssigkultur geeigneter Stämme von *Clostridium perfringens* Typ B, *C. perfringens* Typ C oder *C. perfringens* Typ D oder einer Mischung dieser Typen hergestellt.

Herstellung

Die vollständigen Kulturen oder ihre Filtrate oder eine Mischung aus beiden wird so inaktiviert, dass die Toxizität beseitigt wird und die immunogene Wirksamkeit erhalten bleibt. Toxoide und/oder inaktivierte Kulturen können mit einem geeigneten Adjuvans versetzt werden.

Auswahl der Impfstoffzusammensetzung

Für den Impfstoff muss nachgewiesen sein, dass er in Bezug auf Unschädlichkeit (5.2.6) und Immunogenität (5.2.7) geeignet ist. Für letztere muss für jede Zielspezies nachgewiesen werden, dass der gemäß empfohlenem Impfschema verabreichte Impfstoff eine Immunantwort hervorruft (wie etwa die Induktion von Antikörpern), die den an das Produkt gestellten Anforderungen entspricht.

Prüfungen an jeder Charge

Resttoxizität: Die Prüfung auf Resttoxizität kann für den Hersteller entfallen, wenn eine Prüfung auf Entgiftung unverzüglich nach dem Entgiftungsprozess durchgeführt wurde. Im Falle des Risikos einer Reversion muss eine zweite Prüfung so spät wie möglich im Herstellungsgang durchgeführt werden.

Bestimmung der Wirksamkeit einer Charge: Die „Bestimmung der Wirksamkeit" erfolgt nicht notwendigerweise bei der routinemäßigen Prüfung von Impfstoffchargen. Entsprechend den Vorgaben der zuständigen Behörde oder nach Zustimmung durch diese wird die Bestimmung für den Impfstoff einmal oder mehrmals durchgeführt. Wenn diese Bestimmung nicht durchgeführt wird, muss eine geeignete, validierte, alternative Methode angewendet werden, wobei sich die Akzeptanzkriterien nach einer Impfstoffcharge richten, die nach der unter „Bestimmung der Wirksamkeit" beschriebenen Methode zufrieden stellende Ergebnisse erzielte und die sich in Bezug auf die Immunogenität in jeder Zielspezies als zufrieden stellend erwiesen hat. Die nachfolgend beschriebene Methode kann angewendet werden, wenn eine zufrieden stellende Korrelation mit der unter „Bestimmung der Wirksamkeit" beschriebenen Methode nachgewiesen ist.

Kaninchen werden wie unter „Bestimmung der Wirksamkeit" geimpft und die Sera gewonnen. Die Bestimmung des Titers von Antikörpern gegen Beta- und/oder Epsilon-Toxine von *C. perfringens* in den einzelnen Sera erfolgt durch eine geeignete Methode wie eine immunchemische Methode (2.7.1) oder Neutralisation in Zellkulturen. Dazu wird ein gleichwertiges Standardserum, eingestellt in Internationalen Einheiten *C.-perfringens*-Beta- und/oder -Epsilon-Antitoxin, verwendet. Der Impfstoff entspricht der Bestimmung, wenn der/die Antikörpertiter nicht niedriger ist/sind als in einer Charge, die nach der unter „Bestimmung der Wirksamkeit" beschriebenen Methode zufrieden stellende Ergebnisse erzielte und sich bezüglich der Immunogenität in jeder Zielspezies als geeignet erwiesen hat.

Prüfung auf Identität

Typ B: Nach Injektion in Tiere, deren Serum frei von Beta- und Epsilon-Antitoxinen ist, ruft der Impfstoff die Bildung dieser Antitoxine hervor.

Typ C: Nach Injektion in Tiere, deren Serum frei von Beta-Antitoxin ist, ruft der Impfstoff die Bildung dieses Antitoxins hervor.

Typ D: Nach Injektion in Tiere, deren Serum frei von Epsilon-Antitoxin ist, ruft der Impfstoff die Bildung dieses Antitoxins hervor.

Prüfung auf Reinheit

Unschädlichkeit: 2 Tieren einer Spezies, für welche der Impfstoff bestimmt ist und die nicht gegen *C. perfringens* geimpft sind, wird jeweils die doppelte Höchstdosis des Impfstoffs entsprechend der Beschriftung auf eine der empfohlenen Arten der Anwendung injiziert. Die Tiere werden 14 Tage lang beobachtet. Anomale lokale oder systemische Reaktionen dürfen nicht auftreten.

Resttoxizität: 5 Mäusen von je 17 bis 22 g Körpermasse werden je 0,5 ml des Impfstoffs subkutan injiziert. Die Tiere werden 7 Tage lang beobachtet. Anomale lokale oder systemische Reaktionen dürfen nicht auftreten.

Sterilität: Der Impfstoff muss der Prüfung „Sterilität" der Monographie **Impfstoffe für Tiere (Vaccina ad usum veterinarium)** entsprechen.

Bestimmung der Wirksamkeit

Mindestens 10 gesunden Kaninchen im Alter von 3 bis 6 Monaten wird als erste Dosis jeweils eine Menge Impfstoff subkutan injiziert, die höchstens der in der Beschriftung angegebenen Mindestdosis entspricht. Nach 21 bis 28 Tagen wird denselben Tieren als zweite Dosis jeweils eine Menge Impfstoff injiziert, die höchstens der in der Beschriftung angegebenen Mindestdosis entspricht. 10 bis 14 Tage nach der zweiten Injektion wird den Kaninchen Blut entnommen und die Sera werden gepoolt.

Typ B: Die Wirksamkeit der gepoolten Sera muss mindestens 10 I.E. für Beta-Antitoxin und mindestens 5 I.E. für Epsilon-Antitoxin je Milliliter betragen.

Typ C: Die Wirksamkeit der gepoolten Sera muss mindestens 10 I.E. für Beta-Antitoxin je Milliliter betragen.

Typ D: Die Wirksamkeit der gepoolten Sera muss mindestens 5 I.E. für Epsilon-Antitoxin je Milliliter betragen.

*Internationaler Standard
für C.-perfringens-Beta-Antitoxin*

Die Internationale Einheit entspricht der spezifisch neutralisierenden Wirksamkeit gegen *C.-perfringens*-Beta-Toxin, die in einer festgelegten Menge des Internationalen Standards enthalten ist; dieser besteht aus getrocknetem Immunserum vom Pferd. Die Wirksamkeit des Internationalen Standards, angegeben in Internationalen Einheiten, wird von der WHO festgelegt.

*Internationaler Standard
für C.-perfringens-Epsilon-Antitoxin*

Die Internationale Einheit entspricht der spezifisch neutralisierenden Wirksamkeit gegen *C.-perfringens*-Epsilon-Toxin, die in einer festgelegten Menge des Internationalen Standards enthalten ist; dieser besteht aus getrocknetem Immunserum vom Pferd. Die Wirksamkeit des Internationalen Standards, angegeben in Internationalen Einheiten, wird von der WHO festgelegt.

Die Wirksamkeit des gepoolten Kaninchenserums wird bestimmt durch Vergleich derjenigen Menge, welche erforderlich ist, Mäuse oder andere geeignete Tiere gegen die toxische Wirkung einer bestimmten Dosis *C.-perfringens*-Beta-Toxin oder *C.-perfringens*-Epsilon-Toxin zu schützen, mit der Menge einer Standardzubereitung von *C.-perfringens*-Beta-Antitoxin oder *C.-perfringens*-Epsilon-Antitoxin, die in Internationalen Einheiten eingestellt ist und den gleichen Schutz ergibt. Für diesen Vergleich wird eine geeignete Zubereitung von *C.-perfringens*-Beta- oder -Epsilon-Toxin als Prüftoxin benötigt. Die Dosis des Prüftoxins wird in Bezug auf die Dosis der Standardzubereitung bestimmt; die Wirksamkeit des zu prüfenden Serums wird in Bezug auf die Wirksamkeit der entsprechenden Standardzubereitung unter Verwendung des entsprechenden Prüftoxins ermittelt.

Herstellung des Prüftoxins: Das Prüftoxin wird aus einem sterilen Filtrat einer jungen Flüssigkultur von *C. perfringens* Typ B, Typ C oder Typ D gewonnen und in geeigneter Weise getrocknet. Je nach Fall wird das Beta- oder Epsilon-Toxin verwendet.

Zur Auswahl des Prüftoxins wird für Mäuse die L+-Dosis und die LD_{50} für das Beta-Toxin und die L+/10-Dosis und die LD_{50} für das Epsilon-Toxin bestimmt, wobei die Beobachtungsdauer 72 h beträgt.

Ein geeignetes Beta-Toxin enthält mindestens eine L+-Dosis in 0,2 mg und mindestens 25 LD_{50} in einer L+-Dosis.

Ein geeignetes Epsilon-Toxin enthält mindestens eine L+/10-Dosis in 0,005 mg und mindestens 20 LD_{50} in einer L+/10-Dosis.

Bestimmung der Dosis des Prüftoxins: In einer geeigneten Flüssigkeit wird eine Lösung der Standardzubereitung so hergestellt, dass sie 5 I.E. *C.-perfringens*-Beta-Antitoxin je Milliliter und 0,5 I.E. *C.-perfringens*-Epsilon-Antitoxin je Milliliter enthält.

In einer geeigneten Flüssigkeit wird eine Lösung des Prüftoxins so hergestellt, dass 1 ml eine genau bekannte Menge wie zum Beispiel 10 mg Beta-Toxin und 1 mg Epsilon-Toxin enthält. Mischungen der Lösung der Standardzubereitung und der Lösung des Prüftoxins werden so hergestellt, dass jede Mischung 2,0 ml der Lösung der Standardzubereitung, ein Volumen aus einer Reihe abgestufter Volumen der Lösung des Prüftoxins und so viel einer geeigneten Flüssigkeit enthält, um das Gesamtvolumen auf 5,0 ml zu bringen. Die Mischungen werden 30 min lang bei Raumtemperatur stehen gelassen. Jeweils mindestens 2 Mäusen von 17 bis 22 g Körpermasse wird eine Dosis von je 0,5 ml der jeweiligen Mischung intravenös oder intraperitoneal injiziert. Die Mäuse werden 72 h lang beobachtet. Wenn alle Mäuse sterben, war die Toxinmenge in 0,5 ml der Mischung größer als die Prüfdosis. Wenn keine Maus stirbt, war die Toxinmenge in 0,5 ml der Mischung kleiner als die Prüfdosis. Frische Mischungen werden so hergestellt, dass 5,0 ml jeder Mischung 2,0 ml der Lösung der Standardzubereitung und ein Volumen aus einer Reihe abgestufter Volumen der Lösung des Prüftoxins enthalten, deren Konzentrationen sich um höchstens 20 Prozent unterscheiden und den erwarteten Endpunkt umfassen. Die Mischungen werden 30 min lang bei Raumtemperatur stehen gelassen. Jeweils mindestens 2 Mäusen wird eine Dosis von je 0,5 ml der jeweiligen Mischung intravenös oder intraperitoneal injiziert. Die Mäuse werden 72 h lang beobachtet. Die Bestimmung wird mindestens einmal wiederholt. Die Ergebnisse der getrennten Prüfungen werden für Mischungen gleicher Zusammensetzung so zusammengefasst, dass eine Reihe von Gesamtergebnissen anfällt, wobei jedes Gesamtergebnis die Sterblichkeit für eine Mischung einer gegebenen Zusammensetzung darstellt.

Die Prüfdosis des Toxins ist diejenige Menge in 0,5 ml derjenigen Mischung, die den Tod der Hälfte aller Mäuse verursacht, denen sie injiziert wurde.

Bestimmung der Wirksamkeit im Kaninchenserum

Vorprüfung: In einer geeigneten Flüssigkeit wird eine Menge des Prüftoxins so gelöst, dass 2,0 ml die 10fache Prüfdosis enthalten (Lösung des Prüftoxins). Mischungen der Lösung des Prüftoxins und des zu prüfenden Serums werden so hergestellt, dass jede Mischung 2,0 ml der Lösung des Prüftoxins, ein Volumen aus einer Reihe abgestufter Volumen des zu prüfenden Serums und so viel einer geeigneten Flüssigkeit enthält, um das Gesamtvolumen auf 5,0 ml zu bringen. Die Mischungen werden 30 min lang bei Raumtemperatur stehen gelassen. Jeweils mindestens 2 Mäusen wird eine Dosis von je 0,5 ml der jeweiligen Mischung intravenös oder intraperitoneal injiziert. Die Mäuse werden 72 h lang beobachtet. Wenn keine Maus stirbt, enthalten 0,5 ml der Mischung mehr als 1 I.E. Beta-Antitoxin oder 0,1 I.E. Epsilon-Antitoxin. Wenn alle Mäuse sterben, enthalten 0,5 ml der Mischung weniger als 1 I.E. Beta-Antitoxin oder 0,1 I.E. Epsilon-Antitoxin.

Hauptprüfung: Mischungen der Lösung des Prüftoxins und des zu prüfenden Serums werden so hergestellt, dass 5,0 ml jeder Mischung 2,0 ml der Lösung des Prüftoxins enthalten sowie ein Volumen aus einer Reihe abgestufter Volumen des zu prüfenden Serums, deren Konzentrationen sich um höchstens 20 Prozent voneinander unterscheiden und die den in der Vorprüfung ermittelten, zu erwartenden Endpunkt umfassen. Weitere Mischungen werden so hergestellt, dass 5,0 ml jeder Mischung 2,0 ml der Lösung des Prüftoxins und ein Volumen aus einer

Reihe abgestufter Volumen der Lösung der Standardzubereitung enthalten, um die Dosis des Prüftoxins zu bestätigen. Die Mischungen werden 30 min lang bei Raumtemperatur stehen gelassen. Mindestens 2 Mäuse für jede Mischung werden für die Prüfung, die wie die Vorprüfung durchgeführt wird, verwendet.

Beta-Antitoxin: Die Prüfmischung, die 1 I.E. in 0,5 ml enthält, ist diejenige, welche die gleiche oder annähernd gleiche Anzahl von Mäusen tötet wie die Standardzubereitung, die 1 I.E. in 0,5 ml enthält.

Epsilon-Antitoxin: Die Prüfmischung, die 0,1 I.E. in 0,5 ml enthält, ist diejenige, welche die gleiche oder annähernd gleiche Anzahl von Mäusen tötet wie die Standardzubereitung, die 0,1 I.E. in 0,5 ml enthält.

Die Bestimmung wird mindestens einmal wiederholt und der Durchschnitt aller gültigen Ergebnisse berechnet. Die Bestimmung darf nur ausgewertet werden, wenn der Wert für die Standardzubereitung um höchstens 20 Prozent vom erwarteten Wert abweicht.

Für die Vertrauensgrenzen ($P = 0{,}95$) gilt:
- 85 und 114 Prozent bei 2 Tieren je Dosis
- 91,5 und 109 Prozent bei 4 Tieren je Dosis
- 93 und 108 Prozent bei 6 Tieren je Dosis

Beschriftung

Die Beschriftung gibt an,
- den Typ oder die Typen von *C. perfringens*, mit welchen der Impfstoff hergestellt wurde
- ob es sich bei der Zubereitung um ein Toxoid, um einen Impfstoff, hergestellt aus einer vollständig inaktivierten Kultur, oder um eine Mischung von beiden handelt
- dass die Zubereitung vor Gebrauch zu schütteln ist
- für jede Zielspezies den erzeugten Immunisierungseffekt (wie Antikörperproduktion, Schutz gegen Infektion oder Krankheit).

Herstellung

Die vollständige Kultur oder ihr Filtrat oder eine Mischung aus beiden wird so inaktiviert, dass die Toxizität beseitigt wird und die immunogene Wirksamkeit erhalten bleibt. Toxoide und/oder inaktivierte Kulturen können mit einem geeigneten Adjuvans versetzt werden.

Auswahl der Impfstoffzusammensetzung

Für den Impfstoff muss nachgewiesen sein, dass er in Bezug auf Unschädlichkeit (5.2.6) und Immunogenität (5.2.7) geeignet ist. Für Letztere muss für jede Zielspezies nachgewiesen werden, dass der gemäß empfohlenem Impfschema verabreichte Impfstoff eine Immunantwort hervorruft (wie etwa die Induktion von Antikörpern), die den an das Produkt gestellten Anforderungen entspricht.

Prüfungen an jeder Charge

Resttoxizität: Die Prüfung auf Resttoxizität kann für den Hersteller entfallen, wenn eine Prüfung auf Entgiftung unverzüglich nach dem Entgiftungsprozess durchgeführt wurde. Im Falle des Risikos einer Reversion muss eine zweite Prüfung so spät wie möglich im Herstellungsgang durchgeführt werden.

Bestimmung der Wirksamkeit einer Charge: Die „Bestimmung der Wirksamkeit" erfolgt nicht notwendigerweise bei der routinemäßigen Prüfung von Impfstoffchargen. Entsprechend den Vorgaben der zuständigen Behörde oder nach Zustimmung durch diese wird die Bestimmung für den Impfstoff einmal oder mehrmals durchgeführt. Wenn diese Bestimmung nicht durchgeführt wird, muss eine geeignete, validierte, alternative Methode angewendet werden, wobei sich die Akzeptanzkriterien nach einer Impfstoffcharge richten, die nach der unter „Bestimmung der Wirksamkeit" beschriebenen Methode zufrieden stellende Ergebnisse erzielte und die sich in Bezug auf die Immunogenität in jeder Zielspezies als zufrieden stellend erwiesen hat. Die nachfolgend beschriebene Methode kann angewendet werden, wenn eine zufrieden stellende Korrelation mit der unter „Bestimmung der Wirksamkeit" beschriebenen Methode nachgewiesen ist.

Kaninchen werden wie unter „Bestimmung der Wirksamkeit" geimpft und die Sera gewonnen. Die Bestimmung des Titers von Antikörpern gegen das Toxin von *C. septicum* in den einzelnen Sera erfolgt durch eine geeignete Methode wie eine immunchemische Methode (2.7.1) oder Neutralisation in Zellkulturen. Dazu wird ein gleichwertiges Standardserum, eingestellt in Internationalen Einheiten *C.-septicum*-Antitoxin, verwendet. Der Impfstoff entspricht der Bestimmung, wenn der Antikörpertiter nicht niedriger ist als in einer Charge, die nach der unter „Bestimmung der Wirksamkeit" beschriebenen Methode zufrieden stellende Ergebnisse erzielte und sich bezüglich der Immunogenität in jeder Zielspezies als geeignet erwiesen hat.

4.06/0364

*Clostridium-septicum-*Impfstoff für Tiere
Vaccinum clostridii septici ad usum veterinarium

Definition

Clostridium-septicum-Impfstoff für Tiere (Pararauschbrand-Impfstoff für Tiere) wird aus einer Flüssigkultur eines geeigneten Stamms von *Clostridium septicum* hergestellt.

Prüfung auf Identität

Nach Injektion in Tiere, deren Serum frei von *C.-septicum*-Antitoxin ist, ruft der Impfstoff die Bildung dieses Antitoxins hervor.

Prüfung auf Reinheit

Unschädlichkeit: 2 Tieren einer Spezies, für welche der Impfstoff bestimmt ist und die nicht gegen *C. septicum* geimpft sind, wird jeweils die doppelte Höchstdosis des Impfstoffs entsprechend der Beschriftung auf eine der empfohlenen Arten der Anwendung injiziert. Die Tiere werden 14 Tage lang beobachtet. Anomale lokale oder systemische Reaktionen dürfen nicht auftreten.

Resttoxizität: 5 Mäusen von je 17 bis 22 g Körpermasse werden je 0,5 ml des Impfstoffs subkutan injiziert. Die Tiere werden 7 Tage lang beobachtet. Anomale lokale oder systemische Reaktionen dürfen nicht auftreten.

Sterilität: Der Impfstoff muss der Prüfung „Sterilität" der Monographie **Impfstoffe für Tiere (Vaccina ad usum veterinarium)** entsprechen.

Bestimmung der Wirksamkeit

Mindestens 10 gesunden Kaninchen im Alter von 3 bis 6 Monaten wird als erste Dosis jeweils eine Menge Impfstoff subkutan injiziert, die höchstens der in der Beschriftung angegebenen Mindestdosis entspricht. Nach 21 bis 28 Tagen wird denselben Tieren als zweite Dosis jeweils eine Menge Impfstoff injiziert, die höchstens der in der Beschriftung angegebenen Mindestdosis entspricht. 10 bis 14 Tage nach der zweiten Injektion wird den Kaninchen Blut entnommen und die Sera werden gepoolt.

Die Wirksamkeit der gepoolten Sera muss mindestens 2,5 I.E. je Milliliter betragen.

Die Internationale Einheit entspricht der spezifisch neutralisierenden Wirksamkeit gegen *C.-septicum*-Toxin, die in einer festgelegten Menge des Internationalen Standards enthalten ist; dieser besteht aus getrocknetem Immunserum vom Pferd. Die Wirksamkeit des Internationalen Standards, angegeben in Internationalen Einheiten, wird von der WHO festgelegt.

Die Wirksamkeit des gepoolten Kaninchenserums wird bestimmt durch Vergleich derjenigen Menge, welche erforderlich ist, Mäuse oder andere geeignete Tiere gegen die toxische Wirkung einer bestimmten Dosis von *C.-septicum*-Toxin zu schützen, mit der Menge einer in Internationalen Einheiten eingestellten Standardzubereitung von *C.-septicum*-Antitoxin, die den gleichen Schutz ergibt. Für diesen Vergleich wird eine geeignete Zubereitung von *C.-septicum*-Toxin als Prüftoxin benötigt. Die Dosis des Prüftoxins wird in Bezug auf die Dosis der Standardzubereitung bestimmt; die Wirksamkeit des zu prüfenden Serums wird in Bezug auf die Wirksamkeit der Standardzubereitung unter Verwendung des Prüftoxins ermittelt.

Herstellung des Prüftoxins: Das Prüftoxin wird aus einem sterilen Filtrat einer 1 bis 3 Tage alten Flüssigkultur von *C. septicum* gewonnen und in geeigneter Weise getrocknet.

Zur Auswahl des Prüftoxins wird für Mäuse die L+/5-Dosis und die LD_{50} bestimmt, wobei die Beobachtungsdauer 72 h beträgt.

Ein geeignetes Toxin enthält mindestens eine L+/5-Dosis in 1,0 mg und mindestens 10 LD_{50} in jeder L+/5-Dosis.

Bestimmung der Dosis des Prüftoxins: In einer geeigneten Flüssigkeit wird eine Lösung der Standardzubereitung so hergestellt, dass sie 1,0 I.E. Antitoxin je Milliliter enthält. In einer geeigneten Flüssigkeit wird eine Lösung des Prüftoxins so hergestellt, dass 1 ml eine genau bekannte Menge, wie zum Beispiel 4 mg, enthält. Mischungen der Lösung der Standardzubereitung und der Lösung des Prüftoxins werden so hergestellt, dass jede Mischung 2,0 ml der Lösung der Standardzubereitung (2 I.E.), ein Volumen aus einer Reihe abgestufter Volumen der Lösung des Prüftoxins und so viel einer geeigneten Flüssigkeit enthält, um das Gesamtvolumen auf 5,0 ml zu bringen. Die Mischungen werden 60 min lang bei Raumtemperatur stehen gelassen. Jeweils mindestens 2 Mäusen von 17 bis 22 g Körpermasse wird eine Dosis von je 0,5 ml der jeweiligen Mischung intravenös oder intraperitoneal injiziert. Die Mäuse werden 72 h lang beobachtet. Wenn alle Mäuse sterben, war die Toxinmenge in 0,5 ml der Mischung größer als die Prüfdosis. Wenn keine Maus stirbt, war die Toxinmenge in 0,5 ml der Mischung kleiner als die Prüfdosis. Frische Mischungen werden so hergestellt, dass 5,0 ml jeder Mischung 2,0 ml der Lösung der Standardzubereitung (2 I.E.) und ein Volumen aus einer Reihe abgestufter Volumen der Lösung des Prüftoxins enthalten, deren Konzentrationen sich um höchstens 20 Prozent unterscheiden und den erwarteten Endpunkt umfassen. Die Mischungen werden 60 min lang bei Raumtemperatur stehen gelassen. Jeweils mindestens 2 Mäusen wird eine Dosis von je 0,5 ml der jeweiligen Mischung intravenös oder intraperitoneal injiziert. Die Mäuse werden 72 h lang beobachtet. Die Bestimmung wird mindestens einmal wiederholt. Die Ergebnisse der getrennten Prüfungen werden für Mischungen gleicher Zusammensetzung so zusammengefasst, dass eine Reihe von Gesamtergebnissen anfällt, wobei jedes Gesamtergebnis die Sterblichkeit für eine Mischung einer gegebenen Zusammensetzung darstellt.

Die Prüfdosis des Toxins ist diejenige Menge in 0,5 ml derjenigen Mischung, die den Tod der Hälfte aller Mäuse verursacht, denen sie injiziert wurden.

Bestimmung der Wirksamkeit im Kaninchenserum

Vorprüfung: In einer geeigneten Flüssigkeit wird eine Menge des Prüftoxins so gelöst, dass 2,0 ml die 10fache Prüfdosis enthalten (Lösung des Prüftoxins). Mischungen der Lösung des Prüftoxins und des zu prüfenden Serums werden so hergestellt, dass jede Mischung 2,0 ml der Lösung des Prüftoxins, ein Volumen aus einer Reihe abgestufter Volumen des zu prüfenden Serums und so viel einer geeigneten Flüssigkeit enthält, um das Gesamtvolumen auf 5,0 ml zu bringen. Die Mischungen werden 60 min lang bei Raumtemperatur stehen gelassen. Jeweils mindestens 2 Mäusen wird eine Dosis von je 0,5 ml der jeweiligen Mischung intravenös oder intraperitoneal injiziert. Die Mäuse werden 72 h lang beobachtet. Wenn keine Maus stirbt, enthalten 0,5 ml der Mischung mehr als 0,2 I.E. Wenn alle Mäuse sterben, enthalten 0,5 ml der Mischung weniger als 0,2 I.E.

Hauptprüfung: Mischungen der Lösung des Prüftoxins und des zu prüfenden Serums werden so hergestellt, dass 5,0 ml jeder Mischung 2,0 ml der Lösung des Prüftoxins und ein Volumen aus einer Reihe abgestufter Volumen des zu prüfenden Serums enthalten, deren Konzentrationen sich um höchstens 20 Prozent voneinander unterscheiden und die den in der Vorprüfung ermittelten, zu erwartenden Endpunkt umfassen. Weitere Mischungen werden so hergestellt, dass 5,0 ml jeder Mischung 2,0 ml der Lösung des Prüftoxins und ein Volumen aus einer Reihe abgestufter Volumen der Lösung der Standardzubereitung enthalten, um die Dosis des Prüftoxins zu bestätigen. Die Mischungen werden 60 min lang bei Raumtemperatur stehen gelassen. Mindestens 2 Mäuse für jede Mischung werden für die Prüfung, die wie die Vorprüfung durchgeführt wird, verwendet. Die Prüfmischung, die 0,2 I.E. in 0,5 ml enthält, ist diejenige, welche die gleiche oder annähernd die gleiche Anzahl von Mäusen tötet wie die Standardzubereitung mit 0,2 I.E. in 0,5 ml. Die Bestimmung wird mindestens einmal wiederholt und der Durchschnitt aller gültigen Ergebnisse berechnet. Die Bestimmung darf nur ausgewertet werden, wenn der Wert für die Standardzubereitung um höchstens 20 Prozent vom erwarteten Wert abweicht.

Für die Vertrauensgrenzen ($P = 0,95$) gilt:
- 85 und 114 Prozent bei 2 Tieren je Dosis
- 91,5 und 109 Prozent bei 4 Tieren je Dosis
- 93 und 108 Prozent bei 6 Tieren je Dosis

Beschriftung

Die Beschriftung gibt an,
- ob es sich bei der Zubereitung um ein Toxoid, um einen Impfstoff, hergestellt aus einer vollständig inaktivierten Kultur, oder um eine Mischung von beiden handelt
- dass die Zubereitung vor Gebrauch zu schütteln ist
- für jede Zielspezies den erzeugten Immunisierungseffekt (wie Antikörperproduktion, Schutz gegen Infektion oder Krankheit).

4.06/0962

Colibacillosis-Impfstoff (inaktiviert) für neugeborene Ferkel

Vaccinum colibacillosis fetus a partu recentis inactivatum ad suem

Definition

Colibacillosis-Impfstoff (inaktiviert) für neugeborene Ferkel wird aus Kulturen eines geeigneten *Escherichia-coli*-Stamms oder mehrerer geeigneter *E.-coli*-Stämme hergestellt, die einen oder mehrere Adhäsionsfaktoren oder Enterotoxine enthalten. Diese Monographie gilt für Impfstoffe, die Sauen und Jungsauen zum Schutz der neugeborenen Jungen vor enteralen Formen der Colibacillosis injiziert werden.

Herstellung

Jeder *E.-coli*-Stamm, der für die Herstellung verwendet wird, wird einzeln in einem geeigneten Medium gezüchtet. Die Zellen oder Toxine werden inaktiviert und gemischt.

Der Impfstoff kann ein geeignetes Adjuvans oder mehrere geeignete Adjuvanzien enthalten.

Auswahl der Impfstoffzusammensetzung

Für die Herstellung des Impfstoffs dürfen nur *E.-coli*-Stämme verwendet werden, deren Antigen exprimierende Eigenschaften hinreichend belegt sind. Für den Impfstoff müssen zufrieden stellende Eigenschaften in Bezug auf Unschädlichkeit und Immunogenität nachgewiesen werden. Die folgenden Prüfungen können durchgeführt werden, um die Unschädlichkeit (5.2.6) und die Wirksamkeit des Impfstoffs (5.2.7) zu zeigen.

Expression der Antigene: Die Expression der Antigene, die eine schützende Immunantwort stimulieren, wird durch eine geeignete immunchemische Methode (2.7.1) kontrolliert, die an dem Antigen durchgeführt wird, das von jedem der Impfstoffstämme gewonnen wurde, und zwar unter den gleichen Bedingungen, die für die Herstellung des Impfstoffs galten.

Unschädlichkeit
A. Mindestens 10 trächtigen Sauen, die nicht gegen Colibacillosis geimpft sind, wird auf eine der empfohlenen Arten der Anwendung jeweils die doppelte Impfstoffdosis verabreicht. Nach dem angegebenen Zeitin-

tervall wird jedem Tier eine weitere Dosis verabreicht. Die Tiere werden bis nach dem Werfen beobachtet. Die Körpertemperatur wird am Tag vor der Impfung, zum Zeitpunkt der Impfung, 2, 4 und 6 h danach und anschließend täglich an den 4 nachfolgenden Tagen gemessen. Der maximale Temperaturanstieg bei jedem Tier wird vermerkt. Jede Auswirkung auf die Trächtigkeit oder auf die Neugeborenen wird festgehalten. Anomale lokale oder systemische Reaktionen dürfen nicht auftreten. Der Mittelwert des Temperaturanstiegs bei allen Tieren darf 1,5 °C nicht übersteigen und bei keinem Tier darf ein Temperaturanstieg von mehr als 2 °C auftreten.

B. Die in Feldversuchen verwendeten Tiere werden ebenfalls zum Nachweis der Unschädlichkeit verwendet. Mindestens 3 Gruppen mit jeweils mindestens 20 Tieren werden verwendet. Entsprechende Gruppen von jeweils mindestens 10 Tieren werden als Kontrolltiere gehalten. Nach der Impfung wird die Injektionsstelle auf lokale Reaktionen untersucht. Die Körpertemperatur wird am Tag vor der Impfung, zum Zeitpunkt der Impfung und anschließend täglich an den 2 nachfolgenden Tagen gemessen. Falls in der Prüfung A ein Temperaturanstieg auftrat, wird die Temperatur auch zu diesem Zeitpunkt gemessen. Der maximale Temperaturanstieg bei jedem Tier wird vermerkt. Anomale lokale oder systemische Reaktionen dürfen nicht auftreten. Der Mittelwert des Temperaturanstiegs bei allen Tieren darf 1,5 °C nicht übersteigen und bei keinem Tier darf ein Temperaturanstieg von mehr als 2 °C auftreten.

Immunogenität: Die „Bestimmung der Wirksamkeit" ist geeignet, die Immunogenität des Impfstoffs nachzuweisen.

Prüfungen an jeder Charge

Bestimmung der Wirksamkeit einer Charge: Die „Bestimmung der Wirksamkeit" erfolgt nicht notwendigerweise bei der routinemäßigen Prüfung von Impfstoffchargen. Entsprechend den Vorgaben der zuständigen Behörde oder nach Zustimmung durch diese wird die Bestimmung für den Impfstoff einmal oder mehrmals durchgeführt. Wenn diese Bestimmung nicht durchgeführt wird, muss eine geeignete, validierte, alternative Methode angewendet werden, wobei sich die Akzeptanzkriterien nach einer Impfstoffcharge richten, die nach der unter „Bestimmung der Wirksamkeit" beschriebenen Methode zufrieden stellende Ergebnisse erzielte. Die nachfolgend beschriebene Methode kann angewendet werden, wenn eine zufrieden stellende Korrelation mit der unter „Bestimmung der Wirksamkeit" beschriebenen Methode durch eine statistische Bewertung festgestellt worden ist.

Für die Bestimmung werden Ferkel verwendet, die mindestens 3 Wochen alt sind und keine spezifischen Antikörper gegen die in der Beschriftung angegebenen Antigene besitzen: 5 Ferkel werden auf die in der Beschriftung angegebene Art der Anwendung und nach dem vorgeschriebenen Impfschema geimpft. 2 Ferkel werden als ungeimpfte Kontrolltiere gehalten. Wenn die Art der Antigene reproduzierbare Prüfergebnisse erlaubt, kann als Alternative eine Bestimmung mit Labortieren (zum Beispiel Kaninchen, Meerschweinchen, Ratten oder Mäuse) durchgeführt werden. Um zu einer gültigen Bestimmung zu kommen, kann eine Bestimmung mit mehreren Tiergruppen erforderlich sein, denen jeweils unterschiedliche Dosen verabreicht werden. Für jede Dosis wird die Bestimmung wie folgt durchgeführt: Mindestens 5 Tieren wird jeweils eine geeignete Dosis in einer Injektion verabreicht. Mindestens 2 Tiere werden als ungeimpfte Kontrolltiere gehalten. Wenn das in der Beschriftung angegebene Impfschema eine zweite Injektion vorsieht, kann der empfohlene Impfplan bei den Labortieren befolgt werden, vorausgesetzt dass das Prüfsystem nachweislich noch empfindlich genug ist. Zu einem festgelegten Zeitpunkt innerhalb von 14 bis 21 Tagen nach der letzten Injektion wird jedem Tier Blut entnommen und Serumproben werden hergestellt. Zur Messung der Antikörperreaktion auf jedes in der Beschriftung angegebene Antigen wird eine geeignete validierte Methode (2.7.1), wie ein ELISA, verwendet. Die Antikörperspiegel dürfen nicht signifikant niedriger sein als die, die mit einer Charge induziert wurden, die in der unter „Bestimmung der Wirksamkeit" beschriebenen Bestimmung zu zufrieden stellenden Ergebnissen geführt hat. Ein signifikanter Anstieg des Antikörpertiters darf bei den Kontrolltieren nicht auftreten.

Wenn keine seronegativen Tiere zur Verfügung stehen, können auch seropositive Tiere für die vorstehend beschriebene Bestimmung verwendet werden. Bei der Entwicklung einer Bestimmung mit seropositiven Tieren ist besondere Sorgfalt bei der Validierung des Prüfsystems erforderlich, um zu gewährleisten, dass die Bestimmung empfindlich genug ist, und um akzeptable Kriterien für die Erfüllung, Nichterfüllung und Wiederholung der Bestimmung festzulegen. Eventuelle Ausgangstiter müssen berücksichtigt werden und der zulässige Mindestanstieg des Titers nach der Impfung in Bezug auf die Ausgangstiter muss festgelegt werden.

Bakterien-Endotoxine: Eine Prüfung auf Bakterien-Endotoxine (2.6.14) wird am Fertigprodukt durchgeführt. Wenn die Beschaffenheit des Adjuvans die Durchführung einer zufrieden stellenden Prüfung verhindert, wird die Prüfung unmittelbar vor dem Zusetzen des Adjuvans am Antigen als Bulk oder an der Mischung der Antigene als Bulk durchgeführt. Der höchste akzeptable Gehalt an Bakterien-Endotoxinen ist der einer Impfstoffcharge, die bei der unter „Auswahl der Impfstoffzusammensetzung" beschriebenen Unschädlichkeitsprüfung A oder der unter „Prüfung auf Reinheit" beschriebenen Unschädlichkeitsprüfung unter Verwendung von 10 Ferkeln zufrieden stellende Ergebnisse erzielt hat. Wenn letztere Prüfung durchgeführt wird, muss für jedes Tier der maximale Anstieg der Körpertemperatur gemessen werden. Der Mittelwert des Temperaturanstiegs bei allen Tieren darf 1,5 °C nicht übersteigen. Die ausgewählte Methode zur Bestimmung des Bakterien-Endotoxin-Gehalts der Impfstoffcharge, die zur Bestimmung des höchsten akzeptablen Gehalts an Endotoxinen bei der Unschädlichkeitsprüfung verwendet wurde, wird anschließend zur Prüfung aller Chargen verwendet.

Prüfung auf Identität

Bei Tieren ohne spezifische Antikörper gegen die in der Beschriftung angegebenen Antigene stimuliert der Impfstoff die Bildung spezifischer Antikörper gegen diese Antigene.

Prüfung auf Reinheit

Unschädlichkeit: Die Prüfung erfolgt mit Schweinen, die möglichst keine spezifischen Antikörper gegen die in der Beschriftung angegebenen Antigene besitzen. Nur in begründeten Fällen dürfen Tiere mit einem sehr niedrigen Titer dieser Antikörper verwendet werden, wenn sie nicht gegen Colibacillosis geimpft sind und das Verabreichen des Impfstoffs keine anamnestische Antwort hervorruft. 2 Schweinen wird jeweils die doppelte Impfstoffdosis auf eine der empfohlenen Arten der Anwendung injiziert. Die Tiere werden 14 Tage lang beobachtet. Die Körpertemperatur wird vor der Impfung, zum Zeitpunkt der Impfung, 2, 4 und 6 h danach und anschließend täglich an den 2 nachfolgenden Tagen gemessen. Anomale lokale oder systemische Reaktionen dürfen nicht auftreten. Ein vorübergehender Temperaturanstieg darf höchstens 2 °C betragen.

Sterilität: Der Impfstoff muss der Prüfung „Sterilität" der Monographie **Impfstoffe für Tiere (Vaccina ad usum veterinarium)** entsprechen.

Bestimmung der Wirksamkeit

Die Bestimmung wird mit einem Belastungsstamm durchgeführt, der jeden Antigentypus enthält, gegen den der Impfstoff schützen soll: Wenn ein einzelner Stamm mit allen erforderlichen Antigenen nicht zur Verfügung steht, wird die Bestimmung mit verschiedenen Belastungsstämmen wiederholt.

Mindestens 8 empfängliche Jungsauen werden verwendet, die keine spezifischen Antikörper gegen die in der Beschriftung angegebenen Antigene besitzen. Mindestens 4 Tiere werden nach dem Zufallsprinzip ausgewählt. Sie werden im vorgeschriebenen Stadium der Trächtigkeit gemäß dem empfohlenen Schema geimpft. Innerhalb von 12 h nach dem Werfen werden mindestens 15 gesunde Ferkel von den geimpften Tieren und 15 gesunde Ferkel von den ungeimpften Kontrolltieren verwendet. Aus jedem Wurf werden mindestens 3 Tiere genommen. Allen Ferkeln wird ein pathogener E.-coli-Stamm oral verabreicht, wobei dies vor oder nach der Aufnahme von Kolostrum erfolgen kann, vorausgesetzt, die Belastung erfolgt in beiden Gruppen unter den gleichen Bedingungen. Der E.-coli-Stamm darf nicht mit einem bei der Herstellung des Impfstoffs verwendeten Stamm identisch sein. Die Ferkel werden zu den Muttertieren zurückgesetzt und 8 Tage lang beobachtet.

Für jedes Ferkel werden die klinischen Symptome, welche in der folgenden Tabelle aufgeführt sind, täglich erfasst und bewertet:

Klinisches Symptom	Bewertungspunkte
keine Anzeichen	0
leichte Diarrhö	1
ausgeprägte Diarrhö (wässrige Fäzes)	2
Tod	3

Die Summe der Bewertungspunkte für jedes Ferkel wird über einen Zeitraum von 8 Tagen berechnet. Die Bestimmung ist nur gültig, wenn mindestens 40 Prozent der Ferkel aus der Kontrollgruppe sterben und höchstens 15 Prozent der Ferkel aus der Kontrollgruppe keine Krankheitssymptome aufweisen. Der Impfstoff entspricht der Bestimmung, wenn die Summe der Bewertungspunkte der Gruppe der Ferkel von geimpften Sauen signifikant kleiner ist als die der Gruppe der ungeimpften Tiere.

Für einige Adhäsionsfaktoren (zum Beispiel F5 und F41) ist bekannt, dass eine hohe Sterblichkeit unter experimentellen Bedingungen nicht erreicht werden kann. Wenn die Belastung mit einem Stamm durchgeführt werden muss, der diese Adhäsionsfaktoren besitzt, gilt, dass die Bestimmung ungültig ist, wenn weniger als 70 Prozent der Kontrollferkel klinische Symptome zeigen, die für den Belastungsstamm zu erwarten sind. Der Impfstoff entspricht der Bestimmung, wenn die Summe der Bewertungspunkte für die Gruppe der Ferkel von geimpften Sauen signifikant kleiner ist als die für die Gruppe der ungeimpften Tiere.

Beschriftung

Die Beschriftung gibt das Antigen oder die Antigene an, die im Impfstoff enthalten sind und eine schützende Immunantwort hervorrufen.

4.06/0961

Colibacillosis-Impfstoff (inaktiviert) für neugeborene Wiederkäuer

Vaccinum colibacillosis fetus a partu recentis inactivatum ad ruminantes

Definition

Colibacillosis-Impfstoff (inaktiviert) für neugeborene Wiederkäuer wird aus Kulturen eines geeigneten *Escherichia-coli*-Stamms oder mehrerer geeigneter *E.-coli*-Stämme hergestellt, die einen oder mehrere Adhäsionsfaktoren oder Enterotoxine enthalten. Diese Monographie gilt für Impfstoffe, die Muttertieren zum Schutz der neugeborenen Jungen vor enteralen Formen der Colibacillosis injiziert werden.

Herstellung

Jeder *E.-coli*-Stamm, der für die Herstellung verwendet wird, wird einzeln in einem geeigneten Medium gezüchtet. Die Zellen oder Toxine werden inaktiviert und gemischt.

Der Impfstoff kann ein geeignetes Adjuvans oder mehrere geeignete Adjuvanzien enthalten.

Auswahl der Impfstoffzusammensetzung

Für die Herstellung des Impfstoffs dürfen nur *E.-coli*-Stämme verwendet werden, deren Antigen exprimierende Eigenschaften hinreichend belegt sind. Für den Impfstoff müssen zufrieden stellende Eigenschaften in Bezug auf Unschädlichkeit und Immunogenität nachgewiesen werden. Die folgenden Prüfungen können durchgeführt werden, um die Unschädlichkeit (5.2.6) und die Wirksamkeit des Impfstoffs (5.2.7) zu zeigen.

Expression der Antigene: Die Expression der Antigene, die eine schützende Immunantwort stimulieren, wird durch eine geeignete immunchemische Methode (2.7.1) kontrolliert, die an dem Antigen durchgeführt wird, das von jedem der Impfstoffstämme gewonnen wurde, und zwar unter den gleichen Bedingungen, die für die Herstellung des Impfstoffs galten.

Unschädlichkeit

A. 10 trächtigen Tieren jeder Spezies, für die der Impfstoff bestimmt ist und die nicht gegen Colibacillosis geimpft sind, wird jeweils die doppelte Impfstoffdosis verabreicht. Nach dem in der Beschriftung angegebenen Zeitintervall wird jedem Tier eine weitere Dosis verabreicht. Die Tiere werden bis nach dem Werfen beobachtet. Die Körpertemperatur wird am Tag vor der Impfung, zum Zeitpunkt der Impfung, 2, 4 und 6 h danach und anschließend täglich an den 4 nachfolgenden Tagen gemessen. Der maximale Temperaturanstieg bei jedem Tier wird vermerkt. Anomale lokale oder systemische Reaktionen dürfen nicht auftreten. Der Mittelwert des Temperaturanstiegs aller Tiere darf 1,5 °C nicht übersteigen und bei keinem Tier darf ein Temperaturanstieg von mehr als 2 °C auftreten. Jede Auswirkung auf die Trächtigkeit oder die Nachkommen wird notiert.

B. Die Unschädlichkeit wird in Feldversuchen für jede Spezies nachgewiesen, für welche der Impfstoff bestimmt ist. Zu diesem Zweck wird mindestens 60 Tieren aus 3 verschiedenen Zuchten auf die vorgeschriebene Art der Anwendung und entsprechend dem in der Beschriftung angegebenen Impfschema die empfohlene Dosis verabreicht. Mindestens 30 Tiere aus denselben Zuchten werden Kontrollgruppen zugeordnet. Die Tiere werden 14 Tage lang nach Verabreichung der letzten Dosis beobachtet. Anomale lokale oder systemische Reaktionen dürfen nicht auftreten. Insbesondere darf es innerhalb von 2 Tagen nach der Verabreichung jeder Impfstoffdosis zu keinem Anstieg der Körpertemperatur von mehr als 1,5 °C kommen.

Immunogenität: Die immunogenen Eigenschaften des Impfstoffs müssen für jede Spezies, für die der Impfstoff vorgesehen ist, gezeigt werden. Die „Bestimmung der Wirksamkeit" ist geeignet, die Immunogenität des Impfstoffs nachzuweisen.

Prüfungen an jeder Charge

Bestimmung der Wirksamkeit einer Charge: Die „Bestimmung der Wirksamkeit" erfolgt nicht notwendigerweise bei der routinemäßigen Prüfung von Impfstoffchargen. Entsprechend den Vorgaben der zuständigen Behörde oder nach Zustimmung durch diese wird die Bestimmung für den Impfstoff einmal oder mehrmals durchgeführt. Wenn diese Bestimmung nicht durchgeführt wird, muss eine geeignete, validierte, alternative Methode angewendet werden, wobei sich die Akzeptanzkriterien nach einer Impfstoffcharge richten, die nach der unter „Bestimmung der Wirksamkeit" beschriebenen Methode zufrieden stellende Ergebnisse erzielte. Die nachfolgend beschriebene Methode kann angewendet werden, wenn eine zufrieden stellende Korrelation mit der unter „Bestimmung der Wirksamkeit" beschriebenen Methode durch eine statistische Bewertung festgestellt worden ist.

Um zu einer gültigen Bestimmung zu kommen, kann eine Bestimmung mit mehreren Tiergruppen erforderlich sein, denen jeweils eine unterschiedliche Dosis verabreicht wird. Für jede erforderliche Dosis wird die Prüfung wie folgt durchgeführt: Mindestens 5 Tieren (zum Beispiel Kaninchen, Meerschweinchen, Ratten oder Mäusen), die keine spezifischen Antikörper gegen die in der Beschriftung angegebenen Antigene besitzen, wird jeweils eine geeignete Dosis in einer Injektion verabreicht. 2 Tiere werden als ungeimpfte Kontrolltiere gehalten. Wenn das in der Beschriftung angegebene Impfschema eine zweite Injektion vorsieht, kann der empfohlene Impfplan befolgt werden, vorausgesetzt dass das Prüfsystem nachweislich noch empfindlich genug ist. Zu einem festgelegten Zeitpunkt innerhalb von 14 bis 21 Tagen nach der letzten Injektion wird jedem Tier Blut entnommen und Serumproben werden hergestellt. Zur Messung der Antikörperreaktion auf jedes in der Beschriftung angegebene Antigen wird eine geeignete validierte Methode (2.7.1), wie ein ELISA, verwendet. Die Antikörperspiegel dürfen nicht signifikant niedriger sein als die einer Charge, die in der unter „Bestimmung der Wirksamkeit" beschriebenen Bestimmung zu zufrieden stellenden Ergebnissen geführt hat. Ein signifikanter Anstieg des Antikörpertiters darf bei den Kontrolltieren nicht auftreten.

Wenn keine seronegativen Tiere zur Verfügung stehen, können auch seropositive Tiere für die vorstehend beschriebene Bestimmung verwendet werden. Bei der Entwicklung einer Bestimmung mit seropositiven Tieren ist besondere Sorgfalt bei der Validierung des Prüfsystems erforderlich, um zu gewährleisten, dass die Bestimmung empfindlich genug ist, und um akzeptable Kriterien für die Erfüllung, Nichterfüllung und Wiederholung der Bestimmung festzulegen. Eventuelle Ausgangstiter müssen berücksichtigt werden und der zulässige Mindestanstieg des Titers nach der Impfung in Bezug auf die Ausgangstiter muss festgelegt werden.

Bakterien-Endotoxine: Eine Prüfung auf Bakterien-Endotoxine (2.6.14) wird am Fertigprodukt durchgeführt. Wenn die Beschaffenheit des Adjuvans die Durchführung einer zufrieden stellenden Prüfung verhindert, wird die Prüfung unmittelbar vor dem Zusetzen des Adjuvans am Antigen als Bulk oder an der Mischung der Antigene als Bulk durchgeführt. Der höchste akzeptable Gehalt an Bakterien-Endotoxinen ist der einer Impfstoffcharge, die bei der unter „Auswahl der Impfstoffzusammensetzung" beschriebenen Unschädlichkeitsprüfung A oder der unter „Prüfung auf Reinheit" beschriebenen Unschädlichkeitsprüfung unter Verwendung von 10 Tieren zufrieden stellende Ergebnisse erzielt hat. Wenn letztere Prüfung durchgeführt wird, muss für jedes Tier der maximale Anstieg der Körpertemperatur gemessen werden. Der Mittelwert des Temperaturanstiegs bei allen Tieren darf 1,5 °C nicht übersteigen. Die ausgewählte Methode zur Bestimmung des Bakterien-Endotoxin-Gehalts der Impfstoffcharge, die zur Bestimmung des höchsten akzeptablen Gehalts an Endotoxinen bei der Unschädlichkeitsprüfung verwendet wurde, wird anschließend zur Prüfung aller Chargen verwendet.

Prüfung auf Identität

Bei Tieren ohne spezifische Antikörper gegen die in der Beschriftung angegebenen Antigene stimuliert der Impfstoff die Bildung spezifischer Antikörper gegen diese Antigene.

Prüfung auf Reinheit

Unschädlichkeit: Die Prüfung erfolgt mit Tieren einer Art, für die der Impfstoff empfohlen wird und die möglichst keine spezifischen Antikörper gegen die in der Beschriftung angegebenen Antigene besitzen. Nur in begründeten Fällen dürfen Tiere mit einem sehr niedrigen Titer dieser Antikörper verwendet werden, wenn sie nicht gegen Colibacillosis geimpft sind und das Verabreichen des Impfstoffs keine anamnestische Antwort hervorruft. 2 Tieren wird jeweils die doppelte Impfstoffdosis auf eine der empfohlenen Arten der Anwendung injiziert. Die Tiere werden 14 Tage lang beobachtet. Die Körpertemperatur wird vor der Impfung, zum Zeitpunkt der Impfung, 2, 4 und 6 h danach und anschließend täglich an den 2 nachfolgenden Tagen gemessen. Anomale lokale oder systemische Reaktionen dürfen nicht auftreten. Ein vorübergehender Temperaturanstieg darf höchstens 2 °C betragen.

Sterilität: Der Impfstoff muss der Prüfung „Sterilität" der Monographie **Impfstoffe für Tiere (Vaccina ad usum veterinarium)** entsprechen.

Bestimmung der Wirksamkeit

Die Bestimmung wird mit einem Belastungsstamm durchgeführt, der jeden Antigentypus enthält, gegen den der Impfstoff schützen soll: Wenn ein einzelner Stamm mit allen erforderlichen Antigenen nicht zur Verfügung steht, wird die Bestimmung mit verschiedenen Belastungsstämmen wiederholt.

Mindestens 15 empfängliche Tiere einer der Arten werden verwendet, für die der Impfstoff empfohlen wird und die keine spezifischen Antikörper gegen die in der Beschriftung angegebenen Antigene besitzen. Mindestens 10 Tiere werden nach dem Zufallsprinzip ausgewählt. Sie werden im vorgeschriebenen Stadium der Trächtigkeit gemäß dem empfohlenen Schema geimpft. Nach der Geburt wird von allen Muttertieren Kolostrum genommen. Die Proben werden einzeln unter Bedingungen gelagert, welche den Antikörpertiter erhalten. Mindestens 15 neugeborene, nicht gesäugte Tiere werden in einer Umgebung untergebracht, in der die Abwesenheit von Enteropathogenen sichergestellt ist. Jedem Jungtier wird nach dem Zufallsprinzip jeweils eine der Kolostrumproben der mindestens 10 geimpften Muttertiere und der mindestens 5 Kontrolltiere zugeordnet. Nach der Geburt werden die Jungtiere mit der ihnen zugeordneten Kolostrumprobe gefüttert. Innerhalb von 12 h nach der Geburt, wenn die Jungtiere Kolostrum aufgenommen haben, wird ihnen ein pathogener *E.-coli*-Stamm oral verabreicht. Die Jungtiere werden 10 Tage lang beobachtet. Der *E.-coli*-Stamm darf nicht mit einem bei der Herstellung des Impfstoffs verwendeten Stamm identisch sein.

Für jedes Tier werden die klinischen Symptome, welche in der folgenden Tabelle aufgeführt sind, täglich erfasst und bewertet:

Klinisches Symptom	Bewertungspunkte
keine Anzeichen	0
leichte Diarrhö	1
ausgeprägte Diarrhö (wässrige Fäzes)	2
Tod	3

Die Summe der Bewertungspunkte für jedes Tier wird über einen Zeitraum von 10 Tagen berechnet. Die Bestimmung ist nur gültig, wenn mindestens 80 Prozent der Jungtiere aus der Kontrollgruppe sterben oder ernste Krankheitssymptome aufweisen. Der Impfstoff entspricht der Bestimmung, wenn die Summe der Bewertungspunkte für die Gruppe der Jungtiere von geimpften Tieren signifikant kleiner ist als die für die Gruppe der ungeimpften Tiere.

Beschriftung

Die Beschriftung gibt das Antigen oder die Antigene an, die im Impfstoff enthalten sind und eine schützende Immunantwort hervorrufen.

4.06/1953
Coronavirusdiarrhö-Impfstoff (inaktiviert) für Kälber

Vaccinum inactivatum diarrhoeae vituli coronaviro illatae

Definition

Coronavirusdiarrhö-Impfstoff (inaktiviert) für Kälber ist eine Zubereitung aus einem geeigneten Stamm oder mehreren geeigneten Stämmen des Rinder-Coronavirus. Die Zubereitung wird so inaktiviert, dass immunogene Eigenschaften erhalten bleiben. Der Impfstoff wird dem Muttertier verabreicht, um bei den Nachkommen während der ersten Lebenswochen die Coronavirusdiarrhö unter Kontrolle zu halten.

Herstellung

Jeder Virusstamm wird einzeln in geeigneten Zellkulturen (5.2.4) gezüchtet. Die Virussuspensionen jedes Stamms werden einzeln geerntet und mit einer Methode inaktiviert, bei der die Immunogenität erhalten bleibt. Die Virussuspensionen können gereinigt und konzentriert werden.

Die Prüfung auf Inaktivierung wird mit 2 Passagen in Zellkulturen desselben Typs, der zur Herstellung verwendet wurde, oder in nachweislich mindestens genauso empfindlichen Zellen durchgeführt. Die zur Prüfung verwendete Virusmenge entspricht mindestens 10 Impfstoffdosen. Vermehrungsfähiges Virus darf nicht nachgewiesen werden.

Der Impfstoff kann ein Adjuvans enthalten.

Auswahl der Impfstoffzusammensetzung

Für den Impfstoff muss nachgewiesen sein, dass er in Bezug auf Unschädlichkeit (5.2.6) und Immunogenität (5.2.7) für trächtige Kühe geeignet ist. Die folgenden Prüfungen können zum Nachweis der Unschädlichkeit und der Immunogenität durchgeführt werden.

Unschädlichkeit: Die Prüfung wird für jede der empfohlenen Arten der Anwendung durchgeführt. Mindestens 10 trächtigen Kühen, die nicht gegen Rinder-Coronavirus geimpft sind, wird je eine doppelte Impfstoffdosis auf einer der empfohlenen Arten der Anwendung und zu dem empfohlenen Zeitpunkt oder den empfohlenen Zeitpunkten der Trächtigkeit verabreicht. Nach dem empfohlenen Zeitraum wird jeder Kuh eine weitere Dosis injiziert. Nach jeder Injektion wird die Körpertemperatur am Tag der Injektion und täglich an den 4 folgenden Tagen gemessen. Die Kühe werden bis zum Kalben beobachtet. Anomale lokale oder systemische Reaktionen dürfen nicht auftreten. Jede Auswirkung auf die Trächtigkeit und die Nachkommen wird notiert.

Immunogenität: Die „Bestimmung der Wirksamkeit" ist geeignet, die Immunogenität des Stamms nachzuweisen.

Prüfungen an jeder Charge

Bestimmung der Wirksamkeit einer Charge: Die „Bestimmung der Wirksamkeit" erfolgt nicht notwendigerweise bei der routinemäßigen Prüfung von Impfstoffchargen. Entsprechend den Vorgaben der zuständigen Behörde oder nach Zustimmung durch diese wird die Bestimmung für den Impfstoff einmal oder mehrmals durchgeführt. Wenn diese Bestimmung nicht durchgeführt wird, muss eine geeignete, validierte, alternative Methode angewendet werden, wobei sich die Akzeptanzkriterien nach einer Impfstoffcharge richten, die nach der unter „Bestimmung der Wirksamkeit" beschriebenen Methode zufrieden stellende Ergebnisse erzielte. Die nachfolgend beschriebene Methode kann angewendet werden, wenn eine angemessene Korrelation mit der unter „Bestimmung der Wirksamkeit" beschriebenen Methode nachgewiesen ist.

Um zu einer gültigen Bestimmung zu kommen, kann eine Bestimmung mit mehreren Tiergruppen, denen jeweils eine unterschiedliche Dosis verabreicht wird, erforderlich sein. Für jede erforderliche Dosis wird die Prüfung wie folgt durchgeführt: Mindestens 5 Tieren einer geeigneten Spezies, die keine spezifischen Antikörper gegen das Rinder-Coronavirus besitzen, wird eine geeignete Dosis injiziert. Mindestens 2 Tiere werden als ungeimpfte Kontrolltiere gehalten. Wenn das in der Beschriftung angegebene Impfschema eine zweite Injektion vorsieht, kann diese verabreicht werden, vorausgesetzt, dass das Prüfsystem nachweislich noch empfindlich genug ist. In einem bestimmten Abstand von mindestens 14 Tagen nach der letzten Injektion wird bei jedem Tier Blut abgenommen und Serumproben werden hergestellt. Zur Messung der Antikörperantwort wird eine geeignete validierte Prüfung durchgeführt. Der Antikörpertiter darf nicht signifikant niedriger sein als der einer Charge, die in der unter „Bestimmung der Wirksamkeit" beschriebenen Bestimmung zufrieden stellende Ergebnisse erzielt hat. Ein signifikanter Anstieg des Antikörpertiters darf bei den Kontrolltieren nicht auftreten.

Prüfung auf Identität

Bei Tieren, die frei von spezifischen Antikörpern gegen Rinder-Coronavirus sind, stimuliert der Impfstoff nach Injektion die Bildung dieser Antikörper.

Prüfung auf Reinheit

Unschädlichkeit: Mindestens 6 Monate alte Kälber, die möglichst keine Antikörper gegen Rinder-Coronavirus haben, werden verwendet. In begründeten Fällen werden Kälber mit einem sehr niedrigen Titer dieser Antikörper verwendet, wenn die Tiere nicht gegen Rinder-Coronavirus geimpft sind und das Verabreichen des Impfstoffs keine anamnestische Antwort verursacht. 2 Tieren wird auf eine der empfohlenen Arten der Anwendung je eine doppelte Impfstoffdosis verabreicht. Nach 14 Tagen wird jedem Tier eine Impfstoffdosis verabreicht. Die Tiere werden 14 Tage lang beobachtet. Anomale lokale oder systemische Reaktionen dürfen nicht auftreten.

Inaktivierung: Eine Prüfung auf restliches infektiöses Virus wird mit 10 Impfstoffdosen und 2 Passagen in Zellkulturen des zur Herstellung des Impfstoffs verwendeten Typs oder in anderen Zellkulturen geeigneter Empfindlichkeit durchgeführt. Vermehrungsfähiges Virus darf nicht nachgewiesen werden. Wenn der Impfstoff ein Adjuvans enthält, das die Prüfung störend beeinflusst, wird das Adjuvans, wenn möglich, mit einer Methode von der flüssigen Phase abgetrennt, die weder das Virus inaktiviert noch die Nachweisbarkeit von vermehrungsfähigen Viren beeinträchtigt.

Fremde Viren: Die für die Unschädlichkeitsprüfung verwendeten Kälber werden für die Prüfung auf Antikörper verwendet. Am Ende des zweiten Beobachtungszeitraums werden Blutproben abgenommen. Der Impfstoff darf die Bildung von Antikörpern gegen Herpes-Virus 1 für Rinder (BHV1), Leukämie-Virus für Rinder (BLV) und Diarrhö-Virus für Rinder (BVDV) nicht stimulieren.

Sterilität: Der Impfstoff muss der Prüfung „Sterilität" in der Monographie **Impfstoffe für Tiere (Vaccina ad usum veterinarium)** entsprechen.

Bestimmung der Wirksamkeit

Mindestens 15 trächtige Kühe, die, wenn möglich, keine Antikörper gegen Rinder-Coronavirus besitzen, werden verwendet. Wenn solche Kühe nicht zur Verfügung stehen, werden Tiere verwendet, die
- nicht gegen Rinder-Coronavirus geimpft sind
- von einer Farm kommen, auf der in jüngster Zeit keine Infektion mit Rinder-Coronavirus aufgetreten ist
- niedrige Antikörpertiter gegen Rinder-Coronavirus besitzen, welche in allen Tieren vergleichbar sind.

Mindestens 10 trächtige Kühe werden nach dem empfohlenen Impfschema geimpft. Mindestens 5 trächtige Kühe werden als ungeimpfte Kontrolltiere gehalten. Beim Beginn des Kalbens werden Kolostrum und dann Milch von jeder Kuh genommen und unter geeigneten Bedingungen aufbewahrt. Die Schutzwirkung des Kolostrums und der Milch jeder Kuh wird einzeln bei Kälbern von gesunden Kühen bestimmt. Die Kälber können durch Kaiserschnitt geboren sein und werden in einer Umgebung gehalten, in der sie einer Infektion durch Rinder-Coronavirus nicht ausgesetzt sind. Alle 6 Stunden oder nach dem empfohlenen Fütterungsschema wird jedes Kalb zunächst mit Kolostrum und dann mit Milch gefüttert. 5 bis 7 Tage nach der Geburt wird jedes Kalb durch orales Verabreichen einer geeigneten Menge eines virulenten Stamms von Rinder-Coronavirus belastet. Die Kälber werden 7 Tage lang beobachtet. Das Auftreten, die Schwere und Dauer der Diarrhö sowie die Dauer und Menge der Virusausscheidung werden vermerkt. Der Impfstoff entspricht der Prüfung, wenn eine signifikante Verminderung von Diarrhö und Virusausscheidung bei den Kälbern festzustellen ist, denen Kolostrum und Milch von geimpften Kühen gegeben wurde, im Vergleich zu denen, die Kolostrum und Milch von Kontrolltieren erhalten haben.

Beschriftung

Die Beschriftung gibt den empfohlenen Zeitplan zum Verabreichen von Kolostrum und Milch nach der Geburt an.

4.06/1202

Egg-Drop-Syndrom-Impfstoff (inaktiviert)

Vaccinum morbi partus diminutionis MCMLXXVI inactivatum ad pullum

Definition

Egg-Drop-Syndrom-Impfstoff (inaktiviert) ist eine Emulsion oder Suspension eines geeigneten Stamms des Egg-Drop-Syndrom-Virus (hämagglutinierendes Geflügel-Adenovirus), das so inaktiviert ist, dass seine immunogenen Eigenschaften erhalten bleiben.

Herstellung

Der Virus-Impfstamm wird in Hühner- oder in Entenbruteiern eines gesunden Bestands oder in geeigneten Zellkulturen (5.2.4) vermehrt.

Die Prüfung der Virusinaktivierung erfolgt, unter Einsatz des jeweils empfindlichsten Systems, entweder auf befruchteten Enteneiern, die aus Beständen stammen, die frei von Egg-Drop-Syndrom-Virus-Infektionen sind, oder auf befruchteten Hühnereiern, die aus SPF-Zuchten (5.2.2) stammen müssen, oder in geeigneten Zellkulturen. Je Prüfungsansatz werden mindestens 10 Impfstoffdosen verwendet. Kein vermehrungsfähiges Virus darf nachweisbar sein.

Der Impfstoff kann Adjuvanzien enthalten.

Auswahl der Impfstoffzusammensetzung

Der Impfstoff muss nachweislich von angemessener Immunogenität und Unschädlichkeit sein. Die folgende Bestimmung kann durchgeführt werden, um die Wirksamkeit des Impfstoffs (5.2.7) zu zeigen.

Immunogenität: Die „Bestimmung der Wirksamkeit" ist geeignet, die Immunogenität des Impfstoffs nachzuweisen.

Prüfungen an jeder Charge

Die „Bestimmung der Wirksamkeit" erfolgt nicht notwendigerweise bei der routinemäßigen Prüfung von Impfstoffchargen. Entsprechend den Vorgaben der zuständigen Behörde oder nach Zustimmung durch diese wird die Bestimmung für den Impfstoff einmal oder mehrmals durchgeführt. Wenn diese Bestimmung nicht durchgeführt wird, muss eine geeignete, validierte, alternative Methode angewendet werden, wobei sich die Akzeptanzkriterien nach einer Impfstoffcharge richten, die nach der unter „Bestimmung der Wirksamkeit" beschriebenen Methode zufrieden stellende Ergebnisse erzielte. Die nachfolgend beschriebene Methode kann angewendet werden, wenn eine zufrieden stellende Korrelation mit der unter „Bestimmung der Wirksamkeit" beschriebenen Methode sichergestellt wurde.

Bestimmung der Wirksamkeit einer Charge: Mindestens zehn 14 bis 28 Tage alte Küken aus einer SPF-Zucht (5.2.2) werden mit einer Impfstoffdosis und auf eine der empfohlenen Arten der Anwendung geimpft. Diesen Küken und 5 nicht geimpften Kontrollküken gleichen Alters und gleicher Herkunft werden 4 Wochen später Serumproben entnommen. Jede Serumprobe wird mit Hilfe des Hämagglutinations-(HA-)Hemmtests mit 4 Einheiten HA-Antigen und Hühnererythrozyten auf Antikörper untersucht. Die Bestimmung ist ungültig, wenn im Serum der ungeimpften Tiere spezifische Antikörper nachweisbar sind. Der Impfstoff entspricht der Bestimmung, wenn der durchschnittliche Antikörpertiter der geimpften Küken nicht niedriger ist als der Antikörpertiter, der von einer Impfstoffcharge hervorgerufen wurde, die nach der unter „Bestimmung der Wirksamkeit" beschriebenen Methode zufrieden stellende Ergebnisse erzielte.

Prüfung auf Identität

In Hühnern, die keine Antikörper gegen das Egg-Drop-Syndrom-Virus besitzen, stimuliert der Impfstoff die Bildung spezifischer Antikörper.

Prüfung auf Reinheit

Unschädlichkeit: Eine doppelte Impfstoffdosis wird jedem von 10 Küken im Alter von 14 bis 28 Tagen aus einer SPF-Zucht (5.2.2) auf eine der empfohlenen Arten der Anwendung verabreicht. Die Tiere werden 21 Tage lang beobachtet. Anomale lokale oder systemische Reaktionen dürfen nicht auftreten.

Inaktivierung

A. Im Falle der Herstellung des Impfstoffs in Bruteiern wird die Prüfung mit Entenbruteiern, die aus einer Zucht stammen, welche frei vom Egg-Drop-Syndrom-Virus ist, oder, falls eine höhere Sensitivität erzielt werden kann, mit Hühnereiern aus SPF-Beständen (5.2.2) durchgeführt.
In die Allantoishöhle von 10 Bruteiern, 10 bis 14 Tage alt, die frei von parentalen Antikörpern gegen das Egg-Drop-Syndrom-Virus sind, werden je 2/5 einer Impfstoffdosis injiziert. Die Bruteier werden 8 Tage lang bebrütet und beobachtet. Die Allantoisflüssigkeiten aus den Eiern mit lebenden und toten Embryonen werden getrennt gesammelt mit Ausnahme der Allantoisflüssigkeiten aus Eiern mit Embryonen, die innerhalb von 24 h nach der Injektion aus unspezifischen Gründen abgestorben sind.
In die Allantoishöhle von 10 Bruteiern, 10 bis 14 Tage alt, die frei von parentalen Antikörpern gegen das Egg-Drop-Syndrom-Virus sind, werden je 0,2 ml der getrennt nach lebenden und abgestorbenen Embryonen gepoolten Allantoisflüssigkeit injiziert. Die Bruteier werden weitere 8 Tage lang bebrütet. Nach dieser Zeit wird die Allantoisflüssigkeit jedes Eies unter Verwendung von Hühnererythrozyten auf hämagglutinierende Aktivität geprüft.
Wenn mehr als 20 Prozent der Embryonen in einem der beiden Stadien der Prüfung sterben, muss die Prüfung in diesem Stadium wiederholt werden. Der Impfstoff entspricht der Prüfung, wenn kein Hinweis auf hämagglutinierende Aktivität auftritt und wenn in keiner Wiederholungsprüfung mehr als 20 Prozent der Embryonen aus unspezifischen Gründen abgestorben sind.
Bei der Prüfung dürfen Antibiotika verwendet werden, um eine Infektion durch Bakterien zu verhindern.

B. Für Impfstoffe, deren Virussaatgut an ein Wachstum in Zellkulturen adaptiert ist, wird eine geeignete Zellkultur mit 10 Impfstoffdosen inokuliert. Enthält der Impfstoff ein öliges Adjuvans, ist dieses mit geeigneten Mitteln zu entfernen. Die Kulturen werden 7 Tage lang bei 38 ± 1 °C bebrütet. Eine Passage auf eine andere Zellkultur wird durchgeführt. Die Kulturen werden weitere 7 Tage lang bei 38 ± 1 °C bebrütet. Die Zellkulturen werden regelmäßig während der Bebrütung untersucht. Nach Abschluss der Bebrütung wird die überstehende Flüssigkeit der Kulturen auf hämagglutinierende Aktivität untersucht. Der Impfstoff entspricht der Prüfung, wenn die Zellkultur kein Anzeichen einer Infektion zeigt und in der überstehenden Flüssigkeit keine hämagglutinierende Aktivität nachgewiesen wird.

Fremde Agenzien: Die Küken aus der Prüfung „Unschädlichkeit" werden verwendet. 21 Tage nach der Injektion der doppelten Impfstoffdosis wird jedem Küken auf dem gleichen Weg eine Impfstoffdosis verabreicht. 2 Wochen später wird jedem Tier eine Serumprobe entnommen und entsprechend der Prüfung „SPF-Hühnerherden für die Herstellung und Qualitätskontrolle von Impfstoffen" (5.2.2) auf Antikörper gegen folgende fremde Agenzien untersucht: Aviäre-Enzephalomyelitis-Virus, Aviäre-Leukose-Virus, Infektiöse-Bronchitis-Virus, Infektiöse-Bursitis-Virus, Infektiöse-Laryngotracheitis-Virus, Influenza-Virus Typ A, Marek'sche-Krankheit-Virus, Newcastle-Krankheit-Virus. Die in Entenbruteiern hergestellten Impfstoffe werden zusätzlich auf *Chlamydia*-Antikörper (mit Hilfe des Komplement-Bindungs- oder des Gel-Präzipitationstests), auf Antikörper gegen Enten-Hepatitis-Virus Typ 1 (mit Hilfe des Immunfluoreszenz- oder des Serumneutralisationstests) und gegen Derzsy'sche-Krankheit-Virus (mit Hilfe des Serumneutralisationstests) geprüft. Der Impfstoff darf keine Bildung von Antikörpern gegen diese Agenzien auslösen.

Sterilität: Der Impfstoff muss der Prüfung „Sterilität" der Monographie **Impfstoffe für Tiere (Vaccina ad usum veterinarium)** entsprechen.

Bestimmung der Wirksamkeit

Jeweils 30 Hennen von 2 Gruppen aus SPF-Beständen (5.2.2) und im empfohlenen Impfalter werden geimpft. Als Kontrolle werden je eine Gruppe von 10 und von 30 Hennen gleichen Alters und gleicher Herkunft wie die geimpften Tiere gehalten. Die Legeleistung jeder Henne wird vom Beginn der Legeperiode an bis 4 Wochen nach der Belastungsinfektion aufgezeichnet.

Im Alter von 30 Wochen werden jedes Tier einer Gruppe der geimpften Hennen und die 10 ungeimpften Kontrolltiere mit einer Menge des Egg-Drop-Syndrom-Virus infiziert, die ausreicht, die Legeleistung quantitativ und/oder qualitativ sehr deutlich zu mindern. Der Impfstoff entspricht der Bestimmung, wenn die Legeleistung der geimpften Hennen weder quantitativ noch qualitativ deutlich abnimmt. Die Bestimmung ist nur gültig, wenn die Minderung der Legeleistung und/oder der Eiqualität der Kontrolltiere deutlich zu erkennen ist.

Gegen Ende der Legeperiode werden die Tiere der zweiten Gruppe der geimpften Hennen und die Gruppe der 30 Kontrolltiere wie vorstehend beschrieben infiziert. Der Impfstoff entspricht der Bestimmung, wenn die Legeleistung der geimpften Hennen weder quantitativ noch qualitativ deutlich abnimmt. Die Bestimmung ist nur gültig, wenn die Minderung der Legeleistung und/oder der Eiqualität der Kontrolltiere deutlich zu erkennen ist.

An den Serumproben, die zum Zeitpunkt der Impfung, 4 Wochen später und unmittelbar vor der Belastungsinfektion entnommen wurden, wird eine serologische Prüfung durchgeführt. Die Bestimmung ist ungültig, wenn in einer Probe der Kontrolltiere Antikörper gegen das Egg-Drop-Syndrom-Virus nachgewiesen werden.

Beschriftung

Die Beschriftung gibt an, ob der vorliegende Impfstamm zur Vermehrung in Hühner- oder Entenembryonen oder in Zellkulturen adaptiert ist.

4.06/1521

Furunkulose-Impfstoff (inaktiviert, injizierbar, mit öligem Adjuvans) für Salmoniden

Vaccinum furunculosidis ad salmonidas inactivatum cum adiuvatione oleosa ad iniectionem

Definition

Furunkulose-Impfstoff (inaktiviert, injizierbar, mit öligem Adjuvans) für Salmoniden wird aus Kulturen eines geeigneten Stamms oder mehrerer geeigneter Stämme von *Aeromonas salmonicida*, ssp. *salmonicida* hergestellt.

Herstellung

Die Stämme von *A. salmonicida*, ssp. *salmonicida* werden getrennt voneinander gezüchtet und geerntet. Die Ernten werden mit einer geeigneten Methode inaktiviert. Sie können gereinigt und konzentriert werden. Ganze, inaktivierte oder lysierte Zellen können verwendet werden. Der Impfstoff kann extrazelluläre Produkte des Bakteriums, die in das Wachstumsmedium abgegeben werden, enthalten. Er enthält ein öliges Adjuvans.

Auswahl der Impfstoffzusammensetzung

Die im Impfstoff enthaltenen Stämme müssen in Bezug auf die Produktion von immunologisch bedeutsamen Antigenen nachweislich geeignet sein. Der Impfstoff muss nachweislich für die Spezies von Fischen, für die er bestimmt ist, in Bezug auf Unschädlichkeit (5.2.6) und Immunogenität (5.2.7) zufrieden stellend sein. Die folgenden Prüfungen sind zum Nachweis von Unschädlichkeit und Immunogenität geeignet.

Unschädlichkeit

A. Während der Entwicklung des Impfstoffs wird die Unschädlichkeit an 3 verschiedenen Chargen geprüft. Eine Prüfung wird an jeder Fischspezies durchgeführt, für die der Impfstoff bestimmt ist. Die verwendeten Fische stammen aus einer Population, die keine spezifischen Antikörper gegen *A. salmonicida*, ssp. *salmonicida* aufweist, die nicht gegen Furunkulose geimpft ist und nicht der Erkrankung ausgesetzt war. Die Prüfung wird unter den für die Anwendung des Impfstoffs empfohlenen Bedingungen bei einer Wassertemperatur von mindestens 10 °C durchgeführt. Eine Menge Impfstoff, die der doppelten empfohlenen Dosis je Körpermasseeinheit entspricht, wird jedem von mindestens 50 Fischen mit der für die Impfung empfohlenen Mindestkörpermasse intraperitoneal verabreicht. Die Fische werden 21 Tage lang beobachtet. Anomale lokale oder systemische Reaktionen dürfen nicht auftreten. Die Prüfung ist ungültig, wenn mehr als 6 Prozent der Fische aus Gründen, die nicht dem Impfstoff zuzuschreiben sind, sterben.

B. Die Unschädlichkeit wird zusätzlich in Feldversuchen durch Verabreichen der vorgesehenen Dosis an eine ausreichende Anzahl von Fischen nachgewiesen, die auf mindestens 2 Fischhaltungsbetriebe verteilt sind. Von 30 Fischen werden zu 3 Zeitpunkten (nach der Impfung, in der Mitte der Aufzuchtphase und beim Schlachten) Proben genommen. Die Bauchhöhle wird auf lokale Reaktionen untersucht. Geringfügige Läsionen, bei denen lokalisierte Adhäsionen zwischen den Eingeweiden oder zwischen Eingeweiden und der Bauchwand, leichte Trübung und/oder spärliche Pigmentierung des Bauchfells auftreten, sind akzeptabel. Größere Läsionen, bei denen Adhäsionen zwischen größeren Teilen der Abdominalorgane, großflächige Pigmentierung und/oder deutliche Verdickung und Trübung in großen Teilen des Bauchfells auftreten, sind nicht akzeptabel, wenn sie in mehr als 10 Prozent der Fische einer der Proben nachweisbar sind. Solche Läsionen beinhalten Adhäsionen, die den Eingeweiden ein einheitliches Bild der Schädigung verleihen und/oder zu manifesten Schäden des Bauchfells führen, die eine Eviszeration zur Folge haben.

Immunogenität: Die „Bestimmung der Wirksamkeit" ist geeignet, die Immunogenität des Impfstoffs nachzuweisen.

Prüfungen an jeder Charge

Bestimmung der Wirksamkeit einer Charge: Die unter „Bestimmung der Wirksamkeit" beschriebene Bestimmung erfolgt bei der routinemäßigen Prüfung von Impfstoffchargen mit Gruppen von mindestens 30 Fischen. Alternativ dazu kann eine geeignete, validierte Bestimmung, basierend auf der Antikörperantwort, durchgeführt werden. Die Akzeptanzkriterien richten sich nach einer Impfstoffcharge, die nach der unter „Bestimmung der Wirksamkeit" beschriebenen Methode zufrieden stellende Ergebnisse erzielt hatte. Die nachfolgend beschriebene Methode kann angewendet werden, wenn eine zufrieden stellende Korrelation mit der unter „Bestimmung der Wirksamkeit" beschriebenen Methode nachgewiesen ist.

Fische einer Population, die keine spezifischen Antikörper gegen *A. salmonicida*, ssp. *salmonicida* aufweisen und deren Körpermasse innerhalb festgelegter Grenzen liegt, werden verwendet. Die Bestimmung wird bei einer festgelegten Temperatur durchgeführt. Mindestens 25 Fischen wird auf eine der in der Beschriftung empfohlenen Art der Anwendung je eine Impfstoffdosis intraperitoneal injiziert. Einer Kontrollgruppe von mindestens 10 Fischen wird ein Pseudoimpfstoff verabreicht. Nach einer festgelegten Zeit werden Blutproben entnommen. Der Gehalt an spezifischen Antikörpern gegen *A. salmonicida*, ssp. *salmonicida* wird für jede einzelne Blutprobe mit Hilfe einer geeigneten immunchemischen Methode (2.7.1) bestimmt. Der Impfstoff entspricht den Anforderungen, wenn der mittlere Antikörpertiter nicht signifikant geringer ist als der einer Charge, die in der unter „Bestimmung der Wirksamkeit" beschriebenen Bestimmung zufrieden stellende Ergebnisse erzielte. Die Bestimmung ist ungültig, wenn das Blut der Tiere aus der Kontrollgruppe Antikörper gegen *A. salmonicida*, ssp. *salmonicida* enthält.

Prüfung auf Identität

Wird der Impfstoff Fischen injiziert, die keine spezifischen Antikörper gegen *A. salmonicida* besitzen, regt er die Bildung solcher Antikörper an.

Prüfung auf Reinheit

Unschädlichkeit: Mindestens 10 Fische einer Spezies, für die der Impfstoff bestimmt ist und die möglichst die für die Impfung empfohlene Mindestkörpermasse besitzen, werden verwendet. Wenn Fische mit der Mindestkörpermasse nicht erhältlich sind, werden Fische verwendet, die höchstens das Doppelte dieser Masse haben. Fische einer Population werden verwendet, die keine spezifischen Antikörper gegen *A. salmonicida*, ssp. *salmonicida* aufweisen; nur in begründeten Fällen dürfen Tiere einer Population mit einem sehr niedrigen Titer dieses Antikörpers verwendet werden, wenn sie weder gegen Furunkulose geimpft wurden noch der Erkrankung ausgesetzt waren und das Verabreichen des Impfstoffs keine anamnestische Antwort hervorruft. Die Prüfung wird unter den für die Anwendung des Impfstoffs empfohlenen Bedingungen bei einer Wassertemperatur von mindestens 10 °C durchgeführt. Jedem Fisch wird intraperitoneal eine Impfstoffmenge injiziert, die der doppelten empfohlenen Dosis je Körpermasseeinheit entspricht. Die Tiere werden 21 Tage lang beobachtet. Anomale lokale oder systemische Reaktionen, die auf den Impfstoff zurückzuführen sind, dürfen nicht auftreten. Die Prüfung ist ungültig, wenn mehr als 10 Prozent der Fische aus Gründen, die nicht auf den Impfstoff zurückzuführen sind, sterben.

Sterilität: Der Impfstoff muss der Prüfung „Sterilität" der Monographie **Impfstoffe für Tiere (Vaccina ad usum veterinarium)** entsprechen.

Bestimmung der Wirksamkeit

Die Bestimmung wird entsprechend einem Protokoll mit definierten Grenzwerten für Körpermasse der Fische, Herkunft des Wassers, Fließgeschwindigkeit und Temperaturbereich und mit einer standardisierten Zubereitung für die Belastungsinfektion durchgeführt. Mindestens 100 Fische werden auf eine der in der Beschriftung empfohlenen Arten der Anwendung geimpft. Einer Kontrollgruppe von mindestens 100 Fischen wird ein Pseudoimpfstoff verabreicht. Zur Unterscheidung werden die geimpften Tiere und die Kontrolltiere mit einer Markierung versehen. Alle Fische werden in denselben Tank gesetzt. Wenn mehr als ein Tank verwendet wird, werden die geimpften Tiere und die Kontrolltiere in gleicher Anzahl auf die Tanks verteilt. Eine Belastungsinjektion erfolgt zu einem festgelegten Zeitpunkt nach der Impfung. Der Zeitpunkt ergibt sich aus den Aussagen zur Entwicklung der Immunität. Für die Belastung wird eine Kultur von *A. salmonicida*, ssp. *salmonicida* verwendet, deren Virulenz bereits nachgewiesen ist. Die Fische werden täglich beobachtet, bis eine spezifische Sterblichkeit von mindestens 60 Prozent der Tiere in der Kontrollgruppe erreicht ist.

Für die geimpften Tiere und die Kontrolltiere wird je eine Kurve erstellt, indem die spezifische Sterblichkeit gegen die Zeit nach der Belastungsinfektion aufgetragen wird. Der Zeitpunkt, der einer spezifischen Sterblichkeit von genau 60 Prozent der Fische in der Kontrollgruppe entspricht, wird durch Interpolation bestimmt. Die Bestimmung ist ungültig, wenn die spezifische Sterblichkeit in der Kontrollgruppe 21 Tage nach dem Tod des ersten Fischs weniger als 60 Prozent beträgt. Aus der Kurve für die geimpften Tiere wird die Sterblichkeit (M) zu dem Zeitpunkt ermittelt, der einer Sterblichkeit von 60 Prozent der Kontrolltiere entspricht. Die relative prozentuale Überlebensrate RPS (relative percentage survival) wird nach folgender Formel berechnet:

$$\left(1 - \frac{M}{60}\right) \cdot 100$$

Der Impfstoff entspricht der Bestimmung, wenn die RPS mindestens 80 Prozent beträgt.

Beschriftung

Die Beschriftung gibt an, wie lange nach der Impfung unter einer Reihe von festgelegten Bedingungen gemäß der empfohlenen Art der Anwendung eine Immunität erzielt wird.

4.06/0249

Influenza-Impfstoff (inaktiviert) für Pferde

Vaccinum influenzae equi inactivatum

Definition

Influenza-Impfstoff (inaktiviert) für Pferde ist eine Suspension eines geeigneten Stamms oder mehrerer geeigneter Stämme von Pferde-Influenza-Viren, die inaktiviert wurden, ohne ihre Immunogenität zu beeinträchtigen. Geeignete Stämme enthalten sowohl Hämagglutinin als auch Neuraminidase.

Herstellung

Jeder Virusstamm wird getrennt in befruchteten Hühnereiern eines gesunden Bestands oder in einer geeigneten Zellkultur (5.2.4) vermehrt. Die Virussuspension kann gereinigt und konzentriert werden. Der Antigengehalt wird auf Grund des Hämagglutinin-Gehalts der Virussuspension ermittelt wie unter „In-Prozess-Kontrollen" beschrieben. Der Gehalt an Hämagglutinin jedes einzelnen Stamms muss mindestens dem entsprechen, der für einen Impfstoff ermittelt wurde, der der Bestimmung der Wirksamkeit entspricht.

Die Prüfung auf restliches infektiöses Influenza-Virus wird nach Methode A oder B durchgeführt. Die jeweils empfindlichere Methode wird angewandt. Die Menge des geprüften inaktivierten Virus muss mindestens 10 Impfstoffdosen entsprechen.

A. Der Impfstoff wird in geeignete Zellkulturen inokuliert. Nach 8 Tagen Inkubation wird eine Subkultur angelegt, die weitere 6 bis 8 Tage lang inkubiert wird. Etwa 0,1 ml der überstehenden Flüssigkeit der Zellkultur werden geerntet und auf vermehrungsfähiges Virus mit Hilfe eines Hämagglutinationstests geprüft. Tritt eine Hämagglutination auf, werden eine weitere Passage und eine erneute Prüfung durchgeführt. Eine Hämagglutination darf nicht auftreten.

B. Je 0,2 ml Impfstoff werden in die Allantoishöhle von 10 Bruteiern inokuliert. Die Bruteier werden 3 bis 4 Tage lang bei 33 bis 37 °C bebrütet. Die Prüfung ist nur gültig, wenn mindestens 8 der 10 Embryonen überleben. Jeweils 0,5 ml der Allantoisflüssigkeit der überlebenden Embryonen werden geerntet und gepoolt. Je 0,2 ml dieser gepoolten Flüssigkeit werden in die Allantoishöhle von 10 weiteren Bruteiern inokuliert. Die Bruteier werden 3 bis 4 Tage lang bei 33 bis 37 °C bebrütet. Die Prüfung ist nur gültig, wenn mindestens 8 der 10 Embryonen überleben. Jeweils etwa 0,1 ml der Allantoisflüssigkeit der überlebenden Embryonen wird geerntet und einzeln auf vermehrungsfähiges Virus mit Hilfe eines Hämagglutinationstests geprüft. Tritt eine Hämagglutination in einer der Proben auf, werden eine weitere Passage für diese Flüssigkeit und eine erneute Prüfung durchgeführt. Eine Hämagglutination darf nicht auftreten.

Der Impfstoff kann geeignete Adjuvanzien enthalten.

Auswahl der Impfstoffzusammensetzung

Die Auswahl der für den Impfstoff verwendeten Stämme beruht auf epidemiologischen Daten. Das „Office international des épizooties" (siehe 1.5) gibt regelmäßig einen Überblick der epidemiologischen Daten und empfiehlt falls erforderlich neue Stämme, die der aktuellen epidemiologischen Lage entsprechen. Diese Stämme werden gemäß den gültigen Bestimmungen der Vertragsstaaten des Übereinkommens über die Ausarbeitung eines Europäischen Arzneibuchs verwendet.

Der Impfstoff muss nachweislich für Pferde unschädlich und immunogen sein. Falls sich bestimmte Pferderassen als besonders empfindlich gegenüber dem Impfstoff erwiesen haben, werden Tiere dieser Rassen für die Prüfung auf Unschädlichkeit verwendet. Die nachfolgend beschriebenen Prüfungen können zum Nachweis der Unschädlichkeit (5.2.6) und Wirksamkeit (5.2.7) verwendet werden.

Unschädlichkeit: Die Prüfung wird für jede der Tierkategorien, für die die Verwendung des Impfstoffs vorgesehen ist, und für jede empfohlene Art der Anwendung durchgeführt. Tiere, die keine Antikörper gegen Pferde-Influenza besitzen, werden verwendet; nur in begründeten Fällen dürfen Tiere mit einem sehr niedrigen Titer dieses Antikörpers verwendet werden, wenn sie nicht gegen Pferde-Influenza-Virus geimpft sind und das Verabreichen des Impfstoffs keine anamnestische Antwort hervorruft. Je 2 Impfstoffdosen werden mindestens 10 Tieren injiziert. Nach 14 Tagen wird jedem Tier eine weitere Dosis des Impfstoffs injiziert. Die Tiere werden weitere 14 Tage lang beobachtet. Während der Zeit der Prüfung von 28 Tagen dürfen keine anomalen lokalen oder systemischen Reaktionen auftreten. Für Impfstoffe, die zur Anwendung bei trächtigen Stuten vorgesehen sind, werden die Tiere dieser Kategorie während des oder der relevanten Trimester der Trächtigkeit geimpft und die Beobachtungszeit wird bis zum Abfohlen verlängert. Jede Auswirkung auf die Trächtigkeit oder auf die Neugeborenen wird festgehalten.

Immunogenität: Die „Bestimmung der Wirksamkeit" ist geeignet, die Immunogenität der verwendeten Stämme nachzuweisen.

Für mindestens einen Impfstoffstamm wird eine Prüfung mit einer virulenten Belastungsinfektion durchgeführt. Für andere Stämme im Impfstoff kann der Nachweis der Immunogenität, wenn begründet, auch über die Induktion einer serologischen Immunantwort in Pferden erbracht werden. Die Begründung für den Schutz gegen Infektionen durch diese Stämme kann auf veröffentlichten Ergebnissen über die Beziehung zwischen Antikörpertiter und Schutz bei antigenverwandten Stämmen beruhen.

Wird der serologische Nachweis durchgeführt, erfolgt die Prüfung wie unter „Bestimmung der Wirksamkeit" beschrieben, wobei an Stelle einer virulenten Belastungsinfektion 2 Wochen nach der letzten Impfung der Antikörpertiter jedes Serums mit einer geeigneten immunchemischen Methode (2.7.1) bestimmt wird. Die nachstehend beschriebenen Methoden „Einfacher radialer Hämolysetest" oder „Hämagglutinationshemmtest" haben sich als geeignet erwiesen; ein Referenzserum wird zur Validierung der Prüfung mitgeführt. Die Kriterien für die Gültigkeit der Prüfung sind von dem verwendeten Virusstamm abhängig und basieren auf verfügbaren Daten. So haben sich für A/equi-2-Viren normalerweise im einfachen radialen Hämolysetest eine Fläche von mindestens 85 mm^2 als ein Maß für den schützenden Antikörpertiter und für den Hämagglutinationshemmtest (vor der Mischung mit der Suspension aus Antigen und Erythrozyten) Titer von mindestens 1:64 als ausreichend erwiesen.

Die Festlegung der Indikation für die Zubereitung hängt von dem Nachweis der Immunogenität ab, je nachdem ob der Schutz gegen eine Belastungsinfektion oder die Antikörperproduktion gezeigt wurde.

Einfacher radialer Hämolysetest: Jedes Serum wird 30 min lang bei 56 °C erhitzt. An jedem Serum wird die Prüfung jeweils mit dem Antigen oder den Antigenen durchgeführt, die aus dem Virus oder den Viren isoliert wurden, die für die Impfstoffherstellung verwendet wurden. 1 ml einer Suspension von Schaferythrozyten in Barbital-Pufferlösung (1 Volumteil Erythrozyten je 10 Volumteile der fertigen Suspension) werden mit 1 ml einer geeigneten Verdünnung des Influenza-Virusstamms in Barbital-Pufferlösung gemischt und 30 min lang bei 4 °C inkubiert. 2 ml der Virus-Erythrozyten-Mischung werden mit 1 ml einer Lösung von Chrom(III)-chlorid-Hexahydrat *R* (3 g · l^{-1}) versetzt, gemischt und die Mischung 10 min lang stehen gelassen. Die sensibilisierten Erythrozyten werden im Wasserbad von 47 °C erwärmt. 15 ml einer Lösung von Agarose zur Elektrophorese *R* (10 g · l^{-1}) in Barbital-Pufferlösung werden mit 0,7 ml Suspension der sensibilisierten Erythrozyten und einer ausreichenden Menge mit Barbital-Pufferlösung verdünntem Meerschweinchen-Komplement bei 47 °C gemischt. Die Mischung wird in Petrischalen gegossen. Nach Erstarren des Agars werden Löcher eingestanzt. In jedes Loch werden 5 µl unverdünntes Untersuchungs- oder Referenzserum gegeben. Die Petrischalen werden 18 h lang bei 37 °C inkubiert. Die Durchmesser der Hämolysezonen werden gemessen und die Hämolysefläche berechnet. Die Hämolysefläche in Quadratmillimetern ist ein Maß für den Antikörpertiter.

Hämagglutinationshemmtest: Jedes Serum wird durch 30 min langes Erhitzen bei 56 °C inaktiviert. Zu 1 Volumteil jedes Serums werden 3 Volumteile natriumchloridhaltiger Phosphat-Pufferlösung pH 7,4 *R* und 4 Volumteile einer Suspension von leichtem Kaolin *R* (250 g · l^{-1}) in der gleichen Pufferlösung zugesetzt. Jede Mischung wird 10 min lang geschüttelt und danach zentrifugiert. Die überstehende Flüssigkeit wird mit einer konzentrierten Suspension von Hühnererythrozyten vermischt. Die Mischung wird 60 min lang bei 37 °C stehen gelassen und anschließend zentrifugiert. Die Verdünnung des so gewonnenen Serums ist 1:8. Mit jedem Serum werden Prüfungen durchgeführt, für die das Antigen oder die Antigene der Stämme verwendet werden, aus denen der Impfstoff hergestellt wurde. Aus jedem verdünnten Serum wird eine Verdünnungsreihe jeweils im Verhältnis 1:2 angelegt. 0,025 ml jeder Verdünnung werden 0,025 ml der betreffenden Antigensuspension zugesetzt, die mit Ether *R* behandelt wurde und 4 hämagglutinierende Einheiten enthält. Die Mischungen werden 30 min lang bei Raumtemperatur stehen gelassen. Danach werden 0,05 ml einer Suspension von Hühnererythrozyten (2 · 10^7 Erythrozyten je Milliliter) zugesetzt. Nach 1 h langem Stehenlassen bei Raumtemperatur wird die letzte Serumverdünnung abgelesen, welche die Hämagglutination noch vollständig hemmt.

In-Prozess-Kontrollen

Der Hämagglutiningehalt der inaktivierten Virussuspension wird, gegebenenfalls nach Reinigung und Konzentration, mit einer geeigneten immunchemischen Methode (2.7.1) bestimmt. Als geeignet hat sich die einfache radiale Immundiffusion unter Verwendung einer geeigneten Hämagglutinin-Referenzzubereitung erwiesen. Der Gehalt muss innerhalb der Grenzen liegen, die sich für die Herstellung eines zufrieden stellenden Impfstoffs als ausreichend erwiesen haben. Für Impfstoffe, die auf Eiern hergestellt werden, wird zur Kontrolle der Herstellung der Gehalt an Bakterien-Endotoxinen in der Virusernte bestimmt.

Prüfungen an jeder Charge

Die „Bestimmung der Wirksamkeit" erfolgt nicht notwendigerweise bei der routinemäßigen Prüfung von Impfstoffchargen. Entsprechend den Vorgaben der zuständigen Behörde oder nach Zustimmung durch diese wird die Bestimmung für den Impfstoff einmal oder mehrmals durchgeführt. Wenn diese Bestimmung nicht durchgeführt wird, muss eine geeignete, validierte, alternative Methode angewendet werden, wobei sich die Akzeptanzkriterien nach einer Impfstoffcharge richten, die nach der unter „Bestimmung der Wirksamkeit" beschriebenen Methode zufrieden stellende Ergebnisse erzielte. Die nachfolgend beschriebene Methode kann angewendet werden.

Bestimmung der Wirksamkeit einer Charge: 5 Meerschweinchen, die frei von spezifischen Antikörpern sind, erhalten subkutan je eine Dosis des Impfstoffs. Nach 21 Tagen werden Blutproben entnommen und die Sera abgetrennt. Die Prüfung der Sera auf spezifische Antikörper wird mit einer geeigneten immunchemischen Methode (2.7.1) durchgeführt. Unter Verwendung eines Referenzserums zur Validierung der Bestimmung haben sich der einfache radiale Hämolysetest und der Hämagglutinationshemmtest als geeignet erwiesen. Die Antikörpertiter dürfen nicht signifikant niedriger sein als die, welche mit einer Charge an Meerschweinchen erzielt werden, die sich als zufrieden stellend in einer „Bestimmung der Wirksamkeit" am Pferd erwiesen hat.

Prüfung auf Identität

Der Impfstoff ruft in empfänglichen Tieren die Bildung spezifischer Antikörper hervor.

Prüfung auf Reinheit

Unschädlichkeit: Tiere, die keine Antikörper gegen das Pferde-Influenza-Virus besitzen, werden verwendet; nur in begründeten Fällen dürfen Tiere mit einem sehr niedrigen Titer dieses Antikörpers verwendet werden, wenn sie nicht gegen Pferde-Influenza geimpft sind und das Verabreichen des Impfstoffs keine anamnestische Antwort hervorruft. Mindestens 2 Pferden wird je die doppelte Impfstoffdosis auf eine der empfohlenen Arten der Anwendung injiziert. Nach 2 Wochen wird jedem Pferd eine Impfstoffdosis injiziert. Die Tiere werden nach der zweiten Injektion 10 Tage lang beobachtet. Anomale lokale oder systemische Reaktionen dürfen nicht auftreten.

Inaktivierung: In die Allantoishöhle von 10 Bruteiern werden je 0,2 ml des Impfstoffs inokuliert. Die Bruteier werden 3 bis 4 Tage lang bei 33 bis 37 °C bebrütet. Die Prüfung ist nur gültig, wenn mindestens 8 der 10 Embryonen überleben. Von jedem überlebenden Embryo werden 0,5 ml der Allantoisflüssigkeit geerntet. Die Flüssigkeiten werden gepoolt. Je 0,2 ml der gepoolten Flüssigkeiten werden in weitere 10 Bruteier inokuliert. Die Bruteier werden 3 bis 4 Tage lang bei 33 bis 37 °C bebrütet. Die Prüfung ist nur gültig, wenn mindestens 8 der 10 Embryonen überleben. Von jedem überlebenden Embryo werden etwa 0,1 ml der Allantoisflüssigkeit geerntet und einzeln in einem Hämagglutinationstest auf vermehrungsfähige Viren untersucht. Wenn in einer der Flüssigkeiten eine Hämagglutination auftritt, wird für diese Flüssigkeit eine weitere Passage in Bruteiern und ein weiterer Hämagglutinationstest durchgeführt. Eine Hämagglutination darf nicht auftreten.

Sterilität: Der Impfstoff muss der Prüfung „Sterilität" der Monographie **Impfstoffe für Tiere (Vaccina ad usum veterinarium)** entsprechen.

Bestimmung der Wirksamkeit

Die Bestimmung der Wirksamkeit wird unter Verwendung eines Virusstamms für die Belastungsinfektion durchgeführt, gegen den der Impfstoff schützen soll. Falls möglich ist ein neueres Isolat zu verwenden.

10 Pferde im Alter von mindestens 6 Monaten, die keine spezifischen Antikörper gegen Pferde-Influenza-Virus besitzen, werden verwendet. Die Seronegativität gegenüber den Pferde-Influenza-Viren wird an jeder einzelnen Blutprobe individuell bestimmt. 6 Tiere werden entsprechend dem empfohlenen Schema geimpft. 7 Tage nach der ersten Impfung wird von jedem Tier eine zweite Blutprobe genommen und einzeln auf Antikörper gegen Pferde-Influenza-Viren untersucht, um eine anamnestische serologische Reaktion nachzuweisen. Tiere, die auf dieser Stufe eine Serokonversion zeigen, werden von der weiteren Untersuchung ausgeschlossen. Frühestens 2 Wochen nach der letzten Impfung wird allen 10 Pferden in einem Aerosol eine Menge des Pferde-Influenza-Virus verabreicht, die ausreicht, um bei empfänglichen Tieren charakteristische Krankheitssymptome, wie Fieber, Nasenausfluss und Husten, hervorzurufen. Die Tiere werden 14 Tage lang beobachtet. Zum Nachweis des Virus werden täglich von jedem Tier Nasenabstriche genommen. Die geimpften Tiere zeigen lediglich schwach ausgeprägte Symptome, während die Kontrolltiere eine charakteristische Symptomatik entwickeln. Die durchschnittliche Anzahl an Tagen, an denen das Virus ausgeschieden wird, und die entsprechenden Virustiter bei den geimpften Tieren sind signifikant niedriger als bei den Kontrolltieren.

Beschriftung

Die Beschriftung gibt an
– Alter, in dem die Tiere geimpft werden sollten
– Zeitraum zwischen der ersten und zweiten Injektion

- erforderliche Auffrischimpfungen
- im Impfstoff enthaltener Virusstamm oder enthaltene Virusstämme.

4.06/0441

Milzbrandsporen-Lebend-Impfstoff für Tiere

Vaccinum anthracis vivum ad usum veterinarium

Definition

Milzbrandsporen-Lebend-Impfstoff für Tiere besteht aus einer Suspension vermehrungsfähiger Sporen eines attenuierten, nicht kapselbildenden Stamms von *Bacillus anthracis*.

Herstellung

Die verwendeten Stämme können
- nicht letal für das Meerschweinchen und die Maus, oder
- letal für das Meerschweinchen, aber nicht für das Kaninchen, oder
- letal für einige Kaninchen sein.

B. anthracis wird auf einem geeigneten Nährmedium gezüchtet. Nach Beendigung des Wachstums werden die Sporen in einer Stabilisatorlösung suspendiert und gezählt.

Der Impfstoff kann ein Adjuvans enthalten.

Prüfung auf Identität

Im Impfstoff wird *B. anthracis* durch morphologische und serologische Prüfungen, durch Züchtung und biochemische Prüfungen identifiziert.

Prüfung auf Reinheit

Unschädlichkeit: Die Prüfung wird an einer Tierart durchgeführt, für welche der Impfstoff bestimmt ist. Bei einem Impfstoff, der für mehrere Tierarten, einschließlich Ziegen, bestimmt ist, wird die Prüfung an Ziegen vorgenommen. 2 Tieren im für die Impfung empfohlenen Mindestalter, die keine Antikörper gegen *B. anthracis* besitzen, wird jeweils das Doppelte der in der Beschriftung für die betreffende Tierart angegebenen Dosis subkutan oder intradermal injiziert. Während des Beobachtungszeitraums von 14 Tagen dürfen keine anomalen systemischen Reaktionen auftreten. Eine lokale Reaktion an der Injektionsstelle, deren Intensität vom verwendeten Sporenstamm und vom verwendeten Adjuvans abhängt, ist zulässig, doch darf in keinem Fall eine Nekrose auftreten.

Bestimmung der Sporenanzahl: Die nach einer Plattenzählmethode bestimmte Anzahl vermehrungsfähiger Sporen muss mindestens 80 Prozent des in der Beschriftung angegebenen Werts betragen.

Bakterien, Pilze: Die Prüfung erfolgt durch mikroskopische Untersuchung und Beimpfung geeigneter Nährmedien. Der Impfstoff darf keinerlei fremde Bakterien oder Pilze enthalten.

Bestimmung der Wirksamkeit

Bei Stämmen von *B. anthracis*, die nicht letal für das Meerschweinchen und die Maus sind, kann die Bestimmung am Meerschweinchen durchgeführt werden. Bei Stämmen, die letal für das Meerschweinchen, aber nicht für das Kaninchen sind, kann die Bestimmung am Kaninchen durchgeführt werden. Bei Stämmen, die für einige Kaninchen letal sind, wird die Bestimmung am Schaf durchgeführt.

Wenn die Bestimmung am Meerschweinchen oder Kaninchen durchgeführt wird, werden 10 gesunde Tiere verwendet (Gruppe a). Jedem Tier wird subkutan oder intradermal 1/10 der kleinsten für das Schaf in der Beschriftung angegebenen Dosis injiziert. Die Tiere werden 21 Tage lang beobachtet. Wenn mehr als 2 Tiere aus unspezifischen Gründen sterben, muss die Bestimmung wiederholt werden. Als Kontrollen werden 3 Tiere derselben Art und Herkunft eingesetzt.

Wenn die Bestimmung am Schaf erfolgt, werden 5 gesunde Tiere verwendet (Gruppe b). Jedem Tier werden subkutan oder intradermal 1/10 der kleinsten für das Schaf in der Beschriftung angegebenen Dosis injiziert. Die Tiere werden 21 Tage lang beobachtet. 3 Schafe derselben Herkunft dienen als Kontrollen. Jedem geimpften Tier der Gruppen a und b werden danach subkutan mindestens 100 DLM und jedem Kontrolltier 10 DLM eines Stamms von *B. anthracis* injiziert, der pathogen für die in der Bestimmung eingesetzte Tierart ist. Danach werden die Tiere 10 Tage lang beobachtet. Alle geimpften Tiere müssen überleben und alle ungeimpften Tiere während dieser Zeit an Milzbrand sterben. Stirbt ein geimpftes Tier, ist die Bestimmung zu wiederholen. Wenn auch in der Wiederholungsbestimmung ein geimpftes Tier nach der Belastungsinfektion stirbt, entspricht der Impfstoff nicht der Bestimmung.

Beschriftung

Die Beschriftung gibt an
- Stamm, der zur Herstellung des Impfstoffs verwendet wird
- Anzahl der vermehrungsfähigen Sporen je Milliliter.

4.06/1943
Myxomatose-Lebend-Impfstoff für Kaninchen
Vaccinum myxomatosidis vivum ad cuniculum

Definition

Myxomatose-Lebend-Impfstoff für Kaninchen ist eine Zubereitung eines geeigneten Stamms entweder des für Kaninchen abgeschwächten Myxoma-Virus oder des Shope-Fibromavirus. Der Impfstoff ist zur aktiven Immunisierung von Kaninchen gegen Myxomatose bestimmt.

Herstellung

Das Virus wird in geeigneten Zellkulturen (5.2.4) vermehrt. Die Virussuspension wird geerntet, titriert und kann mit einer geeigneten Stabilisatorlösung gemischt werden. Der Impfstoff kann gefriergetrocknet werden.

Auswahl des Impfstoffstamms

Für den Impfstoff muss nachgewiesen sein, dass er in Bezug auf Unschädlichkeit, Freisein von Reversion zur Virulenz und Immunogenität geeignet ist. Zum Nachweis der Unschädlichkeit und des Freiseins von Reversion zur Virulenz (5.2.6) sowie der Immunogenität (5.2.7) können folgende Prüfungen durchgeführt werden.

Unschädlichkeit: Die Prüfung wird mit jeder der in der Beschriftung angegebenen Arten der Anwendung durchgeführt. Mindestens 10 Kaninchen im für die Impfung empfohlenen Mindestalter, die frei von Antikörpern gegen das Myxoma-Virus sind, werden verwendet. Jedem Kaninchen wird auf eine der empfohlenen Arten der Anwendung mindestens die 10fache Virusmenge des höchsten Virustiters, der in einer Impfstoffdosis zu erwarten ist, verabreicht. Die Kaninchen werden 28 Tage lang beobachtet. Die Körpertemperatur wird am Tag vor der Impfung, zum Zeitpunkt der Impfung, 4 Stunden nach der Impfung und dann täglich an den 4 nachfolgenden Tagen gemessen. Der höchste Temperaturanstieg jedes Tiers wird aufgezeichnet. Anomale lokale oder systemische Reaktionen dürfen nicht auftreten. Der durchschnittliche Temperaturanstieg darf 1 °C nicht übersteigen. Bei keinem Tier darf ein Anstieg von mehr als 2 °C zu verzeichnen sein. Eine lokale Reaktion, die höchstens 28 Tage lang andauert, kann auftreten.

Falls der Impfstoff zur Anwendung bei trächtigen Kaninchen vorgesehen ist, wird das Virus mindestens 10 trächtigen Kaninchen entsprechend dem in der Beschriftung empfohlenen Zeitplan verabreicht. Der Beobachtungszeitraum wird bis auf einen Tag nach dem Werfen ausgedehnt. Die Kaninchen müssen gesund bleiben, anomale lokale oder systemische Reaktionen dürfen nicht auftreten. Unerwünschte Wirkungen auf die Trächtigkeit und die Nachkommen dürfen nicht festgestellt werden.

Reversion zur Virulenz (Diese Prüfung ist nur bei Impfstoffen, die auf attenuierten Stämmen des Myxoma-Virus beruhen, auszuführen): 2 Kaninchen im Alter von 5 bis 7 Wochen, die keine Antikörper gegen das Myxoma-Virus besitzen, wird auf eine der empfohlenen Arten der Anwendung je eine Virusmenge verabreicht, welche die Rückgewinnung des Virus für die nachstehend beschriebenen Passagen ermöglicht. Impfstoffvirus auf dem am niedrigsten attenuierten Passageniveau, das zwischen dem Mastersaatgut und einer Impfstoffcharge vorhanden ist, wird verwendet. 5 bis 10 Tage nach der Inokulation werden die Kaninchen getötet und jedem Tier werden Organe oder Gewebe mit ausreichend Virus entnommen, die eine Passagierung ermöglichen. Die Organe und Gewebe werden in einer geeigneten Pufferlösung homogenisiert, die Suspension wird zentrifugiert und der Überstand für weitere Passagen verwendet. Der Überstand wird in geeignete Zellkulturen inokuliert, um das Vorhandensein von Virus nachzuweisen. 2 weiteren Kaninchen desselben Alters und derselben Empfänglichkeit wird auf eine geeignete Art der Anwendung in einem angemessenen Verhältnis je eine geeignete Menge des Überstands verabreicht. Dieses Verfahren wird mindestens 5-mal wiederholt. Falls kein Virus mehr nachgewiesen werden kann, muss eine zweite Passagereihe durchgeführt werden. Wiedergewonnenes Virus vom höchsten Passageniveau wird in Kaninchen inokuliert. Die Tiere werden 28 Tage lang beobachtet. Alle auftretenden Reaktionen werden mit den unter „Unschädlichkeit" beschriebenen Reaktionen verglichen. Im Vergleich zum nicht passagierten Virus dürfen keine Anzeichen einer Reversion zur Virulenz auftreten. Wenn das Virus in keiner der 2 Passagereihen wiedergewonnen wird, entspricht das Impfstoffvirus ebenfalls der Prüfung.

Immunogenität: Die „Bestimmung der Wirksamkeit" ist geeignet, die Immunogenität des Virusstamms nachzuweisen.

Prüfungen an jeder Charge

Sofern die „Bestimmung der Wirksamkeit" mit zufrieden stellenden Ergebnissen an einer repräsentativen Charge des Impfstoffs mit einer Impfstoffdosis, die höchstens den in der Beschriftung angegebenen niedrigsten Virustiter enthält, durchgeführt wurde, kann diese Bestimmung als Routinekontrolle für weitere Impfstoffchargen aus demselben Virussaatgut entfallen.

Prüfung auf Identität

Eine Immunfluoreszenz-Prüfung mit einem monospezifischen Antiserum wird in geeigneten Zellkulturen durchgeführt.

Prüfung auf Reinheit

Unschädlichkeit: Mindestens 2 Kaninchen im für die Impfung empfohlenen Mindestalter, die keine Antikörper gegen das Myxoma-Virus und das Virus der hämorrhagischen Erkrankung des Kaninchens besitzen und die unter geeigneten Isolationsbedingungen gezüchtet wurden, um sicherzustellen, dass Kontakt zum Myxoma-Virus nicht möglich war, werden verwendet. Jedem Kaninchen werden auf eine der empfohlenen Arten der Anwendung 10 Impfstoffdosen verabreicht. Die Kaninchen werden 14 Tage lang mindestens einmal täglich beobachtet. Anomale lokale oder systemische Reaktionen dürfen nicht auftreten.

Fremde Agenzien: Am Ende der 14-tägigen Beobachtungszeit der Unschädlichkeitsprüfung werden jedem Kaninchen auf eine der empfohlenen Arten der Anwendung weitere 10 Impfstoffdosen verabreicht. Nach weiteren 14 Tagen wird von jedem Kaninchen eine Blutprobe entnommen und eine Prüfung auf Antikörper gegen das Virus der hämorrhagischen Erkrankung des Kaninchens durchgeführt. Antikörper dürfen nicht nachgewiesen werden.

Bakterien, Pilze: Der, falls erforderlich rekonstituierte, Impfstoff muss der Prüfung „Sterilität" der Monographie **Impfstoffe für Tiere (Vaccina ad usum veterinarium)** entsprechen.

Mykoplasmen (2.6.7): Der, falls erforderlich rekonstituierte, Impfstoff muss der Prüfung entsprechen.

Virustiter: Der, falls erforderlich rekonstituierte, Impfstoff wird in geeigneten Zellkulturen titriert. Eine Impfstoffdosis darf nicht weniger Virus enthalten, als dem in der Beschriftung angegebenen Mindesttiter entspricht.

Bestimmung der Wirksamkeit

Mindestens 15 empfängliche Kaninchen im für die Impfung empfohlenen Mindestalter, die frei sind von Antikörpern gegen das Myxoma-Virus und die in geeigneten Isolationsbedingungen gehalten wurden, um sicherzustellen, dass Kontakt zum Myxoma-Virus nicht möglich war, werden verwendet. Mindestens 10 Kaninchen wird nach der Gebrauchsanweisung je eine Impfstoffdosis verabreicht. Mindestens 5 weitere Kaninchen werden als Kontrolltiere gehalten. Mindestens 21 Tage nach der letzten Impfung wird jedem Kaninchen auf eine geeignete Art der Anwendung eine Menge eines virulenten Stamms des Myxoma-Virus verabreicht, die ausreicht, um bei einem empfänglichen Kaninchen typische Anzeichen von Myxomatose hervorzurufen. Die Kaninchen werden weitere 21 Tage lang beobachtet. Die Prüfung ist ungültig, wenn weniger als 90 Prozent der Kontrolltiere typische Anzeichen von Myxomatose aufweisen. Ein Myxoma-Virus enthaltender Impfstoff entspricht der Prüfung, wenn mindestens 90 Prozent der geimpften Kaninchen keine Anzeichen von Myxomatose aufweisen. Ein Shope-Fibromavirus enthaltender Impfstoff entspricht der Prüfung, wenn mindestens 75 Prozent der geimpften Kaninchen keine Anzeichen von Myxomatose aufweisen.

Beschriftung

Die Beschriftung gibt falls zutreffend an, dass eine lokale Reaktion auftreten kann.

4.06/0794

Panleukopenie-Impfstoff (inaktiviert) für Katzen

Vaccinum panleucopeniae felinae infectivae inactivatum

Definition

Panleukopenie-Impfstoff (inaktiviert) für Katzen ist eine flüssige oder gefriergetrocknete Zubereitung des Panleukopenie-Virus der Katze oder des Parvovirus des Hundes, das mit einer geeigneten Methode inaktiviert wurde.

Herstellung

Das Virus wird in geeigneten Zellkulturen (5.2.4) vermehrt. Das Virus wird geerntet und kann gereinigt und konzentriert werden.

Die Prüfung auf Inaktivierung wird mit einer mindestens 100 Impfstoffdosen entsprechenden Menge des inaktivierten Virus mit einer validierten Methode wie der folgenden durchgeführt: Die inaktivierte Ernte wird in geeignete, noch nicht vollständig geschlossene Zellrasen (nicht konfluierende Zellen) überimpft und 8 Tage lang bebrütet. Eine Subkultur wird unter Verwendung von mit Trypsin behandelten Zellen angelegt. Nach weiteren 8 Tagen Bebrütung werden die Kulturen mit einem Immunfluoreszenztest auf noch vorhandenes vermehrungsfähiges Parvovirus geprüft. Der Immunfluoreszenztest kann durch einen Hämagglutinationstest oder andere geeignete Prüfungen am Überstand der Zellkulturen ergänzt werden. Vermehrungsfähiges Virus darf nicht nachweisbar sein.

Der Impfstoff kann ein geeignetes Adjuvans enthalten und gefriergetrocknet sein.

Auswahl der Impfstoffzusammensetzung

Die Unschädlichkeit (5.2.6) und Immunogenität (5.2.7) des Impfstoffs für Katzen muss nachgewiesen werden.

Die folgende Prüfung kann dem Nachweis der Immunogenität dienen.

Immunogenität: 10 empfängliche Katzen im Alter von 8 bis 12 Wochen werden verwendet. Jeder Katze wird eine Blutprobe abgenommen, die einzeln auf Antikörper gegen Panleukopenie-Virus der Katze und Parvovirus des Hundes geprüft wird, um ihre Empfänglichkeit festzustellen. 5 Katzen werden entsprechend dem empfohlenen Impfschema geimpft. 8 Tage und 4 Tage vor der Belastung werden Zählungen der Leukozyten durchgeführt, der Mittelwert der beiden Zählungen dient als Ausgangswert. 20 bis 22 Tage nach der letzten Impfung wird jede Katze durch intraperitoneale Injektion mit einer Suspension von pathogenem Panleukopenie-Virus der Katze belastet. Die Katzen werden 14 Tage lang beobachtet. Zählungen der Leukozyten werden am 4., 6., 8. und 10. Tag nach der Belastung durchgeführt. Die Prüfung ist nur gültig, wenn alle 5 Kontrolltiere mindestens bei einer Untersuchung eine Verringerung der Leukozytenanzahl um mindestens 75 Prozent des Ausgangswerts zeigen; diese Tiere können an Panleukopenie sterben. Der Impfstoff entspricht der Prüfung, wenn die 5 geimpften Katzen bei bester Gesundheit bleiben und keine Anzeichen von Leukopenie aufweisen, das heißt, die Verringerung der Leukozytenanzahl beträgt in allen 4 Zählungen höchstens 50 Prozent des Ausgangswerts.

Prüfungen an jeder Charge

Bestimmung der Wirksamkeit einer Charge: Falls eine zufrieden stellende Korrelation mit der Prüfung auf Immunogenität nachgewiesen wurde, kann zur Routineprüfung der Chargen an Stelle der unter A und B in der „Bestimmung der Wirksamkeit" beschriebenen Methoden eine Bestimmung verwendet werden, die auf dem Nachweis von hämagglutinationshemmenden Antikörpern bei Meerschweinchen beruht.

Prüfung auf Identität

Nach Injektion regt der Impfstoff in Tieren die Bildung von Antikörpern gegen das im Impfstoff vorhandene Parvovirus an.

Prüfung auf Reinheit

Unschädlichkeit: 2 Katzen im für die Impfung empfohlenen Mindestalter, die keine Antikörper gegen das Panleukopenie-Virus der Katze oder das Parvovirus des Hundes haben, werden verwendet; nur in begründeten Fällen dürfen Tiere mit einem sehr niedrigen Titer dieser Antikörper verwendet werden, wenn sie nicht gegen das Katzen-Panleukopenie-Virus oder das Hunde-Parvovirus geimpft sind und das Verabreichen des Impfstoffs keine anamnestische Antwort hervorruft. Jedem Tier wird die doppelte Impfstoffdosis auf eine der empfohlenen Arten der Anwendung injiziert. Die Tiere werden 14 Tage lang beobachtet. Anomale lokale oder systemische Reaktionen dürfen nicht auftreten.

Sterilität: Der Impfstoff muss der Prüfung „Sterilität" der Monographie **Impfstoffe für Tiere (Vaccina ad usum veterinarium)** entsprechen.

Bestimmung der Wirksamkeit

Die Bestimmung erfolgt nach Methode A oder B.

A. 4 Katzen im Alter von 8 bis 12 Wochen werden verwendet. Jeder Katze wird eine Blutprobe abgenommen, die einzeln auf Antikörper gegen Panleukopenie-Virus der Katze und Parvovirus des Hundes geprüft wird, um ihre Empfänglichkeit festzustellen. 2 Katzen werden jeweils mit einer Impfstoffdosis auf eine der empfohlenen Arten der Anwendung geimpft. Nach 21 Tagen wird jeder Katze eine Blutprobe abgenommen und das Serum jeder Probe abgetrennt. Jedes Serum wird durch 30 min langes Erhitzen bei 56 °C inaktiviert. 1 Volumteil jedes Serums wird mit 9 Volumteilen einer Suspension von leichtem Kaolin *R* (200 g · l^{-1}) in natriumchloridhaltiger Phosphat-Pufferlösung pH 7,4 *R* versetzt. Jede Mischung wird 20 min lang geschüttelt. Nach Zentrifugieren wird der Überstand entnommen und mit 1 Volumteil einer konzentrierten Suspension von Erythrozyten vom Schwein gemischt. Die Mischung wird 60 min lang bei 4 °C stehen gelassen und zentrifugiert. Die Verdünnung des erhaltenen Serums beträgt 1:10. Unter Verwendung jedes Serums wird eine geometrische Verdünnungsreihe mit dem Faktor 2 hergestellt. Zu 25 µl jeder dieser Verdünnungen werden 25 µl einer Suspension von Antigen des Parvovirus des Hundes oder des Panleukopenie-Virus der Katze, die 4 hämagglutinierende Einheiten (HAE) enthalten, gegeben. Die Mischungen werden 30 min lang bei 37 °C stehen gelassen, mit 50 µl einer Suspension von Erythrozyten vom Schwein, die 30 · 10^6 Zellen je Milliliter enthält, versetzt und 90 min lang bei 4 °C stehen gelassen. Die letzte Serumverdünnung, die die Hämagglutination noch vollständig hemmt, wird notiert.
Der Impfstoff entspricht der Bestimmung, wenn die beiden geimpften Katzen Antikörpertiter von mindestens 1:20 aufweisen. Die Bestimmung ist ungültig, wenn eines der Kontrolltiere Antikörper gegen das Parvovirus des Hundes oder das Panleukopenie-Virus der Katze bildet.

B. 2 Katzen im Alter von 8 bis 12 Wochen, die Antikörpertiter unter 4 ND$_{50}$ (50 Prozent neutralisierende Dosis) je 0,1 ml Serum haben, werden nach dem empfohlenen Impfschema geimpft. Der Antikörpertiter wird bestimmt, indem 14 Tage nach der Impfung das Serum jedes Tiers wie folgt geprüft wird: Das Serum wird 30 min lang bei 56 °C erhitzt und Verdünnungsreihen werden mit Hilfe eines für Katzenzellen geeigneten Nährmediums hergestellt. Jeder Verdünnung wird der gleiche Volumteil einer Virussuspension zugesetzt, der eine solche Menge Virus enthält, dass bei Überimpfung des Volumteils der für das Gehaltsbestimmungssystem geeigneten Serum-Virus-Mischung in Zellkulturen jede Kultur etwa 10^4 ZKID$_{50}$ erhält. Die Mischungen werden 1 h lang bei 37 °C bebrütet, dann wird ein geeigneter Volumteil jeder Mischung auf 4 Katzenzellkulturen überimpft. Die Zellkulturen werden 7 Tage lang bei 37 °C bebrütet, eine Subkultur wird angelegt und weitere 7 Tage lang bebrütet. Die Kulturen werden auf Anzeichen spezifischer zytopathischer Effekte untersucht und der Antikörpertiter wird berechnet.

Der Impfstoff entspricht der Bestimmung, wenn der durchschnittliche Antikörpertiter mindestens 32 ND_{50} je 0,1 ml Serum beträgt. Wenn bei einer Katze keine Reaktion erfolgt, wird die Bestimmung mit 2 weiteren Katzen wiederholt und das Ergebnis als Mittelwert der Titer berechnet, die bei allen 3 Katzen, bei denen eine Reaktion aufgetreten ist, erhalten wurden.

4.06/0251
Panleukopenie-Lebend-Impfstoff für Katzen
Vaccinum panleucopeniae felinae infectivae vivum

Definition

Panleukopenie-Lebend-Impfstoff für Katzen ist eine Zubereitung eines geeigneten Stamms des Panleukopenie-Virus der Katze.

Herstellung

Das Virus wird in geeigneten Zellkulturen (5.2.4) vermehrt. Die Virussuspension wird geerntet, kann gereinigt und konzentriert sein und wird mit einer geeigneten Stabilisator-Lösung gemischt. Der Impfstoff kann gefriergetrocknet sein.

Auswahl des Impfstoffstamms

Für die Herstellung des Impfstoffs darf nur ein Virusstamm benutzt werden, der sich als zufrieden stellend im Hinblick auf Unschädlichkeit (einschließlich der Unschädlichkeit für trächtige Katzen, wenn für diese die Anwendung nicht kontraindiziert ist oder wenn das Virus über die Fäzes ausgeschieden wird), Freisein von Reversion zur Virulenz und Immunogenität erwiesen hat. Die folgenden Prüfungen können durchgeführt werden, um die Unschädlichkeit (5.2.6) und die Immunogenität (5.2.7) nachzuweisen.

Unschädlichkeit: Die Prüfung wird mit jeder empfohlenen Art der Anwendung durchgeführt.

5 Katzen im für die Impfung empfohlenen Mindestalter, die frei von spezifischen hämagglutinationshemmenden Antikörpern gegen das Panleukopenie-Virus der Katze und das Hunde-Parvovirus sind, werden verwendet. 8 Tage und 4 Tage vor der Impfung werden im peripheren Blut Zählungen der Leukozyten durchgeführt, der Mittelwert der beiden Zählungen dient als Ausgangswert. Jeder Katze wird auf eine der empfohlenen Arten der Anwendung die mindestens 10fache Virusmenge des höchsten Virustiters, der in einer Impfstoffcharge zu erwarten ist, und auf dem niedrigsten Niveau der Attenuierung der Impfstoffcharge injiziert. Die Tiere werden 21 Tage lang beobachtet. Die Anzahl der Leukozyten wird am 4., 6., 8. und 10. Tag nach der Injektion bestimmt. Der Virusstamm entspricht der Prüfung, wenn
- die Katzen bei guter Gesundheit bleiben
- keine anomalen lokalen oder systemischen Reaktionen auftreten
- für jede Katze und jede Zählung die Leukozytenanzahl mindestens 50 Prozent des Ausgangswerts beträgt.

Reversion zur Virulenz: 2 Katzen im für die Impfung empfohlenen Mindestalter, die frei von spezifischen hämagglutinationshemmenden Antikörpern gegen das Panleukopenie-Virus der Katze und das Hunde-Parvovirus sind, werden verwendet. Jeder Katze wird auf eine der empfohlenen Arten der Anwendung die Impfvirusmenge verabreicht, die eine maximale Rückgewinnung des Virus für nachfolgende Passagen erlaubt. Vom 2. bis 10. Tag nach der Verabreichung des Virus werden die Fäzes der Katzen gesammelt und auf das Vorhandensein von Virus untersucht. Fäzes, die Virus enthalten, werden gepoolt. Je 1 ml einer Suspension dieser gepoolten Fäzes werden oronasal 2 weiteren Katzen gleichen Alters und gleicher Empfänglichkeit verabreicht. Dieser Prüfungsgang wird weitere 4 Male wiederholt. Nach jeder dieser Passagen muss auf Viruspräsenz geprüft werden. Wird dabei kein Virus gefunden, ist die Prüfung in einer zweiten Serie von Kulturpassagen zu wiederholen. Der Virusstamm entspricht der Prüfung, wenn in der zweiten Serie von Kulturpassagen kein Virus mehr nachweisbar ist und wenn
- keine Katze stirbt oder Anzeichen einer Schädigung, die auf den Impfstoff zurückzuführen sind, zeigt
- keine Anzeichen für einen Anstieg der Virulenz im Vergleich zum Ausgangsvirus erkennbar sind.

Dabei sind die Zahl der weißen Blutkörperchen, die Ergebnisse der histologischen Untersuchung des Thymus und der Titer des ausgeschiedenen Virus besonders zu berücksichtigen.

Immunogenität: Die „Bestimmung der Wirksamkeit" ist geeignet, die Immunogenität des Stamms nachzuweisen.

Prüfungen an jeder Charge

Sofern die Bestimmung der Wirksamkeit mit zufrieden stellendem Ergebnis an einer repräsentativen Charge des Impfstoffs durchgeführt wurde, kann diese Prüfung als Routineprüfung für weitere Chargen aus demselben Saatgut entfallen, wenn die zuständige Behörde dem zustimmt.

Prüfung auf Identität

Das Impfstoffvirus wird in einer empfänglichen Zelllinie in einem für Fluoreszenz-Antikörper- oder Immunperoxidase-Prüfungen geeigneten Substrat vermehrt. Geeignete Kontrollprüfungen werden durchgeführt. Ein Anteil der Zellen wird mit einem für das Panleukopenie-Virus der Katze spezifischen monoklonalen Antikörper und ein Anteil der Zellen mit einem für das Parvovirus des Hundes spezifischen monoklonalen Antikörper geprüft. Das Panleukopenie-Virus der Katze muss nachweisbar sein, das Parvovirus des Hundes darf jedoch in den mit dem Impfstoff inokulierten Zellen nicht nachweisbar sein.

Prüfung auf Reinheit

Unschädlichkeit: 2 Katzen im für die Impfung empfohlenen Mindestalter, die keine Antikörper gegen das Panleukopenie-Virus der Katze und das Hunde-Parvovirus aufweisen, wird jeweils die 10fache Impfstoffdosis auf eine der empfohlenen Arten der Anwendung verabreicht. Die Tiere werden 14 Tage lang beobachtet. Anomale lokale oder systemische Reaktionen dürfen nicht auftreten.

Fremdviren: Der Impfstoff wird mit einem geeigneten monospezifischen Antiserum gegen das Panleukopenie-Virus der Katze neutralisiert und in geeignete Zellkulturen inokuliert. Mindestens eine Passage wird angelegt. Die Kulturen werden 14 Tage lang bebrütet und auf zytopathische Effekte sowie auf hämadsorbierende Agenzien untersucht. Anzeichen für das Vorhandensein von Fremdviren dürfen sich nicht zeigen.

Bakterien, Pilze: Der Impfstoff, falls erforderlich rekonstituiert, muss der Prüfung „Sterilität" der Monographie **Impfstoffe für Tiere (Vaccina ad usum veterinarium)** entsprechen.

Mykoplasmen (2.6.7): Der Impfstoff muss der Prüfung entsprechen.

Virustiter: Der Impfstoff, falls erforderlich rekonstituiert, wird auf geeigneten Zellkulturen titriert. Eine Impfstoffdosis muss mindestens die Virusmenge enthalten, die der in der Beschriftung als Mindesttiter angegebenen entspricht.

Bestimmung der Wirksamkeit

10 empfängliche Katzen im Alter von 8 bis 12 Wochen werden verwendet. Jedem Tier wird eine Blutprobe abgenommen und einzeln auf Antikörper gegen das Panleukopenie-Virus der Katze und das Hunde-Parvovirus geprüft, um ihre Empfänglichkeit festzustellen. 5 Katzen werden dem empfohlenen Impfschema entsprechend geimpft. 8 und 4 Tage vor der Belastung werden Zählungen der Leukozyten durchgeführt. Der Mittelwert aus den beiden Zählungen dient als Ausgangswert. 20 bis 22 Tage nach der letzten Impfung wird jede Katze durch intraperitoneale Injektion mit einer Suspension von pathogenem Panleukopenie-Virus der Katze belastet. Die Katzen werden 14 Tage lang beobachtet. Zählungen der Leukozyten werden am 4., 6., 8. und 10. Tag nach der Belastung durchgeführt. Die Bestimmung ist nur gültig, wenn alle 5 Kontrolltiere mindestens bei einer Untersuchung eine Verringerung der Leukozytenanzahl um mindestens 75 Prozent des ursprünglichen Werts zeigen; diese Tiere können an Panleukopenie sterben. Der Impfstoff entspricht der Bestimmung, wenn die 5 geimpften Katzen bei bester Gesundheit bleiben und keine Anzeichen von Leukopenie aufweisen; das heißt, die Verringerung der Leukozytenanzahl beträgt in allen 4 Zählungen höchstens 50 Prozent des Ausgangswerts.

Beschriftung

Die Beschriftung gibt an, dass der Impfstoff nicht bei trächtigen Katzen verwendet werden sollte (außer er hat sich unter diesen Voraussetzungen als unschädlich erwiesen).

4.06/1176

Parainfluenza-Virus-Lebend-Impfstoff (gefriergetrocknet) für Rinder

Vaccinum parainfluenzae viri bovini vivum cryodesiccatum

Definition

Parainfluenza-Virus-Lebend-Impfstoff (gefriergetrocknet) für Rinder ist eine Zubereitung aus einem geeigneten Stamm des bovinen Parainfluenza-3-Virus.

Herstellung

Der Virusstamm wird in geeigneten Zellkulturen gezüchtet (5.2.4). Die Virussuspension wird geerntet, mit einer geeigneten Stabilisatorlösung gemischt und gefriergetrocknet.

Auswahl des Impfstoffstamms

Nur ein Virusstamm, der nachweislich den Prüfungen „Reversion zur Virulenz", „Unschädlichkeit" und „Immunogenität" entspricht, darf zur Impfstoffherstellung verwendet werden. Die folgenden Prüfungen können zum Nachweis der Unschädlichkeit (5.2.6) und der Wirksamkeit (5.2.7) des Impfstoffs durchgeführt werden.

Reversion zur Virulenz: 2 empfänglichen Kälbern, die keine Antikörper gegen das bovine Parainfluenza-3-Virus besitzen, wird intranasal eine Menge des Impfvirus verabreicht, die eine maximale Rückgewinnung des Virus für weitere Kulturpassagen gewährleistet. Vom 3. bis zum 7. Tag nach der intranasalen Virusinokulation wird täglich bei den Kälbern ein Nasenabstrich genommen. Das Abstrichmaterial wird in höchstens 5 ml eines geeigneten Nährmediums aufgenommen. Mit diesen Suspensionen werden zum Nachweis des Virus Zellkulturen beimpft. 2 weiteren Kälbern gleichen Alters und gleicher Empfänglichkeit wird je etwa 1 ml der Suspension verabreicht, die nach Titrieren in Zellkulturen den höchsten Virustiter besitzt. Dieser Vorgang wird wiederholt, bis 5 Passagen mit Kälbern durchgeführt sind. Kein Kalb darf klinische Symptome entwickeln, die auf das Impfvirus zurückzuführen sind. Hinweise auf einen Anstieg der Virulenz im Vergleich zum ursprünglichen Impfvirus dürfen nicht erkennbar sein; bei der Beurteilung der Prüfung muss die in den Nasenabstrichen gefundene Viruskonzentration berücksichtigt werden.

Unschädlichkeit: Die Prüfung erfolgt auf jede der vorgesehenen Arten der Anwendung und mit Kälbern im für die Impfung empfohlenen Mindestalter; die Tiere dürfen möglichst keine Antikörper gegen das bovine Parainfluenza-3-Virus besitzen; nur in begründeten Fällen dürfen Tiere mit sehr niedrigem Antikörpertiter verwendet werden, wenn sie nicht gegen das bovine Parainfluenza-Virus geimpft sind und das Verabreichen des Impfstoffs keine anamnestische Antwort hervorruft. 5 Kälber erhalten die Virusmenge, die mindestens dem 10fachen des maximalen Virustiters, der in einer Impfstoffcharge zu erwarten ist, entspricht. Die Tiere werden 21 Tage lang beobachtet. Die Rektaltemperatur der Tiere wird am Tag vor der Impfung, am Tag der Impfung und anschließend täglich an den 4 nachfolgenden Tagen gemessen. Bei den Tieren dürfen weder anomale Temperaturschwankungen noch anomale lokale oder systemische Reaktionen auftreten.

Immunogenität: Die „Bestimmung der Wirksamkeit" ist geeignet, die Immunogenität des Virusstamms nachzuweisen.

Prüfungen an jeder Charge

War das Ergebnis der „Bestimmung der Wirksamkeit" einer repräsentativen Impfstoffcharge zufrieden stellend, kann diese Bestimmung mit Zustimmung der zuständigen Behörde als Routinebestimmung für weitere Chargen aus demselben Virussaatgut entfallen.

Prüfung auf Identität

Die Prüfung wird mit monospezifischem Antiserum in geeigneten Zellkulturen mit Hilfe einer Immunfluoreszenzmethode durchgeführt.

Prüfung auf Reinheit

Unschädlichkeit: 2 Kälber im für die Impfung empfohlenen Mindestalter, die möglichst keine Antikörper gegen das bovine Parainfluenza-3-Virus besitzen, werden verwendet; nur in begründeten Fällen dürfen Tiere mit sehr niedrigem Antikörpertiter verwendet werden, wenn sie nicht gegen das bovine Parainfluenza-Virus geimpft sind und das Verabreichen des Impfstoffs keine anamnestische Antwort hervorruft. Jedes Kalb erhält 10 Dosen des rekonstituierten Impfstoffs auf eine der empfohlenen Arten der Anwendung. Die Tiere werden 21 Tage lang beobachtet. Anomale lokale oder systemische Reaktionen dürfen nicht auftreten.

Fremde Viren: Das Impfvirus wird mit monospezifischem Antiserum gegen das bovine Parainfluenza-3-Virus neutralisiert. Zellkulturen, die für pathogene bovine Viren empfänglich sind, werden mit dieser Mischung beimpft. Die Kultur wird 14 Tage lang bebrütet und während dieser Zeit wird mindestens eine Passage durchgeführt. Ein zytopathischer Effekt darf nicht auftreten, die Zellen dürfen keinen Hinweis auf das Vorhandensein hämadsorbierender Agenzien zeigen. Eine für Pestiviren spezifische Prüfung wird durchgeführt.

Bakterien, Pilze: Der Impfstoff muss der Prüfung „Sterilität" der Monographie **Impfstoffe für Tiere (Vaccina ad usum veterinarium)** entsprechen.

Mykoplasmen (2.6.7): Der Impfstoff muss der Prüfung entsprechen.

Virustiter: Der Impfstoff wird in geeigneten Zellkulturen titriert. Eine Impfstoffdosis muss mindestens die Virusmenge enthalten, die dem Mindesttiter in der Beschriftung entspricht.

Bestimmung der Wirksamkeit

Mindestens 10 Kälber im für die Impfung empfohlenen Mindestalter, die keine Antikörper gegen das bovine Parainfluenza-3-Virus besitzen, werden verwendet; Kälber mit niedrigem Titer gegen das bovine Parainfluenza-3-Virus können dann in die Bestimmung einbezogen werden, wenn nachgewiesen ist, dass verlässliche Ergebnisse erzielt werden können. Vor der Impfung, 7 und 14 Tage nach der Impfung und kurz vor der Belastungsinfektion werden Serumproben von den Kälbern gewonnen. Mindestens 5 Kälber werden auf die in der Beschriftung empfohlene Art der Anwendung geimpft. 5 Kälber dienen als Kontrolltiere. Nach 21 Tagen Beobachtung werden alle Tiere über den Respirationstrakt mit einer geeigneten Menge einer niedrigen Passage eines virulenten Stamms des bovinen Parainfluenza-3-Virus infiziert. Nach der Belastungsinfektion werden alle Tiere 14 Tage lang auf klinische Symptome untersucht, insbesondere auf respiratorische Symptome und Virusausscheidung (durch Nasenabstrich oder Tracheobronchiallavage).

Der Impfstoff entspricht der Bestimmung, wenn bei den geimpften Kälbern im Vergleich zu den Kontrolltieren
- der durchschnittliche Virustiter und die durchschnittliche Dauer der Virusausscheidung signifikant niedriger sind und
- für systemische und lokale (falls das für die Belastungsinfektion verwendete Virus solche Symptome

verursacht) Symptome eine deutliche Abschwächung feststellbar ist.

Die Bestimmung ist ungültig, wenn die Prüfungen auf Antikörper gegen das bovine Parainfluenza-3-Virus im Serum der Tiere eine interkurrente Virusinfektion während der Prüfungsphase anzeigen oder wenn mehr als 2 der 5 Kontrolltiere im Nasenabstrich oder in der Tracheobronchiallavage keine Virusausscheidung entwickeln.

4.06/0795
Parvovirose-Impfstoff (inaktiviert) für Hunde
Vaccinum parvovirosis caninae inactivatum

Definition

Parvovirose-Impfstoff (inaktiviert) für Hunde ist eine flüssige oder gefriergetrocknete Zubereitung des Hunde-Parvovirus, das mit einer geeigneten Methode inaktiviert wurde.

Herstellung

Das Virus wird in geeigneten Zellkulturen (5.2.4) gezüchtet. Das Virus kann gereinigt und konzentriert werden.

Zur Bestätigung einer erfolgreichen Inaktivierung wird eine Prüfung auf noch vorhandenes infektiöses Hunde-Parvovirus am Bulkmaterial jeder Charge vorgenommen. Die Prüfung wird mit einer mindestens 100 Impfstoffdosen entsprechenden Menge des inaktivierten Virus durchgeführt. Der Impfstoff wird in geeignete, noch nicht vollständig geschlossene Zellrasen (nicht konfluierende Zellen) inokuliert und 8 Tage lang inkubiert. Danach wird eine Subkultur unter Verwendung trypsinierter Zellen angesetzt. Nach weiteren 8 Tagen Inkubation werden die Kulturen mit einer Immunfluoreszenzprüfung auf noch vorhandenes lebendes Parvovirus geprüft. Die Immunfluoreszenzprüfung kann durch eine Hämagglutinationsprüfung oder andere geeignete Prüfungen am Überstand der Zellkulturen ergänzt werden. Kein lebendes Virus darf nachweisbar sein.

Der Impfstoff kann ein Adjuvans oder mehrere Adjuvanzien enthalten.

Auswahl der Impfstoffzusammensetzung

Für den Impfstoff muss nachgewiesen sein, dass er in Bezug auf Unschädlichkeit und Immunogenität für Hunde geeignet ist. Die folgende Bestimmung kann verwendet werden, um die Wirksamkeit des Impfstoffs (5.2.7) zu zeigen.

Immunogenität: 7 empfängliche Hunde im für die Impfung empfohlenen Mindestalter werden verwendet. Jedem Hund wird eine Blutprobe abgenommen, die auf Antikörper gegen Hunde-Parvoviren geprüft wird, um die Empfänglichkeit festzustellen. 5 Hunde werden entsprechend dem empfohlenen Impfschema geimpft. 2 Hunde werden als Kontrolltiere gehalten. 20 bis 22 Tage nach der letzten Impfung wird jedem Hund eine Suspension des pathogenen Hunde-Parvovirus oronasal verabreicht. Die Hunde werden 14 Tage lang beobachtet. Hämagglutinationsprüfungen werden durchgeführt, um das Virus im Kot nachzuweisen. Die Prüfung ist nur gültig, wenn die beiden Kontrolltiere entweder typische Anzeichen der Krankheit oder Leukopenie und Virusausscheidung zeigen. Der Impfstoff entspricht der Prüfung, wenn die 5 geimpften Hunde bei bester Gesundheit bleiben und keine Anzeichen der Krankheit oder Leukopenie zeigen und wenn der maximale Virustiter im Kot weniger als 1/100 des geometrischen Mittelwerts der maximalen Virustiter der Kontrolltiere beträgt.

Prüfung auf Identität

Nach Verimpfen an Hunde regt der Impfstoff die Bildung von Antikörpern gegen das Hunde-Parvovirus an.

Prüfung auf Reinheit

Unschädlichkeit: 2 Hunde im für die Impfung empfohlenen Mindestalter, die keine Antikörper gegen Hunde-Parvovirus besitzen, werden verwendet; nur in begründeten Fällen dürfen Tiere mit einem sehr niedrigen Titer dieses Antikörpers verwendet werden, wenn die Hunde nicht gegen Hunde-Parvovirus geimpft sind und das Verabreichen des Impfstoffs keine anamnestische Antwort hervorruft. Jedem Tier wird die doppelte Impfstoffdosis auf eine der empfohlenen Arten der Anwendung verabreicht. Die Tiere werden 14 Tage lang beobachtet. Anomale lokale oder systemische Reaktionen dürfen nicht auftreten.

Sterilität: Der Impfstoff muss der Prüfung „Sterilität" der Monographie **Impfstoffe für Tiere (Vaccina ad usum veterinarium)** entsprechen.

Bestimmung der Wirksamkeit

Die Bestimmung erfolgt nach Methode A oder B.

A. 5 Meerschweinchen, die frei von spezifischen Antikörpern sind, wird jeweils die halbe der in der Beschriftung angegebenen Dosis subkutan injiziert. Nach 14 Tagen wird erneut die halbe der in der Beschriftung angegebenen Dosis injiziert. 14 Tage später werden Blutproben abgenommen und das Serum abgetrennt. Jedes Serum wird durch 30 min langes Erhitzen bei 56 °C inaktiviert. 1 Volumteil jedes Serums

4.06/0964
Parvovirose-Lebend-Impfstoff für Hunde
Vaccinum parvovirosis caninae vivum

Definition

Parvovirose-Lebend-Impfstoff für Hunde ist eine Zubereitung eines Stamms des Hunde-Parvovirus, das für Hunde attenuiert wurde.

Herstellung

Das attenuierte Virus wird in geeigneten Zellkulturen (5.2.4) gezüchtet.

Die Virussuspension wird geerntet, titriert und mit einer geeigneten Stabilisatorlösung gemischt. Der Impfstoff kann gefriergetrocknet werden.

Auswahl des Impfstoffstamms

Für die Herstellung des Impfstoffs darf nur ein Virusstamm verwendet werden, für den eine zufrieden stellende Unschädlichkeit, Irreversibilität der Attenuierung und Immunogenität nachgewiesen sind. Die folgenden Prüfungen können durchgeführt werden, um die Unschädlichkeit (5.2.6) und die Wirksamkeit des Impfstoffs (5.2.7) zu zeigen.

Unschädlichkeit: Alle Prüfungen werden für jede empfohlene Art der Anwendung durchgeführt.

5 empfängliche Welpen im für die Impfung empfohlenen Mindestalter, die keine hämagglutinationshemmenden Antikörper gegen das Hunde-Parvovirus aufweisen, werden verwendet. Eine Zählung der weißen Blutkörperchen im zirkulierenden Blut erfolgt am 4. und 2. Tag vor sowie am Tag der Injektion des Impfstoffstamms. Jeder Welpe erhält auf eine der empfohlenen Arten der Anwendung eine Virusmenge, die mindestens dem 10fachen des Virus-Höchsttiters entspricht, der in einer Impfstoffcharge und bei niedrigstem Passageniveau erwartet werden kann. Die Welpen werden 21 Tage lang beobachtet. Eine Zählung der weißen Blutkörperchen im zirkulierenden Blut erfolgt am 3., 5., 7. und 10. Tag nach der Injektion. Die Welpen müssen bei guter Gesundheit bleiben. Eine anomale lokale oder systemische Reaktion darf nicht auftreten. Eine Verringerung der Anzahl der zirkulierenden weißen Blutkörperchen darf nicht größer als 50 Prozent der ursprünglichen Anzahl sein, berechnet als Durchschnitt der 3 vor Injektion des Impfstoffstamms gefundenen Werte.

Eine Virusmenge, die mindestens dem 10fachen des Virus-Höchsttiters entspricht, der in einer Impfstoffcharge

---

wird mit 9 Volumteilen einer Suspension von leichtem Kaolin R (200 g $\cdot$ l^{-1}) in natriumchloridhaltiger Phosphat-Pufferlösung pH 7,4 R versetzt. Jede Mischung wird 20 min lang geschüttelt. Nach dem Zentrifugieren wird der Überstand entnommen und mit 1 Volumteil einer konzentrierten Suspension von Schweine-Erythrozyten gemischt. Die Mischung wird 60 min lang bei 4 °C stehen gelassen und zentrifugiert. Die Verdünnung des erhaltenen Serums beträgt 1 zu 10. Von jedem Serum wird eine geometrische Verdünnungsreihe mit dem Faktor 2 hergestellt. Zu 25 µl jeder dieser Verdünnungen werden 25 µl einer Suspension von Hunde-Parvovirus-Antigen, die 4 hämagglutinierende Einheiten (HAE) enthalten, gegeben. Die Mischungen werden 30 min lang bei 37 °C stehen gelassen, mit 0,05 ml einer Suspension von Schweine-Erythrozyten, die $30 \cdot 10^6$ Zellen je Milliliter enthält, versetzt und 90 min lang bei 4 °C stehen gelassen. Die größte Serumverdünnung, die die Hämagglutination noch vollständig verhindert, wird notiert. Der Impfstoff entspricht der Bestimmung, wenn der durchschnittliche Antikörpertiter der Sera, die nach der zweiten Impfung gesammelt wurden, mindestens 1 zu 80 beträgt.

B. 2 gesunde, empfängliche Hunde im Alter von 8 bis 12 Wochen, die Antikörpertiter von weniger als 4 ND$_{50}$ (50 Prozent neutralisierende Dosis, bestimmt nach der nachfolgenden Methode) je 0,1 ml Serum haben, werden nach dem in der Beschriftung angegebenen Impfschema geimpft. 14 Tage nach der Impfung wird der Antikörpertiter im Serum jedes Tiers wie folgt bestimmt: Das Serum wird 30 min lang bei 56 °C erhitzt und Verdünnungsreihen werden mit einem für Hundezellen geeigneten Nährmedium hergestellt. Jeder Verdünnung wird der gleiche Volumteil einer Virus-Suspension zugesetzt, der eine solche Menge Virus enthält, dass beim Inokulieren der für das Wirksamkeitsbestimmungssystem geeigneten Serum-Virus-Mischung in Zellkulturen jede Kultur etwa 10^4 ZKID$_{50}$ erhält. Die Mischungen werden 1 h lang bei 37 °C inkubiert, dann wird ein geeigneter Volumteil jeder Mischung auf 4 Hundezellkulturen inokuliert. Die Zellkulturen werden 7 Tage lang bei 37 °C inkubiert, eine Subkultur wird angelegt und weitere 7 Tage lang inkubiert. Die Kulturen werden auf Anzeichen spezifischer zytopathischer Effekte untersucht und der Antikörpertiter wird berechnet. Der Impfstoff entspricht der Bestimmung, wenn der durchschnittliche Titer mindestens 32 ND$_{50}$ je 0,1 ml Serum beträgt. Wenn bei einem Hund keine Reaktion erfolgt, wird die Bestimmung mit 2 weiteren Hunden wiederholt und das Ergebnis als Mittelwert der Titer berechnet, die bei allen 3 Hunden, bei denen eine Reaktion aufgetreten ist, erhalten wurden.

und bei niedrigstem Passageniveau erwartet werden kann, wird auf eine der empfohlenen Arten der Anwendung jedem der 5 empfänglichen Welpen verabreicht. 5 Welpen werden als Kontrolltiere gehalten. 2 Welpen aus jeder Gruppe werden am 14. Tag getötet und die 3 übrigen Welpen aus jeder Gruppe am 21. Tag. Eine histologische Untersuchung des Thymus eines jeden Tiers wird durchgeführt. Eine leichte Hypoplasie des Thymus darf nach 14 Tagen feststellbar sein. Der Impfstoffstamm ist nicht akzeptabel, wenn nach 21 Tagen eine Schädigung eingetreten ist.

Irreversibilität der Attenuierung: 2 empfängliche Welpen im für die Impfung empfohlenen Mindestalter, die keine hämagglutinationshemmenden Antikörper gegen das Hunde-Parvovirus aufweisen, werden verwendet. Jedem Welpen wird auf eine der empfohlenen Arten der Anwendung eine Virusmenge verabreicht, die dem 10fachen des Virus-Höchsttiters entspricht, der in einer Impfstoffcharge erwartet werden kann. Vom 2. bis 10. Tag nach Verabreichung des Virus werden die Fäzes jedes Welpen gesammelt und auf das Vorhandensein des Virus überprüft. Virus enthaltende Fäzes werden gepoolt. 1 ml der Suspension der gepoolten Fäzes wird jeweils 2 anderen Welpen von gleichem Alter und gleicher Empfänglichkeit oronasal verabreicht. Dieses Verfahren wird 4-mal durchgeführt. Das Vorhandensein des Virus wird bei jeder Passage verifiziert. Falls das Virus nicht gefunden wird, erfolgt eine zweite Serie von Passagen. Wenn das Virus in einer der Passagen der zweiten Serie nicht gefunden wird, entspricht der Impfstoffstamm der Prüfung. Kein Welpe darf sterben oder Symptome zeigen, die auf den Impfstoff zurückzuführen sind. Anzeichen einer erhöhten Virulenz des passagierten Virus verglichen mit dem nicht passagierten Virus dürfen sich nicht zeigen. Besonders die Zählung der weißen Blutkörperchen, die Ergebnisse der histologischen Untersuchung des Thymus und der Titer des ausgeschiedenen Virus werden berücksichtigt.

Immunogenität: Die „Bestimmung der Wirksamkeit" ist geeignet, die Immunogenität des Impfstoffstamms nachzuweisen.

Prüfungen an jeder Charge

War das Ergebnis der „Bestimmung der Wirksamkeit" einer repräsentativen Charge des Impfstoffs zufrieden stellend, kann diese Bestimmung mit Zustimmung der zuständigen Behörde als Routinebestimmung für weitere Impfstoffchargen aus demselben Saatvirus entfallen.

Prüfung auf Identität

Der Impfstoff wird in einer empfänglichen Zelllinie in einem für Fluoreszenz-Antikörper- oder Immunperoxidase-Prüfungen geeigneten Substrat gezüchtet. Geeignete Kontrollprüfungen werden durchgeführt. Ein Anteil der Zellen wird mit einem für das Hunde-Parvovirus spezifischen monoklonalen Antikörper und ein Anteil der Zellen mit einem für das Katzen-Parvovirus spezifischen monoklonalen Antikörper geprüft. Das Hunde-Parvovirus-Antigen muss nachweisbar sein, das Katzen-Parvovirus darf jedoch in den mit dem Impfstoff inokulierten Zellen nicht nachweisbar sein.

Prüfung auf Reinheit

Unschädlichkeit: 2 Welpen im für die Impfung empfohlenen Mindestalter, die keine hämagglutinationshemmenden Antikörper gegen das Hunde-Parvovirus aufweisen, werden verwendet. Jedem Welpen werden 10 Impfstoffdosen auf eine der empfohlenen Arten der Anwendung verabreicht. Die Welpen werden 14 Tage lang beobachtet. Anomale lokale oder systemische Reaktionen dürfen nicht auftreten.

Fremdviren: Das Impfstoffvirus wird mit einem geeigneten Antiserum gegen das Hunde-Parvovirus gemischt und in Zellkulturen inokuliert, die für ihre Empfänglichkeit gegenüber Viren, die Hundekrankheiten hervorrufen, bekannt sind. Ein zytopathischer Effekt darf nicht eintreten. Anzeichen von hämagglutinierenden oder hämadsorbierenden Agenzien und andere Anzeichen für das Vorhandensein von Fremdviren dürfen sich nicht zeigen.

Bakterien, Pilze: Der, falls erforderlich rekonstituierte, Impfstoff muss der Prüfung „Sterilität" der Monographie **Impfstoffe für Tiere (Vaccina ad usum veterinarium)** entsprechen.

Mykoplasmen (2.6.7): Der, falls erforderlich rekonstituierte, Impfstoff muss der Prüfung entsprechen.

Virustiter: Der, falls erforderlich wie in der Beschriftung rekonstituierte, Impfstoff wird auf geeigneten Zellkulturen titriert. Eine Impfstoffdosis muss mindestens die Virusmenge enthalten, die in der Beschriftung als Mindesttiter angegeben ist.

Bestimmung der Wirksamkeit

7 empfängliche Welpen im für die Impfung empfohlenen Mindestalter, die keine hämagglutinationshemmenden Antikörper gegen das Hunde-Parvovirus aufweisen, werden verwendet. 2 Welpen werden als Kontrolltiere gehalten. Die anderen werden auf eine der empfohlenen Arten der Anwendung mit der Virusmenge, die dem in der Beschriftung angegebenen Mindesttiter entspricht, geimpft. Alle Welpen werden 20 bis 22 Tage lang beobachtet. Darauf wird jedem Tier eine Suspension des virulenten Hunde-Parvovirus oronasal verabreicht. Alle Tiere werden 14 Tage lang beobachtet. Eine Hämagglutinationsprüfung auf das Virus in den Fäzes wird durchgeführt. Die Bestimmung ist nur gültig, wenn die beiden Kontrolltiere typische Anzeichen der Krankheit und/oder Leukopenie und Virusausscheidung zeigen. Der Impfstoff entspricht der Bestimmung, wenn die 5 geimpften Welpen bei ausgezeichneter Gesundheit bleiben und keine Anzeichen der Krankheit oder von Leukopenie zeigen und wenn der Virus-Höchsttiter in den Fäzes weniger als 1/100 des geometrischen Mittelwerts der Virus-Höchsttiter der Kontrolltiere beträgt.

4.06/1361

Progressive-Rhinitis-atrophicans-Impfstoff (inaktiviert) für Schweine

Vaccinum rhinitidis atrophicantis ingravescentis suillae inactivatum

Definition

Progressive-Rhinitis-atrophicans-Impfstoff (inaktiviert) für Schweine ist eine Zubereitung, die entweder das dermonekrotische Exotoxin von *Pasteurella multocida*, das so behandelt wurde, dass bei Aufrechterhaltung angemessener immunogener Aktivität keine schädlichen Wirkungen auftreten, enthält oder eine genetisch veränderte Form des dermonekrotischen Exotoxins, das frei von toxischen Wirkungen ist und dabei angemessene immunogene Aktivität besitzt. Darüber hinaus kann der Impfstoff Zellen und/oder antigene Komponenten eines geeigneten Stamms oder mehrerer geeigneter Stämme von *P. multocida* und/oder *Bordetella bronchiseptica* enthalten. Diese Monographie gilt für Impfstoffe, die Sauen und Jungsauen verabreicht werden, um die Neugeborenen zu schützen.

Herstellung

Die für die Herstellung verwendeten Bakterienstämme werden einzeln in geeigneten Medien kultiviert. Die Toxine und/oder Zellen werden so behandelt, dass sie keine schädliche Wirkung mehr haben.

Entgiftung: Unmittelbar nach der Entgiftung des dermonekrotischen Exotoxins von *P. multocida* wird eine Prüfung auf Entgiftung durchgeführt. Dabei ist die Konzentration des entgifteten Exotoxins nicht geringer als im fertigen Impfstoff. Die Suspension entspricht der Prüfung, wenn kein toxisches dermonekrotisches Exotoxin nachgewiesen wird. Diese Prüfung ist nicht erforderlich, wenn Toxin-ähnliches Protein, das keine toxischen Eigenschaften besitzt und durch Expression einer modifizierten Form des entsprechenden Gens hergestellt wurde, zur Herstellung des Impfstoffs verwendet wird.

Antigen-Gehalt: Der Gehalt an dermonekrotischem Exotoxin von *P. multocida* in der entgifteten Suspension oder an Toxin-ähnlichem Protein in der Ernte wird mit Hilfe einer geeigneten immunchemischen Methode (2.7.1), wie einem ELISA, bestimmt und der gefundene Wert wird bei der Formulierung des Impfstoffs zu Grunde gelegt. Der Gehalt an anderen in der Beschriftung angegebenen Antigenen wird ebenfalls bestimmt (2.7.1).

Der Impfstoff kann ein geeignetes Adjuvans enthalten.

Auswahl der Impfstoffzusammensetzung

Die zur Impfstoffherstellung verwendeten Stämme müssen sich als zufrieden stellend im Hinblick auf die Produktion von dermonekrotischem Exotoxin und der anderen Antigene, die für den Schutz wesentlich erscheinen, erwiesen haben. Der Impfstoff muss sich als zufrieden stellend im Hinblick auf die Unschädlichkeit (5.2.6) und die Wirksamkeit (5.2.7) erweisen.

Herstellung der Antigene: Die Herstellung der Antigene, die für den Schutz wesentlich erscheinen, wird mit einer geeigneten biologischen Wertbestimmung oder einer geeigneten immunchemischen Methode (2.7.1) überprüft. Die Bestimmungen werden an den Antigenen eines jeden Impfstoffstamms unter den Bedingungen, die bei der Impfstoffherstellung gelten, durchgeführt.

Die folgenden Bestimmungen können durchgeführt werden, um die Unschädlichkeit und die Wirksamkeit zu zeigen.

Unschädlichkeit

A. Die Prüfung wird auf jede in der Beschriftung angegebene Art der Anwendung durchgeführt. Die Schweine müssen frei von Antikörpern gegen die Komponenten des Impfstoffs sein und aus einer Herde oder Herden stammen, in denen keine Anzeichen einer Rhinitis atrophicans vorliegen und die nicht gegen Rhinitis atrophicans geimpft wurden. Wenn der Impfstoff zur Anwendung an trächtigen Sauen vorgesehen ist, wird die Prüfung an trächtigen Sauen oder Jungsauen durchgeführt, die zum empfohlenen Zeitpunkt der Trächtigkeit geimpft werden. Mindestens 10 Sauen oder Jungsauen wird auf eine der empfohlenen Arten der Anwendung jeweils die doppelte Impfstoffdosis verabreicht. Nach dem empfohlenen Zeitintervall wird jedem Tier eine Dosis des Impfstoffs injiziert. Die Schweine werden bis zum Werfen beobachtet. Die Körpertemperatur wird am Tag vor der Impfung, zum Zeitpunkt der Impfung, 2, 4 und 6 h danach und anschließend täglich an den 4 nachfolgenden Tagen gemessen. Der maximale Temperaturanstieg bei jedem Tier wird vermerkt. Jede Auswirkung auf die Trächtigkeit und die Neugeborenen wird protokolliert. Anomale lokale oder systemische Reaktionen dürfen nicht auftreten. Der Mittelwert des Temperaturanstiegs bei allen Tieren darf 1,5 °C nicht übersteigen und bei keinem Tier darf ein Temperaturanstieg von mehr als 2 °C auftreten.

B. Die in Feldversuchen verwendeten Tiere können ebenfalls zum Nachweis der Unschädlichkeit verwendet werden. Mindestens 3 Gruppen von jeweils mindestens 20 Tieren sowie entsprechende Gruppen von mindestens 10 Kontrolltieren werden verwendet. Nach der Impfung wird die Injektionsstelle auf lokale Reaktionen untersucht. Die Körpertemperatur wird am Tag vor der Impfung, zum Zeitpunkt der Impfung und anschließend täglich an den 2 nachfolgenden Tagen gemessen. Falls in der Prüfung A ein Temperaturanstieg auftrat, wird die Temperatur auch in diesem Zeitraum gemessen. Der maximale Temperaturanstieg bei jedem Tier wird vermerkt. Anomale lokale oder systemische Reaktionen dürfen nicht auftreten.

Der Mittelwert des Temperaturanstiegs bei allen Tieren darf 1,5 °C nicht übersteigen und bei keinem Tier darf ein Temperaturanstieg von mehr als 2 °C auftreten.

Immunogenität: Die „Bestimmung der Wirksamkeit" ist geeignet, die Immunogenität des Impfstoffs nachzuweisen.

Prüfungen an jeder Charge

Bestimmung der Wirksamkeit einer Charge: Die „Bestimmung der Wirksamkeit" erfolgt nicht notwendigerweise bei der routinemäßigen Prüfung von Impfstoffchargen. Entsprechend den Vorgaben der zuständigen Behörde oder nach Zustimmung durch diese wird die Bestimmung für den Impfstoff einmal oder mehrmals durchgeführt. Wenn diese Bestimmung nicht durchgeführt wird, muss eine geeignete, validierte, alternative Methode angewendet werden, wobei sich die Akzeptanzkriterien nach einer Impfstoffcharge richten, die nach der unter „Bestimmung der Wirksamkeit" beschriebenen Methode zufrieden stellende Ergebnisse erzielte. Die folgende Methode kann angewendet werden, wenn eine zufrieden stellende Korrelation mit der unter „Bestimmung der Wirksamkeit" beschriebenen Methode nachgewiesen wurde.

Für die Bestimmung werden mindestens 5 Ferkel verwendet, die mindestens 3 Wochen alt sind und keine spezifischen Antikörper gegen die Komponenten des Impfstoffs besitzen. Jedes Ferkel wird nach einer der empfohlenen Arten der Anwendung und nach dem empfohlenen Impfschema geimpft. Mindestens 2 Ferkel der gleichen Herkunft werden als ungeimpfte Kontrolltiere unter identischen Bedingungen gehalten.

Wenn die Art der Antigene reproduzierbare Ergebnisse erlaubt, kann als Alternative eine Bestimmung an empfänglichen Labortieren durchgeführt werden. Um zu einer gültigen Bestimmung zu kommen, kann die Verwendung mehrerer Tiergruppen erforderlich sein, denen jeweils unterschiedliche Dosen des Impfstoffs verabreicht werden. Für jede Dosis wird die Bestimmung wie folgt durchgeführt: Mindestens 5 Tiere werden mit einer geeigneten Dosis geimpft. Mindestens 2 Tiere der gleichen Spezies und Herkunft werden als ungeimpfte Kontrolltiere gehalten. Wenn das in der Beschriftung angegebene Impfschema eine zweite Injektion vorsieht, kann der empfohlene Impfplan auch bei den Labortieren befolgt werden, vorausgesetzt dass das Prüfsystem nachweislich noch empfindlich genug ist. Zu einem bestimmten Zeitpunkt innerhalb von 14 bis 21 Tagen nach der letzten Injektion wird jedem Tier Blut entnommen und Serumproben werden hergestellt. Zur Messung der Antikörperantwort auf jedes in der Beschriftung angegebene Antigen wird eine geeignete, validierte Methode, wie ein ELISA, durchgeführt. Die Bestimmung ist nicht gültig und muss wiederholt werden, wenn ein signifikanter Antikörpertiter in den Kontrolltieren festgestellt wird.

Der Impfstoff entspricht der Bestimmung, wenn der Antikörpertiter in den geimpften Tieren nicht signifikant niedriger ist als jener, der mit einer Impfstoffcharge induziert wurde, welche in der/den unter „Bestimmung der Wirksamkeit" beschriebenen Bestimmung(en) zu zufrieden stellenden Ergebnissen geführt hat.

Wenn keine Tiere zur Verfügung stehen, die bezüglich der in der Beschriftung angegebenen Antigene seronegativ sind, können in der vorstehend beschriebenen Bestimmung auch seropositive Tiere verwendet werden. Bei der Entwicklung einer Bestimmung mit seropositiven Tieren ist besondere Sorgfalt bei der Validierung des Prüfsystems erforderlich, um zu gewährleisten, dass die Bestimmung empfindlich genug ist, und um akzeptable Kriterien für die Erfüllung, Nichterfüllung und Wiederholung der Bestimmung festzulegen. Die Höhe der Antikörpertiter vor der Impfung muss berücksichtigt werden und der akzeptable Mindestanstieg des Titers nach der Impfung in Bezug auf den jeweiligen Ausgangstiter muss festgelegt werden.

Bakterien-Endotoxine: Eine „Prüfung auf Bakterien-Endotoxine" (2.6.14) wird an jeder Charge durchgeführt. Wenn die Beschaffenheit des Adjuvans die Durchführung einer zufrieden stellenden Prüfung verhindert, wird die Prüfung unmittelbar vor dem Zusetzen des Adjuvans am Antigen als Bulk oder an der Mischung der Antigene als Bulk durchgeführt. Der höchste akzeptable Gehalt an Bakterien-Endotoxinen ist der einer Impfstoffcharge, die bei der unter „Auswahl der Impfstoffzusammensetzung" beschriebenen Unschädlichkeitsprüfung A oder der unter „Prüfung auf Reinheit" beschriebenen Unschädlichkeitsprüfung unter Verwendung von 10 Schweinen zufrieden stellende Ergebnisse erzielt hat. Wenn letztere Prüfung durchgeführt wurde, muss für jedes Tier der maximale Anstieg der Körpertemperatur gemessen werden. Der Mittelwert des Temperaturanstiegs bei allen Tieren darf 1,5 °C nicht übersteigen. Die ausgewählte Methode zur Bestimmung des Bakterien-Endotoxin-Gehalts der Impfstoffcharge, die zur Bestimmung des höchsten akzeptablen Gehalts an Endotoxinen bei der Unschädlichkeitsprüfung verwendet wurde, wird anschließend zur Prüfung aller Chargen verwendet.

Prüfung auf Identität

Bei Tieren ohne spezifische Antikörper gegen die in der Beschriftung angegebenen Antigene stimuliert der Impfstoff die Bildung spezifischer Antikörper gegen diese Antigene.

Prüfung auf Reinheit

Unschädlichkeit: Für die Prüfung werden mindestens 2 Schweine verwendet, die keine Antikörper gegen *P. multocida* und vorzugsweise auch keine Antikörper gegen *B. bronchiseptica* aufweisen. Jedem Schwein wird eine doppelte Impfstoffdosis auf eine der empfohlenen Arten der Anwendung verabreicht. Die Schweine werden 14 Tage lang beobachtet. Die Körpertemperatur wird am Tag vor der Impfung, zum Zeitpunkt der Impfung, 2, 4 und 6 h danach und anschließend täglich an den 2 nachfolgenden Tagen gemessen. Anomale lokale oder systemische Reaktionen dürfen nicht auftreten. Ein vorübergehender Temperaturanstieg darf höchstens 2 °C betragen.

Sterilität (2.6.1): Der Impfstoff muss der Prüfung „Sterilität" der Monographie **Impfstoffe für Tiere (Vaccina ad usum veterinarium)** entsprechen.

Bestimmung der Wirksamkeit

Für die Bestimmung werden Schweine verwendet, die frei von Antikörpern gegen die Komponenten des Impfstoffs sind und aus einer Herde oder Herden stammen, in denen keine Anzeichen einer progressiven Rhinitis atrophicans vorliegen und die nicht gegen progressive Rhinitis atrophicans geimpft wurden.

A. Impfstoffe, die dermonekrotisches Exotoxin von *P. multocida* (mit oder ohne Zellen von *P. multocida*) enthalten

Für die Bestimmung werden mindestens 12 Zuchtschweine eingesetzt. Mindestens 6 Schweine werden nach dem Zufallsprinzip ausgewählt und im Stadium der Trächtigkeit oder Nicht-Trächtigkeit und auf die Art der Anwendung und nach dem Impfschema, wie in der Beschriftung angegeben, geimpft. Mindestens 6 der übrigen Schweine werden unter identischen Bedingungen als ungeimpfte Kontrolltiere gehalten. Von Geburt an wird für alle Ferkel der geimpften und ungeimpften Zuchtschweine sichergestellt, dass sie bei ihrer Muttersau saugen.

Aus der Nachkommenschaft werden 2 Belastungsgruppen mit jeweils mindestens 30 nach dem Zufallsprinzip ausgewählten Ferkeln zusammengestellt, wobei mindestens 3 Ferkel aus jedem Wurf genommen werden müssen. An den 2 aufeinander folgenden Tagen vor der Belastung kann die Nasenschleimhaut der Ferkel durch Instillation von 0,5 ml einer Lösung von Essigsäure (10 g·l^{-1} $C_2H_4O_2$) in isotonischer, gepufferter Salzlösung (pH 7,2) behandelt werden.

Jedes Ferkel wird im Alter von 10 Tagen intranasal mit einer ausreichenden Menge eines toxigenen Stamms von *P. multocida* belastet.

Im Alter von 42 Tagen werden die Ferkel beider Gruppen getötet und bei jedem Ferkel wird die Nase transversal auf Höhe des Prämolar-1 durchtrennt. Die ventralen und dorsalen Nasenmuscheln und das nasale Septum werden nach Anzeichen einer Atrophie oder Distorsion untersucht und die Beobachtungen nach der folgenden Skala bewertet:

Nasenmuscheln

Klinisches Symptom	Bewertungspunkte
keine Atrophie	0
geringfügige Atrophie	1
mittlere Atrophie	2
starke Atrophie	3
sehr starke Atrophie mit fast vollständigem Verschwinden der Nasenmuschel	4

Die maximale Anzahl an Bewertungspunkten für jede Nasenmuschel ist 4 und die für die Summe der beiden dorsalen und ventralen Nasenmuscheln 16.

Nasales Septum

Klinisches Symptom	Bewertungspunkte
keine Abweichung	0
sehr geringfügige Abweichung	1
Abweichung des Septums	2

Die maximale Summe der Bewertungspunkte für die Nasenmuscheln und das nasale Septum ist 18.

Die Bestimmung ist nicht gültig und muss wiederholt werden, wenn weniger als 80 Prozent der Nachkommenschaft eines jeden Wurfs der ungeimpften Zuchtschweine eine Summe der Bewertungspunkte von mindestens 10 haben. Der Impfstoff entspricht der Bestimmung, wenn in der Gruppe der Ferkel, die von den geimpften Zuchtschweinen stammen, ein signifikanter Rückgang in der Summe der Bewertungspunkte im Vergleich zu derjenigen der Ferkel der ungeimpften Zuchtschweine nachgewiesen werden kann.

B. Impfstoffe, die dermonekrotisches Exotoxin von *P. multocida* (mit oder ohne Zellen von *P. multocida*) und Zellen und/oder antigene Komponenten von *B. bronchiseptica* enthalten

Für die Bestimmung werden mindestens 24 Zuchtschweine eingesetzt. Mindestens 12 nach dem Zufallsprinzip ausgewählte Schweine werden im Stadium der Trächtigkeit oder Nicht-Trächtigkeit und auf die Art der Anwendung und nach dem Impfschema, wie in der Beschriftung angegeben, geimpft. Mindestens 12 der übrigen Schweine werden unter identischen Bedingungen als ungeimpfte Kontrolltiere gehalten. Von Geburt an wird für alle Ferkel der geimpften und ungeimpften Zuchtschweine sichergestellt, dass sie bei ihrer Muttersau saugen.

Aus der Nachkommenschaft von Gruppen von mindestens 6 Schweinen werden 2 Belastungsgruppen, die von geimpften Schweinen stammen, und 2 Belastungsgruppen, die von ungeimpften Schweinen stammen, zusammengestellt. Dabei muss jede Belastungsgruppe aus mindestens 30 nach dem Zufallsprinzip ausgewählten Ferkeln bestehen, wobei mindestens 3 Ferkel aus jedem Wurf genommen werden müssen. An den 2 aufeinander folgenden Tagen vor der Belastung kann die Nasenschleimhaut der Ferkel durch Instillation von 0,5 ml einer Lösung von Essigsäure (10 g · l^{-1} $C_2H_4O_2$) in isotonischer, gepufferter Salzlösung (pH 7,2) behandelt werden.

Jedes Ferkel von einer der Gruppen, die von mindestens 6 geimpften Zuchtschweinen stammen, und von einer der Gruppen, die von mindestens 6 Kontrolltieren stammen, wird im Alter von 10 Tagen intranasal mit einer ausreichenden Menge eines toxigenen Stamms von *P. multocida* belastet.

Jedes Ferkel der anderen Gruppe, die von mindestens 6 geimpften Zuchtschweinen stammt, und der weiteren Gruppe, die von mindestens 6 Kontrolltieren stammt, wird im Alter von 7 Tagen intranasal mit einer ausreichenden Menge von *B. bronchiseptica* belastet. Zusätzlich wird jedes Ferkel im Alter von 10 Tagen intranasal mit einer ausreichenden Menge eines toxigenen Stamms von *P. multocida* belastet.

Im Alter von 42 Tagen werden die Ferkel aller 4 Gruppen getötet und bei jedem Ferkel wird die Nase transversal auf Höhe des Prämolar-1 durchtrennt. Die ventralen und dorsalen Nasenmuscheln und das nasale Septum werden nach Anzeichen einer Atrophie oder Distorsion untersucht und die Beobachtungen nach der vorstehend beschriebenen Skala bewertet.

Die Bestimmung ist nicht gültig und muss wiederholt werden, wenn weniger als 80 Prozent der Nachkommenschaft eines jeden Wurfs der ungeimpften Zuchtschweine eine Summe der Bewertungspunkte von mindestens 10 haben. Der Impfstoff entspricht der Bestimmung, wenn in den Gruppen von Ferkeln, die von den geimpften Zuchtschweinen stammen, ein signifikanter Rückgang in der Summe der Bewertungspunkte im Vergleich zu derjenigen der Ferkel der ungeimpften Zuchtschweine nachgewiesen werden kann.

Beschriftung

Die Beschriftung gibt die Antigene an, die im Impfstoff enthalten sind und eine schützende Immunantwort hervorrufen.

4.06/1207

Rhinotracheitis-Virus-Impfstoff (inaktiviert) für Katzen

Vaccinum rhinotracheitidis viralis felinae inactivatum

Definition

Rhinotracheitis-Virus-Impfstoff (inaktiviert) für Katzen ist eine Zubereitung eines geeigneten Stamms des Rhinotracheitis-Virus der Katze (Herpesvirus Typ 1 der Katze). Das Virus wird unter Beibehaltung einer ausreichenden Immunogenität inaktiviert oder Fragmente inaktivierter Viren mit ausreichender Immunogenität werden verwendet.

Herstellung

Der Impfstamm wird in geeigneten Zellkulturen gezüchtet (5.2.4). Die Virussuspension wird geerntet und inaktiviert.

Die Prüfung der Inaktivierung erfolgt entweder in der Zellkultur, die für die Impfstoffherstellung verwendet wurde, oder in einer Zellkultur, für die eine mindestens gleich große Sensitivität (zum Nachweis des Herpesvirus Typ 1 der Katze) nachgewiesen ist. 2 Passagen werden durchgeführt. Für die Beimpfung wird eine Menge verwendet, die mindestens 25 Dosen des Impfstoffs entspricht. Vermehrungsfähiges Virus darf nicht nachgewiesen werden.

Das Virus kann in Fragmente zerlegt werden. Die Fragmente können gereinigt und konzentriert werden. Der Impfstoff kann Adjuvanzien enthalten und gefriergetrocknet sein.

Auswahl der Impfstoffzusammensetzung

Der Impfstoff muss für Katzen nachweislich unschädlich und hinreichend immunogen sein. Die nachstehend beschriebene Prüfung kann zum Wirksamkeitsnachweis durchgeführt werden (5.2.7).

Immunogenität: Die „Bestimmung der Wirksamkeit" ist geeignet, die Immunogenität des Impfstoffs nachzuweisen. Der am stärksten attenuierte Virusstamm, der für die Herstellung eingesetzt wird, wird verwendet.

Prüfungen an jeder Charge

Die „Bestimmung der Wirksamkeit" erfolgt nicht notwendigerweise bei der routinemäßigen Bestimmung von Impfstoffchargen. Entsprechend den Vorgaben der zuständigen Behörde oder nach Zustimmung durch diese wird die Bestimmung für den Impfstoff einmal oder mehrmals durchgeführt. Wenn diese Bestimmung nicht durchgeführt wird, muss eine geeignete, validierte, alternative Methode angewendet werden, wobei sich die Akzeptanzkriterien nach einer Impfstoffcharge richten, die nach der unter „Bestimmung der Wirksamkeit" beschriebenen Methode zufrieden stellende Ergebnisse erzielte. Die nachstehend beschriebene Methode kann angewendet werden, wenn eine zufrieden stellende Korrelation mit der unter „Bestimmung der Wirksamkeit" beschriebenen Methode nachgewiesen ist.

Bestimmung der Wirksamkeit einer Charge: 15 seronegativen Mäusen wird 2-mal im Abstand von 7 Tagen jeweils eine halbe Impfstoffdosis verabreicht. 21 Tage nach der ersten Impfung werden Blutproben abgenommen. Mit einer geeigneten immunchemischen Methode (2.7.1), wie etwa der Immunfluoreszenz (wobei gepoolte Sera von je 3 Mäusen verwendet werden), wird der Antikörperspiegel gegen das Rhinotracheitis-Virus der Katze bestimmt. Der Antikörpertiter darf nicht signifikant niedriger sein als derjenige, der mit einer Impfstoffcharge induziert wurde, die nach der unter „Bestimmung der Wirksamkeit" beschriebenen Methode zufrieden stellende Ergebnisse erzielte.

Prüfung auf Identität

In dafür empfänglichen Tieren, denen der Impfstoff injiziert wurde, werden spezifische Antikörper gegen das zur

Impfstoffherstellung benutzte Rhinotracheitis-Virus der Katze oder die Fragmente des Virus gebildet.

Prüfung auf Reinheit

Unschädlichkeit: 2 Katzen im Alter von 8 bis 12 Wochen, die möglichst keine Antikörper gegen das Rhinotracheitis-Virus der Katze oder gegen ein Fragment des Virus besitzen, werden verwendet; nur in begründeten Fällen dürfen Tiere mit einem sehr niedrigen Titer dieses Antikörpers verwendet werden, wenn sie nicht gegen virale Rhinotracheitis geimpft sind und das Verabreichen des Impfstoffs keine anamnestische Antwort hervorruft. Jeder Katze wird auf eine der empfohlenen Arten der Anwendung jeweils die doppelte Impfstoffdosis verabreicht. Die Tiere werden 14 Tage lang beobachtet. Anomale lokale oder systemische Reaktionen dürfen nicht auftreten.

Inaktivierung: Die Prüfung auf restliche infektiöse Viren der Katzen-Rhinotracheitis wird in Zellkulturen des gleichen Typs wie bei der Impfstoffherstellung verwendet oder in einer anderen empfänglichen Zellkultur durchgeführt. Eine 10 Impfstoffdosen entsprechende Menge wird inokuliert. Die Kultur wird über 2 Passagen geführt. Vermehrungsfähiges Virus darf nicht nachgewiesen werden. Enthält der Impfstoff ein Adjuvans, welches die Prüfung stört, so wird das Adjuvans möglichst von der flüssigen Phase mit einer Methode abgetrennt, die das Virus nicht inaktiviert und den Nachweis vermehrungsfähiger Viren nicht stört.

Sterilität: Der rekonstituierte Impfstoff muss der Prüfung „Sterilität" der Monographie **Impfstoffe für Tiere (Vaccina ad usum veterinarium)** entsprechen.

Bestimmung der Wirksamkeit

Für die Bestimmung werden 8 bis 12 Wochen alte Katzen verwendet, die keine Antikörper gegen das Rhinotracheitis-Virus der Katze oder die Fragmente des Virus besitzen. 10 Katzen werden auf die in der Beschriftung empfohlene Art der Anwendung geimpft. 10 weitere Katzen dienen als Kontrolltiere. 4 Wochen nach der letzten Impfung werden die 20 Katzen intranasal mit einer Menge des Rhinotracheitis-Virus der Katze belastet, die ausreicht, um bei empfänglichen Katzen die typischen Krankheitssymptome, wie Fieber, Nasenausfluss, Husten, auszulösen. Die Katzen werden 14 Tage lang beobachtet. Vom 2. bis zum 14. Tag nach der Virusinokulation werden bei den Tieren täglich Nasenspülungen vorgenommen, um in der Spülflüssigkeit die Virusausscheidung zu bestimmen. Die Körpertemperatur wird täglich gemessen und die klinischen Symptome, welche in der folgenden Bewertungstabelle aufgeführt sind, werden erfasst. Wird ein Symptom über mehrere Tage beobachtet, wird dies nur einmal in der Tabelle registriert. Der Impfstoff entspricht der Bestimmung, wenn die Summe der Bewertungspunkte der geimpften Katzen signifikant kleiner ist als die der Kontrolltiere.

Klinisches Symptom	Bewertungspunkte
Tod	10
Störung des Allgemeinbefindens	2
Körpertemperatur:	
39,5 – 40,0 °C	1
≥ 40,0 °C	2
≤ 37,0 °C	3
Entzündung der Zunge	3
Leichter Nasenausfluss	1
Starker Nasenausfluss	2
Husten	2
Niesen	1
Niesanfälle	2
Leichtes Augentränen	1
Starkes Augentränen	2
Bindehautentzündung	2
Körpermasseverlust ≥ 5,0 %	5
Virusausscheidung (Gesamtdauer):	
≤ 4 Tage	1
5 – 7 Tage	2
> 7 Tage	3

4.06/1954

Rotavirusdiarrhö-Impfstoff (inaktiviert) für Kälber

Vaccinum inactivatum diarrhoeae vituli rotaviro illatae

Definition

Rotavirusdiarrhö-Impfstoff (inaktiviert) für Kälber ist eine Zubereitung aus einem geeigneten Stamm oder mehreren geeigneten Stämmen des Rinder-Rotavirus. Die Zubereitung wird so inaktiviert, dass immunogene Eigenschaften erhalten bleiben. Der Impfstoff wird dem Muttertier verabreicht, um bei den Nachkommen während der ersten Lebenswochen die Rotavirusdiarrhö unter Kontrolle zu halten.

Herstellung

Jeder Virusstamm wird einzeln in geeigneten Zellkulturen (5.2.4) gezüchtet. Die Virussuspensionen jedes Stamms werden einzeln geerntet und mit einer Methode inaktiviert, bei der die Immunogenität erhalten bleibt. Die Virussuspensionen können gereinigt und konzentriert werden.

Die Prüfung auf Inaktivierung wird mit 2 Passagen in Zellkulturen desselben Typs, der zur Herstellung des

Impfstoffs verwendet wurde, oder in nachweislich mindestens genauso sensitiven Zellen durchgeführt. Die zur Prüfung verwendete Virusmenge entspricht mindestens 100 Impfstoffdosen. Vermehrungsfähiges Virus darf nicht nachgewiesen werden.

Der Impfstoff kann ein Adjuvans enthalten.

Auswahl der Impfstoffzusammensetzung

Für den Impfstoff muss nachgewiesen sein, dass er in Bezug auf Unschädlichkeit (5.2.6) und Immunogenität (5.2.7) für trächtige Kühe geeignet ist. Die folgenden Prüfungen können zum Nachweis der Unschädlichkeit und der Immunogenität durchgeführt werden.

Unschädlichkeit: Die Prüfung wird für jede der empfohlenen Arten der Anwendung durchgeführt. Mindestens 10 trächtigen Kühen, die nicht gegen Rinder-Rotavirus geimpft sind, wird je eine doppelte Impfstoffdosis auf eine der empfohlenen Arten der Anwendung und zu dem empfohlenen Zeitpunkt oder den empfohlenen Zeitpunkten der Trächtigkeit verabreicht. Nach dem empfohlenen Zeitraum wird jeder Kuh eine weitere Dosis injiziert. Nach jeder Injektion wird die Körpertemperatur am Tag der Injektion und dann täglich an den 4 nachfolgenden Tagen gemessen. Die Kühe werden bis zum Kalben beobachtet. Anomale lokale oder systemische Reaktionen dürfen nicht auftreten. Jede Auswirkung auf die Trächtigkeit und die Nachkommen wird notiert.

Immunogenität: Die „Bestimmung der Wirksamkeit" ist geeignet, die Immunogenität des Stamms nachzuweisen.

Prüfungen an jeder Charge

Bestimmung der Wirksamkeit einer Charge: Die „Bestimmung der Wirksamkeit" erfolgt nicht notwendigerweise bei der routinemäßigen Prüfung von Impfstoffchargen. Entsprechend den Vorgaben der zuständigen Behörde oder nach Zustimmung durch diese wird die Bestimmung für den Impfstoff einmal oder mehrmals durchgeführt. Wenn diese Bestimmung nicht durchgeführt wird, muss eine geeignete, validierte, alternative Methode angewendet werden, wobei sich die Akzeptanzkriterien nach einer Impfstoffcharge richten, die nach der unter „Bestimmung der Wirksamkeit" beschriebenen Methode zufrieden stellende Ergebnisse erzielte. Die nachfolgend beschriebene Methode kann angewendet werden, wenn eine zufrieden stellende Korrelation mit der unter „Bestimmung der Wirksamkeit" beschriebenen Methode nachgewiesen ist.

Um zu einer gültigen Bestimmung zu kommen, kann eine Bestimmung mit mehreren Tiergruppen, denen jeweils eine unterschiedliche Dosis verabreicht wird, erforderlich sein. Für jede erforderliche Dosis wird die Prüfung wie nachstehend beschrieben durchgeführt. Mindestens 5 Tieren einer geeigneten Spezies, die keine spezifischen Antikörper gegen das Rinder-Rotavirus besitzen, wird eine geeignete Dosis injiziert. Mindestens 2 Tiere werden als ungeimpfte Kontrolltiere gehalten.

Wenn das in der Beschriftung angegebene Impfschema eine zweite Injektion vorsieht, kann diese verabreicht werden, vorausgesetzt dass das Prüfsystem nachweislich noch empfindlich genug ist. In einem bestimmten Abstand von mindestens 14 Tagen nach der letzten Injektion wird bei jedem Tier Blut abgenommen und Serumproben werden hergestellt. Zur Messung der Antikörperantwort wird eine geeignete validierte Prüfung durchgeführt. Der Antikörpertiter darf nicht signifikant niedriger sein als der einer Charge, die in der unter „Bestimmung der Wirksamkeit" beschriebenen Bestimmung zu zufrieden stellenden Ergebnissen geführt hat. Ein signifikanter Anstieg des Antikörpertiters darf bei den Kontrolltieren nicht auftreten.

Prüfung auf Identität

Bei Tieren, die frei von spezifischen Antikörpern gegen Rinder-Rotavirus sind, stimuliert der Impfstoff die Bildung dieser Antikörper.

Prüfung auf Reinheit

Unschädlichkeit: Mindestens 6 Monate alte Kälber, die möglichst keine Antikörper gegen Rinder-Rotavirus haben, werden verwendet. In begründeten Fällen werden Kälber mit einem sehr niedrigen Titer dieser Antikörper verwendet, solange die Tiere nicht gegen Rinder-Rotavirus geimpft sind und das Verabreichen des Impfstoffs keine anamnestische Antwort verursacht. 2 Tieren wird auf eine der empfohlenen Arten der Anwendung je eine doppelte Impfstoffdosis verabreicht. Nach 14 Tagen wird jedem Tier eine Impfstoffdosis verabreicht. Die Tiere werden 14 Tage lang beobachtet. Anomale lokale oder systemische Reaktionen dürfen nicht auftreten.

Inaktivierung: Eine Prüfung auf restliches infektiöses Virus wird mit 10 Impfstoffdosen und 2 Passagen in Zellkulturen des zur Herstellung des Impfstoffs verwendeten Typs oder in anderen Zellkulturen geeigneter Sensitivität durchgeführt. Vermehrungsfähiges Virus darf nicht nachgewiesen werden. Wenn der Impfstoff ein Adjuvans enthält, das die Prüfung störend beeinflusst, wird das Adjuvans, wenn möglich, mit einer Methode von der flüssigen Phase abgetrennt, die weder das Virus inaktiviert noch die Nachweisbarkeit von vermehrungsfähigen Viren beeinträchtigt.

Fremde Viren: Die für die Unschädlichkeitsprüfung verwendeten Kälber werden für die Prüfung auf Antikörper verwendet. Am Ende des zweiten Beobachtungszeitraums werden Blutproben abgenommen. Der Impfstoff darf die Bildung von Antikörpern gegen Herpes-Virus 1 für Rinder (BHV1), Leukämie-Virus für Rinder (BLV) und Diarrhö-Virus für Rinder (BVDV) nicht stimulieren.

Sterilität: Der Impfstoff muss der Prüfung „Sterilität" in der Monographie **Impfstoffe für Tiere (Vaccina ad usum veterinarium)** entsprechen.

Bestimmung der Wirksamkeit

Mindestens 15 trächtige Kühe, die, wenn möglich, frei von Antikörpern gegen Rinder-Rotavirus sind, werden verwendet. Wenn solche Kühe nicht zur Verfügung stehen, werden Tiere verwendet, die
- nicht gegen Rinder-Rotavirus geimpft sind
- von einer Farm kommen, auf der in jüngster Zeit keine Infektion mit Rinder-Rotavirus aufgetreten ist
- niedrige Antikörpertiter gegen Rinder-Rotavirus besitzen, welche in allen Tieren vergleichbar sind.

Mindestens 10 trächtige Kühe werden nach dem empfohlenen Impfschema geimpft. Mindestens 5 trächtige Kühe werden als ungeimpfte Kontrolltiere gehalten. Beim Beginn des Kalbens werden Kolostrum und dann Milch von jeder Kuh genommen und unter geeigneten Bedingungen aufbewahrt. Die Schutzwirkung des Kolostrums und der Milch jeder Kuh wird einzeln bei Kälbern von gesunden Kühen bestimmt, die durch Kaiserschnitt geboren sein können und die in einer Umgebung gehalten werden, in der sie einer Infektion durch Rinder-Rotavirus nicht ausgesetzt sind. Alle 6 Stunden oder nach dem in der Beschriftung empfohlenen Fütterungsschema wird jedes Kalb zunächst mit Kolostrum und dann mit Milch gefüttert. 5 bis 7 Tage nach der Geburt wird jedes Kalb durch orales Verabreichen einer geeigneten Menge eines virulenten Stamms von Rinder-Rotavirus belastet. Die Kälber werden 7 Tage lang beobachtet. Das Auftreten, die Schwere und Dauer der Diarrhö sowie die Dauer und Menge der Virusausscheidung werden vermerkt. Der Impfstoff entspricht der Prüfung, wenn eine signifikante Verminderung von Diarrhö und Virusausscheidung bei den Kälbern festzustellen ist, denen Kolostrum und Milch von geimpften Kühen gegeben wurde, im Vergleich zu denen, die Kolostrum und Milch von Kontrolltieren erhalten haben.

Beschriftung

Die Beschriftung gibt das empfohlene Fütterungsschema zum Verabreichen von Kolostrum und Milch nach der Geburt an.

4.06/0064

Schweinerotlauf-Impfstoff (inaktiviert)

Vaccinum erysipelatis suillae inactivatum

Definition

Schweinerotlauf-Impfstoff (inaktiviert) ist eine nach einem geeigneten Verfahren inaktivierte Zubereitung aus einem geeigneten Stamm oder mehreren geeigneten Stämmen von *Erysipelothrix rhusiopathiae* (*E. insidiosa*). Diese Monographie gilt für Impfstoffe, die zum Schutz von Schweinen gegen Schweinerotlauf bestimmt sind.

Herstellung

Der Impfstoff kann ein Adjuvans enthalten.

Auswahl der Impfstoffzusammensetzung

Der Impfstoff muss im Hinblick auf Unschädlichkeit (5.2.6) und Immunogenität (5.2.7) zufrieden stellend sein.

Immunogenität: Die „Bestimmung der Wirksamkeit" ist geeignet, die Immunogenität des Impfstoffs in Bezug auf *E.-rhusiopathiae*-Serotyp 1 und 2 nachzuweisen. Wenn ein anderer Serotyp deklariert ist, ist eine weitere Prüfung zum Nachweis von dessen Immunogenität durchzuführen.

Prüfungen an jeder Charge

Bestimmung der Wirksamkeit einer Charge: Die „Bestimmung der Wirksamkeit" erfolgt nicht notwendigerweise bei der routinemäßigen Prüfung von Impfstoffchargen. Entsprechend den Vorgaben der zuständigen Behörde oder nach Zustimmung durch diese wird die Bestimmung für den Impfstoff einmal oder mehrmals durchgeführt. Wenn diese Bestimmung nicht durchgeführt wird, muss eine geeignete, validierte, alternative Methode angewendet werden, wobei sich die Akzeptanzkriterien nach einer Impfstoffcharge richten, die nach der unter „Bestimmung der Wirksamkeit" beschriebenen Methode zufrieden stellende Ergebnisse erzielt hat. Die nachfolgend beschriebene Methode kann angewendet werden, wenn eine zufrieden stellende Korrelation mit der unter „Bestimmung der Wirksamkeit" beschriebenen Methode sichergestellt wurde.

10 Mäuse eines geeigneten Stamms (zum Beispiel NMRI) mit einer Körpermasse von je 17 bis 20 g aus derselben Zucht, die frei von Antikörpern gegen *E. rhusiopathiae* sind, werden verwendet. Jeder Maus wird eine geeignete Dosis (gewöhnlich 1/10 der Dosis für Schweine) subkutan injiziert. Abhängig vom zu prüfenden Impfstoff wird den Tieren in einem bestimmten Zeitabstand (zum Beispiel 21 bis 28 Tage) unter Narkose Blut abgenommen. Die Sera werden gepoolt, wobei von jeder Maus das gleiche Volumen an Serum verwendet wird. Der Antikörpertiter wird mit einer geeigneten immunchemischen Methode (2.7.1) bestimmt, zum Beispiel mit einem ELISA unter Verwendung von Schweinerotlauf-Beschichtungsantigen für ELISA *BRS*. Der Antikörpertiter darf nicht signifikant niedriger sein als der einer Charge, die in der unter „Bestimmung der Wirksamkeit" beschriebenen Bestimmung zu zufrieden stellenden Ergebnissen geführt hat.

Schweinerotlauf-Impfstoff (inaktiviert)

Prüfung auf Identität

Wird der Impfstoff Tieren injiziert, die keine Antikörper gegen *E. rhusiopathiae* aufweisen, stimuliert er die Bildung solcher Antikörper.

Prüfung auf Reinheit

Unschädlichkeit: 2 Schweine im für die Impfung empfohlenen Mindestalter, die möglichst keine Antikörper gegen *E. rhusiopathiae* haben, werden verwendet. Nur in begründeten Fällen dürfen Tiere mit einem sehr niedrigen Titer dieses Antikörpers verwendet werden, wenn die Schweine nicht gegen *E. rhusiopathiae* geimpft sind und das Verabreichen des Impfstoffs keine anamnestische Antwort hervorruft. Jedem Schwein wird die doppelte Impfstoffdosis auf eine der empfohlenen Arten der Anwendung injiziert. Die Tiere werden 14 Tage lang beobachtet. Anomale lokale oder systemische Reaktionen dürfen nicht auftreten.

Sterilität: Der Impfstoff muss der Prüfung „Sterilität" der Monographie **Impfstoffe für Tiere (Vaccina ad usum veterinarium)** entsprechen.

Bestimmung der Wirksamkeit

Wenn der Impfstoff mehr als einen Serotyp enthält, kann mit einer einzelnen Gruppe eine Bestimmung für 2 Serotypen durchgeführt werden. Den Tieren wird in jede Flanke ein Belastungsserotyp injiziert. Validierungs- und Akzeptanzkriterien werden jeweils getrennt auf die entsprechende Injektionsstelle angewendet. Wenn der Impfstoff mehr als einen Serotyp enthält, kann die Bestimmung der Wirksamkeit ebenfalls mit einer einzelnen Gruppe für jeden Serotyp durchgeführt werden.

Mindestens 15 Schweine im Alter von mindestens 12 Wochen mit einer Körpermasse von mindestens 20 kg, die frei von Antikörpern gegen *E. rhusiopathiae* sind, werden verwendet. Die Tiere werden in 2 Gruppen aufgeteilt. Eine Gruppe von mindestens 10 Schweinen wird nach dem empfohlenen Impfschema geimpft. Eine Gruppe von mindestens 5 Tieren dient als ungeimpfte Kontrolle. 3 Wochen nach der Impfung werden die geimpften Tiere und die Kontrolltiere durch separate intradermale Injektionen von je 0,1 ml eines virulenten Stamms von Serotyp 1 und Serotyp 2 von *E. rhusiopathiae* belastet. Die Tiere werden 7 Tage lang beobachtet. Der Impfstoff entspricht der Bestimmung, wenn mindestens 90 Prozent der geimpften Tiere frei von karoförmigen Hautläsionen an der Injektionsstelle bleiben. Die Bestimmung ist ungültig, wenn weniger als 80 Prozent der Kontrolltiere typische Krankheitssymptome, wie etwa karoförmige Hautläsionen an der Injektionsstelle, zeigen.

Beschriftung

Die Beschriftung gibt die Serotypen von *E. rhusiopathiae* an, die im Impfstoff enthalten sind.

4.06/0697
Tetanus-Impfstoff für Tiere
Vaccinum tetani ad usum veterinarium

Definition

Tetanus-Impfstoff für Tiere ist eine Zubereitung aus dem Neurotoxin von *Clostridium tetani*, dessen Toxizität durch Behandlung eliminiert ist, wobei angemessene immunogene Eigenschaften erhalten bleiben.

Herstellung

Der für die Herstellung verwendete Stamm von *C. tetani* wird in einem geeigneten Nährmedium vermehrt. Das Neurotoxin wird gereinigt und dann entgiftet oder vor der Reinigung entgiftet. Die antigene Reinheit wird in Lf-Einheiten Tetanus-Toxoid je Milligramm Protein bestimmt. Dieser Wert darf nachweislich nicht geringer sein als der für das bestimmte Produkt zugelassene.

Auswahl der Impfstoffzusammensetzung

Der für die Herstellung des Impfstoffs verwendete Stamm von *C. tetani* muss nachweislich hinsichtlich der Bildung von Neurotoxin zufrieden stellende Ergebnisse aufweisen. Der Impfstoff muss nachweislich hinsichtlich Unschädlichkeit (5.2.6) und Immunogenität (5.2.7) für alle vorgesehenen Tierarten zufrieden stellende Ergebnisse aufweisen. Zum Nachweis dieser Eigenschaften können die folgenden Prüfungen durchgeführt werden.

Gewinnung von Antigenen: Die Bildung des Neurotoxins von *C. tetani* wird mit einer geeigneten immunchemischen Methode (2.7.1) geprüft. Die Prüfung wird mit einem Neurotoxin eines Impfstamms unter den für die Herstellung des Impfstoffs verwendeten Bedingungen durchgeführt.

Unschädlichkeit: Die Prüfung wird für jede empfohlene Art der Anwendung und für jede Tierart durchgeführt, für die der Impfstoff vorgesehen ist. Tiere im für die Impfung empfohlenen Mindestalter und von der empfindlichsten Kategorie innerhalb der Tierart werden verwendet.

Mindestens 15 Tieren, die frei von antitoxischen Antikörpern sind, wird jeweils die doppelte Impfstoffdosis verabreicht. Nach dem in der Beschriftung angegebenen Zeitraum wird jedem Tier eine Einzeldosis Impfstoff verabreicht. Nach der letzten Impfung werden die Tiere 14 Tage lang beobachtet. Wenn der Impfstoff zur Verabreichung an trächtigen Tieren vorgesehen ist, wird die Impfung zu dem in der Beschriftung angegebenen Zeitpunkt der Trächtigkeit und nach dem dort empfohlenen Impfschema durchgeführt. Der Beobachtungszeitraum wird bis einen Tag nach der Geburt ausgedehnt. Der

Impfstoff entspricht der Prüfung, wenn kein Tier anomale lokale oder systemische Anzeichen einer Erkrankung aufweist oder aus Gründen stirbt, die dem Impfstoff zuzuordnen sind. Wenn der Impfstoff zur Verabreichung an trächtigen Tieren vorgesehen ist, dürfen zusätzlich keine auffälligen Wirkungen auf die Trächtigkeit oder auf die Neugeborenen erkennbar sein.

Immunogenität: Die „Bestimmung der Wirksamkeit" ist geeignet, die Immunogenität des Impfstoffs nachzuweisen. Für jede Zielspezies muss nachgewiesen werden, dass der auf eine empfohlene Art der Anwendung verabreichte Impfstoff eine den Anforderungen an das Produkt entsprechende Immunantwort (zum Beispiel Induktion von antitoxischen Antikörpern oder Induktion von schützenden Titern antitoxischer Antikörper) hervorruft.

Toxoidernte

Abwesenheit von Toxin und Irreversibilität des Toxoids: Eine Prüfung auf Reversion des Toxoids zur Toxizität wird an 2 Gruppen von je 5 Meerschweinchen mit einer Körpermasse von je 350 bis 450 g durchgeführt. Bei einem adsorbierten Impfstoff wird die Prüfung möglichst kurz vor der Adsorption durchgeführt. Die Toxoidernte wird so verdünnt, dass jedem Meerschweinchen die 10fache Menge Toxoid (gemessen in Lf-Einheiten) verabreicht wird, die in einer Impfstoffdosis vorhanden ist. Die Verdünnung wird in 2 gleiche Teile geteilt. Ein Teil wird 6 Wochen lang bei 5 ± 3 °C und der andere Teil bei 37 °C gelagert. Jeder Teil der Verdünnung wird einer separaten Gruppe Meerschweinchen zugeordnet und jedem Tier der entsprechenden Gruppe verabreicht. Die Tiere werden 21 Tage lang beobachtet. Das Toxoid entspricht der Prüfung, wenn kein Meerschweinchen klinische Anzeichen von Tetanus aufweist oder aus Gründen stirbt, die dem Neurotoxin von *C. tetani* zuzuordnen sind.

Bestimmung der Wirksamkeit einer Charge

Wenn die unter „Bestimmung der Wirksamkeit" beschriebene Methode zur Bestimmung der Wirksamkeit einer Charge verwendet wird, entspricht der Impfstoff der Bestimmung, wenn der Antikörpertiter, ausgedrückt in Internationalen Einheiten, mindestens dem Titer einer Impfstoffcharge entspricht, für die eine zufrieden stellende Immunogenität in der Zielspezies nachgewiesen wurde.

Prüfung auf Identität

Bei geeigneter Beschaffenheit des Adjuvans wird Prüfung A, ansonsten Prüfung B durchgeführt.

A. Der Impfstoff wird mit so viel Natriumcitrat *R* versetzt, dass eine Lösung von 100 g · l^{-1} erhalten wird. Diese wird etwa 16 h lang bei 37 °C gehalten und anschließend zentrifugiert, bis ein klarer, flüssiger Überstand erhalten wird, der mit einem geeigneten Tetanus-Antitoxin reagiert und einen Niederschlag bildet.

B. Empfänglichen Tieren injiziert, bewirkt der Impfstoff die Bildung von Antikörpern gegen das Neurotoxin von *C. tetani*.

Prüfung auf Reinheit

Unschädlichkeit: 5 ml Impfstoff werden in 2 gleich große Dosen geteilt und 5 gesunden Meerschweinchen von je 350 bis 450 g Körpermasse, die zuvor keinerlei die Prüfung störende Behandlung erhalten haben, subkutan an 2 verschiedenen Körperstellen injiziert. Anomale lokale oder systemische Reaktionen dürfen nicht auftreten. Der Impfstoff entspricht nicht der Prüfung, wenn innerhalb von 21 Tagen nach der Injektion ein Tier Symptome von Tetanus zeigt oder daran stirbt. Stirbt mehr als ein Tier aus einem Grund, der nicht mit dem Impfstoff in Zusammenhang steht, wird die Prüfung wiederholt. Wenn auch bei der Wiederholungsprüfung ein Tier stirbt, entspricht der Impfstoff nicht der Prüfung.

Sterilität: Der Impfstoff muss der Prüfung „Sterilität" der Monographie **Impfstoffe für Tiere (Vaccina ad usum veterinarium)** entsprechen.

Bestimmung der Wirksamkeit

Mindestens 5 empfänglichen Meerschweinchen wird je eine Impfstoffdosis subkutan injiziert. Nach 28 Tagen wird jedem Tier erneut eine Dosis verabreicht. 14 Tage nach Verabreichen der zweiten Dosis wird jedem Meerschweinchen Blut abgenommen und Serumproben werden gewonnen. Für jedes Serum wird mit einer geeigneten immunchemischen Methode (2.7.1) wie dem Toxin-Bindungsinhibitionstest (ToBI-Test) und einem entsprechenden Standardserum der Titer der Antikörper gegen das Neurotoxin von *C. tetani* bestimmt. Der durchschnittliche Antikörpertiter der Serumproben wird ermittelt.

Tetanus-Impfstoff, der zur Verwendung an Tieren außer an Pferden vorgesehen ist, entspricht der Bestimmung, wenn der durchschnittliche Antikörpertiter im Serum der geimpften Meerschweinchen mindestens 7,5 I.E. je Milliliter beträgt.

Tetanus-Impfstoff, der zur Verwendung an Pferden vorgesehen ist, entspricht der Bestimmung, wenn der durchschnittliche Antikörpertiter im Serum der geimpften Meerschweinchen mindestens 30 I.E. je Milliliter beträgt.

Tetanus-Impfstoff als Bestandteil eines Kombinationsimpfstoffs für Tiere, außer für Pferde, kann an empfänglichen Kaninchen an Stelle von Meerschweinchen geprüft werden. Der Impfstoff entspricht der Bestimmung, wenn der durchschnittliche Antikörpertiter im Serum der geimpften Kaninchen mindestens 2,5 I.E. je Milliliter beträgt.

4.06/0451
Tollwut-Impfstoff (inaktiviert) für Tiere

Vaccinum rabiei inactivatum ad usum veterinarium

Definition

Tollwut-Impfstoff (inaktiviert) für Tiere ist eine flüssige oder gefriergetrocknete Zubereitung des Tollwut-Virus fixe, das durch eine geeignete Methode inaktiviert ist.

Herstellung

Der Impfstoff wird mit einem Virus hergestellt, das entweder in geeigneten Zelllinien oder in primären Zellkulturen gesunder Tiere vermehrt wurde (5.2.4). Die Virussuspension wird einmal oder mehrmals innerhalb von 28 Tagen nach der Inokulation geerntet. Mehrere Ernten derselben Zellkultur können gepoolt und als eine Ernte betrachtet werden. Das Tollwut-Virus wird mit einem geeigneten Verfahren inaktiviert.

Inaktivierung: Zur Prüfung auf restliches infektiöses Tollwut-Virus wird das inaktivierte Virus auf eine Zellkultur gleichen Typs wie zur Impfstoffherstellung oder auf Kulturen, die erwiesenermaßen ebenso empfindlich sind, inokuliert. Die zur Inokulation verwendete Menge inaktiviertes Virus entspricht mindestens 25 Impfstoffdosen. Nach 4-tägiger Bebrütung werden die Zellen mit Trypsin behandelt und eine Subkultur wird angelegt. Die Subkultur wird weitere 4 Tage lang bebrütet. Mit einer Immunfluoreszenzmethode wird auf restliches infektiöses Tollwut-Virus geprüft. Vermehrungsfähiges Virus darf nicht nachgewiesen werden.

Antigengehalt: Der Gehalt an Tollwut-Virus-Glykoprotein wird mit einer geeigneten immunchemischen Methode (2.7.1) bestimmt. Der Glykoproteingehalt liegt innerhalb der für das bestimmte Produkt festgelegten Grenzen.

Der Impfstoff kann ein Adjuvans oder mehrere Adjuvanzien enthalten.

Auswahl der Impfstoffzusammensetzung

Der Impfstoff muss nachweislich eine zufrieden stellende Immunogenität für jede Tierspezies besitzen, für die die Anwendung vorgesehen ist. Die Eignung des Impfstoffs zur Immunisierung von Carnivoren (Katzen und Hunde) wird in der direkten Belastungsprüfung belegt. Ist eine Belastungsprüfung für Katzen und Hunde durchgeführt worden, kann für andere Spezies eine indirekte Prüfung durchgeführt werden. An mindestens 20 Tieren, die zuvor entsprechend dem empfohlenen Impfschema immunisiert wurden, wird der Antikörpertiter bestimmt.

Der Impfstoff entspricht der Prüfung, wenn am Ende des Zeitraums, für den die Impfung schützen soll, der Mittelwert des Antikörpertiters im Serum der Tiere mindestens 0,5 I.E. je Milliliter beträgt und wenn höchstens 10 Prozent der Tiere einen Antikörpertiter von weniger als 0,1 I.E. je Milliliter aufweisen. Die nachstehend beschriebene Prüfung kann dem Nachweis der Immunogenität bei Katzen und Hunden dienen.

Immunogenität: Mindestens 35 empfängliche Hunde im für die Impfung empfohlenen Mindestalter werden verwendet. Zum Nachweis der Empfänglichkeit werden jedem Tier Blutproben abgenommen und die Sera einzeln auf das Vorhandensein von Tollwut-Antikörpern geprüft. Mindestens 25 Tiere werden auf die empfohlene Art der Anwendung mit einer Dosis des Impfstoffs geimpft. Mindestens 10 Tiere werden als Kontrolltiere gehalten. Die Tiere werden für den Zeitraum beobachtet, für den die Impfung schützen soll. Kein Tier darf Anzeichen von Tollwut zeigen. Frühestens am letzten Tag des Zeitraums, für den die Impfung schützen soll, werden alle Tiere intramuskulär mit einem virulenten Tollwut-Virusstamm, der von der zuständigen Behörde genehmigt wurde, infiziert. Die Tiere werden 90 Tage lang beobachtet. Tiere, die aus Gründen sterben, die nicht der Tollwut zuzuschreiben sind, werden nicht berücksichtigt.

Die Prüfung ist nur gültig, wenn die verbleibende Anzahl der Tiere mindestens 25 beträgt, mindestens 8 der Kontrolltiere (oder eine statistisch vergleichbare Anzahl, wenn mehr als 10 Kontrolltiere infiziert wurden) Anzeichen von Tollwut zeigen und im Gehirn dieser Tiere Tollwut-Virus nachgewiesen wird. Ein Immunfluoreszenz-Antikörper-Test oder eine andere geeignete Methode kann verwendet werden.

Der Impfstoff entspricht der Prüfung, wenn höchstens 2 der 25 geimpften Tiere (oder eine statistisch vergleichbare Anzahl, wenn mehr als 25 geimpfte Tiere infiziert wurden) Anzeichen von Tollwut zeigen.

Prüfungen an jeder Charge

Die „Bestimmung der Wirksamkeit" erfolgt nicht notwendigerweise bei der routinemäßigen Prüfung von Impfstoffchargen. Entsprechend den Vorgaben der zuständigen Behörde oder nach Zustimmung durch diese wird die Bestimmung für den Impfstoff einmal oder mehrmals durchgeführt. Wenn diese Bestimmung nicht durchgeführt wird, muss eine geeignete, validierte, alternative Methode angewendet werden, wobei sich die Akzeptanzkriterien nach einer Impfstoffcharge richten, die nach der vorstehend beschriebenen Prüfung „Immunogenität" oder nach der unter „Bestimmung der Wirksamkeit" beschriebenen Methode zufrieden stellende Ergebnisse erzielte. Die nachfolgend beschriebene „Bestimmung der Wirksamkeit jeder Charge" kann angewendet werden, wenn die Korrelation mit der vorstehend beschriebenen Prüfung „Immunogenität" oder „Bestimmung der Wirksamkeit" belegt ist.

Bestimmung der Wirksamkeit jeder Charge: 5 Mäusen von je 18 bis 20 g Körpermasse wird subkutan oder intramuskulär 1/5 des Volumens der empfohlenen Impfstoffdosis injiziert. Nach 14 Tagen werden den Tieren

Blutproben abgenommen. Die Sera werden einzeln auf das Vorhandensein von Tollwut-Virus-Antikörpern geprüft. Die Bestimmung der Wirksamkeit wird wie in der Monographie **Tollwut-Immunglobulin vom Menschen (Immunoglobulinum humanum rabicum)** unter „Bestimmung der Wirksamkeit" beschrieben durchgeführt. Dabei wird die Anwesenheit von nicht neutralisierten Viren in der Zellkultur durch Immunfluoreszenz nachgewiesen (rapid fluorescent focus inhibition test – RFFIT). Die nachgewiesene Antikörpermenge darf nicht geringer sein als diejenige, die mit einem Impfstoff erzielt wurde, der den Anforderungen der vorstehend beschriebenen Prüfung „Immunogenität" oder der „Bestimmung der Wirksamkeit" entspricht.

Antigengehalt: Der Tollwut-Virus-Glykoproteingehalt je Impfstoffdosis, bestimmt mit einer geeigneten immunchemischen Methode (2.7.1), darf nicht geringer sein als derjenige einer Impfstoffcharge, die den Anforderungen der vorstehend beschriebenen Prüfung „Immunogenität" oder der „Bestimmung der Wirksamkeit" entspricht.

Prüfung auf Identität

Der Impfstoff ruft in Tieren nach der Injektion die Bildung spezifischer, neutralisierender Antikörper hervor.

Prüfung auf Reinheit

Unschädlichkeit: Ist der Impfstoff für mehr als eine Tierart, von denen eine zu den Carnivoren gehört, vorgesehen, wird die Prüfung am Hund durchgeführt. Sonst wird eine der Tierarten verwendet, für welche der Impfstoff bestimmt ist. 2 Tieren, die keine Antikörper gegen Tollwut-Virus aufweisen, wird auf eine der empfohlenen Arten der Anwendung jeweils die doppelte Impfstoffdosis injiziert. Die Tiere werden 14 Tage lang beobachtet. Anomale lokale oder systemische Reaktionen dürfen nicht auftreten.

Inaktivierung: Die Prüfung wird mit dem gepoolten Inhalt von 5 Behältnissen durchgeführt.

Enthält der Impfstoff kein Adjuvans, wird eine geeignete Vermehrungsprüfung auf restliches infektiöses Tollwut-Virus auf einer Zellkultur gleichen Typs, wie er zur Impfstoffherstellung verwendet wurde, oder auf Kulturen, die erwiesenermaßen ebenso empfindlich sind, durchgeführt. Vermehrungsfähiges Virus darf nicht nachgewiesen werden.

Enthält der Impfstoff ein Adjuvans, werden mindestens 10 Mäusen von jeweils 11 bis 15 g Körpermasse je 0,03 ml des gepoolten Inhalts von 5 Behältnissen, der mindestens der 5fachen angegebenen Mindestdosis entspricht, intrazerebral injiziert. Um eine Beeinflussung durch Konservierungsmittel oder Adjuvans zu vermeiden, darf der Impfstoff vor der Injektion höchstens 10fach verdünnt werden. In diesem Fall und wenn der Impfstoffstamm nur für saugende Mäuse pathogen ist, wird die Prüfung an 1 bis 4 Tage alten Mäusen durchgeführt. Die Tiere werden 21 Tage lang beobachtet. Wenn mehr als 2 Tiere innerhalb der ersten 48 h sterben, muss die Prüfung wiederholt werden. Die Tiere dürfen vom 3. bis 21. Tag nach der Injektion keine Anzeichen von Tollwut aufweisen. Zum Nachweis von Tollwut-Viren wird eine Immunfluoreszenzuntersuchung des Gehirns der Tiere durchgeführt. Tollwut-Virus darf nicht nachweisbar sein.

Sterilität: Der Impfstoff muss der Prüfung „Sterilität" der Monographie **Impfstoffe für Tiere (Vaccina ad usum veterinarium)** entsprechen.

Bestimmung der Wirksamkeit

Die Wirksamkeit des Tollwut-Impfstoffs wird durch den Vergleich derjenigen Dosis bestimmt, die notwendig ist, Mäuse gegen die klinische Wirkung der nachstehend angegebenen Menge Tollwut-Virus, intrazerebral injiziert, zu schützen, mit der Menge einer Standardzubereitung, eingestellt in Internationalen Einheiten, die den gleichen Schutz verleiht.

Die Internationale Einheit ist die Aktivität einer festgelegten Menge des Internationalen Standards. Die Wirksamkeit des Internationalen Standards, angegeben in Internationalen Einheiten, wird von der WHO festgelegt.

Tollwut-Impfstoff (inaktiviert) für Tiere *BRS* wird gegen den Internationalen Standard in Internationalen Einheiten eingestellt.

Bei der nachstehend beschriebenen Bestimmung wird ein Parallelenmodell mit mindestens je 3 Punkten für den zu prüfenden Impfstoff und die Standardzubereitung verwendet. Sofern Erfahrungen mit der Methode für einen bestimmten Impfstoff vorliegen, kann eine vereinfachte Bestimmung mit einer einzelnen Verdünnung des zu prüfenden Impfstoffs durchgeführt werden. Damit kann bestimmt werden, ob der Impfstoff eine Wirksamkeit hat, die signifikant über dem notwendigen Minimum liegt, sie gibt jedoch keine vollständige Auskunft über die Validität jeder einzelnen Bestimmung der Wirksamkeit. Die Verwendung von nur einer Verdünnung ermöglicht eine beträchtliche Verringerung der Anzahl der für die Bestimmung verwendeten Tiere und muss in jedem Laboratorium gemäß den Bestimmungen der Europäischen Konvention für den Schutz von Wirbeltieren, die für wissenschaftliche und experimentelle Zwecke verwendet werden, in Betracht gezogen werden.

Auswahl und Verteilung der Tiere: Für die Bestimmung werden gesunde, weibliche Mäuse im Alter von etwa 4 Wochen aus derselben Zucht verwendet. Die Mäuse werden in mindestens 10 Gruppen von jeweils mindestens 10 Mäusen eingeteilt.

Herstellung der Belastungssuspension: Eine Gruppe von Mäusen wird intrazerebral mit dem CVS-Stamm des Tollwut-Virus geimpft. Bei Auftreten von Anzeichen der Tollwut, jedoch vor dem Sterben, werden die Mäuse getötet, das Gehirn entnommen und ein Hirngewebshomogenisat in einem geeigneten Lösungsmittel hergestellt. Nach Entfernen von groben Partikeln durch Zentrifugieren wird der Überstand als Belastungssuspension verwendet. Die Suspension wird in kleinen Volumen in Ampullen gefüllt, die zugeschmolzen und bei einer Temperatur unterhalb von −60 °C aufbewahrt werden. Der Inhalt einer Ampulle wird aufgetaut und eine Verdünnungsreihe in einem geeigneten Lösungsmittel angelegt. Jede Verdünnung wird einer Gruppe von Mäusen zugeordnet; jeder Maus werden intrazerebral 0,03 ml der Verdünnung injiziert, die ihrer Gruppe zugeordnet war. Die Mäuse werden 14 Tage lang beobachtet und in jeder Gruppe wird die Anzahl der Tiere registriert, die zwischen dem 5. und 14. Tag Tollwut-Symptome entwickeln. Danach wird die ID_{50} der unverdünnten Suspension berechnet.

Bestimmung der Wirksamkeit des Impfstoffs: Mindestens 3 Verdünnungsreihen des zu prüfenden Impfstoffs und 3 gleichartige Verdünnungsreihen der Standardzubereitung werden angelegt. Die Verdünnungen sind so auszuwählen, dass die mit der höchsten Impfstoffkonzentration erwartungsgemäß mehr als 50 Prozent der Tiere schützen, denen sie verabreicht werden, und dass die Verdünnungen mit den niedrigsten Impfstoffkonzentrationen weniger als 50 Prozent der Tiere schützen, denen sie verabreicht werden. Jede Verdünnung wird einer anderen Gruppe von Mäusen zugeordnet, denen je 0,5 ml der ihnen zugeordneten Verdünnung intraperitoneal injiziert werden. 14 Tage nach der Injektion wird eine Suspension des Belastungsvirus so hergestellt, dass sie auf der Grundlage der vorhergegangenen Titration in 0,03 ml je 50 ID_{50} enthält. Jeder geimpften Maus werden 0,03 ml der Suspension intrazerebral injiziert. Außerdem wird eine geeignete Verdünnungsreihe von 3 Konzentrationen der Belastungssuspension angelegt. Die Belastungssuspension und die 3 Verdünnungen werden je einer von 4 Gruppen von je 10 ungeimpften Mäusen zugeordnet und jeder Maus 0,03 ml der ihrer Gruppe zugeordneten Suspension oder deren Verdünnung intrazerebral injiziert. Die Tiere jeder Gruppe werden 14 Tage lang beobachtet. Die Bestimmung ist ungültig, wenn mehr als 2 Mäuse in jeder Gruppe innerhalb der ersten 4 Tage nach der Belastung sterben. Für jede Gruppe wird die Anzahl der Tiere registriert, die im Zeitraum zwischen dem 5. und 14. Tag nach der Belastung Tollwut-Symptome aufweist.

Die Bestimmung ist nur gültig, wenn
– sowohl für den Impfstoff als auch für die Standardzubereitung die 50-Prozent-Schutzdosis zwischen der kleinsten und größten Dosis liegt, die den Mäusen verabreicht wurde
– die Titration der Belastungssuspension anzeigt, dass in 0,03 ml der Suspension mindestens 10 ID_{50} enthalten waren
– die Vertrauensgrenzen ($P = 0,95$) mindestens 25 und höchstens 400 Prozent der ermittelten Wirksamkeit betragen
– die statistische Analyse eine signifikante Steigung und keine signifikante Abweichung von Linearität und Parallelität der Dosis-Wirkungskurven ergibt.

Der Impfstoff entspricht der Bestimmung, wenn die ermittelte Wirksamkeit mindestens 1 I.E. in der kleinsten vorgeschriebenen Dosis beträgt.

Beschriftung

Die Beschriftung gibt an
– Art der Zellkultur und Spezies, von der die Zellkultur stammt, in der der Impfstoff hergestellt wurde
– Mindestanzahl der Internationalen Einheiten je Dosis
– Mindestdauer des Impfschutzes.

Einzelmonographien zu Radioaktiven Arzneimitteln

(5-Methyl[^{11}C])Flumazenil-Injektionslösung .. 5021
Natrium[^{131}I]iodid-Lösung 5023

[^{99m}Tc]Technetium-Sestamibi-Injektionslösung 5024
[^{201}Tl]Thalliumchlorid-Injektionslösung 5026

4.06/1917
(5-Methyl[¹¹C])Flumazenil-Injektionslösung

Flumazenil (*N*-[¹¹C]methyl) solutio iniectabilis

Definition

Sterile Lösung von Ethyl[8-fluor-5-([¹¹C]methyl)-6-oxo-5,6-dihydro-4*H*-imidazo[1,5-*a*][1,4]benzodiazepin-3-carboxylat], die einen Stabilisator wie Ascorbinsäure enthalten kann

Gehalt: 90 bis 110 Prozent der deklarierten Kohlenstoff-11-Radioaktivität zu dem in der Beschriftung angegebenen Zeitpunkt

Gehalt an Flumazenil: höchstens 50 µg in der empfohlenen Maximaldosis in Millilitern

Herstellung

Herstellung des Radionuklids

Kohlenstoff-11 ist ein radioaktives Isotop von Kohlenstoff und wird im Allgemeinen durch Protonenbestrahlung von Stickstoff erzeugt. Abhängig vom Zusatz entweder von Sauerstoff in Spuren oder von geringen Mengen an Wasserstoff wird die Radioaktivität in Form von [¹¹C]Kohlendioxid beziehungsweise [¹¹C]Methan erhalten.

Radiochemische Synthese

(5-Methyl-[¹¹C])Flumazenil kann durch *N*-Alkylierung von Ethyl[8-fluor-6-oxo-5,6-dihydro-4*H*-imidazo[1,5-*a*][1,4]benzodiazepin-3-carboxylat] (Demethylflumazenil) mit Iod[¹¹C]methan oder [¹¹C]Methyltrifluormethansulfonat hergestellt werden.

Synthese von Iod[¹¹C]methan

Iod[¹¹C]methan kann aus [¹¹C]Kohlendioxid oder [¹¹C]Methan hergestellt werden. Das am häufigsten verwendete Verfahren ist die Reduktion von [¹¹C]Kohlendioxid mit Lithium-Aluminiumhydrid. Das gebildete [¹¹C]Methanolat wird anschließend mit Iodwasserstoffsäure umgesetzt. Bei einem anderen Verfahren wird [¹¹C]Methan, das entweder direkt im Target-Material oder online aus [¹¹C]Kohlendioxid erhalten wird, mit Iod umgesetzt.

Synthese von [¹¹C]Methyltrifluormethansulfonat

[¹¹C]Methyltrifluormethansulfonat kann aus Iod[¹¹C]methan unter Verwendung eines mit Silbertrifluormethansulfonat imprägnierten, festen Trägermaterials, wie Graphitkohlenstoff, hergestellt werden.

Synthese von (5-Methyl-[¹¹C])Flumazenil

Das am häufigsten angewendete Verfahren zur Herstellung von (5-Methyl-[¹¹C])Flumazenil ist die *N*-Alkylierung von Demethylflumazenil mit Iod[¹¹C]methan unter alkalischen Bedingungen und in einem Lösungsmittel wie Dimethylformamid oder Aceton. Das gebildete (5-Methyl-[¹¹C])Flumazenil kann durch halbpräparative Flüssigchromatographie gereinigt werden, zum Beispiel unter Verwendung einer mit octadecylsilyliertem Kieselgel zur Chromatographie gepackten Säule und einer Mischung von Ethanol und Wasser als Eluent.

Vorläufersubstanz zur Synthese

Demethylflumazenil

Schmelztemperatur (2.2.14): 286 bis 289 °C

IR-Spektroskopie (2.2.24)

Vergleich: Demethylflumazenil-Referenzspektrum der Ph. Eur.

Eigenschaften

Aussehen: klare, farblose Lösung

Halbwertszeit und Art der Strahlung von Kohlenstoff-11: entsprechend „5.7 Tabelle mit physikalischen Eigenschaften der im Arzneibuch erwähnten Radionuklide"

Prüfung auf Identität

A. Gammaspektrometrie

Ergebnis: Die Gammaphotonen haben eine Energie von 0,511 MeV und in Abhängigkeit von der Messgeometrie kann ein Summenpeak von 1,022 MeV beobachtet werden.

B. Die Injektionslösung entspricht der Prüfung „Radionuklid-Reinheit, B" (siehe „Prüfung auf Reinheit").

C. Die bei der Prüfung „Radiochemische Reinheit" (siehe „Prüfung auf Reinheit") erhaltenen Chromatogramme werden ausgewertet.

Ergebnis: Der Hauptpeak im Radiochromatogramm der Untersuchungslösung entspricht in Bezug auf die

Retentionszeit dem Hauptpeak im Chromatogramm der Referenzlösung a.

Prüfung auf Reinheit

pH-Wert (2.2.3): 6,0 bis 8,0

Sterilität: Die Injektionslösung muss der Prüfung „Sterilität" der Monographie **Radioaktive Arzneimittel (Radiopharmaceutica)** entsprechen.

Die Injektionslösung kann vor Abschluss der Prüfung zur Anwendung freigegeben werden.

Bakterien-Endotoxine (2.6.14): weniger als 175/V I.E. Bakterien-Endotoxine je Milliliter, wobei V die empfohlene maximale Dosis in Millilitern ist

Die Injektionslösung kann vor Abschluss der Prüfung zur Anwendung freigegeben werden.

Flumazenil, Verunreinigung A: Flüssigchromatographie (2.2.29)

Untersuchungslösung: die Injektionslösung

Referenzlösung a: 2,5 mg Flumazenil R werden in 5 ml Methanol R gelöst.

Referenzlösung b: 2,5 mg Demethylflumazenil R werden in 50 ml Methanol R gelöst.

Referenzlösung c: 0,1 ml Referenzlösung a werden mit 0,1 ml Referenzlösung b versetzt. Diese Lösung wird mit einer Lösung von Natriumchlorid R (0,9 g · l^{-1}) zu V verdünnt, wobei V die empfohlene maximale Dosis in Millilitern ist.

Referenzlösung d: 0,1 ml Referenzlösung a werden mit Methanol R zu 50 ml verdünnt. 1,0 ml dieser Lösung wird mit einer Lösung von Natriumchlorid R (0,9 g · l^{-1}) zu V verdünnt, wobei V die empfohlene maximale Dosis in Millilitern ist.

Säule
- Größe: $l = 0,15$ m, $\varnothing = 3,9$ mm
- Stationäre Phase: octadecylsilyliertes Kieselgel zur Chromatographie R (5 µm), sphärisch, mit einer spezifischen Oberfläche von 440 m^2 · g^{-1}, einer Porengröße von 100 nm und einem Kohlenstoffgehalt von 19 Prozent
- Temperatur: bei einer konstanten Temperatur zwischen 20 und 30 °C

Mobile Phase: Methanol R, Wasser R (45:55 V/V)

Durchflussrate: 1 ml · min^{-1}

Detektion: Spektrometer bei 260 nm, in Serie verbunden mit einem Radioaktivitätsdetektor

Einspritzen: 25 µl

Chromatographiedauer: 10 min

Relative Retention (bezogen auf Flumazenil)
- Verunreinigung A: etwa 0,74

Eignungsprüfung: Referenzlösung c
- Auflösung: mindestens 2,5 zwischen den Peaks von Verunreinigung A und Flumazenil

Grenzwerte: Das mit Hilfe des Spektrometers aufgezeichnete Chromatogramm wird ausgewertet.
- Flumazenil: nicht größer als die Fläche des entsprechenden Peaks im Chromatogramm der Referenzlösung c (50 µg/V)
- Verunreinigung A: nicht größer als die Fläche des entsprechenden Peaks im Chromatogramm der Referenzlösung c (5 µg/V)
- Jede weitere Verunreinigung: nicht größer als die Fläche des Hauptpeaks im Chromatogramm der Referenzlösung d (1 µg/V)

Lösungsmittel-Rückstände: Die Grenzwerte müssen den in Kapitel 5.4 definierten Grundsätzen bei Anwendung der Methode 2.4.24 entsprechen.

Die Injektionslösung kann vor Abschluss der Prüfung zur Anwendung freigegeben werden.

Radionuklid-Reinheit

Kohlenstoff-11: mindestens 99 Prozent der Gesamtradioaktivität

Die Injektionslösung kann vor Abschluss der Prüfung zur Anwendung freigegeben werden.

A. Gammaspektrometrie

Ergebnis: Das Spektrum der Injektionslösung weicht nicht signifikant von dem einer Fluor-18-Referenzlösung ab.

B. Halbwertszeit: 19,9 bis 20,9 min

Radiochemische Reinheit

Flüssigchromatographie (2.2.29) wie unter Prüfung „Flumazenil, Verunreinigung A" angegeben, jedoch mit folgenden Änderungen:

Einspritzen: Untersuchungslösung, Referenzlösung a; falls erforderlich wird die Untersuchungslösung auf eine für den Detektor geeignete Radioaktivität verdünnt.

Grenzwert: Das mit dem Radioaktivitätsdetektor erhaltene Chromatogramm wird ausgewertet.
- (5-Methyl[^{11}C])Flumazenil: mindestens 95 Prozent der Gesamtradioaktivität

Radioaktivität

Die Radioaktivität der Injektionslösung wird mit einem eingestellten Gerät bestimmt.

Beschriftung

Die Beschriftung gibt die empfohlene maximale Dosis in Millilitern an.

Verunreinigungen

A. R = H:
Ethyl[8-fluor-6-oxo-5,6-dihydro-4*H*-imidazo[1,5-*a*]=[1,4]benzodiazepin-3-carboxylat] (Demethylflumazenil)

B. R = CH₂–CO–CH₃:
Ethyl[8-fluor-6-oxo-9-(2-oxopropyl)-5,6-dihydro-4*H*-imidazo[1,5-*a*][1,4]benzodiazepin-3-carboxylat] (Additionsprodukt von Aceton mit Demethylflumazenil)

4.06/0281

Natrium[^{131}I]iodid-Lösung
Natrii iodidi[^{131}I] solutio

Definition

Die Lösung enthält Iod-131 in Form von Natriumiodid sowie Natriumthiosulfat oder ein anderes geeignetes Reduktionsmittel. Sie kann einen geeigneten Puffer enthalten.

Gehalt
– *Iod-131:* 90 bis 110 Prozent der deklarierten Radioaktivität zu dem in der Beschriftung angegebenen Zeitpunkt
– *Iodid:* höchstens 20 µg je empfohlene maximale Dosis in Millilitern

Herstellung

Iod-131 ist ein Radioisotop des Iods, das durch Neutronenbestrahlung von Tellur oder durch Extraktion von Kernspaltprodukten des Urans erhalten werden kann. Iodid als Träger wird nicht zugesetzt.

Eigenschaften

Aussehen: klare, farblose Lösung

Halbwertszeit und Art der Strahlung von Iod-131: entsprechend „5.7 Tabelle mit physikalischen Eigenschaften der im Arzneibuch erwähnten Radionuklide"

Prüfung auf Identität

A. Gammastrahlenspektrometrie

Ergebnis: Das Spektrum der Lösung weicht nicht signifikant von dem einer Iod-131-Referenzlösung ab. Das wichtigste Gammaphoton hat eine Energie von 0,365 MeV.

B. Die bei der Prüfung „Iodid" (siehe „Prüfung auf Reinheit") erhaltenen Chromatogramme werden ausgewertet.

Ergebnis: Der Hauptpeak im Radiochromatogramm der Untersuchungslösung a entspricht in Bezug auf die Retentionszeit dem Hauptpeak im Chromatogramm der Referenzlösung a.

Prüfung auf Reinheit

pH-Wert (2.2.3): 7,0 bis 10,0

Sterilität: Natrium[^{131}I]iodid-Lösung zur parenteralen Anwendung muss der Prüfung „Sterilität" der Monographie **Radioaktive Arzneimittel (Radiopharmaceutica)** entsprechen.

Die Lösung kann vor Abschluss der Prüfung zur Anwendung freigegeben werden.

Iodid: Flüssigchromatographie (2.2.29)

Untersuchungslösung a: die Lösung

Untersuchungslösung b: Die Lösung wird mit Natriumhydroxid-Lösung (0,05 mol · l^{-1}) verdünnt, bis die Radioaktivität etwa 74 MBq je Milliliter beträgt, und mit dem gleichen Volumen einer Lösung von Kaliumiodid *R* (1 g · l^{-1}), Kaliumiodat *R* (2 g · l^{-1}) und Natriumhydrogencarbonat *R* (10 g · l^{-1}) gemischt.

Referenzlösung a: 1 ml einer Lösung von Kaliumiodid *R* (26,2 mg · l^{-1}) wird mit Wasser *R* zu *V* ml verdünnt, wobei *V* die empfohlene maximale Dosis in Millilitern ist.

Referenzlösung b: 1 ml einer Lösung von Kaliumiodat *R* (24,5 mg · l^{-1}) wird mit Wasser *R* zu *V* ml verdünnt, wobei *V* die empfohlene maximale Dosis in Millilitern ist. Gleiche Volumteile dieser Lösung und der Referenzlösung a werden gemischt.

Blindlösung: eine Lösung aller in der Beschriftung angegebenen Bestandteile (je 2 mg · ml^{-1}), mit Ausnahme des Iodids

Säule
– Größe: *l* = 0,25 m, ⌀ = 4,0 mm
– Stationäre Phase: octadecylsilyliertes Kieselgel zur Chromatographie *R* (5 µm)
– Temperatur: Eine konstante Temperatur zwischen 20 und 30 °C wird eingehalten.

Säulen und Leitungen aus rostfreiem Stahl werden verwendet.

Mobile Phase: 5,844 g Natriumchlorid *R* werden in 1000 ml Wasser *R* gelöst. Die Lösung wird mit 650 µl Octylamin *R* versetzt und mit Phosphorsäure 85 % *R* auf einen pH-Wert von 7,0 eingestellt. Diese Lösung wird mit 50 ml Acetonitril R versetzt und gemischt.

Durchflussrate: 1,5 ml · min^{-1}

Detektion: Spektrometer bei 220 nm, mit einem in Reihe geschalteten Radioaktivitätsdetektor

Einspritzen: 25 µl; Untersuchungslösung a, Blindlösung, Referenzlösungen a und b

Chromatographiedauer: 12 min

Relative Retention (bezogen auf Iodid, t_R etwa 5 min):
– Iodat: 0,2 bis 0,3

Eignungsprüfung
– Im Chromatogramm der Blindlösung entspricht kein Peak in Bezug auf die Retentionszeit dem Iodid-Peak.
– Auflösung: mindestens 2 zwischen den Peaks von Iodid und Iodat im Chromatogramm der Referenzlösung b, das mit dem Spektrometer aufgezeichnet wurde

Grenzwert
Das mit dem Spektrometer erhaltene Chromatogramm wird ausgewertet. Der Iodid-Peak wird durch Vergleich mit dem Chromatogramm der Referenzlösung a bestimmt.
– Iodid: nicht größer als die Fläche des entsprechenden Peaks im Chromatogramm der Referenzlösung a

Radionuklid-Reinheit

Iod-131 (Gammastrahlenspektrometrie): mindestens 99,9 Prozent der Gesamtradioaktivität

Die relativen Gehalte an Iod-131, Iod-133, Iod-135 und anderer vorliegender Radionuklid-Verunreinigungen werden bestimmt.

Radiochemische Reinheit

[^{131}I]Iodid: Flüssigchromatographie (2.2.29) wie unter „Iodid" beschrieben, mit folgender Änderung:

Einspritzen: Untersuchungslösung b

Grenzwert
Das mit dem Radioaktivitätsdetektor erhaltene Chromatogramm wird ausgewertet.
– [^{131}I]Iodid: mindestens 95 Prozent der Gesamtradioaktivität

Radioaktivität

Die Radioaktivität der Lösung wird mit einem geeigneten Gerät durch Vergleich mit einer Iod-131-Referenzlösung oder durch Messung mit einem Gerät, das mit Hilfe einer derartigen Lösung eingestellt wurde, bestimmt.

Beschriftung

Die Beschriftung gibt an,
– Name jeder zugesetzten Substanz
– empfohlene maximale Dosis in Millilitern
– falls zutreffend, dass die Lösung zur Herstellung von Parenteralia geeignet ist.

Verunreinigungen

A. [^{131}I]Iodat-Ion

4.06/1926

[^{99m}Tc]Technetium-Sestamibi-Injektionslösung

Technetii[^{99m}Tc] sestamibi solutio iniectabilis

Definition

Sterile Lösung von (*OC*-6-11)-Hexakis[1-(isocyano-κ*C*)-2-methoxy-2-methylpropan][^{99m}Tc]technetium=(1+)-chlorid, die durch Erhitzen einer Mischung von [Tetrakis(2-methoxy-2-methylpropyl-1-isocyanid)kupfer=(1+)]tetrafluorborat mit einer schwach komplexbildenden Substanz, einem Zinnsalz und **Natrium[^{99m}Tc]pertechnetat-Injektionslösung aus Kernspaltprodukten (Natrii pertechnetatis[^{99m}Tc] fissione formati solutio iniectabilis)** oder **Natrium[^{99m}Tc]pertechnetat-Injektionslösung nicht aus Kernspaltprodukten (Natrii pertechnetatis[^{99m}Tc] sine fissione formati solutio iniectabilis)** hergestellt werden kann

Gehalt: 90 bis 110 Prozent der deklarierten Technetium-99m-Radioaktivität zu dem in der Beschriftung angegebenen Zeitpunkt

Eigenschaften

Aussehen: klare, farblose Lösung

[⁹⁹ᵐTc]Technetium-Sestamibi-Injektionslösung 5025

Halbwertszeit und Art der Strahlung von Technetium-99m: entsprechend „5.7 Tabelle mit physikalischen Eigenschaften der im Arzneibuch erwähnten Radionuklide"

Prüfung auf Identität

A. Gammaspektrometrie

Ergebnis: Das Spektrum der Injektionslösung weicht nicht signifikant von dem einer Technetium-99m-Referenzlösung ab. Das wichtigste Gammaphoton hat eine Energie von 0,141 MeV.

B. Die bei der Prüfung „Radiochemische Reinheit, Verunreinigung C" (siehe „Prüfung auf Reinheit") erhaltenen Chromatogramme werden ausgewertet.

Ergebnis: Der Hauptpeak im Radiochromatogramm der Untersuchungslösung entspricht in Bezug auf seine Retentionszeit dem Hauptpeak im Radiochromatogramm der Referenzlösung.

Prüfung auf Reinheit

pH-Wert (2.2.3): 5,0 bis 6,0

Sterilität: Die Injektionslösung muss der Prüfung „Sterilität" der Monographie **Radioaktive Arzneimittel (Radiopharmaceutica)** entsprechen.

Die Injektionslösung kann vor Abschluss der Prüfung zur Anwendung freigegeben werden.

Radiochemische Reinheit

Verunreinigung A, weitere polare Verunreinigungen: Dünnschichtchromatographie (2.2.27)

Untersuchungslösung: die Injektionslösung

Platte: DC-Platte mit octadecylsilyliertem Kieselgel *R*

Fließmittel: 10 Volumteile Tetrahydrofuran *R*, 20 Volumteile einer Lösung von Ammoniumacetat *R* (38,5 g · l⁻¹), 30 Volumteile Methanol *R* und 40 Volumteile Acetonitril *R* werden gemischt.

Auftragen: etwa 5 µl

Laufstrecke: 6 cm; sofort entwickeln

Trocknen: an der Luft

Detektion: Die Verteilung der Radioaktivität wird mit einem Radioaktivitätsdetektor gemessen.

Retentionsfaktoren
- Verunreinigung B
  und weitere unpolare Verunreinigungen: 0 bis 0,1
- Verunreinigung C
  und Technetium-99m-Sestamibi: 0,3 bis 0,6
- Verunreinigung A
  und weitere polare Verunreinigungen: 0,9 bis 1,0

Verunreinigung B: Papierchromatographie (2.2.26)

Falls bei der Prüfung „Verunreinigung A, weitere polare Verunreinigungen" bei einem Retentionsfaktor zwischen 0 und 0,1 keine Aktivität detektiert wurde, ist Verunreinigung B nicht vorhanden und die Prüfung kann entfallen.

Untersuchungslösung: die Injektionslösung

Papier: Papier zur Chromatographie *R*

Mobile Phase: Gleiche Volumteile Acetonitril *R*, Essigsäure (0,5 mol · l⁻¹) und einer Lösung von Natriumchlorid *R* (20 g · l⁻¹) werden gemischt.

Auftragen: etwa 5 µl

Laufstrecke: 10 cm

Trocknen: an der Luft

Detektion: Die Verteilung der Radioaktivität wird mit einem Radioaktivitätsdetektor gemessen.

Retentionsfaktoren
- Verunreinigung B: 0 bis 0,1
- Verunreinigung A, C
  und Technetium-99m-Sestamibi: 0,8 bis 1,0

Grenzwert
- Summe an Verunreinigung A, weiteren polaren Verunreinigungen und Verunreinigung B: höchstens 5 Prozent der Gesamtradioaktivität

Verunreinigung C: Flüssigchromatographie (2.2.29)

Untersuchungslösung: die Injektionslösung

Referenzlösung: Der Inhalt einer Durchstechflasche, die Kit zur Radiomarkierung von Sestamibi CRS enthält, wird mit 3 ml einer Lösung von Natriumchlorid *R* (9 g · l⁻¹), die 700 bis 900 MBq Natrium[⁹⁹ᵐTc]pertechnetat-Injektionslösung (aus Kernspaltprodukten oder nicht aus Kernspaltprodukten) enthält, versetzt. Die Mischung wird 10 min lang im Wasserbad erhitzt und erkalten gelassen.

Säule
- Größe: $l = 0,25$ m, $\varnothing = 4,6$ mm
- Stationäre Phase: desaktiviertes, nachsilanisiertes, octadecylsilyliertes Kieselgel zur Chromatographie *R* (5 µm), sphärisch

Mobile Phase: 20 Volumteile Acetonitril *R*, 35 Volumteile einer Lösung von Ammoniumsulfat *R* (6,6 g · l⁻¹) und 45 Volumteile Methanol *R* werden gemischt.

Durchflussrate: 1,5 ml · min⁻¹

Detektion: Radioaktivitätsdetektor

Einspritzen: 25 µl

Chromatographiedauer: 25 min

Relative Retention (bezogen auf Technetium-99m-Sestamibi)
- Verunreinigung C: etwa 1,3

Eignungsprüfung: Referenzlösung
- Das Chromatogramm entspricht dem mitgelieferten Chromatogramm zum Kit zur Radiomarkierung von Sestamibi CRS.

Das folgende Chromatogramm dient zur Information.

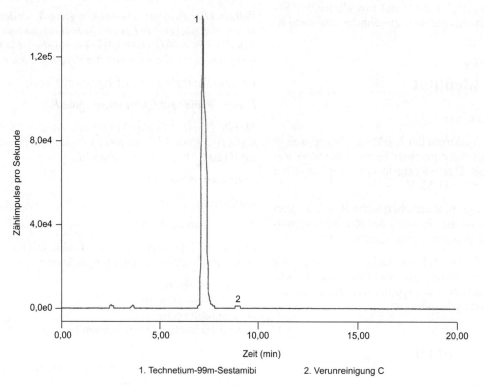

Abb. 1926-1: Chromatogramm einer Lösung, die Technetium-99m-Sestamibi und Verunreinigung C enthält

- Relative Retention (bezogen auf Technetium-99m-Sestamibi): Verunreinigung C mindestens 1,2

Grenzwerte
- Verunreinigung C: höchstens 3 Prozent der Gesamtradioaktivität
- Technetium-99m-Sestamibi: mindestens 94 Prozent der Gesamtradioaktivität

Der Prozentgehalt der Radioaktivität, die dem Technetium-99m-Sestamibi entspricht, wird nach folgender Formel berechnet:

$$\frac{(100 - B) \cdot T}{100}$$

- B = Prozentgehalt an Radioaktivität, die der Verunreinigung B entspricht, bestimmt bei der Prüfung „Verunreinigung B"
- T = Peakfläche von Technetium-99m-Sestamibi im Chromatogramm der Untersuchungslösung

Radioaktivität

Die Radioaktivität der Injektionslösung wird mit einem eingestellten Gerät bestimmt.

Verunreinigungen

A. [^{99m}Tc]O$_4^-$:
[^{99m}Tc]Pertechnetat-Ion

B. Technetium-99m in kolloidaler Form

C. (*OC*-6-22)-Pentakis[1-(isocyano-κ*C*)-2-methoxy-2-methylpropan][1-(isocyano-κ*C*)-2-methylprop-1-en][^{99m}Tc]technetium(1+)

4.06/0571

[^{201}Tl]Thalliumchlorid-Injektionslösung

Thallosi[^{201}Tl] chloridi solutio iniectabilis

Definition

[^{201}Tl]Thalliumchlorid-Injektionslösung ist eine sterile Lösung von [^{201}Tl]Thallium(I)-chlorid. Sie kann durch Zusatz von **Natriumchlorid (Natrii chloridum)** isoto-

[²⁰¹Tl]Thalliumchlorid-Injektionslösung

nisch gemacht sein und ein geeignetes Konservierungsmittel wie **Benzylalkohol (Alcohol benzylicus)** enthalten. Thallium-201 ist ein Radioisotop des Thalliums, das durch Zerfall von Blei-201 gebildet wird. Blei-201 ist ein Radioisotop des Bleis und kann durch Bestrahlung von Thallium (dieses kann mit Thallium-203 angereichert sein) mit Protonen geeigneter Energie hergestellt werden. Thallium-201 kann auf einer mit einem Ionenaustauscherharz gefüllten Säule von Blei-201 getrennt werden. Die Injektionslösung enthält mindestens 90,0 und höchstens 110,0 Prozent der deklarierten Thallium-201-Radioaktivität zu dem in der Beschriftung angegebenen Zeitpunkt. Der Anteil der Thallium-202-Radioaktivität an der Gesamtradioaktivität beträgt höchstens 2,0 Prozent; mindestens 97,0 Prozent der Gesamtradioaktivität liegen als Thallium-201-Radioaktivität vor. Mindestens 95,0 Prozent der Gesamtradioaktivität müssen in Form des Thallium(I)-Ions vorliegen. Die spezifische Radioaktivität beträgt mindestens 3,7 GBq je Milligramm Thallium.

Eigenschaften

Klare, farblose Lösung

Thallium-201 hat eine Halbwertszeit von 3,05 Tagen und emittiert Gamma- und Röntgenstrahlen.

Prüfung auf Identität

A. Das Spektrum der Gamma- und Röntgenstrahlen wird mit einem geeigneten Gerät gemessen. Das Spektrum weicht nicht signifikant von dem einer Thallium-201-Referenzlösung ab, entweder durch direkten Vergleich oder durch Messung mit einem Gerät, das mit Hilfe einer derartigen Lösung eingestellt wurde, bestimmt. Thallium-201- und Thallium-202-Referenzlösungen können von nationalen, autorisierten Laboratorien bezogen werden. Die wichtigsten Gammaphotonen haben Energien von 0,135, 0,166 und 0,167 MeV. Die Röntgenstrahlen haben Energien von 0,069 bis 0,083 MeV.

B. Das bei der Prüfung „Radiochemische Reinheit" (siehe „Prüfung auf Reinheit") erhaltene Elektropherogramm wird ausgewertet. Die Verteilung der Radioaktivität trägt zur Identifizierung der Injektionslösung bei.

Prüfung auf Reinheit

pH-Wert (2.2.3): Der pH-Wert der Injektionslösung muss zwischen 4,0 und 7,0 liegen.

Thallium: 0,5 ml Injektionslösung werden mit 0,5 ml Salzsäure (220 g · l⁻¹ HCl) und 0,05 ml Bromwasser *R* gemischt und mit 0,1 ml einer Lösung von Sulfosalicylsäure *R* (30 g · l⁻¹) versetzt. Nach Entfärbung wird 1,0 ml einer Lösung von Rhodamin B *R* (1 g · l⁻¹) zugesetzt. Die Mischung wird mit 4 ml Toluol *R* 60 s lang ausgeschüttelt. Die abgetrennte Toluolphase darf nicht stärker gefärbt sein als die einer Referenzlösung, die gleichzeitig und unter gleichen Bedingungen unter Verwendung von 0,5 ml Thallium-Lösung (10 ppm Tl) *R* hergestellt wurde.

Sterilität: Die Injektionslösung muss der Prüfung „Sterilität" der Monographie **Radioaktive Arzneimittel (Radiopharmaceutica)** entsprechen.

Die Injektionslösung kann vor Abschluss der Prüfung zur Anwendung freigegeben werden.

Radionuklid-Reinheit

Das Spektrum der Gamma- und Röntgenstrahlen wird mit einem geeigneten Gerät, das mit Thallium-201- und Thallium-202-Referenzlösungen eingestellt wurde, aufgezeichnet. Das Spektrum weicht nicht signifikant von dem der Thallium-201-Referenzlösung ab. Die relativen Anteile von Thallium-201, Thallium-202 und anderer Radionuklid-Verunreinigungen werden bestimmt. Thallium-202 hat eine Halbwertszeit von 12,2 Tagen; sein wichtigstes Gammaphoton hat eine Energie von 0,440 MeV. Thallium-200 hat eine Halbwertszeit von 1,09 Tagen; seine wichtigsten Gammaphotonen haben Energien von 0,368, 0,579, 0,828 und 1,206 MeV. Blei-201 hat eine Halbwertszeit von 9,4 h; sein wichtigstes Gammaphoton hat eine Energie von 0,331 MeV. Blei-203 hat eine Halbwertszeit von 2,17 Tagen; sein wichtigstes Gammaphoton hat eine Energie von 0,279 MeV. Der Anteil der Thallium-202-Radioaktivität an der Gesamtradioaktivität darf höchstens 2,0 Prozent betragen; mindestens 97,0 Prozent der Gesamtradioaktivität müssen als Thallium-201-Radioaktivität vorliegen.

Radiochemische Reinheit

Die Prüfung erfolgt mit Hilfe der Zonenelektrophorese (2.2.31) unter Verwendung eines geeigneten Streifens aus Celluloseacetat als Trägermaterial und einer Lösung von Natriumedetat *R* (18,6 g · l⁻¹) als Elektrolytlösung. Der Celluloseacetatstreifen wird 45 bis 60 min lang in die Elektrolytlösung eingelegt. Der Streifen wird mit Hilfe einer Pinzette der Lösung entnommen, wobei darauf zu achten ist, dass nur die äußeren Ränder berührt werden. Der Streifen wird zwischen 2 Filterpapiere gelegt, um überschüssige Lösung zu entfernen.

Untersuchungslösung: Gleiche Volumteile der Injektionslösung und der Elektrolytlösung werden gemischt.

Mindestens 5 µl Untersuchungslösung werden in der Mitte des Streifens aufgetragen; der Startpunkt wird markiert. Dann wird mindestens 10 min lang ein elektrisches Feld von 17 V je Zentimeter angelegt. Der Streifen wird an der Luft trocknen gelassen. Die Verteilung der Radioaktivität wird mit Hilfe eines geeigneten Geräts bestimmt. Mindestens 95,0 Prozent der Radioaktivität müssen in Richtung Kathode gewandert sein.

Radioaktivität

Die Radioaktivität wird mit einem geeigneten Gerät durch Vergleich mit einer Thallium-201-Referenzlösung oder durch Messung mit einem Gerät, das mit Hilfe einer derartigen Lösung eingestellt wurde, bestimmt.

Einzelmonographien zu Nahtmaterial für Menschen

Sterile, nicht resorbierbare Fäden 5031

4.06/0324
Sterile, nicht resorbierbare Fäden

Fila non resorbilia sterilia

Definition

Sterile, nicht resorbierbare Fäden sind Fäden, welche im lebenden Organismus nicht abgebaut werden. Die Fäden bestehen aus tierischem, pflanzlichem, metallischem oder synthetischem Material. Sie kommen als zylindrische Monofilamente oder Multifilamente in den Handel, die aus Elementarfasern aufgebaut und zu einem Faden gedreht, gezwirnt oder geflochten sind. Sie können ummantelt sein. Sie können behandelt sein, um eine geschlossene Oberfläche zu erreichen, und können gefärbt sein.

Die zutreffenden harmonisierten Normen können zur Beurteilung der Übereinstimmung in Bezug auf die Herkunft und Verarbeitung der Ausgangsmaterialien sowie auf die Biokompatibilität herangezogen werden.

Sterile, nicht resorbierbare, chirurgische Fäden dienen in der Chirurgie dazu, das Gewebe während der Heilungsphase zusammenzuhalten und eine andauernde Wundverstärkung zu gewährleisten.

Gebräuchliche Materialien sind:

Seide (Filum bombycis)

Steriler, geflochtener Seidenfaden wird aus der für den jeweiligen Durchmesser erforderlichen Anzahl ausgekochter Seidenfäden geflochten; diese werden durch Abhaspeln des Kokons der Seidenspinnerraupe, *Bombyx mori* L., gewonnen.

Leinen (Filum lini)

Steriler Leinenfaden besteht aus den Sklerenchymfasern des Stängels von *Linum usitatissimum* L. Die Fasern von 2,5 bis 5 cm Länge werden zu Bündeln von 30 bis 80 cm zusammengefasst und zu kontinuierlichen Fäden des gewünschten Durchmessers gesponnen.

Polyester (Filum ethyleni polyterephthalici)

Steriler Polyesterfaden besteht aus gesponnenem Polyethylenterephthalat. Der Faden wird durch Flechten von sehr feinen Filamenten in einer für den gewünschten Durchmesser erforderlichen Anzahl hergestellt.

Polyamid-6 (Filum polyamidicum-6)

Steriler Polyamid-6-Faden wird aus gesponnenem Kunststoff gefertigt, der durch Polymerisation von ε-Caprolactam hergestellt wird. Er besteht aus zylindrischen glatten Monofilamenten, geflochtenen Multifilamenten oder einem leicht verdrehten, mit demselben Material umhüllten Faden.

Polyamid-6/6 (Filum polyamidicum 6/6)

Steriler Polyamid-6/6-Faden wird aus gesponnenem Kunststoff gefertigt, welcher durch Polykondensation von Hexamethylendiamin und Adipinsäure hergestellt wird. Er besteht aus zylindrischen glatten Monofilamenten, geflochtenen Multifilamenten oder einem leicht verdrehten, mit demselben Material umhüllten Faden.

Polypropylen (Filum polypropylenicum)

Polypropylenfaden wird aus gesponnenem Polypropylen gefertigt. Er besteht aus zylindrischen glatten Monofilamenten.

Nicht rostender Stahl, Monofilament und Multifilament (Filum aciei irrubiginibilis monofilamentum/multifilamentum)

Steriler, nicht rostender Stahlfaden hat eine chemische Zusammensetzung, wie sie in der ISO-Norm 5832-1 „Chirurgische Implantate – Metallische Werkstoffe – Teil 1: Gewalzter nicht rostender Stahl" spezifiziert ist, und entspricht der ISO-Norm 10334 „Chirurgische Implantate – Verformbare Drähte zur Verwendung als Nahtmaterial und für andere chirurgische Zwecke".

Nicht rostender Stahlfaden besteht aus zylindrischen glatten Monofilamenten, verdrehten oder geflochtenen Multifilamenten.

Poly(vinylidendifluorid) (PVDF) (Filum poly(vinylideni difluoridum))

Steriler PVDF-Faden wird aus gesponnenem Kunststoff gefertigt, der durch Polymerisation von 1,1-Difluorethylen hergestellt wird. Er besteht aus zylindrischen glatten Monofilamenten.

Prüfung auf Identität

Nicht resorbierbare Fäden können durch chemische Prüfungen identifiziert werden. Materialien natürlicher Herkunft können außerdem durch mikroskopische Prüfung der Morphologie der Fasern identifiziert werden. Bei synthetischen Materialien können als Identitätsprüfungen die IR-Spektroskopie (2.2.24) oder die „Differenzial-Scanning-Kalorimetrie" angewendet werden.

Seide

A. Das Ende eines Seidenfadens wird mit Hilfe einer Nadel oder einer feinen Pinzette ausgefasert, um einige einzelne Fasern zu erhalten. Die Fasern weisen manchmal sehr feine längliche Streifen parallel zur Faserachse auf. Unter dem Mikroskop lässt sich ein mehr oder weniger dreieckiger oder halbrunder Querschnitt mit abgerundeten Rändern, ohne Hohlraum, erkennen.

B. Nach Zusatz von Iod-Lösung *R* färben sich die einzelnen Fasern hellgelb.

Leinen

A. Das Ende eines Leinenfadens wird mit Hilfe einer Nadel oder einer feinen Pinzette ausgefasert, um einige einzelne Fasern zu erhalten. Unter dem Mikroskop lassen die Fasern eine Breite zwischen 12 und 31 µm und im größeren Teil ihrer Länge dicke Wände erkennen. Die Fasern sind manchmal in der Längsachse fein gestreift, haben ein enges Lumen und sind zum Ende hin zugespitzt. Manchmal zeigen sie einseitige Ausbuchtungen mit transversalen Linien.

B. Nach Zusatz iodhaltiger Zinkchlorid-Lösung *R* färben sich die einzelnen Fasern blauviolett.

Polyester

Der Polyesterfaden ist praktisch unlöslich in den meisten gebräuchlichen organischen Lösungsmitteln. Er wird jedoch von konzentrierten Alkalihydroxid-Lösungen angegriffen und ist unbeständig gegenüber Phenolen.

A. 50 mg Faden lösen sich nur schwer beim Erwärmen in 50 ml Dimethylformamid *R*.

B. Etwa 50 mg Faden werden mit 10 ml Salzsäure *R* 1 versetzt. Der Faden zeigt auch nach 6 h langer Einwirkung keine Veränderung.

Polyamid-6

Der Polyamid-6-Faden ist praktisch unlöslich in den üblichen organischen Lösungsmitteln. Von verdünnten Alkalihydroxid-Lösungen (zum Beispiel einer Lösung von Natriumhydroxid *R* (100 g · l^{-1})) wird er nicht angegriffen, jedoch von verdünnten Mineralsäuren (zum Beispiel einer Lösung von Schwefelsäure *R* (20 g · l^{-1})) und in der Wärme von Essigsäure 99 % *R* und von einer 70-prozentigen Lösung (*m/m*) von wasserfreier Ameisensäure *R*.

A. Etwa 50 mg Faden und 0,5 ml Salzsäure *R* 1 werden in einem zugeschmolzenen Glasrohr 18 h lang bei 110 °C erhitzt. Auch nach 6 h langem Stehenlassen dürfen sich keine Kristalle bilden.

B. 50 mg Faden lösen sich in 20 ml einer 70-prozentigen Lösung (*m/m*) von wasserfreier Ameisensäure *R*.

Polyamid-6/6

Der Polyamid-6/6-Faden ist praktisch unlöslich in den üblichen organischen Lösungsmitteln. Von verdünnten Alkalihydroxid-Lösungen (zum Beispiel einer Lösung von Natriumhydroxid *R* (100 g · l^{-1})) wird er nicht angegriffen, jedoch von verdünnten Mineralsäuren (zum Beispiel einer Lösung von Schwefelsäure *R* (20 g · l^{-1})) und in der Wärme von Essigsäure 99 % *R* und von einer 80-prozentigen Lösung (*m/m*) von wasserfreier Ameisensäure *R*.

A. In der Flamme schmilzt der Faden und verbrennt unter Bildung einer harten Perle und Verbreiten eines charakteristischen, an Sellerie erinnernden Geruchs.

B. Etwa 50 mg Faden werden in ein senkrecht gehaltenes Glühröhrchen gegeben und bis zur Entwicklung von dichten Rauchschwaden vorsichtig erhitzt. Sobald diese aus dem Rohr austreten, wird die Heizquelle entfernt. Ein in das Glühröhrchen eingeführter Streifen Nitrobenzaldehyd-Papier *R* wird durch die Dämpfe langsam violettbraun gefärbt. Die Farbe verblasst langsam an der Luft und verschwindet sofort beim Waschen mit verdünnter Schwefelsäure *R*.

C. Etwa 50 mg Faden werden mit 10 ml Salzsäure *R* 1 versetzt. Der Faden zerfällt in der Kälte und löst sich in einigen Minuten auf.

D. 50 mg Faden lösen sich in 20 ml einer 70-prozentigen Lösung (*m/m*) von wasserfreier Ameisensäure *R* nicht auf, wohl aber in 20 ml einer 80-prozentigen Lösung.

Polypropylen

Der Polypropylenfaden ist in Decahydronaphthalin, 1-Chlornaphthalin und Trichloroethylen löslich. Er ist unlöslich in Ethanol, Ether und Cyclohexanon.

A. Der Faden erweicht bei Temperaturen zwischen 160 und 170 °C. Er brennt mit blauer Flamme unter Verbreiten eines Geruchs wie von brennendem Paraffin und von Octanol.

B. 0,25 g Faden werden mit 10 ml Toluol *R* versetzt und die Mischung wird 15 min lang zum Rückfluss erhitzt. Einige Tropfen der Lösung werden auf Plättchen aus Natriumchlorid *R* gegeben und das Lösungsmittel wird in einem Trockenschrank bei 80 °C verdampft. Die Prüfung erfolgt mit Hilfe der IR-Spektroskopie (2.2.24) durch Vergleich des Spektrums der Substanz mit dem von Polypropylen *CRS*.

C. 2 g Faden werden mit 100 ml Wasser *R* versetzt und die Mischung wird 2 h lang zum Rückfluss erhitzt. Nach dem Erkalten beträgt die mit Hilfe einer hydrostatischen Waage bestimmte relative Dichte (2.2.5) des Materials 0,89 bis 0,91.

Nicht rostender Stahl

Nicht rostender Stahlfaden wird identifiziert, indem die Zusammensetzung nach der ISO-Norm 5832 Teil 1 bestätigt wird.

Poly(vinylidendifluorid)

Der Poly(vinylidendifluorid)-Faden ist in warmem Dimethylformamid löslich. Er ist unlöslich in wasserfreiem Ethanol, heißem und kaltem 2-Propanol, Ethylacetat und Tetrachlorethylen.

A. Der Faden schmilzt in einer Flamme bei Temperaturen zwischen 170 und 180 °C und verbrennt nicht nach Entfernen der Flamme. Ein kleines Stück Faden wird auf einen ausgeglühten Kupferdraht oder ein ausgeglühtes Kupferblech gelegt. Beim Erhitzen in einer oxidierenden Flamme tritt keine Grünfärbung auf.

B. 0,25 g Faden werden in 10 ml Dimethylformamid *R* gelöst. Die Lösung wird etwa 15 min lang zum Rückfluss erhitzt. Einige Tropfen der Lösung werden

Sterile, nicht resorbierbare Fäden 5033

auf ein Plättchen aus Natriumchlorid R gegeben und das Lösungsmittel wird 1 h lang in einem Trockenschrank bei 80 °C verdampft. Die Prüfung erfolgt mit Hilfe der IR-Spektroskopie (2.2.24) durch Vergleich des Spektrums des Fadenmaterials mit dem Poly-(vinylidendifluorid)-Referenzspektrum der Ph. Eur.

C. 2 g Faden werden mit 100 ml Wasser R versetzt und die Mischung wird 2 h lang zum Rückfluss erhitzt. Nach dem Erkalten beträgt die relative Dichte (2.2.5) des Materials 1,71 bis 1,78.

Herstellung

Die zutreffenden harmonisierten Normen, die die zutreffenden harmonisierten Methoden der Sterilisation, Kontrollen des Herstellungsbereichs während der Herstellung, Kennzeichnung und Verpackung betreffen, sind anwendbar.

Für die Eignung und die Gebrauchseigenschaften dieser Fäden über die Dauer der Verwendbarkeit müssen folgende physikalische Eigenschaften festgelegt sein:
– gleich bleibender Durchmesser
– ausreichende Anfangsfestigkeit
– sichere Nadelbefestigung.

Die folgenden Anforderungen wurden unter Berücksichtigung der bei normalen Anwendungsbedingungen auftretenden Belastungen aufgestellt. Diese Anforderungen können für den Nachweis benutzt werden, dass einzelne Produktionschargen der Fäden für den Wundverschluss mit den gebräuchlichen chirurgischen Techniken geeignet sind.

Prüfung auf Reinheit

Die Fäden werden der sterilen Einzelpackung entnommen und sofort auf Länge, Durchmesser und Reißkraft geprüft.

Falls Leinenfäden geprüft werden, sind diese folgendermaßen vorzubereiten: Bei einer Lagerung im trockenen Zustand werden sie unmittelbar vor der Messung des Durchmessers 4 h lang einer Atmosphäre mit einer Luftfeuchte von 65 ± 5 Prozent und einer Temperatur von 20 ± 2 °C ausgesetzt. Zur Bestimmung der Reißkraft wird der Leinenfaden unmittelbar vor der Prüfung 30 min lang in Wasser R von Raumtemperatur getaucht.

Länge: Die Länge des Fadens wird gemessen, ohne ihn mehr zu spannen, als notwendig ist, um ihn gerade auszurichten. Die Länge darf 95 Prozent der in der Beschriftung angegebenen Länge nicht unterschreiten und höchstens 400 cm betragen.

Durchmesser: Falls nichts anderes vorgeschrieben ist, erfolgt die Messung an 5 Fäden mit einem geeigneten mechanischen Instrument, dessen Messflächen einen Durchmesser von 10 bis 15 mm besitzen und das eine Messgenauigkeit von mindestens 0,002 mm hat. Der Messdruck auf den Faden beträgt 100 ± 10 g. Beim Messen muss der Messkopf vorsichtig aufgesetzt werden, damit ein Zusammendrücken des Fadens vermieden wird. Der Durchmesser wird in Abständen von 30 cm über die gesamte Fadenlänge gemessen. Bei Fäden unter 90 cm Länge wird der Durchmesser an 3 etwa gleich weit voneinander entfernt liegenden Punkten gemessen. Bei der Messung wird der Monofilamentfaden nur so weit ge-

Tab. 0324-1: Durchmesser und Reißkraft

Faden-nummer	Durchmesser (mm)				Reißkraft (N)					
	A		B		Leinen		Alle anderen nicht resorbierbaren Fäden		Nicht rostender Stahl	
	min.	max.	min.	max.	C	D	C	D	C	D
0,05	0,005	0,009	0,003	0,012	–	–	0,01	–		
0,1	0,010	0,019	0,005	0,025	–	–	0,03	–		
0,15	0,015	0,019	0,012	0,025	–	–	0,06	0,01		
0,2	0,020	0,029	0,015	0,035	–	–	0,1	–		
0,3	0,030	0,039	0,025	0,045	–	–	0,35	0,06		
0,4	0,040	0,049	0,035	0,060	–	–	0,60	0,15	1,1	
0,5	0,050	0,069	0,045	0,085	–	–	1,0	0,35	1,6	
0,7	0,070	0,099	0,060	0,125	1,0	0,3	1,5	0,60	2,7	
1	0,100	0,149	0,085	0,175	2,5	0,6	3,0	1,0	5,3	4,0
1,5	0,150	0,199	0,125	0,225	5,0	1,0	5,0	1,5	8,0	6,0
2	0,200	0,249	0,175	0,275	8,0	2,5	9,0	3,0	13,3	10,0
2,5	0,250	0,299	0,225	0,325	9,0	5,0	13,0	5,0	15,5	11,6
3	0,300	0,349	0,275	0,375	11,0	8,0	15,0	9,0	17,7	13,3
3,5	0,350	0,399	0,325	0,450	15,0	9,0	22,0	13,0	33,4	25,0
4	0,400	0,499	0,375	0,550	18,0	11,0	27,0	15,0	46,7	35,0
5	0,500	0,599	0,450	0,650	26,0	15,0	35,0	22,0	57,9	43,4
6	0,600	0,699	0,550	0,750	37,0	18,0	50,0	27,0	89,4	67,0
7	0,700	0,799	0,650	0,850	50,0	26,0	62,0	35,0	111,8	83,9
8	0,800	0,899	0,750	0,950	65,0	37,0	73,0	50,0	133,4	100,1
9	0,900	0,999	0,850	1,050					156,0	117,0
10	1,000	1,099	0,950	1,150					178,5	133,9

streckt, bis er gerade ausgerichtet ist. Multifilamentfäden werden einer Spannung von höchstens einem Fünftel der in Spalte C von Tab. 0324-1 für die zugehörige Fadennummer und das entsprechende Material angegebenen Reißkraft oder 10 N unterworfen, je nachdem, welcher Wert der niedrigere ist. Nicht rostender Stahlfaden muss zur Messung des Durchmessers nicht gestreckt werden. Multifilamente mit Fadennummern über 1,5 werden an jedem Punkt doppelt gemessen. Die zweite Messung erfolgt nach Drehung des Fadens um 90° um seine Achse. Der Durchmesser an diesem Punkt ist der Mittelwert der beiden Messergebnisse. Der Mittelwert der Ergebnisse der durchgeführten Messungen und mindestens zwei Drittel der Einzelwerte müssen innerhalb der für diese Nummer festgelegten Grenzen in Spalte A von Tab. 0324-1 liegen.

Kein Wert darf die entsprechenden Grenzwerte in Spalte B überschreiten.

Reißkraft: Wenn nichts anderes vorgeschrieben ist, wird der Faden in dem Zustand gemessen, wie er der Packung entnommen wird. Die Reißkraft wird an einem einfachen Knoten bestimmt, der folgendermaßen erhalten wird: Das Fadenende in der rechten Hand wird über das in der linken Hand gehaltene andere Ende geschoben und ein Ende durch die so gebildete Schlinge gezogen (siehe **Steriles Catgut (Chorda resorbilis sterilis)**, Abb. 0317-1), dann wird der Knoten zusammengezogen. Bei nicht rostendem Stahlfaden mit einer Fadennummer von 3,5 oder größer wird die Reißkraft durch Zug am geraden Faden (ohne Knoten) bestimmt.

5 Fäden werden geprüft. An Fäden über 75 cm Länge werden 2 Bestimmungen, an kürzeren wird nur eine Bestimmung ausgeführt. Die Reißkraft wird mit einer geeigneten Zugprüfmaschine gemessen. Die Maschine muss mit 2 Klemmvorrichtungen zur Befestigung des Fadens ausgestattet sein, von denen eine mit konstanter Abziehgeschwindigkeit von 30 cm je Minute bewegt werden kann. Die Befestigungsvorrichtungen müssen so gewählt werden, dass ein Nachrutschen des Fadens nicht möglich ist. Zu Beginn der Messung soll der freie Abstand des Fadens zwischen den Klemmen 12,5 bis 20 cm betragen. Der Knoten befindet sich in der Mitte zwischen den beiden Klemmen. Die bewegliche Klemme wird in Bewegung gesetzt und die benötigte Kraft zum Reißen des Fadens abgelesen. Wenn der Faden in den Klemmen oder weniger als 1 cm von diesen entfernt reißt, ist die Messung an einem neuen Faden zu wiederholen. Werte aus mangelhaften Messungen werden nicht berücksichtigt. Der Mittelwert der abgelesenen Werte muss gleich oder größer als der Wert sein, der in Spalte C von Tab. 0324-1 angegeben ist. Kein Einzelwert darf kleiner sein als der in Spalte D für den entsprechenden Durchmesser und das entsprechende Material genannte Wert.

Nadelbefestigung: Wenn der Faden mit einer nicht abziehbaren Nadel ohne Öhr ausgerüstet ist, muss er folgender Prüfung entsprechen. Mit einer Zugprüfmaschine, wie sie bei der Bestimmung der Reißkraft beschrieben ist, wird folgende Prüfung an 5 Fäden ausgeführt. Die Nadel wird so in der fest stehenden Klemme befestigt, dass der den Faden tragende Teil der Nadel sich außerhalb der Klemme befindet und in die Zugrichtung zeigt. Der Faden wird ohne Knoten in die bewegliche Einspannklemme eingespannt und die Zugkraft bestimmt, die nötig ist, um den Faden von der Nadel abzuziehen oder ihn zu zerreißen. Weder die Mittelwerte von 5 Bestimmungen noch die Einzelwerte dieser Zugkraft dürfen kleiner sein als die Werte der Tab. 0324-2 für die entsprechende Fadennummer. Wenn nur 1 Einzelwert nicht entspricht, so wird die Bestimmung mit 10 weiteren Fäden wiederholt. Die Charge entspricht der Prüfung, wenn keiner dieser 10 Messwerte den Einzelwert der betreffenden Fadennummer in Tab. 0324-2 unterschreitet.

Tab. 0324-2: Reißkraft für Nadelbefestigung

Fadennummer	Mittelwert (N)	Einzelwert (N)
0,4	0,50	0,25
0,5	0,80	0,40
0,7	1,7	0,80
1	2,3	1,1
1,5	4,5	2,3
2	6,8	3,4
2,5	9,0	4,5
3	11,0	4,5
3,5	15,0	4,5
4	18,0	6,0
5	18,0	7,0
6	25,0	12,5
7	25,0	12,5
8	50,0	25
9	50,0	25
10	75,0	37,5

Extrahierbare Farbstoffe: Gefärbte Fäden, die bei der Anwendung ihre Farbe behalten sollen, müssen folgender Prüfung entsprechen: 0,25 g Fäden werden in einen Erlenmeyerkolben gegeben und 25,0 ml Wasser *R* zugesetzt. In den Kolbenhals wird ein kurzer Trichter gesteckt. Der Kolbeninhalt wird 15 min lang bei Siedetemperatur gehalten, dann abgekühlt und das verdampfte Wasser bis zum ursprünglichen Volumen durch Wasser *R* ersetzt. Abhängig von der Farbe des Fadens wird unter Verwendung der Farbstammlösungen eine geeignete Farbvergleichslösung, wie in Tab. 0324-3 beschrieben, hergestellt (2.2.2).

Die zu prüfende Lösung darf nicht stärker gefärbt sein als die entsprechende Farbvergleichslösung.

Tab. 0324-3: Farbvergleichslösungen

Farbe des Fadens	Zusammensetzung der Farbvergleichslösung (Volumteile)			
	Stammlösung Rot	Stammlösung Gelb	Stammlösung Blau	Wasser
Gelbbraun	0,2	1,2	–	8,6
Rosarot	1,0	–	–	9,0
Grünblau	–	–	2,0	8,0
Violett	1,6	–	8,4	–

Monomere und Oligomere: Polyamid-6-Fäden müssen zusätzlich der folgenden Prüfung entsprechen: 1,00 g Faden wird in einer Soxhlet-Apparatur mit 30 ml Methanol *R* versetzt und im Wasserbad 7 h lang, mit mindestens 3 Überläufen je Stunde, extrahiert. Das Methanol wird im

Wasserbad zur Trockne eingedampft. Der Rückstand wird 10 min lang bei 110 °C getrocknet, in einem Exsikkator erkalten gelassen und gewogen. Der Rückstand darf höchstens 20 mg (2 Prozent) betragen.

Lagerung (Verpackung)

Sterile, nicht resorbierbare Fäden sind in geeigneten Folien verpackt, die sowohl eine sterile Lagerung als auch eine aseptische Entnahme zum Gebrauch ermöglichen. Die Fäden können entweder trocken oder in einer konservierenden Flüssigkeit, die antimikrobielle Zusätze, nicht aber Antibiotika enthalten darf, gelagert werden.

Sterile, nicht resorbierbare Fäden sind nur zum Gebrauch unmittelbar nach Öffnen der Packung bestimmt.

Fäden in ihren Einzelverpackungen (Primärpackung) werden in einer Schutzhülle (Schachtel) aufbewahrt, die die physikalischen und mechanischen Eigenschaften bis zum Gebrauch gewährleistet.

Zusätzlich sollen die zutreffenden harmonisierten Normen für die Verpackung von Medizinprodukten herangezogen werden.

Beschriftung

Auf die zutreffenden harmonisierten Normen zur Kennzeichnung von Medizinprodukten kann Bezug genommen werden.

Die für den Anwender unbedingt notwendigen Angaben zur genauen Identifizierung des Produkts sind auf oder in der sterilen Einzelverpackung (Primärverpackung) und auf der Schutzhülle (Schachtel) vorhanden und umfassen mindestens
- Fadennummer
- Länge in Zentimetern oder Metern
- falls zutreffend, dass die Nadel abziehbar ist
- Name des Produkts
- vorgesehene Verwendung (nicht resorbierbares chirurgisches Nahtmaterial)
- falls zutreffend, dass der Faden gefärbt ist
- falls zutreffend, die Struktur (geflochten, als Monofilament, umhüllt).

Homöopathische Zubereitungen und Einzelmonographien zu Stoffen für homöopathische Zubereitungen

Johanniskraut für homöopathische
Zubereitungen 5039

4.06/2028

Johanniskraut für homöopathische Zubereitungen

Hypericum perforatum ad praeparationes homoeopathicas

Definition

Die frische, ganze Pflanze von *Hypericum perforatum* L., zu Beginn der Blütezeit gesammelt

Eigenschaften

Makroskopische Merkmale werden unter „Prüfung auf Identität" beschrieben.

Prüfung auf Identität

Die ausdauernde Pflanze hat eine spindelförmige Wurzel und einen verzweigten Wurzelstock, aus dem lange, kriechende Ausläufer entspringen. Der zylindrische, aufrechte Stängel ist am Grund verholzt, 0,2 bis 1 m lang, im oberen Bereich verzweigt und hat 2 hervortretende Längskanten.

Die Blätter sind gegenständig, sitzend, ohne Nebenblätter, länglich oval und 15 bis 30 mm lang. Auf den Blatträndern befinden sich Drüsen, die als schwarze Punkte erscheinen, und auf der gesamten Oberfläche sitzen viele kleine, lichtdurchlässige Exkretionsdrüsen, die im durchscheinenden Licht sichtbar sind.

Die Blüten sind regelmäßig und bilden an den Stängelspitzen Trugdolden. Sie bestehen aus 5 grünen, lanzettlichen, zugespitzten Kelchblättern mit schwarzen Exkretionsdrüsen entlang der gesamten Blattränder, 5 orangegelben Kronblättern, die wesentlich länger sind als die Kelchblätter und nur an den Rändern der Blattspitzen schwarze Exkretionsdrüsen haben, 3 Staubblattbündeln, die jeweils in zahlreiche orangegelbe Staubblätter geteilt sind, sowie 3 Fruchtknoten mit herausragenden roten Griffeln. Jedes Kronblatt ist asymmetrisch länglich oval geformt, ein Blattrand ist ganzrandig, der andere gezähnt.

Prüfung auf Reinheit

Fremde Bestandteile (2.8.2): höchstens 4 Prozent Früchte und höchstens 1 Prozent andere fremde Bestandteile

Trocknungsverlust (2.2.32): wenn die Prüfung durchgeführt wird, um die Frische der Droge nachzuweisen, mindestens 55 Prozent, mit 5,0 g fein geschnittener Droge durch Trocknen im Trockenschrank bei 100 bis 105 °C bestimmt

Urtinktur

Die Urtinktur muss den Anforderungen der allgemeinen Monographie **Urtinkturen für homöopathische Zubereitungen (Tincturae maternae ad praeparationes homoeopathicas)** entsprechen.

Herstellung

Die Urtinktur von *H. perforatum* L. wird durch Mazeration unter Verwendung von Ethanol geeigneter Konzentration hergestellt.

Eigenschaften

Dunkelrote bis bräunlich rote Flüssigkeit

Prüfung auf Identität

Dünnschichtchromatographie (2.2.27)

Untersuchungslösung: die Urtinktur

Referenzlösung: 5 mg Rutosid R, 1 mg Hypericin R und 5 mg Hyperosid R werden in Methanol R zu 5 ml gelöst.

Platte: DC-Platte mit Kieselgel R

Fließmittel: Wasserfreie Ameisensäure R, Wasser R, Ethylacetat R (6:9:90 V/V/V)

Auftragen: 10 µl Untersuchungslösung und 5 µl Referenzlösung; bandförmig (10 mm)

Laufstrecke: 10 cm

Trocknen: 10 min lang bei 100 bis 105 °C

Detektion: Die Platte wird mit einer Lösung von Diphenylboryloxyethylamin R (10 g · l^{-1}) in Methanol R und anschließend mit einer Lösung von Macrogol 400 R (50 g · l^{-1}) in Methanol R besprüht. Die Auswertung erfolgt nach 30 min im ultravioletten Licht bei 365 nm.

Ergebnis: Die Zonenfolge in den Chromatogrammen von Referenzlösung und Untersuchungslösung ist aus den nachstehenden Angaben ersichtlich. Im Chromatogramm der Untersuchungslösung kann die Rutosid-Zone schwach ausgeprägt sein oder ganz fehlen. Im Chromatogramm der Untersuchungslösung ist eine Gruppe von Zonen vorhanden, die blau oder gelb sein können und deren R_f-Wert annähernd dem der Hyperosid-Zone im Chromatogramm der Referenzlösung entspricht. Weitere schwache Zonen können vorhanden sein.

Johanniskraut für homöopathische Zubereitungen

Oberer Plattenrand	
Hypericin: eine rote Zone	eine gelbe bis blaue Zone 2 rote Zonen
———	———
	mehrere Zonen
———	———
Hyperosid: eine gelbe bis orangefarbene Zone	blaue oder gelbe Zonen
Rutosid: eine gelbe bis orangefarbene Zone	eine gelbe bis orangefarbene Zone
Referenzlösung	**Untersuchungslösung**

Prüfung auf Reinheit

Relative Dichte (2.2.5): 0,900 bis 0,920

Ethanol (2.9.10): 60 bis 75 Prozent (*V/V*)

Trockenrückstand (2.8.16): mindestens 1,3 Prozent

Monographien A–Z

Acebutololhydrochlorid 5045
Acriflaviniummonochlorid 5047
Adipinsäure 5048
Albuminlösung vom Menschen 5050
Alfadex 5052
Anti-D-Immunglobulin vom Menschen 5053
Anti-D-Immunglobulin vom Menschen
zur intravenösen Anwendung 5054
Antithrombin-III-Konzentrat vom Menschen .. 5055
Atropin 5057
Azithromycin 5059

Acebutololhydrochlorid

Acebutololi hydrochloridum

$C_{18}H_{29}ClN_2O_4$ M_r 372,9

Definition

N-[3-Acetyl-4-[(2RS)-2-hydroxy-3-[(1-methylethyl)= amino]propoxy]phenyl]butanamid-hydrochlorid

Gehalt: 99,0 bis 101,0 Prozent (getrocknete Substanz)

Eigenschaften

Aussehen: weißes bis fast weißes, kristallines Pulver

Löslichkeit: leicht löslich in Wasser und Ethanol, sehr schwer löslich in Aceton und Dichlormethan

Schmelztemperatur: etwa 143 °C

Prüfung auf Identität

1: B, D
2: A, C, D

A. 20,0 mg Substanz werden in einer 0,1-prozentigen Lösung (V/V) von Salzsäure R zu 100,0 ml gelöst. 5,0 ml Lösung werden mit der 0,1-prozentigen Lösung (V/V) von Salzsäure R zu 100,0 ml verdünnt. Diese Lösung, zwischen 220 und 350 nm gemessen, zeigt Absorptionsmaxima (2.2.25) bei 233 und 322 nm. Die spezifische Absorption im Maximum bei 233 nm liegt zwischen 555 und 605.

B. IR-Spektroskopie (2.2.24)

Probenvorbereitung: Presslinge

Vergleich: Acebutololhydrochlorid CRS

C. Dünnschichtchromatographie (2.2.27)

Untersuchungslösung: 20 mg Substanz werden in Methanol R zu 20 ml gelöst.

Referenzlösung a: 20 mg Acebutololhydrochlorid CRS werden in Methanol R zu 20 ml gelöst.

Referenzlösung b: 20 mg Pindolol CRS werden in Methanol R zu 20 ml gelöst. 1 ml Lösung wird mit 1 ml Referenzlösung a versetzt.

Platte: DC-Platte mit Kieselgel F_{254} R

Fließmittel: Perchlorsäure R, Methanol R, Wasser R (5:395:600 V/V/V)

Auftragen: 10 µl

Laufstrecke: 3/4 der Platte

Trocknen: an der Luft

Detektion: im ultravioletten Licht bei 254 nm

Eignungsprüfung: Die Prüfung darf nur ausgewertet werden, wenn das Chromatogramm der Referenzlösung b deutlich voneinander getrennt 2 Hauptflecke zeigt.

Ergebnis: Der Hauptfleck im Chromatogramm der Untersuchungslösung entspricht in Bezug auf Lage und Größe dem Hauptfleck im Chromatogramm der Referenzlösung a.

D. Die Substanz gibt die Identitätsreaktion a auf Chlorid (2.3.1).

Prüfung auf Reinheit

Aussehen der Lösung: Die Lösung darf nicht stärker opaleszieren als die Referenzsuspension II (2.2.1) und nicht stärker gefärbt sein als die Farbvergleichslösung BG_5 (2.2.2, Methode II).

0,5 g Substanz werden in Wasser R zu 10 ml gelöst.

pH-Wert (2.2.3): 5,0 bis 7,0

0,20 g Substanz werden in kohlendioxidfreiem Wasser R zu 20 ml gelöst.

Verwandte Substanzen: Flüssigchromatographie (2.2.29)

Untersuchungslösung: 0,100 g Substanz werden in der mobilen Phase A zu 50,0 ml gelöst.

Referenzlösung a: 20,0 mg Substanz werden in der mobilen Phase A zu 100,0 ml gelöst. 0,5 ml Lösung werden mit der mobilen Phase A zu 50,0 ml verdünnt.

Referenzlösung b: 5,0 mg Acebutolol-Verunreinigung I CRS werden in 10,0 ml Acetonitril R gelöst. Die Lösung wird mit der mobilen Phase A zu 25,0 ml verdünnt. 1,0 ml dieser Lösung wird mit der mobilen Phase A zu 50,0 ml verdünnt.

Referenzlösung c: 2,0 ml Referenzlösung a und 1,0 ml Referenzlösung b werden gemischt und mit der mobilen Phase A zu 10,0 ml verdünnt.

Referenzlösung d: 5,0 mg Acebutolol-Verunreinigung C CRS werden in 10 ml Acetonitril R gelöst. Die Lösung wird mit der mobilen Phase A zu 25,0 ml verdünnt. 0,5 ml dieser Lösung werden mit der mobilen Phase A zu 50,0 ml verdünnt.

Referenzlösung e: 5,0 mg Acebutolol-Verunreinigung B CRS werden in 10,0 ml Acetonitril *R* gelöst. Die Lösung wird mit der mobilen Phase A zu 25,0 ml verdünnt. 1,0 ml dieser Lösung wird mit der mobilen Phase A zu 50,0 ml verdünnt.

Säule
– Größe: *l* = 0,125 m, ∅ = 4 mm
– Stationäre Phase: nachsilanisiertes, octadecylsilyliertes Kieselgel zur Chromatographie *R* (5 µm)
– Temperatur: 40 °C

Mobile Phase
– Mobile Phase A: 2,0 ml Phosphorsäure 85 % *R* werden mit 3,0 ml Triethylamin *R* gemischt. Die Mischung wird mit Wasser *R* zu 1000 ml verdünnt.
– Mobile Phase B: eine Mischung gleicher Volumteile Acetonitril *R* und mobile Phase A

Zeit (min)	Mobile Phase A (% V/V)	Mobile Phase B (% V/V)
0 – 2	98	2
2 – 30,5	98 → 10	2 → 90
30,5 – 41	10	90
41 – 42	10 → 98	90 → 2
42 – 50	98	2

Durchflussrate: 1,2 ml · min^{-1}

Detektion: Spektrometer bei 240 nm

Einspritzen: 25 µl

Eignungsprüfung: Referenzlösung c
– Auflösung: mindestens 7,0 zwischen den Peaks von Verunreinigung I und Acebutolol

Grenzwerte
– Verunreinigung B: nicht größer als die Fläche des Hauptpeaks im Chromatogramm der Referenzlösung e (0,2 Prozent)
– Verunreinigung C: nicht größer als die Fläche des Hauptpeaks im Chromatogramm der Referenzlösung d (0,1 Prozent)
– Verunreinigung I: nicht größer als die Fläche des Hauptpeaks im Chromatogramm der Referenzlösung b (0,2 Prozent)
– Jede weitere Verunreinigung: jeweils nicht größer als die Fläche des Hauptpeaks im Chromatogramm der Referenzlösung a (0,1 Prozent)
– Summe aller Verunreinigungen: nicht größer als das 5fache der Fläche des Hauptpeaks im Chromatogramm der Referenzlösung a (0,5 Prozent)
– Ohne Berücksichtigung bleiben: Peaks, deren Fläche kleiner ist als das 0,5fache der Fläche des Hauptpeaks im Chromatogramm der Referenzlösung a (0,05 Prozent)

Schwermetalle (2.4.8): höchstens 20 ppm

0,50 g Substanz werden in 20,0 ml Wasser *R* gelöst. Die Lösung muss der Grenzprüfung E entsprechen. Zur Herstellung der Referenzlösung werden 10,0 ml Blei-Lösung (1 ppm Pb) *R* mit Wasser *R* zu 20,0 ml verdünnt.

Trocknungsverlust (2.2.32): höchstens 0,5 Prozent, mit 1,000 g Substanz durch 3 h langes Trocknen im Trockenschrank bei 100 bis 105 °C bestimmt

Sulfatasche (2.4.14): höchstens 0,1 Prozent, mit 1,0 g Substanz bestimmt

Gehaltsbestimmung

0,300 g Substanz, in 50 ml Ethanol 96 % *R* gelöst, werden nach Zusatz von 1 ml Salzsäure (0,1 mol · l^{-1}) mit Natriumhydroxid-Lösung (0,1 mol · l^{-1}) titriert. Das zwischen den beiden mit Hilfe der Potentiometrie (2.2.20) ermittelten Wendepunkten zugesetzte Volumen wird abgelesen.

1 ml Natriumhydroxid-Lösung (0,1 mol · l^{-1}) entspricht 37,29 mg $C_{18}H_{29}ClN_2O_4$.

Lagerung

Vor Licht geschützt

Verunreinigungen

Spezifizierte Verunreinigungen:
(Beachten Sie den Hinweis zu den „Verunreinigungen" zu Anfang des Bands auf Seite B)

A, B, C, D, E, F, G, H, I, J, K

A. *N*-[3-Acetyl-4-[(2*RS*)-oxiran-2-ylmethoxy]phenyl]= butanamid

B. R1 = R2 = CO–CH$_3$:
N-[3-Acetyl-4-[(2*RS*)-2-hydroxy-3-[(1-methylethyl)= amino]propoxy]phenyl]acetamid
(Diacetolol)

D. R1 = H, R2 = CO–CH$_3$:
1-[5-Amino-2-[(2*RS*)-2-hydroxy-3-[(1-methylethyl)= amino]propoxy]phenyl]ethanon

E. R1 = CO–CH$_2$–CH$_2$–CH$_3$, R2 = H:
N-[4-[(2*RS*)-2-Hydroxy-3-[(1-methylethyl)amino]= propoxy]phenyl]butanamid

Acriflaviniummonochlorid
Acriflavinii monochloridum

4.06/2043

R	Summenformel	M_r
H	$C_{13}H_{12}ClN_3$	245,7
CH_3	$C_{14}H_{14}ClN_3$	259,7

Definition

Gemisch von 3,6-Diamino-10-methylacridinium-chlorid und 3,6-Diaminoacridin-hydrochlorid

Gehalt: 95,0 bis 105,0 Prozent (wasserfreie Substanz)

Eigenschaften

Aussehen: rötlich braunes, hygroskopisches Pulver

Löslichkeit: leicht löslich in Wasser, wenig löslich in Ethanol, sehr schwer löslich in Dichlormethan

Prüfung auf Identität

A. Dünnschichtchromatographie (2.2.27)

Untersuchungslösung: 0,5 ml Prüflösung (siehe „Prüfung auf Reinheit") werden mit Ethanol 96 % *R* zu 10 ml verdünnt.

Referenzlösung: 10 mg Acriflaviniummonochlorid CRS werden in Ethanol 96 % *R* zu 10 ml gelöst.

Platte: DC-Platte mit Kieselgel *R*

Fließmittel: Essigsäure 99 % *R*, Wasser *R*, 1-Butanol *R* (1:1:4 *V/V/V*)

Auftragen: 5 µl

Laufstrecke: 2/3 der Platte

Trocknen: bei 100 bis 105 °C

Detektion: im ultravioletten Licht bei 365 nm

Ergebnis: Die 2 Hauptflecke im Chromatogramm der Untersuchungslösung entsprechen in Bezug auf Lage, Fluoreszenz und Größe den 2 Hauptflecken im Chromatogramm der Referenzlösung.

B. 0,1 mg Substanz werden mit 20 ml Wasser *R* versetzt. Die Lösung zeigt eine gelblich grüne Fluoreszenz.

J. R1 = CO–CH$_2$–CH$_3$, R2 = CO–CH$_3$:
N-[3-Acetyl-4-[(2*RS*)-2-hydroxy-3-[(1-methylethyl)=amino]propoxy]phenyl]propanamid

K. R1 = R2 = CO–CH$_2$–CH$_2$–CH$_3$:
N-[3-Butanoyl-4-[(2*RS*)-2-hydroxy-3-[(1-methyl=ethyl)amino]propoxy]phenyl]butanamid

C. *N*-(3-Acetyl-4-hydroxyphenyl)butanamid

F. R = OH:
N-[3-Acetyl-4-[(2*RS*)-2,3-dihydroxypropoxy]phenyl]butanamid

I. R = NH–CH$_2$–CH$_3$:
N-[3-Acetyl-4-[(2*RS*)-3-(ethylamino)-2-hydroxy=propoxy]phenyl]butanamid

G. *N,N'*-[[(1-Methylethyl)imino]bis[(2-hydroxypropan-1,3-diyl)oxy(3-acetyl-1,4-phenylen)]]dibutanamid (Biamin)

H. *N,N'*-[(2-Hydroxypropan-1,3-diyl)bis[oxy(3-acetyl-1,4-phenylen)]]dibutanamid

5048 Acriflaviniummonochlorid

Wird die Lösung mit 1 ml verdünnter Natriumhydroxid-Lösung R versetzt, verschwindet die Fluoreszenz.

C. Die Substanz entspricht der Prüfung „pH-Wert" (siehe „Prüfung auf Reinheit").

Prüfung auf Reinheit

Prüflösung: 0,500 g Substanz werden unter Erwärmen in 15 ml kohlendioxidfreiem Wasser R gelöst. Nach dem Erkalten wird die Lösung mit kohlendioxidfreiem Wasser R zu 25,0 ml verdünnt.

pH-Wert (2.2.3): 4,5 bis 7,5, an der Prüflösung bestimmt

Zusammensetzung: Flüssigchromatographie (2.2.29) mit Hilfe des Verfahrens „Normalisierung"

Untersuchungslösung: 10,0 mg Substanz werden in der mobilen Phase zu 25,0 ml gelöst.

Referenzlösung a: 1,0 ml Untersuchungslösung wird mit der mobilen Phase zu 100,0 ml verdünnt.

Referenzlösung b: 1,0 ml Referenzlösung a wird mit der mobilen Phase zu 10,0 ml verdünnt.

Säule
− Größe: $l = 0{,}25$ m, $\varnothing = 4{,}6$ mm
− Stationäre Phase: octadecylsilyliertes Kieselgel zur Chromatographie R (5 µm)

Mobile Phase: 1,0 g Natriumoctansulfonat R und 5 ml Triethylamin R werden in einer Mischung von 400 ml Acetonitril R und 600 ml Phosphat-Pufferlösung pH 2,8 R gelöst.

Durchflussrate: 1 ml · min^{-1}

Detektion: Spektrometer bei 262 nm

Einspritzen: 10 µl

Chromatographiedauer: 30 min

Eignungsprüfung: Referenzlösung a
− Auflösung: mindestens 3,5 zwischen den beiden Hauptpeaks

Grenzwerte
− Erster Hauptpeak: 30,0 bis 40,0 Prozent
− Zweiter Hauptpeak: 50,0 bis 60,0 Prozent
− Jeder weitere Peak: höchstens 6,0 Prozent und höchstens 2 dieser Peaks mit einer Fläche größer als 2,0 Prozent
− Ohne Berücksichtigung bleiben: Peaks, deren Fläche kleiner ist als das 0,5fache der Fläche des Hauptpeaks im Chromatogramm der Referenzlösung b (0,05 Prozent)

Schwermetalle (2.4.8): höchstens 40 ppm

0,5 g Substanz müssen der Grenzprüfung D entsprechen. Zur Herstellung der Referenzlösung werden 2 ml Blei-Lösung (10 ppm Pb) R verwendet.

Wasser (2.5.12): höchstens 10,0 Prozent, mit 0,250 g Substanz bestimmt

Sulfatasche (2.4.14): höchstens 3,5 Prozent, mit 1,0 g Substanz bestimmt

Gehaltsbestimmung

Die Lösungen werden unmittelbar vor Gebrauch und unter Lichtschutz hergestellt.

Unmittelbar vor der Gehaltsbestimmung ist der Wassergehalt zu bestimmen.

0,100 g Substanz werden in 500,0 ml Wasser R gelöst. 5,0 ml Lösung werden mit Salzsäure (0,1 mol · l^{-1}) zu 250,0 ml verdünnt. Die Absorption (2.2.25) wird im Maximum bei 262 nm gemessen.

Die Summe der Gehalte an $C_{14}H_{14}ClN_3$ und $C_{13}H_{12}ClN_3$ wird mit Hilfe der spezifischen Absorption berechnet ($A_{1\,cm}^{1\%} = 1820$).

Lagerung

Dicht verschlossen, vor Licht geschützt

4.06/1586

Adipinsäure
Acidum adipicum

$C_6H_{10}O_4$ M_r 146,1

Definition

Hexandisäure

Gehalt: 99,0 bis 101,0 Prozent (getrocknete Substanz)

Eigenschaften

Aussehen: weißes, kristallines Pulver

Löslichkeit: wenig löslich in Wasser, löslich in siedendem Wasser, leicht löslich in Ethanol und Methanol, löslich in Aceton

Prüfung auf Identität

A. Schmelztemperatur (2.2.14): 151 bis 154 °C

B. IR-Spektroskopie (2.2.24)

Vergleich: Adipinsäure CRS

Prüfung auf Reinheit

Prüflösung: 5,0 g Substanz werden unter Erhitzen in destilliertem Wasser *R* zu 50 ml gelöst. Nach dem Erkalten und Auskristallisieren wird die Mischung durch einen Glassintertiegel (40) filtriert. Der Glassintertiegel wird mit destilliertem Wasser *R* nachgewaschen. Filtrat und Waschflüssigkeit werden vereinigt und mit weiterer Waschflüssigkeit zu 50 ml verdünnt.

Aussehen der Lösung: Die Lösung muss klar (2.2.1) und farblos (2.2.2, Methode II) sein.

1,0 g Substanz wird in Methanol *R* zu 20 ml gelöst.

Verwandte Substanzen: Flüssigchromatographie (2.2.29)

Untersuchungslösung: 0,20 g Substanz werden in der mobilen Phase zu 10,0 ml gelöst.

Referenzlösung a: 20 mg Glutarsäure *R* werden in 1,0 ml Untersuchungslösung gelöst. Die Lösung wird mit der mobilen Phase zu 10,0 ml verdünnt.

Referenzlösung b: 1,0 ml Untersuchungslösung wird mit der mobilen Phase zu 100,0 ml verdünnt. 1,0 ml dieser Lösung wird mit der mobilen Phase zu 10,0 ml verdünnt.

Säule
- Größe: $l = 0{,}125$ m, $\varnothing = 4{,}0$ mm
- Stationäre Phase: octadecylsilyliertes Kieselgel zur Chromatographie *R* (5 µm), sphärisch, mit einer spezifischen Oberfläche von $350 \text{ m}^2 \cdot \text{g}^{-1}$ und einer Porengröße von 10 nm
- Temperatur: 30 °C

Mobile Phase: eine Mischung von 3 Volumteilen Acetonitril *R* und 97 Volumteilen einer Lösung von Phosphorsäure 10 % *R* ($24{,}5 \text{ g} \cdot \text{l}^{-1}$)

Durchflussrate: $1 \text{ ml} \cdot \text{min}^{-1}$

Detektion: Spektrometer bei 209 nm

Einspritzen: 20 µl

Chromatographiedauer: 3fache Retentionszeit von Adipinsäure

Eignungsprüfung: Referenzlösung a
- Auflösung: mindestens 9,0 zwischen den Peaks von Glutarsäure und Adipinsäure

Grenzwerte
- Jede Verunreinigung: jeweils nicht größer als die Fläche des Hauptpeaks im Chromatogramm der Referenzlösung b (0,1 Prozent)
- Summe aller Verunreinigungen: nicht größer als das 5fache der Fläche des Hauptpeaks im Chromatogramm der Referenzlösung b (0,5 Prozent)
- Ohne Berücksichtigung bleiben: Peaks, deren Fläche kleiner ist als das 0,5fache der Fläche des Hauptpeaks im Chromatogramm der Referenzlösung b (0,05 Prozent)

Chlorid (2.4.4): höchstens 200 ppm

2,5 ml Prüflösung, mit Wasser *R* zu 15 ml verdünnt, müssen der Grenzprüfung auf Chlorid entsprechen.

Nitrat: höchstens 30 ppm

1 ml Prüflösung wird nacheinander mit 2 ml konzentrierter Ammoniak-Lösung *R*, 0,5 ml einer Lösung von Mangan(II)-sulfat *R* ($10 \text{ g} \cdot \text{l}^{-1}$) und 1 ml einer Lösung von Sulfanilamid *R* ($10 \text{ g} \cdot \text{l}^{-1}$) versetzt. Die Mischung wird mit Wasser *R* zu 20 ml verdünnt. Nach Zusatz von 0,10 g Zinkpulver *R* wird die Mischung 30 min lang in einer Eis-Wasser-Mischung gekühlt, wobei gelegentlich geschüttelt wird, und anschließend filtriert. 10 ml Filtrat werden in einer Eis-Wasser-Mischung gekühlt. Nach Zusatz von 2,5 ml Salzsäure *R* 1 und 1 ml einer Lösung von Naphthylethylendiamindihydrochlorid *R* ($10 \text{ g} \cdot \text{l}^{-1}$) wird die Mischung bei Raumtemperatur stehen gelassen. Nach 15 min darf die Mischung nicht stärker gefärbt sein als eine Referenzlösung, die gleichzeitig und unter gleichen Bedingungen unter Verwendung von 1,5 ml Nitrat-Lösung (2 ppm NO_3) *R* an Stelle von 1 ml Prüflösung hergestellt wurde. Die Prüfung darf nicht ausgewertet werden, wenn eine Blindlösung, die gleichzeitig und unter gleichen Bedingungen mit 1 ml Wasser *R* an Stelle von 1 ml Prüflösung hergestellt wurde, stärker gefärbt ist als eine Lösung von Kaliumpermanganat *R* ($2 \text{ mg} \cdot \text{l}^{-1}$).

Sulfat (2.4.13): höchstens 500 ppm

3 ml Prüflösung, mit destilliertem Wasser *R* zu 15 ml verdünnt, müssen der Grenzprüfung auf Sulfat entsprechen.

Eisen (2.4.9): höchstens 10 ppm

10 ml Prüflösung müssen der Grenzprüfung auf Eisen entsprechen.

Schwermetalle (2.4.8): höchstens 10 ppm

12 ml Prüflösung müssen der Grenzprüfung A entsprechen. Zur Herstellung der Referenzlösung wird die Blei-Lösung (1 ppm Pb) *R* verwendet.

Trocknungsverlust (2.2.32): höchstens 0,2 Prozent, mit 1,000 g Substanz durch Trocknen im Trockenschrank bei 100 bis 105 °C bestimmt

Sulfatasche (2.4.14): höchstens 0,1 Prozent

1,0 g Substanz wird über einer Gasflamme vollständig geschmolzen. Die geschmolzene Substanz wird mit dem Brenner entflammt. Nach dem Entzünden der Substanz wird die Flamme des Brenners kleiner gestellt oder ganz entfernt, um zu vermeiden, dass die Substanz zu sieden beginnt. Die Substanz wird brennen gelassen, bis sie vollständig verkohlt ist. Der Rückstand wird für die Prüfung verwendet.

Gehaltsbestimmung

60,0 mg Substanz, in 50 ml Wasser *R* gelöst, werden nach Zusatz von 0,2 ml Phenolphthalein-Lösung *R* mit Natriumhydroxid-Lösung ($0{,}1 \text{ mol} \cdot \text{l}^{-1}$) titriert.

1 ml Natriumhydroxid-Lösung ($0{,}1 \text{ mol} \cdot \text{l}^{-1}$) entspricht 7,31 mg $C_6H_{10}O_4$.

5050 Adipinsäure

Verunreinigungen

HOOC~~~R

A. R = CH$_2$–CO$_2$H:
Pentandisäure
(Glutarsäure)

B. R = CO$_2$H:
Butandisäure
(Bernsteinsäure)

C. R = [CH$_2$]$_3$–CO$_2$H:
Heptandisäure
(Pimelinsäure)

4.06/0255
Albuminlösung vom Menschen
Albumini humani solutio

Definition

Albuminlösung vom Menschen ist eine wässrige Proteinlösung, die aus Plasma gewonnen wird, das den Anforderungen der Monographie **Plasma vom Menschen (Humanplasma) zur Fraktionierung (Plasma humanum ad separationem)** entspricht.

Herstellung

Die Abtrennung des Albumins erfolgt unter kontrollierten Bedingungen, insbesondere hinsichtlich des pH-Werts, der Ionenstärke und der Temperatur, so dass in der fertigen Zubereitung mindestens 95 Prozent des Gesamtproteins aus Albumin bestehen. Albuminlösung vom Menschen wird als konzentrierte Lösung mit 150 bis 250 g · l^{-1} Gesamtprotein oder als isotonische Lösung mit 35 bis 50 g · l^{-1} Gesamtprotein hergestellt. Ein geeigneter Stabilisator gegen den Einfluss von Wärme, zum Beispiel Natriumcaprylat (Natriumoctanoat), *N*-Acetyltryptophan oder eine Kombination von beiden, kann in geeigneter Konzentration zugesetzt werden, jedoch darf in keinem Stadium der Herstellung ein Konservierungsmittel zugesetzt werden. Die Lösung wird durch ein Bakterien zurückhaltendes Filter filtriert und unter aseptischen Bedingungen in sterile Endbehältnisse gefüllt, die so verschlossen werden, dass jede Verunreinigung ausgeschlossen ist. Die Lösung wird in diesen Behältnissen auf 60 ± 1,0 °C erhitzt. Diese Temperatur wird mindestens 10 h lang beibehalten. Dann werden die Behältnisse mindestens 14 Tage lang bei 30 bis 32 °C oder mindestens 4 Wochen lang bei 20 bis 25 °C bebrütet und visuell auf mikrobielle Verunreinigungen geprüft.

Eigenschaften

Klare, schwach viskose, fast farblose, gelbe, bernsteinfarbene oder grüne Flüssigkeit

Prüfung auf Identität

Die Zubereitung wird mit einer geeigneten Immunelektrophoresetechnik geprüft. Unter Verwendung von Antiserum gegen Normalserum vom Menschen wird Normalserum vom Menschen mit der Zubereitung verglichen, wobei beide auf einen Proteingehalt von 10 g · l^{-1} verdünnt sind. Der Hauptbestandteil der Zubereitung entspricht dem Hauptbestandteil des Normalserums vom Menschen. Die Zubereitung kann kleine Mengen anderer Plasmaproteine enthalten.

Prüfung auf Reinheit

pH-Wert (2.2.3): 6,7 bis 7,3

Die Zubereitung wird mit einer Lösung von Natriumchlorid *R* (9 g · l^{-1}) so verdünnt, dass die Lösung 10 g · l^{-1} Protein enthält.

Gesamtprotein: Die Zubereitung wird mit einer Lösung von Natriumchlorid *R* (9 g · l^{-1}) so verdünnt, dass die Lösung etwa 15 mg Protein in 2 ml enthält. In einem Zentrifugenglas mit rundem Boden werden 2,0 ml dieser Lösung mit 2 ml einer Lösung von Natriummolybdat *R* (75 g · l^{-1}) sowie 2 ml einer Mischung von 1 Volumteil nitratfreier Schwefelsäure *R* und 30 Volumteilen Wasser *R* versetzt. Nach Umschütteln und 5 min langem Zentrifugieren wird der Überstand dekantiert. Das Zentrifugenglas wird umgedreht auf Filterpapier abtropfen gelassen. Im Rückstand wird der Stickstoff mit Hilfe der Kjeldahl-Bestimmung (2.5.9) ermittelt und die Proteinmenge durch Multiplikation mit 6,25 berechnet. Die Zubereitung muss mindestens 95 und darf höchstens 105 Prozent der in der Beschriftung angegebenen Menge an Protein enthalten.

Proteinzusammensetzung: Zonenelektrophorese (2.2.31)

Die Prüfung erfolgt unter Verwendung geeigneter Celluloseacetatgel-Streifen als Trägermaterial und Barbital-Pufferlösung pH 8,6 *R* 1 als Elektrolytlösung.

Untersuchungslösung: Die Zubereitung wird mit einer Lösung von Natriumchlorid *R* (9 g · l^{-1}) so verdünnt, dass die Lösung 20 g · l^{-1} Protein enthält.

Referenzlösung: Albuminlösung vom Menschen zur Elektrophorese *BRS* wird mit einer Lösung von Natriumchlorid *R* (9 g · l^{-1}) so verdünnt, dass die Lösung 20 g · l^{-1} Protein enthält.

Auf einen Celluloseacetatgel-Streifen werden 2,5 µl Untersuchungslösung bandförmig (10 mm) oder, falls ein schmalerer Streifen verwendet wird, 0,25 µl je Millimeter aufgetragen. Auf einen zweiten Streifen wird in gleicher Weise dasselbe Volumen der Referenzlösung aufgetragen. Ein geeignetes elektrisches Feld wird angelegt, so dass die schnellste Zone mindestens 30 mm weit wandert. Die Streifen werden 5 min lang mit Amidoschwarz-10B-Lösung *R* behandelt und anschließend mit einer Mischung von 10 Volumteilen Essigsäure 99 % *R* und 90 Volumteilen Methanol *R* entfärbt, so dass der Hintergrund gerade frei von Farbstoff ist. Die Transparenz der Trägerstreifen wird mit einer Mischung von 19 Volumteilen Essigsäure 99 % *R* und 81 Volumteilen Methanol *R* entwickelt. Die Absorption der Zonen wird bei 600 nm mit einem Gerät gemessen, das im Messbereich Linearität zeigt. Das Ergebnis wird als Mittelwert von 3 Messungen an jedem der Streifen berechnet. In dem mit der Untersuchungslösung erhaltenen Elektropherogramm dürfen höchstens 5 Prozent der Proteine eine andere Beweglichkeit als die Hauptzone zeigen. Die Prüfung darf nur ausgewertet werden, wenn in dem mit der Referenzlösung erhaltenen Elektropherogramm der Proteinanteil in der Hauptzone innerhalb der für die Referenzzubereitung angegebenen Grenzen liegt.

Verteilung der Molekülgrößen: Flüssigchromatographie (2.2.29)

Untersuchungslösung: Die Zubereitung wird mit einer Lösung von Natriumchlorid *R* (9 g · l⁻¹) so verdünnt, dass eine Konzentration entsteht, die für das verwendete Chromatographiesystem geeignet ist. Eine Konzentration im Bereich von 4 bis 12 g je Liter und eine Einspritzmenge von 50 bis 600 µg Protein sind im Allgemeinen geeignet.

Säule
– Größe: $l = 0,6$ m, $\varnothing = 7,5$ mm
– Stationäre Phase: hydrophiles Kieselgel zur Chromatographie *R* geeigneter Qualität zur Fraktionierung globulärer Proteine mit einer relativen Molekülmasse zwischen 10 000 und 500 000

Mobile Phase: eine Lösung, die 4,873 g Natriummonohydrogenphosphat-Dihydrat *R*, 1,741 g Natriumdihydrogenphosphat-Monohydrat *R*, 11,688 g Natriumchlorid *R* und 50 mg Natriumazid *R* je Liter Wasser *R* enthält

Durchflussrate: 0,5 ml · min⁻¹

Detektion: Spektrometer bei 280 nm

Der den Polymeren und Aggregaten entsprechende Peak befindet sich in dem Teil des Chromatogramms, der dem Ausschlussvolumen entspricht. Der Stabilisatorpeak wird nicht berücksichtigt. Die Fläche des Peaks, der den Polymeren und Aggregaten entspricht, darf höchstens 10 Prozent der Gesamtpeakfläche des Chromatogramms betragen, entsprechend etwa 5 Prozent Polymere und Aggregate.

Häm: Die Absorption (2.2.25) der Lösung, bei 403 nm gemessen, darf höchstens 0,15 betragen. Die Zubereitung wird mit einer Lösung von Natriumchlorid *R* (9 g · l⁻¹) so verdünnt, dass eine Proteinkonzentration von 10 g · l⁻¹ entsteht. Als Kompensationsflüssigkeit wird Wasser *R* verwendet.

Präkallikrein-Aktivator (2.6.15): höchstens 35 I.E. je Milliliter

Aluminium: höchstens 200 µg Aluminium je Liter

Atomabsorptionsspektroskopie (2.2.23, Methode I)

Die Lösungen werden in Kunststoffbehältnissen hergestellt. Vor dem Gebrauch sind die Gerätschaften mit Salpetersäure (200 g · l⁻¹ HNO₃) zu reinigen.

Untersuchungslösung: die Zubereitung

Lösung zur Eignungsprüfung: Albuminlösung vom Menschen zur Validierung der Prüfung auf Aluminium *BRS*

Referenzlösungen: Für eine geeignete Reihe von Referenzlösungen werden bekannte Volumteile Wasser *R* mit geeigneten Volumteilen Aluminium-Lösung (10 ppm Al) *R* versetzt.

Falls erforderlich werden die Lösungen mit Salpetersäure (10 g · l⁻¹ HNO₃) verdünnt, die 1,7 g · l⁻¹ Magnesiumnitrat *R* und 0,05 Prozent (*V/V*) Octoxinol 10 *R* enthält.

Wellenlänge: 309,3 nm

Atomisierungseinrichtung: Graphitofen

Die Prüfung darf nur ausgewertet werden, wenn der ermittelte Aluminiumgehalt der Albuminlösung vom Menschen zur Validierung der Prüfung auf Aluminium *BRS* um höchstens 20 Prozent vom im Beipackzettel angegebenen Wert abweicht.

Kalium: höchstens 0,05 mmol Kalium je Gramm Protein

Atomemissionsspektroskopie (2.2.22, Methode I)

Wellenlänge: 766,5 nm

Natrium: höchstens 160 mmol Natrium je Liter Zubereitung, mindestens 95 und höchstens 105 Prozent des in der Beschriftung angegebenen Gehalts an Natrium

Atomemissionsspektroskopie (2.2.22, Methode I)

Wellenlänge: 589 nm

Sterilität (2.6.1): Die Zubereitung muss der Prüfung entsprechen.

Pyrogene (2.6.8): Die Zubereitung muss der Prüfung entsprechen. Von einer Zubereitung mit einem Proteingehalt von 35 bis 50 g · l⁻¹ werden jedem Kaninchen 10 ml je Kilogramm Körpermasse, von einer Zubereitung mit einem Proteingehalt von 150 bis 250 g · l⁻¹ werden jedem Kaninchen 5 ml je Kilogramm Körpermasse injiziert.

Lagerung

Vor Licht geschützt

Beschriftung

Die Beschriftung gibt an,
– Name der Zubereitung
– Volumen der Zubereitung
– Proteinkonzentration in Gramm je Liter

- Natriumkonzentration in Millimol je Liter
- dass die Zubereitung verworfen werden muss, wenn sie trüb ist oder sich ein Niederschlag gebildet hat
- Name und Konzentration jeder zugesetzten Substanz (zum Beispiel Stabilisatoren).

4.06/1487
Alfadex
Alfadexum

$[C_6H_{10}O_5]_6$ M_r 973

Definition

Alfadex (Alphacyclodextrin) enthält mindestens 98,0 und höchstens 101,0 Prozent Cyclohexakis-(1→4)-(α-D-glucopyranosyl) (Cyclomaltohexaose oder α-Cyclodextrin), berechnet auf die getrocknete Substanz.

Eigenschaften

Weißes bis fast weißes, amorphes oder kristallines Pulver; leicht löslich in Wasser und Propylenglycol, praktisch unlöslich in Dichlormethan und wasserfreiem Ethanol

Prüfung auf Identität

A. Die Substanz entspricht der Prüfung „Spezifische Drehung" (siehe „Prüfung auf Reinheit").

B. Die bei der „Gehaltsbestimmung" erhaltenen Chromatogramme werden ausgewertet. Der Hauptpeak im Chromatogramm der Untersuchungslösung b entspricht in Bezug auf Retentionszeit und Größe dem Hauptpeak im Chromatogramm der Referenzlösung c.

C. 0,2 g Substanz werden in 2 ml Iod-Lösung R 4 unter Erhitzen im Wasserbad gelöst. Nach dem Erkalten auf Raumtemperatur bildet sich ein gelblich brauner Niederschlag.

Prüfung auf Reinheit

Prüflösung: 1,000 g Substanz wird in kohlendioxidfreiem Wasser R zu 100,0 ml gelöst.

Aussehen der Lösung: Die Prüflösung muss klar (2.2.1) sein.

pH-Wert (2.2.3): Der pH-Wert einer Mischung von 30 ml Prüflösung und 1 ml einer Lösung von Kaliumchlorid R (223,6 g · l^{-1}) muss zwischen 5,0 und 8,0 liegen.

Spezifische Drehung (2.2.7): +147 bis +152, an der Prüflösung bestimmt und berechnet auf die getrocknete Substanz

Reduzierende Zucker

Untersuchungslösung: 1 ml Prüflösung wird mit 1 ml Fehling'scher Lösung R 4 versetzt. Die Mischung wird 10 min lang im Wasserbad erhitzt, anschließend auf Raumtemperatur abgekühlt, mit 10 ml Ammoniummolybdat-Reagenz R 1 versetzt und 15 min lang stehen gelassen.

Referenzlösung: Gleichzeitig und unter den gleichen Bedingungen wie für die Untersuchungslösung wird eine Referenzlösung mit 1 ml einer Lösung von Glucose R (20 mg · l^{-1}) hergestellt.

Die Absorption (2.2.25) der Untersuchungslösung und der Referenzlösung wird jeweils im Maximum bei 740 nm gegen Wasser R als Kompensationsflüssigkeit gemessen. Die Absorption der Untersuchungslösung darf nicht größer sein als die Absorption der Referenzlösung (0,2 Prozent).

Licht absorbierende Verunreinigungen: Die Absorption (2.2.25) der Prüflösung wird zwischen 230 und 750 nm gemessen. Zwischen 230 und 350 nm darf die Absorption höchstens 0,10 und zwischen 350 und 750 nm höchstens 0,05 betragen.

Verwandte Substanzen: Die Prüfung erfolgt mit Hilfe der Flüssigchromatographie (2.2.29) wie unter „Gehaltsbestimmung" beschrieben. Untersuchungslösung a und Referenzlösung b werden eingespritzt. Im Chromatogramm der Untersuchungslösung a darf die Fläche eines Betadex-Peaks oder die Fläche eines Gammacyclodextrin-Peaks nicht größer sein als das 0,5fache der entsprechenden Peakflächen im Chromatogramm der Referenzlösung b (0,25 Prozent). Die Summe aller Peakflächen, mit Ausnahme der des Hauptpeaks und der des Betadex- sowie des Gammacyclodextrin-Peaks, darf nicht größer sein als das 0,5fache der Fläche des Alfadex-Peaks im Chromatogramm der Referenzlösung b (0,5 Prozent).

Schwermetalle (2.4.8): 2,0 g Substanz müssen der Grenzprüfung C entsprechen (10 ppm). Zur Herstellung der Referenzlösung werden 2 ml Blei-Lösung (10 ppm Pb) R verwendet.

Trocknungsverlust (2.2.32): höchstens 11 Prozent, mit 1,000 g Substanz durch 2 h langes Trocknen im Trockenschrank bei 120 °C bestimmt

Sulfatasche (2.4.14): höchstens 0,1 Prozent, mit 1,0 g Substanz bestimmt

Gehaltsbestimmung

Die Bestimmung erfolgt mit Hilfe der Flüssigchromatographie (2.2.29).

Untersuchungslösung a: 0,25 g Substanz werden unter Erhitzen in Wasser *R* gelöst. Nach dem Abkühlen wird die Lösung mit Wasser *R* zu 25,0 ml verdünnt.

Untersuchungslösung b: 5,0 ml Untersuchungslösung a werden mit Wasser *R* zu 50,0 ml verdünnt.

Referenzlösung a: 25,0 mg Betadex *CRS*, 25,0 mg Gammacyclodextrin *CRS* und 50,0 mg Alfadex *CRS* werden in Wasser *R* zu 50,0 ml gelöst.

Referenzlösung b: 5,0 ml Referenzlösung a werden mit Wasser *R* zu 50,0 ml verdünnt.

Referenzlösung c: 25,0 mg Alfadex *CRS* werden in Wasser *R* zu 25,0 ml gelöst.

Die Chromatographie kann durchgeführt werden mit
- einer Säule aus rostfreiem Stahl von 0,25 m Länge und 4,6 mm innerem Durchmesser, gepackt mit octadecylsilyliertem Kieselgel zur Chromatographie *R* (10 µm)
- einer Mischung von 10 Volumteilen Methanol *R* und 90 Volumteilen Wasser *R* als mobile Phase bei einer Durchflussrate von 1,5 ml je Minute
- einem Differenzial-Refraktometer als Detektor
- einer 50-µl-Probenschleife.

Die Säule wird mit der mobilen Phase bei einer Durchflussrate von 1,5 ml je Minute etwa 3 h lang äquilibriert.

Die Referenzlösung a wird 5-mal eingespritzt. Die Chromatographie erfolgt über eine Dauer, die der 3,5fachen Retentionszeit von Alfadex entspricht. Die Empfindlichkeit des Systems wird so eingestellt, dass die Höhe des Gammacyclodextrin-Peaks im Chromatogramm der Referenzlösung a 55 bis 75 Prozent des maximalen Ausschlags beträgt. Die Retentionszeit von Alfadex beträgt etwa 10 min, die relative Retention von Gammacyclodextrin etwa 0,7 und die relative Retention von Betadex etwa 2,2.

Die Bestimmung darf nur ausgewertet werden, wenn die Auflösung zwischen den Peaks von Gammacyclodextrin und Alfadex mindestens 1,5 und die relative Standardabweichung für die Fläche des Alfadex-Peaks höchstens 2,0 Prozent betragen. Falls erforderlich wird die Methanol-Konzentration in der mobilen Phase geändert, um die geforderte Auflösung zu erhalten.

Untersuchungslösung b und Referenzlösung c werden abwechselnd eingespritzt.

Der Prozentgehalt an $[C_6H_{10}O_5]_6$ wird aus der Fläche des Hauptpeaks in den Chromatogrammen der Untersuchungslösung b und der Referenzlösung c sowie dem angegebenen Gehalt für Alfadex *CRS* berechnet.

Lagerung

Dicht verschlossen

Verunreinigungen

A. Betadex

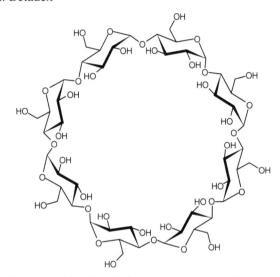

B. Cyclooctakis-(1→4)-(α-D-glucopyranosyl) (Cyclomaltooctaose oder γ-Cyclodextrin)

4.06/0557

Anti-D-Immunglobulin vom Menschen

Immunoglobulinum humanum anti-D

Definition

Anti-D-Immunglobulin vom Menschen ist eine flüssige oder gefriergetrocknete Zubereitung, die Immunglobuline, vorwiegend Immunglobulin G, enthält. Die Zubereitung ist für die intramuskuläre Injektion bestimmt. Sie enthält spezifische Antikörper gegen das D-Antigen von Erythrozyten. Auch geringe Mengen anderer Blutgruppen-Antikörper können enthalten sein. **Immunglobulin vom Menschen (Immunoglobulinum humanum normale)** kann zugesetzt sein.

Anti-D-Immunglobulin vom Menschen entspricht der Monographie **Immunglobulin vom Menschen** mit Ausnahme der Mindestanzahl von Spendern und des Mindestgehalts an Gesamtprotein.

Herstellung

Anti-D-Immunglobulin vom Menschen wird aus dem Plasma vorzugsweise von Spendern mit einem ausreichenden Titer an zuvor erworbenen Anti-D-Antikörpern gewonnen. Um eine angemessene Versorgung mit Anti-D-Immunglobulin zu gewährleisten, wird, falls erforderlich, Plasma von mit D-positiven Erythrozyten immunisierten Spendern verwendet, die mit den betreffenden Blutgruppensystemen kompatibel sind, um die Bildung unerwünschter Antikörper zu verhindern.

Erythrozytenspender

Die Erythrozytenspender entsprechen den Anforderungen an Spender wie in der Monographie **Plasma vom Menschen (Humanplasma) zur Fraktionierung (Plasma humanum ad separationem)** beschrieben.

Immunisierung

Die Immunisierung von Plasmaspendern wird unter sorgfältiger medizinischer Beobachtung durchgeführt. Empfehlungen über Spenderimmunisierung einschließlich der Untersuchung der Erythrozytenspender werden von der Weltgesundheitsorganisation herausgegeben (*Requirements for the collection, processing and quality control of blood, blood components and plasma derivatives*, WHO Technical Report Series, No. 840, 1994 oder spätere Fassung).

Plasmapool

Um in den zur Herstellung von Anti-D-Immunglobulin verwendeten Plasmapools eine mögliche B19-Virus-Belastung möglichst gering zu halten, muss der Plasmapool mit einem validierten Verfahren zur Amplifikation von Nukleinsäuren (2.6.21) auf das B19-Virus geprüft werden.

B19-Virus-DNA: höchstens 10^4 I.E. $\cdot$ ml^{-1}

Eine Positiv-Kontrolle, die 10^4 I.E. B19-Virus-DNA je Milliliter enthält, wird mitgeführt. Zur Prüfung auf Inhibitoren wird eine Probe des gepoolten Plasmas mit einem geeigneten Marker versetzt und als interne Kontrolle in der Prüfung mitgeführt. Die Prüfung ist ungültig, wenn die Positiv-Kontrolle ein negatives Ergebnis zeigt oder das mit der internen Kontrolle erhaltene Ergebnis das Vorhandensein von Inhibitoren anzeigt.

Wenn der Zubereitung **Immunglobulin vom Menschen** zugesetzt wird, muss der Plasmapool, aus dem das Immunglobulin gewonnen wurde, der vorstehend angegebenen Anforderung an B19-Virus-DNA entsprechen.

Bestimmung der Wirksamkeit

Die „Bestimmung der Wirksamkeit von Anti-D-Immunglobulin vom Menschen" (2.7.13, Methode A) wird durchgeführt. Die ermittelte Wirksamkeit muss mindestens 90 Prozent der in der Beschriftung angegebenen Wirksamkeit betragen. Die Vertrauensgrenzen ($P = 0,95$) der ermittelten Wirksamkeit müssen mindestens 80 und dürfen höchstens 120 Prozent betragen.

Methode B oder C (2.7.13) kann zur Bestimmung der Wirksamkeit durchgeführt werden, wenn für ein bestimmtes Produkt eine zufrieden stellende Korrelation mit den mit Methode A erhaltenen Ergebnissen erzielt wurde.

Lagerung

Entsprechend **Immunglobulin vom Menschen**

Beschriftung

Entsprechend **Immunglobulin vom Menschen**

Die Beschriftung gibt die Anzahl der Internationalen Einheiten je Behältnis an.

4.06/1527

Anti-D-Immunglobulin vom Menschen zur intravenösen Anwendung

Immunoglobulinum humanum anti-D ad usum intravenosum

Definition

Anti-D-Immunglobulin vom Menschen zur intravenösen Anwendung ist eine flüssige oder gefriergetrocknete Zubereitung, die Immunglobuline, vorwiegend Immunglobulin G, enthält. Sie enthält spezifische Antikörper gegen das D-Antigen von Erythrozyten. Auch geringe Mengen anderer Blutgruppen-Antikörper können enthalten sein. **Immunglobulin vom Menschen zur intravenösen Anwendung (Immunoglobulinum humanum normale ad usum intravenosum)** kann zugesetzt sein.

Anti-D-Immunglobulin vom Menschen zur intravenösen Anwendung entspricht der Monographie **Immunglobulin vom Menschen zur intravenösen Anwendung** mit Ausnahme der Mindestanzahl von Spendern, des Mindestgehalts an Gesamtprotein, des Osmolalitätsgrenzwerts und des Grenzwerts für den Präkallikrein-Aktivator. Für Produkte, die mit Hilfe eines Verfahrens hergestellt wurden, das Immunglobuline eliminiert, die nicht die Merkmale von Anti-D besitzen, gilt: sofern genehmigt, kann die Prüfung auf Antikörper gegen Hepatitis-

B-Oberflächenantigen entfallen. Eine geeignete Prüfung auf Fc-Funktion wird durchgeführt an Stelle der in Kapitel 2.7.9 beschriebenen Prüfung, die bei einem solchen Produkt nicht anwendbar ist.

Herstellung

Anti-D-Immunglobulin vom Menschen zur intravenösen Anwendung wird aus dem Plasma vorzugsweise von Spendern mit einem ausreichenden Titer an zuvor erworbenen Anti-D-Antikörpern gewonnen. Um eine angemessene Versorgung mit Anti-D-Immunglobulin zu gewährleisten, wird, falls erforderlich, Plasma von mit D-positiven Erythrozyten immunisierten Spendern verwendet, die mit den betreffenden Blutgruppensystemen kompatibel sind, um die Bildung unerwünschter Antikörper zu verhindern.

Erythrozytenspender

Die Erythrozytenspender entsprechen den Anforderungen an Spender wie in der Monographie **Plasma vom Menschen (Humanplasma) zur Fraktionierung (Plasma humanum ad separationem)** beschrieben.

Immunisierung

Die Immunisierung von Plasmaspendern wird unter sorgfältiger medizinischer Beobachtung durchgeführt. Empfehlungen über Spenderimmunisierung einschließlich der Untersuchung der Erythrozytenspender werden von der Weltgesundheitsorganisation herausgegeben (*Requirements for the collection, processing and quality control of blood, blood components and plasma derivatives*, WHO Technical Report Series, No. 840, 1994 oder spätere Fassung).

Plasmapool

Um in den zur Herstellung von Anti-D-Immunglobulin verwendeten Plasmapools eine mögliche B19-Virus-Belastung möglichst gering zu halten, muss der Plasmapool mit einem validierten Verfahren zur Amplifikation von Nukleinsäuren (2.6.21) auf das B19-Virus geprüft werden.

B19-Virus-DNA: höchstens 10^4 I.E. · ml^{-1}

Eine Positiv-Kontrolle, die 10^4 I.E. B19-Virus-DNA je Milliliter enthält, wird mitgeführt. Zur Prüfung auf Inhibitoren wird eine Probe des gepoolten Plasmas mit einem geeigneten Marker versetzt und als interne Kontrolle in der Prüfung mitgeführt. Die Prüfung ist ungültig, wenn die Positiv-Kontrolle ein negatives Ergebnis zeigt oder das mit der internen Kontrolle erhaltene Ergebnis das Vorhandensein von Inhibitoren anzeigt.

Wenn der Zubereitung **Immunglobulin vom Menschen zur intravenösen Anwendung** zugesetzt wird, muss der Plasmapool, aus dem das Immunglobulin gewonnen wurde, der vorstehend angegebenen Anforderung an B19-Virus-DNA entsprechen.

Bestimmung der Wirksamkeit

Die „Bestimmung der Wirksamkeit von Anti-D-Immunglobulin vom Menschen" (2.7.13, Methode A) wird durchgeführt. Die ermittelte Wirksamkeit muss mindestens 90 Prozent der in der Beschriftung angegebenen Wirksamkeit betragen. Die Vertrauensgrenzen ($P = 0,95$) der ermittelten Wirksamkeit müssen mindestens 80 und dürfen höchstens 120 Prozent betragen.

Methode B oder C (2.7.13) kann zur Bestimmung der Wirksamkeit durchgeführt werden, wenn für ein bestimmtes Produkt eine zufrieden stellende Korrelation mit den mit Methode A erhaltenen Ergebnissen erzielt wurde.

Lagerung

Entsprechend **Immunglobulin vom Menschen zur intravenösen Anwendung**

Beschriftung

Entsprechend **Immunglobulin vom Menschen zur intravenösen Anwendung**

Die Beschriftung gibt die Anzahl der Internationalen Einheiten je Behältnis an.

4.06/0878

Antithrombin-III-Konzentrat vom Menschen

Antithrombinum III humanum densatum

Definition

Antithrombin-III-Konzentrat vom Menschen ist eine Zubereitung einer Glycoproteinfraktion aus Plasma vom Menschen, die Thrombin bei einem vorhandenen Überschuss von Heparin inaktiviert. Die Fraktion wird aus Plasma gewonnen, das den Anforderungen der Monographie **Plasma vom Menschen (Humanplasma) zur Fraktionierung (Plasma humanum ad separationem)** entspricht.

Wird die Zubereitung mit dem in der Beschriftung angegebenen Volumen des Lösungsmittels rekonstituiert, beträgt ihre Aktivität mindestens 25 I.E. Antithrombin III je Milliliter.

Herstellung

Das Herstellungsverfahren umfasst einen Schritt oder mehrere Schritte, die bekannte Infektionserreger nachweislich entfernen oder inaktivieren. Falls virusinaktivierende Substanzen während der Herstellung verwendet werden, muss das darauf folgende Reinigungsverfahren in Bezug auf seine Fähigkeit, diese Substanzen auf eine geeignete Konzentration zu reduzieren, validiert werden. Alle Rückstände müssen auf eine Konzentration reduziert werden, die die Sicherheit der Zubereitung für den Patienten gewährleistet.

Antithrombin III wird gereinigt und konzentriert. Ein geeigneter Stabilisator kann zugesetzt werden. Die spezifische Aktivität beträgt mindestens 3 I.E. Antithrombin III je Milligramm Gesamtprotein, wobei Albumin nicht berücksichtigt wird. Antithrombin-III-Konzentrat wird durch ein Bakterien zurückhaltendes Filter filtriert, unter aseptischen Bedingungen in sterile Endbehältnisse gefüllt und sofort eingefroren. Anschließend wird die Zubereitung gefriergetrocknet und die Behältnisse werden unter Vakuum oder Inertgas verschlossen. In keinem Stadium der Herstellung darf ein Konservierungsmittel zugesetzt werden.

Validierung

Das Herstellungsverfahren muss nachweislich konstant ein Produkt ergeben, das der folgenden Prüfung entspricht:

Heparinbindende Fraktion: Die Prüfung erfolgt mit Hilfe der Elektrophorese (2.2.31) in Agarosegel. Eine Lösung von Agarose zur Elektrophorese R (10 g · l^{-1}), die 15 I.E. Heparin R je Milliliter in Barbital-Pufferlösung pH 8,4 R enthält, wird hergestellt. 5 ml Lösung werden auf eine quadratische Glasplatte (5 cm × 5 cm) gegossen und 30 min lang bei 4 °C gekühlt. 2 Löcher von 2 mm Durchmesser werden in 1 und 4 cm Abstand vom Plattenrand und in 1 cm Abstand von der Kathode gestanzt. In das eine Loch werden 5 µl der Zubereitung eingebracht, die auf eine Aktivität von etwa 1 I.E. Antithrombin III je Milliliter verdünnt wurde. In das andere Loch werden 5 µl einer Lösung eines Farbstoffs wie Bromphenolblau R zur Markierung eingebracht. Die Elektrophorese erfolgt bei 4 °C unter Anlegen eines konstanten elektrischen Felds von 7 V je Zentimeter, bis der Farbstoff die Anode erreicht hat.

Das Agarosegel wird im Abstand von 1,5 cm von dem Plattenrand, auf dessen Seite die Zubereitung aufgetragen wurde, durchgeschnitten und der größere Teil des Gels entfernt, so dass ein 1,5 cm breites Band mit der zu prüfenden Zubereitung übrig bleibt. Der entfernte Teil wird durch eine ebene Schicht von 3,5 ml einer Lösung von Agarose zur Elektrophorese R (10 g · l^{-1}) in Barbital-Pufferlösung pH 8,4 R ersetzt. Die Lösung enthält ein Antiserum gegen Antithrombin III vom Menschen, das von Kaninchen gewonnen wurde, in einer geeigneten, vorher bestimmten Konzentration, so dass sich angemessene Peakhöhen von mindestens 1,5 cm ergeben. Die Seite der Platte mit dem ursprünglichen Gel wird an der Kathode platziert, so dass eine zweite elektrophoretische Migration im rechten Winkel zur ersten stattfinden kann. Die zweite Elektrophorese erfolgt 16 h lang unter Anlegen eines konstanten elektrischen Felds von 2 V je Zentimeter. Die Platten werden mit Filterpapier und mehreren Schichten Mull bedeckt, der mit einer Lösung von Natriumchlorid R (9 g · l^{-1}) getränkt ist. Die Schichten werden 2 h lang zusammengepresst, wobei die Natriumchlorid-Lösung mehrmals erneuert wird. Anschließend werden die Platten mit Wasser R gespült, getrocknet und mit Säureblau-92-Lösung R angefärbt.

Die an Heparin gebundene Antithrombin-III-Fraktion, die dem anodennächsten Peak entspricht, wird als Anteil der Gesamtmenge Antithrombin III berechnet, wobei die durch die beiden Präzipitationspeaks definierten Flächen bestimmt werden.

Die Heparin bindende Antithrombin-III-Fraktion muss mindestens 60 Prozent betragen.

Eigenschaften

Pulver oder brüchige Masse, weiß, hygroskopisch

Die Zubereitung wird unmittelbar vor der „Prüfung auf Identität", der „Prüfung auf Reinheit" (mit Ausnahme der Prüfungen „Löslichkeit", „Gesamtprotein" und „Wasser") und der „Wertbestimmung" wie in der Beschriftung angegeben rekonstituiert.

Prüfung auf Identität

Die Zubereitung entspricht den Grenzwerten der Wertbestimmung.

Prüfung auf Reinheit

pH-Wert (2.2.3): 6,0 bis 7,5

Löslichkeit: In dem in der Beschriftung angegebenen Volumen des Lösungsmittels muss sich die Zubereitung unter leichtem Schwenken innerhalb von 10 min vollständig lösen und eine klare oder schwach trübe, farblose Lösung ergeben.

Osmolalität (2.2.35): mindestens 240 mosmol · kg^{-1}

Gesamtprotein: Falls erforderlich wird ein genau gemessenes Volumen der Zubereitung mit Wasser R so verdünnt, dass die Lösung etwa 15 mg Protein in 2 ml enthält. In einem Zentrifugenglas mit rundem Boden werden 2,0 ml dieser Lösung mit 2 ml einer Lösung von Natriummolybdat R (75 g · l^{-1}) sowie 2 ml einer Mischung von 1 Volumteil nitratfreier Schwefelsäure R und 30 Volumteilen Wasser R versetzt. Nach Umschütteln und 5 min langem Zentrifugieren wird der Überstand dekantiert. Das Zentrifugenglas wird umgedreht auf Filterpapier abtropfen gelassen. Im Rückstand wird der Stickstoff mit Hilfe der Kjeldahl-Bestimmung (2.5.9) ermittelt und die Proteinmenge durch Multiplikation des Ergebnisses mit 6,25 berechnet.

Heparin (2.7.5): höchstens 0,1 I.E. Heparinaktivität je Internationale Einheit Antithrombin-III-Aktivität

Die Validierung der Methode zur Wertbestimmung von Heparin ist für jede spezifische Zubereitung erforderlich, um die Interferenz mit Antithrombin III zu berücksichtigen.

Wasser: Der Wassergehalt muss innerhalb der von der zuständigen Behörde festgelegten Grenzen liegen, bestimmt mit einer geeigneten Methode, wie der Karl-Fischer-Methode (2.5.12), dem Trocknungsverlust (2.2.32) oder der NIR-Spektroskopie (2.2.40).

Sterilität (2.6.1): Die Zubereitung muss der Prüfung entsprechen.

Pyrogene (2.6.8): Die Zubereitung muss der Prüfung entsprechen. Je Kilogramm Körpermasse eines Kaninchens wird ein Volumen der rekonstituierten Zubereitung injiziert, das 50 I.E. Antithrombin III entspricht, errechnet aus der in der Beschriftung angegebenen Aktivität.

Wertbestimmung

Die „Wertbestimmung von Antithrombin III vom Menschen" (2.7.17) wird durchgeführt.

Der ermittelte Wert muss mindestens 80 und darf höchstens 120 Prozent des in der Beschriftung angegebenen Werts betragen. Die Vertrauensgrenzen ($P = 0,95$) des ermittelten Werts müssen mindestens 90 und dürfen höchstens 110 Prozent betragen.

Lagerung

Dicht verschlossen, vor Licht geschützt

Beschriftung

Die Beschriftung gibt an,
- Antithrombin-III-Aktivität in Internationalen Einheiten je Behältnis
- Name und Volumen des zum Rekonstituieren der Zubereitung verwendeten Lösungsmittels
- falls zutreffend, die als Stabilisator enthaltene Albuminmenge.

4.06/2056

Atropin

Atropinum

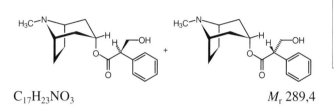

$C_{17}H_{23}NO_3$ M_r 289,4

Definition

(1R,3r,5S)-8-Methyl-8-azabicyclo[3.2.1]oct-3-yl-(2RS)-3-hydroxy-2-phenylpropanoat

Gehalt: 99,0 bis 101,0 Prozent (getrocknete Substanz)

Eigenschaften

Aussehen: weißes, kristallines Pulver oder farblose Kristalle

Löslichkeit: sehr schwer löslich in Wasser, leicht löslich in Dichlormethan und Ethanol

Prüfung auf Identität

1: A, B, E
2: A, C, D, E

A. Schmelztemperatur (2.2.14): 115 bis 119 °C

B. IR-Spektroskopie (2.2.24)

Vergleich: Atropin-Referenzspektrum der Ph. Eur.

C. Dünnschichtchromatographie (2.2.27)

Untersuchungslösung: 10 mg Substanz werden in Methanol R zu 10 ml gelöst.

Referenzlösung: 10 mg Atropinsulfat CRS werden in Methanol R zu 10 ml gelöst.

Platte: DC-Platte mit Kieselgel R

Fließmittel: konzentrierte Ammoniak-Lösung R, Wasser R, Aceton R (3:7:90 $V/V/V$)

Auftragen: 10 µl

Laufstrecke: 1/2 der Platte

Trocknen: 15 min lang bei 100 bis 105 °C

Detektion: Nach dem Erkalten wird die Platte mit verdünntem Dragendorffs Reagenz R besprüht.

Ergebnis: Der Hauptfleck im Chromatogramm der Untersuchungslösung entspricht in Bezug auf Lage,

Farbe und Größe dem Hauptfleck im Chromatogramm der Referenzlösung.

D. Etwa 3 mg Substanz werden in einem Porzellantiegel mit 0,2 ml rauchender Salpetersäure *R* versetzt. Die Mischung wird auf dem Wasserbad zur Trockne eingedampft. Wird der Rückstand in 0,5 ml einer Lösung von Kaliumhydroxid *R* (30 g · l^{-1}) in Methanol *R* gelöst, entsteht eine violette Färbung.

E. Die Substanz entspricht der Prüfung „Optische Drehung" (siehe „Prüfung auf Reinheit").

Prüfung auf Reinheit

Optische Drehung (2.2.7): −0,70 bis +0,05°

1,25 g Substanz werden in Ethanol 96 % *R* zu 25,0 ml gelöst. Die Messung erfolgt in einer Schichtdicke von 2 dm.

Verwandte Substanzen: Flüssigchromatographie (2.2.29)

Untersuchungslösung: 50 mg Substanz werden in der mobilen Phase A zu 50 ml gelöst. 10 ml Lösung werden mit der mobilen Phase A zu 50 ml verdünnt.

Referenzlösung a: 1,0 ml Untersuchungslösung wird mit der mobilen Phase A zu 100,0 ml verdünnt. 1,0 ml dieser Lösung wird mit der mobilen Phase A zu 10,0 ml verdünnt.

Referenzlösung b: 5 mg Atropin zur Eignungsprüfung CRS werden in der mobilen Phase A zu 25 ml gelöst.

Säule
- Größe: *l* = 0,125 m, ∅ = 4 mm
- Stationäre Phase: octylsilyliertes Kieselgel zur Chromatographie *R* (4 µm)

Mobile Phase
- Mobile Phase A: 606 ml einer Lösung von Kaliumdihydrogenphosphat *R* (7,0 g · l^{-1}), die zuvor mit Phosphorsäure (0,05 mol · l^{-1}) auf einen pH-Wert von 3,3 eingestellt wurde, werden mit 3,5 g Natriumdodecylsulfat *R* und 320 ml Acetonitril *R* versetzt.
- Mobile Phase B: Acetonitril *R*

Zeit (min)	Mobile Phase A (% V/V)	Mobile Phase B (% V/V)
0 – 12	100	0
12 – 25	100 → 70	0 → 30
25 – 26	70 → 100	30 → 0
26 – 30	100	0

Durchflussrate: 1 ml · min^{-1}

Detektion: Spektrometer bei 210 nm

Einspritzen: 10 µl

Eignungsprüfung: Referenzlösung b
- Das Chromatogramm entspricht dem mitgelieferten Chromatogramm von Atropin zur Eignungsprüfung CRS.
- Peak-Tal-Verhältnis: mindestens 20, wobei H_p die Höhe des Peaks der Verunreinigung B über der Basislinie und H_v die Höhe des niedrigsten Punkts der Kurve über der Basislinie zwischen den Peaks der Verunreinigung B und Atropin darstellt

Grenzwerte

Die Lage der Verunreinigungen wird durch Vergleich mit dem Chromatogramm der Referenzlösung b und dem mitgelieferten Chromatogramm von Atropin zur Eignungsprüfung *CRS* bestimmt.

- Verunreinigung B: nicht größer als das 3fache der Fläche des Hauptpeaks im Chromatogramm der Referenzlösung a (0,3 Prozent)
- Verunreinigung A: nicht größer als das 4fache der Fläche des Hauptpeaks im Chromatogramm der Referenzlösung a (0,4 Prozent)
- Jede weitere Verunreinigung: jeweils nicht größer als das 2fache der Fläche des Hauptpeaks im Chromatogramm der Referenzlösung a (0,2 Prozent)
- Summe aller Verunreinigungen: nicht größer als das 15fache der Fläche des Hauptpeaks im Chromatogramm der Referenzlösung a (1,5 Prozent)
- Ohne Berücksichtigung bleiben: Peaks, deren Fläche kleiner ist als die Fläche des Hauptpeaks im Chromatogramm der Referenzlösung a (0,1 Prozent); Lösungsmittelpeaks

Trocknungsverlust (2.2.32): höchstens 0,2 Prozent, mit 1,000 g Substanz durch 2 h langes Trocknen im Trockenschrank bei 100 bis 105 °C bestimmt

Gehaltsbestimmung

0,250 g Substanz, in 40 ml wasserfreier Essigsäure *R*, falls erforderlich unter Erwärmen, gelöst, werden nach dem Erkalten mit Perchlorsäure (0,1 mol · l^{-1}) titriert. Der Endpunkt wird mit Hilfe der Potentiometrie (2.2.20) bestimmt.

1 ml Perchlorsäure (0,1 mol · l^{-1}) entspricht 28,94 mg $C_{17}H_{23}NO_3$.

Lagerung

Vor Licht geschützt

Verunreinigungen

A. (1*R*,3*r*,5*S*)-8-Methyl-8-azabicyclo[3.2.1]oct-3-yl-2-phenylpropenoat
(Apoatropin)

4.06/1649

Azithromycin

Azithromycinum

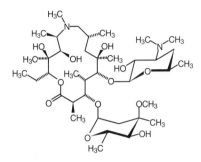

C$_{38}$H$_{72}$N$_2$O$_{12}$ M_r 749

Definition

(2*R*,3*S*,4*R*,5*R*,8*R*,10*R*,11*R*,12*S*,13*S*,14*R*)-13-[(2,6-Di= desoxy-3-*C*-methyl-3-*O*-methyl-α-L-*ribo*-hexopyrano= syl)oxy]-2-ethyl-3,4,10-trihydroxy-3,5,6,8,10,12,14-heptamethyl-11-[[3,4,6-tridesoxy-3-(dimethylamino)-β-D-*xylo*-hexopyranosyl]oxy]-1-oxa-6-azacyclopentade= can-15-on

Gehalt: 94,0 bis 102,0 Prozent (wasserfreie Substanz)

Eigenschaften

Aussehen: weißes bis fast weißes Pulver

Löslichkeit: praktisch unlöslich in Wasser, leicht löslich in Dichlormethan und wasserfreiem Ethanol

Prüfung auf Identität

A. IR-Spektroskopie (2.2.24)

    Vergleich: Azithromycin CRS

    Wenn die erhaltenen Spektren unterschiedlich sind, werden mit Lösungen von Substanz und Referenzsubstanz in Dichlormethan R (90 g · l⁻¹) erneut Spektren aufgenommen.

B. Die bei der „Gehaltsbestimmung" erhaltenen Chromatogramme werden ausgewertet.

    Ergebnis: Der Hauptpeak im Chromatogramm der Untersuchungslösung b entspricht in Bezug auf Retentionszeit und Größe dem Hauptpeak im Chromatogramm der Referenzlösung a.

B. (1*R*,3*r*,5*S*)-8-Azabicyclo[3.2.1]oct-3-yl-(2*RS*)-3-hyd= roxy-2-phenylpropanoat
(Noratropin)

C. (2*RS*)-3-Hydroxy-2-phenylpropansäure
(Tropasäure)

D. (1*R*,3*S*,5*R*,6*RS*)-6-Hydroxy-8-methyl-8-azabicyclo= [3.2.1]oct-3-yl-(2*S*)-3-hydroxy-2-phenylpropanoat
(6-Hydroxyhyoscyamin)

E. (1*S*,3*R*,5*S*,6*RS*)-6-Hydroxy-8-methyl-8-azabicyclo= [3.2.1]oct-3-yl-(2*S*)-3-hydroxy-2-phenylpropanoat
(7-Hydroxyhyoscyamin)

F. Scopolamin
(Hyoscin)

G. (1*R*,3*r*,5*S*)-8-Methyl-8-azabicyclo[3.2.1]oct-3-yl-(3*RS*)-3-hydroxy-3-phenylpropanoat
(Isolittorin)

Prüfung auf Reinheit

Prüflösung: 0,500 g Substanz werden in wasserfreiem Ethanol R zu 50,0 ml gelöst.

Aussehen der Lösung: Die Prüflösung muss klar (2.2.1) und farblos (2.2.2, Methode II) sein.

pH-Wert (2.2.3): 9,0 bis 11,0

0,100 g Substanz werden in 25,0 ml Methanol R gelöst. Die Lösung wird mit kohlendioxidfreiem Wasser R zu 50,0 ml verdünnt.

Spezifische Drehung (2.2.7): −45 bis −49 (wasserfreie Substanz), an der Prüflösung bestimmt

Verwandte Substanzen: Flüssigchromatographie (2.2.29)

Lösungsmittelmischung: Acetonitril R, Wasser R (40:60 V/V)

Untersuchungslösung a: 0,100 g Substanz werden in der Lösungsmittelmischung zu 25,0 ml gelöst.

Untersuchungslösung b: 5,0 ml Untersuchungslösung a werden mit der Lösungsmittelmischung zu 20,0 ml verdünnt.

Referenzlösung a: 50,0 mg Azithromycin CRS werden in der Lösungsmittelmischung zu 50,0 ml gelöst.

Referenzlösung b: 1,0 ml Untersuchungslösung a wird mit der Lösungsmittelmischung zu 100,0 ml verdünnt.

Referenzlösung c: 5,0 mg Azithromycin CRS und 5,0 mg Azithromycin-Verunreinigung A CRS werden in der Lösungsmittelmischung zu 50 ml gelöst.

Referenzlösung d: 4,0 mg Azithromycin-Verunreinigung B CRS werden in der Lösungsmittelmischung zu 50,0 ml gelöst.

Säule
- Größe: $l = 0,25$ m, $\varnothing = 4,6$ mm
- Stationäre Phase: nachsilanisiertes, octadecylsilyliertes, amorphes, siliciumorganisches Polymer mit eingefügten polaren Gruppen R (5 µm)
- Temperatur: 70 °C

Mobile Phase: eine Mischung von 10 Volumteilen einer Lösung von Kaliummonohydrogenphosphat R (34,84 g · l^{-1}), die zuvor mit Phosphorsäure 85 % R auf einen pH-Wert von 6,5 eingestellt wurde, 35 Volumteilen Acetonitril R und 55 Volumteilen Wasser R

Durchflussrate: 1,0 ml · min^{-1}

Detektion: Spektrometer bei 215 nm

Einspritzen: 100 µl; Untersuchungslösung a, Referenzlösungen b, c und d

Chromatographiedauer: 4,5fache Retentionszeit von Azithromycin

Relative Retention (bezogen auf Azithromycin, t_R etwa 26 min)
- Verunreinigung D: etwa 0,37
- Verunreinigung J: etwa 0,39
- Verunreinigung A: etwa 0,42
- Verunreinigung I: etwa 0,5
- Verunreinigung C: etwa 0,65
- Verunreinigung K: etwa 0,9
- Verunreinigung F: etwa 1,6
- Verunreinigung B: etwa 1,7
- Verunreinigung G: etwa 2,8

Eignungsprüfung: Referenzlösung c
- Auflösung: mindestens 7,0 zwischen den Peaks von Verunreinigung A und Azithromycin

Grenzwerte
- Verunreinigung B: nicht größer als das 2fache der Fläche des Hauptpeaks im Chromatogramm der Referenzlösung d (2,0 Prozent)
- Jede weitere Verunreinigung: jeweils nicht größer als die Fläche des Hauptpeaks im Chromatogramm der Referenzlösung b (1,0 Prozent)
- Summe aller Verunreinigungen: nicht größer als das 5fache der Fläche des Hauptpeaks im Chromatogramm der Referenzlösung b (5,0 Prozent)
- Ohne Berücksichtigung bleiben: Peaks, deren Fläche kleiner ist als das 0,1fache der Fläche des Hauptpeaks im Chromatogramm der Referenzlösung b (0,1 Prozent)

Schwermetalle (2.4.8): höchstens 25 ppm

2,0 g Substanz werden in einer Mischung von 15 Volumteilen Wasser R und 85 Volumteilen wasserfreiem Ethanol R zu 20 ml gelöst. 12 ml Lösung müssen der Grenzprüfung B entsprechen. Zur Herstellung der Referenzlösung wird eine Blei-Lösung (2,5 ppm Pb) verwendet, die durch Verdünnen der Blei-Lösung (100 ppm Pb) R mit einer Mischung von 15 Volumteilen Wasser R und 85 Volumteilen wasserfreiem Ethanol R erhalten wird.

Wasser (2.5.12): 1,8 bis 6,5 Prozent, mit 0,20 g Substanz bestimmt

Sulfatasche (2.4.14): höchstens 0,2 Prozent, mit 1,0 g Substanz bestimmt

Gehaltsbestimmung

Flüssigchromatographie (2.2.29) wie unter „Verwandte Substanzen" beschrieben, mit folgenden Änderungen:

Einspritzen: 25 µl; Untersuchungslösung b, Referenzlösung a

Der Prozentgehalt an $C_{38}H_{72}N_2O_{12}$ wird berechnet.

Lagerung

Dicht verschlossen

Verunreinigungen

Spezifizierte Verunreinigungen:
(Beachten Sie den Hinweis zu den „Verunreinigungen"
zu Anfang des Bands auf Seite B)

A, B, C, D, E, F, G, H, I, J, K

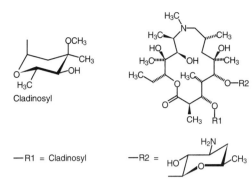

A. R1 = OH, R2 = H, R3 = R4 = R5 = CH$_3$:
6-Demethylazithromycin

B. R1 = H, R2 = R3 = R4 = R5 = CH$_3$:
3-Desoxyazithromycin
(Azithromycin B)

C. R1 = OH, R2 = R3 = R5 = CH$_3$, R4 = H:
3′-O-Demethylazithromycin
(Azithromycin C)

D. R1 = OH, R2 = R3 = R4 = CH$_3$, R5 = CH$_2$OH:
14-Demethyl-14-(hydroxymethyl)azithromycin
(Azithromycin F)

F. R1 = OH, R2 = R4 = R5 = CH$_3$, R3 = CHO:
3′-N-Demethyl-3′-N-formylazithromycin

G. R1 = OH, R2 = R4 = R5 = CH$_3$, R3 = SO$_2$–C$_6$H$_4$–CH$_3$:
3′-N-Demethyl-3′-N-[(4-methylphenyl)sulfonyl]azi=
thromycin

I. R1 = OH, R2 = R4 = R5 = CH$_3$, R3 = H:
3′-N-Demethylazithromycin

E. 3′-(*N,N*-Didemethyl)azithromycin
(Aminoazithromycin)

H. 3′-De(dimethylamino)-3′,4′-didehydroazithromycin

J. Decladinosylazithromycin

K. (2*S*,4′*R*,4a*R*,5′*S*,6′*S*,7*R*,8*S*,9*R*,10*R*,13*R*,15*R*,16*R*,17*S*,17a*S*)-7-Ethyl-5′,8,9,15-tetrahydroxy-4′-methoxy-4′,6′,8,10,11,13,15,17-octamethyl-16-[[3,4,6-tridesoxy-3-(dimethylamino)-β-D-*xylo*-hexopyranosyl]oxy]=
octadecahydro-5*H*-spiro[1,3-dioxino[4,5-*m*][1,6]=
oxazacyclopentadecin-2,2′-[2*H*]pyran]-5-on
(Azithromycin E)

B

Eingestellte Belladonnatinktur 5065
Bitterorangenblüten 5066
Blutgerinnungsfaktor VII vom Menschen 5068
Blutgerinnungsfaktor VIII vom Menschen 5069
Blutgerinnungsfaktor IX vom Menschen 5071

4.06/1812

Eingestellte Belladonnatinktur

Belladonnae folii tinctura normata

Definition

Die aus **Belladonnablättern (Belladonnae folium)** hergestellte Tinktur

Gehalt: 0,027 bis 0,033 Prozent Gesamtalkaloide, berechnet als Hyoscyamin ($C_{17}H_{23}NO_3$; M_r 289,4)

Die Alkaloide setzen sich hauptsächlich aus Hyoscyamin und einem geringen Anteil an Scopolamin zusammen.

Herstellung

Die Tinktur wird aus 1 Teil pulverisierter Droge (355) und 10 Teilen Ethanol 70 % (*V/V*) durch ein geeignetes Verfahren hergestellt.

Prüfung auf Identität

A. Dünnschichtchromatographie (2.2.27)

Untersuchungslösung: 10,0 ml Tinktur werden im Wasserbad von 40 °C unter vermindertem Druck zur Trockne eingedampft. Der Rückstand wird in 1,0 ml Methanol *R* gelöst.

Referenzlösung: 1,0 mg Chlorogensäure *R* und 2,5 mg Rutosid *R* werden in 10 ml Methanol *R* gelöst.

Platte: DC-Platte mit Kieselgel *R*

Fließmittel: wasserfreie Ameisensäure *R*, Wasser *R*, Ethylmethylketon *R*, Ethylacetat *R* (10:10:30:50 *V/V/V/V*)

Auftragen: 40 µl; bandförmig

Laufstrecke: 15 cm

Trocknen: bei 100 bis 105 °C

Detektion: Die noch warme Platte wird mit einer Lösung von Diphenylboryloxyethylamin *R* (10 g · l^{-1}) in Methanol *R* und anschließend mit einer Lösung von Macrogol 400 *R* (50 g · l^{-1}) in Methanol *R* besprüht. Nach 30 min langem Trocknen an der Luft wird die Platte im ultravioletten Licht bei 365 nm ausgewertet.

Ergebnis: Die Zonenfolge in den Chromatogrammen von Referenzlösung und Untersuchungslösung ist aus den nachstehenden Angaben ersichtlich. Im Chromatogramm der Untersuchungslösung können weitere fluoreszierende Zonen vorhanden sein.

Oberer Plattenrand	
Chlorogensäure: eine hellblau fluoreszierende Zone	eine hellblau fluoreszierende Zone (Chlorogensäure)
	eine gelbe oder gelblich braun fluoreszierende Zone
Rutosid: eine gelblich braun fluoreszierende Zone	eine bläulich grau fluoreszierende Zone
	eine gelb fluoreszierende Zone
	eine gelblich braun fluoreszierende Zone
Referenzlösung	**Untersuchungslösung**

B. Die bei der Prüfung „Atropin, Detektion A" (siehe „Prüfung auf Reinheit") erhaltenen Chromatogramme werden ausgewertet.

Ergebnis A: Die Zonenfolge in den Chromatogrammen von Referenzlösung und Untersuchungslösung ist aus den nachstehenden Angaben ersichtlich. Schwache sekundäre Zonen können auftreten, besonders in der Mitte des mit 40 µl Untersuchungslösung erhaltenen Chromatogramms oder in der Nähe der Startzone des mit 20 µl Untersuchungslösung erhaltenen Chromatogramms.

Oberer Plattenrand	
Scopolamin: eine bräunlich orangefarbene Zone	eine bräunlich orangefarbene Zone (Scopolamin)
	schwache sekundäre Zonen
Hyoscyamin: eine bräunlich orangefarbene Zone	eine bräunlich orangefarbene Zone (Hyoscyamin)
	schwache sekundäre Zonen
Referenzlösung	**Untersuchungslösung**

Prüfung auf Reinheit

Atropin: Dünnschichtchromatographie (2.2.27)

Untersuchungslösung: 15,0 ml Tinktur werden mit 15 ml Schwefelsäure (0,05 mol · l^{-1}) versetzt und filtriert. Das Filtrat wird mit 1 ml konzentrierter Ammoniak-Lösung *R* versetzt, 2-mal mit je 10 ml peroxidfreiem Ether *R* ausgeschüttelt und falls erforderlich zentrifugiert. Die vereinigten Ether-Phasen werden über wasserfreiem Natriumsulfat *R* getrocknet, filtriert und auf dem Wasserbad zur Trockne eingedampft. Der Rückstand wird in 0,5 ml Methanol *R* gelöst.

Referenzlösung: 50 mg Hyoscyaminsulfat *R* werden in 9 ml Methanol *R* gelöst. 15 mg Scopolaminhydrobromid *R* werden in 10 ml Methanol *R* gelöst. 1,8 ml der

Scopolaminhydrobromid-Lösung und 8 ml der Hyoscyaminsulfat-Lösung werden gemischt.

Platte: DC-Platte mit Kieselgel *R*

Fließmittel: konzentrierte Ammoniak-Lösung *R*, Wasser *R*, Aceton *R* (3:7:90 *V/V/V*)

Auftragen: 20 µl und 40 µl jeder Lösung; bandförmig

Laufstrecke: 10 cm

Trocknen: 15 min lang bei 100 bis 105 °C

Detektion A: Die Platte wird mit Dragendorffs Reagenz *R* 2 besprüht.

Detektion B: Die Platte wird mit Natriumnitrit-Lösung *R* besprüht, bis die Schicht transparent ist, und nach 15 min ausgewertet.

Ergebnis B: Die Farbe der Hyoscyaminzonen in den Chromatogrammen der Referenzlösung und der Untersuchungslösung wechselt von Bräunlich-Orange nach Rötlich-Braun, aber nicht nach Graublau (Atropin). Eventuell vorhandene sekundäre Zonen verschwinden.

Ethanol (2.9.10): 64 bis 69 Prozent (*V/V*)

Gehaltsbestimmung

50,0 g Tinktur werden auf ein Volumen von etwa 10 ml eingedampft. Die eingedampfte Lösung wird mit Hilfe einer möglichst geringen Menge an Ethanol 70 % *R* vollständig in einen Scheidetrichter überführt. Der Mischung werden 5 ml Ammoniak-Lösung *R* und 15 ml Wasser *R* zugesetzt. Diese Mischung wird mindestens 3-mal mit je 40 ml einer Mischung von 1 Volumteil Dichlormethan *R* und 3 Volumteilen peroxidfreiem Ether *R* vorsichtig, so dass keine Emulsion entsteht, ausgeschüttelt, bis die Alkaloide vollständig extrahiert sind. Die vereinigten organischen Phasen werden durch Destillation auf dem Wasserbad auf ein Volumen von etwa 50 ml eingeengt. Die erhaltene Lösung wird unter Waschen mit peroxidfreiem Ether *R* vollständig in einen Scheidetrichter überführt und mit einem Volumen von peroxidfreiem Ether *R* versetzt, das mindestens dem 2,1fachen Volumen dieser Lösung entspricht, um eine Phase zu erhalten, deren Dichte deutlich unterhalb der von Wasser liegt. Die erhaltene Lösung wird mindestens 3-mal mit je 20 ml Schwefelsäure (0,25 mol · l^{-1}) ausgeschüttelt, bis die Alkaloide vollständig extrahiert sind. Die Phasen werden, falls erforderlich durch Zentrifugieren, getrennt und die wässrigen Phasen in einen weiteren Scheidetrichter überführt. Die vereinigten wässrigen Phasen werden mit Ammoniak-Lösung *R* bis zur alkalischen Reaktion versetzt und mindestens 3-mal mit je 30 ml Dichlormethan *R* ausgeschüttelt, bis die Alkaloide vollständig extrahiert sind. Die vereinigten organischen Phasen werden mit 4 g wasserfreiem Natriumsulfat *R* versetzt und 30 min lang unter gelegentlichem Schütteln stehen gelassen. Die organische Phase wird dekantiert und filtriert. Das Natriumsulfat wird 3-mal mit je 10 ml Dichlormethan *R* gewaschen. Die vereinigten organischen Extrakte werden auf dem Wasserbad zur Trockne eingedampft. Der Rückstand wird 15 min lang im Trockenschrank bei 100 bis 105 °C erhitzt und in wenigen Millilitern Dichlormethan *R* gelöst. Die Lösung wird auf dem Wasserbad zur Trockne eingedampft. Der Rückstand wird erneut 15 min lang im Trockenschrank bei 100 bis 105 °C erhitzt, in wenigen Millilitern Dichlormethan *R* aufgenommen und mit 20,0 ml Schwefelsäure (0,01 mol · l^{-1}) versetzt. Das Dichlormethan wird durch Abdampfen auf dem Wasserbad entfernt. Der Säureüberschuss wird mit Natriumhydroxid-Lösung (0,02 mol · l^{-1}) unter Zusatz von Methylrot-Mischindikator-Lösung *R* titriert.

Der Prozentgehalt an Gesamtalkaloiden wird als Hyoscyamin nach folgender Formel berechnet:

$$\frac{57{,}88 \cdot (20 - n)}{100 \cdot m}$$

n = Volumen der verbrauchten Natriumhydroxid-Lösung (0,02 mol · l^{-1}) in Millilitern
m = Einwaage der Tinktur in Gramm

4.06/1810
Bitterorangenblüten
Aurantii amari flos

Definition

Die ganze, getrocknete, ungeöffnete Blüte von *Citrus aurantium* L. ssp. *aurantium* (*C. aurantium* L. ssp. *amara* Engl.)

Gehalt: mindestens 8,0 Prozent Gesamtflavonoide, berechnet als Naringin ($C_{27}H_{32}O_{14}$; M_r 580,5), bezogen auf die getrocknete Droge

Eigenschaften

Makroskopische und mikroskopische Merkmale werden unter „Prüfung auf Identität, A und B" beschrieben.

Prüfung auf Identität

A. Die Blütenknospen sind weiß bis gelblich weiß und können bis 25 mm lang sein. Die getrennt-blättrige Blütenkrone besteht aus 5 dicken, länglichen, konkaven Blütenblättern, die eine unter der Lupe sichtbare, von Ölbehältern stammende Punktierung zeigen; der kurze, gelblich grüne, ausdauernde, verwachsenblättrige Kelch hat 5 abstehende Kelchblätter, die an der Basis verwachsen sind, eine sternförmige Gestalt bilden und in den gelblich grünen, etwa 5 bis 10 mm langen Blütenstiel übergehen. Die Blütenknospen enthalten mindestens 20 Staubblätter mit gelben Antheren, die Filamente sind an der Basis zu Gruppen von 4 bis 5 zusammengewachsen; der oberständige, bräunlich schwarze, kugelige Fruchtknoten besteht aus 8 bis

10 Fruchtfächern und ist am Grund von einer ringförmigen, körnigen, hypogynen Scheibe umgeben; der dicke, zylindrische Griffel endet in einer kopfförmigen Narbe.

B. Die Droge wird pulverisiert (355). Das Pulver ist bräunlich gelb. Die Prüfung erfolgt unter dem Mikroskop, wobei Chloralhydrat-Lösung *R* verwendet wird. Das Pulver zeigt folgende Merkmale: zahlreiche kugelige Pollenkörner mit einer zart punktierten Exine und 3 bis 5 Keimporen; Bruchstücke der Kelchblattepidermis mit einzelligen Haaren, im darunter liegenden Mesophyll große Prismen aus Calciumoxalat; Fragmente der Blütenblattepidermis mit einer deutlich gestreiften Kutikula; Bruchstücke großer, schizolysigener Ölbehälter mit einem Durchmesser von bis zu 100 µm sowie zahlreiche anomocytische Spaltöffnungen (2.8.3). Erfolgt die Prüfung unter dem Mikroskop unter Verwendung einer Lösung von Kaliumhydroxid *R* (300 g · l^{-1}), zeigt das Pulver gelbe Hesperidinkristalle.

C. Die bei der Prüfung „Süßorangenblüten" erhaltenen Chromatogramme werden ausgewertet.

Ergebnis: Die Zonenfolge in den Chromatogrammen von Referenzlösung und Untersuchungslösung ist aus den nachstehenden Angaben ersichtlich.

Oberer Plattenrand	
	eine schwache, gelb fluoreszierende Zone
	eine schwache, gelb fluoreszierende Zone
Hesperidin: eine grünlich gelb fluoreszierende Zone	eine grünlich gelb fluoreszierende Zone (Hesperidin)
Naringin: eine gelb fluoreszierende Zone	eine gelb fluoreszierende Zone (Naringin)
	eine rot fluoreszierende Zone (Neoeriocitrin)
	eine gelb fluoreszierende Zone (Diosmin und Neodiosmin)
Referenzlösung	**Untersuchungslösung**

Prüfung auf Reinheit

Süßorangenblüten: Dünnschichtchromatographie (2.2.27)

Untersuchungslösung: 0,5 g pulverisierte Droge (355) werden mit 5 ml Methanol *R* versetzt. Die Mischung wird 10 min lang unter Rühren bei 40 °C erwärmt und anschließend filtriert.

Referenzlösung: 3,0 mg Naringin *R* und 3,0 mg Hesperidin *R* werden in 10 ml Methanol *R* gelöst.

Platte: DC-Platte mit Kieselgel *R*

Fließmittel: Wasser *R*, wasserfreie Ameisensäure *R*, Ethylacetat *R* (10:15:75 *V/V/V*)

Auftragen: 10 µl; bandförmig

Laufstrecke: 10 cm

Trocknen: an der Luft, dann 5 min lang im Trockenschrank bei 110 bis 120 °C

Detektion: Die noch heiße Platte wird mit einer Lösung von Diphenylboryloxyethylamin *R* (10 g · l^{-1}) in Methanol *R* und danach mit einer Lösung von Macrogol 400 *R* (50 g · l^{-1}) in Methanol *R* besprüht. Nach mindestens 1 h erfolgt die Auswertung im ultravioletten Licht bei 365 nm.

Ergebnis: Das Chromatogramm der Untersuchungslösung zeigt eine gelbe Zone, die in Bezug auf ihre Lage der Naringin-Zone im Chromatogramm der Referenzlösung entspricht, und unmittelbar unterhalb dieser Zone eine rote Zone (Neoeriocitrin).

Fremde Bestandteile (2.8.2): höchstens 2 Prozent

Trocknungsverlust (2.2.32): höchstens 11,0 Prozent, mit 1,000 g pulverisierter Droge (355) durch Trocknen im Trockenschrank bei 100 bis 105 °C bestimmt

Asche (2.4.16): höchstens 10,0 Prozent

Gehaltsbestimmung

Stammlösung: 0,175 g pulverisierte Droge (355) werden mit 95 ml Ethanol 50 % *R* versetzt. Die Mischung wird 30 min lang im Wasserbad unter Rückflusskühlung erhitzt und nach dem Erkalten durch einen Glassintertiegel filtriert. Das Filter wird mit 5 ml Ethanol 50 % *R* gewaschen. Filtrat und Waschflüssigkeit werden vereinigt und in einem Messkolben mit Ethanol 50 % *R* zu 100,0 ml verdünnt.

Untersuchungslösung: In ein Zentrifugenglas (10 mm × 180 mm) werden 0,150 g pulverisiertes Magnesium *R* (250), ein Magnetrührstab von 25 mm Länge sowie 2,00 ml Stammlösung gegeben. Das aufrecht zu haltende Zentrifugenglas wird bei 125 *g* zentrifugiert. Die überstehende Flüssigkeit wird vorsichtig, besonders zu Beginn, tropfenweise mit 2,0 ml Salzsäure *R* und danach mit 6,0 ml Ethanol 50 % *R* versetzt. Das Glas wird verschlossen und der Inhalt durch Umdrehen gemischt.

Kompensationsflüssigkeit: In ein zweites Zentrifugenglas werden 2,00 ml Stammlösung und vorsichtig, besonders zu Beginn, tropfenweise 2,0 ml Salzsäure *R* sowie 6,0 ml Ethanol 50 % *R* gegeben.

Nach 10 min wird die Absorption (2.2.25) bei 530 nm gemessen.

Der Prozentgehalt an Gesamtflavonoiden wird als Naringin nach folgender Formel berechnet:

$$\frac{A \cdot 9{,}62}{m}$$

Die spezifische Absorption $A_{1\,cm}^{1\%}$ für das Reaktionsprodukt von Naringin wird mit 52 angenommen.

A = Absorption der Untersuchungslösung bei 530 nm
m = Einwaage der Droge in Gramm

4.06/1224
Blutgerinnungsfaktor VII vom Menschen
Factor VII coagulationis humanus

Definition

Blutgerinnungsfaktor VII vom Menschen ist eine Fraktion von Plasmaproteinen. Sie enthält das einkettige Glycoprotein Faktor VII und kann auch kleine Mengen der aktivierten Form, des zweikettigen Derivats Faktor VIIa, sowie der Faktoren II, IX, X, Protein C und Protein S enthalten. Blutgerinnungsfaktor VII vom Menschen wird aus Plasma vom Menschen hergestellt, das der Monographie **Plasma vom Menschen (Humanplasma) zur Fraktionierung (Plasma humanum ad separationem)** entspricht.

Die Aktivität der nach den Angaben in der Beschriftung rekonstituierten Zubereitung beträgt mindestens 15 I.E. Blutgerinnungsfaktor VII je Milliliter.

Herstellung

Das Herstellungsverfahren muss die Aktivierung anderer Gerinnungsfaktoren so gering wie möglich halten, um Gerinnungsstörungen so weit wie möglich zu begrenzen. Das Herstellungsverfahren umfasst einen Schritt oder mehrere Schritte, die bekannte Infektionserreger nachweislich entfernen oder inaktivieren. Falls virusinaktivierende Substanzen während der Herstellung verwendet werden, muss das darauf folgende Reinigungsverfahren in Bezug auf seine Fähigkeit, diese Substanzen auf eine geeignete Konzentration zu reduzieren, validiert werden. Alle Rückstände müssen auf eine Konzentration reduziert werden, die die Sicherheit der Zubereitung für den Patienten gewährleistet.

Die spezifische Aktivität vor Zusatz eines Proteinstabilisators beträgt mindestens 2 I.E. Blutgerinnungsfaktor VII je Milligramm Gesamtprotein.

Die den Blutgerinnungsfaktor VII enthaltende Fraktion wird in einer geeigneten Flüssigkeit gelöst. Heparin, Antithrombin und Hilfsstoffe, wie zum Beispiel ein Stabilisator, können zugesetzt werden. Ein Konservierungsmittel darf nicht zugesetzt werden. Die Lösung wird durch ein Bakterien zurückhaltendes Filter filtriert, unter aseptischen Bedingungen in sterile Endbehältnisse abgefüllt und sofort eingefroren. Anschließend wird sie gefriergetrocknet. Die Behältnisse werden unter Vakuum oder Inertbegasung verschlossen.

Prüfung auf Eignung des Herstellungsverfahrens

Die Eignung des Herstellungsverfahrens bezüglich der Aktivität der Faktoren II, IX und X in der Zubereitung, angegeben in Internationalen Einheiten und bezogen auf die Aktivität des Faktors VII, muss nachgewiesen werden.

Die Eignung des Herstellungsverfahrens bezüglich der Aktivität des Faktors VIIa in der Zubereitung muss nachgewiesen werden. Die Faktor-VIIa-Aktivität kann beispielsweise unter Verwendung eines rekombinanten, löslichen Gewebefaktors bestimmt werden, der den Faktor VII nicht aktiviert, aber als Cofaktor spezifisch für Faktor VIIa dient. Eine Mischung des rekombinanten, löslichen Gewebefaktors mit Phospholipiden wird als Reagenz mit einer Verdünnung der zu prüfenden Zubereitung mit Faktor-VII-Mangelplasma inkubiert. Nach Zusatz von Calciumchlorid wird die Gerinnungszeit bestimmt. Die Gerinnungszeit steht in umgekehrtem Verhältnis zur Faktor-VIIa-Aktivität der Zubereitung.

Eigenschaften

Pulver oder brüchige Masse, weiß bis blassgelb, grün oder blau, hygroskopisch

Die Zubereitung wird unmittelbar vor der „Prüfung auf Identität", der „Prüfung auf Reinheit" (mit Ausnahme der Prüfungen „Löslichkeit" und „Wasser") und der „Wertbestimmung" wie in der Beschriftung angegeben rekonstituiert.

Prüfung auf Identität

Die Zubereitung entspricht den Grenzwerten der Wertbestimmung.

Prüfung auf Reinheit

Löslichkeit: Einem Behältnis mit der Zubereitung wird das in der Beschriftung angegebene Volumen des Lösungsmittels bei der empfohlenen Temperatur zugesetzt. Unter leichtem Umschwenken muss sich die Zubereitung innerhalb von 10 min vollständig lösen. Die Lösung muss klar oder darf schwach opaleszent und kann gefärbt sein.

pH-Wert (2.2.3): 6,5 bis 7,5

Osmolalität (2.2.35): mindestens 240 mosmol · kg^{-1}

Gesamtprotein: Falls erforderlich wird ein genau gemessenes Volumen der rekonstituierten Zubereitung mit einer Lösung von Natriumchlorid R (9 g · l^{-1}) so verdünnt, dass die Lösung etwa 15 mg Protein in 2 ml enthält. In einem Zentrifugenglas mit rundem Boden werden 2,0 ml dieser Lösung mit 2 ml einer Lösung von Natriummolybdat R (75 g · l^{-1}) und 2 ml einer Mischung von 1 Volumteil nitratfreier Schwefelsäure R und 30 Volumteilen Wasser R versetzt. Nach Umschütteln und 5 min langem Zentrifugieren wird der Überstand dekantiert. Das Zentrifugenglas wird umgedreht auf Filterpapier abtropfen gelassen. Im Rückstand wird der Stickstoff mit Hilfe der Kjeldahl-Bestimmung (2.5.9) ermittelt und die Proteinmenge durch Multiplikation des Ergebnisses mit 6,25 berechnet.

Aktivierte Blutgerinnungsfaktoren (2.6.22): Für jede Verdünnung muss die Gerinnungszeit mindestens 150 s betragen.

Heparin (2.7.12): Falls bei der Herstellung der Zubereitung Heparin zugesetzt wurde, darf die Zubereitung keinen höheren Gehalt an Heparin aufweisen als in der Beschriftung angegeben, höchstens jedoch 0,5 I.E. Heparin je Internationale Einheit Blutgerinnungsfaktor VII.

Thrombin: Wenn die Zubereitung Heparin enthält, wird dessen Gehalt entsprechend der Prüfung „Heparin" bestimmt und das Heparin durch Zusatz von Protaminsulfat R neutralisiert (10 µg Protaminsulfat neutralisieren 1 I.E. Heparin). In 2 Röhrchen werden jeweils gleiche Volumteile der rekonstituierten Zubereitung und einer Lösung von Fibrinogen R (3 g · l^{-1}) gemischt. Eines der Röhrchen wird 6 h lang bei 37 °C und das andere 24 h lang bei Raumtemperatur gehalten. In einem dritten Röhrchen wird ein Volumteil Fibrinogen-Lösung mit einem Volumteil einer Lösung von Thrombin vom Menschen R, die 1 I.E. je Milliliter enthält, gemischt und in ein Wasserbad von 37 °C gestellt. In den Röhrchen mit der Zubereitung darf keine Gerinnung eintreten. Im Röhrchen mit Thrombin muss die Gerinnung innerhalb von 30 s eintreten.

Blutgerinnungsfaktor II: Die „Wertbestimmung von Blutgerinnungsfaktor II vom Menschen" (2.7.18) wird durchgeführt.

Der ermittelte Wert darf höchstens 125 Prozent des angegebenen Werts betragen. Die Vertrauensgrenzen (P = 0,95) des ermittelten Werts müssen mindestens 90 und dürfen höchstens 111 Prozent betragen.

Blutgerinnungsfaktor IX: Die „Wertbestimmung von Blutgerinnungsfaktor IX vom Menschen" (2.7.11) wird durchgeführt.

Der ermittelte Wert darf höchstens 125 Prozent des angegebenen Werts betragen. Die Vertrauensgrenzen (P = 0,95) des ermittelten Werts müssen mindestens 80 und dürfen höchstens 125 Prozent betragen.

Blutgerinnungsfaktor X: Die „Wertbestimmung von Blutgerinnungsfaktor X vom Menschen" (2.7.19) wird durchgeführt.

Der ermittelte Wert darf höchstens 125 Prozent des angegebenen Werts betragen. Die Vertrauensgrenzen (P = 0,95) des ermittelten Werts müssen mindestens 90 und dürfen höchstens 111 Prozent betragen.

Wasser: Der Wassergehalt muss innerhalb der von der zuständigen Behörde festgelegten Grenzen liegen, bestimmt mit einer geeigneten Methode, wie der Karl-Fischer-Methode (2.5.12), dem Trocknungsverlust (2.2.32) oder der NIR-Spektroskopie (2.2.40).

Sterilität (2.6.1): Die Zubereitung muss der Prüfung entsprechen.

Pyrogene (2.6.8): Die Zubereitung muss der Prüfung entsprechen. Je Kilogramm Körpermasse eines Kaninchens wird ein Volumen, das mindestens 30 I.E. Blutgerinnungsfaktor VII enthält, injiziert.

Wertbestimmung

Die „Wertbestimmung von Blutgerinnungsfaktor VII vom Menschen" (2.7.10) wird durchgeführt.

Der ermittelte Wert muss mindestens 80 und darf höchstens 125 Prozent des angegebenen Werts betragen. Die Vertrauensgrenzen (P = 0,95) des ermittelten Werts müssen mindestens 80 und dürfen höchstens 125 Prozent betragen.

Lagerung

Dicht verschlossen, vor Licht geschützt

Beschriftung

Die Beschriftung gibt an,
- Anzahl der Internationalen Einheiten an Blutgerinnungsfaktor VII je Behältnis
- Höchstgehalt an Blutgerinnungsfaktoren II, IX und X in Internationalen Einheiten je Behältnis
- Proteinmenge je Behältnis
- Name und Menge jeder zugesetzten Substanz einschließlich, falls zutreffend, des Gehalts an Heparin
- Name und Volumen des Lösungsmittels, das zum Rekonstituieren der Zubereitung verwendet werden muss
- dass im Falle der Anwendung von Arzneimitteln aus Blut oder Plasma vom Menschen eine Übertragung von Infektionserregern nicht vollständig ausgeschlossen werden kann.

4.06/0275

Blutgerinnungsfaktor VIII vom Menschen

Factor VIII coagulationis humanus

Definition

Blutgerinnungsfaktor VIII vom Menschen ist eine Fraktion von Plasmaproteinen. Sie enthält den Blutgerinnungsfaktor VIII, ein Glycoprotein, und je nach Herstellungsverfahren unterschiedliche Mengen an Von-Willebrand-Faktor. Blutgerinnungsfaktor VIII vom Menschen wird aus Plasma vom Menschen hergestellt, das der Monographie **Plasma vom Menschen (Humanplasma) zur Fraktionierung (Plasma humanum ad separationem)** entspricht.

Die Aktivität der nach den Angaben in der Beschriftung rekonstituierten Zubereitung beträgt mindestens 20 I.E. Blutgerinnungsfaktor VIII:C je Milliliter.

Herstellung

Das Herstellungsverfahren umfasst einen Schritt oder mehrere Schritte, die bekannte Infektionserreger nachweislich entfernen oder inaktivieren. Falls virusinaktivierende Substanzen während der Herstellung verwendet werden, muss das darauf folgende Reinigungsverfahren in Bezug auf seine Fähigkeit, diese Substanzen auf eine geeignete Konzentration zu reduzieren, validiert werden. Alle Rückstände müssen auf eine Konzentration reduziert werden, die die Sicherheit der Zubereitung für den Patienten gewährleistet.

Die spezifische Aktivität vor Zusatz eines Proteinstabilisators beträgt mindestens 1 I.E. Blutgerinnungsfaktor VIII:C je Milligramm Gesamtprotein.

Die den Blutgerinnungsfaktor VIII enthaltende Fraktion wird in einer geeigneten Flüssigkeit gelöst. Hilfsstoffe, wie zum Beispiel ein Stabilisator, können zugesetzt werden. Ein Konservierungsmittel darf nicht zugesetzt werden. Die Lösung wird durch ein Bakterien zurückhaltendes Filter filtriert, unter aseptischen Bedingungen in sterile Endbehältnisse abgefüllt und sofort eingefroren. Anschließend wird sie gefriergetrocknet. Die Behältnisse werden unter Vakuum oder Inertbegasung verschlossen.

Validierung von Produkten mit deklarierter Von-Willebrand-Faktor-Aktivität: Für Zubereitungen, die zur Behandlung des Von-Willebrand-Jürgens-Syndroms vorgesehen sind, muss nachgewiesen werden, dass das Herstellungsverfahren in Bezug auf den Von-Willebrand-Faktor ein Produkt mit stets gleich bleibender Zusammensetzung ergibt. Die Zusammensetzung kann auf verschiedene Weise bestimmt werden. Zum Beispiel können die Anzahl und die Mengenverhältnisse der verschiedenen Multimere des Von-Willebrand-Faktors bestimmt werden. Die Bestimmung kann mit Hilfe der Agarose-Gelelektrophorese (etwa 1 Prozent Agarose) unter Verwendung von Natriumdodecylsulfat (SDS) erfolgen, mit oder ohne Western Blot auf Nitrocellulose. Als Vergleich wird ein Pool von Normalplasmen vom Menschen verwendet. Die Detektion des Multimeren-Profils kann mit Hilfe einer Immunenzym-Technik und die quantitative Bestimmung densitometrisch oder mit Hilfe anderer geeigneter Methoden erfolgen.

Von-Willebrand-Faktor-Aktivität: In Zubereitungen, die zur Behandlung des Von-Willebrand-Jürgens-Syndroms vorgesehen sind, wird die Von-Willebrand-Faktor-Aktivität mit Hilfe einer geeigneten Methode bestimmt. Als Vergleich dient eine Standardzubereitung gleicher Art wie die zu prüfende Zubereitung, die zuvor mit Hilfe des Internationalen Standards zur Bestimmung des Von-Willebrand-Faktors in Plasma eingestellt wurde. Geeignete Methoden ermöglichen die Bestimmung der Ristocetin-Cofaktor-Aktivität und der Kollagenbindungsaktivität.

Nachstehend wird als Beispiel eine Methode beschrieben, die zur Bestimmung der Ristocetin-Cofaktor-Aktivität geeignet ist.

Ristocetin-Cofaktor-Aktivität: Geeignete Verdünnungen der rekonstituierten Zubereitung und der Referenzzubereitung werden mit Hilfe einer Lösung hergestellt, die Natriumchlorid R (9 g · l^{-1}) und Albumin vom Menschen R (50 g · l^{-1}) enthält. Jede Verdünnung wird mit einem geeigneten Volumen eines Von-Willebrand-Reagenzes, das stabilisierte Blutplättchen vom Menschen und Ristocetin A enthält, versetzt, durch 1 min langes vorsichtiges Kreisen auf einer Glasplatte gemischt und anschließend 1 min lang stehen gelassen. Die Auswertung erfolgt gegen einen dunklen Untergrund bei seitlich einfallendem Licht. Die letzte Verdünnung, die noch eine deutlich sichtbare Agglutination zeigt, entspricht dem Ristocetin-Cofaktor-Titer der Zubereitung. Als Negativkontrolle wird die Lösung zur Herstellung der Verdünnungen verwendet.

Der ermittelte Wert muss mindestens 60 und darf höchstens 140 Prozent der für das bestimmte Produkt festgelegten Aktivität betragen.

Eigenschaften

Pulver oder brüchige Masse, weiß bis blassgelb, hygroskopisch

Die Zubereitung wird unmittelbar vor der „Prüfung auf Identität", der „Prüfung auf Reinheit" (mit Ausnahme der Prüfungen „Löslichkeit" und „Wasser") und der „Wertbestimmung" wie in der Beschriftung angegeben rekonstituiert.

Prüfung auf Identität

Die Zubereitung entspricht den Grenzwerten der Wertbestimmung.

Prüfung auf Reinheit

pH-Wert (2.2.3): 6,5 bis 7,5

Löslichkeit: Einem Behältnis mit der Zubereitung wird das in der Beschriftung angegebene Volumen des Lösungsmittels bei der empfohlenen Temperatur zugesetzt. Unter leichtem Umschwenken muss sich die Zubereitung innerhalb von 10 min vollständig lösen. Die Lösung muss klar oder darf schwach opaleszent und muss farblos oder schwach gelblich sein.

Osmolalität (2.2.35): mindestens 240 mosmol · kg^{-1}

Gesamtprotein: Falls erforderlich wird ein genau gemessenes Volumen der rekonstituierten Zubereitung mit einer Lösung von Natriumchlorid *R* (9 g · l⁻¹) so verdünnt, dass die Lösung etwa 15 mg Protein in 2 ml enthält. In einem Zentrifugenglas mit rundem Boden werden 2,0 ml dieser Lösung mit 2 ml einer Lösung von Natriummolybdat *R* (75 g · l⁻¹) und 2 ml einer Mischung von 1 Volumteil nitratfreier Schwefelsäure *R* und 30 Volumteilen Wasser *R* versetzt. Nach Umschütteln und 5 min langem Zentrifugieren wird der Überstand dekantiert. Das Zentrifugenglas wird umgedreht auf Filterpapier abtropfen gelassen. Im Rückstand wird der Stickstoff mit Hilfe der Kjeldahl-Bestimmung (2.5.9) ermittelt und die Proteinmenge durch Multiplikation des Ergebnisses mit 6,25 berechnet.

Für bestimmte Zubereitungen, insbesondere solche, die keinen Proteinstabilisator wie Albumin enthalten, ist die beschriebene Methode nicht geeignet, so dass eine andere, validierte Methode zur Proteinbestimmung angewendet werden muss.

Anti-A- und Anti-B-Hämagglutinine (2.6.20): Die Zubereitung wird mit einer Lösung von Natriumchlorid *R* (9 g · l⁻¹) so verdünnt, dass sie 3 I.E. Blutgerinnungsfaktor VIII:C je Milliliter enthält. Die Verdünnungen 1 : 64 dürfen keine Agglutination aufweisen.

Hepatitis-B-Oberflächenantigen: Die rekonstituierte Zubereitung wird mit einer ausreichend empfindlichen Methode wie einem Enzymimmunassay (2.7.1) geprüft. Hepatitis-B-Oberflächenantigen darf nicht nachgewiesen werden.

Wasser: Der Wassergehalt muss innerhalb der von der zuständigen Behörde festgelegten Grenzen liegen, bestimmt mit einer geeigneten Methode, wie der Karl-Fischer-Methode (2.5.12), dem Trocknungsverlust (2.2.32) oder der NIR-Spektroskopie (2.2.40).

Sterilität (2.6.1): Die Zubereitung muss der Prüfung entsprechen.

Pyrogene (2.6.8): Die Zubereitung muss der Prüfung entsprechen. Je Kilogramm Körpermasse eines Kaninchens wird ein Volumen der rekonstituierten Zubereitung, das mindestens 50 I.E. Blutgerinnungsfaktor VIII:C enthält, injiziert.

Wertbestimmung

Die „Wertbestimmung von Blutgerinnungsfaktor VIII" (2.7.4) wird durchgeführt.

Der ermittelte Wert muss mindestens 80 und darf höchstens 120 Prozent des angegebenen Werts betragen. Die Vertrauensgrenzen (*P* = 0,95) des ermittelten Werts müssen mindestens 80 und dürfen höchstens 120 Prozent betragen.

Lagerung

Dicht verschlossen, vor Licht geschützt

Beschriftung

Die Beschriftung gibt an,
– Anzahl der Internationalen Einheiten an Blutgerinnungsfaktor VIII:C und, falls zutreffend, Von-Willebrand-Faktor je Behältnis
– Proteinmenge je Behältnis
– Name und Menge jeder zugesetzten Substanz
– Name und Volumen des Lösungsmittels, das zum Rekonstituieren der Zubereitung verwendet werden muss
– dass im Falle der Anwendung von Arzneimitteln aus Blut oder Plasma vom Menschen eine Übertragung von Infektionserregern nicht vollständig ausgeschlossen werden kann.

4.06/1223

Blutgerinnungsfaktor IX vom Menschen

Factor IX coagulationis humanus

Definition

Blutgerinnungsfaktor IX vom Menschen ist eine Fraktion von Plasmaproteinen. Sie enthält den Blutgerinnungsfaktor IX. Das Herstellungsverfahren muss die Abtrennung des Faktors IX von anderen Prothrombin-Komplex-Faktoren (Faktor II, VII und X) sicherstellen. Blutgerinnungsfaktor IX vom Menschen wird aus Plasma vom Menschen hergestellt, das der Monographie **Plasma vom Menschen (Humanplasma) zur Fraktionierung (Plasma humanum ad separationem)** entspricht.

Die Aktivität der nach den Angaben in der Beschriftung rekonstituierten Zubereitung beträgt mindestens 20 I.E. Blutgerinnungsfaktor IX je Milliliter.

Herstellung

Das Herstellungsverfahren muss so weit wie möglich die volle Wirksamkeit des Blutgerinnungsfaktors IX gewährleisten, um die Aktivierung anderer Gerinnungsfaktoren so gering wie möglich zu halten (um Gerinnungsstörungen so weit wie möglich zu begrenzen). Das Herstellungsverfahren umfasst einen Schritt oder mehrere Schritte, die bekannte Infektionserreger nachweislich entfernen oder inaktivieren. Falls virusinaktivierende Substanzen während der Herstellung verwendet werden, muss das darauf folgende Reinigungsverfahren in Bezug auf seine Fähigkeit, diese Substanzen auf eine geeignete Konzentration zu reduzieren, validiert werden. Alle Rückstände müssen auf eine Konzentration reduziert werden, die die Sicherheit der Zubereitung für den Patienten gewährleistet.

Blutgerinnungsfaktor IX vom Menschen

Die spezifische Aktivität vor Zusatz eines Proteinstabilisators beträgt mindestens 50 I.E. Blutgerinnungsfaktor IX je Milligramm Gesamtprotein.

Die den Blutgerinnungsfaktor IX enthaltende Fraktion wird in einer geeigneten Flüssigkeit gelöst. Heparin, Antithrombin und Hilfsstoffe, wie zum Beispiel ein Stabilisator, können zugesetzt werden. Ein Konservierungsmittel darf nicht zugesetzt werden. Die Lösung wird durch ein Bakterien zurückhaltendes Filter filtriert, unter aseptischen Bedingungen in sterile Endbehältnisse abgefüllt und sofort eingefroren. Anschließend wird sie gefriergetrocknet. Die Behältnisse werden unter Vakuum oder Inertbegasung verschlossen.

Prüfung auf Eignung des Herstellungsverfahrens

Die Prüfung auf Eignung des Herstellungsverfahrens erfolgt mit Hilfe geeigneter Analysenmethoden, die während der Prozessentwicklung festgelegt wurden; sie umfassen üblicherweise

- Wertbestimmung von Blutgerinnungsfaktor IX
- Bestimmung der aktivierten Gerinnungsfaktoren
- Bestimmung der Aktivität der Blutgerinnungsfaktoren II, VII und X, die insgesamt höchstens 5 Prozent der Aktivität des Blutgerinnungsfaktors IX sein darf.

Eigenschaften

Pulver oder brüchige Masse, weiß bis blassgelb, hygroskopisch

Die Zubereitung wird unmittelbar vor der „Prüfung auf Identität", der „Prüfung auf Reinheit" (mit Ausnahme der Prüfungen „Löslichkeit" und „Wasser") und der „Wertbestimmung" wie in der Beschriftung angegeben rekonstituiert.

Prüfung auf Identität

Die Zubereitung entspricht den Grenzwerten der Wertbestimmung.

Prüfung auf Reinheit

pH-Wert (2.2.3): 6,5 bis 7,5

Löslichkeit: Einem Behältnis mit der Zubereitung wird das in der Beschriftung angegebene Volumen des Lösungsmittels bei der empfohlenen Temperatur zugesetzt. Unter leichtem Umschwenken muss sich die Zubereitung innerhalb von 10 min vollständig lösen. Die Lösung muss klar oder darf schwach opaleszent und muss farblos sein.

Osmolalität (2.2.35): mindestens 240 mosmol $\cdot$ kg^{-1}

Gesamtprotein: Falls erforderlich wird ein genau gemessenes Volumen der rekonstituierten Zubereitung mit einer Lösung von Natriumchlorid R (9 g $\cdot$ l^{-1}) so verdünnt, dass die Lösung etwa 15 mg Protein in 2 ml enthält. In einem Zentrifugenglas mit rundem Boden werden 2,0 ml dieser Lösung mit 2 ml einer Lösung von Natriummolybdat R (75 g $\cdot$ l^{-1}) und 2 ml einer Mischung von 1 Volumteil nitratfreier Schwefelsäure R und 30 Volumteilen Wasser R versetzt. Nach Umschütteln und 5 min langem Zentrifugieren wird der Überstand dekantiert. Das Zentrifugenglas wird umgedreht auf Filterpapier abtropfen gelassen. Im Rückstand wird der Stickstoff mit Hilfe der Kjeldahl-Bestimmung (2.5.9) ermittelt und die Proteinmenge durch Multiplikation des Ergebnisses mit 6,25 berechnet.

Für bestimmte Zubereitungen, insbesondere solche, die keinen Proteinstabilisator wie Albumin enthalten, ist die beschriebene Methode nicht geeignet, so dass eine andere validierte Methode zur Proteinbestimmung angewendet werden muss.

Aktivierte Blutgerinnungsfaktoren (2.6.22): Falls erforderlich wird die Zubereitung so verdünnt, dass sie 20 I.E. Blutgerinnungsfaktor IX je Milliliter enthält. Für jede Verdünnung muss die Gerinnungszeit mindestens 150 s betragen.

Heparin (2.7.12): Falls bei der Herstellung Heparin zugesetzt wurde, darf die Zubereitung keinen höheren Gehalt an Heparin aufweisen als in der Beschriftung angegeben, höchstens jedoch 0,5 I.E. Heparin je Internationale Einheit Blutgerinnungsfaktor IX.

Wasser: Der Wassergehalt muss innerhalb der von der zuständigen Behörde festgelegten Grenzen liegen, bestimmt mit einer geeigneten Methode, wie der Karl-Fischer-Methode (2.5.12), dem Trocknungsverlust (2.2.32) oder der NIR-Spektroskopie (2.2.40).

Sterilität (2.6.1): Die Zubereitung muss der Prüfung entsprechen.

Pyrogene (2.6.8): Die Zubereitung muss der Prüfung entsprechen. Je Kilogramm Körpermasse eines Kaninchens wird ein Volumen der rekonstituierten Zubereitung, das mindestens 50 I.E. Blutgerinnungsfaktor IX enthält, injiziert.

Wertbestimmung

Die „Wertbestimmung von Blutgerinnungsfaktor IX vom Menschen" (2.7.11) wird durchgeführt.

Der ermittelte Wert muss mindestens 80 und darf höchstens 125 Prozent des angegebenen Werts betragen. Die Vertrauensgrenzen ($P = 0{,}95$) des ermittelten Werts müssen mindestens 80 und dürfen höchstens 125 Prozent betragen.

Lagerung

Dicht verschlossen, vor Licht geschützt

Beschriftung

Die Beschriftung gibt an,
- Anzahl der Internationalen Einheiten an Blutgerinnungsfaktor IX je Behältnis
- Proteinmenge je Behältnis
- Name und Menge jeder zugesetzten Substanz einschließlich, falls zutreffend, des Gehalts an Heparin
- Name und Volumen des Lösungsmittels, das zum Rekonstituieren der Zubereitung verwendet werden muss
- dass im Falle der Anwendung von Arzneimitteln aus Blut oder Plasma vom Menschen eine Übertragung von Infektionserregern nicht vollständig ausgeschlossen werden kann.

C

Cefalotin-Natrium 5077	Ciprofloxacin 5093
Cefuroxim-Natrium 5078	Ciprofloxacinhydrochlorid 5095
Celiprololhydrochlorid 5080	Wasserfreie Citronensäure 5097
Cetylalkohol 5082	Citronensäure-Monohydrat 5098
Cetylstearylalkohol 5083	Clarithromycin 5099
Emulgierender Cetylstearylalkohol (Typ A) ... 5083	Clazuril für Tiere 5102
Emulgierender Cetylstearylalkohol (Typ B) ... 5085	Codergocrinmesilat 5103
Chlordiazepoxid 5087	Coffein 5105
Chlordiazepoxidhydrochlorid 5089	Coffein-Monohydrat 5107
Chlorothiazid 5090	Colistinsulfat 5108
Cimetidin 5091	

Die „Allgemeinen Vorschriften" gelten für alle Monographien und sonstigen Texte

Ph. Eur. 4. Ausgabe, 6. Nachtrag

Cefalotin-Natrium

Cefalotinum natricum

4.06/0987

$C_{16}H_{15}N_2NaO_6S_2$ M_r 418,4

Definition

Cefalotin-Natrium enthält mindestens 96,0 und höchstens 101,0 Prozent Natrium-(6R,7R)-3-[(acetyloxy)methyl]-8-oxo-7-[[2-(thiophen-2-yl)acetyl]amino]-5-thia-1-azabicyclo[4.2.0]oct-2-en-2-carboxylat, berechnet auf die wasserfreie Substanz

Eigenschaften

Weißes bis fast weißes Pulver; leicht löslich in Wasser, schwer löslich in wasserfreiem Ethanol

Prüfung auf Identität

A. Die Prüfung erfolgt mit Hilfe der IR-Spektroskopie (2.2.24) durch Vergleich des Spektrums der Substanz mit dem von Cefalotin-Natrium *CRS*.

B. Die Substanz gibt die Identitätsreaktion a auf Natrium (2.3.1).

Prüfung auf Reinheit

Prüflösung: 2,50 g Substanz werden in kohlendioxidfreiem Wasser *R* zu 25,0 ml gelöst.

Aussehen der Lösung: Die Prüflösung muss klar (2.2.1) sein. Die Absorption (2.2.25) der Prüflösung, bei 450 nm gemessen, darf höchstens 0,20 betragen.

pH-Wert (2.2.3): Der pH-Wert der Prüflösung muss zwischen 4,5 und 7,0 liegen.

Spezifische Drehung (2.2.7): 1,25 g Substanz werden in Wasser *R* zu 25,0 ml gelöst. Die spezifische Drehung muss zwischen +124 und +134 liegen, berechnet auf die wasserfreie Substanz.

Verwandte Substanzen: Die Prüfung erfolgt mit Hilfe der Flüssigchromatographie (2.2.29) wie unter „Gehaltsbestimmung" beschrieben.

Untersuchungslösung und Referenzlösung b werden eingespritzt. Die Chromatographie erfolgt über eine Dauer, die mindestens der 4fachen Retentionszeit des Hauptpeaks entspricht. Im Chromatogramm der Untersuchungslösung darf keine Peakfläche, mit Ausnahme der des Hauptpeaks, größer sein als die Fläche des Hauptpeaks im Chromatogramm der Referenzlösung b (1 Prozent) und die Summe dieser Peakflächen darf nicht größer sein als das 3fache der Fläche des Hauptpeaks im Chromatogramm der Referenzlösung b (3 Prozent). Peaks, deren Fläche kleiner ist als das 0,1fache der Fläche des Hauptpeaks im Chromatogramm der Referenzlösung b, werden nicht berücksichtigt (0,1 Prozent).

N,N-Dimethylanilin (2.4.26, Methode B): höchstens 20 ppm

2-Ethylhexansäure (2.4.28): höchstens 0,5 Prozent (*m/m*)

Wasser (2.5.12): höchstens 1,5 Prozent, mit 0,500 g Substanz nach der Karl-Fischer-Methode bestimmt

Sterilität (2.6.1): Cefalotin-Natrium zur Herstellung von Parenteralia, das dabei keinem weiteren geeigneten Sterilisationsverfahren unterworfen wird, muss der Prüfung entsprechen.

Bakterien-Endotoxine (2.6.14): weniger als 0,13 I.E. Bakterien-Endotoxine je Milligramm Cefalotin-Natrium zur Herstellung von Parenteralia, das dabei keinem weiteren geeigneten Verfahren zur Beseitigung von Bakterien-Endotoxinen unterworfen wird

Gehaltsbestimmung

Die Bestimmung erfolgt mit Hilfe der Flüssigchromatographie (2.2.29).

Untersuchungslösung: 25,0 mg Substanz werden in der mobilen Phase zu 25,0 ml gelöst.

Referenzlösung a: 25,0 mg Cefalotin-Natrium *CRS* werden in der mobilen Phase zu 25,0 ml gelöst.

Referenzlösung b: 1,0 ml Referenzlösung a wird mit der mobilen Phase zu 100,0 ml verdünnt.

Referenzlösung c: 5 ml Referenzlösung a werden 10 min lang im Wasserbad von 90 °C erhitzt. Nach dem Abkühlen wird sofort eingespritzt.

Die Chromatographie kann durchgeführt werden mit
- einer Säule aus rostfreiem Stahl von 0,25 m Länge und 4,6 mm innerem Durchmesser, gepackt mit octadecylsilyliertem Kieselgel zur Chromatographie *R* (5 μm)
- folgender mobilen Phase bei einer Durchflussrate von 1,0 ml je Minute: 17 g Natriumacetat *R* werden in 790 ml Wasser *R* gelöst; nach Zusatz von 0,6 ml

Essigsäure 99 % *R* wird falls erforderlich der pH-Wert mit verdünnter Natriumhydroxid-Lösung *R* oder Essigsäure 99 % *R* auf 5,8 bis 6,0 eingestellt; anschließend wird mit 150 ml Acetonitril *R* und 70 ml wasserfreiem Ethanol *R* versetzt und gemischt
- einem Spektrometer als Detektor bei einer Wellenlänge von 254 nm
- einer 10-μl-Probenschleife.

Die Temperatur der Säule wird bei 40 °C gehalten.

Die Referenzlösung c wird eingespritzt. Die Empfindlichkeit des Systems wird so eingestellt, dass die Höhe der Peaks mindestens die Hälfte des maximalen Ausschlags beträgt. Das Chromatogramm zeigt 2 Hauptpeaks, die dem Cefalotin und dem Desacetylcefalotin entsprechen. Die Bestimmung darf nur ausgewertet werden, wenn die Auflösung zwischen den 2 Hauptpeaks mindestens 9,0 beträgt. Falls erforderlich wird die Konzentration an Acetonitril in der mobilen Phase geändert. Die Bestimmung darf nur ausgewertet werden, wenn der Symmetriefaktor des Cefalotin-Peaks höchstens 1,8 beträgt.

Die Referenzlösung a wird 6-mal eingespritzt. Die Bestimmung darf nur ausgewertet werden, wenn die relative Standardabweichung der Peakfläche von Cefalotin höchstens 1,0 Prozent beträgt.

Untersuchungslösung und Referenzlösung a werden abwechselnd eingespritzt. Der Prozentgehalt an Cefalotin-Natrium wird berechnet.

Lagerung

Dicht verschlossen, vor Licht geschützt

Falls die Substanz steril ist, im sterilen, dicht verschlossenen Behältnis mit Sicherheitsverschluss

Beschriftung

Die Beschriftung gibt, falls zutreffend, an
- dass die Substanz steril ist
- dass die Substanz frei von Bakterien-Endotoxinen ist.

Verunreinigungen

A. (6*R*,7*R*)-3-Methyl-8-oxo-7-[[2-(thiophen-2-yl)acetyl]=amino]-5-thia-1-azabicyclo[4.2.0]oct-2-en-2-carbon=säure
(Desacetoxycefalotin)

4.06/0992

Cefuroxim-Natrium

Cefuroximum natricum

$C_{16}H_{15}N_4NaO_8S$ M_r 446,4

Definition

Natrium-(6*R*,7*R*)-3-[(carbamoyloxy)methyl]-7-[[(*Z*)-(furan-2-yl)(methoxyimino)acetyl]amino]-8-oxo-5-thia-1-azabicyclo[4.2.0]oct-2-en-2-carboxylat

Gehalt: 96,0 bis 102,0 Prozent (wasserfreie Substanz)

Eigenschaften

Aussehen: weißes bis fast weißes, schwach hygroskopisches Pulver

Löslichkeit: leicht löslich in Wasser, sehr schwer löslich in Ethanol

Prüfung auf Identität

A. IR-Spektroskopie (2.2.24)

   Vergleich: Cefuroxim-Natrium CRS

B. Die Substanz gibt die Identitätsreaktion a auf Natrium (2.3.1).

Prüfung auf Reinheit

Prüflösung: 2,0 g Substanz werden in kohlendioxidfreiem Wasser *R* zu 20,0 ml gelöst.

Aussehen der Lösung: Die Prüflösung darf nicht stärker opaleszieren als die Referenzsuspension II (2.2.1). Die Absorption (2.2.25) der Prüflösung, bei 450 nm gemessen, darf höchstens 0,25 betragen.

pH-Wert (2.2.3): 5,5 bis 8,5

2 ml Prüflösung werden mit kohlendioxidfreiem Wasser *R* zu 20 ml verdünnt.

Spezifische Drehung (2.2.7): +59 bis +66 (wasserfreie Substanz)

0,500 g Substanz werden in Acetat-Pufferlösung pH 4,6 *R* zu 25,0 ml gelöst.

Verwandte Substanzen: Flüssigchromatographie (2.2.29)

Untersuchungslösung a: 25,0 mg Substanz werden in Wasser *R* zu 25,0 ml gelöst.

Untersuchungslösung b: 5,0 ml Untersuchungslösung a werden mit Wasser *R* zu 50,0 ml verdünnt.

Referenzlösung a: 25,0 mg Cefuroxim-Natrium CRS werden in Wasser *R* zu 25,0 ml gelöst. 5,0 ml Lösung werden mit Wasser *R* zu 50,0 ml verdünnt.

Referenzlösung b: 20 ml Referenzlösung a werden 15 min lang im Wasserbad von 80 °C erhitzt und unmittelbar nach dem Abkühlen eingespritzt.

Referenzlösung c: 1,0 ml Untersuchungslösung a wird mit Wasser *R* zu 100,0 ml verdünnt.

Säule
- Größe: $l = 0,125$ m, $\varnothing = 4,6$ mm
- Stationäre Phase: hexylsilyliertes Kieselgel zur Chromatographie *R* (5 µm)

Mobile Phase: 1 Volumteil Acetonitril *R* wird mit 99 Volumteilen Acetat-Pufferlösung pH 3,4, die durch Lösen von 6,01 g Essigsäure 99 % *R* und 0,68 g Natriumacetat *R* in Wasser *R* zu 1000 ml hergestellt wird, gemischt.

Durchflussrate: 1,5 ml · min^{-1}

Detektion: Spektrometer bei 273 nm

Einspritzen: 20-µl-Probenschleife; Untersuchungslösung a, Referenzlösungen b und c

Chromatographiedauer: 4fache Retentionszeit von Cefuroxim

Eignungsprüfung: Referenzlösung b
- Auflösung: mindestens 2,0 zwischen den Peaks von Cefuroxim und Verunreinigung A

Grenzwerte
- Verunreinigung A: nicht größer als die Fläche des Hauptpeaks im Chromatogramm der Referenzlösung c (1,0 Prozent)
- Jede weitere Verunreinigung: jeweils nicht größer als die Fläche des Hauptpeaks im Chromatogramm der Referenzlösung c (1,0 Prozent)
- Summe aller Verunreinigungen: nicht größer als das 3fache der Fläche des Hauptpeaks im Chromatogramm der Referenzlösung c (3,0 Prozent)
- Ohne Berücksichtigung bleiben: Peaks, deren Fläche kleiner ist als das 0,05fache der Fläche des Hauptpeaks im Chromatogramm der Referenzlösung c (0,05 Prozent)

N,N-Dimethylanilin (2.4.26, Methode B): höchstens 20 ppm

2-Ethylhexansäure (2.4.28): höchstens 0,5 Prozent (*m/m*)

Wasser (2.5.12): höchstens 3,5 Prozent, mit 0,400 g Substanz bestimmt

Sterilität (2.6.1): Cefuroxim-Natrium zur Herstellung von Parenteralia, das dabei keinem weiteren geeigneten Sterilisationsverfahren unterworfen wird, muss der Prüfung entsprechen.

Bakterien-Endotoxine (2.6.14): weniger als 0,10 I.E. Bakterien-Endotoxine je Milligramm Cefuroxim-Natrium zur Herstellung von Parenteralia, das dabei keinem weiteren geeigneten Verfahren zur Beseitigung von Bakterien-Endotoxinen unterworfen wird

Gehaltsbestimmung

Flüssigchromatographie (2.2.29) wie unter „Verwandte Substanzen" beschrieben, mit folgender Änderung:

Einspritzen: Untersuchungslösung b, Referenzlösung a

Der Prozentgehalt an Cefuroxim-Natrium wird berechnet.

Lagerung

Dicht verschlossen

Falls die Substanz steril ist, im sterilen, dicht verschlossenen Behältnis mit Sicherheitsverschluss

Beschriftung

Die Beschriftung gibt, falls zutreffend, an,
- dass die Substanz steril ist
- dass die Substanz frei von Bakterien-Endotoxinen ist.

Verunreinigungen

A. R = OH:
(6*R*,7*R*)-7-[[(*Z*)-(Furan-2-yl)(methoxyimino)acetyl]amino]-3-(hydroxymethyl)-8-oxo-5-thia-1-azabicyclo[4.2.0]oct-2-en-2-carbonsäure (Descarbamoyl-Cefuroxim)

B. R = O–CO–CH$_3$:
(6*R*,7*R*)-3-[(Acetyloxy)methyl]-7-[[(*Z*)-(furan-2-yl)(methoxyimino)acetyl]amino]-8-oxo-5-thia-1-azabicyclo[4.2.0]oct-2-en-2-carbonsäure

C. R = H:
(6*R*,7*R*)-7-[[(*Z*)-(Furan-2-yl)(methoxyimino)acetyl]amino]-3-methyl-8-oxo-5-thia-1-azabicyclo[4.2.0]oct-2-en-2-carbonsäure

D. R = O–CO–NH–CO–CCl$_3$:
(6R,7R)-7-[[(Z)-(Furan-2-yl)(methoxyimino)ace=
tyl]amino]-8-oxo-3-[[[(trichloracetyl)carbamoyl]=
oxy]methyl]-5-thia-1-azabicyclo[4.2.0]oct-2-en-2-
carbonsäure

E. R = O–CO–NH$_2$:
(6R,7R)-3-[(Carbamoyloxy)methyl]-7-[[(E)-(furan-
2-yl)(methoxyimino)acetyl]amino]-8-oxo-5-thia-1-
azabicyclo[4.2.0]oct-2-en-2-carbonsäure
(*trans*-Cefuroxim)

F. R = OH:
(6R,7R)-7-[[(E)-(Furan-2-yl)(methoxyimino)ace=
tyl]amino]-3-(hydroxymethyl)-8-oxo-5-thia-1-azabi=
cyclo[4.2.0]oct-2-en-2-carbonsäure

G. R = O–CO–CH$_3$:
(6R,7R)-3-[(Acetyloxy)methyl]-7-[[(E)-(furan-2-
yl)(methoxyimino)acetyl]amino]-8-oxo-5-thia-1-
azabicyclo[4.2.0]oct-2-en-2-carbonsäure

H. (5aR,6R)-6-[[(Z)-(Furan-2-yl)(methoxyimino)ace=
tyl]amino]-5a,6-dihydro-3H,7H-azeto[2,1-*b*]furo=
[3,4-*d*][1,3]thiazin-1,7(4H)-dion

I. (Z)-(Furan-2-yl)(methoxyimino)essigsäure

4.06/1632
Celiprololhydrochlorid
Celiprololi hydrochloridum

C$_{20}$H$_{34}$ClN$_3$O$_4$ $\qquad$ M_r 416,0

Definition

3-[3-Acetyl-4-[(2RS)-3-[(1,1-dimethylethyl)amino]-2-
hydroxypropoxy]phenyl]-1,1-diethylharnstoff-hydro=
chlorid

Gehalt: 99,0 bis 101,0 Prozent (getrocknete Substanz)

Eigenschaften

Aussehen: weißes bis sehr schwach gelbes, kristallines Pulver

Löslichkeit: leicht löslich in Wasser und Methanol, löslich in Ethanol, sehr schwer löslich in Dichlormethan

Die Substanz zeigt Polymorphie.

Prüfung auf Identität

A. IR-Spektroskopie (2.2.24)

Vergleich: Celiprololhydrochlorid *CRS*

Wenn die Spektren bei der Prüfung in fester Form unterschiedlich sind, werden Substanz und Referenzsubstanz getrennt in Methanol *R* gelöst. Nach dem Eindampfen der Lösungen zur Trockne werden mit den Rückständen erneut Spektren aufgenommen.

B. Die Substanz gibt die Identitätsreaktion a auf Chlorid (2.3.1).

Prüfung auf Reinheit

Optische Drehung (2.2.7): –0,10 bis +0,10°

1,0 g Substanz wird in Wasser *R* zu 10,0 ml gelöst.

Verwandte Substanzen: Flüssigchromatographie (2.2.29)

Die Lösungen werden unmittelbar vor Gebrauch hergestellt.

Untersuchungslösung: 0,100 g Substanz werden in der mobilen Phase A zu 20,0 ml gelöst.

Referenzlösung a: 2 mg Substanz und 2 mg Acebutololhydrochlorid *R* werden in der mobilen Phase A zu 50,0 ml gelöst.

Referenzlösung b: 10 mg Substanz werden in 2 ml mobiler Phase A gelöst. Die Lösung wird 24 h lang stehen gelassen. (Die Lösung wird für die Identifizierung der Verunreinigung A verwendet.)

Referenzlösung c: 1,0 ml Untersuchungslösung wird mit der mobilen Phase A zu 100,0 ml verdünnt. 1,0 ml dieser Lösung wird mit der mobilen Phase A zu 10,0 ml verdünnt.

Referenzlösung d: 10 mg Celiprolol zur Peak-Identifizierung *CRS* werden in der mobilen Phase A zu 2 ml gelöst. (Die Lösung wird für die Identifizierung der Verunreinigungen B, E und F verwendet.)

Referenzlösung e: Diese Lösung wird nur bei Bedarf (siehe nachstehend) hergestellt und zur Identifizierung der Verunreinigung I verwendet, die gleichzeitig mit der Verunreinigung H eluiert wird. (Diese 2 Verunreinigungen stammen von unterschiedlichen Synthesewegen.) 2 mg Celiprolol-Verunreinigung I *CRS* werden in der mobilen Phase A zu 20 ml gelöst. 1,0 ml Lösung wird mit der mobilen Phase A zu 10,0 ml verdünnt.

Säule
– Größe: $l = 0,15$ m, $\varnothing = 4,6$ mm
– Stationäre Phase: octylsilyliertes Kieselgel zur Chromatographie *R* (5 µm)
– Temperatur: 30 °C

Mobile Phase
– Mobile Phase A: 91 ml Tetrahydrofuran *R*, 63 ml Acetonitril *R* 1, 0,6 ml Pentafluorpropansäure *R* und 0,2 ml Trifluoressigsäure *R* werden gemischt. Die Mischung wird mit Wasser *R* zu 1000 ml verdünnt.
– Mobile Phase B: Acetonitril *R* 1

Zeit (min)	Mobile Phase A (% V/V)	Mobile Phase B (% V/V)
0 – 50	100 → 80	0 → 20
50 – 51	80 → 100	20 → 0
51 – 65	100	0

Durchflussrate: 1,4 ml · min^{-1}

Detektion: Spektrometer bei 232 nm

Einspritzen: 10 µl

Relative Retention (bezogen auf Celiprolol, t_R etwa 10 min)
– Verunreinigung A: etwa 0,3
– Verunreinigung D: etwa 0,7
– Verunreinigung G: etwa 1,2
– Verunreinigung B: etwa 1,4
– Verunreinigung F: etwa 1,6
– Verunreinigung C: etwa 2,2
– Verunreinigung H oder I: etwa 2,5
– Verunreinigung E: etwa 3,9

Eignungsprüfung: Referenzlösung a
– Auflösung: mindestens 4,0 zwischen den Peaks von Celiprolol und Acebutolol

Grenzwerte
– Korrekturfaktoren: Für die Berechnung der Gehalte werden die Peakflächen folgender Verunreinigungen mit dem entsprechenden Korrekturfaktor multipliziert:
  – Verunreinigung A: 4,0
  – Verunreinigung B: 1,5
  – Verunreinigung E: 2,3
  – Verunreinigung F: 0,5
  – Verunreinigung I: 1,7
– Jede Verunreinigung: jede Peakfläche nicht größer als das 2fache der Fläche des Hauptpeaks im Chromatogramm der Referenzlösung c (0,2 Prozent) und höchstens eine dieser Peakflächen größer als die Fläche des Hauptpeaks im Chromatogramm der Referenzlösung c (0,1 Prozent)
– Summe aller Verunreinigungen: nicht größer als das 5fache der Fläche des Hauptpeaks im Chromatogramm der Referenzlösung c (0,5 Prozent)
– Falls einer der vorstehend beschriebenen Grenzwerte überstiegen wird und falls ein Peak mit einer relativen Retention von etwa 2,5 auftritt (Verunreinigung H oder I), muss dieser Peak durch Aufzeichnen eines UV-Spektrums mit Hilfe eines Dioden-Array-Detektors identifiziert werden. Falls dieses Spektrum nicht mit dem der Referenzlösung e identisch ist, muss die Peakfläche nicht mit dem Korrekturfaktor multipliziert werden.
– Ohne Berücksichtigung bleiben: Peaks, deren Fläche kleiner ist als das 0,5fache der Fläche des Hauptpeaks im Chromatogramm der Referenzlösung c (0,05 Prozent)

Trocknungsverlust (2.2.32): höchstens 0,5 Prozent, mit 1,000 g Substanz durch 3 h langes Trocknen im Trockenschrank bei 100 bis 105 °C bestimmt

Gehaltsbestimmung

0,350 g Substanz, unter Stickstoffatmosphäre in 50 ml Ethanol 96 % *R* gelöst, werden nach Zusatz von 1,0 ml Salzsäure (0,1 mol · l^{-1}) mit Natriumhydroxid-Lösung (0,1 mol · l^{-1}) titriert. Das zwischen den beiden mit Hilfe der Potentiometrie (2.2.20) bestimmten Wendepunkten zugesetzte Volumen wird abgelesen.

1 ml Natriumhydroxid-Lösung (0,1 mol · l^{-1}) entspricht 41,60 mg $C_{20}H_{34}ClN_3O_4$.

Lagerung

Vor Licht geschützt

Verunreinigungen

Spezifizierte Verunreinigungen:
(Beachten Sie den Hinweis zu den „Verunreinigungen"
zu Anfang des Bands auf Seite B)

A, B, C, D, E, F, G, H, I

A. R1 = H, R2 = NH–C(CH$_3$)$_3$:
1-[5-Amino-2-[(2RS)-3-[(1,1-dimethylethyl)amino]-
2-hydroxypropoxy]phenyl]ethanon

C. R1 = CO–NH–C(CH$_3$)$_3$, R2 = NH–C(CH$_3$)$_3$:
1-[3-Acetyl-4-[(2RS)-3-[(1,1-dimethylethyl)amino]-
2-hydroxypropoxy]phenyl]-3-(1,1-dimethylethyl)=
harnstoff

D. R1 = CO–N(C$_2$H$_5$)$_2$, R2 = N(C$_2$H$_5$)$_2$:
3-[3-Acetyl-4-[(2RS)-3-(diethylamino)-2-hydroxy=
propoxy]phenyl]-1,1-diethylharnstoff

H. R1 = CO–N(C$_2$H$_5$)$_2$, R2 = Br:
3-[3-Acetyl-4-[(2RS)-3-brom-2-hydroxypropoxy]=
phenyl]-1,1-diethylharnstoff
(Bromhydrin-Verbindung)

B. 1,3-Bis[3-acetyl-4-[3-[(1,1-dimethylethyl)amino]-2-
hydroxypropoxy]phenyl]harnstoff

E. 1,1'-[[(1,1-Dimethylethyl)imino]bis[(2-hydroxypro=
pan-1,3-diyl)oxy(3-acetyl-1,4-phenylen)]]bis(3,3-
diethylharnstoff)

F. R1 = R3 = H, R2 = CO–CH$_3$:
3-(3-Acetyl-4-hydroxyphenyl)-1,1-diethylharnstoff

I. R1 = CO–CH$_3$, R2 = H, R3 = C$_2$H$_5$:
1-Acetyl-1-(4-ethoxyphenyl)-3,3-diethylharnstoff

G. 3-[3-Acetyl-4-[[(RS)-oxiranyl]methoxy]phenyl]-1,1-
diethylharnstoff

4.06/0540

Cetylalkohol

Alcohol cetylicus

Definition

Cetylalkohol ist ein Gemisch von festen Alkoholen, das hauptsächlich aus 1-Hexadecanol (CH$_3$–[CH$_2$]$_{14}$–CH$_2$OH; M_r 242,4) besteht.

Eigenschaften

Pulver oder Masse, Schuppen oder Körner, weiß, fettig; praktisch unlöslich in Wasser, leicht bis wenig löslich in Ethanol, leicht löslich in Ether

Im geschmolzenen Zustand ist die Substanz mischbar mit pflanzlichen und tierischen Ölen, mit flüssigem Paraffin und geschmolzenem Wollwachs.

Prüfung auf Identität

A. Schmelztemperatur (2.2.14): 46 bis 52 °C

B. Hydroxylzahl (2.5.3): 218 bis 238

Prüfung auf Reinheit

Aussehen der Lösung: 0,5 g Substanz werden in Ethanol 96 % R unter Erhitzen zum Sieden gelöst. Nach dem Erkalten wird die Lösung mit Ethanol 96 % R zu 20 ml verdünnt. Diese Lösung muss klar (2.2.1) und darf nicht stärker gefärbt sein als die Farbvergleichslösung B$_6$ (2.2.2, Methode II).

Säurezahl (2.5.1): höchstens 1,0

Iodzahl (2.5.4): höchstens 2,0, mit 2,00 g Substanz, in 25 ml Chloroform R gelöst, bestimmt

Verseifungszahl (2.5.6): höchstens 2,0

4.06/0702

Cetylstearylalkohol

Alcohol cetylicus et stearylicus

Definition

Cetylstearylalkohol ist ein Gemisch fester aliphatischer Alkohole. Die Substanz enthält mindestens 40,0 Prozent Stearylalkohol (Octadecan-1-ol, $C_{18}H_{38}O$; M_r 270,5). Die Anteile von Cetylalkohol (Hexadecan-1-ol, $C_{16}H_{34}O$; M_r 242,4) und Stearylalkohol betragen zusammen mindestens 90,0 Prozent.

Eigenschaften

Körner, Schuppen, Tafeln oder wachsartige Masse, weiß bis blassgelb; praktisch unlöslich in Wasser, leicht löslich in Ether, löslich in Ethanol 90 % (V/V) und Petroläther

In geschmolzenem Zustand ist die Substanz mischbar mit fetten Ölen, flüssigem Paraffin und geschmolzenem Wollwachs.

Prüfung auf Identität

Die unter „Gehaltsbestimmung" erhaltenen Chromatogramme werden ausgewertet. Die beiden Hauptpeaks im Chromatogramm der Untersuchungslösung entsprechen in Bezug auf die Retentionszeiten den Hauptpeaks in den Chromatogrammen der Referenzlösungen a beziehungsweise b.

Prüfung auf Reinheit

Aussehen der Lösung: 0,50 g Substanz werden in 20 ml Ethanol 96 % R unter Erhitzen zum Sieden gelöst. Die Lösung muss klar (2.2.1) und darf nicht stärker gefärbt sein als die Farbvergleichslösung B_6 (2.2.2, Methode II).

Schmelztemperatur (2.2.14): 49 bis 56 °C

Säurezahl (2.5.1): höchstens 1,0

Hydroxylzahl (2.5.3, Methode A): 208 bis 228

Iodzahl (2.5.4): höchstens 2,0, mit 2,00 g Substanz, in 25 ml Chloroform R gelöst, bestimmt

Verseifungszahl (2.5.6): höchstens 2,0

Gehaltsbestimmung

Die Bestimmung erfolgt mit Hilfe der Gaschromatographie (2.2.28).

Untersuchungslösung: 0,100 g Substanz werden in wasserfreiem Ethanol R zu 10,0 ml gelöst.

Referenzlösung a: 60,0 mg Cetylalkohol CRS werden in wasserfreiem Ethanol R zu 10,0 ml gelöst.

Referenzlösung b: 40,0 mg Stearylalkohol CRS werden in wasserfreiem Ethanol R zu 10,0 ml gelöst.

Referenzlösung c: 1 ml Referenzlösung a wird mit 1 ml Referenzlösung b gemischt. Die Mischung wird mit wasserfreiem Ethanol R zu 10,0 ml verdünnt.

Die Chromatographie kann durchgeführt werden mit
– einer Säule aus rostfreiem Stahl von 3 m Länge und 4 mm innerem Durchmesser, gepackt mit Kieselgur zur Gaschromatographie R, das mit 10 Prozent (m/m) Polydimethylsiloxan R imprägniert ist
– Stickstoff zur Chromatographie R als Trägergas bei einer Durchflussrate von 30 ml je Minute
– einem Flammenionisationsdetektor.

Die Temperatur der Säule wird bei 200 °C, die des Probeneinlasses und des Detektors bei 250 °C gehalten.

2 µl jeder Lösung werden eingespritzt. Die Durchflussrate wird so eingestellt, dass die Auflösung zwischen den 2 Hauptpeaks im Chromatogramm der Untersuchungslösung mindestens 1,25 beträgt. Die Prüfung darf nur ausgewertet werden, wenn das Chromatogramm der Referenzlösung c zwei Hauptpeaks mit einem Signal-Rausch-Verhältnis von mindestens 5 zeigt. Der Gehalt an Cetyl- und Stearylalkohol der Substanz wird aus dem Chromatogramm der Untersuchungslösung mit Hilfe des Verfahrens „Normalisierung" berechnet; die Peaks werden durch Vergleich mit den Chromatogrammen der Referenzlösungen a und b identifiziert.

4.06/0801

Emulgierender Cetylstearylalkohol (Typ A)

Alcohol cetylicus et stearylicus emulsificans A

Definition

Emulgierender Cetylstearylalkohol (Typ A) ist ein Gemisch, das mindestens 80,0 Prozent Cetylstearylalkohol und mindestens 7,0 Prozent Natriumcetylstearylsulfat enthält, jeweils berechnet auf die wasserfreie Substanz. Die Substanz kann einen geeigneten Puffer enthalten.

Eigenschaften

Körner, Schuppen, Tafeln oder wachsartige Masse, weiß bis blassgelb; löslich in heißem Wasser unter Bildung einer opaleszierenden Lösung, praktisch unlöslich in kaltem Wasser, schwer löslich in Ethanol

Prüfung auf Identität

1: B, C, D
2: A, C

A. Die Prüfung erfolgt mit Hilfe der Dünnschichtchromatographie (2.2.27) unter Verwendung einer DC-Platte mit silanisiertem Kieselgel R.

Untersuchungslösung a: 0,1 g Substanz werden in 10 ml Trimethylpentan R durch Erhitzen im Wasserbad gelöst. Die Lösung wird mit 2 ml Ethanol 70 % R ausgeschüttelt. Nach Phasentrennung wird die untere Phase als Untersuchungslösung b verwendet. 1 ml der oberen Phase wird mit Trimethylpentan R zu 8 ml verdünnt.

Untersuchungslösung b: Die bei der Herstellung der Untersuchungslösung a erhaltene untere Phase wird verwendet.

Referenzlösung a: 40 mg Cetylstearylalkohol R werden in 10 ml Trimethylpentan R gelöst.

Referenzlösung b: 20 mg Natriumcetylstearylsulfat R werden in 10 ml Ethanol 70 % R durch Erhitzen im Wasserbad gelöst.

Auf die Platte werden 2 µl jeder Lösung aufgetragen. Die Chromatographie erfolgt mit einer Mischung von 20 Volumteilen Wasser R, 40 Volumteilen Aceton R und 40 Volumteilen Methanol R über eine Laufstrecke von 12 cm. Die Platte wird an der Luft trocknen gelassen, mit einer Lösung von Molybdatophosphorsäure R (50 g · l^{-1}) in Ethanol 96 % R besprüht und bei 120 °C erhitzt, bis Flecke erscheinen (etwa 3 h). Die 2 Hauptflecke im Chromatogramm der Untersuchungslösung a entsprechen in Bezug auf Lage und Farbe den Hauptflecken im Chromatogramm der Referenzlösung a. Zwei Flecke im Chromatogramm der Untersuchungslösung b entsprechen in Bezug auf Lage und Farbe den Hauptflecken im Chromatogramm der Referenzlösung b.

B. Die unter „Gehaltsbestimmung" erhaltenen Chromatogramme werden ausgewertet. Die 2 Hauptpeaks im Chromatogramm der Untersuchungslösung b entsprechen in Bezug auf ihre Retentionszeiten den 2 Hauptpeaks im Chromatogramm der Referenzlösung.

C. Die Substanz färbt die nicht leuchtende Flamme gelb.

D. 0,3 g Substanz werden im Wasserbad mit 20 ml wasserfreiem Ethanol R unter Umschütteln zum Sieden erhitzt. Nach sofortigem Filtrieren wird das Filtrat zur Trockne eingedampft und der Rückstand in 7 ml Wasser R aufgenommen. 1 ml Lösung wird mit 0,1 ml einer Lösung von Methylenblau R (1 g · l^{-1}), 2 ml verdünnter Schwefelsäure R und 2 ml Dichlormethan R versetzt und geschüttelt. In der Dichlormethanphase entsteht eine blaue Färbung.

Prüfung auf Reinheit

Säurezahl (2.5.1): höchstens 2,0

Iodzahl (2.5.4): höchstens 3,0, mit 2,00 g Substanz, in 25 ml Dichlormethan R gelöst, bestimmt

Verseifungszahl (2.5.6): höchstens 2,0

Wasser (2.5.12): höchstens 3,0 Prozent, mit 2,50 g Substanz nach der Karl-Fischer-Methode bestimmt

Gehaltsbestimmung

Cetylstearylalkohol

Die Bestimmung erfolgt mit Hilfe der Gaschromatographie (2.2.28).

Interner-Standard-Lösung: 0,60 g Heptadecanol CRS werden in wasserfreiem Ethanol R zu 150 ml gelöst.

Untersuchungslösung a: 0,300 g Substanz werden in 50 ml Interner-Standard-Lösung gelöst. Die Lösung wird nach Zusatz von 50 ml Wasser R 4-mal mit je 25 ml Pentan R ausgeschüttelt, wobei falls erforderlich Natriumchlorid R zur Erleichterung der Phasentrennung zugesetzt wird. Die vereinigten organischen Phasen werden 2-mal mit je 30 ml Wasser R gewaschen, über wasserfreiem Natriumsulfat R getrocknet und filtriert.

Untersuchungslösung b: 0,300 g Substanz werden in 50 ml wasserfreiem Ethanol R gelöst. Die Lösung wird nach Zusatz von 50 ml Wasser R 4-mal mit je 25 ml Pentan R ausgeschüttelt, wobei falls erforderlich Natriumchlorid R zur Erleichterung der Phasentrennung zugesetzt wird. Die vereinigten organischen Phasen werden 2-mal mit je 30 ml Wasser R gewaschen, über wasserfreiem Natriumsulfat R getrocknet und filtriert.

Referenzlösung: 50 mg Cetylalkohol CRS und 50 mg Stearylalkohol CRS werden in wasserfreiem Ethanol R zu 10 ml gelöst.

Die Chromatographie kann durchgeführt werden mit
- einer Kapillarsäule aus Quarzglas von 25 m Länge und 0,25 mm innerem Durchmesser, belegt mit Polydimethylsiloxan R
- Stickstoff zur Chromatographie R als Trägergas bei einer Durchflussrate von 1 ml je Minute
- einem Flammenionisationsdetektor
- einem Splitverhältnis von 1 : 100

unter Verwendung von folgendem Temperaturprogramm:

	Zeit (min)	Temperatur (°C)	Rate (°C · min^{-1})	Erläuterungen
Säule	0 – 20	150 → 250	5	linearer Gradient
Probeneinlass		250		
Detektor		250		

Die Substanzen werden in folgender Reihenfolge eluiert: Cetylalkohol, Heptadecanol (Interner Standard) und Stearylalkohol.

Je 1 µl Untersuchungslösung a und b wird eingespritzt. Wenn im Chromatogramm der Untersuchungslösung b ein Peak erscheint, der die gleiche Retentionszeit wie der Peak des Internen Standards im Chromatogramm der Untersuchungslösung a hat, wird das Verhältnis r nach folgender Gleichung berechnet:

$$r = \frac{S_{ci}}{S_i}$$

S_{ci} = Peakfläche des Cetylalkohols im Chromatogramm der Untersuchungslösung b
S_i = Fläche des Peaks im Chromatogramm der Untersuchungslösung a, der die gleiche Retentionszeit wie der Peak des Internen Standards hat

Wenn r kleiner als 300 ist, wird die korrigierte Peakfläche $S_{Ha\,(corr)}$ des Internen Standards im Chromatogramm der Untersuchungslösung a nach folgender Gleichung berechnet:

$$S_{Ha\,(corr)} = S'_{Ha} - \frac{S_i \cdot S_c}{S_{ci}}$$

S'_{Ha} = Peakfläche des Internen Standards im Chromatogramm der Untersuchungslösung a
S_c = Peakfläche des Cetylalkohols im Chromatogramm der Untersuchungslösung a

Unter gleichen Bedingungen werden gleiche Volumen Referenzlösung und Untersuchungslösung a eingespritzt. Die Peaks im Chromatogramm der Untersuchungslösung a werden durch Vergleich ihrer Retentionszeiten mit denjenigen der Peaks im Chromatogramm der Referenzlösung identifiziert. Die Fläche jedes Peaks wird bestimmt.

Der Prozentgehalt an Cetylalkohol in der Substanz wird nach folgender Formel berechnet:

$$S_A \cdot \frac{100 \cdot m_H}{S_{Ha\,(corr)} \cdot m}$$

S_A = Peakfläche des Cetylalkohols im Chromatogramm der Untersuchungslösung a
m_H = Masse des Internen Standards in der Untersuchungslösung a in Milligramm
$S_{Ha\,(corr)}$ = korrigierte Peakfläche des Internen Standards im Chromatogramm der Untersuchungslösung a
m = Masse Substanz in der Untersuchungslösung a in Milligramm

Der Prozentgehalt an Stearylalkohol in der Substanz wird nach folgender Formel berechnet:

$$S_B \cdot \frac{100 \cdot m_H}{S_{Ha\,(corr)} \cdot m}$$

S_B = Peakfläche des Stearylalkohols im Chromatogramm der Untersuchungslösung a

Der Prozentgehalt an Cetylstearylalkohol entspricht der Summe der Prozentgehalte an Cetylalkohol und Stearylalkohol.

Natriumcetylstearylsulfat

0,300 g Substanz, in 25 ml Dichlormethan R dispergiert, werden nach Zusatz von 50 ml Wasser R und 10 ml Dimidiumbromid-Sulfanblau-Reagenz R mit Benzethoniumchlorid-Lösung (0,004 mol · l^{-1}) im Ultraschallbad unter Erwärmen titriert. Nach jedem Zusatz wird gewartet, bis sich die Phasen getrennt haben. Die Titration wird bis zum Farbumschlag von Rosa nach Grau in der Dichlormethanphase fortgesetzt.

1 ml Benzethoniumchlorid-Lösung (0,004 mol · l^{-1}) entspricht 1,434 mg Natriumcetylstearylsulfat.

Beschriftung

Die Beschriftung gibt, falls zutreffend, Name und Konzentration jedes zugesetzten Puffers an.

4.06/0802

Emulgierender Cetylstearylalkohol (Typ B)
Alcohol cetylicus et stearylicus emulsificans B

Definition

Emulgierender Cetylstearylalkohol (Typ B) ist ein Gemisch, das mindestens 80,0 Prozent Cetylstearylalkohol und mindestens 7,0 Prozent Natriumdodecylsulfat enthält, jeweils berechnet auf die wasserfreie Substanz. Die Substanz kann einen geeigneten Puffer enthalten.

Eigenschaften

Körner, Schuppen, Tafeln oder wachsartige Masse, weiß bis blassgelb; löslich in heißem Wasser unter Bildung einer opaleszierenden Lösung, praktisch unlöslich in kaltem Wasser, schwer löslich in Ethanol

Prüfung auf Identität

1: B, C, D
2: A, C

A. Die Prüfung erfolgt mit Hilfe der Dünnschichtchromatographie (2.2.27) unter Verwendung einer DC-Platte mit silanisiertem Kieselgel R.

Untersuchungslösung a: 0,1 g Substanz werden in 10 ml Trimethylpentan R durch Erhitzen im Wasserbad gelöst. Die Lösung wird mit 2 ml Ethanol 70 % R ausgeschüttelt. Nach Phasentrennung wird die untere Phase als Untersuchungslösung b verwendet. 1 ml der oberen Phase wird mit Trimethylpentan *R* zu 8 ml verdünnt.

Untersuchungslösung b: Die bei der Herstellung der Untersuchungslösung a erhaltene untere Phase wird verwendet.

Referenzlösung a: 40 mg Cetylstearylalkohol *R* werden in 10 ml Trimethylpentan *R* gelöst.

Referenzlösung b: 20 mg Natriumdodecylsulfat *R* werden in 10 ml Ethanol 70 % *R* durch Erhitzen im Wasserbad gelöst.

Auf die Platte werden 2 µl jeder Lösung aufgetragen. Die Chromatographie erfolgt mit einer Mischung von 20 Volumteilen Wasser *R*, 40 Volumteilen Aceton *R* und 40 Volumteilen Methanol *R* über eine Laufstrecke von 12 cm. Die Platte wird an der Luft trocknen gelassen, mit einer Lösung von Molybdatophosphorsäure *R* (50 g · l^{-1}) in Ethanol 96 % *R* besprüht und bei 120 °C erhitzt, bis Flecke erscheinen (etwa 3 h). Die 2 Hauptflecke im Chromatogramm der Untersuchungslösung a entsprechen in Bezug auf Lage und Farbe den Hauptflecken im Chromatogramm der Referenzlösung a. Einer der Flecke im Chromatogramm der Untersuchungslösung b entspricht in Bezug auf Lage und Farbe dem Hauptfleck im Chromatogramm der Referenzlösung b.

B. Die unter „Gehaltsbestimmung" erhaltenen Chromatogramme werden ausgewertet. Die 2 Hauptpeaks im Chromatogramm der Untersuchungslösung b entsprechen in Bezug auf ihre Retentionszeiten den 2 Hauptpeaks im Chromatogramm der Referenzlösung.

C. Die Substanz färbt die nicht leuchtende Flamme gelb.

D. 0,3 g Substanz werden im Wasserbad mit 20 ml wasserfreiem Ethanol *R* unter Umschütteln zum Sieden erhitzt. Nach sofortigem Filtrieren wird das Filtrat zur Trockne eingedampft und der Rückstand in 7 ml Wasser *R* aufgenommen. 1 ml Lösung wird mit 0,1 ml einer Lösung von Methylenblau *R* (1 g · l^{-1}), 2 ml verdünnter Schwefelsäure *R* und 2 ml Dichlormethan *R* versetzt und geschüttelt. In der Dichlormethanphase entsteht eine blaue Färbung.

Prüfung auf Reinheit

Säurezahl (2.5.1): höchstens 2,0

Iodzahl (2.5.4): höchstens 3,0, mit 2,00 g Substanz, in 25 ml Dichlormethan *R* gelöst, bestimmt

Verseifungszahl (2.5.6): höchstens 2,0

Wasser (2.5.12): höchstens 3,0 Prozent, mit 2,50 g Substanz nach der Karl-Fischer-Methode bestimmt

Gehaltsbestimmung

Cetylstearylalkohol

Die Bestimmung erfolgt mit Hilfe der Gaschromatographie (2.2.28).

Interner-Standard-Lösung: 0,60 g Heptadecanol *CRS* werden in wasserfreiem Ethanol *R* zu 150 ml gelöst.

Untersuchungslösung a: 0,300 g Substanz werden in 50 ml Interner-Standard-Lösung gelöst. Die Lösung wird nach Zusatz von 50 ml Wasser *R* 4-mal mit je 25 ml Pentan *R* ausgeschüttelt, wobei falls erforderlich Natriumchlorid *R* zur Erleichterung der Phasentrennung zugesetzt wird. Die vereinigten organischen Phasen werden 2-mal mit je 30 ml Wasser *R* gewaschen, über wasserfreiem Natriumsulfat *R* getrocknet und filtriert.

Untersuchungslösung b: 0,300 g Substanz werden in 50 ml wasserfreiem Ethanol *R* gelöst. Die Lösung wird nach Zusatz von 50 ml Wasser *R* 4-mal mit je 25 ml Pentan *R* ausgeschüttelt, wobei falls erforderlich Natriumchlorid *R* zur Erleichterung der Phasentrennung zugesetzt wird. Die vereinigten organischen Phasen werden 2-mal mit je 30 ml Wasser *R* gewaschen, über wasserfreiem Natriumsulfat *R* getrocknet und filtriert.

Referenzlösung: 50 mg Cetylalkohol *CRS* und 50 mg Stearylalkohol *CRS* werden in wasserfreiem Ethanol *R* zu 10 ml gelöst.

Die Chromatographie kann durchgeführt werden mit
– einer Kapillarsäule aus Quarzglas von 25 m Länge und 0,25 mm innerem Durchmesser, belegt mit Polydimethylsiloxan *R*
– Stickstoff zur Chromatographie *R* als Trägergas bei einer Durchflussrate von 1 ml je Minute
– einem Flammenionisationsdetektor
– einem Splitverhältnis von 1:100
unter Verwendung von folgendem Temperaturprogramm:

	Zeit (min)	Temperatur (°C)	Rate (°C · min^{-1})	Erläuterungen
Säule	0 – 20	150 → 250	5	linearer Gradient
Probeneinlass		250		
Detektor		250		

Die Substanzen werden in folgender Reihenfolge eluiert: Cetylalkohol, Heptadecanol (Interner Standard) und Stearylalkohol.

Je 1 µl Untersuchungslösung a und b wird eingespritzt. Wenn im Chromatogramm der Untersuchungslösung b ein Peak erscheint, der die gleiche Retentionszeit wie der Peak des Internen Standards im Chromatogramm der Untersuchungslösung a hat, wird das Verhältnis *r* nach folgender Gleichung berechnet:

$$r = \frac{S_{ci}}{S_i}$$

S_{ci} = Peakfläche des Cetylalkohols im Chromatogramm der Untersuchungslösung b
S_i = Fläche des Peaks im Chromatogramm der Untersuchungslösung a, der die gleiche Retentionszeit wie der Peak des Internen Standards hat

Wenn *r* kleiner als 300 ist, wird die korrigierte Peakfläche $S_{Ha(corr)}$ des Internen Standards im Chromatogramm der Untersuchungslösung a nach folgender Gleichung berechnet:

$$S_{Ha(corr)} = S'_{Ha} - \frac{S_i \cdot S_c}{S_{ci}}$$

S'_{Ha} = Peakfläche des Internen Standards im Chromatogramm der Untersuchungslösung a
S_c = Peakfläche des Cetylalkohols im Chromatogramm der Untersuchungslösung a

Unter gleichen Bedingungen werden gleiche Volumen Referenzlösung und Untersuchungslösung a eingespritzt. Die Peaks im Chromatogramm der Untersuchungslösung a werden durch Vergleich ihrer Retentionszeiten mit denjenigen der Peaks im Chromatogramm der Referenzlösung identifiziert. Die Fläche jedes Peaks wird bestimmt.

Der Prozentgehalt an Cetylalkohol in der Substanz wird nach folgender Formel berechnet:

$$S_A \cdot \frac{100 \cdot m_H}{S_{Ha(corr)} \cdot m}$$

S_A = Peakfläche des Cetylalkohols im Chromatogramm der Untersuchungslösung a
m_H = Masse des Internen Standards in der Untersuchungslösung a in Milligramm
$S_{Ha(corr)}$ = korrigierte Peakfläche des Internen Standards im Chromatogramm der Untersuchungslösung a
m = Masse Substanz in der Untersuchungslösung a in Milligramm

Der Prozentgehalt an Stearylalkohol in der Substanz wird nach folgender Formel berechnet:

$$S_B \cdot \frac{100 \cdot m_H}{S_{Ha(corr)} \cdot m}$$

S_B = Peakfläche des Stearylalkohols im Chromatogramm der Untersuchungslösung a

Der Prozentgehalt an Cetylstearylalkohol entspricht der Summe der Prozentgehalte an Cetylalkohol und Stearylalkohol.

Natriumdodecylsulfat

0,300 g Substanz, in 25 ml Dichlormethan *R* dispergiert, werden nach Zusatz von 50 ml Wasser *R* und 10 ml Dimidiumbromid-Sulfanblau-Reagenz *R* mit Benzethoniumchlorid-Lösung (0,004 mol · l^{-1}) im Ultraschallbad unter Erwärmen titriert. Nach jedem Zusatz wird gewartet, bis sich die Phasen getrennt haben. Die Titration wird bis zum Farbumschlag von Rosa nach Grau in der Dichlormethanphase fortgesetzt.

1 ml Benzethoniumchlorid-Lösung (0,004 mol · l^{-1}) entspricht 1,154 mg Natriumdodecylsulfat.

Beschriftung

Die Beschriftung gibt, falls zutreffend, Name und Konzentration jedes zugesetzten Puffers an.

4.06/0656

Chlordiazepoxid
Chlordiazepoxidum

$C_{16}H_{14}ClN_3O$ M_r 299,8

Definition

7-Chlor-*N*-methyl-5-phenyl-3*H*-1,4-benzodiazepin-2-amin-4-oxid

Gehalt: 99,0 bis 101,0 Prozent (getrocknete Substanz)

Eigenschaften

Aussehen: fast weißes bis hellgelbes, kristallines Pulver

Löslichkeit: praktisch unlöslich in Wasser, wenig löslich in Ethanol

Prüfung auf Identität

IR-Spektroskopie (2.2.24)

Vergleich: Chlordiazepoxid CRS

Prüfung auf Reinheit

Verwandte Substanzen: Flüssigchromatographie (2.2.29)

Die Prüfung wird unter Ausschluss direkter Lichteinwirkung durchgeführt. Die Lösungen werden unmittelbar vor Gebrauch hergestellt.

Untersuchungslösung: 20,0 mg Substanz werden in der mobilen Phase zu 100,0 ml gelöst.

Referenzlösung a: 1,0 ml Untersuchungslösung wird mit der mobilen Phase zu 100,0 ml verdünnt. 2,0 ml dieser Lösung werden mit der mobilen Phase zu 10,0 ml verdünnt.

Referenzlösung b: 5 mg Nitrazepam *R* werden in der mobilen Phase gelöst. Die Lösung wird mit 25,0 ml Untersuchungslösung versetzt und mit der mobilen Phase zu 100,0 ml verdünnt. 2,0 ml dieser Lösung werden mit der mobilen Phase zu 50,0 ml verdünnt.

Referenzlösung c: 4,0 mg Aminochlorbenzophenon *R* werden in der mobilen Phase zu 100,0 ml gelöst. 1,0 ml Lösung wird mit der mobilen Phase zu 100,0 ml verdünnt.

Säule
- Größe: $l = 0{,}15$ m, $\varnothing = 4{,}6$ mm
- Stationäre Phase: octadecylsilyliertes Kieselgel zur Chromatographie *R* (5 µm)

Mobile Phase: Acetonitril *R*, Wasser *R* (50:50 V/V)

Durchflussrate: 1,0 ml · min^{-1}

Detektion: Spektrometer bei 254 nm

Einspritzen: 10 µl

Chromatographiedauer: 6fache Retentionszeit von Chlordiazepoxid

Retentionszeit
- Nitrazepam: etwa 3,1 min
- Chlordiazepoxid: etwa 3,6 min

Relative Retention (bezogen auf Chlordiazepoxid)
- Verunreinigung A: etwa 0,7
- Verunreinigung B: etwa 2,3
- Verunreinigung C: etwa 3,9

Eignungsprüfung: Referenzlösung b
- Auflösung: mindestens 2,0 zwischen den Peaks von Nitrazepam und Chlordiazepoxid

Grenzwerte
- Verunreinigungen A, B: jeweils nicht größer als die Fläche des Hauptpeaks im Chromatogramm der Referenzlösung a (0,2 Prozent)
- Verunreinigung C: nicht größer als die Fläche des Hauptpeaks im Chromatogramm der Referenzlösung c (0,2 Prozent)
- Jede weitere Verunreinigung: jeweils nicht größer als das 0,5fache der Fläche des Hauptpeaks im Chromatogramm der Referenzlösung a (0,1 Prozent)
- Summe aller Verunreinigungen: nicht größer als das 2,5fache der Fläche des Hauptpeaks im Chromatogramm der Referenzlösung a (0,5 Prozent)
- Ohne Berücksichtigung bleiben: Peaks, deren Fläche kleiner ist als das 0,25fache der Fläche des Hauptpeaks im Chromatogramm der Referenzlösung a (0,05 Prozent)

Trocknungsverlust (2.2.32): höchstens 0,5 Prozent, mit 1,000 g Substanz durch Trocknen im Trockenschrank bei 100 bis 105 °C bestimmt

Sulfatasche (2.4.14): höchstens 0,1 Prozent, mit 1,0 g Substanz bestimmt

Gehaltsbestimmung

0,250 g Substanz werden, falls erforderlich unter Erwärmen, in 80 ml wasserfreier Essigsäure *R* gelöst und mit Perchlorsäure (0,1 mol · l^{-1}) titriert. Der Endpunkt wird mit Hilfe der Potentiometrie (2.2.20) bestimmt.

1 ml Perchlorsäure (0,1 mol · l^{-1}) entspricht 29,98 mg $C_{16}H_{14}ClN_3O$.

Lagerung

Vor Licht geschützt.

Verunreinigungen

Spezifizierte Verunreinigungen:
(Beachten Sie den Hinweis zu den „Verunreinigungen" zu Anfang des Bands auf Seite B)

A, B, C

A. 7-Chlor-5-phenyl-1,3-dihydro-2*H*-1,4-benzodiazepin-2-on-4-oxid

B. 6-Chlor-2-(chlormethyl)-4-phenylchinazolin-3-oxid

C. (2-Amino-5-chlorphenyl)phenylmethanon (Aminochlorbenzophenon)

4.06/0474
Chlordiazepoxid-hydrochlorid

Chlordiazepoxidi hydrochloridum

$C_{16}H_{15}Cl_2N_3O$ $\qquad M_r$ 336,2

Definition

7-Chlor-*N*-methyl-5-phenyl-3*H*-1,4-benzodiazepin-2-amin-4-oxid-hydrochlorid

Gehalt: 99,0 bis 101,0 Prozent (getrocknete Substanz)

Eigenschaften

Aussehen: weißes bis schwach gelbes, kristallines, schwach hygroskopisches Pulver

Löslichkeit: löslich in Wasser, wenig löslich in Ethanol

Prüfung auf Identität

A. IR-Spektroskopie (2.2.24)

 Vergleich: Chlordiazepoxidhydrochlorid CRS

B. 50 mg Substanz werden in 5 ml Wasser *R* gelöst. Die Lösung wird mit 1 ml verdünnter Ammoniak-Lösung *R* 1 versetzt, gemischt, 5 min lang stehen gelassen und anschließend filtriert. Das mit verdünnter Salpetersäure *R* angesäuerte Filtrat gibt die Identitätsreaktion a auf Chlorid (2.3.1).

Prüfung auf Reinheit

Aussehen der Lösung: Die Lösung muss klar (2.2.1) und darf nicht stärker gefärbt sein als die Farbvergleichslösung GG$_6$ (2.2.2, Methode II).

2,5 g Substanz werden in kohlendioxidfreiem Wasser *R* zu 25 ml gelöst.

Verwandte Substanzen: Flüssigchromatographie (2.2.29)

Die Prüfung wird unter Ausschluss direkter Lichteinwirkung durchgeführt. Die Lösungen werden unmittelbar vor Gebrauch hergestellt.

Untersuchungslösung: 20,0 mg Substanz werden in der mobilen Phase zu 100,0 ml gelöst.

Referenzlösung a: 1,0 ml Untersuchungslösung wird mit der mobilen Phase zu 100,0 ml verdünnt. 2,0 ml dieser Lösung werden mit der mobilen Phase zu 10,0 ml verdünnt.

Referenzlösung b: 5 mg Nitrazepam *R* werden in der mobilen Phase gelöst. Die Lösung wird mit 25,0 ml Untersuchungslösung versetzt und mit der mobilen Phase zu 100,0 ml verdünnt. 2,0 ml dieser Lösung werden mit der mobilen Phase zu 50,0 ml verdünnt.

Referenzlösung c: 4,0 mg Aminochlorbenzophenon *R* werden in der mobilen Phase zu 100,0 ml gelöst. 1,0 ml Lösung wird mit der mobilen Phase zu 100,0 ml verdünnt.

Säule
- Größe: l = 0,15 m, $\varnothing$ = 4,6 mm
- Stationäre Phase: octadecylsilyliertes Kieselgel zur Chromatographie *R* (5 µm)

Mobile Phase: Acetonitril *R*, Wasser *R* (50:50 *V/V*)

Durchflussrate: 1,0 ml · min^{-1}

Detektion: Spektrometer bei 254 nm

Einspritzen: 10 µl

Chromatographiedauer: 6fache Retentionszeit von Chlordiazepoxid

Retentionszeit
- Nitrazepam: etwa 3,1 min
- Chlordiazepoxid: etwa 3,6 min

Relative Retention (bezogen auf Chlordiazepoxid)
- Verunreinigung A: etwa 0,7
- Verunreinigung B: etwa 2,3
- Verunreinigung C: etwa 3,9

Eignungsprüfung: Referenzlösung b
- Auflösung: mindestens 2,0 zwischen den Peaks von Nitrazepam und Chlordiazepoxid

Grenzwerte
- Verunreinigungen A, B: jeweils nicht größer als die Fläche des Hauptpeaks im Chromatogramm der Referenzlösung a (0,2 Prozent)
- Verunreinigung C: nicht größer als die Fläche des Hauptpeaks im Chromatogramm der Referenzlösung c (0,2 Prozent)
- Jede weitere Verunreinigung: jeweils nicht größer als das 0,5fache der Fläche des Hauptpeaks im Chromatogramm der Referenzlösung a (0,1 Prozent)
- Summe aller Verunreinigungen: nicht größer als das 2,5fache der Fläche des Hauptpeaks im Chromatogramm der Referenzlösung a (0,5 Prozent)
- Ohne Berücksichtigung bleiben: Peaks, deren Fläche kleiner ist als das 0,25fache der Fläche des Hauptpeaks im Chromatogramm der Referenzlösung a (0,05 Prozent)

Chlordiazepoxidhydrochlorid

Trocknungsverlust (2.2.32): höchstens 0,5 Prozent, mit 1,000 g Substanz durch 4 h langes Trocknen im Vakuum bei 60 °C bestimmt

Sulfatasche (2.4.14): höchstens 0,1 Prozent, mit 1,0 g Substanz bestimmt

Gehaltsbestimmung

0,250 g Substanz werden, falls erforderlich unter Erwärmen, in 80 ml wasserfreier Essigsäure R gelöst. Die Lösung wird nach dem Abkühlen und nach Zusatz von 10 ml Quecksilber(II)-acetat-Lösung R mit Perchlorsäure (0,1 mol · l^{-1}) titriert. Der Endpunkt wird mit Hilfe der Potentiometrie (2.2.20) bestimmt.

1 ml Perchlorsäure (0,1 mol · l^{-1}) entspricht 33,62 mg $C_{16}H_{15}Cl_2N_3O$.

Lagerung

Dicht verschlossen, vor Licht geschützt

Verunreinigungen

Spezifizierte Verunreinigungen:
(Beachten Sie den Hinweis zu den „Verunreinigungen" zu Anfang des Bands auf Seite B)

A, B, C

A. 7-Chlor-5-phenyl-1,3-dihydro-2H-1,4-benzodiazepin-2-on-4-oxid

B. 6-Chlor-2-(chlormethyl)-4-phenylchinazolin-3-oxid

C. (2-Amino-5-chlorphenyl)phenylmethanon (Aminochlorbenzophenon)

4.06/0385

Chlorothiazid

Chlorothiazidum

$C_7H_6ClN_3O_4S_2$ M_r 295,7

Definition

Chlorothiazid enthält mindestens 98,0 und höchstens 102,0 Prozent 6-Chlor-2H-1,2,4-benzothiadiazin-7-sulfonamid-1,1-dioxid, berechnet auf die getrocknete Substanz.

Eigenschaften

Weißes bis fast weißes, kristallines Pulver; sehr schwer löslich in Wasser, wenig löslich in Aceton, schwer löslich in Ethanol

Die Substanz löst sich in verdünnten Alkalihydroxid-Lösungen.

Prüfung auf Identität

1: B, C
2: A, C, D

A. 80,0 mg Substanz werden in 100 ml Natriumhydroxid-Lösung (0,1 mol · l^{-1}) gelöst. Die Lösung wird mit Wasser R zu 1000,0 ml verdünnt. 10,0 ml dieser Lösung werden mit Natriumhydroxid-Lösung (0,01 mol · l^{-1}) zu 100,0 ml verdünnt. Die Lösung, zwischen 220 und 320 nm gemessen, zeigt Absorptionsmaxima (2.2.25) bei 225 und 292 nm und eine Schulter bei etwa 310 nm. Die spezifischen Absorptionen in den Maxima liegen zwischen 725 und 800 beziehungsweise zwischen 425 und 455.

B. Die Prüfung erfolgt mit Hilfe der IR-Spektroskopie (2.2.24) durch Vergleich des Spektrums der Substanz mit dem von Chlorothiazid CRS.

C. Die Prüfung erfolgt mit Hilfe der Dünnschichtchromatographie (2.2.27) unter Verwendung einer Schicht von Kieselgel GF$_{254}$ R.

Untersuchungslösung: 25 mg Substanz werden in Aceton R zu 5 ml gelöst.

Referenzlösung: 25 mg Chlorothiazid CRS werden in Aceton R zu 5 ml gelöst.

Auf die Platte werden 2 μl jeder Lösung aufgetragen. Die Chromatographie erfolgt mit Ethylacetat R über eine Laufstrecke von 10 cm. Die Platte wird im Luftstrom getrocknet und im ultravioletten Licht bei 254 nm ausgewertet. Der Hauptfleck im Chromatogramm der Untersuchungslösung entspricht in Bezug auf Lage und Größe dem Hauptfleck im Chromatogramm der Referenzlösung.

D. Werden 0,1 g Substanz mit einem Plätzchen Natriumhydroxid *R* versetzt und kräftig erhitzt, entwickeln sich Dämpfe, die rotes Lackmuspapier *R* blau färben. Wird der Rückstand nach dem Abkühlen in 10 ml verdünnter Salzsäure *R* aufgenommen, entwickeln sich Dämpfe, die Blei(II)-acetat-Papier *R* schwarz färben.

Prüfung auf Reinheit

Prüflösung: 1,0 g pulverisierte Substanz wird 2 min lang mit 50 ml Wasser *R* geschüttelt und anschließend abfiltriert.

Sauer oder alkalisch reagierende Substanzen: Werden 10 ml Prüflösung mit 0,2 ml Natriumhydroxid-Lösung (0,01 mol · l^{-1}) und 0,15 ml Methylrot-Lösung *R* versetzt, muss die Lösung gelb sein. Bis zum Farbumschlag nach Rot dürfen höchstens 0,4 ml Salzsäure (0,01 mol · l^{-1}) verbraucht werden.

Verwandte Substanzen: Die Prüfung erfolgt mit Hilfe der Dünnschichtchromatographie (2.2.27) unter Verwendung einer Schicht von Kieselgel G *R*.

Untersuchungslösung: 25 mg Substanz werden in Aceton *R* zu 5 ml gelöst.

Referenzlösung: 1 ml Untersuchungslösung wird mit Aceton *R* zu 100 ml verdünnt.

Auf die Platte werden 5 µl jeder Lösung aufgetragen. Die Chromatographie erfolgt mit einer Mischung von 15 Volumteilen 2-Propanol *R* und 85 Volumteilen Ethylacetat *R* über eine Laufstrecke von 15 cm. Die Platte wird im Luftstrom getrocknet, bis das Lösungsmittel verdunstet ist (etwa 10 min), und anschließend mit einer Mischung gleicher Volumteile ethanolischer Schwefelsäure *R* und Ethanol 96 % *R* besprüht. Für eine 200-mm×200-mm-Platte werden etwa 10 ml verwendet, wobei in kleinen Anteilen besprüht und das Lösungsmittel nach jedem Sprühvorgang verdunsten gelassen wird, um übermäßiges Befeuchten der Platte zu vermeiden. Die Platte wird 30 min lang bei 100 bis 105 °C erhitzt und sofort in eine Chromatographiekammer aus Glas, die 10 ml einer gesättigten Lösung von Natriumnitrit *R* enthält, so eingebracht, dass sie nicht in Berührung mit der Lösung kommt. Die Natriumnitrit-Lösung wird vorsichtig mit 0,5 ml Schwefelsäure *R* versetzt, die Kammer verschlossen und 15 min lang stehen gelassen. Die Platte wird aus der Kammer entfernt und in einem Trockenschrank mit Ventilator 15 min lang bei 40 °C erwärmt. Anschließend wird die Platte 3-mal mit je 5 ml einer frisch hergestellten Lösung von Naphthylethylendiamindihydrochlorid *R* (5 g · l^{-1}) in Ethanol 96 % *R* besprüht und im durchscheinenden Licht ausgewertet. Kein im Chromatogramm der Untersuchungslösung auftretender Nebenfleck darf größer oder stärker gefärbt sein als der Fleck im Chromatogramm der Referenzlösung (1,0 Prozent).

Chlorid (2.4.4): 15 ml Prüflösung müssen der Grenzprüfung auf Chlorid entsprechen (160 ppm).

Schwermetalle (2.4.8): 1,0 g Substanz muss der Grenzprüfung C entsprechen (20 ppm). Zur Herstellung der Referenzlösung werden 2 ml Blei-Lösung (10 ppm Pb) *R* verwendet.

Trocknungsverlust (2.2.32): höchstens 1,0 Prozent, mit 1,000 g Substanz durch Trocknen im Trockenschrank bei 100 bis 105 °C bestimmt

Sulfatasche (2.4.14): höchstens 0,1 Prozent, mit 1,0 g Substanz bestimmt

Gehaltsbestimmung

0,250 g Substanz, in 50 ml Dimethylformamid *R* gelöst, werden mit 2-propanolischer Tetrabutylammoniumhydroxid-Lösung (0,1 mol · l^{-1}) titriert. Der Endpunkt wird mit Hilfe der Potentiometrie (2.2.20) beim ersten Wendepunkt bestimmt. Eine Blindtitration wird durchgeführt.

1 ml Lösung von Tetrabutylammoniumhydroxid in 2-Propanol (0,1 mol · l^{-1}) entspricht 29,57 mg $C_7H_6ClN_3O_4S_2$.

4.06/0756

Cimetidin
Cimetidinum

$C_{10}H_{16}N_6S$ M_r 252,3

Definition

Cimetidin enthält mindestens 98,5 und höchstens 101,5 Prozent 2-Cyan-1-methyl-3-[2-[[(5-methyl-1*H*-imidazol-4-yl)methyl]sulfanyl]ethyl]guanidin, berechnet auf die getrocknete Substanz.

Eigenschaften

Weißes bis fast weißes Pulver; schwer löslich in Wasser, löslich in Ethanol, praktisch unlöslich in Dichlormethan und Ether

Die Substanz löst sich in verdünnten Mineralsäuren.

Die Substanz zeigt Polymorphie.

Cimetidin

Prüfung auf Identität

1: B
2: A, C, D

A. Schmelztemperatur (2.2.14): 139 bis 144 °C

Falls erforderlich wird die Substanz in 2-Propanol R gelöst, die Lösung zur Trockne eingedampft und die Schmelztemperatur erneut bestimmt.

B. Die Prüfung erfolgt mit Hilfe der IR-Spektroskopie (2.2.24) durch Vergleich des Spektrums der Substanz mit dem von Cimetidin CRS. Wenn die Spektren bei der Prüfung in fester Form unterschiedlich sind, werden Substanz und Referenzsubstanz getrennt in 2-Propanol R gelöst, die Lösungen zur Trockne eingedampft und erneut Spektren aufgenommen.

C. Die bei der Prüfung „Verwandte Substanzen" (siehe „Prüfung auf Reinheit") erhaltenen Chromatogramme werden ausgewertet. Der Hauptfleck im Chromatogramm der Untersuchungslösung b entspricht in Bezug auf Lage, Farbe und Größe dem Hauptfleck im Chromatogramm der Referenzlösung d.

D. Etwa 1 mg Substanz wird in eine Mischung von 1 ml wasserfreiem Ethanol R und 5 ml einer frisch hergestellten Lösung von Citronensäure R (20 g · l^{-1}) in Acetanhydrid R gelöst. Wird die Lösung 10 bis 15 min lang im Wasserbad erhitzt, entsteht eine rotviolette Färbung.

Prüfung auf Reinheit

Aussehen der Lösung: 3,0 g Substanz werden in 12 ml Salzsäure (1 mol · l^{-1}) gelöst. Die Lösung wird mit Wasser R zu 20 ml verdünnt. Die Lösung muss klar (2.2.1) und darf nicht stärker gefärbt sein als die Farbvergleichslösung G$_5$ (2.2.2, Methode II).

Verwandte Substanzen: Die Prüfung erfolgt mit Hilfe der Dünnschichtchromatographie (2.2.27) unter Verwendung einer Schicht von Kieselgel GF$_{254}$ R.

Untersuchungslösung a: 0,50 g Substanz werden in Methanol R zu 10 ml gelöst.

Untersuchungslösung b: 1 ml Untersuchungslösung a wird mit Methanol R zu 10 ml verdünnt.

Referenzlösung a: 1 ml Untersuchungslösung a wird mit Methanol R zu 100 ml verdünnt. 20 ml dieser Lösung werden mit Methanol R zu 100 ml verdünnt.

Referenzlösung b: 5 ml Referenzlösung a werden mit Methanol R zu 10 ml verdünnt.

Referenzlösung c: 5 ml Referenzlösung b werden mit Methanol R zu 10 ml verdünnt.

Referenzlösung d: 10 mg Cimetidin CRS werden in 2 ml Methanol R gelöst.

A. Auf die Platte werden 4 µl jeder Lösung aufgetragen. Die Platte wird 15 min lang in eine Chromatographiekammer gestellt, die mit den Dämpfen der mobilen Phase, bestehend aus einer Mischung von 15 Volumteilen konzentrierter Ammoniak-Lösung R, 20 Volumteilen Methanol R und 65 Volumteilen Ethylacetat R, gesättigt ist. Die Chromatographie erfolgt unmittelbar danach mit dem gleichen Lösungsmittelgemisch über eine Laufstrecke von 15 cm. Die Platte wird im Kaltluftstrom getrocknet und anschließend Iodgas ausgesetzt, bis die Flecke gut sichtbar sind. Die Auswertung erfolgt im ultravioletten Licht bei 254 nm. Kein im Chromatogramm der Untersuchungslösung a auftretender Nebenfleck darf größer oder intensiver sein als der Hauptfleck im Chromatogramm der Referenzlösung a (0,2 Prozent) und höchstens 2 Nebenflecke dürfen größer oder intensiver sein als der Hauptfleck im Chromatogramm der Referenzlösung b (0,1 Prozent). Die Prüfung darf nur ausgewertet werden, wenn das Chromatogramm der Referenzlösung c einen deutlich sichtbaren Fleck zeigt.

B. Auf die Platte werden 4 µl jeder Lösung aufgetragen. Die Chromatographie erfolgt mit einer Mischung von 8 Volumteilen konzentrierter Ammoniak-Lösung R, 8 Volumteilen Methanol R und 84 Volumteilen Ethylacetat R über eine Laufstrecke von 15 cm. Die Platte wird im Kaltluftstrom getrocknet und anschließend Iodgas ausgesetzt, bis die Flecke gut sichtbar sind. Die Auswertung erfolgt im ultravioletten Licht bei 254 nm. Kein im Chromatogramm der Untersuchungslösung a auftretender Nebenfleck darf größer oder intensiver sein als der Hauptfleck im Chromatogramm der Referenzlösung a (0,2 Prozent) und höchstens 2 Nebenflecke dürfen größer oder intensiver sein als der Hauptfleck im Chromatogramm der Referenzlösung b (0,1 Prozent). Die Prüfung darf nur ausgewertet werden, wenn das Chromatogramm der Referenzlösung c deutlich sichtbar 1 Fleck zeigt.

Schwermetalle (2.4.8): 1,0 g Substanz muss der Grenzprüfung C entsprechen (20 ppm). Zur Herstellung der Referenzlösung werden 2 ml Blei-Lösung (10 ppm Pb) R verwendet.

Trocknungsverlust (2.2.32): höchstens 0,5 Prozent, mit 1,000 g Substanz durch Trocknen im Trockenschrank bei 100 bis 105 °C bestimmt

Sulfatasche (2.4.14): höchstens 0,2 Prozent, mit 1,0 g Substanz bestimmt

Gehaltsbestimmung

0,200 g Substanz, in 60 ml wasserfreier Essigsäure R gelöst, werden mit Perchlorsäure (0,1 mol · l^{-1}) titriert. Der Endpunkt wird mit Hilfe der Potentiometrie (2.2.20) bestimmt.

1 ml Perchlorsäure (0,1 mol · l^{-1}) entspricht 25,23 mg $C_{10}H_{16}N_6S$.

Lagerung

Dicht verschlossen, vor Licht geschützt

4.06/1089

Ciprofloxacin

Ciprofloxacinum

$C_{17}H_{18}FN_3O_3$ M_r 331,4

Definition

1-Cyclopropyl-6-fluor-4-oxo-7-(piperazin-1-yl)-1,4-dihydrochinolin-3-carbonsäure

Gehalt: 99,0 bis 101,0 Prozent (getrocknete Substanz)

Eigenschaften

Aussehen: fast weißes bis blassgelbes, kristallines, schwach hygroskopisches Pulver

Löslichkeit: praktisch unlöslich in Wasser, sehr schwer löslich in Dichlormethan und wasserfreiem Ethanol

Prüfung auf Identität

IR-Spektroskopie (2.2.24)

Vergleich: Ciprofloxacin *CRS*

Prüfung auf Reinheit

Aussehen der Lösung: Die Lösung muss klar (2.2.1) und darf nicht stärker gefärbt sein als die Farbvergleichslösung GG$_5$ (2.2.2, Methode II).
0,25 g Substanz werden in Salzsäure (0,1 mol · l^{-1}) zu 20 ml gelöst.

Verunreinigung A: Dünnschichtchromatographie (2.2.27)

Untersuchungslösung: 50 mg Substanz werden in verdünnter Ammoniak-Lösung *R* 1 zu 5 ml gelöst.

Referenzlösung: 10 mg Ciprofloxacin-Verunreinigung A *CRS* werden in einer Mischung von 0,1 ml verdünnter Ammoniak-Lösung *R* 1 und 90 ml Wasser *R* gelöst. Die Lösung wird mit Wasser *R* zu 100 ml verdünnt. 2 ml dieser Lösung werden mit Wasser *R* zu 10 ml verdünnt.

Platte: DC-Platte mit Kieselgel F$_{254}$ *R*

Auftragen: 5 μl

Auf den Boden einer Chromatographiekammer wird eine Abdampfschale gestellt, die 50 ml konzentrierte Ammoniak-Lösung *R* enthält. Die Platte wird den Ammoniakdämpfen in der geschlossenen Kammer 15 min lang ausgesetzt, anschließend herausgenommen und zur Chromatographie in eine zweite Kammer gestellt.

Fließmittel: Acetonitril *R*, konzentrierte Ammoniak-Lösung *R*, Dichlormethan *R*, Methanol *R* (10:20:40:40 *V/V/V/V*)

Laufstrecke: 3/4 der Platte

Trocknen: an der Luft

Detektion: im ultravioletten Licht bei 254 nm

Grenzwert
– Verunreinigung A: kein der Verunreinigung A entsprechender Fleck darf größer oder intensiver sein als der Hauptfleck im Chromatogramm der Referenzlösung (0,2 Prozent)

Verwandte Substanzen: Flüssigchromatographie (2.2.29)

Untersuchungslösung: 25,0 mg Substanz werden mit 0,2 ml Phosphorsäure 10 % *R* versetzt und mit der mobilen Phase zu 50,0 ml verdünnt. Die Mischung wird im Ultraschallbad behandelt, bis eine klare Lösung erhalten wird.

Referenzlösung a: 1,0 ml Untersuchungslösung wird mit der mobilen Phase zu 100,0 ml verdünnt. 1,0 ml dieser Lösung wird mit der mobilen Phase zu 5,0 ml verdünnt.

Referenzlösung b: 5 mg Ciprofloxacinhydrochlorid zur Peak-Identifizierung *CRS* werden in der mobilen Phase zu 10,0 ml gelöst.

Säule
– Größe: l = 0,25 m, ⌀ = 4,6 mm
– Stationäre Phase: desaktiviertes, octadecylsilyliertes Kieselgel zur Chromatographie *R* (5 μm)
– Temperatur: 40 °C

Mobile Phase: eine Mischung von 13 Volumteilen Acetonitril *R* und 87 Volumteilen einer Lösung von Phosphorsäure 85 % *R* (2,45 g · l^{-1}), die zuvor mit Triethylamin *R* auf einen pH-Wert von 3,0 eingestellt wurde

Durchflussrate: 1,5 ml · min^{-1}

Detektion: Spektrometer bei 278 nm

Einspritzen: 50 μl

Chromatographiedauer: 2fache Retentionszeit von Ciprofloxacin

Relative Retention (bezogen auf Ciprofloxacin, t_R etwa 9 min)
– Verunreinigung E: etwa 0,4
– Verunreinigung F: etwa 0,5
– Verunreinigung B: etwa 0,6
– Verunreinigung C: etwa 0,7
– Verunreinigung D: etwa 1,2

Eignungsprüfung: Referenzlösung b
- Auflösung: mindestens 1,3 zwischen den Peaks von Verunreinigung B und Verunreinigung C

Grenzwerte
- Korrekturfaktoren: Für die Berechnung der Gehalte werden die Peakflächen folgender Verunreinigungen mit dem entsprechenden Korrekturfaktor multipliziert:
  - Verunreinigung B: 0,7
  - Verunreinigung C: 0,6
  - Verunreinigung D: 1,4
  - Verunreinigung E: 6,7
  Zur Identifizierung der entsprechenden Peaks werden das Chromatogramm der Referenzlösung b und das mitgelieferte typische Chromatogramm von Ciprofloxacin *CRS* verwendet.
- Verunreinigungen B, C, D, E: jeweils nicht größer als die Fläche des Hauptpeaks im Chromatogramm der Referenzlösung a (0,2 Prozent)
- Jede weitere Verunreinigung: jeweils nicht größer als das 0,5fache der Fläche des Hauptpeaks im Chromatogramm der Referenzlösung a (0,1 Prozent)
- Summe aller Verunreinigungen: nicht größer als das 2,5fache der Fläche des Hauptpeaks im Chromatogramm der Referenzlösung a (0,5 Prozent)
- Ohne Berücksichtigung bleiben: Peaks, deren Fläche kleiner ist als das 0,25fache der Fläche des Hauptpeaks im Chromatogramm der Referenzlösung a (0,05 Prozent)

Schwermetalle (2.4.8): höchstens 20 ppm

0,5 g Substanz werden in verdünnter Essigsäure *R* zu 30 ml gelöst. An Stelle von 2 ml Pufferlösung pH 3,5 *R* werden 2 ml Wasser *R* zugesetzt. Das Filtrat muss der Grenzprüfung E entsprechen. Zur Herstellung der Referenzlösung werden 5 ml Blei-Lösung (2 ppm Pb) *R* verwendet.

Trocknungsverlust (2.2.32): höchstens 1,0 Prozent, mit 1,000 g Substanz durch Trocknen im Vakuum bei 120 °C bestimmt

Sulfatasche (2.4.14): höchstens 0,1 Prozent, mit 1,0 g Substanz im Platintiegel bestimmt

Gehaltsbestimmung

0,300 g Substanz, in 80 ml Essigsäure 99 % *R* gelöst, werden mit Perchlorsäure (0,1 mol · l^{-1}) titriert. Der Endpunkt wird mit Hilfe der Potentiometrie (2.2.20) bestimmt.

1 ml Perchlorsäure (0,1 mol · l^{-1}) entspricht 33,14 mg $C_{17}H_{18}FN_3O_3$.

Lagerung

Dicht verschlossen, vor Licht geschützt

Verunreinigungen

Spezifizierte Verunreinigungen:
(Beachten Sie den Hinweis zu den „Verunreinigungen" zu Anfang des Bands auf Seite B)

A, B, C, D, E

Andere bestimmbare Verunreinigungen:

F

A. R = Cl:
7-Chlor-1-cyclopropyl-6-fluor-4-oxo-1,4-dihydro=
chinolin-3-carbonsäure
(Fluorchinolonsäure)

C. R = NH–[CH$_2$]$_2$–NH$_2$:
7-[(2-Aminoethyl)amino]-1-cyclopropyl-6-fluor-4-oxo-1,4-dihydrochinolin-3-carbonsäure
(Ethylendiaminderivat)

B. R = CO$_2$H, R' = H:
1-Cyclopropyl-4-oxo-7-(piperazin-1-yl)-1,4-dihy=
drochinolin-3-carbonsäure
(Desfluorderivat)

E. R = H, R' = F:
1-Cyclopropyl-6-fluor-7-(piperazin-1-yl)chinolin-4(1*H*)-on
(Decarboxylderivat)

F. R = CO$_2$H, R' = OH:
1-Cyclopropyl-6-hydroxy-4-oxo-7-(piperazin-1-yl)-1,4-dihydrochinolin-3-carbonsäure

D. 7-Chlor-1-cyclopropyl-4-oxo-6-(piperazin-1-yl)-1,4-dihydrochinolin-3-carbonsäure

4.06/0888
Ciprofloxacinhydrochlorid

Ciprofloxacini hydrochloridum

$C_{17}H_{19}ClFN_3O_3$ $\qquad M_r$ 367,8

Definition

1-Cyclopropyl-6-fluor-4-oxo-7-(piperazin-1-yl)-1,4-dihydrochinolin-3-carbonsäure-hydrochlorid

Gehalt: 98,0 bis 102,0 Prozent (wasserfreie Substanz)

Eigenschaften

Aussehen: blassgelbes, kristallines, schwach hygroskopisches Pulver

Löslichkeit: löslich in Wasser, schwer löslich in Methanol, sehr schwer löslich in wasserfreiem Ethanol, praktisch unlöslich in Aceton, Dichlormethan und Ethylacetat

Prüfung auf Identität

A. IR-Spektroskopie (2.2.24)

Probenvorbereitung: Presslinge

Vergleich: Ciprofloxacinhydrochlorid CRS

B. 0,1 g Substanz geben die Identitätsreaktion b auf Chlorid (2.3.1).

Prüfung auf Reinheit

Prüflösung: 0,5 g Substanz werden in kohlendioxidfreiem Wasser R zu 20 ml gelöst.

Aussehen der Lösung: Die Lösung muss klar (2.2.1) und darf nicht stärker gefärbt sein als die Farbvergleichslösung GG_5 (2.2.2, Methode II).
10 ml Prüflösung werden mit kohlendioxidfreiem Wasser R zu 20 ml verdünnt.

pH-Wert (2.2.3): 3,4 bis 4,5, an der Prüflösung bestimmt

Verunreinigung A: Dünnschichtchromatographie (2.2.27)

Untersuchungslösung: 50 mg Substanz werden in Wasser R zu 5 ml gelöst.

Referenzlösung: 10 mg Ciprofloxacin-Verunreinigung A CRS werden in einer Mischung von 0,1 ml verdünnter Ammoniak-Lösung R 1 und 90 ml Wasser R gelöst. Die Lösung wird mit Wasser R zu 100 ml verdünnt. 2 ml dieser Lösung werden mit Wasser R zu 10 ml verdünnt.

Platte: DC-Platte mit Kieselgel F_{254} R

Auftragen: 5 µl

Auf den Boden einer Chromatographiekammer wird eine Abdampfschale gestellt, die 50 ml konzentrierte Ammoniak-Lösung R enthält. Die Platte wird den Ammoniakdämpfen in der geschlossenen Kammer 15 min lang ausgesetzt, anschließend herausgenommen und zur Chromatographie in eine zweite Kammer gestellt.

Fließmittel: Acetonitril R, konzentrierte Ammoniak-Lösung R, Dichlormethan R, Methanol R (10:20:40:40 V/V/V/V)

Laufstrecke: 3/4 der Platte

Trocknen: an der Luft

Detektion: im ultravioletten Licht bei 254 nm

Grenzwert
– Verunreinigung A: kein der Verunreinigung A entsprechender Fleck darf größer oder intensiver sein als der Hauptfleck im Chromatogramm der Referenzlösung (0,2 Prozent)

Verwandte Substanzen: Flüssigchromatographie (2.2.29)

Untersuchungslösung: 25,0 mg Substanz werden in der mobilen Phase zu 50,0 ml gelöst.

Referenzlösung a: 25,0 mg Ciprofloxacinhydrochlorid CRS werden in der mobilen Phase zu 50,0 ml gelöst.

Referenzlösung b: 5 mg Ciprofloxacinhydrochlorid zur Peak-Identifizierung CRS werden in der mobilen Phase zu 10,0 ml gelöst.

Referenzlösung c: 1,0 ml Untersuchungslösung wird mit der mobilen Phase zu 50,0 ml verdünnt. 1,0 ml dieser Lösung wird mit der mobilen Phase zu 10,0 ml verdünnt.

Säule
– Größe: l = 0,25 m, $\varnothing$ = 4,6 mm
– Stationäre Phase: desaktiviertes, octadecylsilyliertes Kieselgel zur Chromatographie R (5 µm)
– Temperatur: 40 °C

Mobile Phase: eine Mischung von 13 Volumteilen Acetonitril R und 87 Volumteilen einer Lösung von Phosphorsäure 85 % R (2,45 g · l^{-1}), die zuvor mit Triethylamin R auf einen pH-Wert von 3,0 eingestellt wurde

Durchflussrate: 1,5 ml · min^{-1}

Detektion: Spektrometer bei 278 nm

Einspritzen: 50 µl

Chromatographiedauer: 2fache Retentionszeit von Ciprofloxacin

Relative Retention (bezogen auf Ciprofloxacin, t_R etwa 9 min)
- Verunreinigung E: etwa 0,4
- Verunreinigung F: etwa 0,5
- Verunreinigung B: etwa 0,6
- Verunreinigung C: etwa 0,7
- Verunreinigung D: etwa 1,2

Eignungsprüfung: Referenzlösung b
- Auflösung: mindestens 1,3 zwischen den Peaks von Verunreinigung B und Verunreinigung C

Grenzwerte
- Korrekturfaktoren: Für die Berechnung der Gehalte werden die Peakflächen folgender Verunreinigungen mit dem entsprechenden Korrekturfaktor multipliziert:
  - Verunreinigung B: 0,7
  - Verunreinigung C: 0,6
  - Verunreinigung D: 1,4
  - Verunreinigung E: 6,7
  Zur Identifizierung der entsprechenden Peaks wird das Chromatogramm der Referenzlösung b und das mitgelieferte typische Chromatogramm von Ciprofloxacinhydrochlorid *CRS* verwendet.
- Verunreinigungen B, C, D, E: jeweils nicht größer als die Fläche des Hauptpeaks im Chromatogramm der Referenzlösung c (0,2 Prozent)
- Jede weitere Verunreinigung: jeweils nicht größer als das 0,5fache der Fläche des Hauptpeaks im Chromatogramm der Referenzlösung c (0,1 Prozent)
- Summe aller Verunreinigungen: nicht größer als das 2,5fache der Fläche des Hauptpeaks im Chromatogramm der Referenzlösung c (0,5 Prozent)
- Ohne Berücksichtigung bleiben: Peaks, deren Fläche kleiner ist als das 0,25fache der Fläche des Hauptpeaks im Chromatogramm der Referenzlösung c (0,05 Prozent)

Schwermetalle (2.4.8): höchstens 20 ppm

0,25 g Substanz werden in Wasser *R* zu 30 ml gelöst. Die Vorfiltration wird durchgeführt. Das Filtrat muss der Grenzprüfung E entsprechen. Zur Herstellung der Referenzlösung werden 5 ml Blei-Lösung (1 ppm Pb) *R* verwendet.

Wasser (2.5.12): höchstens 6,7 Prozent, mit 0,200 g Substanz bestimmt

Sulfatasche (2.4.14): höchstens 0,1 Prozent, mit 1,0 g Substanz im Platintiegel bestimmt

Gehaltsbestimmung

Flüssigchromatographie (2.2.29) wie unter „Verwandte Substanzen" beschrieben, mit folgenden Änderungen:

Einspritzen: 10 µl; Untersuchungslösung, Referenzlösung a

Der Prozentgehalt an $C_{17}H_{19}ClFN_3O_3$ wird berechnet.

Lagerung

Dicht verschlossen, vor Licht geschützt

Verunreinigungen

Spezifizierte Verunreinigungen:
(Beachten Sie den Hinweis zu den „Verunreinigungen" zu Anfang des Bands auf Seite B)

A, B, C, D, E

Andere bestimmbare Verunreinigungen:

F

A. R = Cl:
7-Chlor-1-cyclopropyl-6-fluor-4-oxo-1,4-dihydro=
chinolin-3-carbonsäure
(Fluorchinolonsäure)

C. R = NH–[CH$_2$]$_2$–NH$_2$:
7-[(2-Aminoethyl)amino]-1-cyclopropyl-6-fluor-4-oxo-1,4-dihydrochinolin-3-carbonsäure
(Ethylendiaminderivat)

B. R = CO$_2$H, R' = H:
1-Cyclopropyl-4-oxo-7-(piperazin-1-yl)-1,4-dihyd=
rochinolin-3-carbonsäure
(Desfluorderivat)

E. R = H, R' = F:
1-Cyclopropyl-6-fluor-7-(piperazin-1-yl)chinolin-4(1*H*)-on
(Decarboxylderivat)

F. R = CO$_2$H, R' = OH:
1-Cyclopropyl-6-hydroxy-4-oxo-7-(piperazin-1-yl)-1,4-dihydrochinolin-3-carbonsäure

D. 7-Chlor-1-cyclopropyl-4-oxo-6-(piperazin-1-yl)-1,4-dihydrochinolin-3-carbonsäure

4.06/0455
Wasserfreie Citronensäure

Acidum citricum anhydricum

$C_6H_8O_7$ $\qquad M_r$ 192,1

Definition

Wasserfreie Citronensäure enthält mindestens 99,5 und höchstens 100,5 Prozent 2-Hydroxypropan-1,2,3-tricarbonsäure, berechnet auf die wasserfreie Substanz.

Eigenschaften

Weißes, kristallines Pulver, farblose Kristalle oder Körner; sehr leicht löslich in Wasser, leicht löslich in Ethanol

Die Substanz schmilzt bei etwa 153 °C unter Zersetzung.

Prüfung auf Identität

1: B, E
2: A, C, D, E

A. Eine Lösung von 1 g Substanz in 10 ml Wasser *R* ist stark sauer (2.2.4).

B. Die Prüfung erfolgt mit Hilfe der IR-Spektroskopie (2.2.24) durch Vergleich des Spektrums der Substanz mit dem von wasserfreier Citronensäure CRS. Die Prüfung erfolgt an der zuvor 2 h lang bei 100 bis 105 °C getrockneten Substanz und Referenzsubstanz.

C. Werden etwa 5 mg Substanz einer Mischung von 1 ml Acetanhydrid *R* und 3 ml Pyridin *R* zugesetzt, entwickelt sich eine rote Färbung.

D. 0,5 g Substanz werden in 5 ml Wasser *R* gelöst. Die Lösung wird mit etwa 7 ml Natriumhydroxid-Lösung (1 mol · l^{-1}) neutralisiert und mit 10 ml Calciumchlorid-Lösung *R* versetzt. Beim Erhitzen zum Sieden bildet sich ein weißer Niederschlag.

E. Die Substanz entspricht der Prüfung „Wasser" (siehe „Prüfung auf Reinheit").

Prüfung auf Reinheit

Aussehen der Lösung: 2,0 g Substanz werden in Wasser *R* zu 10 ml gelöst. Die Lösung muss klar (2.2.1) und darf nicht stärker gefärbt sein als die Farbvergleichslösung G$_7$, BG$_7$ oder GG$_7$ (2.2.2, Methode II).

Verhalten gegen Schwefelsäure: 1,0 g Substanz wird in einem sauberen Reagenzglas mit 10 ml Schwefelsäure *R* versetzt. Die Mischung wird sofort 60 min lang im Wasserbad von 90 ± 1 °C erhitzt und unmittelbar danach rasch abgekühlt. Die Lösung darf nicht stärker gefärbt sein als eine Mischung von 1 ml Stammlösung Rot und 9 ml Stammlösung Gelb (2.2.2, Methode I).

Oxalsäure: 0,80 g Substanz werden in 4 ml Wasser *R* gelöst. Nach Zusatz von 3 ml Salzsäure *R* und 1 g Zink *R* als Granulat wird die Mischung 1 min lang zum Sieden erhitzt und 2 min lang stehen gelassen. Die überstehende Lösung wird in ein Reagenzglas dekantiert, das 0,25 ml einer Lösung von Phenylhydrazinhydrochlorid *R* (10 g · l^{-1}) enthält. Die Lösung wird zum Sieden erhitzt, rasch abgekühlt, in einen Messzylinder überführt und mit der gleichen Menge Salzsäure *R* sowie 0,25 ml einer Lösung von Kaliumhexacyanoferrat(III) *R* (50 g · l^{-1}) versetzt und geschüttelt. Nach 30 min langem Stehenlassen darf die Lösung nicht stärker rosa gefärbt sein als eine gleichzeitig unter gleichen Bedingungen hergestellte Vergleichslösung mit 4 ml einer Lösung von Oxalsäure *R* (0,1 g · l^{-1}) (360 ppm, berechnet als wasserfreie Oxalsäure).

Sulfat (2.4.13): 2,0 g Substanz, in destilliertem Wasser *R* zu 30 ml gelöst, müssen der Grenzprüfung auf Sulfat entsprechen (150 ppm).

Aluminium (2.4.17): Wasserfreie Citronensäure zur Herstellung von Dialyselösungen muss der Prüfung entsprechen. 20 g Substanz werden in 100 ml Wasser *R* gelöst und mit 10 ml Acetat-Pufferlösung pH 6,0 *R* versetzt. Die Lösung muss der Grenzprüfung auf Aluminium entsprechen (0,2 ppm). Zur Herstellung der Referenzlösung wird eine Mischung von 2 ml Aluminium-Lösung (2 ppm Al) *R*, 10 ml Acetat-Pufferlösung pH 6,0 *R* und 98 ml Wasser *R* verwendet. Zur Herstellung der Kompensationsflüssigkeit wird eine Mischung von 10 ml Acetat-Pufferlösung pH 6,0 *R* und 100 ml Wasser *R* verwendet.

Schwermetalle (2.4.8): 5,0 g Substanz werden in 39 ml verdünnter Natriumhydroxid-Lösung *R* gelöst, indem die Substanz in kleinen Mengen zugesetzt wird. Die Lösung wird mit destilliertem Wasser *R* zu 50 ml verdünnt. 12 ml dieser Lösung müssen der Grenzprüfung A entsprechen (10 ppm). Zur Herstellung der Referenzlösung wird die Blei-Lösung (1 ppm Pb) *R* verwendet.

Wasser (2.5.12): höchstens 1,0 Prozent, mit 2,000 g Substanz nach der Karl-Fischer-Methode bestimmt

Sulfatasche (2.4.14): höchstens 0,1 Prozent, mit 1,0 g Substanz bestimmt

Bakterien-Endotoxine (2.6.14): weniger als 0,5 I.E. Bakterien-Endotoxine je Milligramm wasserfreier Citronensäure zur Herstellung von Parenteralia, die dabei keinem weiteren geeigneten Verfahren zur Beseitigung von Bakterien-Endotoxinen unterworfen wird

Gehaltsbestimmung

0,550 g Substanz, in 50 ml Wasser *R* gelöst, werden nach Zusatz von 0,5 ml Phenolphthalein-Lösung *R* mit Natriumhydroxid-Lösung (1 mol · l⁻¹) titriert.

1 ml Natriumhydroxid-Lösung (1 mol · l⁻¹) entspricht 64,03 mg $C_6H_8O_7$.

Beschriftung

Die Beschriftung gibt, falls zutreffend, an,
- dass die Substanz frei von Bakterien-Endotoxinen ist
- dass die Substanz zur Herstellung von Dialyselösungen bestimmt ist.

4.06/0456

Citronensäure-Monohydrat

Acidum citricum monohydricum

$C_6H_8O_7 \cdot H_2O$ M_r 210,1

Definition

Citronensäure-Monohydrat enthält mindestens 99,5 und höchstens 100,5 Prozent 2-Hydroxypropan-1,2,3-tricarbonsäure, berechnet auf die wasserfreie Substanz.

Eigenschaften

Weißes, kristallines Pulver, farblose Kristalle oder Körner, verwitternd; sehr leicht löslich in Wasser, leicht löslich in Ethanol

Prüfung auf Identität

1: B, E
2: A, C, D, E

A. Eine Lösung von 1 g Substanz in 10 ml Wasser *R* ist stark sauer (2.2.4).

B. Die Prüfung erfolgt mit Hilfe der IR-Spektroskopie (2.2.24) durch Vergleich des Spektrums der Substanz mit dem von Citronensäure-Monohydrat CRS. Die Prüfung erfolgt an der zuvor 2 h lang bei 100 bis 105 °C getrockneten Substanz und Referenzsubstanz.

C. Werden etwa 5 mg Substanz einer Mischung von 1 ml Acetanhydrid *R* und 3 ml Pyridin *R* zugesetzt, entwickelt sich eine rote Färbung.

D. 0,5 g Substanz werden in 5 ml Wasser *R* gelöst. Die Lösung wird mit etwa 7 ml Natriumhydroxid-Lösung (1 mol · l⁻¹) neutralisiert und mit 10 ml Calciumchlorid-Lösung *R* versetzt. Beim Erhitzen zum Sieden bildet sich ein weißer Niederschlag.

E. Die Substanz entspricht der Prüfung „Wasser" (siehe „Prüfung auf Reinheit").

Prüfung auf Reinheit

Aussehen der Lösung: 2,0 g Substanz werden in Wasser *R* zu 10 ml gelöst. Die Lösung muß klar (2.2.1) und darf nicht stärker gefärbt sein als die Farbvergleichslösung G_7, BG_7 oder GG_7 (2.2.2, Methode II).

Verhalten gegen Schwefelsäure: 1,0 g Substanz wird in einem sauberen Reagenzglas mit 10 ml Schwefelsäure *R* versetzt. Die Mischung wird sofort 60 min lang im Wasserbad bei 90 ± 1 °C erhitzt und unmittelbar danach rasch abgekühlt. Die Lösung darf nicht stärker gefärbt sein als eine Mischung von 1 ml Stammlösung Rot und 9 ml Stammlösung Gelb (2.2.2, Methode I).

Oxalsäure: 0,80 g Substanz werden in 4 ml Wasser *R* gelöst. Nach Zusatz von 3 ml Salzsäure *R* und 1 g Zink *R* als Granulat wird die Mischung 1 min lang zum Sieden erhitzt und 2 min lang stehen gelassen. Die überstehende Lösung wird in ein Reagenzglas dekantiert, das 0,25 ml einer Lösung von Phenylhydrazinhydrochlorid *R* (10 g · l⁻¹) enthält. Die Lösung wird zum Sieden erhitzt, rasch abgekühlt, in einen Messzylinder überführt und mit der gleichen Menge Salzsäure *R* sowie 0,25 ml einer Lösung von Kaliumhexacyanoferrat(III) *R* (50 g · l⁻¹) versetzt und geschüttelt. Nach 30 min langem Stehenlassen darf die Lösung nicht stärker rosa gefärbt sein als eine gleichzeitig unter gleichen Bedingungen hergestellte Vergleichslösung mit 4 ml einer Lösung von Oxalsäure *R* (0,1 g · l⁻¹) (360 ppm, berechnet als wasserfreie Oxalsäure).

Sulfat (2.4.13): 2,0 g Substanz, in destilliertem Wasser *R* zu 30 ml gelöst, müssen der Grenzprüfung auf Sulfat entsprechen (150 ppm).

Aluminium (2.4.17): Citronensäure-Monohydrat zur Herstellung von Dialyselösungen muss der Prüfung entsprechen. 20 g Substanz werden in 100 ml Wasser *R* gelöst und mit 10 ml Acetat-Pufferlösung pH 6,0 *R* versetzt. Die Lösung muss der Grenzprüfung auf Aluminium entsprechen (0,2 ppm). Zur Herstellung der Referenzlösung wird eine Mischung von 2 ml Aluminium-Lösung (2 ppm Al) *R*, 10 ml Acetat-Pufferlösung pH 6,0 *R* und 98 ml Wasser *R* verwendet. Zur Herstellung der Kompensationsflüssigkeit wird eine Mischung von 10 ml Acetat-Pufferlösung pH 6,0 *R* und 100 ml Wasser *R* verwendet.

Schwermetalle (2.4.8): 5,0 g Substanz werden in 39 ml verdünnter Natriumhydroxid-Lösung *R* gelöst, indem die Substanz in kleinen Mengen zugesetzt wird. Die Lösung wird mit destilliertem Wasser *R* zu 50 ml verdünnt. 12 ml dieser Lösung müssen der Grenzprüfung A entsprechen (10 ppm). Zur Herstellung der Referenzlösung wird die Blei-Lösung (1 ppm Pb) *R* verwendet.

Wasser (2.5.12): 7,5 bis 9,0 Prozent, mit 0,500 g Substanz nach der Karl-Fischer-Methode bestimmt

Sulfatasche (2.4.14): höchstens 0,1 Prozent, mit 1,0 g Substanz bestimmt

Bakterien-Endotoxine (2.6.14): weniger als 0,5 I.E. Bakterien-Endotoxine je Milligramm Citronensäure-Monohydrat zur Herstellung von Parenteralia, das dabei keinem weiteren geeigneten Verfahren zur Beseitigung von Bakterien-Endotoxinen unterworfen wird

Gehaltsbestimmung

0,550 g Substanz, in 50 ml Wasser *R* gelöst, werden nach Zusatz von 0,5 ml Phenolphthalein-Lösung *R* mit Natriumhydroxid-Lösung (1 mol · l^{-1}) titriert.

1 ml Natriumhydroxid-Lösung (1 mol · l^{-1}) entspricht 64,03 mg $C_6H_8O_7$.

Lagerung

Dicht verschlossen

Beschriftung

Die Beschriftung gibt, falls zutreffend, an,
– dass die Substanz frei von Bakterien-Endotoxinen ist
– dass die Substanz zur Herstellung von Dialyselösungen bestimmt ist.

4.06/1651

Clarithromycin

Clarithromycinum

$C_{38}H_{69}NO_{13}$ M_r 748

Definition

(3*R*,4*S*,5*S*,6*R*,7*R*,9*R*,11*R*,12*R*,13*S*,14*R*)-4-[(2,6-Dides=oxy-3-*C*-methyl-3-*O*-methyl-α-L-*ribo*-hexopyranosyl)=oxy]-14-ethyl-12,13-dihydroxy-7-methoxy-3,5,7,9,11,13-hexamethyl-6-[[3,4,6-tridesoxy-3-(dimethylamino)-β-D-*xylo*-hexopyranosyl]oxy]oxacyclotetradecan-2,10-dion
(6-*O*-Methylerythromycin A)

Gehalt: 96,0 bis 102,0 Prozent (wasserfreie Substanz)

Eigenschaften

Aussehen: weißes bis fast weißes, kristallines Pulver

Löslichkeit: praktisch unlöslich in Wasser, löslich in Aceton und Dichlormethan, schwer löslich in Methanol

Prüfung auf Identität

IR-Spektroskopie (2.2.24)

Vergleich: Clarithromycin *CRS*

Prüfung auf Reinheit

Prüflösung: 0,500 g Substanz werden in Dichlormethan *R* zu 50,0 ml gelöst.

Aussehen der Lösung: Die Prüflösung muss klar sein oder darf nicht stärker opaleszieren als die Referenzsuspension II (2.2.1) und darf nicht stärker gefärbt sein als die Farbvergleichslösung G_7 (2.2.2, Methode II).

Spezifische Drehung (2.2.7): –94 bis –102 (wasserfreie Substanz), an der Prüflösung bestimmt

Verwandte Substanzen: Flüssigchromatographie (2.2.29)

Untersuchungslösung: 75,0 mg Substanz werden in 25 ml Acetonitril *R* gelöst. Die Lösung wird mit Wasser *R* zu 50,0 ml verdünnt.

Referenzlösung a: 75,0 mg Clarithromycin *CRS* werden in 25 ml Acetonitril *R* gelöst. Die Lösung wird mit Wasser *R* zu 50,0 ml verdünnt.

Referenzlösung b: 5,0 ml Referenzlösung a werden mit einer Mischung gleicher Volumteile Acetonitril *R* und Wasser *R* zu 100,0 ml verdünnt.

Referenzlösung c: 1,0 ml Referenzlösung b wird mit einer Mischung gleicher Volumteile Acetonitril *R* und Wasser *R* zu 10,0 ml verdünnt.

Referenzlösung d: 15,0 mg Clarithromycin zur Peak-Identifizierung *CRS* werden in 5,0 ml Acetonitril *R* gelöst. Die Lösung wird mit Wasser *R* zu 10,0 ml verdünnt.

Blindlösung: 25,0 ml Acetonitril *R* werden mit Wasser *R* zu 50,0 ml verdünnt und gemischt.

Säule
– Größe: *l* = 0,10 m, ⌀ = 4,6 mm
– Stationäre Phase: octadecylsilyliertes Kieselgel zur Chromatographie *R* (3,5 µm)
– Temperatur: 40 °C

Mobile Phase
- Mobile Phase A: Eine Lösung von Kaliumdihydrogenphosphat R (4,76 g · l^{-1}), die zuvor mit Phosphorsäure 10 % R oder einer Lösung von Kaliumhydroxid R (45 g · l^{-1}) auf einen pH-Wert von 4,4 eingestellt wurde, wird durch ein C18-Filtersystem filtriert.
- Mobile Phase B: Acetonitril R 1

Zeit (min)	Mobile Phase A (% V/V)	Mobile Phase B (% V/V)
0 – 32	75 → 40	25 → 60
32 – 34	40	60
34 – 36	40 → 75	60 → 25
36 – 42	75	25

Durchflussrate: 1,1 ml · min^{-1}

Detektion: Spektrometer bei 205 nm

Einspritzen: 10 µl; Blindlösung, Untersuchungslösung, Referenzlösungen b, c und d

Relative Retention (bezogen auf Clarithromycin, t_R etwa 11 min)
- Verunreinigung I: etwa 0,38
- Verunreinigung A: etwa 0,42
- Verunreinigung J: etwa 0,63
- Verunreinigung L: etwa 0,74
- Verunreinigung B: etwa 0,79
- Verunreinigung M: etwa 0,81
- Verunreinigung C: etwa 0,89
- Verunreinigung D: etwa 0,96
- Verunreinigung N: etwa 1,15
- Verunreinigung E: etwa 1,27
- Verunreinigung O: etwa 1,31
- Verunreinigung F: etwa 1,33
- Verunreinigung P: etwa 1,35
- Verunreinigung K: etwa 1,59
- Verunreinigung G: etwa 1,72
- Verunreinigung H: etwa 1,82

Eignungsprüfung
- Symmetriefaktor: höchstens 1,7 für den Peak von Clarithromycin im Chromatogramm der Referenzlösung b
- Peak-Tal-Verhältnis: mindestens 3,0, wobei H_p die Höhe des Peaks der Verunreinigung D über der Basislinie und H_v die Höhe des niedrigsten Punkts der Kurve über der Basislinie zwischen den Peaks von Verunreinigung D und Clarithromycin im Chromatogramm der Referenzlösung d darstellt

Grenzwerte
- Korrekturfaktoren: Für die Berechnung der Gehalte werden die Peakflächen folgender Verunreinigungen mit dem entsprechenden Korrekturfaktor multipliziert:
    - Verunreinigung G: 0,27
    - Verunreinigung H: 0,15.
  Zur Peak-Identifizierung wird das mit dem Clarithromycin zur Peak-Identifizierung *CRS* mitgelieferte Chromatogramm verwendet.
- Jede Verunreinigung: jede Peakfläche nicht größer als das 2fache der Fläche des Hauptpeaks im Chromatogramm der Referenzlösung c (1,0 Prozent) und höchstens 4 dieser Peakflächen größer als das 0,8fache der Fläche des Hauptpeaks im Chromatogramm der Referenzlösung c (0,4 Prozent)
- Summe aller Verunreinigungen: nicht größer als das 7fache der Fläche des Hauptpeaks im Chromatogramm der Referenzlösung c (3,5 Prozent)
- Ohne Berücksichtigung bleiben: Peaks, deren Fläche kleiner ist als das 0,2fache der Fläche des Hauptpeaks im Chromatogramm der Referenzlösung c (0,1 Prozent); Peaks, die vor der Verunreinigung I und nach der Verunreinigung H erscheinen

Schwermetalle (2.4.8): höchstens 20 ppm

1,0 g Substanz wird in einer Mischung von 15 Volumteilen Wasser R und 85 Volumteilen Dioxan R zu 20 ml gelöst. 12 ml Lösung müssen der Grenzprüfung B entsprechen. Zur Herstellung der Referenzlösung wird eine Blei-Lösung (1 ppm Pb) verwendet, die durch Verdünnen der Blei-Lösung (100 ppm Pb) R mit einer Mischung von 15 Volumteilen Wasser R und 85 Volumteilen Dioxan R erhalten wird.

Wasser (2.5.12): höchstens 2,0 Prozent, mit 0,500 g Substanz bestimmt

Sulfatasche (2.4.14): höchstens 0,2 Prozent, mit 0,5 g Substanz bestimmt

Gehaltsbestimmung

Flüssigchromatographie (2.2.29) wie unter „Verwandte Substanzen" beschrieben, mit folgenden Änderungen:

Einspritzen: Untersuchungslösung, Referenzlösung a

Der Prozentgehalt an $C_{38}H_{69}NO_{13}$ wird berechnet.

Verunreinigungen

Spezifizierte Verunreinigungen:
(Beachten Sie den Hinweis zu den „Verunreinigungen" zu Anfang des Bands auf Seite B)

A, B, C, D, E, F, G, H, I, J, K, L, M, N, O, P

A. R1 = CH$_3$, R2 = OH, R3 = H:
2-Demethyl-2-(hydroxymethyl)-6-O-methylerythromycin A
(Clarithromycin F)

B. R1 = R2 = R3 = H:
6-O-Methyl-15-norerythromycin A

P. R1 = R3 = CH₃, R2 = H:
4',6-Di-O-methylerythromycin A

C. R1 = R2 = CH₃, R3 = H:
6-O-Methylerythromycin-A-(E)-9-oxim

G. R1 = R2 = R3 = CH₃:
6-O-Methylerythromycin-A-(E)-9-(O-methyloxim)

J. R1 = CH₃, R2 = R3 = H:
Erythromycin-A-(E)-9-oxim

M. R1 = R3 = H, R2 = CH₃:
3''-N-Demethyl-6-O-methylerythromycin-A-(E)-9-oxim

D. R1 = R2 = R3 = H:
3''-N-Demethyl-6-O-methylerythromycin A

E. R1 = R2 = CH₃, R3 = H:
6,11-Di-O-methylerythromycin A

F. R1 = R3 = CH₃, R2 = H:
6,12-Di-O-methylerythromycin A

H. R1 = CHO, R2 = R3 = H:
3''-N-Demethyl-3'-N-formyl-6-O-methylerythromycin A

I. 3-O-Decladinosyl-6-O-methylerythromycin A

K. (1S,2R,5R,6S,7S,8R,9R,11Z)-2-Ethyl-6-hydroxy-9-methoxy-1,5,7,9,11,13-hexamethyl-8-[[3,4,6-tridesoxy-3-(dimethylamino)-β-D-xylo-hexopyranosyl]oxy]-3,15-dioxabicyclo[10.2.1]pentadeca-11,13-dien-4-on
(3-O-Decladinosyl-8,9:10,11-dianhydro-6-O-methylerythromycin-A-9,12-hemiketal)

L. R = H:
6-O-Methylerythromycin-A-(Z)-9-oxim

O. R = CH₃:
6-O-Methylerythromycin-A-(Z)-9-(O-methyloxim)

N. (10E)-10,11-Didehydro-11-desoxy-6-O-methylerythromycin A

4.06/1714

Clazuril für Tiere

Clazurilum ad usum veterinarium

$C_{17}H_{10}Cl_2N_4O_2$ $\qquad M_r$ 373,2

Definition

(2RS)-[2-Chlor-4-(3,5-dioxo-4,5-dihydro-1,2,4-triazin-2(3H)-yl)phenyl](4-chlorphenyl)acetonitril

Gehalt: 99,0 bis 101,0 Prozent (getrocknete Substanz)

Eigenschaften

Aussehen: weißes bis hellgelbes Pulver

Löslichkeit: praktisch unlöslich in Wasser, leicht löslich in Dimethylformamid, schwer löslich in Dichlormethan und Ethanol

Prüfung auf Identität

A. Schmelztemperatur (2.2.14): 199 bis 203 °C

B. IR-Spektroskopie (2.2.24)

Vergleich: Clazuril-Referenzspektrum der Ph. Eur.

Prüfung auf Reinheit

Verwandte Substanzen: Flüssigchromatographie (2.2.29)

Untersuchungslösung: 20,0 mg Substanz werden in einer Mischung gleicher Volumteile Tetrahydrofuran R und Wasser R zu 20,0 ml gelöst.

Referenzlösung a: 5 mg Clazuril zur Eignungsprüfung CRS werden in einer Mischung gleicher Volumteile Tetrahydrofuran R und Wasser R zu 5,0 ml gelöst.

Referenzlösung b: 1,0 ml Untersuchungslösung wird mit einer Mischung gleicher Volumteile Tetrahydrofuran R und Wasser R zu 100,0 ml verdünnt. 2,0 ml dieser Lösung werden mit einer Mischung gleicher Volumteile Tetrahydrofuran R und Wasser R zu 10,0 ml verdünnt.

Säule
- Größe: l = 0,10 m, $\varnothing$ = 4,6 mm
- Stationäre Phase: octadecylsilyliertes Kieselgel zur Chromatographie R (3 µm)
- Temperatur: 35 °C

Mobile Phase
- Mobile Phase A: 100 Volumteile einer Lösung von Ammoniumacetat R (7,7 g · l^{-1}), die zuvor mit einer 10-prozentigen Lösung (V/V) von wasserfreier Ameisensäure R auf einen pH-Wert von 6,2 eingestellt wurde, 150 Volumteile Acetonitril R und 750 Volumteile Wasser R werden gemischt.
- Mobile Phase B: 100 Volumteile einer Lösung von Ammoniumacetat R (7,7 g · l^{-1}), die zuvor mit einer 10-prozentigen Lösung (V/V) von wasserfreier Ameisensäure R auf einen pH-Wert von 6,2 eingestellt wurde, 850 Volumteile Acetonitril R und 50 Volumteile Wasser R werden gemischt.

Zeit (min)	Mobile Phase A (% V/V)	Mobile Phase B (% V/V)
0 – 20	100 → 0	0 → 100
20 – 25	0	100
25 – 30	0 → 100	100 → 0
30 – 40	100	0

Durchflussrate: 1,0 ml · min^{-1}

Detektion: Spektrometer bei 230 nm

Einspritzen: 5 µl

Eignungsprüfung: Referenzlösung a
- Peak-Tal-Verhältnis: mindestens 1,5, wobei H_p die Höhe des Peaks der Verunreinigung G über der Basislinie und H_v die Höhe des niedrigsten Punkts der Kurve über der Basislinie zwischen den Peaks von Verunreinigung G und Clazuril darstellt
- Das erhaltene Chromatogramm entspricht dem mitgelieferten Chromatogramm von Clazuril zur Eignungsprüfung CRS.

Grenzwerte
- Korrekturfaktoren: Für die Berechnung der Gehalte werden die Peakflächen folgender Verunreinigungen mit dem entsprechenden Korrekturfaktor multipliziert:
  – Verunreinigung G: 1,4
  – Verunreinigung H: 0,8.
- Jede Verunreinigung: jeweils nicht größer als die Fläche des Hauptpeaks im Chromatogramm der Referenzlösung b (0,2 Prozent)
- Summe aller Verunreinigungen: nicht größer als das 3fache der Fläche des Hauptpeaks im Chromatogramm der Referenzlösung b (0,6 Prozent)
- Ohne Berücksichtigung bleiben: Peaks, deren Fläche kleiner ist als das 0,25fache der Fläche des Hauptpeaks im Chromatogramm der Referenzlösung b (0,05 Prozent); Lösungsmittelpeaks

Trocknungsverlust (2.2.32): höchstens 0,5 Prozent, mit 1,000 g Substanz durch 4 h langes Trocknen im Trockenschrank bei 100 bis 105 °C bestimmt

Sulfatasche (2.4.14): höchstens 0,1 Prozent, mit 1,0 g Substanz bestimmt

Gehaltsbestimmung

0,260 g Substanz, in 35 ml Tetrahydrofuran *R* gelöst, werden nach Zusatz von 35 ml Wasser *R* mit Natriumhydroxid-Lösung (0,1 mol · l⁻¹) titriert. Der Endpunkt wird mit Hilfe der Potentiometrie (2.2.20) bestimmt. Eine Blindtitration wird durchgeführt.

1 ml Natriumhydroxid-Lösung (0,1 mol · l⁻¹) entspricht 37,32 mg $C_{17}H_{10}Cl_2N_4O_2$.

Lagerung

Vor Licht geschützt

Verunreinigungen

A. R = OH:
(2*RS*)-[2-Chlor-4-(3,5-dioxo-4,5-dihydro-1,2,4-triazin-2(3*H*)-yl)phenyl](4-chlorphenyl)essigsäure

C. R = NH₂:
(2*RS*)-2-[2-Chlor-4-(3,5-dioxo-4,5-dihydro-1,2,4-triazin-2(3*H*)-yl)phenyl]-2-(4-chlorphenyl)acetamid

B. R = NH₂:
2-[3-Chlor-4-[(*RS*)-(4-chlorphenyl)cyanmethyl]phenyl]-3,5-dioxo-2,3,4,5-tetrahydro-1,2,4-triazin-6-carboxamid

D. R = N(CH₃)₂:
2-[3-Chlor-4-[(*RS*)-(4-chlorphenyl)cyanmethyl]phenyl]-*N*,*N*-dimethyl-3,5-dioxo-2,3,4,5-tetrahydro-1,2,4-triazin-6-carboxamid

E. R = OCH₃:
Methyl[2-[3-chlor-4-[(*RS*)-(4-chlorphenyl)cyanmethyl]phenyl]-3,5-dioxo-2,3,4,5-tetrahydro-1,2,4-triazin-6-carboxylat]

F. R = OC₂H₅:
Ethyl[2-[3-chlor-4-[(*RS*)-(4-chlorphenyl)cyanmethyl]phenyl]-3,5-dioxo-2,3,4,5-tetrahydro-1,2,4-triazin-6-carboxylat]

G. 2-[3-Chlor-4-(4-chlorbenzoyl)phenyl]-1,2,4-triazin-3,5(2*H*,4*H*)-dion

H. [2-Chlor-4-(3,5-dioxo-4,5-dihydro-1,2,4-triazin-2(3*H*)-yl)phenyl][4-[[2-chlor-4-(3,5-dioxo-4,5-dihydro-1,2,4-triazin-2(3*H*)-yl)phenyl]cyanmethyl]phenyl](4-chlorphenyl)acetonitril

I. (Z)-2-[[3-Chlor-4-[(*RS*)-(4-chlorphenyl)cyanmethyl]phenyl]diazanyliden]acetamid

---

4.06/2060

Codergocrinmesilat

Codergocrini mesilas

· H₃C—SO₃H

Name	Summenformel	M_r	—R
Dihydroergocorninmesilat	$C_{32}H_{45}N_5O_8S$	660	—CH(CH₃)₂
Dihydroergocristinmesilat	$C_{36}H_{45}N_5O_8S$	708	—CH₂C₆H₅
α-Dihydroergocryptinmesilat	$C_{33}H_{47}N_5O_8S$	674	—CH₂CH(CH₃)₂
β-Dihydroergocryptinmesilat	$C_{33}H_{47}N_5O_8S$	674	—CH(CH₃)CH₂CH₃

Codergocrinmesilat

Definition

Gemisch von
- (6a*R*,9*R*,10a*R*)-*N*-[(2*R*,5*S*,10a*S*,10b*S*)-10b-Hydroxy-2,5-bis(1-methylethyl)-3,6-dioxooctahydro-8*H*-ox= azolo[3,2-*a*]pyrrolo[2,1-*c*]pyrazin-2-yl]-7-methyl-4,6,6a,7,8,9,10,10a-octahydroindolo[4,3-*fg*]chinolin-9-carboxamid-methansulfonat (Dihydroergocorninmesilat)
- (6a*R*,9*R*,10a*R*)-*N*-[(2*R*,5*S*,10a*S*,10b*S*)-5-Benzyl-10b-hydroxy-2-(1-methylethyl)-3,6-dioxooctahydro-8*H*-oxazolo[3,2-*a*]pyrrolo[2,1-*c*]pyrazin-2-yl]-7-methyl-4,6,6a,7,8,9,10,10a-octahydroindolo[4,3-*fg*]chinolin-9-carboxamid-methansulfonat (Dihydroergocristinmesilat)
- (6a*R*,9*R*,10a*R*)-*N*-[(2*R*,5*S*,10a*S*,10b*S*)-10b-Hydroxy-2-(1-methylethyl)-5-(2-methylpropyl)-3,6-dioxo= octahydro-8*H*-oxazolo[3,2-*a*]pyrrolo[2,1-*c*]pyrazin-2-yl]-7-methyl-4,6,6a,7,8,9,10,10a-octahydroindo= lo[4,3-*fg*]chinolin-9-carboxamid-methansulfonat (α-Dihydroergocryptinmesilat)
- (6a*R*,9*R*,10a*R*)-*N*-[(2*R*,5*S*,10a*S*,10b*S*)-10b-Hydroxy-2-(1-methylethyl)-5-[(1*RS*)-1-methylpropyl]-3,6-di= oxooctahydro-8*H*-oxazolo[3,2-*a*]pyrrolo[2,1-*c*]pyr= azin-2-yl]-7-methyl-4,6,6a,7,8,9,10,10a-octahydro= indolo[4,3-*fg*]chinolin-9-carboxamid-methansulfonat (β-Dihydroergocryptinmesilat oder Epicriptinmesilat)

Gehalt: 98,0 bis 102,0 Prozent (getrocknete Substanz)

Eigenschaften

Aussehen: weißes bis gelbliches Pulver

Löslichkeit: wenig löslich in Wasser, wenig löslich bis löslich in Ethanol, schwer löslich in Dichlormethan

Prüfung auf Identität

A. Dünnschichtchromatographie (2.2.27)

Untersuchungslösung: 0,20 g Substanz werden in einer Mischung von 1 Volumteil Methanol *R* und 9 Volumteilen Dichlormethan *R* zu 5 ml gelöst.

Referenzlösung: 0,20 g Methansulfonsäure *R* werden in einer Mischung von 1 Volumteil Methanol *R* und 9 Volumteilen Dichlormethan *R* zu 5 ml gelöst.

Platte: DC-Platte mit Kieselgel *R*

Fließmittel: Wasser *R*, konzentrierte Ammoniak-Lösung *R*, 1-Butanol *R*, Aceton *R* (5:10:20:65 *V/V/V/V*)

Auftragen: 10 µl

Laufstrecke: 2/3 der Platte

Trocknen: höchstens 1 min lang im Kaltluftstrom

Detektion: Die Platte wird mit einer Lösung von Bromcresolpurpur *R* (1 g · l⁻¹) in Methanol *R*, die mit 0,05 ml verdünnter Ammoniak-Lösung *R* 1 auf eine violettrote Färbung eingestellt wurde, besprüht.

Trocknen: im Heißluftstrom bei 100 °C

Ergebnis: Der Hauptfleck im Chromatogramm der Untersuchungslösung entspricht in Bezug auf Lage und Farbe dem Hauptfleck im Chromatogramm der Referenzlösung.

B. Die bei der Prüfung „Zusammensetzung" (siehe „Prüfung auf Reinheit") erhaltenen Chromatogramme werden ausgewertet.

Ergebnis: Die 4 Hauptpeaks im Chromatogramm der Untersuchungslösung entsprechen in Bezug auf Retentionszeit und Größe den 4 Hauptpeaks im Chromatogramm der Referenzlösung.

Prüfung auf Reinheit

pH-Wert (2.2.3): 4,2 bis 5,2

0,10 g Substanz werden in kohlendioxidfreiem Wasser *R* zu 20 ml gelöst.

Zusammensetzung: Flüssigchromatographie (2.2.29) mit Hilfe des Verfahrens „Normalisierung"

Untersuchungslösung: 20 mg Substanz werden in einer Mischung von 1 Volumteil wasserfreiem Ethanol *R* und 2 Volumteilen einer Lösung von Weinsäure *R* (10 g · l⁻¹) zu 10 ml gelöst.

Referenzlösung: 20 mg Codergocrinmesilat CRS werden in einer Mischung von 1 Volumteil wasserfreiem Ethanol *R* und 2 Volumteilen einer Lösung von Weinsäure *R* (10 g · l⁻¹) zu 10 ml gelöst.

Säule
- Größe: *l* = 0,15 m, ∅ = 4,6 mm
- Stationäre Phase: octadecylsilyliertes Kieselgel zur Chromatographie *R* (5 µm)

Mobile Phase: Triethylamin *R*, Acetonitril *R*, Wasser *R* (2,5:25:75 *V/V/V*)

Durchflussrate: 1,5 ml · min⁻¹

Detektion: Spektrometer bei 280 nm

Einspritzen: 20 µl

Chromatographiedauer: 20 min

Reihenfolge der Elution: Dihydroergocornin, α-Dihydroergocryptin, Dihydroergocristin, β-Dihydroergocryptin

Eignungsprüfung: Untersuchungslösung
- Auflösung: mindestens 3 zwischen jeweils 2 aufeinander folgenden Hauptpeaks

Zusammensetzung
- Dihydroergocornin: 30,0 bis 35,0 Prozent
- α-Dihydroergocryptin: 20,0 bis 25,0 Prozent
- Dihydroergocristin: 30,0 bis 35,0 Prozent
- β-Dihydroergocryptin: 10,0 bis 13,0 Prozent
- Ohne Berücksichtigung bleiben: Peaks, deren Fläche kleiner ist als 1,0 Prozent

Verwandte Substanzen: Dünnschichtchromatographie (2.2.27)

Die Prüfung wird so rasch wie möglich und unter Ausschluss direkter Lichteinwirkung durchgeführt. Die Untersuchungslösung muss zuletzt und unmittelbar vor dem Auftragen hergestellt werden.

Untersuchungslösung: 0,40 g Substanz werden in einer Mischung von 1 Volumteil Methanol *R* und 9 Volumteilen Dichlormethan *R* zu 5,0 ml gelöst.

Referenzlösung a: 40 mg Dihydroergocristinmesilat *CRS* werden in einer Mischung von 1 Volumteil Methanol *R* und 9 Volumteilen Dichlormethan *R* zu 10,0 ml gelöst. 3,0 ml Lösung werden mit einer Mischung von 1 Volumteil Methanol *R* und 9 Volumteilen Dichlormethan *R* zu 50,0 ml verdünnt.

Referenzlösung b: 2,0 ml Referenzlösung a werden mit 1,0 ml einer Mischung von 1 Volumteil Methanol *R* und 9 Volumteilen Dichlormethan *R* versetzt.

Referenzlösung c: 1,0 ml Referenzlösung a wird mit 2,0 ml einer Mischung von 1 Volumteil Methanol *R* und 9 Volumteilen Dichlormethan *R* versetzt.

Referenzlösung d: 1,0 ml Referenzlösung a wird mit 5,0 ml einer Mischung von 1 Volumteil Methanol *R* und 9 Volumteilen Dichlormethan *R* versetzt.

Platte: DC-Platte mit Kieselgel *R*

Fließmittel: konzentrierte Ammoniak-Lösung *R*, Methanol *R*, Ethylacetat *R*, Dichlormethan *R* (1:3:50:50 *V/V/V/V*)

Auftragen: 10 µl

Trocknen: 2 min lang im Dunkeln nach Auftragen der letzten Lösung

Erste Entwicklung: 2/3 der Platte in ungesättigter Kammer

Trocknen: höchstens 1 min lang im Kaltluftstrom

Zweite Entwicklung: 2/3 der Platte in ungesättigter Kammer mit frisch hergestelltem Fließmittel

Trocknen: höchstens 1 min lang im Kaltluftstrom

Detektion: Die Platte wird mit Dimethylaminobenzaldehyd-Lösung *R* 7 reichlich besprüht und anschließend so lange im Heißluftstrom getrocknet, bis im Chromatogramm der Referenzlösung d ein deutlich sichtbarer Fleck erscheint.

Eignungsprüfung: Untersuchungslösung
– Das Chromatogramm zeigt mindestens 3 getrennte Nebenflecke.

Grenzwerte
– Jede Verunreinigung: Kein im Chromatogramm der Untersuchungslösung auftretender Nebenfleck darf größer oder stärker gefärbt sein als der Fleck im Chromatogramm der Referenzlösung a (0,3 Prozent). Höchstens 4 Nebenflecke dürfen größer oder stärker gefärbt sein als der Fleck im Chromatogramm der Referenzlösung c (0,1 Prozent) und höchstens 2 dieser Nebenflecke dürfen größer oder stärker gefärbt sein als der Fleck im Chromatogramm der Referenzlösung b (0,2 Prozent).

Trocknungsverlust (2.2.32): höchstens 5,0 Prozent, mit 0,500 g Substanz durch Trocknen im Hochvakuum bei 120 °C bestimmt

Gehaltsbestimmung

0,500 g Substanz werden in 60 ml Pyridin *R* gelöst. Die Lösung wird mit Tetrabutylammoniumhydroxid-Lösung (0,1 mol · l^{-1}) titriert, während ein Strom von Stickstoff *R* über die Oberfläche der Lösung geleitet wird. Der Endpunkt wird mit Hilfe der Potentiometrie (2.2.20) bestimmt.

1 ml Tetrabutylammoniumhydroxid-Lösung (0,1 mol·l^{-1}) entspricht 68,04 mg Codergocrinmesilat (mittlere relative Molekülmasse: 680).

Lagerung

Vor Licht geschützt

4.06/0267

Coffein
Coffeinum

$C_8H_{10}N_4O_2$ M_r 194,2

Definition

Coffein enthält mindestens 98,5 und höchstens 101,5 Prozent 1,3,7-Trimethyl-3,7-dihydro-1*H*-purin-2,6-dion, berechnet auf die getrocknete Substanz.

Eigenschaften

Weißes, kristallines Pulver oder weiße, seidenartige Kristalle, leicht sublimierbar; wenig löslich in Wasser, leicht löslich in siedendem Wasser, schwer löslich in wasserfreiem Ethanol

Die Substanz löst sich in konzentrierten Lösungen von Alkalibenzoaten oder -salicylaten.

Prüfung auf Identität

1: A, B, E
2: A, C, D, E, F

A. Schmelztemperatur (2.2.14): 234 bis 239 °C

B. Die Prüfung erfolgt mit Hilfe der IR-Spektroskopie (2.2.24) durch Vergleich des Spektrums der Substanz mit dem von Coffein *CRS*.

C. 2 ml einer gesättigten Lösung der Substanz werden mit 0,05 ml Iod-Lösung *R* versetzt. Die Lösung bleibt klar. Nach Zusatz von 0,1 ml verdünnter Salzsäure *R* entsteht ein brauner Niederschlag, der sich nach Neutralisieren mit verdünnter Natriumhydroxid-Lösung *R* löst.

D. In einem Reagenzglas mit Glasstopfen werden etwa 10 mg Substanz in 0,25 ml einer Mischung von 0,5 ml Acetylaceton *R* und 5 ml verdünnter Natriumhydroxid-Lösung *R* gelöst. Die Lösung wird 7 min lang im Wasserbad von 80 °C erhitzt, abgekühlt, mit 0,5 ml Dimethylaminobenzaldehyd-Lösung *R* 2 versetzt und erneut 7 min lang im Wasserbad von 80 °C erhitzt. Wird die Lösung nach dem Erkalten mit 10 ml Wasser *R* versetzt, entsteht eine intensive Blaufärbung.

E. Die Substanz entspricht der Prüfung „Trocknungsverlust" (siehe „Prüfung auf Reinheit").

F. Die Substanz gibt die Identitätsreaktion auf Xanthine (2.3.1).

Prüfung auf Reinheit

Prüflösung: 0,5 g Substanz werden unter Erhitzen in 50 ml kohlendioxidfreiem Wasser *R*, das aus destilliertem Wasser *R* hergestellt wurde, gelöst. Die Lösung wird abgekühlt und mit demselben Lösungsmittel zu 50 ml verdünnt.

Aussehen der Lösung: Die Prüflösung muss klar (2.2.1) und farblos (2.2.2, Methode II) sein.

Sauer reagierende Substanzen: Werden 10 ml Prüflösung mit 0,05 ml Bromthymolblau-Lösung *R* 1 versetzt, muss die Lösung grün oder gelb gefärbt sein. Bis zum Farbumschlag nach Blau dürfen höchstens 0,2 ml Natriumhydroxid-Lösung (0,01 mol·l^{-1}) verbraucht werden.

Verwandte Substanzen: Die Prüfung erfolgt mit Hilfe der Dünnschichtchromatographie (2.2.27) unter Verwendung einer Schicht von Kieselgel GF$_{254}$ *R*.

Untersuchungslösung: 0,2 g Substanz werden in einer Mischung von 4 Volumteilen Methanol *R* und 6 Volumteilen Dichlormethan *R* zu 10 ml gelöst.

Referenzlösung: 0,5 ml Untersuchungslösung werden mit einer Mischung von 4 Volumteilen Methanol *R* und 6 Volumteilen Dichlormethan *R* zu 100 ml verdünnt.

Auf die Platte werden 10 µl jeder Lösung aufgetragen. Die Chromatographie erfolgt mit einer Mischung von 10 Volumteilen konzentrierter Ammoniak-Lösung *R*, 30 Volumteilen Aceton *R*, 30 Volumteilen Dichlormethan *R* und 40 Volumteilen 1-Butanol *R* über eine Laufstrecke von 15 cm. Die Platte wird an der Luft trocknen gelassen. Die Auswertung erfolgt im ultravioletten Licht bei 254 nm. Kein im Chromatogramm der Untersuchungslösung auftretender Nebenfleck darf größer oder intensiver sein als der Fleck im Chromatogramm der Referenzlösung (0,5 Prozent).

Sulfat (2.4.13): 15 ml Prüflösung müssen der Grenzprüfung auf Sulfat entsprechen (500 ppm). Zur Herstellung der Referenzlösung wird eine Mischung von 7,5 ml Sulfat-Lösung (10 ppm SO$_4$) *R* und 7,5 ml destilliertem Wasser *R* verwendet.

Schwermetalle (2.4.8): 1,0 g Substanz muss der Grenzprüfung C entsprechen (20 ppm). Zur Herstellung der Referenzlösung werden 2 ml Blei-Lösung (10 ppm Pb) *R* verwendet.

Trocknungsverlust (2.2.32): höchstens 0,5 Prozent, mit 1,000 g Substanz durch 1 h langes Trocknen im Trockenschrank bei 100 bis 105 °C bestimmt

Sulfatasche (2.4.14): höchstens 0,1 Prozent, mit 1,0 g Substanz bestimmt

Gehaltsbestimmung

0,170 g Substanz werden unter Erhitzen in 5 ml wasserfreier Essigsäure *R* gelöst. Nach dem Erkalten wird die Lösung mit 10 ml Acetanhydrid *R* und 20 ml Toluol *R* versetzt und mit Perchlorsäure (0,1 mol · l^{-1}) titriert. Der Endpunkt wird mit Hilfe der Potentiometrie (2.2.20) bestimmt.

1 ml Perchlorsäure (0,1 mol · l^{-1}) entspricht 19,42 mg C$_8$H$_{10}$N$_4$O$_2$.

Verunreinigungen

Spezifizierte Verunreinigungen:
(Beachten Sie den Hinweis zu den „Verunreinigungen" zu Anfang des Bands auf Seite B)

A

Andere bestimmbare Verunreinigungen:

B, C

A. Theophyllin

B. *N*-[6-Amino-1,3-dimethyl-2,4(1*H*,3*H*)-dioxopyrimidin-5-yl]formamid

C. 1,3,9-Trimethyl-3,9-dihydro-1*H*-purin-2,6-dion (Isocoffein)

4.06/0268

Coffein-Monohydrat

Coffeinum monohydricum

$C_8H_{10}N_4O_2 \cdot H_2O$ M_r 212,2

Definition

Coffein-Monohydrat enthält mindestens 98,5 und höchstens 101,5 Prozent 1,3,7-Trimethyl-3,7-dihydro-1*H*-purin-2,6-dion, berechnet auf die getrocknete Substanz.

Eigenschaften

Weißes, kristallines Pulver oder weiße, seidenartige Kristalle, leicht sublimierbar; wenig löslich in Wasser, leicht löslich in siedendem Wasser, schwer löslich in wasserfreiem Ethanol

Die Substanz löst sich in konzentrierten Lösungen von Alkalibenzoaten oder -salicylaten.

Prüfung auf Identität

1: A, B, E
2: A, C, D, E, F

A. Schmelztemperatur (2.2.14): 234 bis 239 °C, nach Trocknen bei 100 bis 105 °C bestimmt

B. Die Prüfung erfolgt mit Hilfe der IR-Spektroskopie (2.2.24) durch Vergleich des Spektrums der zuvor bei 100 bis 105 °C getrockneten Substanz mit dem von Coffein CRS.

C. 2 ml einer gesättigten Lösung der Substanz werden mit 0,05 ml Iod-Lösung R versetzt. Die Lösung bleibt klar. Nach Zusatz von 0,1 ml verdünnter Salzsäure R entsteht ein brauner Niederschlag, der sich nach Neutralisieren mit verdünnter Natriumhydroxid-Lösung R löst.

D. In einem Reagenzglas mit Glasstopfen werden etwa 10 mg Substanz in 0,25 ml einer Mischung von 0,5 ml Acetylaceton R und 5 ml verdünnter Natriumhydroxid-Lösung R gelöst. Die Lösung wird 7 min lang im Wasserbad von 80 °C erhitzt, abgekühlt, mit 0,5 ml Dimethylaminobenzaldehyd-Lösung R 2 versetzt und erneut 7 min lang im Wasserbad von 80 °C erhitzt. Wird die Lösung nach dem Erkalten mit 10 ml Wasser R versetzt, entsteht eine intensive Blaufärbung.

E. Die Substanz entspricht der Prüfung „Trocknungsverlust" (siehe „Prüfung auf Reinheit").

F. Die Substanz gibt die Identitätsreaktion auf Xanthine (2.3.1).

Prüfung auf Reinheit

Prüflösung: 0,5 g Substanz werden unter Erhitzen in 50 ml kohlendioxidfreiem Wasser R, das aus destilliertem Wasser R hergestellt wurde, gelöst. Die Lösung wird abgekühlt und mit demselben Lösungsmittel zu 50 ml verdünnt.

Aussehen der Lösung: Die Prüflösung muss klar (2.2.1) und farblos (2.2.2, Methode II) sein.

Sauer reagierende Substanzen: Werden 10 ml Prüflösung mit 0,05 ml Bromthymolblau-Lösung R 1 versetzt, muss die Lösung grün oder gelb gefärbt sein. Bis zum Farbumschlag nach Blau dürfen höchstens 0,2 ml Natriumhydroxid-Lösung (0,01 mol · l^{-1}) verbraucht werden.

Verwandte Substanzen: Die Prüfung erfolgt mit Hilfe der Dünnschichtchromatographie (2.2.27) unter Verwendung einer Schicht von Kieselgel GF$_{254}$ R.

Untersuchungslösung: 0,2 g Substanz werden in einer Mischung von 4 Volumteilen Methanol R und 6 Volumteilen Dichlormethan R zu 10 ml gelöst.

Referenzlösung: 0,5 ml Untersuchungslösung werden mit einer Mischung von 4 Volumteilen Methanol R und 6 Volumteilen Dichlormethan R zu 100 ml verdünnt.

Auf die Platte werden 10 µl jeder Lösung aufgetragen. Die Chromatographie erfolgt mit einer Mischung von 10 Volumteilen konzentrierter Ammoniak-Lösung R, 30 Volumteilen Aceton R, 30 Volumteilen Dichlormethan R und 40 Volumteilen 1-Butanol R über eine Laufstrecke von 15 cm. Die Platte wird an der Luft trocknen gelassen. Die Auswertung erfolgt im ultravioletten Licht bei 254 nm. Kein im Chromatogramm der Untersuchungslösung auftretender Nebenfleck darf größer oder intensiver sein als der Fleck im Chromatogramm der Referenzlösung (0,5 Prozent).

Sulfat (2.4.13): 15 ml Prüflösung müssen der Grenzprüfung auf Sulfat entsprechen (500 ppm). Zur Herstellung der Referenzlösung wird eine Mischung von 7,5 ml Sulfat-Lösung (10 ppm SO$_4$) R und 7,5 ml destilliertem Wasser R verwendet.

Schwermetalle (2.4.8): 1,0 g Substanz muss der Grenzprüfung C entsprechen (20 ppm). Zur Herstellung der Referenzlösung werden 2 ml Blei-Lösung (10 ppm Pb) R verwendet.

Trocknungsverlust (2.2.32): 5,0 bis 9,0 Prozent, mit 1,000 g Substanz durch 1 h langes Trocknen im Trockenschrank bei 100 bis 105 °C bestimmt

Sulfatasche (2.4.14): höchstens 0,1 Prozent, mit 1,0 g Substanz bestimmt

Gehaltsbestimmung

0,170 g zuvor bei 100 bis 105 °C getrocknete Substanz werden unter Erhitzen in 5 ml wasserfreier Essigsäure *R* gelöst. Nach dem Erkalten wird die Lösung mit 10 ml Acetanhydrid *R* und 20 ml Toluol *R* versetzt und mit Perchlorsäure (0,1 mol · l⁻¹) titriert. Der Endpunkt wird mit Hilfe der Potentiometrie (2.2.20) bestimmt.

1 ml Perchlorsäure (0,1 mol · l⁻¹) entspricht 19,42 mg $C_8H_{10}N_4O_2$.

Verunreinigungen

Spezifizierte Verunreinigungen:
(Beachten Sie den Hinweis zu den „Verunreinigungen" zu Anfang des Bands auf Seite B)

A

Andere bestimmbare Verunreinigungen:

B, C

A. Theophyllin

B. *N*-[6-Amino-1,3-dimethyl-2,4(1*H*,3*H*)-dioxopyrimi= din-5-yl]formamid

C. 1,3,9-Trimethyl-3,9-dihydro-1*H*-purin-2,6-dion (Isocoffein)

4.06/0320

Colistinsulfat
Colistini sulfas

· x H_2SO_4

DAB = 2,4-Diaminobutansäure

Colistin	X	R1	R2	R3	Summenformel	M_r
E1	D-Leu	CH₃	CH₃	H	$C_{53}H_{100}N_{16}O_{13}$	1170
E2	D-Leu	CH₃	H	H	$C_{52}H_{98}N_{16}O_{13}$	1155
E3	D-Leu	H	CH₃	H	$C_{52}H_{98}N_{16}O_{13}$	1155
E1-I	D-Ile	CH₃	CH₃	H	$C_{53}H_{100}N_{16}O_{13}$	1170
E1-7MOA	D-Leu	H	CH₃	CH₃	$C_{53}H_{100}N_{16}O_{13}$	1170

Definition

Colistinsulfat ist ein Gemisch von Polypeptidsulfaten, das aus bestimmten Stämmen von *Bacillus polymyxa* var. *colistinus* gewonnen oder durch andere Verfahren hergestellt wird.

Gehalt
– Summe der Colistine E1, E2, E3, E1-I und E1-7MOA: mindestens 77,0 Prozent (getrocknete Substanz)
– Colistin E1-I: höchstens 10,0 Prozent (getrocknete Substanz)
– Colistin E1-7MOA: höchstens 10,0 Prozent (getrocknete Substanz)
– Colistin E3: höchstens 10,0 Prozent (getrocknete Substanz)

Eigenschaften

Aussehen: weißes bis fast weißes, hygroskopisches Pulver

Löslichkeit: leicht löslich in Wasser, wenig löslich in Ethanol, praktisch unlöslich in Aceton

Prüfung auf Identität

1: B, E
2: A, C, D, E

A. Dünnschichtchromatographie (2.2.27)

Untersuchungslösung: 5 mg Substanz werden in 1 ml einer Mischung gleicher Volumteile Salzsäure *R* und Wasser *R* gelöst. Die Lösung wird in einem zugeschmolzenen Röhrchen 5 h lang bei 135 °C erhitzt. Die Lösung wird auf dem Wasserbad zur Trockne eingedampft. Das Erhitzen wird fortgesetzt, bis angefeuchtetes blaues Lackmuspapier *R* nicht mehr rot wird. Der Rückstand wird in 0,5 ml Wasser *R* gelöst.

Referenzlösung a: 20 mg Leucin *R* werden in Wasser *R* zu 10 ml gelöst.

Referenzlösung b: 20 mg Threonin *R* werden in Wasser *R* zu 10 ml gelöst.

Referenzlösung c: 20 mg Phenylalanin *R* werden in Wasser *R* zu 10 ml gelöst.

Referenzlösung d: 20 mg Serin *R* werden in Wasser *R* zu 10 ml gelöst.

Platte: DC-Platte mit Kieselgel G *R*

Fließmittel: Wasser *R*, Phenol *R* (25:75 *V/V*)

Die folgenden Arbeitsschritte werden vor Licht geschützt durchgeführt.

Auftragen: 5 µl; bandförmig (10 mm)

Vorbehandlung: Die Platte wird so in eine Chromatographiekammer gestellt, dass sie nicht mit dem Fließmittel in Kontakt kommt. Sie wird mindestens 12 h lang den Fließmitteldämpfen ausgesetzt.

Laufstrecke: 12 cm

Trocknen: bei 100 bis 105 °C

Detektion: Die Platte wird mit Ninhydrin-Lösung *R* 1 besprüht und anschließend 5 min lang bei 110 °C erhitzt.

Ergebnis: Das Chromatogramm der Untersuchungslösung zeigt Zonen, die den in den Chromatogrammen der Referenzlösungen a und b erhaltenen Zonen entsprechen, jedoch keine Zonen, die den in den Chromatogrammen der Referenzlösungen c und d erhaltenen entsprechen. Das Chromatogramm der Untersuchungslösung zeigt ferner eine Zone mit einem sehr kleinen R_f-Wert (2,4-Diaminobuttersäure).

B. Die unter „Gehaltsbestimmung" erhaltenen Chromatogramme werden ausgewertet.

Ergebnis: Die Peaks von Colistin E1 und Colistin E2 im Chromatogramm der Untersuchungslösung entsprechen in Bezug auf ihre Retentionszeit den entsprechenden Peaks im Chromatogramm der Referenzlösung a.

C. Etwa 5 mg Substanz werden in 3 ml Wasser *R* gelöst. Die Lösung wird mit 3 ml verdünnter Natriumhydroxid-Lösung *R* versetzt und geschüttelt. Wird die Lösung mit 0,5 ml einer Lösung von Kupfer(II)-sulfat *R* (10 g · l^{-1}) versetzt, entsteht eine Violettfärbung.

D. Etwa 50 mg Substanz werden in 1 ml Salzsäure (1 mol · l^{-1}) gelöst. Wird die Lösung mit 0,5 ml Iod-Lösung (0,01 mol · l^{-1}) versetzt, muss sie gefärbt bleiben.

E. Die Substanz gibt die Identitätsreaktion a auf Sulfat (2.3.1).

Prüfung auf Reinheit

pH-Wert (2.2.3): 4,0 bis 6,0

0,1 g Substanz werden in kohlendioxidfreiem Wasser *R* zu 10 ml gelöst.

Spezifische Drehung (2.2.7): −63 bis −73 (getrocknete Substanz)

1,25 g Substanz werden in Wasser *R* zu 25,0 ml gelöst.

Verwandte Substanzen: Flüssigchromatographie (2.2.29) mit Hilfe des Verfahrens „Normalisierung"

Untersuchungslösung: 25,0 mg Substanz werden in 40 ml Wasser *R* gelöst. Die Lösung wird mit Acetonitril *R* zu 50,0 ml verdünnt.

Referenzlösung a: 25,0 mg Colistinsulfat *CRS* werden in 40 ml Wasser *R* gelöst. Die Lösung wird mit Acetonitril *R* zu 50,0 ml verdünnt.

Referenzlösung b: 1,0 ml Referenzlösung a wird mit einer Mischung von 20 Volumteilen Acetonitril *R* und 80 Volumteilen Wasser *R* zu 100,0 ml verdünnt.

Säule
− Größe: *l* = 0,15 m, ⌀ = 4,6 mm
− Stationäre Phase: nachsilanisiertes, octadecylsilyliertes Kieselgel zur Chromatographie *R* (3,5 µm)
− Temperatur: 30 °C

Mobile Phase: eine Mischung von 22 Volumteilen Acetonitril *R* und 78 Volumteilen einer Lösung, die wie folgt hergestellt wird: 4,46 g wasserfreies Natriumsulfat *R* werden in 900 ml Wasser *R* gelöst; die Lösung wird mit 2,5 ml Phosphorsäure 85 % *R* versetzt und mit Wasser *R* zu 1000 ml verdünnt (pH 2,3 bis 2,5)

Durchflussrate: 1,0 ml · min^{-1}

Detektion: Spektrometer bei 215 nm

Einspritzen: 20 µl

Chromatographiedauer: 1,5fache Retentionszeit von Colistin E1

Relative Retention (bezogen auf Colistin E1, t_R etwa 16 min)
− Colistin E2: etwa 0,45
− Colistin E3: etwa 0,5
− Colistin E1-I: etwa 0,8
− Colistin E1-7MOA: etwa 1,1

Eignungsprüfung: Referenzlösung a
− Auflösung: mindestens 8,0 zwischen den Peaks von Colistin E2 und Colistin E1, mindestens 6,0 zwischen den Peaks von Colistin E2 und Colistin E1-I, mindestens 2,5 zwischen den Peaks von Colistin E1-I und Colistin E1, mindestens 1,5 zwischen den Peaks von Colistin E1 und Colistin E1-7MOA
− Das erhaltene Chromatogramm entspricht dem mitgelieferten Chromatogramm von Colistinsulfat *CRS*.

Grenzwerte
− Jede Verunreinigung: höchstens 4,0 Prozent
− Summe aller Verunreinigungen: höchstens 23,0 Prozent

- Ohne Berücksichtigung bleiben: Peaks, deren Fläche kleiner ist als die Fläche des Peaks von Colistin E1 im Chromatogramm der Referenzlösung b; die Peaks von Colistin E2, E3, E1-I, E1 und E1-7MOA

Sulfat: 16,0 bis 18,0 Prozent (getrocknete Substanz)

0,250 g Substanz werden in 100 ml Wasser R gelöst. Die Lösung wird mit konzentrierter Ammoniak-Lösung R auf einen pH-Wert von 11 eingestellt und nach Zusatz von 10,0 ml Bariumchlorid-Lösung $(0,1\ mol \cdot l^{-1})$ und etwa 0,5 mg Phthaleinpurpur R mit Natriumedetat-Lösung $(0,1\ mol \cdot l^{-1})$ titriert. Beim beginnenden Farbumschlag der Lösung werden 50 ml Ethanol 96 % R zugesetzt und die Titration wird bis zum Verschwinden der blauvioletten Färbung fortgesetzt.

1 ml Bariumchlorid-Lösung $(0,1\ mol \cdot l^{-1})$ entspricht 9,606 mg Sulfat (SO_4).

Trocknungsverlust (2.2.32): höchstens 3,5 Prozent, mit 1,000 g Substanz durch 3 h langes Trocknen bei 60 °C über Phosphor(V)-oxid R unterhalb von 670 Pa bestimmt

Sulfatasche (2.4.14): höchstens 1,0 Prozent, mit 1,0 g Substanz bestimmt

Gehaltsbestimmung

Flüssigchromatographie (2.2.29) wie unter „Verwandte Substanzen" beschrieben, mit folgender Änderung:

Einspritzen: Untersuchungslösung, Referenzlösung a

Der Prozentgehalt der Summe der Colistine E2, E3, E1-I, E1 und E1-7MOA, der Prozentgehalt an Colistin E3, der Prozentgehalt an Colistin E1-I und der Prozentgehalt an Colistin E1-7MOA werden unter Verwendung des Chromatogramms der Referenzlösung a und der angegebenen Gehalte für Colistinsulfat *CRS* berechnet.

Lagerung

Dicht verschlossen, vor Licht geschützt

D

Dimethylacetamid 5113
Diosmin 5114
Dipyridamol 5116
Dostenkraut 5117
Doxepinhydrochlorid 5119

D

4.06/1667

Dimethylacetamid

Dimethylacetamidum

C_4H_9NO M_r 87,1

Definition

N,N-Dimethylacetamid

Eigenschaften

Aussehen: klare, farblose, schwach hygroskopische Flüssigkeit

Löslichkeit: mischbar mit Wasser, Ethanol und den meisten gebräuchlichen organischen Lösungsmitteln

Siedetemperatur: etwa 165 °C

Prüfung auf Identität

1: C
2: A, B, D

A. Relative Dichte (2.2.5): 0,941 bis 0,944

B. Brechungsindex (2.2.6): 1,435 bis 1,439

C. IR-Spektroskopie (2.2.24)

   Probenvorbereitung: Filme

   Vergleich: Dimethylacetamid CRS

D. 50 mg Substanz werden mit 1 ml Methanol *R* verdünnt. Die Lösung wird mit 1 ml einer Lösung von Hydroxylaminhydrochlorid *R* (15 g · l^{-1}) versetzt, gemischt, danach mit 1 ml verdünnter Natriumhydroxid-Lösung *R* versetzt, gemischt und 30 min lang stehen gelassen. Diese Lösung wird mit 1 ml verdünnter Salzsäure *R* und mit 1 ml einer Lösung von Eisen(III)-chlorid *R* (100 g · l^{-1}) in Salzsäure (0,1 mol · l^{-1}) versetzt. Die Lösung färbt sich rötlich braun, wobei nach etwa 5 min die höchste Farbintensität erreicht wird.

Prüfung auf Reinheit

Aussehen der Lösung: Die Substanz muss klar (2.2.1) und darf nicht stärker gefärbt sein als die Farbvergleichslösung G$_7$ (2.2.2, Methode II).

Sauer reagierende Substanzen: 50 ml Substanz werden mit 50 ml Wasser *R*, das zuvor mit Kaliumhydroxid-Lösung (0,02 mol · l^{-1}) oder mit Salzsäure (0,02 mol · l^{-1}) unter Verwendung von 0,5 ml Bromthymolblau-Lösung *R* 1 auf eine bläulich grüne Färbung eingestellt wurde, versetzt. Bis zum Wiedererreichen der ursprünglichen bläulich grünen Färbung dürfen höchstens 5,0 ml Kaliumhydroxid-Lösung (0,02 mol · l^{-1}) verbraucht werden.

Alkalisch reagierende Substanzen: 50 ml Substanz werden mit 50 ml Wasser *R*, das zuvor mit Kaliumhydroxid-Lösung (0,02 mol · l^{-1}) oder mit Salzsäure (0,02 mol · l^{-1}) unter Verwendung von 0,5 ml Bromthymolblau-Lösung *R* 1 auf eine gelbe Färbung eingestellt wurde, versetzt. Bis zum Wiedererreichen der ursprünglichen gelben Färbung dürfen höchstens 0,5 ml Salzsäure (0,02 mol · l^{-1}) verbraucht werden.

Verwandte Substanzen: Gaschromatographie (2.2.28) mit Hilfe des Verfahrens „Normalisierung"

Untersuchungslösung: die Substanz

Referenzlösung a: Eine Mischung von 1 ml Substanz und 1 ml Dimethylformamid *R* wird mit Dichlormethan *R* zu 20 ml verdünnt.

Referenzlösung b: 1 ml Substanz wird mit Dichlormethan *R* zu 20,0 ml verdünnt. 0,1 ml Lösung werden mit Dichlormethan *R* zu 10,0 ml verdünnt.

Säule
– Material: Quarzglas
– Größe: *l* = 30 m, ⌀ = 0,32 mm
– Stationäre Phase: Macrogol 20 000 *R* (Filmdicke 1 μm)

Trägergas: Stickstoff zur Chromatographie *R*

Lineare Geschwindigkeit: 30 cm · s^{-1}

Splitverhältnis: 1:20

Temperatur

	Zeit (min)	Temperatur (°C)
Säule	0 – 15	80 → 200
Probeneinlass		250
Detektor		250

Detektion: Flammenionisation

Einspritzen: 0,5 μl

Eignungsprüfung
– Auflösung: mindestens 5,0 zwischen den Peaks von Dimethylacetamid und Dimethylformamid im Chromatogramm der Referenzlösung a
– Signal-Rausch-Verhältnis: mindestens 10 für den Hauptpeak im Chromatogramm der Referenzlösung b

Grenzwerte
– Jede Verunreinigung: höchstens 0,1 Prozent
– Summe aller Verunreinigungen: höchstens 0,3 Prozent
– Ohne Berücksichtigung bleiben: Peaks, deren Fläche kleiner ist als die Fläche des Peaks im Chromatogramm der Referenzlösung b (0,05 Prozent)

Schwermetalle (2.4.8): höchstens 10 ppm

4,0 g Substanz werden mit Wasser *R* zu 20,0 ml verdünnt. 12 ml Lösung müssen der Grenzprüfung A entsprechen.

Zur Herstellung der Referenzlösung wird die Blei-Lösung (2 ppm Pb) *R* verwendet.

Nicht flüchtige Bestandteile: höchstens 20 ppm

50 g Substanz werden in einem Rotationsverdampfer bei einem Druck von höchstens 1 kPa im Wasserbad zur Trockne eingedampft. Der Rückstand wird im Trockenschrank bei 170 bis 175 °C getrocknet. Die Masse des Rückstands darf höchstens 1 mg betragen.

Wasser (2.5.32): höchstens 0,1 Prozent, mit 0,100 g Substanz bestimmt

Lagerung

Dicht verschlossen, vor Licht geschützt

Verunreinigungen

A. Essigsäure

B. R = H:
 N,N-Dimethylformamid

C. R = C$_2$H$_5$:
 N,N-Dimethylpropanamid

D. R = CH$_2$–CH$_2$–CH$_3$:
 N,N-Dimethylbutanamid

Die Substanz wird aus natürlichem (2*S*)-7-[[6-*O*-(6-Desoxy-α-L-mannopyranosyl)-β-D-glucopyranosyl]oxy]-5-hydroxy-2-(3-hydroxy-4-methoxyphenyl)-2,3-dihydro-4*H*-1-benzopyran-4-on (Hesperidin) durch Oxidation mit Iod erhalten.

Gehalt: 90,0 bis 102,0 Prozent (wasserfreie Substanz)

Eigenschaften

Aussehen: graugelbes bis hellgelbes, hygroskopisches Pulver

Löslichkeit: praktisch unlöslich in Wasser, löslich in Dimethylsulfoxid, praktisch unlöslich in Ethanol

Die Substanz löst sich in verdünnten Alkalihydroxid-Lösungen.

Prüfung auf Identität

A. IR-Spektroskopie (2.2.24)

Vergleich: Diosmin CRS

B. Die unter „Gehaltsbestimmung" erhaltenen Chromatogramme werden ausgewertet.

Ergebnis: Der Hauptpeak im Chromatogramm der Untersuchungslösung entspricht in Bezug auf Retentionszeit und Größe dem Hauptpeak im Chromatogramm der Referenzlösung a.

Prüfung auf Reinheit

Iod: höchstens 0,1 Prozent

Die Substanz wird nach der Schöniger-Methode (2.5.10) verbrannt. Der Gesamtgehalt an Iod wird mit Hilfe der Potentiometrie, unter Verwendung einer Iodid-selektiven Elektrode (2.2.36), bestimmt.

Untersuchungslösung: 0,100 g Substanz werden in ein Stück Filterpapier gewickelt und an dem Substanzträger angebracht. 50 ml einer Lösung von Hydrazin *R* (0,2 g · l^{-1}) werden in den Kolben gegeben. In den Kolben wird 10 min lang Sauerstoff eingeleitet. Das Filterpapier wird angezündet. Unmittelbar nach der Verbrennung wird der Kolben geschüttelt, um alle Verbrennungsprodukte vollständig zu lösen. Anschließend wird die Lösung 1 h lang gerührt.

Referenzlösung: 2,0 ml einer Lösung von Kaliumiodid *R* (16,6 g · l^{-1}) werden mit Wasser *R* zu 100,0 ml verdünnt. 10,0 ml dieser Lösung werden mit Wasser *R* zu 100,0 ml verdünnt.

30 ml einer Lösung von Kaliumnitrat *R* (200 g · l^{-1}) in Salpetersäure (0,1 mol · l^{-1}) werden in ein Becherglas gegeben. Die Elektroden werden eingetaucht und die Lösung wird 10 min lang gerührt. Das Potential der Lösung (nT_1) muss stabil bleiben. Nach Zusatz von 1 ml Untersuchungslösung wird das Potential der Lösung gemessen (nT_2).

4.06/1611

Diosmin

Diosminum

C$_{28}$H$_{32}$O$_{15}$ *M*$_r$ 609

Definition

7-[[6-*O*-(6-Desoxy-α-L-mannopyranosyl)-β-D-glucopyranosyl]oxy]-5-hydroxy-2-(3-hydroxy-4-methoxyphenyl)-4*H*-1-benzopyran-4-on

30 ml einer Lösung von Kaliumnitrat *R* (200 g · l⁻¹) in Salpetersäure (0,1 mol · l⁻¹) werden in ein Becherglas gegeben. Die Elektroden werden eingetaucht und die Lösung wird 10 min lang gerührt. Das Potential der Lösung (nR_1) muss stabil bleiben. Nach Zusatz von 80 µl Referenzlösung wird das Potential der Lösung gemessen (nR_2).

Der Absolutwert [$nT_2 - nT_1$] darf nicht größer sein als der Absolutwert [$nR_2 - nR_1$].

Verwandte Substanzen: Flüssigchromatographie (2.2.29)

Untersuchungslösung: 25,0 mg Substanz werden in Dimethylsulfoxid *R* zu 25,0 ml gelöst.

Referenzlösung a: 25,0 mg Diosmin CRS werden in Dimethylsulfoxid *R* zu 25,0 ml gelöst.

Referenzlösung b: 5,0 ml Referenzlösung a werden mit Dimethylsulfoxid *R* zu 100,0 ml verdünnt.

Referenzlösung c: 5,0 mg Diosmin zur Eignungsprüfung CRS werden in Dimethylsulfoxid *R* zu 5,0 ml gelöst.

Säule
– Größe: *l* = 0,10 m, ⌀ = 4,6 mm
– Stationäre Phase: octadecylsilyliertes Kieselgel zur Chromatographie *R* (3 µm)
– Temperatur: 40 °C

Mobile Phase: Acetonitril *R*, Essigsäure 99 % *R*, Methanol *R*, Wasser *R* (2:6:28:66 *V/V/V/V*)

Durchflussrate: 1,5 ml · min⁻¹

Detektion: Spektrometer bei 275 nm

Einspritzen: 10-µl-Probenschleife; Untersuchungslösung, Referenzlösungen b und c

Chromatographiedauer: 6fache Retentionszeit von Diosmin

Relative Retention (bezogen auf Diosmin, t_R etwa 4,6 min)
– Verunreinigung A: etwa 0,5
– Verunreinigung B: etwa 0,6
– Verunreinigung C: etwa 0,8
– Verunreinigung D: etwa 2,2
– Verunreinigung E: etwa 2,6
– Verunreinigung F: etwa 4,5

Eignungsprüfung: Referenzlösung c
– Auflösung: mindestens 2,5 zwischen den Peaks der Verunreinigungen B und C

Grenzwerte
– Korrekturfaktoren: Für die Berechnung der Gehalte werden die Peakflächen folgender Verunreinigungen mit dem entsprechenden Korrekturfaktor multipliziert:
  – Verunreinigung A: 0,38
  – Verunreinigung F: 0,61
– Verunreinigung A: nicht größer als das 0,2fache der Fläche des Hauptpeaks im Chromatogramm der Referenzlösung b (1 Prozent)
– Verunreinigung B: nicht größer als die Fläche des Hauptpeaks im Chromatogramm der Referenzlösung b (5 Prozent)
– Verunreinigung C: nicht größer als das 0,6fache der Fläche des Hauptpeaks im Chromatogramm der Referenzlösung b (3 Prozent)
– Verunreinigung E: nicht größer als das 0,6fache der Fläche des Hauptpeaks im Chromatogramm der Referenzlösung b (3 Prozent)
– Verunreinigung F: nicht größer als das 0,6fache der Fläche des Hauptpeaks im Chromatogramm der Referenzlösung b (3 Prozent)
– Jede weitere Verunreinigung: jeweils nicht größer als das 0,2fache der Fläche des Hauptpeaks im Chromatogramm der Referenzlösung b (1 Prozent)
– Summe aller weiteren Verunreinigungen und Verunreinigung A: nicht größer als das 0,2fache der Fläche des Hauptpeaks im Chromatogramm der Referenzlösung b (1 Prozent)
– Summe aller Verunreinigungen: nicht größer als das 2fache der Fläche des Hauptpeaks im Chromatogramm der Referenzlösung b (10 Prozent)
– Ohne Berücksichtigung bleiben: Peaks, deren Fläche kleiner ist als das 0,02fache der Fläche des Hauptpeaks im Chromatogramm der Referenzlösung b (0,1 Prozent)

Schwermetalle (2.4.8): höchstens 20 ppm

2,0 g Substanz müssen der Grenzprüfung C entsprechen. Zur Herstellung der Referenzlösung werden 4,0 ml Blei-Lösung (10 ppm Pb) *R* verwendet.

Wasser (2.5.12): höchstens 6,0 Prozent, mit 0,300 g Substanz bestimmt

Sulfatasche (2.4.14): höchstens 0,2 Prozent, mit 1,0 g Substanz bestimmt

Gehaltsbestimmung

Flüssigchromatographie (2.2.29) wie unter „Verwandte Substanzen" beschrieben

Einspritzen: Untersuchungslösung, Referenzlösung a

Lagerung

Dicht verschlossen

Verunreinigungen

A. 1-(3-Hydroxy-4-methoxyphenyl)ethanon (Acetoisovanillon)

B. (2S)-7-[[6-O-(6-Desoxy-α-L-mannopyranosyl)-β-D-glucopyranosyl]oxy]-5-hydroxy-2-(3-hydroxy-4-methoxyphenyl)-2,3-dihydro-4H-1-benzopyran-4-on (Hesperidin)

C. R1 = R3 = H, R2 = OH:
7-[[6-O-(6-Desoxy-α-L-mannopyranosyl)-β-D-glucopyranosyl]oxy]-5-hydroxy-2-(4-hydroxyphenyl)-4H-1-benzopyran-4-on (Isorhoifin)

D. R1 = OH, R2 = OCH₃, R3 = I:
7-[[6-O-(6-Desoxy-α-L-mannopyranosyl)-β-D-glucopyranosyl]oxy]-5-hydroxy-2-(3-hydroxy-4-methoxyphenyl)-6-iod-4H-1-benzopyran-4-on (6-Ioddiosmin)

E. R1 = R3 = H, R2 = OCH₃:
7-[[6-O-(6-Desoxy-α-L-mannopyranosyl)-β-D-glucopyranosyl]oxy]-5-hydroxy-2-(4-methoxyphenyl)-4H-1-benzopyran-4-on (Linarin)

F. 5,7-Dihydroxy-2-(3-hydroxy-4-methoxyphenyl)-4H-1-benzopyran-4-on (Diosmetin)

4.06/1199

Dipyridamol

Dipyridamolum

$C_{24}H_{40}N_8O_4$ M_r 504,6

Definition

Dipyridamol enthält mindestens 98,5 und höchstens 101,5 Prozent 2,2′,2″,2‴-[[4,8-Di(piperidin-1-yl)pyrimido[5,4-d]pyrimidin-2,6-diyl]dinitrilo]tetraethanol, berechnet auf die getrocknete Substanz.

Eigenschaften

Leuchtend gelbes, kristallines Pulver; praktisch unlöslich in Wasser, leicht löslich in Aceton, löslich in wasserfreiem Ethanol, praktisch unlöslich in Ether

Die Substanz löst sich in verdünnten Mineralsäuren.

Prüfung auf Identität

1: C
2: A, B, D

A. Schmelztemperatur (2.2.14): 162 bis 168 °C

B. 10 mg Substanz werden in einer Mischung von 1 Volumteil Salzsäure (0,1 mol · l⁻¹) und 9 Volumteilen Methanol R zu 50,0 ml gelöst. 5,0 ml Lösung werden mit einer Mischung von 1 Volumteil Salzsäure (0,1 mol · l⁻¹) und 9 Volumteilen Methanol R zu 100,0 ml verdünnt. Diese Lösung, zwischen 220 und 350 nm gemessen, zeigt Absorptionsmaxima (2.2.25) bei 232 und 284 nm. Das Verhältnis der Absorption im Maximum bei 284 nm zu der im Maximum bei 232 nm liegt zwischen 1,25 und 1,45.

C. Die Prüfung erfolgt mit Hilfe der IR-Spektroskopie (2.2.24) durch Vergleich des Spektrums der Substanz mit dem von Dipyridamol CRS. Die Prüfung erfolgt mit Hilfe von Presslingen aus Kaliumbromid R.

D. Werden etwa 5 mg Substanz in einer Mischung von 0,1 ml Salpetersäure R und 2 ml Schwefelsäure R gelöst, entwickelt sich eine intensive, violette Färbung.

Prüfung auf Reinheit

Verwandte Substanzen: Die Prüfung erfolgt mit Hilfe der Flüssigchromatographie (2.2.29).

Untersuchungslösung: 10,0 mg Substanz werden in der mobilen Phase zu 20,0 ml gelöst.

Referenzlösung a: 1,0 ml Untersuchungslösung wird mit der mobilen Phase zu 20,0 ml verdünnt. 5,0 ml dieser Lösung werden mit der mobilen Phase zu 50,0 ml verdünnt.

Referenzlösung b: 10,0 mg Diltiazemhydrochlorid *CRS* werden in der mobilen Phase zu 10,0 ml gelöst. 1,0 ml Lösung wird mit der Referenzlösung a zu 20,0 ml verdünnt.

Die Chromatographie kann durchgeführt werden mit
- einer Säule aus rostfreiem Stahl von 0,25 m Länge und 4,6 mm innerem Durchmesser, gepackt mit octylsilyliertem Kieselgel zur Chromatographie *R* (5 μm)
- einer wie folgt hergestellten Mischung als mobile Phase bei einer Durchflussrate von 1,3 ml je Minute: 0,504 g Kaliumdihydrogenphosphat *R* werden in 370 ml Wasser *R* gelöst, die Lösung wird mit Phosphorsäure 85 % *R* auf einen pH-Wert von 3,0 eingestellt und mit 80 ml Acetonitril *R* und 550 ml Methanol *R* versetzt
- einem Spektrometer als Detektor bei einer Wellenlänge von 290 nm.

Die Temperatur der Säule wird bei 30 °C gehalten.

20 μl jeder Lösung werden eingespritzt. Die Chromatographie der Untersuchungslösung erfolgt über eine Dauer, die der 9fachen Retentionszeit von Dipyridamol entspricht. Die Prüfung darf nur ausgewertet werden, wenn im Chromatogramm der Referenzlösung b die Auflösung zwischen den Peaks von Diltiazem und Dipyridamol mindestens 2,0 beträgt. Im Chromatogramm der Untersuchungslösung darf keine Peakfläche, mit Ausnahme der des Hauptpeaks, größer sein als die Peakfläche im Chromatogramm der Referenzlösung a (0,5 Prozent) und die Summe dieser Peakflächen darf nicht größer sein als das 2fache der Peakfläche im Chromatogramm der Referenzlösung a (1 Prozent). Peaks, deren Fläche kleiner ist als das 0,1fache der Peakfläche im Chromatogramm der Referenzlösung a, werden nicht berücksichtigt.

Chlorid (2.4.4): 0,250 g Substanz werden mit 10 ml Wasser *R* versetzt. Nach kräftigem Schütteln wird die Mischung filtriert. Das Filter wird mit 5 ml Wasser *R* gewaschen. Das Filtrat wird mit Wasser *R* zu 15 ml verdünnt. Die Lösung muss der Grenzprüfung auf Chlorid entsprechen (200 ppm).

Trocknungsverlust (2.2.32): höchstens 0,5 Prozent, mit 1,000 g Substanz durch Trocknen im Trockenschrank bei 100 bis 105 °C bestimmt

Sulfatasche (2.4.14): höchstens 0,1 Prozent, mit 1,0 g Substanz bestimmt

Gehaltsbestimmung

0,400 g Substanz, in 70 ml Methanol *R* gelöst, werden mit Perchlorsäure (0,1 mol · l^{-1}) titriert. Der Endpunkt wird mit Hilfe der Potentiometrie (2.2.20) bestimmt.

1 ml Perchlorsäure (0,1 mol · l^{-1}) entspricht 50,46 mg $C_{24}H_{40}N_8O_4$.

Lagerung

Vor Licht geschützt

Verunreinigungen

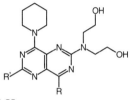

A. R = R′ = NC_5H_{10}:
   2,2′-[[4,6,8-Tri(piperidin-1-yl)pyrimido[5,4-*d*]pyrimidin-2-yl]nitrilo]diethanol

B. R = R′ = $N(CH_2–CH_2OH)_2$:
   2,2′,2″,2‴,2⁗,2⁗′-[[8-(Piperidin-1-yl)pyrimido[5,4-*d*]pyrimidin-2,4,6-triyl]trinitrilo]hexaethanol

C. R = NC_5H_{10}, R′ = Cl:
   2,2′-[[2-Chlor-4,8-di(piperidin-1-yl)pyrimido[5,4-*d*]pyrimidin-6-yl]nitrilo]diethanol

---

4.06/1880

Dostenkraut
Origani herba

Definition

Die von den Stängeln getrennten getrockneten Blätter und Blüten von *Origanum onites* L., *Origanum vulgare* L. ssp. *hirtum* (Link) Ietsw. oder einer Mischung beider Arten

Gehalt: mindestens 25 ml · kg^{-1} ätherisches Öl und mindestens 1,5 Prozent Carvacrol und Thymol (beide $C_{10}H_{14}O$; M_r 150,2), bezogen auf die wasserfreie Droge

Eigenschaften

Makroskopische und mikroskopische Merkmale werden unter „Prüfung auf Identität, A und B" beschrieben.

Prüfung auf Identität

A. *Origanum onites:* Das Blatt ist gelblich grün, gewöhnlich 4 bis 22 mm lang und 3 bis 14 mm breit, hat einen langen oder kurzen Blattstiel oder ist sitzend. Die Blattspreite ist eiförmig, elliptisch oder eiförmig-lanzettlich, ganzrandig oder gesägt, die Blattspitze spitz oder stumpf. Die Nervatur ist gelblich und an der Blattoberseite deutlich sichtbar. Blüten liegen einzeln oder als Teile von Trugdolden vor. Der Kelch ist hochblattartig und unscheinbar. Die Blütenkrone ist an der Spitze der Infloreszenzen und bei Einzelblüten weiß oder unscheinbar. Die Hochblätter sind dachziegelartig angeordnet und ähnlich grün wie die Blätter. Die Droge enthält gelbliche oder gelblich braune Stängelteile.

Origanum vulgare (ssp. *hirtum*): Das Blatt ist grün, gewöhnlich 3 bis 28 mm lang und 2,5 bis 19 mm breit, gestielt oder sitzend. Die Blattspreite ist eiförmig oder eiförmig-elliptisch, ganzrandig oder gesägt, die Blattspitze spitz oder stumpf. Blüten sind selten, finden sich als Teile von Trugdolden. Die Hochblätter sind grünlich gelb und dachziegelartig angeordnet. Der Kelch hat die Form einer Blütenkrone und ist unscheinbar. Die Blütenkrone ist weiß und die Spitzen der Infloreszenzen sind wenig auffallend oder unscheinbar.

B. Die Droge wird pulverisiert (355). Das Pulver ist grün (*O. vulgare*) oder gelblich grün (*O. onites*). Die Prüfung erfolgt unter dem Mikroskop, wobei Chloralhydrat-Lösung *R* verwendet wird. Die Deckhaare sind entweder vom Lamiaceen-Typ oder kurz, einzellig und selten kegelförmig; die kegelförmigen Haare erscheinen wie spitze Zähne und sind bei *O. vulgare* reichlicher vorhanden. Deckhaare von *O. vulgare* sind dickwandig. Deckhaare von *O. onites* enthalten prismatische Calciumoxalatkristalle, die von *O. vulgare* winzige Nadeln. Die Kutikula der Deckhaare bei *O. onites* ist glatt, bei *O. vulgare* warzig. Bruchstücke der Blattepidermis haben Zellen mit buchtigen Wänden und Spaltöffnungen vom diacytischen Typ (2.8.3); die Zellen der oberen Epidermis sind bei *O. vulgare* perlschnurartig. Die Drüsenschuppen bestehen aus 8 bis 16 Zellen (12 bei *O. vulgare*). Drüsenhaare sind bei *O. onites* zahlreich, bei *O. vulgare* selten, haben ein 1-zelliges Köpfchen und einen 1-zelligen, 2-zelligen oder 3-zelligen (bei *O. vulgare* einen 2-zelligen oder 3-zelligen) Stiel. Die Pollenkörner sind glatt und kugelig und bei *O. onites* reichlicher vorhanden.

C. Dünnschichtchromatographie (2.2.27)

Untersuchungslösung: 1,0 g pulverisierte Droge (355) wird mit 5 ml Dichlormethan *R* versetzt, 3 min lang geschüttelt und über etwa 2 g wasserfreiem Natriumsulfat *R* abfiltriert.

Referenzlösung: 1 mg Thymol *R* und 10 μl Carvacrol *R* werden in 10 ml Dichlormethan *R* gelöst.

Platte: DC-Platte mit Kieselgel *R*

Fließmittel: Dichlormethan *R*

Auftragen: 20 μl; bandförmig

Laufstrecke: 15 cm

Trocknen: an der Luft

Detektion: Die Platte wird mit Anisaldehyd-Reagenz *R* besprüht, wobei für eine Platte von 200 × 200 mm 10 ml Reagenz verwendet werden, und 10 min lang bei 100 bis 105 °C erhitzt.

Ergebnis: Die Zonenfolge in den Chromatogrammen von Referenzlösung und Untersuchungslösung ist aus den nachstehenden Angaben ersichtlich. Im Chromatogramm der Untersuchungslösung sind im unteren Drittel und im oberen Teil weitere Zonen vorhanden.

Oberer Plattenrand	
	eine bläulich purpurrote Zone
	eine blassgrüne Zone
Thymol: eine rosa Zone	eine rosa Zone (Thymol)
Carvacrol: eine hellviolette Zone	eine hellviolette Zone (Carvacrol)
	eine blasspurpurrote Zone
	eine graue Zone
	eine blassgrüne Zone
	eine bläulich purpurrote Zone
	eine intensive, braune Zone
Referenzlösung	**Untersuchungslösung**

Prüfung auf Reinheit

Fremde Bestandteile (2.8.2): höchstens 2 Prozent

Wasser (2.2.13): höchstens 120 ml · kg^{-1}, mit 20,0 g pulverisierter Droge (355) bestimmt

Asche (2.4.16): höchstens 15,0 Prozent

Salzsäureunlösliche Asche (2.8.1): höchstens 4,0 Prozent

Gehaltsbestimmung

Ätherisches Öl (2.8.12): Die Bestimmung erfolgt unter Verwendung von 30,0 g Droge, einem 1000-ml-Rundkolben und 400 ml Wasser *R* als Destillationsflüssigkeit. Die Destillation erfolgt 2 h lang ohne Xylol *R* als Vorlage mit einer Geschwindigkeit von 2 bis 3 ml je Minute.

Carvacrol und Thymol: Gaschromatographie (2.2.28) mit Hilfe des Verfahrens „Normalisierung"

Untersuchungslösung: Das unter „Ätherisches Öl" erhaltene Öl wird über eine kleine Menge von wasserfreiem Natriumsulfat *R* filtriert und mit Hexan *R* unter Waschen von Apparatur und wasserfreiem Natriumsulfat zu 5,0 ml verdünnt.

Das folgende Chromatogramm dient zur Information.

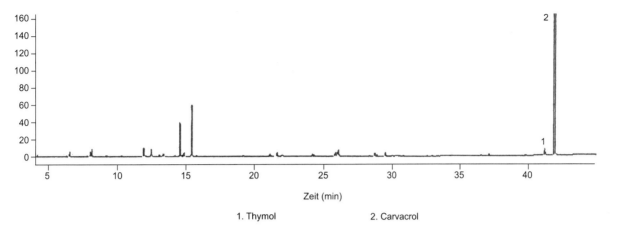

Abb. 1880-1: Chromatogramm für die Gehaltsbestimmung „Carvacrol und Thymol" von Dostenkraut

Referenzlösung: 0,20 g Thymol *R* und 50 mg Carvacrol *R* werden in Hexan *R* zu 5,0 ml gelöst.

Säule
- Material: Quarzglas
- Größe: l = 60 m, $\varnothing$ = 0,25 mm
- Stationäre Phase: Macrogol 20 000 *R* (Filmdicke 0,25 µm)

Trägergas: Stickstoff zur Chromatographie *R* oder Helium zur Chromatographie *R*

Durchflussrate: 1,5 ml · min^{-1}

Splitverhältnis: 1:100

Temperatur

	Zeit (min)	Temperatur (°C)
Säule	0 – 45	40 → 250
Probeneinlass		190
Detektor		210

Detektion: Flammenionisation

Einspritzen: 0,2 µl

Reihenfolge der Elution: Die Substanzen werden in der gleichen Reihenfolge wie bei der Herstellung der Referenzlösung angegeben eluiert. Die Retentionszeiten dieser Substanzen werden aufgezeichnet.

Eignungsprüfung: Referenzlösung
- Auflösung: mindestens 1,5 zwischen den Peaks von Thymol und Carvacrol

Mit Hilfe der im Chromatogramm der Referenzlösung erhaltenen Retentionszeiten werden im Chromatogramm der Untersuchungslösung die Bestandteile der Referenzlösung lokalisiert. Der Prozentgehalt an Carvacrol und Thymol wird bestimmt.

Der Hexan-Peak wird nicht berücksichtigt.

4.06/1096

Doxepinhydrochlorid
Doxepini hydrochloridum

$C_{19}H_{22}ClNO$ M_r 315,8

Definition

Doxepinhydrochlorid enthält mindestens 98,0 und höchstens 101,0 Prozent (*E*)-3-(Dibenzo[*b*,*e*]oxepin-11(6*H*)-yliden)-*N*,*N*-dimethylpropan-1-amin-hydro= chlorid, berechnet auf die getrocknete Substanz.

Eigenschaften

Weißes bis fast weißes, kristallines Pulver; leicht löslich in Wasser, Dichlormethan und Ethanol

Prüfung auf Identität

1: C, E
2: A, B, D, E

A. Schmelztemperatur (2.2.14): 185 bis 191 °C

B. 50,0 mg Substanz werden in einer Lösung von Salzsäure *R* (1 g · l^{-1}) in Methanol *R* zu 100,0 ml gelöst. 5,0 ml Lösung werden mit einer Lösung von Salzsäure *R* (1 g · l^{-1}) in Methanol *R* zu 50,0 ml verdünnt. Diese Lösung, zwischen 230 und 350 nm gemessen, zeigt ein Absorptionsmaximum (2.2.25) bei 297 nm. Die spezifische Absorption, im Maximum gemessen, liegt zwischen 128 und 142.

C. Die Prüfung erfolgt mit Hilfe der IR-Spektroskopie (2.2.24) durch Vergleich des Spektrums der Substanz mit dem Doxepinhydrochlorid-Referenzspektrum der Ph. Eur.

D. Werden etwa 5 mg Substanz in 2 ml Schwefelsäure R gelöst, entsteht eine dunkelrote Färbung.

E. Die Prüflösung (siehe „Prüfung auf Reinheit") gibt die Identitätsreaktion a auf Chlorid (2.3.1).

Prüfung auf Reinheit

Prüflösung: 1,5 g Substanz werden in kohlendioxidfreiem Wasser R zu 30 ml gelöst.

Aussehen der Lösung: 10 ml Prüflösung werden mit Wasser R zu 25 ml verdünnt. Diese Lösung muss klar (2.2.1) und farblos (2.2.2, Methode II) sein.

Sauer reagierende Substanzen: 10 ml Prüflösung werden mit 0,1 ml Methylrot-Lösung R versetzt. Bis zum Farbumschlag nach Gelb dürfen höchstens 0,1 ml Natriumhydroxid-Lösung (0,1 mol · l^{-1}) verbraucht werden.

Verwandte Substanzen: Die Prüfung erfolgt mit Hilfe der Dünnschichtchromatographie (2.2.27) unter Verwendung von DC-Platten mit Kieselgel F$_{254}$ R (2 bis 10 µm) mit einer Konzentrierungszone.

Untersuchungslösung: 0,10 g Substanz werden in Methanol R zu 10 ml gelöst.

Referenzlösung a: 10,0 mg Doxepin-Verunreinigung A CRS werden in Methanol R gelöst. Die Lösung wird mit 1 ml Untersuchungslösung versetzt und anschließend mit Methanol R zu 10 ml verdünnt. 1,0 ml dieser Lösung wird mit Methanol R zu 50 ml verdünnt.

Referenzlösung b: 10,0 mg Doxepin-Verunreinigung B CRS werden in Methanol R gelöst. Die Lösung wird mit 1 ml Untersuchungslösung versetzt und anschließend mit Methanol R zu 10 ml verdünnt. 1,0 ml dieser Lösung wird mit Methanol R zu 50 ml verdünnt.

Referenzlösung c: 10,0 mg Doxepin-Verunreinigung B CRS werden in Methanol R zu 200 ml gelöst.

Auf eine erste Platte (Platte A) werden je 2 µl Untersuchungslösung und Referenzlösung a aufgetragen. Die Chromatographie erfolgt mit einer Mischung von 30 Volumteilen Ethylmethylketon R und 60 Volumteilen Heptan R über eine Laufstrecke von 5 cm. Doxepin verbleibt an der Startlinie.

Auf eine zweite Platte (Platte B) werden 2 µl Untersuchungslösung und je 2 µl Referenzlösung b und c aufgetragen. Die Chromatographie erfolgt mit einer Mischung von 10 Volumteilen Methanol R und 90 Volumteilen Dichlormethan R über eine Laufstrecke von 5 cm.

Die Platten werden im Kaltluftstrom getrocknet. Anschließend werden die Platten mit einer Lösung besprüht, die wie folgt hergestellt wird: 20 g Zinkchlorid R werden in 30 ml Essigsäure 99 % R gelöst. Nach Zusatz von 3 ml Phosphorsäure 85 % R und 0,80 ml Wasserstoffperoxid-Lösung 30 % R wird die Lösung mit Wasser R zu 60 ml verdünnt. Die Platten werden 15 min lang bei 120 °C erhitzt und anschließend sofort im ultravioletten Licht bei 365 nm ausgewertet.

Platte A: Ein der Verunreinigung A entsprechender Fleck im Chromatogramm der Untersuchungslösung darf nicht größer oder intensiver sein als der entsprechende Fleck im Chromatogramm der Referenzlösung a (0,2 Prozent). Kein im Chromatogramm der Untersuchungslösung auftretender Nebenfleck, mit Ausnahme des der Verunreinigung A entsprechenden Flecks, darf größer oder intensiver sein als die Flecke im Chromatogramm der Referenzlösung a (0,2 Prozent).

Platte B: Ein der Verunreinigung C entsprechender Fleck (R_f etwa 0,12) im Chromatogramm der Untersuchungslösung darf nicht größer oder intensiver sein als der Fleck im Chromatogramm der Referenzlösung c (0,5 Prozent), und ein der Verunreinigung B entsprechender Fleck im Chromatogramm der Untersuchungslösung darf nicht größer oder intensiver sein als der entsprechende Fleck im Chromatogramm der Referenzlösung b (0,2 Prozent). Kein im Chromatogramm der Untersuchungslösung auftretender Nebenfleck, mit Ausnahme der den Verunreinigungen B und C entsprechenden Flecke, darf größer oder intensiver sein als die Flecke im Chromatogramm der Referenzlösung b (0,2 Prozent).

Die Prüfung darf nur ausgewertet werden, wenn die Chromatogramme der Referenzlösungen a und b deutlich sichtbare und voneinander getrennte Hauptflecke zeigen.

Z-Isomer: 13,0 bis 18,5 Prozent

Die Prüfung erfolgt mit Hilfe der Flüssigchromatographie (2.2.29).

Untersuchungslösung: 20,0 mg Substanz werden in der mobilen Phase zu 20,0 ml gelöst. 1,0 ml Lösung wird mit der mobilen Phase zu 10,0 ml verdünnt.

Die Chromatographie kann durchgeführt werden mit
- einer Säule aus rostfreiem Stahl von 0,12 m Länge und 4 mm innerem Durchmesser, gepackt mit octylsilyliertem Kieselgel zur Chromatographie R (5 µm), sphärisch, mit einer spezifischen Oberfläche von 220 m^2 · g^{-1} und einer Porengröße von 80 nm
- einer Mischung von 30 Volumteilen Methanol R und 70 Volumteilen einer Lösung von Natriumdihydrogenphosphat R (30 g · l^{-1}), die zuvor mit Phosphorsäure 85 % R auf einen pH-Wert von 2,5 eingestellt wurde, als mobile Phase bei einer Durchflussrate von 1 ml je Minute
- einem Spektrometer als Detektor bei einer Wellenlänge von 254 nm.

Die Temperatur der Säule wird bei 50 °C gehalten.

20 µl Untersuchungslösung werden eingespritzt. Die Empfindlichkeit des Systems wird so eingestellt, dass die Höhe des Hauptpeaks im Chromatogramm mindestens 50 Prozent des maximalen Ausschlags beträgt. Die Prüfung darf nur ausgewertet werden, wenn die Auflösung zwischen dem ersten Peak (*E*-Isomer) und dem zweiten Peak (*Z*-Isomer) mindestens 1,5 beträgt.

Das Verhältnis der Peakflächen von *E*-Isomer zu *Z*-Isomer muss zwischen 4,4 und 6,7 liegen.

Schwermetalle (2.4.8): 1,0 g Substanz muss der Grenzprüfung D entsprechen (20 ppm). Zur Herstellung der Referenzlösung werden 2 ml Blei-Lösung (10 ppm Pb) *R* verwendet.

Trocknungsverlust (2.2.32): höchstens 0,5 Prozent, mit 1,000 g Substanz durch Trocknen im Trockenschrank bei 100 bis 105 °C bestimmt

Sulfatasche (2.4.14): höchstens 0,1 Prozent, mit 1,0 g Substanz bestimmt

Gehaltsbestimmung

0,250 g Substanz, in einer Mischung von 5 ml wasserfreier Essigsäure *R* und 35 ml Acetanhydrid *R* gelöst, werden nach Zusatz von 0,2 ml Kristallviolett-Lösung *R* mit Perchlorsäure (0,1 mol · l^{-1}) bis zum Farbumschlag von Blau nach Grün titriert.

1 ml Perchlorsäure (0,1 mol · l^{-1}) entspricht 31,58 mg $C_{19}H_{22}ClNO$.

Lagerung

Vor Licht geschützt

Verunreinigungen

A. Dibenzo[*b,e*]oxepin-11(6*H*)-on

B. (11*RS*)-11-[3-(Dimethylamino)propyl]-6,11-dihydrodibenzo[*b,e*]oxepin-11-ol

C. (*E*)-3-(Dibenzo[*b,e*]oxepin-11(6*H*)-yliden)-*N*-methylpropan-1-amin

D. (*Z*)-3-(Dibenzo[*b,e*]oxepin-11(6*H*)-yliden)-*N,N*-dimethylpropan-1-amin

E

Ebastin 5125	Enzianwurzel 5128
Eisen(III)-chlorid-Hexahydrat 5126	Erythromycin 5129
Enziantinktur 5127	Eucalyptusöl 5132

4.06/2015

Ebastin

Ebastinum

$C_{32}H_{39}NO_2$ M_r 469,7

Definition

1-[4-(1,1-Dimethylethyl)phenyl]-4-[4-(diphenylmeth= oxy)piperidin-1-yl]butan-1-on

Gehalt: 99,0 bis 101,0 Prozent (wasserfreie Substanz)

Eigenschaften

Aussehen: weißes, kristallines Pulver

Löslichkeit: praktisch unlöslich in Wasser, sehr leicht löslich in Dichlormethan, wenig löslich in Methanol

Schmelztemperatur: etwa 86 °C

Prüfung auf Identität

IR-Spektroskopie (2.2.24)

Vergleich: Ebastin-Referenzspektrum der Ph. Eur.

Prüfung auf Reinheit

Verwandte Substanzen: Flüssigchromatographie (2.2.29)

Die Lösungen sind vor Licht zu schützen.

Lösung A: 35 Volumteile Acetonitril *R* und 65 Volumteile einer Lösung von Phosphorsäure 85 % *R* (1,1 g · l⁻¹), die zuvor mit einer Lösung von Natriumhydroxid *R* (40 g · l⁻¹) auf einen pH-Wert von 5,0 eingestellt wurde, werden gemischt.

Untersuchungslösung: 0,125 g Substanz werden in der Lösung A zu 50,0 ml gelöst.

Referenzlösung a: 5,0 mg Ebastin-Verunreinigung C CRS und 5,0 mg Ebastin-Verunreinigung D CRS werden in der Lösung A zu 20,0 ml gelöst. 1,0 ml Lösung wird mit der Lösung A zu 100,0 ml verdünnt.

Referenzlösung b: 1,0 ml Untersuchungslösung wird mit der Lösung A zu 100,0 ml verdünnt. 1,0 ml dieser Lösung wird mit der Lösung A zu 10,0 ml verdünnt.

Säule
- Größe: l = 0,25 m, $\emptyset$ = 4,6 mm
- Stationäre Phase: cyanopropylsilyliertes Kieselgel zur Chromatographie *R* (5 μm)

Mobile Phase: Lösung A
Der Prozentgehalt an Acetonitril wird zwischen 30 und 40 Prozent (V/V) eingestellt, um für Ebastin eine Retentionszeit von etwa 110 min zu erreichen.

Durchflussrate: 1 ml · min⁻¹

Detektion: Spektrometer bei 210 nm

Einspritzen: 10 μl

Chromatographiedauer: 1,4fache Retentionszeit von Ebastin

Relative Retention (bezogen auf Ebastin)
- Verunreinigung A: etwa 0,04
- Verunreinigung B: etwa 0,05
- Verunreinigung D: etwa 0,20
- Verunreinigung C: etwa 0,22
- Verunreinigung F: etwa 0,42
- Verunreinigung G: etwa 0,57
- Verunreinigung E: etwa 1,14

Eignungsprüfung: Referenzlösung a
- Auflösung: mindestens 2,0 zwischen den Peaks von Verunreinigung D und Verunreinigung C

Grenzwerte
- Verunreinigungen A, B, C, D, E, F, G: jeweils nicht größer als die Fläche des Hauptpeaks im Chromatogramm der Referenzlösung b (0,1 Prozent)
- Jede weitere Verunreinigung: jeweils nicht größer als die Fläche des Hauptpeaks im Chromatogramm der Referenzlösung b (0,1 Prozent)
- Summe aller Verunreinigungen: nicht größer als das 4fache der Fläche des Hauptpeaks im Chromatogramm der Referenzlösung b (0,4 Prozent)
- Ohne Berücksichtigung bleiben: Peaks, deren Fläche kleiner ist als das 0,5fache der Fläche des Hauptpeaks im Chromatogramm der Referenzlösung b (0,05 Prozent)

Sulfat (2.4.13): höchstens 100 ppm

2,5 g Substanz werden in 25 ml verdünnter Salpetersäure *R* suspendiert. Die Suspension wird 10 min lang zum Rückfluss erhitzt, abgekühlt und filtriert. 15 ml Filtrat müssen der Grenzprüfung auf Sulfat entsprechen.

Wasser (2.5.12): höchstens 0,5 Prozent, mit 0,500 g Substanz bestimmt

Sulfatasche (2.4.14): höchstens 0,1 Prozent, mit 1,0 g Substanz bestimmt

Gehaltsbestimmung

0,350 g Substanz, in 50 ml Essigsäure 99 % *R* gelöst, werden mit Perchlorsäure (0,1 mol · l⁻¹) titriert. Der Endpunkt wird mit Hilfe der Potentiometrie (2.2.20) bestimmt.

1 ml Perchlorsäure (0,1 mol · l⁻¹) entspricht 46,97 mg $C_{32}H_{39}NO_2$.

Lagerung

Vor Licht geschützt

Verunreinigungen

A. R1–H:
Diphenylmethanol
(Benzhydrol)

B. R2–CH₃:
1-[4-(1,1-Dimethylethyl)phenyl]ethanon

C. 4-(Diphenylmethoxy)piperidin

D. 1-[4-(1,1-Dimethylethyl)phenyl]-4-(4-hydroxypipe= ridin-1-yl)butan-1-on

E. 1-[4-(1,1-Dimethylpropyl)phenyl]-4-[4-(diphenyl= methoxy)piperidin-1-yl]butan-1-on

F. 1-[4-(1,1-Dimethylethyl)phenyl]-4-[cis-4-(diphenyl= methoxy)-1-oxidopiperidin-1-yl]butan-1-on

G. 1-[4-(1,1-Dimethylethyl)phenyl]-4-[trans-4-(diphe= nylmethoxy)-1-oxidopiperidin-1-yl]butan-1-on

4.06/1515

Eisen(III)-chlorid-Hexahydrat

Ferri chloridum hexahydricum

$FeCl_3 \cdot 6\ H_2O$ M_r 270,3

Definition

Eisen(III)-chlorid-Hexahydrat enthält mindestens 98,0 und höchstens 102,0 Prozent $FeCl_3 \cdot 6\ H_2O$.

Eigenschaften

Kristalline Masse oder Kristalle, orangegelb bis bräunlich gelb, sehr hygroskopisch; sehr leicht löslich in Wasser und Ethanol, leicht löslich in Glycerol

Prüfung auf Identität

A. Die Substanz gibt die Identitätsreaktion a auf Chlorid (2.3.1).

B. Die Substanz gibt die Identitätsreaktion c auf Eisen (2.3.1).

Prüfung auf Reinheit

Prüflösung: 10 g Substanz werden in destilliertem Wasser *R* zu 100 ml gelöst.

Sauer reagierende Substanzen: In einem geeigneten Polyethylengefäß werden 3,0 g Kaliumfluorid *R* in 15 ml Wasser *R* gelöst. Die Titration erfolgt mit Natriumhydroxid-Lösung (0,1 mol · l⁻¹) unter Verwendung von 0,1 ml Phenolphthalein-Lösung *R* bis zum Umschlag nach Rosa. Nach Zusatz von 10 ml Prüflösung wird die Mischung 3 h lang stehen gelassen und anschließend filtriert. 12,5 ml des Filtrats werden verwendet. Bis zum Umschlag nach Rosa dürfen höchstens 0,30 ml Natriumhydroxid-Lösung (0,1 mol · l⁻¹) verbraucht werden.

Freies Chlor: 5 ml Prüflösung werden erhitzt. Das Gas darf iodidhaltiges Stärke-Papier *R* nicht blau färben.

Sulfat (2.4.13): 15 ml Prüflösung werden im Wasserbad erhitzt, mit 5 ml konzentrierter Natriumhydroxid-Lösung *R* versetzt und nach dem Erkalten filtriert. Das Filtrat wird mit Salzsäure *R* 1 gegen blaues Lackmuspapier *R* neutralisiert und auf 15 ml eingedampft. Diese Lösung muss der Grenzprüfung auf Sulfat entsprechen (100 ppm).

Eisen(II)-Ionen: 10 ml Prüflösung werden mit 1 ml Wasser R, 0,05 ml Kaliumhexacyanoferrat(III)-Lösung R und anschließend mit 4 ml Phosphorsäure 85 % R versetzt. Nach 10 min darf eine Blaufärbung der zu prüfenden Lösung nicht intensiver sein als die einer Vergleichslösung, die gleichzeitig und unter gleichen Bedingungen unter Verwendung von 10 ml Wasser R und 1 ml einer frisch bereiteten Lösung von Eisen(II)-sulfat R (0,250 g · l^{-1}) hergestellt wurde (50 ppm Eisen).

Schwermetalle (2.4.8): 1,0 g Substanz wird in 10 ml Salzsäure R 1 gelöst. Die Lösung wird mit 2 ml Wasserstoffperoxid-Lösung 30 % R versetzt und auf 5 ml eingedampft. Nach dem Erkalten wird die Lösung mit Salzsäure R 1 zu 20 ml verdünnt, in einen Scheidetrichter überführt und 3-mal, jeweils 3 min lang, mit je 20 ml Isobutylmethylketon R 1 ausgeschüttelt. Die untere Phase wird abgetrennt, durch Eindampfen auf die Hälfte ihres Volumens reduziert und mit Wasser R zu 25 ml verdünnt. 10 ml Lösung werden mit verdünnter Ammoniak-Lösung R 1 gegen rotes Lackmuspapier R neutralisiert und mit Wasser R zu 20 ml verdünnt. 12 ml dieser Lösung müssen der Grenzprüfung A entsprechen (50 ppm). Zur Herstellung der Referenzlösung wird die Blei-Lösung (1 ppm Pb) R verwendet.

Gehaltsbestimmung

In einem Erlenmeyerkolben mit Schliffstopfen werden 0,200 g Substanz in 20 ml Wasser R gelöst. Nach Zusatz von 10 ml verdünnter Salzsäure R und 2 g Kaliumiodid R wird der verschlossene Kolben 1 h lang unter Lichtschutz stehen gelassen. Die Titration erfolgt mit Natriumthiosulfat-Lösung (0,1 mol · l^{-1}) unter Verwendung von 5 ml Stärke-Lösung R, die gegen Ende der Titration zugesetzt werden.

1 ml Natriumthiosulfat-Lösung (0,1 mol · l^{-1}) entspricht 27,03 mg $FeCl_3$ · 6 H_2O.

Lagerung

Dicht verschlossen, vor Licht geschützt

4.06/1870

Enziantinktur

Gentianae tinctura

Definition

Die aus **Enzianwurzel (Gentianae radix)** hergestellte Tinktur

Herstellung

Die Tinktur wird aus 1 Teil zerkleinerter Droge und 5 Teilen Ethanol 70 % (V/V) nach einem geeigneten Verfahren hergestellt.

Eigenschaften

Aussehen: gelblich braune bis rötlich braune Flüssigkeit

Stark bitterer Geschmack

Prüfung auf Identität

Dünnschichtchromatographie (2.2.27)

Untersuchungslösung: die zu prüfende Tinktur

Referenzlösung: 5 mg Phenazon R und 5 mg Hyperosid R werden in 10 ml Methanol R gelöst.

Platte: DC-Platte mit Kieselgel F_{254} R

Fließmittel: Wasser R, wasserfreie Ameisensäure R, Ethylformiat R (4:8:88 V/V/V)

Auftragen: 20 µl; bandförmig

Laufstrecke: 8 cm; ohne Kammersättigung

Trocknen: an der Luft

Detektion A: im ultravioletten Licht bei 254 nm

Ergebnis A: Die Zonenfolge in den Chromatogrammen von Referenzlösung und Untersuchungslösung ist aus den nachstehenden Angaben ersichtlich. Im Chromatogramm der Untersuchungslösung können weitere Zonen vorhanden sein.

\multicolumn{2}{c}{Oberer Plattenrand}	
	eine markante, fluoreszenzmindernde Zone
Phenazon: eine fluoreszenzmindernde Zone	
	eine schwache, fluoreszenzmindernde Zone (Amarogentin)
———	———
Hyperosid: eine fluoreszenzmindernde Zone	eine markante, fluoreszenzmindernde Zone (Gentiopicrosid)
Referenzlösung	Untersuchungslösung

Detektion B: Die Platte wird mit einer 10-prozentigen Lösung (V/V) von Kaliumhydroxid R in Methanol R und anschließend mit einer frisch hergestellten Lösung von Echtblausalz B R (2 g · l^{-1}) in einer Mischung von wasserfreiem Ethanol R und Wasser R (50:50 V/V) besprüht. Die Platte wird im Tageslicht ausgewertet.

Ergebnis B: Die Zonenfolge in den Chromatogrammen von Referenzlösung und Untersuchungslösung ist aus den nachstehenden Angaben ersichtlich. Im Chromatogramm der Untersuchungslösung können weitere Zonen vorhanden sein.

Oberer Plattenrand	
	eine markante, dunkelviolette Zone
	eine violettrote Zone (Amarogentin)
Hyperosid: eine bräunlich rote Zone	eine schwache, hellbraune Zone (Gentiopicrosid)
Referenzlösung	**Untersuchungslösung**

Prüfung auf Reinheit

Ethanolgehalt (2.9.10): 62 bis 67 Prozent (*V/V*)

Bitterwert (2.8.15): mindestens 1000

Trockenrückstand (2.8.16): mindestens 5,0 Prozent (*m/m*), mit 3,00 g Tinktur bestimmt

4.06/0392

Enzianwurzel
Gentianae radix

Definition

Die getrockneten, zerkleinerten, unterirdischen Organe von *Gentiana lutea* L.

Eigenschaften

Die Droge besteht aus einfachen oder verzweigten, annähernd zylindrischen Stücken unterschiedlicher Länge, die in der Regel 10 bis 40 mm, im Bereich des Rhizomkopfes gelegentlich bis zu 80 mm dick sind.
  Makroskopische und mikroskopische Merkmale werden unter „Prüfung auf Identität, A und B" beschrieben.

Charakteristischer Geruch und anhaltend stark bitterer Geschmack

Prüfung auf Identität

A. Die Oberfläche der Droge ist bräunlich grau, der Bruch gelblich bis rötlich gelb, jedoch nicht rötlich braun. Die Wurzel ist längs gefurcht und zeigt gelegentlich Narben von Nebenwurzeln. Das Rhizom trägt häufig Knospen sowie immer kreisförmig und sehr eng angeordnete Blattnarben. Beim Trocknen werden Rhizom und Wurzel spröde und brechen mit glattem Bruch. Sie absorbieren leicht Feuchtigkeit, wobei sie biegsam werden. Am glatten Querschnitt ist außen ein Rindenanteil erkennbar, der etwa ein Drittel des Radius einnimmt und durch ein deutlich sichtbares Kambium vom undeutlich gestreiften parenchymatischen Holzkörper getrennt ist.

B. Die Droge wird pulverisiert (355). Das Pulver ist hellbraun bis gelblich braun. Die Prüfung erfolgt unter dem Mikroskop, wobei Chloralhydrat-Lösung R verwendet wird. Das Pulver zeigt folgende Merkmale: Fragmente der Kork-Phelloderm-Schicht, bestehend aus dünnwandigen, gelblich braunen Korkzellen und dickwandigen Kollenchymzellen (Phelloderm); Fragmente des Rinden- und Holzparenchyms mit mäßig verdickten Zellwänden, die Zellen enthalten Öltröpfchen, kleine Prismen und Nadeln aus Calciumoxalat; verholzte Gefäße mit spiral- oder netzförmigen Verdickungen.

C. Dünnschichtchromatographie (2.2.27)

Untersuchungslösung: 1,0 g pulverisierte Droge (355) wird mit 25 ml Methanol R versetzt, 15 min lang geschüttelt und anschließend abfiltriert. Das Filtrat wird im Vakuum unter vermindertem Druck bei höchstens 50 °C zur Trockne eingedampft. Der Rückstand wird mit kleinen Mengen Methanol R aufgenommen, so dass 5 ml Lösung erhalten werden. Ein Sediment kann verbleiben.

Referenzlösung: 5 mg Phenazon R und 5 mg Hyperosid R werden in 10 ml Methanol R gelöst.

Platte: DC-Platte mit Kieselgel F_{254} R

Fließmittel: Wasser R, wasserfreie Ameisensäure R, Ethylformiat R (4:8:88 *V/V/V*)

Auftragen: 20 µl; bandförmig

Laufstrecke: 8 cm; ohne Kammersättigung

Trocknen: an der Luft

Detektion A: im ultravioletten Licht bei 254 nm

Ergebnis A: Die Zonenfolge in den Chromatogrammen von Referenzlösung und Untersuchungslösung ist aus den nachstehenden Angaben ersichtlich. Im Chromatogramm der Untersuchungslösung können weitere Zonen vorhanden sein.

Oberer Plattenrand	
	eine markante, fluoreszenzmindernde Zone
Phenazon: eine fluoreszenzmindernde Zone	
	eine schwache, fluoreszenzmindernde Zone (Amarogentin)
Hyperosid: eine fluoreszenzmindernde Zone	eine markante, fluoreszenzmindernde Zone (Gentiopicrosid)
Referenzlösung	**Untersuchungslösung**

Detektion B: Die Platte wird mit einer 10-prozentigen Lösung (*V/V*) von Kaliumhydroxid *R* in Methanol *R* und anschließend mit einer frisch hergestellten Lösung von Echtblausalz B *R* (2 g · l⁻¹) in einer Mischung von wasserfreiem Ethanol *R* und Wasser *R* (50:50 *V/V*) besprüht. Die Platte wird im Tageslicht ausgewertet.

Ergebnis B: Die Zonenfolge in den Chromatogrammen von Referenzlösung und Untersuchungslösung ist aus den nachstehenden Angaben ersichtlich. Im Chromatogramm der Untersuchungslösung können weitere Zonen vorhanden sein.

Oberer Plattenrand	
	eine markante, dunkelviolette Zone
	eine violettrote Zone (Amarogentin)
———	———
Hyperosid: eine bräunlich rote Zone	eine schwache, hellbraune Zone (Gentiopicrosid)
Referenzlösung	**Untersuchungslösung**

Prüfung auf Reinheit

Dünnschichtchromatographie: Die unter „Prüfung auf Identität, C, Detektion B" erhaltenen Chromatogramme werden ausgewertet.

Ergebnis: Im Chromatogramm der Untersuchungslösung dürfen keine violetten Zonen direkt oberhalb der Zone von Amarogentin sichtbar sein (andere Spezies von *Gentiana*).

Bitterwert (2.8.15): mindestens 10 000

Mit Wasser extrahierbare Substanzen: mindestens 33 Prozent

5,0 g pulverisierte Droge (710) werden mit 200 ml siedendem Wasser *R* versetzt und 10 min lang unter gelegentlichem Umschütteln stehen gelassen. Nach dem Erkalten wird die Mischung mit Wasser *R* zu 200,0 ml verdünnt und filtriert. 20,0 ml Filtrat werden auf dem Wasserbad zur Trockne eingedampft. Der im Trockenschrank bei 100 bis 105 °C getrocknete Rückstand muss mindestens 0,165 g betragen.

Asche (2.4.16): höchstens 6,0 Prozent

4.06/0179

Erythromycin
Erythromycinum

Erythromycin	Summenformel	M_r	R1	R2
A	$C_{37}H_{67}NO_{13}$	734	OH	CH_3
B	$C_{37}H_{67}NO_{12}$	718	H	CH_3
C	$C_{36}H_{65}NO_{13}$	720	OH	H

Definition

Erythromycin ist ein Gemisch von Makrolid-Antibiotika, das aus einem Stamm von *Streptomyces erythreus* gewonnen wird. Die Hauptkomponente des Gemischs ist (3*R*,4*S*,5*S*,6*R*,7*R*,9*R*,11*R*,12*R*,13*S*,14*R*)-4-[(2,6-Didesoxy-3-*C*-methyl-3-*O*-methyl-α-L-*ribo*-hexopyranosyl)oxy]-14-ethyl-7,12,13-trihydroxy-3,5,7,9,11,13-hexamethyl-6-[(3,4,6-tridesoxy-3-dimethylamino-β-D-*xylo*-hexopyranosyl)oxy]oxacyclotetradecan-2,10-dion (Erythromycin A)

Gehalt
– Summe der Gehalte an Erythromycin A, Erythromycin B und Erythromycin C: 93,0 bis 102,0 Prozent (wasserfreie Substanz)
– Erythromycin B: höchstens 5,0 Prozent
– Erythromycin C: höchstens 5,0 Prozent

Eigenschaften

Aussehen: weißes bis schwach gelbes Pulver oder farblose bis schwach gelbe Kristalle, schwach hygroskopisch

Löslichkeit: schwer löslich in Wasser (die Löslichkeit nimmt mit steigender Temperatur ab), leicht löslich in Ethanol, löslich in Methanol

Prüfung auf Identität

1: A
2: B, C, D

A. IR-Spektroskopie (2.2.24)

Vergleich: Erythromycin *CRS*

Unberücksichtigt bleiben alle Banden im Bereich zwischen 1980 und 2050 cm^{-1}.

Wenn die Spektren unterschiedlich sind, werden je 50 mg Substanz und Referenzsubstanz getrennt in 1,0 ml Dichlormethan *R* gelöst. Nach 3 h langem Trocknen bei 60 °C unterhalb von 670 Pa werden mit den Rückständen erneut Spektren aufgenommen.

B. Dünnschichtchromatographie (2.2.27)

Untersuchungslösung: 10 mg Substanz werden in Methanol *R* zu 10 ml gelöst.

Referenzlösung a: 10 mg Erythromycin A *CRS* werden in Methanol *R* zu 10 ml gelöst.

Referenzlösung b: 20 mg Spiramycin *CRS* werden in Methanol *R* zu 10 ml gelöst.

Platte: DC-Platte mit Kieselgel G *R*

Fließmittel: eine Mischung von 4 Volumteilen 2-Propanol *R*, 8 Volumteilen einer zuvor mit Ammoniak-Lösung *R* auf einen pH-Wert von 9,6 eingestellten Lösung von Ammoniumacetat *R* (150 g · l^{-1}) und 9 Volumteilen Ethylacetat *R*

Nach Phasentrennung wird die obere Phase verwendet.

Auftragen: 10 μl

Laufstrecke: 2/3 der Platte

Trocknen: an der Luft

Detektion: Die Platte wird mit Anisaldehyd-Reagenz *R* 1 besprüht und anschließend 5 min lang bei 110 °C erhitzt.

Ergebnis: Der Hauptfleck im Chromatogramm der Untersuchungslösung entspricht in Bezug auf Lage, Farbe und Größe dem Hauptfleck im Chromatogramm der Referenzlösung a; er unterscheidet sich in Bezug auf Lage und Farbe von den Flecken im Chromatogramm der Referenzlösung b.

C. Etwa 5 mg Substanz werden mit 5 ml einer Lösung von Xanthydrol *R* (0,2 g · l^{-1}) in einer Mischung von 1 Volumteil Salzsäure *R* und 99 Volumteilen Essigsäure *R* versetzt. Beim Erhitzen der Lösung im Wasserbad entsteht eine Rotfärbung.

D. Etwa 10 mg Substanz werden in 5 ml Salzsäure *R* 1 gelöst. Wird die Lösung 10 bis 20 min lang stehen gelassen, entsteht eine Gelbfärbung.

Prüfung auf Reinheit

Spezifische Drehung (2.2.7): –71 bis –78 (wasserfreie Substanz)

1,00 g Substanz wird in wasserfreiem Ethanol *R* zu 50,0 ml gelöst. Die spezifische Drehung wird frühestens 30 min nach Herstellung der Lösung bestimmt.

Verwandte Substanzen: Flüssigchromatographie (2.2.29)

Untersuchungslösung: 40,0 mg Substanz werden in einer Mischung von 1 Volumteil Methanol *R* und 3 Volumteilen Phosphat-Pufferlösung pH 7,0 *R* 1 zu 10,0 ml gelöst.

Referenzlösung a: 40,0 mg Erythromycin A *CRS* werden in einer Mischung von 1 Volumteil Methanol *R* und 3 Volumteilen Phosphat-Pufferlösung pH 7,0 *R* 1 zu 10,0 ml gelöst.

Referenzlösung b: 10,0 mg Erythromycin B *CRS* und 10,0 mg Erythromycin C *CRS* werden in einer Mischung von 1 Volumteil Methanol *R* und 3 Volumteilen Phosphat-Pufferlösung pH 7,0 *R* 1 zu 50,0 ml gelöst.

Referenzlösung c: 5 mg *N*-Demethylerythromycin A *CRS* werden in der Referenzlösung b gelöst. Nach Zusatz von 1,0 ml Referenzlösung a wird mit der Referenzlösung b zu 25 ml verdünnt.

Referenzlösung d: 3,0 ml Referenzlösung a werden mit einer Mischung von 1 Volumteil Methanol *R* und 3 Volumteilen Phosphat-Pufferlösung pH 7,0 *R* 1 zu 100,0 ml verdünnt.

Referenzlösung e: 40 mg Erythromycin A *CRS* werden in eine Probeflasche aus Glas überführt, gleichmäßig verteilt, so dass sich eine Schicht von höchstens etwa 1 mm Dicke bildet, und 4 h lang bei 130 °C erhitzt. Nach dem Erkalten wird die erhaltene Substanz in einer Mischung von 1 Volumteil Methanol *R* und 3 Volumteilen Phosphat-Pufferlösung pH 7,0 *R* 1 zu 10 ml gelöst.

Säule
- Größe: *l* = 0,25 m, Ø = 4,6 mm
- Stationäre Phase: Styrol-Divinylbenzol-Copolymer *R* (8 μm) mit einer Porengröße von 100 nm
- Temperatur: 70 °C für die Säule und für mindestens das letzte Drittel des zur Säule führenden Schlauchs, unter Verwendung eines Wasserbads

Mobile Phase: 50 ml einer Lösung von Kaliummonohydrogenphosphat *R* (35 g · l^{-1}), die zuvor mit Phosphorsäure 10 % *R* auf einen pH-Wert von 9,0 ± 0,05 eingestellt wurde, werden mit 400 ml Wasser *R* versetzt. Nach Zusatz von 165 ml *tert*-Butanol *R* und 30 ml Acetonitril *R* wird die Mischung mit Wasser *R* zu 1000 ml verdünnt.

Durchflussrate: 2,0 ml · min^{-1}

Detektion: Spektrometer bei 215 nm

Einspritzen: 100 μl; Untersuchungslösung, Referenzlösungen c, d und e

Chromatographiedauer: 5fache Retentionszeit von Erythromycin A

Relative Retention (bezogen auf Erythromycin A, t_R etwa 15 min)
- Verunreinigung A: etwa 0,3
- Verunreinigung B: etwa 0,45
- Erythromycin C: etwa 0,5

- Verunreinigung C: etwa 0,9
- Verunreinigung D: etwa 1,4
- Verunreinigung F: etwa 1,5
- Erythromycin B: etwa 1,8
- Verunreinigung E: etwa 4,3

Eignungsprüfung: Referenzlösung c
- Auflösung: mindestens 0,8 zwischen den Peaks von Verunreinigung B und Erythromycin C und mindestens 5,5 zwischen den Peaks von Verunreinigung B und Erythromycin A
Falls erforderlich wird die Konzentration von *tert*-Butanol in der mobilen Phase geändert oder die Durchflussrate auf 1,5 oder 1,0 ml · min^{-1} herabgesetzt.

Grenzwerte
- Korrekturfaktoren: Für die Berechnung der Gehalte werden die Peakflächen folgender Verunreinigungen (zur Identifizierung dient das Chromatogramm der Referenzlösung e) mit dem entsprechenden Korrekturfaktor multipliziert:
  - Verunreinigung E: 0,09
  - Verunreinigung F: 0,15
- Jede Verunreinigung: jeweils nicht größer als die Fläche des Hauptpeaks im Chromatogramm der Referenzlösung d (3,0 Prozent)
- Summe aller Verunreinigungen: nicht größer als das 2,3fache der Fläche des Hauptpeaks im Chromatogramm der Referenzlösung d (7,0 Prozent)
- Ohne Berücksichtigung bleiben: Peaks, deren Fläche kleiner ist als das 0,02fache der Fläche des Hauptpeaks im Chromatogramm der Referenzlösung d (0,06 Prozent); Peaks von Erythromycin B und Erythromycin C

Thiocyanat: höchstens 0,3 Prozent

Die Lösungen müssen unmittelbar vor Gebrauch und unter Ausschluss direkter Lichteinwirkung hergestellt werden.

Kompensationsflüssigkeit: 1,0 ml einer Lösung von Eisen(III)-chlorid *R* (90 g · l^{-1}) wird mit Methanol *R* zu 50,0 ml verdünnt.

Untersuchungslösung: 0,100 g (*m* g) Substanz werden in 20 ml Methanol *R* gelöst. Nach Zusatz von 1,0 ml einer Lösung von Eisen(III)-chlorid *R* (90 g · l^{-1}) wird mit Methanol *R* zu 50,0 ml verdünnt.

Die folgende Referenzlösung wird 2-mal unabhängig voneinander hergestellt.

Referenzlösung: 0,100 g Kaliumthiocyanat *R*, das zuvor 1 h lang bei 105 °C getrocknet wurde, werden in Methanol *R* zu 50,0 ml gelöst. 5,0 ml Lösung werden mit Methanol *R* zu 50,0 ml verdünnt. 5,0 ml dieser Lösung werden mit 1,0 ml einer Lösung von Eisen(III)-chlorid *R* (90 g · l^{-1}) versetzt und mit Methanol *R* zu 50,0 ml verdünnt.

Die Absorption (2.2.25) jeder Referenzlösung (A_1, A_2) und der Untersuchungslösung (A) wird im Maximum bei etwa 492 nm gemessen.

Eignungswert:

$$S = \frac{m_2 \cdot A_1}{m_1 \cdot A_2}$$

m_1, m_2 = Einwaagen Kaliumthiocyanat zur Herstellung der jeweiligen Referenzlösungen in Gramm

Die Prüfung darf nur ausgewertet werden, wenn S mindestens 0,985 und höchstens 1,015 beträgt.

Der Prozentgehalt an Thiocyanat wird nach folgender Formel berechnet:

$$\frac{A \cdot 58{,}08 \cdot 0{,}5}{m \cdot 97{,}18} \cdot \left(\frac{m_1}{A_1} + \frac{m_2}{A_2}\right)$$

58,08 = relative Molekülmasse des Thiocyanatanteils
97,18 = relative Molekülmasse von Kaliumthiocyanat

Wasser (2.5.12): höchstens 6,5 Prozent, mit 0,200 g Substanz bestimmt

Als Lösungsmittel für die Titration wird eine Lösung von Imidazol *R* (100 g · l^{-1}) in wasserfreiem Methanol *R* verwendet.

Sulfatasche (2.4.14): höchstens 0,2 Prozent, mit 1,0 g Substanz bestimmt

Gehaltsbestimmung

Flüssigchromatographie (2.2.29) wie in der Prüfung „Verwandte Substanzen" beschrieben, mit folgenden Änderungen:

Einspritzen: Untersuchungslösung, Referenzlösungen a und b

Eignungsprüfung: Referenzlösung a
- Wiederholpräzision: relative Standardabweichung höchstens 1,2 Prozent für eine Reihe von 6 Einspritzungen

Der Prozentgehalt an Erythromycin A wird mit Hilfe des Chromatogramms der Referenzlösung a berechnet. Die Prozentgehalte von Erythromycin B und Erythromycin C werden mit Hilfe des Chromatogramms der Referenzlösung b berechnet.

Lagerung

Vor Licht geschützt

Verunreinigungen

A. R1 = OH, R2 = CH₃:
   Erythromycin F

B. R1 = R2 = H:
   N-Demethylerythromycin A

C. Erythromycin E

D. Anhydroerythromycin A

E. Erythromycin-A-Enolether

F. Pseudoerythromycin-A-Enolether

4.06/0390

Eucalyptusöl
Eucalypti aetheroleum

Definition

Eucalyptusöl wird durch Wasserdampfdestillation und anschließende Rektifikation aus den frischen Blättern oder frischen Zweigspitzen verschiedener 1,8-Cineol-reicher Eucalyptusarten erhalten, wie *Eucalyptus globulus* Labill., *Eucalyptus polybractea* R. T. Baker und *Eucalyptus smithii* R. T. Baker.

Eigenschaften

Farblose bis blassgelb gefärbte Flüssigkeit mit einem aromatischen und campherartigen Geruch sowie einem brennenden und campherartigen Geschmack

Prüfung auf Identität

1: B
2: A

A. Die Prüfung erfolgt mit Hilfe der Dünnschichtchromatographie (2.2.27) unter Verwendung einer DC-Platte mit Kieselgel *R*.

Untersuchungslösung: 0,1 g Öl werden in Toluol *R* zu 10 ml gelöst.

Referenzlösung: 50 µl Cineol *R* werden in Toluol *R* zu 5 ml gelöst.

Auf die Platte werden 10 µl jeder Lösung bandförmig aufgetragen. Die Chromatographie erfolgt mit einer Mischung von 10 Volumteilen Ethylacetat *R* und 90 Volumteilen Toluol *R* über eine Laufstrecke von 15 cm. Die Platte wird an der Luft trocknen gelassen, mit Anisaldehyd-Reagenz *R* besprüht, anschließend 5 bis 10 min lang unter Beobachtung bei 100 bis 105 °C erhitzt und im Tageslicht ausgewertet. Das

Chromatogramm der Referenzlösung zeigt in der Mitte die Zone des Cineols. Das Chromatogramm der Untersuchungslösung zeigt eine Hauptzone, die in Bezug auf Lage und Farbe der Cineol-Zone im Chromatogramm der Referenzlösung entspricht. Weitere schwächere Zonen können vorhanden sein.

B. Die Chromatogramme der Prüfung „Chromatographisches Profil" (siehe „Prüfung auf Reinheit") werden ausgewertet. 5 Peaks im Chromatogramm der Untersuchungslösung entsprechen in Bezug auf ihre Retentionszeiten den entsprechenden Peaks im Chromatogramm der Referenzlösung.

Prüfung auf Reinheit

Relative Dichte (2.2.5): 0,906 bis 0,925

Brechungsindex (2.2.6): 1,458 bis 1,470

Optische Drehung (2.2.7): 0 bis +10°

Löslichkeit von ätherischen Ölen in Ethanol (2.8.10): Das Öl muss sich in 5 Volumteilen Ethanol 70 % R lösen.

Aldehyde: In einem Reagenzglas aus Glas von 150 mm Länge und 25 mm Durchmesser mit Schliffstopfen werden 10 ml Öl mit 5 ml Toluol R und 4 ml ethanolischer Hydroxylaminhydrochlorid-Lösung R kräftig geschüttelt. Die Mischung wird mit Kaliumhydroxid-Lösung (0,5 mol · l^{-1}) in Ethanol 60 % sofort bis zum Farbumschlag von Rot nach Gelb titriert. Ohne das Schütteln zu unterbrechen, wird die Titration bis zur reinen Gelbfärbung fortgesetzt, 2 min lang geschüttelt und dann stehen gelassen. Der Endpunkt ist erreicht, wenn die rein gelbe Färbung in der unteren Schicht bestehen bleibt. Die Reaktion ist nach etwa 15 min beendet. Die Bestimmung wird mit weiteren 10 ml Öl wiederholt, wobei als Referenzlösung für den Umschlagspunkt die Flüssigkeit der ersten Titration, nach Zusatz von 0,5 ml Kaliumhydroxid-Lösung (0,5 mol · l^{-1}) in Ethanol 60 % verwendet wird. Bei der zweiten Bestimmung dürfen höchstens 2,0 ml Kaliumhydroxid-Lösung (0,5 mol · l^{-1}) in Ethanol 60 % verbraucht werden.

Chromatographisches Profil: Die Prüfung erfolgt mit Hilfe der Gaschromatographie (2.2.28).

Untersuchungslösung: das Öl

Referenzlösung: 80 µl α-Pinen R, 10 µl β-Pinen R, 10 µl α-Phellandren R, 10 µl Limonen R, 0,8 ml Cineol R und 10 mg Campher R werden in 10 ml Aceton R gelöst.

Das folgende Chromatogramm dient zur Information.

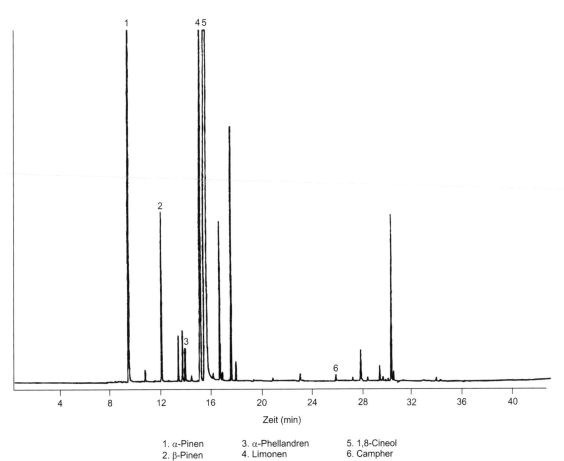

1. α-Pinen
2. β-Pinen
3. α-Phellandren
4. Limonen
5. 1,8-Cineol
6. Campher

Abb. 0390-1: Typisches Chromatogramm für die Prüfung „Chromatographisches Profil" von Eucalyptusöl

Die Chromatographie kann durchgeführt werden mit
- einer Kapillarsäule aus Quarzglas von 60 m Länge und etwa 0,25 mm innerem Durchmesser, belegt mit Macrogol 20 000 R als stationäre Phase
- Helium zur Chromatographie R als Trägergas bei einer Durchflussrate von 1,5 ml je Minute
- einem Flammenionisationsdetektor
- einem Splitverhältnis von 1:100.

Die Temperatur der Säule wird 5 min lang bei 60 °C gehalten, dann um 5 °C je Minute auf 200 °C erhöht und 5 min lang bei dieser Temperatur gehalten. Die Temperatur des Probeneinlasses und des Detektors wird bei 220 °C gehalten.

Etwa 0,5 µl Referenzlösung werden eingespritzt. Wird das Chromatogramm unter den vorgeschriebenen Bedingungen aufgezeichnet, werden die Substanzen in der gleichen Reihenfolge, wie bei der Herstellung der Referenzlösung angegeben, eluiert. Die Retentionszeiten werden aufgezeichnet.

Die Prüfung darf nur ausgewertet werden, wenn die Anzahl der theoretischen Böden mindestens 30 000 beträgt, berechnet für den Limonen-Peak bei 110 °C, und die Auflösung zwischen den Peaks von Limonen und Cineol mindestens 1,5 beträgt.

Etwa 0,5 µl Untersuchungslösung werden eingespritzt. Mit Hilfe der im Chromatogramm der Referenzlösung erhaltenen Retentionszeiten werden im Chromatogramm der Untersuchungslösung die Bestandteile der Referenzlösung lokalisiert.

Der Prozentgehalt der einzelnen Bestandteile wird mit Hilfe des Verfahrens „Normalisierung" berechnet.

Die Prozentgehalte müssen in folgenden Bereichen liegen:

α-Pinen:	1,0 bis 9,0	Prozent
β-Pinen:	weniger als 1,5	Prozent
α-Phellandren:	weniger als 1,5	Prozent
Limonen:	4 bis 12	Prozent
1,8-Cineol:	mindestens 70	Prozent
Campher:	weniger als 0,1	Prozent

Lagerung

Vor Licht geschützt, in dicht verschlossenen, dem Verbrauch angemessenen, möglichst vollständig gefüllten Behältnissen, bei höchstens 25 °C

F

Fibrin-Kleber 5137
Fibrinogen vom Menschen 5139
Fluocinolonacetonid 5140
Fluspirilen 5141

4.06/0903

Fibrin-Kleber

Fibrini glutinum

Definition

Fibrin-Kleber besteht im Wesentlichen aus 2 Bestandteilen: Fibrinogenkonzentrat (Komponente 1) ist eine Proteinfraktion, die Fibrinogen vom Menschen enthält. Komponente 2 ist eine Zubereitung, die Thrombin vom Menschen enthält. Ein Fibrin-Gerinnsel bildet sich rasch, wenn die 2 aufgetauten oder rekonstituierten Komponenten gemischt werden. Andere Bestandteile (zum Beispiel Blutgerinnungsfaktor XIII vom Menschen, Fibrinolysehemmer oder Calcium-Ionen) und Stabilisatoren (zum Beispiel **Albuminlösung vom Menschen (Albumini humani solutio)**) können zugesetzt sein. Ein Konservierungsmittel darf nicht zugesetzt sein.

Bestandteile, die vom Menschen stammen, werden aus Plasma gewonnen, das den Anforderungen der Monographie **Plasma vom Menschen (Humanplasma) zur Fraktionierung (Plasma humanum ad separationem)** entspricht. Ein Antibiotikum darf dem verwendeten Plasma nicht zugesetzt worden sein.

Nach dem Auftauen oder Rekonstituieren, wie in der Beschriftung angegeben, muss die Komponente 1 mindestens $40 \text{ g} \cdot \text{l}^{-1}$ gerinnbares Protein enthalten. Die Thrombinaktivität der Komponente 2 variiert stark (etwa 4 bis 1000 I.E. je Milliliter).

Herstellung

Das Herstellungsverfahren umfasst einen Schritt oder mehrere Schritte, die bekannte Infektionserreger nachweislich entfernen oder inaktivieren. Falls virusinaktivierende Substanzen während der Herstellung verwendet werden, muss das darauf folgende Reinigungsverfahren in Bezug auf sein Vermögen, diese Substanzen auf eine geeignete Konzentration zu reduzieren, validiert werden. Dabei müssen alle Rückstände auf eine Konzentration reduziert werden, die die Sicherheit der Zubereitung für den Patienten gewährleistet.

Bestandteile oder Mischungen von Bestandteilen werden durch ein Bakterien zurückhaltendes Filter filtriert und unter aseptischen Bedingungen in sterile Endbehältnisse abgefüllt. Behältnisse mit gefriergetrockneten Bestandteilen werden unter Vakuum verschlossen oder vor dem Verschließen mit sauerstofffreiem Stickstoff oder einem anderen geeigneten Inertgas gefüllt. Die Behältnisse werden so verschlossen, dass eine Kontamination ausgeschlossen wird.

Wenn in Komponente 1 die Aktivität an Blutgerinnungsfaktor XIII vom Menschen 10 Einheiten je Milliliter übersteigt, muss die Wertbestimmung für Faktor XIII durchgeführt werden.

Eigenschaften

Gefriergetrocknete Bestandteile sind Pulver oder leicht brüchige Massen, weiß bis blassgelb, hygroskopisch. Gefrorene Bestandteile sind farblose bis blassgelbe, undurchsichtige Massen. Flüssige Bestandteile sind farblos bis blassgelb.

Die gefriergetrockneten und die gefrorenen Bestandteile werden unmittelbar vor der „Prüfung auf Identität" und vor den anderen Prüfungen, mit Ausnahme der Prüfungen „Löslichkeit" und „Wasser", wie in der Beschriftung angegeben rekonstituiert oder aufgetaut.

I. Komponente 1 (Fibrinogenkonzentrat)

Prüfung auf Identität

A. Die Komponente 1 entspricht den Grenzwerten der Wertbestimmung von Fibrinogen.

B. Falls zutreffend entspricht die Komponente 1 den Grenzwerten der Wertbestimmung von Faktor XIII.

Prüfung auf Reinheit

pH-Wert (2.2.3): 6,5 bis 8,0

Löslichkeit: Gefriergetrocknete Konzentrate müssen sich innerhalb von 20 min im Volumen des in der Beschriftung angegebenen Lösungsmittels und bei der angegebenen Temperatur auflösen und eine fast farblose, klare bis schwach trübe Lösung ergeben.

Stabilität der Lösung: Innerhalb von 120 min nach Rekonstituieren oder Auftauen darf bei Raumtemperatur keine Gelbildung eintreten.

Wasser: Der Wassergehalt muss innerhalb der von der zuständigen Behörde festgelegten Grenzen liegen, bestimmt mit einer geeigneten Methode, wie der Karl-Fischer-Methode (2.5.12), dem Trocknungsverlust (2.2.32) oder der NIR-Spektroskopie (2.2.40).

Sterilität (2.6.1): Die Zubereitung muss der Prüfung entsprechen.

Wertbestimmung

Fibrinogen (gerinnbares Protein): Der ermittelte Gehalt an gerinnbarem Protein in Milligramm muss mindestens 70 Prozent und darf höchstens 130 Prozent des in der Beschriftung angegebenen Gehalts betragen.

0,2 ml der rekonstituierten Zubereitung werden mit 2 ml einer geeigneten Pufferlösung (pH-Wert 6,6 bis 7,4) gemischt, die eine ausreichende Menge Thrombin vom Menschen *R* (etwa 3 I.E. je Milliliter) und Calcium

(0,05 mol · l⁻¹) enthält. Die Mischung wird 20 min lang bei 37 °C gehalten, der Niederschlag wird durch Zentrifugieren abgetrennt (5000 g, 20 min lang) und gründlich mit einer Lösung von Natriumchlorid R (9 g · l⁻¹) gewaschen. Der Stickstoffgehalt wird mit Hilfe der Kjeldahl-Bestimmung (2.5.9) ermittelt. Der Proteingehalt wird durch Multiplikation des Ergebnisses mit 6,0 errechnet.

Wenn diese Methode für eine bestimmte Zubereitung nicht angewendet werden kann, muss eine andere validierte Methode zur Fibrinogenbestimmung angewendet werden.

Faktor XIII: Wenn in der Beschriftung angegeben ist, dass die Aktivität des Blutgerinnungsfaktors XIII mehr als 10 Einheiten je Milliliter beträgt, muss die ermittelte Aktivität mindestens 80 und darf höchstens 120 Prozent des in der Beschriftung angegebenen Werts betragen.

Mindestens 3 geeignete Verdünnungen der aufgetauten oder rekonstituierten Komponente 1 und von Plasma vom Menschen (Referenzzubereitung) werden unter Verwendung von Blutgerinnungsfaktor-XIII-freiem Plasma als Verdünnungsmittel oder einem anderen geeigneten Verdünnungsmittel hergestellt. Geeignete Mengen der folgenden Reagenzien werden jeder Verdünnung zugesetzt:

– Aktivatorreagenz mit Rinderthrombin oder Thrombin vom Menschen, einem geeigneten Puffer, Calciumchlorid und einem geeigneten Inhibitor wie Gly-Pro-Arg-Pro-Ala-NH₂, der das Gerinnen der Probe hemmt, aber nicht die Aktivierung von Blutgerinnungsfaktor XIII durch Thrombin verhindert
– Nachweisreagenz mit einem geeigneten Faktor-XIIIa-spezifischen Peptidsubstrat wie Leu-Gly-Pro-Gly-Glu-Ser-Lys-Val-Ile-Gly-NH₂ und Glycinethylester als zweitem Substrat in einer geeigneten Pufferlösung
– NADH-Reagenz mit Glutamatdehydrogenase, α-Ketoglutarat und NADH in einer geeigneten Pufferlösung.

Nach dem Mischen wird die Änderung der Absorption (ΔA/min) bei einer Wellenlänge von 340 nm gemessen, sobald die Reaktion linear verläuft.

Die Aktivität der zu prüfenden Zubereitung wird mit den üblichen statistischen Methoden (zum Beispiel „5.3 Statistische Auswertung der Ergebnisse biologischer Wertbestimmungen und Reinheitsprüfungen") ermittelt. Die Vertrauensgrenzen ($P = 0,95$) für die ermittelte Aktivität müssen mindestens 80 und dürfen höchstens 125 Prozent betragen.

II. Komponente 2 (Thrombin-Zubereitung)

Prüfung auf Identität

Die Komponente 2 entspricht den Grenzwerten der Wertbestimmung von Thrombin.

Prüfung auf Reinheit

pH-Wert (2.2.3): 5,0 bis 8,0

Löslichkeit: Gefriergetrocknete Zubereitungen müssen sich innerhalb von 5 min in dem in der Beschriftung angegebenen Volumen des Lösungsmittels lösen und eine farblose, klare bis schwach trübe Lösung ergeben.

Wasser: Der Wassergehalt muss innerhalb der von der zuständigen Behörde festgelegten Grenzen liegen, bestimmt mit einer geeigneten Methode, wie der Karl-Fischer-Methode (2.5.12), dem Trocknungsverlust (2.2.32) oder der NIR-Spektroskopie (2.2.40).

Sterilität (2.6.1): Die Zubereitung muss der Prüfung entsprechen.

Wertbestimmung

Thrombin: Die ermittelte Aktivität muss mindestens 80 und darf höchstens 125 Prozent der in der Beschriftung angegebenen Aktivität betragen.

Falls erforderlich wird die rekonstituierte Zubereitung auf 2 bis 20 I.E. Thrombin je Milliliter verdünnt. Als Verdünnungsmittel wird eine geeignete Pufferlösung mit einem pH-Wert von 7,3 bis 7,5 verwendet, wie etwa Imidazol-Pufferlösung pH 7,3 R mit 10 g · l⁻¹ Albumin vom Menschen R oder Rinderalbumin R. Einem geeigneten Volumen der Verdünnung wird ein geeignetes Volumen einer Lösung von Fibrinogen (1 g · l⁻¹ gerinnbares Protein) zugesetzt, die zuvor auf 37 °C erwärmt wurde. Die Messung der Gerinnungszeit wird sofort begonnen. Das Verfahren wird mit mindestens 3 Verdünnungen einer in Internationalen Einheiten eingestellten Standardzubereitung von Thrombin in dem vorstehend genannten Bereich wiederholt.

Die Aktivität der zu prüfenden Zubereitung wird mit den üblichen statistischen Methoden (zum Beispiel „5.3 Statistische Auswertung der Ergebnisse biologischer Wertbestimmungen und Reinheitsprüfungen") ermittelt. Die Vertrauensgrenzen ($P = 0,95$) für die ermittelte Aktivität müssen mindestens 80 und dürfen höchstens 125 Prozent betragen.

Lagerung

Vor Licht geschützt, gefriergetrocknete Zubereitungen dicht verschlossen

Beschriftung

Die Beschriftung gibt an,
– Gehalt an Fibrinogen (Milligramm gerinnbares Protein), Thrombin (Internationale Einheiten) je Behältnis und Blutgerinnungsfaktor XIII, wenn dessen Aktivität 10 Einheiten je Milliliter übersteigt

- falls zutreffend, Name und Volumen des Lösungsmittels, das zum Rekonstituieren der Komponenten verwendet werden muss.

4.06/0024
Fibrinogen vom Menschen
Fibrinogenum humanum

Definition

Fibrinogen vom Menschen enthält den löslichen Bestandteil des Plasmas vom Menschen, der durch Zusatz von Thrombin in Fibrin überführt wird. Die Substanz wird aus **Plasma vom Menschen (Humanplasma) zur Fraktionierung (Plasma humanum ad separationem)** gewonnen. Die Zubereitung kann Hilfsstoffe wie Salze, Puffersubstanzen und Stabilisatoren enthalten.

Bei Rekonstitution in dem Volumen des in der Beschriftung angegebenen Lösungsmittels muss die Lösung mindestens 10 g Fibrinogen je Liter enthalten.

Herstellung

Das Herstellungsverfahren umfasst einen Schritt oder mehrere Schritte, die bekannte Infektionserreger nachweislich entfernen oder inaktivieren. Falls virusinaktivierende Substanzen während der Herstellung verwendet werden, muss das darauf folgende Reinigungsverfahren in Bezug auf seine Fähigkeit, diese Substanzen auf eine geeignete Konzentration zu reduzieren, validiert sein. Alle Rückstände müssen auf eine Konzentration reduziert werden, die die Sicherheit der Zubereitung für den Patienten gewährleistet.

Dem verwendeten Plasma darf kein Antibiotikum und der Zubereitung darf kein Konservierungsmittel zugesetzt werden. Die Zubereitung wird gefriergetrocknet.

Das Herstellungsverfahren muss Fibrinogen mit einer spezifischen Aktivität (Fibrinogengehalt bezogen auf den Gesamtproteingehalt) von mindestens 80 Prozent ergeben. Der Fibrinogengehalt wird mit einer geeigneten Methode (siehe zum Beispiel unter „Wertbestimmung") und das Gesamtprotein mit einer weiteren geeigneten Methode (siehe zum Beispiel „Prüfung auf Reinheit", „Gesamtprotein" in **Albuminlösung vom Menschen (Albumini humani solutio)**) bestimmt. Falls ein Proteinstabilisator (zum Beispiel Albumin vom Menschen) zugesetzt ist, gilt die Anforderung an die spezifische Aktivität für das Fibrinogen vor Zusatz des Stabilisators. Falls Albumin mit Fibrinogen während der Fraktionierung gewonnen wird, muss eine spezifische Bestimmung des Albumins mit einer geeigneten immunchemischen Methode (2.7.1) erfolgen. Zur Berechnung der spezifischen Aktivität muss die ermittelte Albuminmenge vom Gesamtproteingehalt abgezogen werden.

Eigenschaften

Pulver oder brüchige Masse, weiß bis blassgelb, hygroskopisch

Prüfung auf Identität

Die Zubereitung entspricht den Grenzwerten der Wertbestimmung.

Prüfung auf Reinheit

pH-Wert (2.2.3): 6,5 bis 7,5

Osmolalität (2.2.35): mindestens 240 mosmol · kg^{-1}

Löslichkeit: Einem Behältnis mit der Zubereitung wird das in der Beschriftung angegebene Volumen des Lösungsmittels zugesetzt. Die Zubereitung löst sich bei 20 bis 25 °C innerhalb von 30 min zu einer fast farblosen, schwach opaleszenten Lösung.

Stabilität der Lösung: Die rekonstituierte Zubereitung wird bei 20 bis 25 °C stehen gelassen. Innerhalb von 60 min nach Rekonstitution darf sich kein Gel bilden.

Hepatitis-B-Oberflächenantigen: Die rekonstituierte Zubereitung wird mit einer immunchemischen Methode (2.7.1) von geeigneter Empfindlichkeit, wie dem Radioimmunassay, geprüft. Hepatitis-B-Oberflächenantigen darf nicht nachweisbar sein.

Wasser: Der Wassergehalt muss innerhalb der von der zuständigen Behörde festgelegten Grenzen liegen, bestimmt mit einer geeigneten Methode, wie der Karl-Fischer-Methode (2.5.12), dem Trocknungsverlust (2.2.32) oder der NIR-Spektroskopie (2.2.40).

Sterilität (2.6.1): Die rekonstituierte Zubereitung muss der Prüfung entsprechen.

Pyrogene (2.6.8): Die rekonstituierte Zubereitung muss der Prüfung entsprechen. Je Kilogramm Körpermasse eines Kaninchens wird ein Volumen der rekonstituierten Zubereitung injiziert, das mindestens 30 mg Fibrinogen, berechnet aus der in der Beschriftung angegebenen Menge, entspricht.

Wertbestimmung

0,2 ml rekonstituierte Zubereitung werden mit 2 ml einer geeigneten Pufferlösung (pH-Wert 6,6 bis 6,8) gemischt, die ausreichend Thrombin (etwa 3 I.E. je Milliliter) und Calcium (0,05 mol · l^{-1}) enthält. Die Mischung wird 20 min lang bei 37 °C gehalten, der Niederschlag durch Zentrifugieren (5000 g, 20 min) abgetrennt und gründlich mit einer Lösung von Natriumchlorid R (9 g · l^{-1}) gewaschen. Der Stickstoffgehalt wird mit Hilfe der Kjeldahl-Bestimmung (2.5.9) bestimmt und der Fibrinogengehalt (gerinnbares Protein) durch Multiplikation des Ergebnisses mit 6,0 berechnet. Der Gehalt muss mindestens 70 und darf höchstens 130 Prozent der in der Beschriftung angegebenen Fibrinogenmenge betragen.

Lagerung

Dicht verschlossen, vor Licht geschützt

Beschriftung

Die Beschriftung gibt an,
- Fibrinogenmenge je Behältnis
- Name und Volumen des Lösungsmittels zum Rekonstituieren der Zubereitung
- falls zutreffend, Name und Menge des Proteinstabilisators in der Zubereitung.

4.06/0494

Fluocinolonacetonid

Fluocinoloni acetonidum

$C_{24}H_{30}F_2O_6$ $\qquad$ M_r 452,5

Definition

6α,9-Difluor-11β,21-dihydroxy-16α,17-(1-methylethylidendioxy)pregna-1,4-dien-3,20-dion

Gehalt: 97,0 bis 103,0 Prozent (getrocknete Substanz)

Eigenschaften

Aussehen: weißes bis fast weißes, kristallines Pulver

Löslichkeit: praktisch unlöslich in Wasser, löslich in Aceton und wasserfreiem Ethanol

Die Substanz zeigt Polymorphie.

Prüfung auf Identität

A. IR-Spektroskopie (2.2.24)

Vergleich: Fluocinolonacetonid CRS

Wenn die Spektren bei der Prüfung in fester Form unterschiedlich sind, werden Substanz und Referenzsubstanz getrennt in wasserfreiem Ethanol R gelöst. Nach Eindampfen der Lösungen zur Trockne werden mit den Rückständen erneut Spektren aufgenommen.

B. Die bei der Prüfung „Verwandte Substanzen" (siehe „Prüfung auf Reinheit") erhaltenen Chromatogramme werden ausgewertet.

Ergebnis: Der Hauptpeak im Chromatogramm der Referenzlösung b entspricht in Bezug auf seine Retentionszeit dem Peak von Fluocinolonacetonid CRS im Chromatogramm der Referenzlösung a.

Prüfung auf Reinheit

Spezifische Drehung (2.2.7): +100 bis +104 (getrocknete Substanz)

0,100 g Substanz werden in wasserfreiem Ethanol R zu 10,0 ml gelöst.

Verwandte Substanzen: Flüssigchromatographie (2.2.29)

Die Prüfung muss unter Lichtschutz durchgeführt werden.

Untersuchungslösung: 25,0 mg Substanz werden in Acetonitril R zu 10,0 ml gelöst.

Referenzlösung a: 2,5 mg Fluocinolonacetonid CRS und 2,5 mg Triamcinolonacetonid R werden in 45 ml Acetonitril R gelöst. Die Lösung wird mit Wasser R zu 100,0 ml verdünnt.

Referenzlösung b: 1,0 ml Untersuchungslösung wird mit Acetonitril R zu 100,0 ml verdünnt.

Säule
- Größe: l = 0,25 m, $\varnothing$ = 4,6 mm
- Stationäre Phase: desaktiviertes, nachsilanisiertes, octadecylsilyliertes Kieselgel zur Chromatographie R (5 µm)

Mobile Phase: 450 ml Acetonitril R werden mit 500 ml Wasser R gemischt. Die Mischung wird zum Äquilibrieren stehen gelassen, mit Wasser R zu 1000,0 ml verdünnt und erneut gemischt.

Durchflussrate: 1 ml · min^{-1}

Detektion: Spektrometer bei 238 nm

Einspritzen: 20 µl

Chromatographiedauer: 4fache Retentionszeit von Fluocinolonacetonid

Retentionszeiten
- Triamcinolonacetonid: etwa 8,5 min
- Fluocinolonacetonid: etwa 10 min

Eignungsprüfung
- Auflösung: mindestens 3,0 zwischen den Peaks von Triamcinolonacetonid und Fluocinolonacetonid im Chromatogramm der Referenzlösung a

Grenzwerte
- Jede Verunreinigung: jeweils nicht größer als die Fläche des Hauptpeaks im Chromatogramm der Referenzlösung b (1 Prozent) und höchstens 1 Peakfläche größer als das 0,5fache der Fläche des Hauptpeaks im Chromatogramm der Referenzlösung b (0,5 Prozent)
- Summe aller Verunreinigungen: nicht größer als das 2,5fache der Fläche des Hauptpeaks im Chromatogramm der Referenzlösung b (2,5 Prozent)
- Ohne Berücksichtigung bleiben: Peaks, deren Fläche kleiner ist als das 0,05fache der Fläche des Hauptpeaks im Chromatogramm der Referenzlösung b (0,05 Prozent)

Trocknungsverlust (2.2.32): höchstens 1,0 Prozent, mit 1,000 g Substanz durch 3 h langes Trocknen im Trockenschrank bei 100 bis 105 °C bestimmt

Gehaltsbestimmung

Während der Bestimmung müssen die Lösungen vor Licht geschützt werden.

50,0 mg Substanz werden in Ethanol 96 % *R* zu 50,0 ml gelöst. 2,0 ml Lösung werden mit Ethanol 96 % *R* zu 100,0 ml verdünnt. Die Absorption (2.2.25) dieser Lösung wird im Maximum bei 238 nm gemessen.

Der Gehalt an $C_{24}H_{30}F_2O_6$ wird mit Hilfe der spezifischen Absorption berechnet ($A_{1cm}^{1\%}$ = 355).

Lagerung

Vor Licht geschützt

Verunreinigungen

A. R = CO–CO₂H:
6α,9-Difluor-11β-hydroxy-16α,17-(1-methylethyl=
idendioxy)-3,20-dioxopregna-1,4-dien-21-onsäure

B. R = CO₂H:
6α,9-Difluor-11β-hydroxy-16α,17-(1-methylethyl=
idendioxy)-3-oxoandrosta-1,4-dien-17β-carbon=
säure

D. R = CO–CHO:
6α,9-Difluor-11β-hydroxy-16α,17-(1-methylethyl=
idendioxy)-3,20-dioxopregna-1,4-dien-21-al

C. 6α,9-Difluor-11β,16α,17,21-tetrahydroxypregna-1,4-dien-3,20-dion
(Fluocinolon)

E. 9,11β-Epoxy-6α-fluor-21-hydroxy-16α,17-(1-me=
thylethylidendioxy)-9β-pregna-1,4-dien-3,20-dion

F. R = R' = H:
6α-Fluor-21-hydroxy-16α,17-(1-methylethyliden=
dioxy)pregn-4-en-3,20-dion

G. R = OH, R' = CO–CH₃:
6α-Fluor-11β-hydroxy-16α,17-(1-methylethyliden=
dioxy)-3,20-dioxopregn-4-en-21-ylacetat

4.06/1723

Fluspirilen

Fluspirilenum

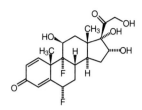

$C_{29}H_{31}F_2N_3O$ M_r 475,6

Definition

8-[4,4-Bis(4-fluorphenyl)butyl]-1-phenyl-1,3,8-triaza=
spiro[4.5]decan-4-on

Gehalt: 99,0 bis 101,0 Prozent (getrocknete Substanz)

Eigenschaften

Aussehen: weißes bis fast weißes Pulver

Löslichkeit: praktisch unlöslich in Wasser, löslich in Dichlormethan, schwer löslich in Ethanol

Die Substanz zeigt Polymorphie.

Prüfung auf Identität

IR-Spektroskopie (2.2.24)

Probenvorbereitung: Presslinge

Vergleich: Fluspirilen CRS

Wenn die Spektren bei der Prüfung unterschiedlich sind, werden Substanz und Referenzsubstanz getrennt in Dichlormethan *R* gelöst. Nach vorsichtigem Eindampfen der Lösungen zur Trockne werden mit den Rückständen erneut Spektren aufgenommen.

Prüfung auf Reinheit

Aussehen der Lösung: Die Lösung muss klar (2.2.1) und farblos (2.2.2, Methode II) sein.

0,25 g Substanz werden in 25 ml Dichlormethan *R* gelöst.

Verwandte Substanzen: Flüssigchromatographie (2.2.29)

Untersuchungslösung: 0,100 g Substanz werden in Dimethylformamid *R* zu 10,0 ml gelöst.

Referenzlösung a: 5,0 mg Fluspirilen-Verunreinigung C CRS werden in Dimethylformamid *R* gelöst. Die Lösung wird mit 0,5 ml Untersuchungslösung versetzt und mit Dimethylformamid *R* zu 100,0 ml verdünnt.

Referenzlösung b: 1,0 ml Untersuchungslösung wird mit Dimethylformamid *R* zu 20,0 ml verdünnt. 1,0 ml dieser Lösung wird mit Dimethylformamid *R* zu 25,0 ml verdünnt.

Säule
– Größe: $l = 0,15$ m, $\varnothing = 4,6$ mm
– Stationäre Phase: octadecylsilyliertes Kieselgel zur Chromatographie *R* (3 µm)

Mobile Phase
– Mobile Phase A: Lösung von Tetrabutylammoniumhydrogensulfat *R* (13,6 g · l^{-1})
– Mobile Phase B: Acetonitril *R*

Zeit (min)	Mobile Phase A (% V/V)	Mobile Phase B (% V/V)
0 – 15	75 → 70	25 → 30
15 – 20	70	30
20 – 22	70 → 0	30 → 100
22 – 30	0	100
30 – 31	0 → 75	100 → 25
31 – 40	75	25

Durchflussrate: 1,2 ml · min^{-1}

Detektion: Spektrometer bei 250 nm

Einspritzen: 10 µl

Relative Retention (bezogen auf Fluspirilen, t_R etwa 15 min)
– Verunreinigung A: etwa 0,8
– Verunreinigung B: etwa 0,93
– Verunreinigung C: etwa 0,97

Eignungsprüfung: Referenzlösung a
– Auflösung: mindestens 2,2 zwischen den Peaks von Verunreinigung C und Fluspirilen

Grenzwerte
– Verunreinigungen A, B, C: jeweils nicht größer als das 1,5fache der Fläche des Hauptpeaks im Chromatogramm der Referenzlösung b (0,3 Prozent)
– Jede weitere Verunreinigung: jeweils nicht größer als das 0,5fache der Fläche des Hauptpeaks im Chromatogramm der Referenzlösung b (0,1 Prozent)
– Summe aller Verunreinigungen: nicht größer als das 3fache der Fläche des Hauptpeaks im Chromatogramm der Referenzlösung b (0,6 Prozent)
– Ohne Berücksichtigung bleiben: Peaks, deren Fläche kleiner ist als das 0,25fache der Fläche des Hauptpeaks im Chromatogramm der Referenzlösung b (0,05 Prozent)

Trocknungsverlust (2.2.32): höchstens 0,5 Prozent, mit 1,000 g Substanz durch 4 h langes Trocknen im Trockenschrank bei 100 bis 105 °C bestimmt

Sulfatasche (2.4.14): höchstens 0,1 Prozent, mit 1,0 g Substanz in einem Platintiegel bestimmt

Gehaltsbestimmung

0,350 g Substanz, in 50 ml einer Mischung von 1 Volumteil wasserfreier Essigsäure *R* und 7 Volumteilen Ethylmethylketon *R* gelöst, werden mit Perchlorsäure (0,1 mol · l^{-1}) titriert. Der Endpunkt wird mit Hilfe der Potentiometrie (2.2.20) bestimmt. Eine Blindtitration wird durchgeführt.

1 ml Perchlorsäure (0,1 mol · l^{-1}) entspricht 47,56 mg $C_{29}H_{31}F_2N_3O$.

Lagerung

Vor Licht geschützt

Verunreinigungen

Spezifizierte Verunreinigungen:
(Beachten Sie den Hinweis zu den „Verunreinigungen" zu Anfang des Bands auf Seite B)

A, B, C

A. R1 = R2 = R3 = H:
8-[(4RS)-4-(4-Fluorphenyl)-4-phenylbutyl]-1-phe=
nyl-1,3,8-triazaspiro[4.5]decan-4-on

B. R1 = R3 = H, R2 = F:
8-[(4RS)-4-(2-Fluorphenyl)-4-(4-fluorphenyl)butyl]-
1-phenyl-1,3,8-triazaspiro[4.5]decan-4-on

C. R1 = CH$_2$OH, R2 = H, R3 = F:
8-[4,4-Bis(4-fluorphenyl)butyl]-3-(hydroxymethyl)-
1-phenyl-1,3,8-triazaspiro[4.5]decan-4-on

G

Glucose-Sirup 5147	Gramicidin 5152
Sprühgetrockneter Glucose-Sirup 5148	Arabisches Gummi 5154
Goldrutenkraut 5149	Sprühgetrocknetes Arabisches Gummi 5155
Echtes Goldrutenkraut 5150	

4.06/1330

Glucose-Sirup

Glucosum liquidum

Definition

Glucose-Sirup ist eine wässrige Lösung eines Gemischs von Glucose, Oligo- und Polysacchariden, das durch Hydrolyse von Stärke gewonnen wird. Glucose-Sirup enthält mindestens 70,0 Prozent Trockensubstanz. Der Hydrolysegrad, ausgedrückt als Glucose-Äquivalent (Dextrose-Äquivalent), muss mindestens 20 betragen und darf höchstens um 10 Prozent von dem in der Beschriftung angegebenen Wert abweichen.

Eigenschaften

Farblose bis braune, klare, viskose Flüssigkeit; mischbar mit Wasser

Glucose-Sirup kann bei Raumtemperatur teilweise oder ganz fest sein; er verflüssigt sich erneut durch Erwärmen auf 50 °C.

Prüfung auf Identität

A. 0,1 g Substanz werden mit 2,5 ml Wasser R verdünnt. Wird die Lösung mit 2,5 ml Fehling'scher Lösung R erhitzt, bildet sich ein roter Niederschlag.

B. Ein geeignetes Stäbchen, dessen reaktive Zone Glucose-Oxidase, Peroxidase und eine Wasserstoff spendende Substanz wie Tetramethylbenzidin enthält, wird 1 s lang in eine Verdünnung der Substanz (5 g · l^{-1}) getaucht. Die reaktive Zone wird 60 s lang beobachtet. Die Farbe wechselt von Gelb nach Grün oder Blau.

C. Die Substanz ist eine farblose bis braune, klare, viskose, mit Wasser mischbare Flüssigkeit. Sie kann bei Raumtemperatur teilweise oder ganz fest sein; sie verflüssigt sich erneut durch Erwärmen auf 50 °C.

D. Die Substanz entspricht der Prüfung „Glucose-Äquivalent" (siehe „Prüfung auf Reinheit").

Prüfung auf Reinheit

Prüflösung: 25,0 g Substanz werden mit kohlendioxidfreiem Wasser R zu 50,0 ml verdünnt.

pH-Wert (2.2.3): Der pH-Wert einer Mischung von 1 ml einer Lösung von Kaliumchlorid R (223,6 g · l^{-1}) und 30 ml Prüflösung muss zwischen 4,0 und 6,0 liegen.

Schwefeldioxid (2.5.29): höchstens 20 ppm

Höchstens 400 ppm, wenn die Substanz zur Herstellung von Lutschtabletten oder Pastillen einem Hochtemperaturverfahren unterworfen wird, vorausgesetzt, dass das Endprodukt höchstens 50 ppm Schwefeldioxid enthält

Schwermetalle (2.4.8): 2 ml Prüflösung werden mit Wasser R zu 30 ml verdünnt. Diese Lösung muss der Grenzprüfung E entsprechen (10 ppm). Zur Herstellung der Referenzlösung werden 10 ml Blei-Lösung (1 ppm Pb) R verwendet.

Trocknungsverlust (2.2.32): höchstens 30,0 Prozent, mit 1,000 g Substanz bestimmt

Die Substanz wird mit 3,000 g zuvor 2 h lang bei 80 °C unter vermindertem Druck getrocknetem Kieselgur G R verrieben und die Mischung 2 h lang bei 80 °C unter vermindertem Druck getrocknet.

Sulfatasche (2.4.14): höchstens 0,5 Prozent, mit 1,0 g Substanz bestimmt

Glucose-Äquivalent: In einen 500-ml-Messkolben wird eine Substanzmenge, die 2,85 bis 3,15 g reduzierenden Kohlenhydraten entspricht, berechnet als Glucose-Äquivalent, genau eingewogen. Die Substanz wird mit Wasser R zu 500,0 ml verdünnt. Mit der Lösung wird eine 50-ml-Bürette gefüllt.

25,0 ml Fehling'sche Lösung R werden in einen 250-ml-Erlenmeyerkolben pipettiert, mit 18,5 ml Lösung der Substanz aus der Bürette gemischt und mit Glasperlen versetzt. Der Kolben wird auf eine Heizplatte gestellt, die so vorgeheizt ist, dass die Lösung nach 2 min ± 15 s zu sieden beginnt. Die Lösung wird genau 120 s lang im Sieden gehalten, mit 1 ml einer Lösung von Methylenblau R (1 g · l^{-1}) versetzt und mit der Lösung der Substanz bis zum Verschwinden der blauen Färbung titriert (V_1). Während der Titration wird die Lösung im Sieden gehalten.

Die Fehling'sche Lösung wird mit einer Lösung von Glucose R (6,00 g · l^{-1}) eingestellt (V_0).

Das Glucose-Äquivalent (GÄ) wird nach folgender Gleichung berechnet:

$$GÄ = \frac{300 \cdot V_0 \cdot 100}{V_1 \cdot M \cdot D}$$

V_0 = verbrauchtes Volumen der Glucose-Vergleichslösung in Millilitern
V_1 = verbrauchtes Volumen der Lösung der Substanz in Millilitern
M = Masse der Substanz in Gramm
D = Prozentgehalt an Trockensubstanz in der Substanz

Beschriftung

Die Beschriftung gibt das Glucose-Äquivalent (Dextrose-Äquivalent) an.

4.06/1525
Sprühgetrockneter Glucose-Sirup
Glucosum liquidum dispersione desiccatum

Definition

Sprühgetrockneter Glucose-Sirup ist ein Gemisch von Glucose, Oligo- und Polysacchariden, das durch partielle Hydrolyse von Stärke gewonnen wird. Der Hydrolysegrad, ausgedrückt als Glucose-Äquivalent (Dextrose-Äquivalent), muss mindestens 20 betragen und darf höchstens um 10 Prozent von dem in der Beschriftung angegebenen Wert abweichen.

Eigenschaften

Pulver oder Körner, weiß bis fast weiß, schwach hygroskopisch; leicht löslich in Wasser

Prüfung auf Identität

A. 0,1 g Substanz werden in 2,5 ml Wasser R gelöst. Wird die Lösung mit 2,5 ml Fehling'scher Lösung R erhitzt, bildet sich ein roter Niederschlag.

B. Ein geeignetes Stäbchen, dessen reaktive Zone Glucose-Oxidase, Peroxidase und eine Wasserstoff spendende Substanz wie Tetramethylbenzidin enthält, wird 1 s lang in eine Lösung der Substanz (5 g·l^{-1}) getaucht. Die reaktive Zone wird 60 s lang beobachtet. Die Farbe wechselt von Gelb nach Grün oder Blau.

C. Die Substanz liegt als Pulver oder in Form von Körnern vor.

D. Die Substanz entspricht der Prüfung „Glucose-Äquivalent" (siehe „Prüfung auf Reinheit").

Prüfung auf Reinheit

Prüflösung: 12,5 g Substanz werden in kohlendioxidfreiem Wasser R zu 50,0 ml gelöst.

pH-Wert (2.2.3): Der pH-Wert einer Mischung von 1 ml einer Lösung von Kaliumchlorid R (223,6 g · l^{-1}) und 30 ml Prüflösung muss zwischen 4,0 und 7,0 liegen.

Schwefeldioxid (2.5.29): höchstens 20 ppm

Schwermetalle (2.4.8): 4 ml Prüflösung werden mit Wasser R zu 30 ml verdünnt. Diese Lösung muss der Grenzprüfung E entsprechen (10 ppm). Zur Herstellung der Referenzlösung werden 10 ml Blei-Lösung (1 ppm Pb) R verwendet.

Trocknungsverlust (2.2.32): höchstens 6,0 Prozent, mit 10,00 g Substanz durch Trocknen im Trockenschrank bei 100 bis 105 °C bestimmt

Sulfatasche (2.4.14): höchstens 0,5 Prozent, mit 1,0 g Substanz bestimmt

Glucose-Äquivalent: In einen 500-ml-Messkolben wird eine Substanzmenge, die 2,85 bis 3,15 g reduzierenden Kohlenhydraten entspricht, berechnet als Glucose-Äquivalent, genau eingewogen. Die Substanz wird in Wasser R zu 500,0 ml gelöst. Mit der Lösung wird eine 50-ml-Bürette gefüllt.

25,0 ml Fehling'sche Lösung R werden in einen 250-ml-Erlenmeyerkolben pipettiert, mit 18,5 ml Lösung der Substanz aus der Bürette gemischt und mit Glasperlen versetzt. Der Kolben wird auf eine Heizplatte gestellt, die so vorgeheizt ist, dass die Lösung nach 2 min ± 15 s zu sieden beginnt. Die Lösung wird genau 120 s lang im Sieden gehalten, mit 1 ml einer Lösung von Methylenblau R (1 g · l^{-1}) versetzt und mit der Lösung der Substanz bis zum Verschwinden der blauen Färbung titriert (V_1). Während der Titration wird die Lösung im Sieden gehalten.

Die Fehling'sche Lösung wird mit einer Lösung von Glucose R (6,00 g · l^{-1}) eingestellt (V_0).

Das Glucose-Äquivalent (GÄ) wird nach folgender Gleichung berechnet:

$$\text{GÄ} = \frac{300 \cdot V_0 \cdot 100}{V_1 \cdot M \cdot D}$$

V_0 = verbrauchtes Volumen der Glucose-Vergleichslösung in Millilitern
V_1 = verbrauchtes Volumen der Lösung der Substanz in Millilitern
M = Masse der Substanz in Gramm
D = Prozentgehalt an Trockensubstanz in der Substanz

Mikrobielle Verunreinigung

Gesamtzahl Kolonie bildender, aerober Einheiten (2.6.12): höchstens 10^3 Bakterien und 10^2 Pilze je Gramm Substanz, durch Auszählen auf Agarplatten bestimmt

Die Substanz muss den Prüfungen auf *Escherichia coli* und Salmonellen (2.6.13) entsprechen.

Beschriftung

Die Beschriftung gibt das Glucose-Äquivalent (Dextrose-Äquivalent) an.

Goldrutenkraut

4.06/1892

Solidaginis herba

Definition

Die getrockneten, ganzen oder zerkleinerten, blühenden, oberirdischen Teile von *Solidago gigantea* Ait. oder *S. canadensis* L., ihren Varietäten oder Hybriden und/oder Mischungen davon

Gehalt: mindestens 2,5 Prozent Flavonoide, berechnet als Hyperosid ($C_{21}H_{10}O_{12}$; M_r 464,4), bezogen auf die getrocknete Droge

Eigenschaften

Makroskopische und mikroskopische Merkmale werden unter „Prüfung auf Identität, A und B" beschrieben.

Prüfung auf Identität

A. Die Stängel sind grünlich gelb bis grünlich braun, teilweise rötlich überlaufen, rundlich, mehr oder weniger deutlich gerillt, kahl und glatt im unteren Teil, geringfügig oder dicht behaart im oberen Teil. Sie sind derb und enthalten ein weißliches Mark.
Die Blätter sind grün, sitzend, lanzettlich mit einem gesägten Rand, 8 bis 12 cm lang und etwa 1 bis 3 cm breit, die Blattoberseite ist grün und mehr oder weniger kahl, die Unterseite graugrün und behaart, besonders über der Nervatur. Der Blütenstand besteht aus einer Anzahl einseitswendiger, gebogener Trauben, die am Stängelende eine pyramidenförmige Rispe bilden.
Jedes Blütenköpfchen hat einen Hüllkelch, bestehend aus lineal-lanzettlichen, dachziegelartig angeordneten, gelblich grünen Hüllkelchblättern, die eine einzelne Reihe von gelben Zungenblüten umgeben; diese sind etwa gleich lang wie der Hüllkelch; gelbe, radial angeordnete Röhrenblüten sind gleich lang oder länger als die Zungenblüten; ein bräunlicher, unterständiger Fruchtknoten ist von einem weißen Pappus aus silbrigen Haaren bedeckt.

B. Die Droge wird pulverisiert (355). Das Pulver ist graugrün. Die Prüfung erfolgt unter dem Mikroskop, wobei Chloralhydrat-Lösung *R* verwendet wird. Das Pulver zeigt folgende Merkmale: Pappusborsten und ihre Bruchstücke; sie bestehen aus mehrreihigen Haaren mit länglichen Zellen, die oberen Enden dieser Zellen stehen ab und bilden so über die ganze Länge spitze Fortsätze; Fragmente des Blattmesophylls mit Gefäßbündeln, die von Exkretbehältern begleitet sind; Bruchstücke der Blattepidermis mit buchtigen bis welligen Zellwänden sowie mit Spaltöffnungen vom anomocytischen Typ (2.8.3); einreihige Deckhaare aus bis zu 5 oder 6 Zellen, einige davon peitschenartig und mit einer dickwandigeren Endzelle; Bruchstücke des Griffels mit langen, schlanken Papillen; Stängelbruchstücke mit Netz- und Spiralgefäßen; Pollenkörner mit 3 Keimporen und einer stacheligen Exine; zahlreiche Büschelhaare und einige wenige einzelne Zwillingshaare des Fruchtknotens; mehrzellige Deckhaare mit einer rechtwinkelig abgebogenen Endzelle sind nicht vorhanden.

C. Dünnschichtchromatographie (2.2.27) wie bei der Prüfung „Solidago virgaurea" (siehe „Prüfung auf Reinheit") beschrieben, mit folgender Änderung:

Detektion: Die Platte wird mit einer Lösung von Diphenylboryloxyethylamin *R* (10 g · l^{-1}) in Methanol *R* und danach mit einer Lösung von Macrogol 400 *R* (50 g · l^{-1}) in Methanol *R* besprüht, 30 min lang stehen gelassen und im ultravioletten Licht bei 365 nm ausgewertet.

Ergebnis: Die Zonenfolge in den Chromatogrammen von Referenzlösung und Untersuchungslösung ist aus den nachstehenden Angaben ersichtlich. Im Chromatogramm der Untersuchungslösung können weitere fluoreszierende Zonen vorhanden sein.

Oberer Plattenrand	
Kaffeesäure: eine hellblau fluoreszierende Zone	
	eine bläulich grün fluoreszierende Zone
Quercitrin: eine gelblich braun fluoreszierende Zone	eine schwache bis intensive, gelblich braun fluoreszierende Zone
	eine mehr oder weniger intensive, gelblich braun fluoreszierende Zone
Chlorogensäure: eine hellblau fluoreszierende Zone	eine hellblau fluoreszierende Zone und/oder eine gelb fluoreszierende Zone
Rutosid: eine orange fluoreszierende Zone	eine schwache bis intensive, gelblich braun fluoreszierende Zone
Referenzlösung	**Untersuchungslösung**

Prüfung auf Reinheit

Fremde Bestandteile (2.8.2): höchstens 5 Prozent bräunliche Bestandteile und höchstens 2 Prozent andere fremde Bestandteile

Solidago virgaurea: Dünnschichtchromatographie (2.2.27)

Untersuchungslösung: 0,75 g pulverisierte Droge (355) werden 10 min lang mit 5 ml Methanol *R* im Wasserbad unter Rückflusskühlung erhitzt und nach dem Abkühlen abfiltriert.

Referenzlösung: 1,0 mg Chlorogensäure *R*, 1,0 mg Kaffeesäure *R*, 2,5 mg Quercitrin *R* und 2,5 mg Rutosid *R* werden in 10 ml Methanol *R* gelöst.

Platte: DC-Platte mit Kieselgel *R*

Fließmittel: wasserfreie Ameisensäure *R*, Wasser *R*, Ethylmethylketon *R*, Ethylacetat *R* (6:6:18:30 *V/V/V/V*)

Auftragen: 20 µl Untersuchungslösung und 10 µl Referenzlösung; bandförmig

Laufstrecke: 10 cm

Trocknen: bei 100 bis 105 °C

Detektion: Die Platte wird mit Anisaldehyd-Reagenz *R* besprüht und 10 min lang bei 100 bis 105 °C erhitzt. Die Auswertung erfolgt im ultravioletten Licht bei 365 nm.

Ergebnis: Die Chromatogramme von Referenzlösung und Untersuchungslösung zeigen im unteren Drittel eine graugrün fluoreszierende Zone (Rutosid). Das Chromatogramm der Untersuchungslösung darf unterhalb der Rutosid-Zone keine dunkelgraue oder dunkelbraune Zone (Leiocarposid) zeigen.

Trocknungsverlust (2.2.32): höchstens 10 Prozent, mit 0,500 g pulverisierter Droge (355) durch 2 h langes Trocknen im Trockenschrank bei 100 bis 105 °C bestimmt

Asche (2.4.16): höchstens 7,0 Prozent

Salzsäureunlösliche Asche (2.8.1): höchstens 1,0 Prozent

Gehaltsbestimmung

Stammlösung: In einem 100-ml-Rundkolben werden 0,200 g pulverisierte Droge (250) mit 1 ml einer Lösung von Methenamin *R* (5 g · l^{-1}), 20 ml Aceton *R* und 2 ml Salzsäure *R* 1 versetzt. Die Mischung wird 30 min lang im Wasserbad unter Rückflusskühlung erhitzt. Die Flüssigkeit wird durch einen kleinen Wattebausch aus Baumwolle in einen 100-ml-Kolben filtriert. Der Wattebausch wird zu dem Rückstand in dem Rundkolben gegeben und die Mischung 2-mal mit je 20 ml Aceton *R* extrahiert, wobei jedesmal 10 min lang unter Rückflusskühlung erhitzt wird. Nach dem Abkühlen werden die vereinigten Acetonauszüge durch ein Papierfilter in einen Messkolben filtriert. Das Filtrat wird unter Waschen des Kolbens und des Papierfilters mit Aceton *R* zu 100,0 ml verdünnt. 20,0 ml dieser Lösung werden in einem Scheidetrichter mit 20 ml Wasser *R* versetzt. Die Mischung wird 1-mal mit 15 ml und 3-mal mit je 10 ml Ethylacetat *R* ausgeschüttelt. Die Ethylacetatauszüge werden in einem Scheidetrichter vereinigt, 2-mal mit je 50 ml Wasser *R* gewaschen und über 10 g wasserfreiem Natriumsulfat *R* in einen Messkolben filtriert. Scheidetrichter und Natriumsulfat werden mit Ethylacetat *R* nachgespült; Filtrat und Waschflüssigkeit werden vereinigt und mit Ethylacetat *R* zu 50,0 ml verdünnt.

Untersuchungslösung: 10,0 ml Stammlösung werden mit 1,0 ml Aluminiumchlorid-Reagenz *R* versetzt und mit einer 5-prozentigen Lösung (*V/V*) von Essigsäure 99 % *R* in Methanol *R* zu 25,0 ml verdünnt.

Kompensationsflüssigkeit: 10,0 ml Stammlösung werden mit einer 5-prozentigen Lösung (*V/V*) von Essigsäure 99 % *R* in Methanol *R* zu 25,0 ml verdünnt.

Die Absorption (2.2.25) der Untersuchungslösung wird nach 30 min bei 425 nm gegen die Kompensationsflüssigkeit gemessen.

Der Prozentgehalt an Flavonoiden wird als Hyperosid nach folgender Formel berechnet:

$$\frac{A \cdot 1{,}25}{m}$$

Die spezifische Absorption $A_{1\,cm}^{1\%}$ für Hyperosid wird mit 500 angenommen.

A = Absorption der Untersuchungslösung bei 425 nm
m = Einwaage der Droge in Gramm

4.06/1893

Echtes Goldrutenkraut

Solidaginis virgaureae herba

Definition

Die getrockneten, ganzen oder zerkleinerten, blühenden, oberirdischen Teile von *Solidago virgaurea* L.

Gehalt: mindestens 1,0 Prozent Flavonoide, berechnet als Hyperosid ($C_{21}H_{10}O_{12}$; M_r 464,4), bezogen auf die getrocknete Droge

Eigenschaften

Makroskopische und mikroskopische Merkmale werden unter „Prüfung auf Identität, A und B" beschrieben.

Prüfung auf Identität

A. Der Stängel ist zylindrisch, gestreift, im unteren Bereich meistens rötlich violett, manchmal ganz unbehaart oder mit einem Flaum kurzer, aufwärts gekrümmter Haare besetzt. Die Grundblätter sind verkehrt eiförmig bis verkehrt lanzettlich, haben einen gesägten Rand und verschmälern sich zu einem langen, geflügelten Blattstiel. Die Stängelblätter sind wechselständig, kleiner und elliptischer als die Grundblätter, ganzrandig oder mit leicht gezähntem Rand; sie sind sitzend oder kurz gestielt. Beide Blattseiten sind unbehaart oder mit leichtem Flaum besetzt, die Blattunterseite zeigt eine vortretende, netzartige Nervatur. Die Blütenköpfchen bilden eine dichte Rispe. Am Grund des Blütenstiels sitzen 2 schmale, geradlinige Deckblätter mit trockenhäutigem Rand. Die Blütenhülle besteht aus 2 bis 4 unregelmäßigen Reihen dachziegelartig angeordneter, grünlich gelber Hüllkelchblätter mit glatter und glänzender Innenseite, flaumig behaarter oder unbehaarter Außenseite und trockenhäutigen Rändern. Jedes Blütenköpfchen besteht aus 6 bis 12 weit auseinander stehenden, weiblichen Zungenblüten, die etwa doppelt so lang sind wie die Hüllkelchblätter, und etwa 10 bis 30 zwittrigen Röhrenblüten. Alle Blüten sind gelb. Der braune, unterständige Fruchtknoten verschmälert sich zum Grund hin und hat eine gerippte, mit vereinzelten Haaren bedeckte Oberfläche; er wird überragt von einem weißlichen, aus glatten oder rauhen borstigen Haaren bestehenden Pappus.

B. Die Droge wird pulverisiert (355). Das Pulver ist hellgrün. Die Prüfung erfolgt unter dem Mikroskop, wobei Chloralhydrat-Lösung R verwendet wird. Das Pulver zeigt folgende Merkmale: Bruchstücke der Blattepidermis in der Aufsicht, die Bruchstücke der oberen Epidermis bestehen aus polygonalen Zellen mit geraden, perlschnurartig verdickten Zellwänden und deutlicher Kutikularstreifung, die Bruchstücke der unteren Epidermis sind welliger, weniger deutlich gestreift und haben zahlreiche Spaltöffnungen vom anomocytischen Typ (2.8.3); gelegentlich Blattbruchstücke aus Zellen mit einzelnen kleinen Calciumoxalatdrusen; einreihige, kegelförmige Deckhaare der Blätter und Hüllkelchblätter mit bis zu 10 Zellen, einige der kürzeren Haare zeigen eine verlängerte, fähnchenartige Endzelle; gelegentlich Drüsenhaare mit 1 oder 2 Stielzellen und einem einzelligen, verlängerten Köpfchen; selten Zwillingshaare des Fruchtknotens mit deutlich getüpfelter Mittelwand und zweiteiliger Spitze; zahlreiche Pappushaare und deren Bruchstücke, die aus mehreren Zellreihen bestehen, deren Endzellen nach außen überlappen; Fasergruppen und Leitgewebe vom Stängel; Epidermisbruchstücke der Blütenblätter mit gestreifter Kutikula und gelegentlich langen, zweireihigen Drüsenhaaren; kugelige Pollenkörner mit 3 Keimporen und stacheliger Exine.

C. Dünnschichtchromatographie (2.2.27) wie bei der Prüfung *Solidago gigantea, Solidago canadensis* (siehe „Prüfung auf Reinheit") beschrieben

Detektion: Eine der beiden Platten wird mit Anisaldehyd-Reagenz R besprüht und 10 min lang bei 105 bis 110 °C erhitzt. Die Auswertung erfolgt im Tageslicht.

Ergebnis: Die Zonenfolge in den Chromatogrammen von Referenzlösung und Untersuchungslösung ist aus den nachstehenden Angaben ersichtlich. Im Chromatogramm der Untersuchungslösung können weitere farbige Zonen vorhanden sein.

Oberer Plattenrand	
Quercitrin: eine gelbe Zone	eine violette Zone
	eine schwache, gelbe Zone (Nicotiflorin)
Rutosid: eine gelbe Zone	eine gelbe Zone (Rutosid)
Leiocarposid: eine bräunliche Zone	eine bräunliche Zone (Leiocarposid)
	eine grünliche Zone
Referenzlösung	Untersuchungslösung

Prüfung auf Reinheit

Fremde Bestandteile (2.8.2): höchstens 5 Prozent braun gefärbte Bestandteile und höchstens 2 Prozent andere fremde Bestandteile

Solidago gigantea, Solidago canadensis: Dünnschichtchromatographie (2.2.27)

Untersuchungslösung: 0,75 g pulverisierte Droge (355) werden mit 5 ml Methanol R versetzt und 10 min lang im Wasserbad unter Rückflusskühlung erhitzt. Nach dem Abkühlen wird die Mischung filtriert.

Referenzlösung: 1,0 mg Chlorogensäure R, 2,5 mg Quercitrin R, 2,5 mg Rutosid R und 5 mg Leiocarposid R werden in 10 ml Methanol R gelöst.

Platte: DC-Platte mit Kieselgel R (2 Platten)

Fließmittel: wasserfreie Ameisensäure R, Wasser R, Ethylmethylketon R, Ethylacetat R (6:6:18:30 V/V/V/V)

Auftragen: 20 µl; bandförmig

Laufstrecke: 10 cm

Trocknen: an der Luft

Detektion: Eine der beiden Platten wird mit einer Lösung von Diphenylboryloxyethylamin R (10 g · l⁻¹) in Methanol R und anschließend mit einer Lösung von Macrogol 400 R (50 g · l⁻¹) in Methanol R besprüht. Die Auswertung erfolgt nach 30 min im ultravioletten Licht bei 365 nm.

Ergebnis: Die Zonenfolge in den Chromatogrammen von Referenzlösung und Untersuchungslösung ist aus den nachstehenden Angaben ersichtlich. Im Chromatogramm der Untersuchungslösung können weitere schwach fluoreszierende Zonen vorhanden sein.

Im Chromatogramm der Untersuchungslösung darf keine orange, intensiv fluoreszierende Zone auf Höhe der Quercitrin-Zone im Chromatogramm der Referenzlösung vorhanden sein.

Oberer Plattenrand	
	eine blassblau fluoreszierende Zone
Quercitrin: eine orange fluoreszierende Zone	
Chlorogensäure: eine hellblau fluoreszierende Zone	eine hellblau fluoreszierende Zone (Chlorogensäure)
Rutosid: eine orange fluoreszierende Zone	eine orange fluoreszierende Zone (Rutosid)
Referenzlösung	Untersuchungslösung

Trocknungsverlust (2.2.32): höchstens 12 Prozent, mit 1,000 g pulverisierter Droge (355) durch 2 h langes Trocknen im Trockenschrank bei 100 bis 105 °C bestimmt

Asche (2.4.16): höchstens 8,0 Prozent

Echtes Goldrutenkraut

Gehaltsbestimmung

Stammlösung: 0,200 g pulverisierte Droge (355) werden in einen 100-ml-Rundkolben eingewogen und mit 1 ml einer Lösung von Methenamin R (5 g · l^{-1}), 20 ml Aceton R und 2 ml Salzsäure R 1 versetzt. Die Mischung wird 30 min lang im Wasserbad unter Rückflusskühlung erhitzt. Die Flüssigkeit wird durch einen kleinen Wattebausch aus Baumwolle in einen 100-ml-Kolben filtriert. Der Wattebausch wird zu dem Rückstand in dem Rundkolben gegeben und die Mischung 2-mal mit je 20 ml Aceton R extrahiert, wobei jedes Mal 10 min lang unter Rückflusskühlung erhitzt wird. Nach dem Abkühlen werden die vereinigten Acetonauszüge durch ein Papierfilter in einen Messkolben filtriert. Das Filtrat wird unter Waschen des Kolbens und des Papierfilters mit Aceton R zu 100,0 ml verdünnt. 20,0 ml dieser Lösung werden in einem Scheidetrichter mit 20 ml Wasser R versetzt. Die Mischung wird 1-mal mit 15 ml und 3-mal mit je 10 ml Ethylacetat R ausgeschüttelt. Die Ethylacetatauszüge werden in einem Scheidetrichter vereinigt, 2-mal mit je 50 ml Wasser R gewaschen und über 10 g wasserfreiem Natriumsulfat R in einen Messkolben filtriert. Scheidetrichter und Natriumsulfat werden mit Ethylacetat R nachgespült; Filtrat und Waschflüssigkeit werden vereinigt und mit Ethylacetat R zu 50,0 ml verdünnt.

Untersuchungslösung: 10,0 ml Stammlösung werden mit 1,0 ml Aluminiumchlorid-Reagenz R versetzt und mit einer 5-prozentigen Lösung (V/V) von Essigsäure 99 % R in Methanol R zu 25,0 ml verdünnt.

Kompensationsflüssigkeit: 10,0 ml Stammlösung werden mit einer 5-prozentigen Lösung (V/V) von Essigsäure 99 % R in Methanol R zu 25,0 ml verdünnt.

Die Absorption (2.2.25) der Untersuchungslösung wird nach 30 min bei 425 nm gegen die Kompensationsflüssigkeit gemessen.

Der Prozentgehalt an Flavonoiden wird als Hyperosid nach folgender Formel berechnet:

$$\frac{A \cdot 1{,}25}{m}$$

Die spezifische Absorption $A_{1\,cm}^{1\%}$ für Hyperosid wird mit 500 angenommen.

A = Absorption der Untersuchungslösung bei 425 nm
m = Einwaage der Droge in Gramm

4.06/0907

Gramicidin
Gramicidinum

Gramicidin	X	Y	Summenformel	M_r
A1	L-Val	L-Trp	$C_{99}H_{140}N_{20}O_{17}$	1882
A2	L-Ile	L-Trp	$C_{100}H_{142}N_{20}O_{17}$	1896
B1	L-Val	L-Phe	$C_{97}H_{139}N_{19}O_{17}$	1843
C1	L-Val	L-Tyr	$C_{97}H_{139}N_{19}O_{18}$	1859
C2	L-Ile	L-Tyr	$C_{98}H_{141}N_{19}O_{18}$	1873

Definition

Gramicidin besteht aus einer Familie antimikrobiell wirksamer, linearer Polypeptide, die gewöhnlich durch Extraktion aus Tyrothricin gewonnen werden. Der Tyrothricin-Komplex wird aus dem Fermentationsmedium von *Bacillus brevis* Dubos gewonnen. Die Substanz besteht hauptsächlich aus Gramicidin A1, begleitet insbesondere von den Gramicidinen A2, B1, C1 und C2.

Gehalt: mindestens 900 I.E. je Milligramm (getrocknete Substanz)

Eigenschaften

Aussehen: weißes bis fast weißes, kristallines, schwach hygroskopisches Pulver

Löslichkeit: praktisch unlöslich in Wasser, löslich in Methanol, wenig löslich in Ethanol

Schmelztemperatur: etwa 230 °C

Prüfung auf Identität

1: A, C
2: A, B

A. 0,100 g Substanz werden in Ethanol 96 % R zu 100,0 ml gelöst. 5,0 ml Lösung werden mit Ethanol 96 % R zu 100,0 ml verdünnt. Diese Lösung, zwischen 240 und 320 nm gemessen, zeigt Absorptionsmaxima (2.2.25) bei 282 und 290 nm, eine Schulter bei etwa 275 nm und ein Absorptionsminimum bei 247 nm. Die spezifische Absorption, im Maximum bei 282 nm gemessen, liegt zwischen 105 und 125.

B. Dünnschichtchromatographie (2.2.27)

Untersuchungslösung: 5 mg Substanz werden in 6,0 ml Ethanol 96 % R gelöst.

Referenzlösung a: 5 mg Gramicidin *CRS* werden in 6,0 ml Ethanol 96 % *R* gelöst.

Referenzlösung b: 5 mg Tyrothricin *CRS* werden in 6,0 ml Ethanol 96 % *R* gelöst.

Platte: DC-Platte mit Kieselgel *R*

Fließmittel: Methanol *R*, 1-Butanol *R*, Wasser *R*, Essigsäure 99 % *R*, Butylacetat *R* (3:9:15:24:49 *V/V/V/V/V*)

Auftragen: 1 µl

Laufstrecke: 2/3 der Platte

Trocknen: an der Luft

Detektion: Die Platte wird in Dimethylaminobenzaldehyd-Lösung *R* 2 getaucht und anschließend bei 90 °C erhitzt, bis Flecke erscheinen.

Eignungsprüfung: Das Chromatogramm der Referenzlösung b muss deutlich voneinander getrennt 2 Flecke oder 2 Gruppen von Flecken zeigen.

Ergebnis: Der Hauptfleck oder die Gruppe der Hauptflecke im Chromatogramm der Untersuchungslösung entspricht in Bezug auf Lage, Farbe und Größe dem Hauptfleck oder der Gruppe der Hauptflecke im Chromatogramm der Referenzlösung a sowie dem Fleck oder der Gruppe der Flecke mit dem größten R_f-Wert im Chromatogramm der Referenzlösung b.

C. Die bei der Prüfung „Zusammensetzung" (siehe „Prüfung auf Reinheit") erhaltenen Chromatogramme werden ausgewertet.

Ergebnis: Die 3 Hauptpeaks im Chromatogramm der Untersuchungslösung entsprechen in Bezug auf ihre Retentionszeit den 3 Hauptpeaks im Chromatogramm der Referenzlösung a.

Prüfung auf Reinheit

Zusammensetzung: Flüssigchromatographie (2.2.29) mit Hilfe des Verfahrens „Normalisierung"

Untersuchungslösung: 25 mg Substanz werden in 10 ml Methanol *R* gelöst. Die Lösung wird mit der mobilen Phase zu 25 ml verdünnt.

Referenzlösung a: 25 mg Gramicidin *CRS* werden in 10 ml Methanol *R* gelöst. Die Lösung wird mit der mobilen Phase zu 25 ml verdünnt.

Referenzlösung b: 1,0 ml Referenzlösung a wird mit der mobilen Phase zu 50,0 ml verdünnt. 1,0 ml dieser Lösung wird mit der mobilen Phase zu 10,0 ml verdünnt.

Säule
– Größe: l = 0,25 m, $\varnothing$ = 4,6 mm
– Stationäre Phase: desaktiviertes, nachsilanisiertes, octadecylsilyliertes Kieselgel zur Chromatographie *R* (5 µm)
– Temperatur: 50 °C

Mobile Phase: Wasser *R*, Methanol *R* (29:71 *V/V*)

Durchflussrate: 1,0 ml · min^{-1}

Detektion: Spektrometer bei 282 nm

Einspritzen: 20 µl

Chromatographiedauer: 2,5fache Retentionszeit von Gramicidin A1

Relative Retention (bezogen auf Gramicidin A1, t_R etwa 22 min)
– Gramicidin C1: etwa 0,7
– Gramicidin C2: etwa 0,8
– Gramicidin A2: etwa 1,2
– Gramicidin B1: etwa 1,9

Eignungsprüfung: Referenzlösung a
– Auflösung: mindestens 1,5 zwischen den Peaks von Gramicidin A1 und Gramicidin A2
– Das erhaltene Chromatogramm entspricht dem mitgelieferten Chromatogramm von Gramicidin *CRS*.

Zusammensetzung
– Summe der Gehalte an Gramicidin A1, A2, B1, C1 und C2: mindestens 95,0 Prozent
– Verhältnis des Gehalts an Gramicidin A1 zur Summe der Gehalte an Gramicidin A1, A2, B1, C1 und C2: mindestens 60,0 Prozent
– Ohne Berücksichtigung bleiben: Peaks, deren Fläche kleiner ist als die Fläche des Peaks von Gramicidin A1 im Chromatogramm der Referenzlösung b

Verwandte Substanzen: Flüssigchromatographie (2.2.29) wie unter „Zusammensetzung" beschrieben

Grenzwerte
– Jede Verunreinigung: höchstens 2,0 Prozent; wenn mehrere Peaks auftreten, darf nicht mehr als ein Peak größer als 1,0 Prozent sein; die Peaks von Gramicidin A1, A2, B1, C1 und C2 werden nicht berücksichtigt.

Trocknungsverlust (2.2.32): höchstens 3,0 Prozent, mit 1,000 g Substanz durch 3 h langes Trocknen bei 60 °C über Phosphor(V)-oxid *R* unterhalb 0,1 kPa bestimmt

Sulfatasche (2.4.14): höchstens 1,0 Prozent, mit 1,0 g Substanz bestimmt

Wertbestimmung

Die Bestimmung erfolgt nach „Mikrobiologische Wertbestimmung von Antibiotika" (2.7.2), Turbidimetrische Methode. Als Referenzsubstanz wird Gramicidin *CRS* verwendet.

Lagerung

Dicht verschlossen, vor Licht geschützt

Verunreinigungen

```
O
‖
H—C—X1—Gly—L-Ala—X4—L-Ala—D-Val—L-Val—D-Val—L-Trp—
                        5
   X10—X11—D-Leu—L-Trp—D-Leu—L-Trp—N—CH₂—R
   10                      15      H
```

Verunreinigung	X1	X4	X10	X11	R
A	L-Val	Met	D-Leu	L-Trp	OH
B	L-Val	D-Leu	D-Leu	L-Trp	CH_2–OH
C	L-Ile	D-Leu	D-Leu	L-Phe	OH
D	L-Val	D-Leu	Met	L-Tyr	OH
E	L-Ile	D-Leu	D-Leu	L-Trp	CH_2–OH

A. [4-Methionin]gramicidin A1

B. 3-Hydroxypropyl-Gramicidin A1

C. Gramicidin B2

D. [10-Methionin]gramicidin C1

E. 3-Hydroxypropyl-Gramicidin A2

4.06/0307

Arabisches Gummi

Acaciae gummi

Definition

Arabisches Gummi ist eine an der Luft erhärtete, gummiartige Ausscheidung, die auf natürliche Weise oder nach Einschneiden des Stamms und der Zweige von *Acacia senegal* L. Willdenow, anderer afrikanischer *Acacia*-Arten oder *Acacia seyal* Del. austritt.

Eigenschaften

Die Droge ist fast vollständig, aber sehr langsam, nach etwa 2 h, in einer der 2fachen Masse Droge entsprechenden Menge Wasser löslich, wobei nur ein geringer Rückstand an pflanzlichen Teilchen zurückbleibt. Die erhaltene schleimige Flüssigkeit ist farblos bis gelblich, zähflüssig, klebrig, durchscheinend und reagiert schwach sauer gegenüber blauem Lackmuspapier. Die Droge ist praktisch unlöslich in Ethanol.

Die Droge weist die unter „Prüfung auf Identität, A und B" beschriebenen makroskopischen und mikroskopischen Merkmale auf.

Prüfung auf Identität

A. Die Droge besteht aus gelblich weißen, gelben oder schwach bernsteinfarbenen, manchmal rosafarben schimmernden, krümeligen, opaken, kugeligen, ovalen oder nierenförmigen Stücken („Tränen") mit einem Durchmesser von etwa 1 bis 3 cm und häufig mit rissiger Oberfläche; sie zerbrechen leicht in unregelmäßige, weißliche bis schwach gelbliche, eckige Fragmente mit muscheligem Bruch und einem glasigen, durchsichtigen Aussehen. Die ganzen „Tränen" zeigen manchmal im Zentrum eine kleine Höhlung.

B. Die Droge wird pulverisiert (355). Das Pulver ist weiß bis gelblich weiß. Die Prüfung erfolgt unter dem Mikroskop, wobei eine 50-prozentige Lösung (*V/V*) von Glycerol *R* verwendet wird. Das Pulver zeigt eckige, unregelmäßige, farblose, durchsichtige Bruchstücke. Stärke und pflanzliches Gewebe sind nur in Spuren vorhanden. Geschichtete Membranen sind nicht sichtbar.

C. Die bei der Prüfung „Glucose, Fructose" (siehe „Prüfung auf Reinheit") erhaltenen Chromatogramme werden ausgewertet. Das Chromatogramm der Untersuchungslösung zeigt 3 Zonen, die der Galactose, der Arabinose und der Rhamnose entsprechen. Andere deutliche Zonen, besonders im oberen Teil des Chromatogramms, sind nicht sichtbar.

D. 1 g pulverisierte Droge (355) wird unter 2 h langem, häufigem Rühren in 2 ml Wasser *R* gelöst. Werden 2 ml Ethanol 96 % *R* zugesetzt und wird geschüttelt, entsteht ein weißes, dickes Gel. Nach Zusatz von 10 ml Wasser *R* wird die Mischung wieder flüssig.

Prüfung auf Reinheit

Prüflösung: 3,0 g pulverisierte Droge (355) werden unter 30 min langem Rühren in 25 ml Wasser *R* gelöst. Die Lösung wird 30 min lang stehen gelassen und anschließend mit Wasser *R* zu 30 ml verdünnt.

Unlösliche Substanzen: 5,0 g pulverisierte Droge (355) werden mit 100 ml Wasser *R* und 14 ml verdünnter Salzsäure *R* versetzt. Die Mischung wird unter häufigem Umschütteln 15 min lang zum schwachen Sieden erhitzt. Die noch heiße Lösung wird durch einen zuvor gewogenen Glassintertiegel filtriert. Der Niederschlag wird mit heißem Wasser *R* gewaschen und bei 100 bis 105 °C getrocknet. Die Masse des Rückstands darf höchstens 25 mg betragen (0,5 Prozent).

Glucose, Fructose: Die Prüfung erfolgt mit Hilfe der Dünnschichtchromatographie (2.2.27) unter Verwendung einer DC-Platte mit Kieselgel *R*.

Untersuchungslösung: 0,100 g pulverisierte Droge (355) werden in einem dickwandigen Zentrifugenglas mit 2 ml einer Lösung von Trifluoressigsäure *R* (100 g · l⁻¹) versetzt; um das sich bildende Gel zu lösen, wird das Zentrifugenglas kräftig geschüttelt, danach verschlossen und die Mischung 1 h lang bei 120 °C erhitzt. Das Hydrolysat wird zentrifugiert und die überstehende klare Flüssigkeit sorgfältig in einen 50-ml-Rundkolben überführt; nach Zusatz von 10 ml Wasser *R* wird die Lösung unter vermindertem Druck zur Trockne eingedampft. Der zurückbleibende klare Film wird mit 0,1 ml Wasser *R* und 0,9 ml Methanol *R* versetzt. Um den amorphen Niederschlag abzutrennen, wird die Mischung zentrifugiert. Die überstehende Flüssigkeit wird falls erforderlich mit Methanol *R* zu 1 ml verdünnt.

Referenzlösung: 10 mg Arabinose *R*, 10 mg Galactose *R*, 10 mg Glucose *R*, 10 mg Rhamnose *R* und 10 mg Xylose *R* werden in 1 ml Wasser *R* gelöst. Die Lösung wird mit Methanol *R* zu 10 ml verdünnt.

Auf die Platte werden 10 µl jeder Lösung bandförmig aufgetragen. Die Chromatographie erfolgt mit einer Mischung von 10 Volumteilen einer Lösung von Natriumdihydrogenphosphat *R* (16 g $\cdot$ l^{-1}), 40 Volumteilen 1-Butanol *R* und 50 Volumteilen Aceton *R* über eine Laufstrecke von 10 cm. Die Platte wird einige Minuten lang im Warmluftstrom getrocknet und die Chromatographie mit dem gleichen Fließmittel, nun über eine Laufstrecke von 15 cm, wiederholt. Die Platte wird 10 min lang bei 110 °C getrocknet, mit Anisaldehyd-Reagenz *R* besprüht und nochmals 10 min lang bei 110 °C erhitzt. Das Chromatogramm der Referenzlösung zeigt deutlich voneinander getrennt 5 farbige Zonen, die, nach aufsteigenden R_f-Werten geordnet, der Galactose (graugrün bis grün), der Glucose (grau), der Arabinose (gelblich grün), der Xylose (grünlich grau bis gelblich grau) und der Rhamnose (gelblich grün) entsprechen. Das Chromatogramm der Untersuchungslösung darf auf der Höhe zwischen den Zonen von Galactose und Arabinose im Chromatogramm der Referenzlösung weder eine graue noch eine graugrüne Zone zeigen.

Stärke, Dextrin, Agar: Werden 10 ml zum Sieden erhitzte und wieder abgekühlte Prüflösung mit 0,1 ml Iod-Lösung (0,05 mol $\cdot$ l^{-1}) versetzt, darf keine blaue oder rötlich braune Färbung auftreten.

Sterculia-Gummi

A. 0,2 g pulverisierte Droge (355) werden in einem mit Schliffstopfen versehenen 10-ml-Messzylinder, der in 0,1-ml-Einheiten graduiert ist, mit 10 ml Ethanol 60 % *R* versetzt und geschüttelt. Ein sich bildendes Gel darf höchstens ein Volumen von 1,5 ml einnehmen.

B. 1,0 g pulverisierte Droge (355) wird mit 100 ml Wasser *R* versetzt und geschüttelt. 0,1 ml Methylrot-Lösung *R* werden zugesetzt. Bis zum Farbumschlag dürfen höchstens 5,0 ml Natriumhydroxid-Lösung (0,01 mol $\cdot$ l^{-1}) verbraucht werden.

Tannin: Werden 10 ml Prüflösung mit 0,1 ml Eisen(III)-chlorid-Lösung *R* 1 versetzt, entsteht ein gallertartiger Niederschlag. Weder der Niederschlag noch die Flüssigkeit dürfen dunkelblau gefärbt sein.

Tragant: Die bei der Prüfung „Glucose, Fructose" erhaltenen Chromatogramme werden ausgewertet. Das Chromatogramm der Untersuchungslösung darf keine grünlich graue bis gelblich graue Zone zeigen, die der Xylose-Zone im Chromatogramm der Referenzlösung entspricht.

Trocknungsverlust (2.2.32): höchstens 15,0 Prozent, mit 1,000 g pulverisierter Droge (355) durch Trocknen im Trockenschrank bei 100 bis 105 °C bestimmt

Asche (2.4.16): höchstens 4,0 Prozent

Mikrobielle Verunreinigung

Gesamtzahl Kolonie bildender, aerober Einheiten (2.6.12): höchstens 10^4 Mikroorganismen je Gramm Substanz, durch Auszählen auf Agarplatten bestimmt

Die Substanz muss der Prüfung auf *Escherichia coli* (2.6.13) entsprechen.

4.06/0308

Sprühgetrocknetes Arabisches Gummi

Acaciae gummi dispersione desiccatum

Definition

Sprühgetrocknetes Arabisches Gummi wird aus einer Lösung von Arabischem Gummi erhalten.

Eigenschaften

Die Zubereitung löst sich vollständig und rasch, etwa innerhalb von 20 min, in einer der 2fachen Masse Droge entsprechenden Menge Wasser.

Die erhaltene schleimige Flüssigkeit ist farblos bis gelblich, zähflüssig, klebrig, durchscheinend und reagiert schwach sauer gegenüber blauem Lackmuspapier.

Die Zubereitung ist praktisch unlöslich in Ethanol.

Prüfung auf Identität

A. Die Zubereitung, in Ethanol 96 % *R* suspendiert und unter dem Mikroskop betrachtet, besteht hauptsächlich aus kugelförmigen Teilchen mit einem Durchmesser von etwa 4 bis 40 µm, mit einer zentralen Höhlung mit einer oder mehreren Luftblase(n); wenige kleine, flache Fragmente sind sichtbar. Stärke ist nur in Spuren vorhanden. Pflanzliches Gewebe ist nicht vorhanden.

B. Die bei der Prüfung „Glucose, Fructose" (siehe „Prüfung auf Reinheit") erhaltenen Chromatogramme werden ausgewertet. Das Chromatogramm der Untersuchungslösung zeigt 3 Zonen, die der Galactose, der Arabinose und der Rhamnose entsprechen. Andere deutliche Zonen, besonders im oberen Teil des Chromatogramms, sind nicht sichtbar.

C. 1 g Zubereitung wird unter 20 min langem, häufigem Rühren in 2 ml Wasser *R* gelöst. Werden 2 ml Ethanol 96 % *R* zugesetzt und wird geschüttelt, entsteht ein weißes, dickes Gel. Nach Zusatz von 10 ml Wasser *R* wird die Mischung wieder flüssig.

Prüfung auf Reinheit

Prüflösung: 3,0 g Zubereitung werden unter 10 min langem Rühren in 25 ml Wasser *R* gelöst. Die Lösung wird 20 min lang stehen gelassen und anschließend mit Wasser *R* zu 30 ml verdünnt.

Glucose, Fructose: Die Prüfung erfolgt mit Hilfe der Dünnschichtchromatographie (2.2.27) unter Verwendung einer DC-Platte mit Kieselgel *R*.

Untersuchungslösung: 0,100 g Zubereitung werden in einem dickwandigen Zentrifugenglas mit 2 ml einer Lösung von Trifluoressigsäure *R* (100 g · l^{-1}) versetzt; um das sich bildende Gel zu lösen, wird das Zentrifugenglas kräftig geschüttelt, danach verschlossen und die Mischung 1 h lang bei 120 °C erhitzt. Das Hydrolysat wird zentrifugiert und die überstehende klare Flüssigkeit sorgfältig in einen 50-ml-Rundkolben überführt; nach Zusatz von 10 ml Wasser *R* wird die Lösung unter vermindertem Druck zur Trockne eingedampft. Der zurückbleibende klare Film wird mit 0,1 ml Wasser *R* und 0,9 ml Methanol *R* versetzt. Um den amorphen Niederschlag abzutrennen, wird die Mischung zentrifugiert. Die überstehende Flüssigkeit wird falls erforderlich mit Methanol *R* zu 1 ml verdünnt.

Referenzlösung: 10 mg Arabinose *R*, 10 mg Galactose *R*, 10 mg Glucose *R*, 10 mg Rhamnose *R* und 10 mg Xylose *R* werden in 1 ml Wasser *R* gelöst. Die Lösung wird mit Methanol *R* zu 10 ml verdünnt.

Auf die Platte werden 10 µl jeder Lösung bandförmig aufgetragen. Die Chromatographie erfolgt mit einer Mischung von 10 Volumteilen einer Lösung von Natriumdihydrogenphosphat *R* (16 g · l^{-1}), 40 Volumteilen 1-Butanol *R* und 50 Volumteilen Aceton *R* über eine Laufstrecke von 10 cm. Die Platte wird einige Minuten lang im Warmluftstrom getrocknet und die Chromatographie mit dem gleichen Fließmittel, nun über eine Laufstrecke von 15 cm, wiederholt. Die Platte wird 10 min lang bei 110 °C getrocknet, mit Anisaldehyd-Reagenz *R* besprüht und nochmals 10 min lang bei 110 °C erhitzt. Das Chromatogramm der Referenzlösung zeigt deutlich voneinander getrennt 5 farbige Zonen, die, nach aufsteigenden R_f-Werten geordnet, der Galactose (graugrün bis grün), der Glucose (grau), der Arabinose (gelblich grün), der Xylose (grünlich grau bis gelblich grau) und der Rhamnose (gelblich grün) entsprechen. Das Chromatogramm der Untersuchungslösung darf auf der Höhe zwischen den Zonen von Galactose und Arabinose im Chromatogramm der Referenzlösung weder eine graue noch eine graugrüne Zone aufweisen.

Stärke, Dextrin, Agar: Werden 10 ml zum Sieden erhitzte und wieder abgekühlte Prüflösung mit 0,1 ml Iod-Lösung (0,05 mol · l^{-1}) versetzt, darf keine blaue oder rötlich braune Färbung auftreten.

Sterculia-Gummi

A. 0,2 g Zubereitung werden in einem mit Schliffstopfen versehenen 10-ml-Messzylinder, der in 0,1-ml-Einheiten graduiert ist, mit 10 ml Ethanol 60 % *R* versetzt und geschüttelt. Ein sich bildendes Gel darf höchstens ein Volumen von 1,5 ml einnehmen.

B. 1,0 g Zubereitung wird mit 100 ml Wasser *R* versetzt und geschüttelt. 0,1 ml Methylrot-Lösung *R* werden zugesetzt. Bis zum Farbumschlag dürfen höchstens 5,0 ml Natriumhydroxid-Lösung (0,01 mol·l^{-1}) verbraucht werden.

Tannin: Werden 10 ml Prüflösung mit 0,1 ml Eisen(III)-chlorid-Lösung *R* 1 versetzt, entsteht ein gallertartiger Niederschlag. Weder der Niederschlag noch die Flüssigkeit dürfen dunkelblau gefärbt sein.

Tragant: Die bei der Prüfung „Glucose, Fructose" erhaltenen Chromatogramme werden ausgewertet. Das Chromatogramm der Untersuchungslösung darf keine grünlich graue bis gelblich graue Zone zeigen, die der Xylose-Zone im Chromatogramm der Referenzlösung entspricht.

Trocknungsverlust (2.2.32): höchstens 10,0 Prozent, mit 1,000 g Zubereitung durch Trocknen im Trockenschrank bei 100 bis 105 °C bestimmt

Asche (2.4.16): höchstens 4,0 Prozent

Mikrobielle Verunreinigung

Gesamtzahl Kolonie bildender, aerober Einheiten (2.6.12): höchstens 10^4 Mikroorganismen je Gramm Zubereitung, durch Auszählen auf Agarplatten bestimmt

Die Zubereitung muss der Prüfung auf *Escherichia coli* (2.6.13) entsprechen.

H

Hagebuttenschalen 5159
Heparin-Calcium 5160
Heparin-Natrium 5161
Hydrochlorothiazid 5163
Hydroxypropylbetadex 5165

4.06/1510

Hagebuttenschalen
Rosae pseudo-fructus

Definition

Hagebuttenschalen bestehen aus den von den Nüsschen befreiten, mit Resten der getrockneten Kelchblätter behafteten Achsenbechern von *Rosa canina* L., *R. pendulina* L. und anderen Arten der Gattung *Rosa*. Die Droge enthält mindestens 0,3 Prozent Ascorbinsäure ($C_6H_8O_6$; M_r 176,1), berechnet auf die getrocknete Droge.

Eigenschaften

Die Droge weist die unter „Prüfung auf Identität, A und B" beschriebenen makroskopischen und mikroskopischen Eigenschaften auf.

Prüfung auf Identität

A. Die Droge besteht aus Bruchstücken des fleischigen, hellrosa- bis orangerosafarbenen, hohlen, krugförmigen Achsenbechers, der Reste der reduzierten Kelchblätter trägt, dessen konvexe äußere Oberfläche glänzend sowie sehr runzelig ist und dessen hellere innere Oberfläche reichlich mit borstenartigen Haaren besetzt ist.

B. Die Droge wird pulverisiert (355). Das Pulver ist orangegelb. Die Prüfung erfolgt unter dem Mikroskop, wobei Chloralhydrat-Lösung *R* verwendet wird. Das Pulver zeigt zahlreiche Bruchstücke des Achsenbechers, dessen äußere Epidermiszellen einen orangegelben Inhalt aufweisen und mit einer dicken Kutikula versehen sind; die innere Epidermis besteht aus dünnwandigen Zellen mit Calciumoxalatdrusen und gelegentlich mit Calciumoxalatprismen; verstreut finden sich die Haarbasis bildende, verholzte Zellen von gleichem Durchmesser mit verdickten, getüpfelten Wänden; reichlich kommen einzellige Haare vor, die bis 2 mm lang und 30 bis 45 µm dick sind, sich zu beiden Enden hin verschmälern und stark verdickte Wände haben; ihre wachsartige Kutikula kann spiralförmige Risse zeigen; zahlreich sind ölige, orangegelbe Kugeln vorhanden.

C. Die Prüfung erfolgt mit Hilfe der Dünnschichtchromatographie (2.2.27) unter Verwendung einer DC-Platte mit Kieselgel F_{254} *R*.

Untersuchungslösung: 5 g pulverisierte Droge (355) werden 30 min lang mit 25 ml Ethanol 96 % *R* geschüttelt und abfiltriert.

Referenzlösung: 10 mg Ascorbinsäure *R* werden in 5,0 ml Ethanol 60 % *R* gelöst.

Auf die Platte werden 20 µl Untersuchungslösung und 2 µl Referenzlösung aufgetragen. Die Chromatographie erfolgt mit einer Mischung von 5 Volumteilen Essigsäure *R*, 5 Volumteilen Aceton *R*, 20 Volumteilen Methanol *R* und 70 Volumteilen Toluol *R* über eine Laufstrecke von 15 cm. Die Platte wird an der Luft trocknen gelassen und im ultravioletten Licht bei 254 nm ausgewertet. Das Chromatogramm der Untersuchungslösung zeigt eine fluoreszenzmindernde Zone, die in Bezug auf ihre Lage der Hauptzone im Chromatogramm der Referenzlösung entspricht. Die Platte wird mit einer Lösung von Dichlorphenolindophenol *R* (0,2 g · l^{-1}) in Ethanol 96 % *R* besprüht und im Tageslicht ausgewertet. Das Chromatogramm der Untersuchungslösung zeigt auf rosafarbenem Grund eine weiße Zone (Ascorbinsäure), die in Bezug auf ihre Lage und Farbe der Hauptzone im Chromatogramm der Referenzlösung entspricht. Das Chromatogramm zeigt auch eine intensive, orangegelbe Zone nahe der Fließmittelfront sowie eine gelbe Zone im oberen Drittel (Karotinoide).

Prüfung auf Reinheit

Fremde Bestandteile (2.8.2): höchstens 1 Prozent

Trocknungsverlust (2.2.32): höchstens 10,0 Prozent, mit 1,000 g pulverisierter Droge (355) durch Trocknen im Trockenschrank bei 100 bis 105 °C bestimmt

Asche (2.4.16): höchstens 7,0 Prozent

Gehaltsbestimmung

Untersuchungslösung: 0,500 g frisch pulverisierte Droge (710) werden in einem Rundkolben mit 50,0 ml einer Lösung von 1,0 g Oxalsäure *R* in Methanol *R* versetzt. Die Mischung wird unter Rückflusskühlung 10 min lang im Sieden gehalten, danach in einer Eis-Wasser-Mischung auf 15 bis 20 °C abgekühlt und filtriert. 2,0 ml Filtrat werden in einem 50-ml-Erlenmeyerkolben mit 2,0 ml eingestellter Dichlorphenolindophenol-Lösung *R* und nach genau 60 s mit 0,5 ml einer Lösung von Thioharnstoff *R* (100 g · l^{-1}) in Ethanol 50 % *R* sowie 0,7 ml Dinitrophenylhydrazin-Schwefelsäure *R* versetzt, wobei jeweils leicht umzuschwenken ist. Die Lösung wird 75 min lang bei 50 °C zum Rückfluss erhitzt und sofort 5 min lang in einer Eis-Wasser-Mischung abgekühlt. Danach wird sie tropfenweise mit 5,0 ml einer Mischung von 12 ml Wasser *R* und 50 ml Schwefelsäure *R* versetzt. Das Zutropfen muss mindestens 90 s und darf höchstens 120 s dauern. Während der Dauer des Zutropfens muss die Lösung in der Eis-Wasser-Mischung bleiben und kräftig gerührt werden. Nach 30 min langem Stehenlassen bei Raumtemperatur wird die Absorption (2.2.25) der Lösung bei 520 nm gegen die Kompensationsflüssigkeit a gemessen.

Kompensationsflüssigkeit a: 2,0 ml des bei der Herstellung der Untersuchungslösung erhaltenen Filtrats werden wie vorstehend angegeben behandelt, wobei jedoch

Dinitrophenylhydrazin-Schwefelsäure *R* erst unmittelbar vor der Messung der Absorption zugegeben wird.

Referenzlösung: 40,0 mg Ascorbinsäure *R* werden in einer frisch hergestellten Lösung von Oxalsäure *R* (20 g · l^{-1}) in Methanol *R* zu 100,0 ml gelöst. 5,0 ml Lösung werden mit der methanolischen Oxalsäure-Lösung zu 100,0 ml verdünnt. 2,0 ml dieser Lösung werden wie die 2,0 ml des bei der Herstellung der Untersuchungslösung erhaltenen Filtrats weiterbehandelt. Die Absorption (2.2.25) der so erhaltenen Lösung wird bei 520 nm gegen die Kompensationsflüssigkeit b gemessen.

Kompensationsflüssigkeit b: 2,0 ml Referenzlösung werden wie die Kompensationsflüssigkeit a behandelt.

Der Prozentgehalt an Ascorbinsäure wird nach folgender Formel berechnet:

$$\frac{2,5 \cdot A_1 \cdot m_2}{A_2 \cdot m_1}$$

A_1 = Absorption der Untersuchungslösung
A_2 = Absorption der Referenzlösung
m_1 = Einwaage der Droge in Gramm
m_2 = Einwaage der Ascorbinsäure in Gramm

4.06/0332
Heparin-Calcium
Heparinum calcicum

Definition

Heparin-Calcium ist das Calciumsalz eines sulfatierten Glucosaminoglycans, das im Gewebe von Säugetieren vorkommt. Bei der vollständigen Hydrolyse werden D-Glucosamin, D-Glucuronsäure, L-Iduronsäure, Essigsäure und Schwefelsäure freigesetzt. Die Substanz hat die charakteristische Eigenschaft, die Gerinnung von Frischblut zu verzögern. Die Wirksamkeit von Heparin-Calcium zur parenteralen Anwendung muss mindestens 150 I.E. je Milligramm betragen, berechnet auf die getrocknete Substanz. Die Wirksamkeit von Heparin-Calcium, das nicht zur parenteralen Anwendung bestimmt ist, muss mindestens 120 I.E. je Milligramm betragen, berechnet auf die getrocknete Substanz.

Herstellung

Die Substanz kann aus den Lungen von Rindern oder aus den Intestinalschleimhäuten von Rindern, Schweinen oder Schafen gewonnen werden.

Die Substanz wird unter Bedingungen hergestellt, die eine mikrobielle Kontamination und blutdrucksenkende Substanzen minimieren oder eliminieren.

Eigenschaften

Weißes bis fast weißes, schwach hygroskopisches Pulver; leicht löslich in Wasser

Prüfung auf Identität

A. Die Substanz verzögert die Gerinnung von recalcifiziertem Citratplasma vom Schaf (siehe „Wertbestimmung").

B. 0,40 g Substanz werden in Wasser *R* zu 10,0 ml gelöst. Die spezifische Drehung (2.2.7) beträgt mindestens +35.

C. Die Prüfung erfolgt mit Hilfe der Zonenelektrophorese (2.2.31) unter Verwendung von Agarose zur Elektrophorese *R* als Trägermaterial. Zur Äquilibrierung der Agarose und als Elektrolytlösung wird eine Mischung von 50 ml Essigsäure 99 % *R* und 800 ml Wasser *R*, die durch Zusatz von Lithiumhydroxid *R* auf einen pH-Wert von 3 eingestellt und mit Wasser *R* zu 1000,0 ml verdünnt wurde, verwendet.

Untersuchungslösung: 25 mg Substanz werden in Wasser *R* zu 10 ml gelöst.

Referenzlösung: Heparin-Natrium *BRS* wird mit dem gleichen Volumen Wasser *R* verdünnt.

2 bis 3 µl jeder Lösung werden auf Streifen aufgetragen. Anschließend wird etwa 10 min lang ein Strom von 1 bis 2 mA je Zentimeter Streifenbreite bei einem Spannungsunterschied von 300 V durchgeleitet. Die Streifen werden mit einer Lösung von Toluidinblau *R* (1 g · l^{-1}) gefärbt und der Reagenzüberschuss durch Auswaschen entfernt. Das Verhältnis zwischen der Beweglichkeit der Hauptzone oder der Hauptzonen im Elektropherogramm der Untersuchungslösung und der Beweglichkeit der Zone im Elektropherogramm der Referenzlösung beträgt 0,9 bis 1,1.

D. Die Substanz gibt die Identitätsreaktionen auf Calcium (2.3.1).

Prüfung auf Reinheit

Aussehen der Lösung: Eine 50 000 I.E. entsprechende Menge Substanz wird in Wasser *R* zu 10 ml gelöst. Die Lösung muss klar (2.2.1) und darf nicht stärker gefärbt sein als Stufe 5 der am besten geeigneten Farbvergleichslösung (2.2.2, Methode II).

pH-Wert (2.2.3): 0,1 g Substanz werden in kohlendioxidfreiem Wasser *R* zu 10 ml gelöst. Der pH-Wert der Lösung muss zwischen 5,5 und 8,0 liegen.

Protein- und Nucleotid-Verunreinigungen: 40 mg Substanz werden in 10 ml Wasser *R* gelöst. Die Absorption (2.2.25), bei 260 nm gemessen, darf höchstens 0,20, und die Absorption, bei 280 nm gemessen, darf höchstens 0,15 betragen.

Stickstoff: höchstens 2,5 Prozent, berechnet auf die getrocknete Substanz

Die Bestimmung erfolgt mit Hilfe der „Kjeldahl-Bestimmung" (2.5.9) unter Verwendung von 0,100 g Substanz.

Calcium: 9,5 bis 11,5 Prozent Ca, berechnet auf die getrocknete Substanz

Das Calcium wird nach „Komplexometrische Titrationen" (2.5.11) unter Verwendung von 0,200 g Substanz bestimmt.

Schwermetalle (2.4.8): 0,5 g Substanz müssen der Grenzprüfung C entsprechen (30 ppm). Zur Herstellung der Referenzlösung werden 1,5 ml Blei-Lösung (10 ppm Pb) *R* verwendet.

Trocknungsverlust (2.2.32): höchstens 8,0 Prozent, mit 1,000 g Substanz durch 3 h langes Trocknen über Phosphor(V)-oxid *R* bei 60 °C unterhalb von 670 Pa bestimmt

Sulfatasche (2.4.14): 32 bis 40 Prozent, mit 0,20 g Substanz bestimmt und auf die getrocknete Substanz berechnet

Sterilität (2.6.1): Heparin-Calcium zur Herstellung von Parenteralia, das dabei keinem weiteren geeigneten Sterilisationsverfahren unterworfen wird, muss der Prüfung entsprechen.

Bakterien-Endotoxine (2.6.14): weniger als 0,01 I.E. Bakterien-Endotoxine je Internationaler Einheit Heparin zur Herstellung von Parenteralia, wenn die Substanz keinem weiteren geeigneten Verfahren zur Beseitigung von Bakterien-Endotoxinen unterworfen wird

Der Zusatz von 2-wertigen Kationen kann erforderlich sein, um die Validierungskriterien zu erfüllen.

Wertbestimmung

Die Ausführung erfolgt nach „Wertbestimmung von Heparin" (2.7.5). Die ermittelte Wirksamkeit muss mindestens 90 und darf höchstens 111 Prozent der angegebenen Wirksamkeit betragen. Die Vertrauensgrenzen ($P = 0,95$) für die ermittelte Wirksamkeit müssen mindestens 80 und dürfen höchstens 125 Prozent der angegebenen Wirksamkeit betragen.

Lagerung

Dicht verschlossen

Falls die Substanz steril ist, im sterilen, dicht verschlossenen Behältnis mit Sicherheitsverschluss

Beschriftung

Die Beschriftung gibt an,
- Anzahl der Internationalen Einheiten Heparin je Milligramm Substanz
- Name und Menge jeder zugesetzten Substanz
- falls zutreffend, dass die Substanz steril ist
- falls zutreffend, dass die Substanz frei von Bakterien-Endotoxinen ist.

4.06/0333

Heparin-Natrium
Heparinum natricum

Definition

Heparin-Natrium ist das Natriumsalz eines sulfatierten Glucosaminoglycans, das im Gewebe von Säugetieren vorkommt. Bei der vollständigen Hydrolyse werden D-Glucosamin, D-Glucuronsäure, L-Iduronsäure, Essigsäure und Schwefelsäure freigesetzt. Die Substanz hat die charakteristische Eigenschaft, die Gerinnung von Frischblut zu verzögern. Die Wirksamkeit von Heparin-Natrium zur parenteralen Anwendung muss mindestens 150 I.E. je Milligramm betragen, berechnet auf die getrocknete Substanz. Die Wirksamkeit von Heparin-Natrium, das nicht zur parenteralen Anwendung bestimmt ist, muss mindestens 120 I.E. je Milligramm betragen, berechnet auf die getrocknete Substanz.

Herstellung

Die Substanz kann aus den Lungen von Rindern oder aus den Intestinalschleimhäuten von Rindern, Schweinen oder Schafen gewonnen werden.

Die Substanz wird unter Bedingungen hergestellt, die eine mikrobielle Kontamination und blutdrucksenkende Substanzen minimieren oder eliminieren.

Eigenschaften

Weißes bis fast weißes, schwach hygroskopisches Pulver; leicht löslich in Wasser

Prüfung auf Identität

A. Die Substanz verzögert die Gerinnung von recalcifiziertem Citratplasma vom Schaf (siehe „Wertbestimmung").

B. 0,40 g Substanz werden in Wasser *R* zu 10,0 ml gelöst. Die spezifische Drehung (2.2.7) beträgt mindestens +35.

C. Die Prüfung erfolgt mit Hilfe der Zonenelektrophorese (2.2.31) unter Verwendung von Agarose zur Elektrophorese *R* als Trägermaterial. Zur Äquilibrierung der Agarose und als Elektrolytlösung wird eine Mischung von 50 ml Essigsäure 99 % *R* und 800 ml Wasser *R*, die durch Zusatz von Lithiumhydroxid *R* auf einen pH-Wert von 3 eingestellt und mit Wasser *R* zu 1000,0 ml verdünnt wurde, verwendet.

Untersuchungslösung: 25 mg Substanz werden in Wasser *R* zu 10 ml gelöst.

Referenzlösung: Heparin-Natrium *BRS* wird mit dem gleichen Volumen Wasser *R* verdünnt.

2 bis 3 µl jeder Lösung werden auf Streifen aufgetragen. Anschließend wird etwa 10 min lang ein Strom von 1 bis 2 mA je Zentimeter Streifenbreite bei einem Spannungsunterschied von 300 V durchgeleitet. Die Streifen werden mit einer Lösung von Toluidinblau *R* (1 g · l^{-1}) gefärbt und der Reagenzüberschuss durch Auswaschen entfernt. Das Verhältnis zwischen der Beweglichkeit der Hauptzone oder Hauptzonen im Elektropherogramm der Untersuchungslösung und der Beweglichkeit der Zone im Elektropherogramm der Referenzlösung beträgt 0,9 bis 1,1.

D. Der bei der Prüfung „Sulfatasche" (siehe „Prüfung auf Reinheit") erhaltene Rückstand gibt die Identitätsreaktion a auf Natrium (2.3.1).

Prüfung auf Reinheit

Aussehen der Lösung: Eine 50 000 I.E. entsprechende Menge Substanz wird in Wasser *R* zu 10 ml gelöst. Die Lösung muss klar (2.2.1) und darf nicht stärker gefärbt sein als Stufe 5 der am besten geeigneten Farbvergleichslösung (2.2.2, Methode II).

pH-Wert (2.2.3): 0,1 g Substanz werden in kohlendioxidfreiem Wasser *R* zu 10 ml gelöst. Der pH-Wert der Lösung muss zwischen 5,5 und 8,0 liegen.

Protein- und Nucleotid-Verunreinigungen: 40 mg Substanz werden in 10 ml Wasser *R* gelöst. Die Absorption (2.2.25), bei 260 nm gemessen, darf höchstens 0,20, und die Absorption, bei 280 nm gemessen, darf höchstens 0,15 betragen.

Stickstoff: höchstens 2,5 Prozent, berechnet auf die getrocknete Substanz

Die Bestimmung erfolgt mit Hilfe der „Kjeldahl-Bestimmung" (2.5.9) unter Verwendung von 0,100 g Substanz.

Natrium: 9,5 bis 12,5 Prozent Na, berechnet auf die getrocknete Substanz

Der Gehalt an Natrium wird mit Hilfe der Atomabsorptionsspektroskopie (2.2.23, Methode I) bestimmt.

Untersuchungslösung: 50 mg Substanz werden in Salzsäure (0,1 mol · l^{-1}), die 1,27 mg Caesiumchlorid *R* je Milliliter enthält, zu 100,0 ml gelöst.

Referenzlösungen: Durch Verdünnen der Natrium-Lösung (200 ppm Na) *R* mit Salzsäure (0,1 mol · l^{-1}), die 1,27 mg Caesiumchlorid *R* je Milliliter enthält, werden Referenzlösungen hergestellt, die 25, 50 und 75 ppm Na enthalten.

Die Absorption wird bei 330,3 nm gemessen unter Verwendung einer Natrium-Hohlkathodenlampe als Strahlungsquelle und einer Flamme geeigneter Zusammensetzung (zum Beispiel 11 Liter Luft und 2 Liter Acetylen je Minute).

Schwermetalle (2.4.8): 0,5 g Substanz müssen der Grenzprüfung C entsprechen (30 ppm). Zur Herstellung der Referenzlösung werden 1,5 ml Blei-Lösung (10 ppm Pb) *R* verwendet.

Trocknungsverlust (2.2.32): höchstens 8,0 Prozent, mit 1,000 g Substanz durch 3 h langes Trocknen über Phosphor(V)-oxid *R* bei 60 °C unterhalb von 670 Pa bestimmt

Sulfatasche (2.4.14): 30 bis 43 Prozent, mit 0,20 g Substanz bestimmt und auf die getrocknete Substanz berechnet

Sterilität (2.6.1): Heparin-Natrium zur Herstellung von Parenteralia, das dabei keinem weiteren geeigneten Sterilisationsverfahren unterworfen wird, muss der Prüfung entsprechen.

Bakterien-Endotoxine (2.6.14): weniger als 0,01 I.E. Bakterien-Endotoxine je Internationaler Einheit Heparin zur Herstellung von Parenteralia, wenn die Substanz keinem weiteren geeigneten Verfahren zur Beseitigung von Bakterien-Endotoxinen unterworfen wird

Wertbestimmung

Die Ausführung erfolgt nach „Wertbestimmung von Heparin" (2.7.5). Die ermittelte Wirksamkeit muss mindestens 90 und darf höchstens 111 Prozent der angegebenen Wirksamkeit betragen. Die Vertrauensgrenzen ($P = 0,95$) für die ermittelte Wirksamkeit müssen mindestens 80 und dürfen höchstens 125 Prozent der angegebenen Wirksamkeit betragen.

Lagerung

Dicht verschlossen

Falls die Substanz steril ist, im sterilen, dicht verschlossenen Behältnis mit Sicherheitsverschluss

Beschriftung

Die Beschriftung gibt an,
- Anzahl der Internationalen Einheiten Heparin je Milligramm Substanz
- Name und Menge jeder zugesetzten Substanz
- falls zutreffend, dass die Substanz steril ist
- falls zutreffend, dass die Substanz frei von Bakterien-Endotoxinen ist.

4.06/0394
Hydrochlorothiazid
Hydrochlorothiazidum

$C_7H_8ClN_3O_4S_2$ $\qquad M_r$ 297,7

Definition

Hydrochlorothiazid enthält mindestens 98,0 und höchstens 102,0 Prozent 6-Chlor-3,4-dihydro-2H-1,2,4-ben=zothiadiazin-7-sulfonamid-1,1-dioxid, berechnet auf die getrocknete Substanz.

Eigenschaften

Weißes bis fast weißes, kristallines Pulver; sehr schwer löslich in Wasser, löslich in Aceton, wenig löslich in Ethanol

Die Substanz löst sich in verdünnten Alkalihydroxid-Lösungen.

Prüfung auf Identität

1: B
2: A, C, D

A. 50,0 mg Substanz werden in 10 ml Natriumhydroxid-Lösung (0,1 mol · l^{-1}) gelöst. Die Lösung wird mit Wasser R zu 100,0 ml verdünnt. 2,0 ml dieser Lösung werden mit Natriumhydroxid-Lösung (0,01 mol · l^{-1}) zu 100,0 ml verdünnt. Diese Lösung, zwischen 250 und 350 nm gemessen, zeigt Absorptionsmaxima (2.2.25) bei 273 und 323 nm. Das Verhältnis der Absorption im Maximum bei 273 nm zu der im Maximum bei 323 nm liegt zwischen 5,4 und 5,7.

B. Die Prüfung erfolgt mit Hilfe der IR-Spektroskopie (2.2.24) durch Vergleich des Spektrums der Substanz mit dem von Hydrochlorothiazid CRS.

C. Die Prüfung erfolgt mit Hilfe der Dünnschichtchromatographie (2.2.27) unter Verwendung einer Schicht eines geeigneten Kieselgels, das einen Fluoreszenzindikator mit intensivster Anregung der Fluoreszenz bei 254 nm enthält.

Untersuchungslösung: 50 mg Substanz werden in Aceton R zu 10 ml gelöst.

Referenzlösung a: 50 mg Hydrochlorothiazid CRS werden in Aceton R zu 10 ml gelöst.

Referenzlösung b: 25 mg Chlorothiazid R werden in der Referenzlösung a zu 5 ml gelöst.

Auf die Platte werden 2 µl jeder Lösung aufgetragen. Die Chromatographie erfolgt mit Ethylacetat R über eine Laufstrecke von 10 cm. Die Platte wird im Luftstrom getrocknet und im ultravioletten Licht bei 254 nm ausgewertet. Der Hauptfleck im Chromatogramm der Untersuchungslösung entspricht in Bezug auf Lage und Größe dem Hauptfleck im Chromatogramm der Referenzlösung a. Die Prüfung darf nur ausgewertet werden, wenn das Chromatogramm der Referenzlösung b deutlich voneinander getrennt 2 Flecke zeigt.

D. Wird etwa 1 mg Substanz mit 2 ml einer frisch hergestellten Lösung von Chromotropsäure-Natrium R (0,5 g · l^{-1}) in einer abgekühlten Mischung von 35 Volumteilen Wasser R und 65 Volumteilen Schwefelsäure R vorsichtig erwärmt, entsteht eine Violettfärbung.

Prüfung auf Reinheit

Sauer oder alkalisch reagierende Substanzen: 0,5 g pulverisierte Substanz werden 2 min lang mit 25 ml Wasser R geschüttelt. Anschließend wird die Mischung filtriert. Werden 10 ml Filtrat mit 0,2 ml Natriumhydroxid-Lösung (0,01 mol · l^{-1}) und 0,15 ml Methylrot-Lösung R versetzt, muss die Lösung gelb gefärbt sein. Bis zum Farbumschlag nach Rot dürfen höchstens 0,4 ml Salzsäure (0,01 mol · l^{-1}) verbraucht werden.

Verwandte Substanzen: Die Prüfung erfolgt mit Hilfe der Flüssigchromatographie (2.2.29).

Lösungsmittelmischung: 50,0 ml einer Mischung gleicher Volumteile Acetonitril R und Methanol R werden mit Phosphat-Pufferlösung pH 3,2 R 1 zu 200,0 ml verdünnt.

Untersuchungslösung: 30,0 mg Substanz werden in 5 ml einer Mischung gleicher Volumteile Acetonitril R und Methanol R, falls erforderlich mit Hilfe von Ultraschall, gelöst. Die Lösung wird mit Phosphat-Pufferlösung pH 3,2 R 1 zu 20,0 ml verdünnt.

Referenzlösung a: 15,0 mg Hydrochlorothiazid CRS und 15,0 mg Chlorothiazid CRS werden in 25,0 ml einer Mischung gleicher Volumteile Acetonitril R und Methanol R, falls erforderlich mit Hilfe von Ultraschall, gelöst. Die Lösung wird mit Phosphat-Pufferlösung pH 3,2 R 1 zu 100,0 ml verdünnt. 5,0 ml dieser Lösung werden mit der Lösungsmittelmischung zu 100,0 ml verdünnt.

Referenzlösung b: 1,0 ml Untersuchungslösung wird mit der Lösungsmittelmischung zu 50,0 ml verdünnt. 5,0 ml dieser Lösung werden mit der Lösungsmittelmischung zu 20,0 ml verdünnt.

Die Chromatographie kann durchgeführt werden mit
– einer Säule aus rostfreiem Stahl von 0,1 m Länge und 4,6 mm innerem Durchmesser, gepackt mit octadecylsilyliertem Kieselgel zur Chromatographie R (3 µm)
– einer Mischung der mobilen Phase A und B unter Einsatz der Gradientenelution bei einer Durchflussrate von 0,8 ml je Minute gemäß der Tabelle

Mobile Phase A: 940 ml Phosphat-Pufferlösung pH 3,2 *R* 1 werden mit 60,0 ml Methanol *R* und anschließend mit 10,0 ml Tetrahydrofuran *R* versetzt und gemischt.

Mobile Phase B: Eine Mischung von 500 ml Methanol *R* und 500 ml Phosphat-Pufferlösung pH 3,2 *R* 1 wird mit 50,0 ml Tetrahydrofuran *R* versetzt und gemischt.

Zeit (min)	Mobile Phase A (% V/V)	Mobile Phase B (% V/V)	Erläuterungen
0 – 17	100 → 55	0 → 45	linearer Gradient
17 – 30	55	45	isokratisch
30 – 35	55 → 100	45 → 0	linearer Gradient
35 – 50	100	0	isokratisch
50 = 0	100	0	zurück zur Anfangszusammensetzung

– einem Spektrometer als Detektor bei einer Wellenlänge von 224 nm.

Die Säule wird mindestens 20 min lang mit der mobilen Phase A äquilibriert. Die Empfindlichkeit des Systems wird so eingestellt, dass die Höhe des Hauptpeaks im Chromatogramm mit 10 µl Referenzlösung b mindestens 50 Prozent des maximalen Ausschlags beträgt.

10 µl Referenzlösung a werden eingespritzt. Wird das Chromatogramm unter den vorgeschriebenen Bedingungen aufgezeichnet, betragen die Retentionszeiten für Chlorothiazid etwa 7 min und für Hydrochlorothiazid etwa 8 min. Die Prüfung darf nur ausgewertet werden, wenn die Auflösung zwischen den Peaks von Chlorothiazid und Hydrochlorothiazid mindestens 2,5 beträgt. Falls erforderlich wird die Zusammensetzung der mobilen Phase oder das Zeitprogramm der Gradientenelution geringfügig geändert.

10 µl Lösungsmittelmischung als Blindlösung und je 10 µl Untersuchungslösung und Referenzlösung b werden eingespritzt. Im Chromatogramm der Untersuchungslösung darf keine Peakfläche, mit Ausnahme der des Hauptpeaks, größer sein als die Fläche des Hauptpeaks im Chromatogramm der Referenzlösung b (0,5 Prozent) und die Summe dieser Peakflächen darf nicht größer sein als das 2fache der Fläche des Hauptpeaks im Chromatogramm der Referenzlösung b (1 Prozent). Peaks der Blindlösung und Peaks, deren Fläche kleiner ist als das 0,1fache der Fläche des Hauptpeaks im Chromatogramm der Referenzlösung b, werden nicht berücksichtigt.

Chlorid (2.4.4): 1,0 g Substanz wird in 25 ml Aceton *R* gelöst. Die Lösung wird mit Wasser *R* zu 30 ml verdünnt. 15 ml dieser Lösung müssen der Grenzprüfung auf Chlorid entsprechen (100 ppm). Zur Herstellung der Referenzlösung werden 10 ml Chlorid-Lösung (5 ppm Cl) *R* und 5 ml Aceton *R*, das 15 Prozent (*V/V*) Wasser *R* enthält, verwendet.

Trocknungsverlust (2.2.32): höchstens 0,5 Prozent, mit 1,000 g Substanz durch Trocknen im Trockenschrank bei 100 bis 105 °C bestimmt

Sulfatasche (2.4.14): höchstens 0,1 Prozent, mit 1,0 g Substanz bestimmt

Gehaltsbestimmung

0,120 g Substanz, in 50 ml Dimethylsulfoxid *R* gelöst, werden mit 2-propanolischer Tetrabutylammoniumhydroxid-Lösung (0,1 mol · l^{-1}) bis zum zweiten Wendepunkt titriert. Der Endpunkt wird mit Hilfe der Potentiometrie (2.2.20) bestimmt. Eine Blindtitration wird durchgeführt.

1 ml 2-propanolische Tetrabutylammoniumhydroxid-Lösung (0,1 mol·l^{-1}) entspricht 14,88 mg $C_7H_8ClN_3O_4S_2$.

Verunreinigungen

A. Chlorothiazid

B. 4-Amino-6-chlorbenzol-1,3-disulfonamid (Salamid)

C. 6-Chlor-*N*-[(6-chlor-7-sulfamoyl-2,3-dihydro-4*H*-1,2,4-benzothiadiazin-4-yl-1,1-dioxid)methyl]-3,4-dihydro-2*H*-1,2,4-benzothiadiazin-7-sulfonamid-1,1-dioxid

4.06/1804
Hydroxypropylbetadex

Hydroxypropylbetadexum

$R = \left[\begin{array}{c} O \\ CH_3 \end{array} \right]_n H \quad n = 0, 1, 2 \ldots$

$C_{42}H_{70}O_{35}(C_3H_6O)_x$ mit $x = 7$ MS

Definition

Hydroxypropylbetadex (2-Hydroxypropylether von β-Cyclodextrin) ist ein mit Poly(hydroxypropyl)ether partiell substituiertes Betadex. Die Anzahl Hydroxypropyl-Gruppen je Anhydroglucose-Einheit, ausgedrückt als Molare Substitution (MS), beträgt mindestens 0,40 und höchstens 1,50 und darf höchstens um 10 Prozent von dem in der Beschriftung angegebenen Wert abweichen.

Eigenschaften

Aussehen: weißes bis fast weißes, amorphes oder kristallines Pulver

Löslichkeit: leicht löslich in Wasser und Propylenglycol

Prüfung auf Identität

A. IR-Spektroskopie (2.2.24)

Vergleich: Hydroxypropylbetadex CRS

Ergebnis: Das Spektrum der Substanz zeigt die gleichen Absorptionsbanden wie das Spektrum von Hydroxypropylbetadex CRS. Die Intensitäten einiger Banden können je nach Substitutionsgrad verschieden sein.

B. Die Substanz entspricht der Prüfung „Aussehen der Lösung" (siehe „Prüfung auf Reinheit").

Prüfung auf Reinheit

Prüflösung: 5,0 g Substanz werden in kohlendioxidfreiem Wasser R, das aus destilliertem Wasser R hergestellt wurde, zu 50,0 ml gelöst.

Aussehen der Lösung: Die Lösung muss klar (2.2.1) und farblos (2.2.2, Methode II) sein, auch nach dem Erkalten auf Raumtemperatur.

1,0 g Substanz wird in 2,0 ml Wasser R unter Erwärmen gelöst.

Leitfähigkeit (2.2.38): höchstens 200 µS · cm^{-1}

Die Leitfähigkeit der Prüflösung wird unter leichtem Rühren mit einem Magnetrührer gemessen.

Verwandte Substanzen: Flüssigchromatographie (2.2.29)

Untersuchungslösung: 2,50 g Substanz werden unter Erwärmen in Wasser R gelöst. Die Lösung wird abgekühlt und mit Wasser R zu 25,0 ml verdünnt.

Referenzlösung a: 0,15 g Betadex CRS und 0,25 g Propylenglycol R werden in Wasser R zu 10,0 ml gelöst.

Referenzlösung b: 5,0 ml Referenzlösung a werden mit Wasser R zu 50,0 ml verdünnt.

Vorsäule
- Stationäre Phase: phenylsilyliertes Kieselgel zur Chromatographie R

Säule
- Größe: $l = 0{,}30$ m, $\varnothing = 3{,}9$ mm
- Stationäre Phase: phenylsilyliertes Kieselgel zur Chromatographie R
- Temperatur: 40 °C

Mobile Phase: Wasser zur Chromatographie R

Durchflussrate: 1,5 ml · min^{-1}

Detektion: Differenzial-Refraktometer, bei 40 °C

Einspritzen: 20 µl

Chromatographiedauer: 3fache Retentionszeit der Verunreinigung A

Relative Retention (bezogen auf die Verunreinigung B, t_R etwa 2,5 min)
- Verunreinigung A: etwa 4,2
- Hydroxypropylbetadex: etwa 6 bei Beginn der Elution

Hydroxypropylbetadex wird als sehr breiter Peak oder in Form von mehreren Peaks eluiert

Eignungsprüfung: Referenzlösung a
- Auflösung: mindestens 4 zwischen den Peaks der Verunreinigungen B und A

Grenzwerte
- Verunreinigung A: nicht größer als die Fläche des entsprechenden Peaks im Chromatogramm der Referenzlösung b (1,5 Prozent)
- Verunreinigung B: nicht größer als die Fläche des entsprechenden Peaks im Chromatogramm der Referenzlösung b (2,5 Prozent)

– Jede weitere Verunreinigung: jeweils nicht größer als das 0,04fache der Peakfläche der Verunreinigung B im Chromatogramm der Referenzlösung b (0,1 Prozent)
– Summe aller weiteren Verunreinigungen: nicht größer als das 0,4fache der Peakfläche der Verunreinigung B im Chromatogramm der Referenzlösung b (1,0 Prozent)
– Ohne Berücksichtigung bleiben: Peaks, deren Fläche kleiner ist als das 0,02fache der Peakfläche der Verunreinigung B im Chromatogramm der Referenzlösung b (0,05 Prozent), und Peaks, die vor der Verunreinigung B und nach der Verunreinigung A erscheinen

Schwermetalle (2.4.8): höchstens 20 ppm

12 ml Prüflösung müssen der Grenzprüfung A entsprechen. Zur Herstellung der Referenzlösung wird die Blei-Lösung (2 ppm Pb) *R* verwendet.

Trocknungsverlust (2.2.32): höchstens 10,0 Prozent, mit 1,000 g Substanz durch 2 h langes Trocknen im Trockenschrank bei 120 °C bestimmt

Molare Substitution: Kernresonanzspektroskopie (2.2.33)

Die Molare Substitution (*MS*) wird berechnet aus dem Verhältnis zwischen dem Signal der 3 Protonen der Methyl-Gruppen, die Teil der Hydroxypropyl-Gruppen sind, und dem Signal der Protonen (Glykosid-Protonen), die an den C1-Kohlenstoff der Anhydroglucose-Einheiten gebunden sind.

Ein Fourier-Transform-Kernresonanzspektrometer (FT-NMR-Spektrometer) mit einer Messfrequenz von mindestens 250 MHz wird verwendet, das geeignet ist, bei einer Temperatur von mindestens 25 °C ein Protonen-Kernresonanzspektrum für eine quantitative Bestimmung aufzunehmen.

Eine mindestens 10,0 mg getrocknetem Hydroxypropylbetadex entsprechende Menge Substanz wird in ein 5-mm-NMR-Röhrchen gebracht. Nach Zusatz von etwa 0,75 ml (D$_2$)Wasser *R* 1 wird das Röhrchen verschlossen und der Inhalt gründlich gemischt. Das Röhrchen wird in eine Turbine eingesetzt und angepasst, um das Spektrum in Rotation aufzunehmen.

Das Gerät wird so eingestellt (Frequenz, Verstärkung, digitale Auflösung, Probenrotation, Feldstärkegradient, Ausrichtung der Probe, Auflösung/Anzahl Datenpunkte, Signalverstärkung und so weiter), dass ein geeignetes Spektrum für die quantitative Bestimmung erhalten wird (zufrieden stellender FID (Free Induction Decay, freier Induktionsabfall), keine Verzerrung des Spektrums nach Fourier-Transformation und Phasenkorrektur). Die Relaxationszeit muss an den Pulswinkel angepasst werden, damit die Relaxationsdauer der betroffenen Protonen zwischen 2 Impulsen ausreicht (10 s für einen Impuls von 90°).

Der FID wird mindestens 8-mal aufgenommen, so dass ein Spektralfenster mit einer Weite von mindestens 0 bis 6,2 ppm, bezogen auf das Signal der austauschbaren Protonen des Lösungsmittels bei 4,8 ppm (25 °C), erhalten wird.

Nach einer Nulladdition, die mindestens dem 3fachen der akkumulierten Datenmenge im Datenspeicher entspricht, werden die FIDs ohne Einbezug des Gauß'schen Korrekturfaktors (GB = 0), jedoch unter Anwendung einer Exponentialfunktion, mit einem Faktor für die Linienbreite von höchstens 0,2 (LB ≤ 0,2) in ein Spektrum transformiert.

Nach Phasenkorrektur und Korrektur der Basislinie wird das Integrationsprogramm für den Bereich zwischen 0,5 und 6,2 ppm gestartet.

Die Peakflächen der Dubletts der Methyl-Gruppen werden bei 1,2 ppm (A_1) und diejenigen der Signale der Glykosid-Protonen zwischen 5 und 5,4 ppm (A_2) gemessen.

Die Molare Substitution wird nach folgender Formel berechnet:

$$MS = \frac{A_1}{(3 \cdot A_2)}$$

A_1 = Fläche des Signals der 3 Protonen der Methyl-Gruppen, die Bestandteil der Hydroxypropyl-Gruppen sind

A_2 = Fläche der Signale der Glykosid-Protonen

Das folgende Spektrum dient zur Information.

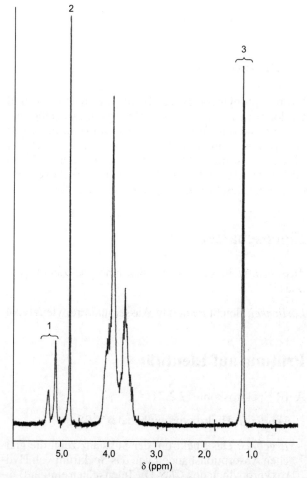

1. Glykosid-Protonen
2. HOD (austauschbare Protonen)
3. Methyl-Gruppen (Dublett)

Abb. 1804-1: Spektrum einer Hydroxypropylbetadex-Probe

Der Substitutionsgrad entspricht der Anzahl Hydroxypropyl-Gruppen je Molekül β-Cyclodextrin und wird durch Multiplizieren der *MS* mit Faktor 7 berechnet.

Mikrobielle Verunreinigung
Gesamtzahl Kolonie bildender, aerober Einheiten (2.6.12): höchstens 10^3 Bakterien und 10^2 Pilze je Gramm Substanz, durch Auszählen auf Agarplatten bestimmt; höchstens 10^2 Bakterien und 10^2 Pilze je Gramm Substanz, falls die Substanz zur Herstellung von Parenteralia bestimmt ist

Die Substanz muss der Prüfung auf *Escherichia coli* und Salmonellen (2.6.13) entsprechen.

Bakterien-Endotoxine (2.6.14): weniger als 10 I.E. Bakterien-Endotoxine je Gramm Hydroxypropylbetadex zur Herstellung von Parenteralia, das dabei keinem weiteren geeigneten Verfahren zur Beseitigung von Bakterien-Endotoxinen unterworfen wird

Beschriftung

Die Beschriftung gibt an,
– Molare Substitution (*MS*)
– falls zutreffend, dass die Substanz zur Herstellung von Parenteralia bestimmt ist.

Verunreinigungen

A. Betadex

B. Propylenglycol

I

Immunglobulin vom Menschen 5171
Immunglobulin vom Menschen
zur intravenösen Anwendung 5173

Eingestellter Ipecacuanhafluidextrakt 5176
Eingestellte Ipecacuanhatinktur 5177
Ipratropiumbromid 5178

I

4.06/0338

Immunglobulin vom Menschen

Immunoglobulinum humanum normale

Definition

Immunglobulin vom Menschen ist eine flüssige oder gefriergetrocknete Zubereitung von Immunglobulinen, die vorwiegend Immunglobulin G (IgG) enthält. Andere Proteine können vorhanden sein. Die Zubereitung enthält die IgG-Antikörper von gesunden Spendern und ist zur intramuskulären Injektion bestimmt.

Immunglobulin vom Menschen wird aus Plasma gewonnen, das den Anforderungen der Monographie **Plasma vom Menschen (Humanplasma) zur Fraktionierung (Plasma humanum ad separationem)** entspricht. Antibiotika dürfen dem verwendeten Plasma nicht zugesetzt worden sein.

Herstellung

Das Herstellungsverfahren umfasst einen Schritt oder mehrere Schritte, für den oder die nachgewiesen wurde, dass sie bekannte Infektionserreger entfernen oder inaktivieren. Wenn während der Herstellung Substanzen zur Virusinaktivierung verwendet werden, ist nachzuweisen, dass jegliche in der fertigen Zubereitung enthaltenen Rückstände keine unerwünschten Wirkungen bei Patienten hervorrufen, die mit dem Immunglobulin vom Menschen behandelt werden.

Für die Zubereitung muss durch geeignete Prüfungen an Tieren und nach Auswertung der klinischen Studien nachgewiesen sein, dass sie bei intramuskulärer Applikation keine unerwünschten Wirkungen hervorruft.

Die Herstellung von Immunglobulin vom Menschen erfolgt aus dem gepoolten Material von mindestens 1000 Spendern durch ein Verfahren, von dem bekannt ist, dass es zu einer Zubereitung führt, die
– keine Infektion überträgt
– bei einer Proteinkonzentration von $160\,g \cdot l^{-1}$ Antikörper enthält, bei denen für mindestens 2 (einen viralen und einen bakteriellen) ein Internationaler Standard oder eine Standardzubereitung verfügbar ist. Die Konzentration dieser Antikörper in der Zubereitung beträgt mindestens das 10fache derjenigen im gepoolten Ausgangsmaterial.

Die Zubereitung wird als stabilisierte Lösung hergestellt, zum Beispiel in einer Lösung von Natriumchlorid ($9\,g \cdot l^{-1}$), einer Lösung von Glycin ($22{,}5\,g \cdot l^{-1}$) oder, falls die Zubereitung gefriergetrocknet werden soll, einer Lösung von Glycin ($60\,g \cdot l^{-1}$). Zubereitungen in Mehrdosenbehältnissen enthalten ein Konservierungsmittel. Zubereitungen in Einzeldosenbehältnissen dürfen kein Konservierungsmittel enthalten. Für jedes Konservierungsmittel und jeden Stabilisator muss nachgewiesen sein, dass sie in der verwendeten Konzentration die fertige Zubereitung nicht beeinträchtigen. Die Lösung wird durch ein Bakterien zurückhaltendes Filter filtriert. Die Zubereitung kann anschließend gefriergetrocknet werden und die Behältnisse werden unter Vakuum oder Inertgas verschlossen.

Die Haltbarkeit der Zubereitung wird durch geeignete Stabilitätsuntersuchungen in der Entwicklungsphase überprüft.

Eigenschaften

Die flüssige Zubereitung ist klar und blassgelb bis hellbraun; bei der Lagerung kann sich eine schwache Trübung oder eine geringe Menge an Teilchen bilden. Die gefriergetrocknete Zubereitung ist ein hygroskopisches, weißes bis schwach gelbes Pulver oder eine feste, leicht brüchige Masse.

Die gefriergetrocknete Zubereitung wird unmittelbar vor der „Prüfung auf Identität" und der „Prüfung auf Reinheit" (mit Ausnahme der Prüfungen „Löslichkeit" und „Wasser") wie in der Beschriftung angegeben rekonstituiert.

Prüfung auf Identität

Die Zubereitung wird mit Hilfe einer geeigneten Immunelektrophorese-Methode geprüft. Unter Verwendung von Antiserum gegen Normalserum vom Menschen wird Normalserum vom Menschen mit der Zubereitung verglichen. Bei der Prüfung werden beide auf einen Proteingehalt von $10\,g \cdot l^{-1}$ verdünnt. Der Hauptbestandteil der Zubereitung entspricht dem IgG-Anteil des Normalserums vom Menschen. Die Zubereitung kann geringe Mengen anderer Plasmaproteine enthalten.

Prüfung auf Reinheit

Löslichkeit: Der gefriergetrockneten Zubereitung wird das in der Beschriftung angegebene Volumen des Lösungsmittels zugesetzt. Die Zubereitung muss sich innerhalb von 20 min bei 20 bis 25 °C vollständig lösen.

pH-Wert (2.2.3): 5,0 bis 7,2

Die Zubereitung wird mit einer Lösung von Natriumchlorid R ($9\,g \cdot l^{-1}$) auf eine Proteinkonzentration von $10\,g \cdot l^{-1}$ verdünnt.

Gesamtprotein: Die Zubereitung wird mit einer Lösung von Natriumchlorid R ($9\,g \cdot l^{-1}$) verdünnt, so dass die Lösung etwa 15 mg Protein in 2 ml enthält. In einem Zentrifugenglas mit rundem Boden werden 2,0 ml dieser

Lösung mit 2 ml einer Lösung von Natriummolybdat *R* (75 g · l⁻¹) sowie 2 ml einer Mischung von 1 Volumteil nitratfreier Schwefelsäure *R* und 30 Volumteilen Wasser *R* versetzt. Nach Umschütteln und 5 min langem Zentrifugieren wird der Überstand dekantiert. Das Zentrifugenglas wird umgedreht auf Filterpapier abtropfen gelassen. Im Rückstand wird der Stickstoff mit Hilfe der Kjeldahl-Bestimmung (2.5.9) ermittelt und der Proteingehalt durch Multiplikation des Ergebnisses mit 6,25 berechnet. Die Zubereitung muss mindestens 100 g · l⁻¹ und darf höchstens 180 g · l⁻¹ Protein enthalten. Der ermittelte Proteingehalt muss mindestens 90 und darf höchstens 110 Prozent des in der Beschriftung angegebenen Gehalts betragen.

Proteinzusammensetzung: Die Prüfung erfolgt mit Hilfe der Zonenelektrophorese (2.2.31) unter Verwendung von geeigneten Celluloseacetatgelstreifen als Trägermaterial und Barbital-Pufferlösung pH 8,6 *R* 1 als Elektrolytlösung.

Untersuchungslösung: Die Zubereitung wird mit einer Lösung von Natriumchlorid *R* (9 g · l⁻¹) verdünnt, so dass die Lösung 50 g · l⁻¹ Protein enthält.

Referenzlösung: Immunglobulin vom Menschen zur Elektrophorese *BRS* wird rekonstituiert und mit einer Lösung von Natriumchlorid *R* (9 g · l⁻¹) verdünnt, so dass die Lösung 50 g · l⁻¹ Protein enthält.

Auf einen Gelstreifen werden 2,5 µl Untersuchungslösung bandförmig (10 mm) aufgetragen oder, falls ein schmalerer Streifen verwendet wird, werden 0,25 µl je Millimeter aufgetragen. Auf einen zweiten Streifen wird in gleicher Weise dasselbe Volumen der Referenzlösung aufgetragen. Ein geeignetes elektrisches Feld wird so angelegt, dass die Zone des Albumins eines auf einen Kontrollstreifen aufgetragenen Normalserums vom Menschen mindestens 30 mm weit wandert. Die Streifen werden 5 min lang mit Amidoschwarz-10B-Lösung *R* behandelt. Anschließend werden sie mit einer Mischung von 10 Volumteilen Essigsäure 99 % *R* und 90 Volumteilen Methanol *R* so weit entfärbt, dass der Untergrund gerade frei von Farbstoff ist. Die Streifen werden durch eine Mischung von 19 Volumteilen Essigsäure 99 % *R* und 81 Volumteilen Methanol *R* transparent gemacht. Die Absorption der Zonen wird bei 600 nm mit einem Gerät gemessen, das im Messbereich Linearität zeigt. Das Ergebnis wird als Mittelwert aus 3 Messungen an jedem der beiden Streifen berechnet. Im Elektropherogramm der Untersuchungslösung dürfen höchstens 10 Prozent des Proteins eine andere Beweglichkeit aufweisen als die Hauptzone. Die Prüfung ist nur gültig, wenn im Elektropherogramm der Referenzlösung der Proteinanteil in der Hauptzone innerhalb der Grenzen liegt, die im Beipackzettel für die Biologische Referenzsubstanz (*BRS*) angegeben sind.

Verteilung der Molekülgrößen: Flüssigchromatographie (2.2.29)

Untersuchungslösung: Die Zubereitung wird mit einer Lösung von Natriumchlorid *R* (9 g · l⁻¹) auf eine Konzentration verdünnt, die für das verwendete Chromatographiesystem geeignet ist. Normalerweise ist eine Konzentration im Bereich von 4 bis 12 g je Liter und eine Einspritzmenge von 50 bis 600 µg Protein geeignet.

Referenzlösung: Immunglobulin vom Menschen *BRS* wird mit einer Lösung von Natriumchlorid *R* (9 g · l⁻¹) auf die Proteinkonzentration der Untersuchungslösung verdünnt.

Säule
– Größe: $l = 0,6$ m, $\emptyset = 7,5$ mm
– Stationäre Phase: hydrophiles Kieselgel zur Chromatographie *R* geeigneter Qualität zur Fraktionierung globulärer Proteine mit einer relativen Molekülmasse zwischen 10 000 und 500 000

Mobile Phase: eine Lösung, die 4,873 g Natriummonohydrogenphosphat-Dihydrat *R*, 1,741 g Natriumdihydrogenphosphat-Monohydrat *R*, 11,688 g Natriumchlorid *R* und 50 mg Natriumazid *R* je Liter Wasser *R* enthält

Durchflussrate: 0,5 ml · min⁻¹

Detektion: Spektrometer bei 280 nm

Der Hauptpeak im Chromatogramm der Referenzlösung entspricht dem IgG-Monomer. Ein weiterer Peak entspricht dem Dimer (relative Retention etwa 0,85, bezogen auf das Monomer). Die Peaks im Chromatogramm der Untersuchungslösung werden durch Vergleich mit dem Chromatogramm der Referenzlösung identifiziert. Peaks mit einer kleineren Retentionszeit als der des Dimers entsprechen Polymeren und Aggregaten.

Die Zubereitung entspricht der Prüfung, wenn im Chromatogramm der Untersuchungslösung
– für das Monomer und das Dimer die relative Retention der Peaks verglichen mit dem Chromatogramm der Referenzlösung 1 ± 0,02 beträgt
– die Summe der Peakflächen des Monomers und des Dimers mindestens 85 Prozent der Gesamtfläche aller Peaks im Chromatogramm beträgt und
– die Summe der Flächen der Peaks, die den Polymeren und Aggregaten entsprechen, höchstens 10 Prozent der Gesamtfläche aller Peaks im Chromatogramm beträgt.

Wasser: Der Wassergehalt muss innerhalb der von der zuständigen Behörde festgelegten Grenzen liegen, bestimmt mit einer geeigneten Methode, wie der Karl-Fischer-Methode (2.5.12), dem Trocknungsverlust (2.2.32) oder der NIR-Spektroskopie (2.2.40).

Sterilität (2.6.1): Die Zubereitung muss der Prüfung entsprechen.

Pyrogene (2.6.8): Die Zubereitung muss der Prüfung entsprechen. Je Kilogramm Körpermasse eines Kaninchens wird 1 ml Zubereitung injiziert.

HBsAg-Antikörper: mindestens 0,5 I.E. je Gramm Immunglobulin, mit einer geeigneten immunchemischen Methode (2.7.1) bestimmt

Antikörper gegen Hepatitis-A-Virus: Immunglobulin vom Menschen zur Prophylaxe von Hepatitis A muss zusätzlich folgender Prüfung entsprechen: Der Antikörpertiter wird durch Vergleich mit dem einer in Internationalen Einheiten eingestellten Standardzubereitung mit Hilfe einer immunchemischen Methode (2.7.1) geeigneter Empfindlichkeit und Selektivität bestimmt.

Die Internationale Einheit ist die Aktivität einer festgelegten Menge des Internationalen Standards für Anti-Hepatitis-A-Immunglobulin. Die Aktivität des Internationalen Standards, angegeben in Internationalen Einheiten, wird von der WHO festgelegt.

Hepatitis-A-Immunglobulin vom Menschen *BRS* ist durch Vergleich mit dem Internationalen Standard in Internationalen Einheiten eingestellt.

Die angegebene Aktivität muss mindestens 100 I.E. je Milliliter betragen. Die ermittelte Aktivität muss mindestens der angegebenen Aktivität entsprechen. Die Vertrauensgrenzen ($P = 0{,}95$) der ermittelten Aktivität müssen mindestens 80 und dürfen höchstens 125 Prozent betragen.

Lagerung

Die flüssige Zubereitung wird in einem farblosen Glasbehältnis, vor Licht geschützt, gelagert.

Die gefriergetrocknete Zubereitung wird in einem dicht verschlossenen, farblosen Glasbehältnis, vor Licht geschützt, gelagert.

Beschriftung

Die Beschriftung gibt an,
- Volumen der Zubereitung im Behältnis und Proteingehalt in Gramm je Liter für flüssige Zubereitungen
- Proteinmenge im Behältnis für gefriergetrocknete Zubereitungen
- Art der Anwendung
- Name oder Zusammensetzung und Volumen der zuzusetzenden Flüssigkeit zum Rekonstituieren für gefriergetrocknete Zubereitungen
- falls zutreffend, dass die Zubereitung für die Verwendung in der Hepatitis-A-Infektionsprophylaxe geeignet ist
- falls zutreffend, die Anti-Hepatitis-A-Aktivität in Internationalen Einheiten je Milliliter
- falls zutreffend, Name und Menge des Konservierungsmittels in der Zubereitung.

4.06/0918
Immunglobulin vom Menschen zur intravenösen Anwendung
Immunoglobulinum humanum normale ad usum intravenosum

Definition

Immunglobulin vom Menschen zur intravenösen Anwendung ist eine flüssige oder gefriergetrocknete Zubereitung von Immunglobulinen, die vorwiegend Immunglobulin G (IgG) enthält. Andere Proteine können vorhanden sein. Die Zubereitung enthält die IgG-Antikörper von gesunden Spendern. Diese Monographie gilt nicht für Zubereitungen, die bestimmungsgemäß so hergestellt wurden, dass sie Fragmente oder chemisch modifiziertes IgG enthalten.

Immunglobulin vom Menschen zur intravenösen Anwendung wird aus Plasma gewonnen, das den Anforderungen der Monographie **Plasma vom Menschen (Humanplasma) zur Fraktionierung (Plasma humanum ad separationem)** entspricht. Antibiotika dürfen dem verwendeten Plasma nicht zugesetzt worden sein.

Herstellung

Das Herstellungsverfahren umfasst einen Schritt oder mehrere Schritte, für den oder die nachgewiesen wurde, dass sie bekannte Infektionserreger entfernen oder inaktivieren. Wenn während der Herstellung Substanzen zur Virusinaktivierung verwendet werden, ist nachzuweisen, dass jegliche in der fertigen Zubereitung enthaltenen Rückstände keine unerwünschten Wirkungen bei Patienten hervorrufen, die mit dem Immunglobulin vom Menschen zur intravenösen Anwendung behandelt werden.

Für die Zubereitung muss durch geeignete Prüfungen an Tieren und nach Auswertung der klinischen Studien nachgewiesen sein, dass sie bei intravenöser Anwendung keine unerwünschten Wirkungen hervorruft.

Die Herstellung von Immunglobulin vom Menschen zur intravenösen Anwendung erfolgt aus dem gepoolten Material von mindestens 1000 Spendern durch ein Verfahren, von dem bekannt ist, dass es zu einer Zubereitung führt, die
- keine Infektion überträgt
- bei einer Immunglobulinkonzentration von $50 \text{ g} \cdot \text{l}^{-1}$ Antikörper enthält, bei denen für mindestens 2 (einen viralen und einen bakteriellen) ein Internationaler Standard oder eine Standardzubereitung verfügbar ist. Die Konzentration dieser Antikörper in der Zuberei-

tung beträgt mindestens das 3fache derjenigen im gepoolten Ausgangsmaterial.
- eine definierte Verteilung von Immunglobulin-G-Subtypen aufweist
- der Prüfung „Fc-Funktion von Immunglobulin" (2.7.9) entspricht.

Die Zubereitung wird als stabilisierte Lösung oder als gefriergetrocknete Zubereitung hergestellt. Ein Stabilisator kann zugesetzt werden. In beiden Fällen wird die Zubereitung durch ein Bakterien zurückhaltendes Filter filtriert. Die Zubereitung kann anschließend gefriergetrocknet werden und die Behältnisse werden unter Vakuum oder Inertgas verschlossen. Weder bei der Fraktionierung noch im Stadium der fertigen Lösung als Bulk darf ein Konservierungsmittel zugesetzt werden.

Die Haltbarkeit der Zubereitung wird durch geeignete Stabilitätsuntersuchungen in der Entwicklungsphase überprüft.

Eigenschaften

Die flüssige Zubereitung ist klar bis schwach opaleszierend und farblos bis blassgelb. Die gefriergetrocknete Zubereitung ist ein hygroskopisches, weißes bis schwach gelbes Pulver oder eine feste, leicht brüchige Masse.

Die gefriergetrocknete Zubereitung wird unmittelbar vor der „Prüfung auf Identität" und der „Prüfung auf Reinheit" (mit Ausnahme der Prüfungen „Löslichkeit" und „Wasser") wie in der Beschriftung angegeben rekonstituiert.

Prüfung auf Identität

Die Zubereitung wird mit Hilfe einer geeigneten Immunelektrophorese-Methode geprüft. Unter Verwendung von Antiserum gegen Normalserum vom Menschen wird Normalserum vom Menschen mit der Zubereitung verglichen. Bei der Prüfung werden beide auf einen Proteingehalt von $10\ g \cdot l^{-1}$ verdünnt. Der Hauptbestandteil der Zubereitung entspricht dem IgG-Anteil des Normalserums vom Menschen. Die Zubereitung kann geringe Mengen anderer Plasmaproteine enthalten. Falls Albumin vom Menschen als Stabilisator zugesetzt wurde, kann es als wesentlicher Bestandteil erscheinen.

Prüfung auf Reinheit

Löslichkeit: Der gefriergetrockneten Zubereitung wird das in der Beschriftung angegebene Volumen des Lösungsmittels zugesetzt. Die Zubereitung muss sich innerhalb von 30 min bei 20 bis 25 °C vollständig lösen.

pH-Wert (2.2.3): 4,0 bis 7,4

Die Zubereitung wird mit einer Lösung von Natriumchlorid R $(9\ g \cdot l^{-1})$ auf eine Proteinkonzentration von $10\ g \cdot l^{-1}$ verdünnt.

Osmolalität (2.2.35): mindestens $240\ mosmol \cdot kg^{-1}$

Gesamtprotein: Die Zubereitung wird mit einer Lösung von Natriumchlorid R $(9\ g \cdot l^{-1})$ so verdünnt, dass die Lösung etwa 15 mg Protein in 2 ml enthält. In einem Zentrifugenglas mit rundem Boden werden 2,0 ml dieser Lösung mit 2 ml einer Lösung von Natriummolybdat R $(75\ g \cdot l^{-1})$ sowie 2 ml einer Mischung von 1 Volumteil nitratfreier Schwefelsäure R und 30 Volumteilen Wasser R versetzt. Nach Umschütteln und 5 min langem Zentrifugieren wird der Überstand dekantiert. Das Zentrifugenglas wird umgedreht auf Filterpapier abtropfen gelassen. Im Rückstand wird der Stickstoff mit Hilfe der Kjeldahl-Bestimmung (2.5.9) ermittelt und der Proteingehalt durch Multiplikation des Ergebnisses mit 6,25 berechnet. Die Zubereitung muss mindestens $30\ g \cdot l^{-1}$ Protein enthalten. Der ermittelte Proteingehalt muss mindestens 90 und darf höchstens 110 Prozent des in der Beschriftung angegebenen Gehalts betragen.

Proteinzusammensetzung: Die Prüfung erfolgt mit Hilfe der Zonenelektrophorese (2.2.31) unter Verwendung von geeigneten Celluloseacetatgelstreifen als Trägermaterial und Barbital-Pufferlösung pH 8,6 R 1 als Elektrolytlösung.

Untersuchungslösung: Die Zubereitung wird mit einer Lösung von Natriumchlorid R $(9\ g \cdot l^{-1})$ so verdünnt, dass die Lösung $30\ g \cdot l^{-1}$ Immunglobulin enthält.

Referenzlösung: Immunglobulin vom Menschen zur Elektrophorese BRS wird rekonstituiert und mit einer Lösung von Natriumchlorid R $(9\ g \cdot l^{-1})$ so verdünnt, dass die Lösung $30\ g \cdot l^{-1}$ Protein enthält.

Auf einen Gelstreifen werden 4,0 µl Untersuchungslösung bandförmig (10 mm) aufgetragen oder, falls ein schmalerer Streifen verwendet wird, werden 0,4 µl je Millimeter aufgetragen. Auf einen zweiten Streifen wird in gleicher Weise dasselbe Volumen der Referenzlösung aufgetragen. Ein geeignetes elektrisches Feld wird so angelegt, dass die Zone des Albumins eines auf einen Kontrollstreifen aufgetragenen Normalserums vom Menschen mindestens 30 mm weit wandert. Die Streifen werden 5 min lang mit Amidoschwarz-10B-Lösung R behandelt. Anschließend werden sie mit einer Mischung von 10 Volumteilen Essigsäure 99 % R und 90 Volumteilen Methanol R so weit entfärbt, dass der Untergrund gerade frei von Farbstoff ist. Die Streifen werden durch eine Mischung von 19 Volumteilen Essigsäure 99 % R und 81 Volumteilen Methanol R transparent gemacht. Die Absorption der Zonen wird bei 600 nm mit einem Gerät gemessen, das im Messbereich Linearität zeigt. Das Ergebnis wird als Mittelwert aus 3 Messungen an jedem der beiden Streifen berechnet. Im Elektropherogramm der Untersuchungslösung dürfen höchstens 5 Prozent des Proteins eine andere Beweglichkeit aufweisen als die Hauptzone. Diese Anforderung gilt nicht, wenn der Zubereitung Albumin als Stabilisator zugesetzt wurde. Bei diesen Zubereitungen erfolgt die Prüfung auf Proteinzusammensetzung während der Herstellung vor Zusatz des Stabilisators. Die Prüfung ist nur gültig, wenn im Elektropherogramm der Referenzlösung der Proteinanteil in der Hauptzone innerhalb der Grenzen liegt, die im Beipackzettel für die Referenzsubstanz (BRS) angegeben sind.

Verteilung der Molekülgrößen: Flüssigchromatographie (2.2.29)

Untersuchungslösung: Die Zubereitung wird mit einer Lösung von Natriumchlorid R (9 g·l^{-1}) auf eine Konzentration verdünnt, die für das verwendete Chromatographiesystem geeignet ist. Normalerweise ist eine Konzentration im Bereich von 4 bis 12 g je Liter und eine Einspritzmenge von 50 bis 600 µg Protein geeignet.

Referenzlösung: Immunglobulin vom Menschen BRS wird mit einer Lösung von Natriumchlorid R (9 g·l^{-1}) auf die Proteinkonzentration der Untersuchungslösung verdünnt.

Säule
– Größe: l = 0,6 m, $\varnothing$ = 7,5 mm
– Stationäre Phase: hydrophiles Kieselgel zur Chromatographie R geeigneter Qualität zur Fraktionierung globulärer Proteine mit einer relativen Molekülmasse zwischen 10 000 und 500 000

Mobile Phase: eine Lösung, die 4,873 g Natriummonohydrogenphosphat-Dihydrat R, 1,741 g Natriumdihydrogenphosphat-Monohydrat R, 11,688 g Natriumchlorid R und 50 mg Natriumazid R je Liter Wasser R enthält

Durchflussrate: 0,5 ml·min^{-1}

Detektion: Spektrometer bei 280 nm

Der Hauptpeak im Chromatogramm der Referenzlösung entspricht dem IgG-Monomer. Ein weiterer Peak entspricht dem Dimer (relative Retention etwa 0,85, bezogen auf das Monomer). Die Peaks im Chromatogramm der Untersuchungslösung werden durch Vergleich mit dem Chromatogramm der Referenzlösung identifiziert. Peaks mit einer kleineren Retentionszeit als der des Dimers entsprechen Polymeren und Aggregaten.

Die Zubereitung entspricht der Prüfung, wenn im Chromatogramm der Untersuchungslösung
– für das Monomer und das Dimer die relative Retention der Peaks verglichen mit dem Chromatogramm der Referenzlösung 1 ± 0,02 beträgt
– die Summe der Peakflächen des Monomers und des Dimers mindestens 90 Prozent der Gesamtfläche aller Peaks des Chromatogramms beträgt und
– die Summe der Flächen der Peaks, die den Polymeren und Aggregaten entsprechen, höchstens 3 Prozent der Gesamtfläche aller Peaks des Chromatogramms beträgt.

Diese Anforderung gilt nicht für Zubereitungen, denen Albumin als Stabilisator zugesetzt wurde. Für Zubereitungen, die mit Albumin stabilisiert sind, erfolgt eine Prüfung auf Verteilung der Molekülgrößen während der Herstellung vor Zusatz des Stabilisators.

Antikomplementäre Aktivität (2.6.17): Der Verbrauch von Komplement darf höchstens 50 Prozent (1 KH$_{50}$ je Milligramm Immunglobulin) betragen.

Präkallikrein-Aktivator (2.6.15): höchstens 35 I.E. je Milliliter, berechnet auf eine Verdünnung der Zubereitung, die 30 g·l^{-1} Immunglobulin enthält

Anti-A- und Anti-B-Hämagglutinine (2.6.20): Die Prüfung auf Anti-A- und Anti-B-Hämagglutinine wird durchgeführt. Falls die Zubereitung mehr als 30 g·l^{-1} Immunglobulin enthält, wird sie auf diese Konzentration verdünnt, bevor die bei der Prüfung zu verwendenden Verdünnungen hergestellt werden. Die Verdünnungen 1:64 dürfen keine Agglutination aufweisen.

Wasser: Der Wassergehalt muss innerhalb der von der zuständigen Behörde festgelegten Grenzen liegen, bestimmt mit einer geeigneten Methode, wie der Karl-Fischer-Methode (2.5.12), dem Trocknungsverlust (2.2.32) oder der NIR-Spektroskopie (2.2.40).

Sterilität (2.6.1): Die Zubereitung muss der Prüfung entsprechen.

Pyrogene (2.6.8): Die Zubereitung muss der Prüfung entsprechen. Je Kilogramm Körpermasse eines Kaninchens wird ein Volumen injiziert, das 0,5 g Immunglobulin entspricht. Insgesamt dürfen höchstens 10 ml je Kilogramm Körpermasse injiziert werden.

HBsAg-Antikörper: mindestens 0,5 I.E. je Gramm Immunglobulin, mit einer geeigneten immunchemischen Methode (2.7.1) bestimmt

Lagerung

Die flüssige Zubereitung wird in einem farblosen Glasbehältnis, vor Licht geschützt, bei der in der Beschriftung angegebenen Temperatur gelagert.

Die gefriergetrocknete Zubereitung wird in einem dicht verschlossenen, farblosen Glasbehältnis, vor Licht geschützt, bei höchstens 25 °C gelagert.

Beschriftung

Die Beschriftung gibt an,
– Volumen der Zubereitung im Behältnis und Proteingehalt in Gramm je Liter für flüssige Zubereitungen
– Proteinmenge im Behältnis für gefriergetrocknete Zubereitungen
– Immunglobulinmenge im Behältnis
– Art der Anwendung
– Name oder Zusammensetzung und Volumen der zuzusetzenden Flüssigkeit zum Rekonstituieren für gefriergetrocknete Zubereitungen
– Verteilung der Subtypen von Immunglobulin G in der Zubereitung
– falls zutreffend, die als Stabilisator zugesetzte Albuminmenge
– Höchstgehalt an Immunglobulin A.

4.06/1875

Eingestellter Ipecacuanhafluidextrakt

Ipecacuanhae extractum fluidum normatum

Definition

Eingestellter Ipecacuanhafluidextrakt wird aus **Ipecacuanhawurzel (Ipecacuanhae radix)** hergestellt.

Gehalt: mindestens 1,80 und höchstens 2,20 Prozent Gesamtalkaloide, berechnet als Emetin ($C_{29}H_{40}N_2O_4$; M_r 480,7)

Herstellung

Der Fluidextrakt wird aus der pflanzlichen Droge und einem Lösungsmittel in geeigneter Konzentration nach einem geeigneten Verfahren hergestellt.

Eigenschaften

Aussehen: dunkelbraune Flüssigkeit

Prüfung auf Identität

Dünnschichtchromatographie (2.2.27)

Untersuchungslösung: 5,0 ml Fluidextrakt werden mit Ethanol 70 % *R* zu 50 ml verdünnt. 2,0 ml Verdünnung werden mit 2 ml Wasser *R* und 0,1 ml konzentrierter Ammoniak-Lösung *R* versetzt und mit 10 ml Ether *R* ausgeschüttelt. Die Etherphase wird abgetrennt, über 2 g wasserfreiem Natriumsulfat *R* getrocknet und filtriert.

Referenzlösung: 2,5 mg Emetindihydrochlorid *CRS* und 3 mg Cephaelindihydrochlorid *CRS* werden in Methanol *R* zu 10 ml gelöst.

Platte: DC-Platte mit Kieselgel *R*

Fließmittel: konzentrierte Ammoniak-Lösung *R*, Methanol *R*, Ethylacetat *R*, Toluol *R* (2:15:18:65 *V/V/V/V*)

Auftragen: 10 µl; bandförmig

Laufstrecke: 10 cm

Trocknen: an der Luft

Detektion A: Die Platte wird mit einer Lösung von Iod *R* (5 g · l^{-1}) in Ethanol 96 % *R* besprüht, 10 min lang bei 60 °C erhitzt und 30 min lang erkalten gelassen. Die Auswertung erfolgt im Tageslicht.

Ergebnis A: Die Zonenfolge in den Chromatogrammen von Referenzlösung und Untersuchungslösung ist aus den nachstehenden Angaben ersichtlich. Im Chromatogramm der Untersuchungslösung können weitere Zonen vorhanden sein.

Oberer Plattenrand	
—	—
Emetin: eine gelbe Zone	eine gelbe Zone (Emetin)
Cephaelin: eine hellbraune Zone	eine hellbraune Zone (Cephaelin)
Referenzlösung	**Untersuchungslösung**

Detektion B: Die Auswertung erfolgt im ultravioletten Licht bei 365 nm.

Ergebnis B: Die Zonenfolge in den Chromatogrammen von Referenzlösung und Untersuchungslösung ist aus den nachstehenden Angaben ersichtlich. Im Chromatogramm der Untersuchungslösung sind weitere, schwach fluoreszierende Zonen vorhanden.

Oberer Plattenrand	
—	—
Emetin: eine intensive, gelb fluoreszierende Zone	eine intensive, gelb fluoreszierende Zone (Emetin)
Cephaelin: eine hellblau oder orangegelb fluoreszierende Zone	eine hellblau oder orangegelb fluoreszierende Zone (Cephaelin)
Referenzlösung	**Untersuchungslösung**

Im Chromatogramm der Untersuchungslösung eines Fluidextrakts aus den Wurzeln von *Cephaelis acuminata* sind die Zonen von Emetin und Cephaelin annähernd gleich groß.

Im Chromatogramm der Untersuchungslösung eines Fluidextrakts aus den Wurzeln von *Cephaelis ipecacuanha* ist die Emetin-Zone deutlich größer als die Cephaelin-Zone.

Prüfung auf Reinheit

Ethanolgehalt (2.9.10): mindestens 95 und höchstens 105 Prozent des in der Beschriftung angegebenen Gehalts

Gehaltsbestimmung

1,00 g Fluidextrakt wird mit Ethanol 70 % *R* zu 10 ml verdünnt und mit einem Glasstab auf eine Chromatographiesäule überführt, die etwa 0,2 m lang ist, deren innerer Durchmesser etwa 15 mm beträgt und die 8 g basisches Aluminiumoxid *R* enthält. Nach dem Einziehen der Verdünnung in die Aluminiumoxidschicht werden Kolben, Glasstab und innere Säulenwand 3-mal mit je 2 ml Ethanol 70 % *R* gewaschen. Die Elution erfolgt portionsweise mit 40 ml Ethanol 70 % *R*. Aufwirbeln oder Austrocknen der Oberfläche der Aluminiumoxidschicht ist zu vermeiden. Das Eluat wird in einem 100-ml-Kolben aufgefangen, auf dem Wasserbad auf etwa 10 ml eingeengt und nach dem Erkalten mit 10,0 ml Salzsäure (0,02 mol · l⁻¹) und mit 20 ml kohlendioxidfreiem Wasser *R* versetzt. Der Säureüberschuss wird unter Zusatz von 0,15 ml Methylrot-Mischindikator-Lösung *R* mit Natriumhydroxid-Lösung (0,02 mol · l⁻¹) titriert.

Ein Blindversuch wird mit 10,0 ml Ethanol in der in der Beschriftung angegebenen Konzentration an Stelle des Fluidextrakts durchgeführt.

1 ml Salzsäure (0,02 mol · l⁻¹) entspricht 4,807 mg Gesamtalkaloiden, berechnet als Emetin.

Eingestellte Ipecacuanhatinktur

Ipecacuanhae tinctura normata

4.06/1530

Definition

Eingestellte Ipecacuanhatinktur wird aus **Ipecacuanhawurzel (Ipecacuanhae radix)** hergestellt.

Gehalt: 0,18 bis 0,22 Prozent (*m/m*) Gesamtalkaloide, berechnet als Emetin ($C_{29}H_{40}N_2O_4$; M_r 480,7)

Herstellung

Die Tinktur wird aus der pflanzlichen Droge und Ethanol in geeigneter Konzentration nach einem geeigneten Verfahren hergestellt.

Eigenschaften

Aussehen: gelblich braune Flüssigkeit

Prüfung auf Identität

Dünnschichtchromatographie (2.2.27)

Untersuchungslösung: 2,0 ml Tinktur werden mit 2 ml Wasser *R* und 0,1 ml konzentrierter Ammoniak-Lösung *R* versetzt und mit 10 ml Ether *R* ausgeschüttelt. Die Etherphase wird abgetrennt, über 2 g wasserfreiem Natriumsulfat *R* getrocknet und anschließend filtriert.

Referenzlösung: 2,5 mg Emetindihydrochlorid *CRS* und 3 mg Cephaelindihydrochlorid *CRS* werden in Methanol *R* zu 10 ml gelöst.

Platte: DC-Platte mit Kieselgel *R*

Fließmittel: konzentrierte Ammoniak-Lösung *R*, Methanol *R*, Ethylacetat *R*, Toluol *R* (2:15:18:65 *V/V/V/V*)

Auftragen: 10 μl; bandförmig

Laufstrecke: 10 cm

Trocknen: an der Luft

Detektion A: Die Platte wird mit einer Lösung von Iod *R* (5 g · l⁻¹) in Ethanol 96 % *R* besprüht und 10 min lang bei 60 °C erhitzt. Die Auswertung erfolgt im Tageslicht.

Ergebnis A: Die Zonenfolge in den Chromatogrammen von Referenzlösung und Untersuchungslösung ist aus den nachstehenden Angaben ersichtlich.

Oberer Plattenrand	
—	—
—	—
Emetin: eine gelbe Zone	eine gelbe Zone (Emetin)
Cephaelin: eine hellbraune Zone	eine hellbraune Zone (Cephaelin)
Referenzlösung	**Untersuchungslösung**

Detektion B: Die Auswertung erfolgt im ultravioletten Licht bei 365 nm.

Ergebnis B: Die Zonenfolge in den Chromatogrammen von Referenzlösung und Untersuchungslösung ist aus den nachstehenden Angaben ersichtlich. Im Chromatogramm der Untersuchungslösung sind weitere, schwach fluoreszierende Zonen vorhanden.

Oberer Plattenrand	
—	—
—	—
Emetin: eine intensive, gelb fluoreszierende Zone	eine intensive, gelb fluoreszierende Zone (Emetin)
Cephaelin: eine hellblau oder orangegelb fluoreszierende Zone	eine hellblau oder orangegelb fluoreszierende Zone (Cephaelin)
Referenzlösung	**Untersuchungslösung**

Im Chromatogramm der Untersuchungslösung einer Tinktur aus der Wurzel von *Cephaelis acuminata* sind die Zonen von Emetin und Cephaelin annähernd gleich groß.

Im Chromatogramm der Untersuchungslösung einer Tinktur aus der Wurzel von *Cephaelis ipecacuanha* ist die Emetin-Zone deutlich größer als die Cephaelin-Zone.

Prüfung auf Reinheit

Ethanolgehalt (2.9.10): 95 bis 105 Prozent des in der Beschriftung angegebenen Gehalts

Gehaltsbestimmung

Auf eine Chromatographiesäule von etwa 0,2 m Länge und etwa 15 mm innerem Durchmesser, die mit 8 g basischem Aluminiumoxid *R* gefüllt ist, werden 10,00 g

Tinktur aufgebracht. Nach dem Einziehen der Tinktur in das Aluminiumoxid wird die innere Säulenwand 3-mal mit je 2 ml Ethanol 70 % *R* gewaschen. Die Elution erfolgt portionsweise mit 40 ml Ethanol 70 % *R*. Aufwirbeln oder Austrocknen der Oberfläche des Aluminiumoxids ist zu vermeiden. Das Eluat wird in einem 100-ml-Kolben gesammelt und auf dem Wasserbad auf etwa 10 ml eingeengt. Nach dem Erkalten werden 10,0 ml Salzsäure (0,02 mol · l^{-1}) und 20 ml kohlendioxidfreies Wasser *R* zugesetzt. Der Überschuss an Säure wird nach Zusatz von 0,15 ml Methylrot-Mischindikator-Lösung *R* mit Natriumhydroxid-Lösung (0,02 mol·l^{-1}) titriert.

Ein Blindversuch wird mit 10,0 ml Ethanol in der in der Beschriftung angegebenen Konzentration an Stelle der Tinktur durchgeführt.

1 ml Salzsäure (0,02 mol · l^{-1}) entspricht 4,807 mg Gesamtalkaloiden, berechnet als Emetin.

4.06/0919

Ipratropiumbromid

Ipratropii bromidum

$C_{20}H_{30}BrNO_3 \cdot H_2O$ M_r 430,4

Definition

(1*R*,3*r*,5*S*,8*r*)-3-[[(2*RS*)-3-Hydroxy-2-phenylpropanoyl]oxy]-8-methyl-8-(1-methylethyl)-8-azoniabicyclo=[3.2.1]octan-bromid-Monohydrat

Gehalt: 99,0 bis 100,5 Prozent (wasserfreie Substanz)

Eigenschaften

Aussehen: weißes bis fast weißes, kristallines Pulver

Löslichkeit: löslich in Wasser, leicht löslich in Methanol, schwer löslich in Ethanol

Schmelztemperatur: etwa 230 °C, unter Zersetzung

Prüfung auf Identität

1: A, E
2: B, C, D, E

A. IR-Spektroskopie (2.2.24)

  Vergleich: Ipratropiumbromid *CRS*

B. Die bei der Prüfung „Verunreinigung A" (siehe „Prüfung auf Reinheit") erhaltenen Chromatogramme werden ausgewertet.

  Ergebnis: Der Hauptfleck im Chromatogramm der Untersuchungslösung entspricht in Bezug auf Lage, Farbe und Größe dem Hauptfleck im Chromatogramm der Referenzlösung a.

C. Werden 5 ml Prüflösung (siehe „Prüfung auf Reinheit") mit 2 ml verdünnter Natriumhydroxid-Lösung *R* versetzt, bildet sich kein Niederschlag.

D. Etwa 1 mg Substanz wird mit 0,2 ml Salpetersäure *R* im Wasserbad zur Trockne eingedampft. Der Rückstand wird in 2 ml Aceton *R* gelöst. Nach Zusatz von 0,1 ml einer Lösung von Kaliumhydroxid *R* (30 g·l^{-1}) in Methanol *R* entsteht eine Violettfärbung.

E. Die Substanz gibt die Identitätsreaktion a auf Bromid (2.3.1).

Prüfung auf Reinheit

Prüflösung: 0,50 g Substanz werden in kohlendioxidfreiem Wasser *R* zu 50,0 ml gelöst.

Aussehen der Lösung: Die Prüflösung muss klar (2.2.1) und darf nicht stärker gefärbt sein als die Farbvergleichslösung GG$_7$ (2.2.2, Methode II).

pH-Wert (2.2.3): 5,0 bis 7,5, an der Prüflösung bestimmt

Verunreinigung A: Dünnschichtchromatographie (2.2.27)

Untersuchungslösung: 20 mg Substanz werden in Methanol *R* zu 1,0 ml gelöst.

Referenzlösung a: 20 mg Ipratropiumbromid *CRS* werden in Methanol *R* zu 1,0 ml gelöst.

Referenzlösung b: 20 mg Methylatropinbromid *CRS* werden in 1,0 ml Referenzlösung a gelöst.

Referenzlösung c: 5 mg Ipratropium-Verunreinigung A *CRS* werden in 100,0 ml Methanol *R* gelöst. 2,0 ml Lösung werden mit Methanol *R* zu 5,0 ml verdünnt.

Platte: DC-Platte mit Kieselgel *R* (2 bis 10 μm)

Fließmittel: wasserfreie Ameisensäure *R*, Wasser *R*, Ethanol 96 % *R*, Dichlormethan *R* (1:3:18:18 *V/V/V/V*)

Auftragen: 1 μl

Laufstrecke: 6 cm

Trocknen: 15 min lang bei 60 °C

Detektion: Die Platte wird mit Dragendorffs Reagenz *R* besprüht und an der Luft trocknen gelassen. Anschließend wird die Platte mit einer Lösung von Natriumnitrit *R* (50 g · l^{-1}) besprüht und sofort mit einer Glasscheibe geschützt.

Eignungsprüfung: Das Chromatogramm der Referenzlösung b muss deutlich voneinander getrennt 2 Hauptflecke zeigen.

Grenzwert
– Verunreinigung A: Kein Fleck der Verunreinigung A darf größer oder stärker gefärbt sein als der Hauptfleck im Chromatogramm der Referenzlösung c (0,1 Prozent).

Verwandte Substanzen: Flüssigchromatographie (2.2.29)

Untersuchungslösung: 0,200 g Substanz werden in der mobilen Phase zu 20,0 ml gelöst.

Referenzlösung a: 10,0 mg Ipratropiumbromid *CRS* werden in der mobilen Phase zu 20,0 ml gelöst. 1,0 ml Lösung wird mit der mobilen Phase zu 50,0 ml verdünnt.

Referenzlösung b: 5 mg Ipratropiumbromid *CRS* und 5 mg Ipratropium-Verunreinigung B *CRS* werden in 1 ml Methanol *R* gelöst. Die Lösung wird mit der mobilen Phase zu 25,0 ml verdünnt. 1,0 ml dieser Lösung wird mit der mobilen Phase zu 20,0 ml verdünnt.

Säule
– Größe: l = 0,15 m, ⌀ = 3,9 mm
– Stationäre Phase: octadecylsilyliertes Kieselgel zur Chromatographie *R* (5 µm)
– Temperatur: 30 °C

Mobile Phase: 12,4 g Natriumdihydrogenphosphat *R* und 1,7 g Tetrapropylammoniumchlorid *R* werden in 870 ml Wasser *R* gelöst. Die Lösung wird mit einer Lösung von Natriummonohydrogenphosphat *R* (180 g · l^{-1}) auf einen pH-Wert von 5,5 eingestellt und mit 130 ml Methanol *R* versetzt.

Durchflussrate: 1,5 ml · min^{-1}

Detektion: Spektrometer bei 220 nm

Einspritzen: 5 µl

Chromatographiedauer: 6fache Retentionszeit von Ipratropium

Relative Retention (bezogen auf Ipratropium; t_R etwa 4,9 min)
– Verunreinigung C: etwa 0,7
– Verunreinigung B: etwa 1,2
– Verunreinigung D: etwa 1,8
– Verunreinigung E: etwa 2,3
– Verunreinigung F: etwa 5,1

Eignungsprüfung: Referenzlösung b
– Auflösung: mindestens 3,0 zwischen den Peaks von Ipratropium und Verunreinigung B
– Symmetriefaktor: höchstens 2,5 für den Hauptpeak

Grenzwerte
– Korrekturfaktoren: Für die Berechnung der Gehalte werden die Peakflächen folgender Verunreinigungen mit dem entsprechenden Korrekturfaktor multipliziert:
  – Verunreinigung C: 0,3
  – Verunreinigung D: 0,2
  – Verunreinigung F: 0,5
– Verunreinigung D: nicht größer als das 0,5fache der Fläche des Hauptpeaks im Chromatogramm der Referenzlösung a (0,05 Prozent)
– Jede weitere Verunreinigung: jeweils nicht größer als die Fläche des Hauptpeaks im Chromatogramm der Referenzlösung a (0,1 Prozent)
– Summe aller Verunreinigungen: nicht größer als das 2,5fache der Fläche des Hauptpeaks im Chromatogramm der Referenzlösung a (0,25 Prozent)
– Ohne Berücksichtigung bleiben: Peaks, deren Fläche kleiner ist als das 0,3fache der Fläche des Hauptpeaks im Chromatogramm der Referenzlösung a (0,03 Prozent)

Wasser (2.5.12): 3,9 bis 4,4 Prozent, mit 0,50 g Substanz bestimmt

Sulfatasche (2.4.14): höchstens 0,1 Prozent, mit 1,0 g Substanz bestimmt

Gehaltsbestimmung

0,350 g Substanz, in 50 ml Wasser *R* gelöst, werden nach Zusatz von 3 ml verdünnter Salpetersäure *R* mit Silbernitrat-Lösung (0,1 mol · l^{-1}) titriert. Der Endpunkt wird mit Hilfe der Potentiometrie (2.2.20) bestimmt.

1 ml Silbernitrat-Lösung (0,1 mol · l^{-1}) entspricht 41,24 mg $C_{20}H_{30}BrNO_3$.

Verunreinigungen

Spezifizierte Verunreinigungen:
(Beachten Sie den Hinweis zu den „Verunreinigungen" zu Anfang des Bands auf Seite B)

A, B, C, D

Andere bestimmbare Verunreinigungen:

E, F

A. (1*R*,3*r*,5*S*,8*r*)-3-Hydroxy-8-methyl-8-(1-methylethyl)-8-azoniabicyclo[3.2.1]octan

B. (1*R*,3*r*,5*S*,8*s*)-3-[[(2*RS*)-3-Hydroxy-2-phenylpropanoyl]oxy]-8-methyl-8-(1-methylethyl)-8-azoniabicyclo[3.2.1]octan

C. R = CH$_2$–OH, R′ = H:
(2*RS*)-3-Hydroxy-2-phenylpropansäure
(DL-Tropasäure)

D. 2-Phenylpropensäure
(Atropasäure)

E. (1*R*,3*r*,5*S*)-8-(1-Methylethyl)-8-azabicyclo[3.2.1]oct-3-yl-(2*RS*)-3-hydroxy-2-phenylpropanoat

F. (1*R*,3*r*,5*S*,8*r*)-8-Methyl-8-(1-methylethyl)-3-[(2-phenylpropenoyl)oxy]-8-azoniabicyclo[3.2.1]octan

K

Kamillenblüten 5183   Ketoprofen 5185

K

4.06/0404

Kamillenblüten

Matricariae flos

Definition

Die getrockneten Blütenköpfchen von *Matricaria recutita* L. (*Chamomilla recutita* (L.) Rauschert)

Gehalt
- blaues, ätherisches Öl: mindestens 4 ml · kg^{-1}, bezogen auf die getrocknete Droge
- Gesamt-Apigenin-7-glucosid ($C_{21}H_{20}O_{10}$): mindestens 0,25 Prozent, bezogen auf die getrocknete Droge

Eigenschaften

Makroskopische und mikroskopische Merkmale werden unter „Prüfung auf Identität, A und B" beschrieben.

Prüfung auf Identität

A. Die offenen Blütenköpfchen bestehen aus einem Hüllkelch, der aus zahlreichen, in 1 bis 3 Reihen angeordneten Hüllkelchblättern geformt ist, einem länglich kegelförmigen, gelegentlich halbrunden (junge Blütenköpfchen) Blütenboden, 12 bis 20 am Rande stehenden Zungenblüten mit weißer Zunge sowie mehreren Dutzend zentralen, gelben Röhrenblüten. Die Hüllkelchblätter sind oval bis lanzettlich und haben einen häutigen, bräunlich grauen Rand. Der Blütenboden ist hohl und ohne Spreublättchen. Die Krone der Zungenblüten besteht aus einem am Grund bräunlich gelben, röhrigen Teil, der in eine weiße, länglicheiförmige Zunge übergeht. Der unterständige Fruchtknoten ist dunkelbraun, eiförmig bis kugelförmig, hat einen langen Griffel und eine 2-lappige Narbe. Die Röhrenblüten sind gelb und haben eine 5-zipfelige Blütenkrone; das Androeceum trägt 5 röhrenförmig miteinander verwachsene, epipetale Staubblätter; das Gynoeceum ist ähnlich dem der Zungenblüten.

B. Die Blütenköpfchen werden in ihre Teile zerlegt. Die Prüfung erfolgt unter dem Mikroskop, wobei Chloralhydrat-Lösung *R* verwendet wird. Die Hüllkelchblätter haben einen Rand aus dünnwandigen Zellen und eine zentrale Zone von länglichen Steinzellen und vereinzelten Spaltöffnungen. Die innere Epidermis der Krone der Zungenblüten besteht in der Aufsicht aus dünnwandigen, polygonalen, leicht papillösen Zellen; die Zellen der äußeren Epidermis sind deutlich wellig und stark gestreift; die Krone der Röhrenblüten besteht aus axial gestreckten Epidermiszellen und kleinen Gruppen von Papillen nahe der Spitze der Zipfel. Auf der Außenseite der Hüllkelchblätter und auf den Kronen beider Blütenarten befinden sich Drüsenhaare mit einem kurzen Stiel und einem Köpfchen aus 2 bis 3 übereinander liegenden Schichten von jeweils 2 Zellen. Die Fruchtknoten weisen an der Basis einen Steinzellenkranz auf und ihre Wand besteht abwechselnd aus senkrechten Reihen dünnwandiger, axial gestreckter Zellen mit zahlreichen Drüsenhaaren und spindelförmigen Gruppen kleiner, radial gestreckter, Schleim enthaltender Zellen. Die Zellen an der Spitze der Narben sind zu rundlichen Papillen erweitert. Zahlreiche kleine Calciumoxalatdrusen treten in den inneren Geweben der Fruchtknoten und der Antherenlappen auf. Die Pollenkörner sind kugelförmig bis dreieckig, haben einen Durchmesser von etwa 30 µm, 3 Keimporen und eine stachlige Exine.

C. Dünnschichtchromatographie (2.2.27)

Untersuchungslösung: 50 µl ätherisches Öl aus der „Gehaltsbestimmung, Ätherisches Öl" werden in 1 ml Xylol *R* gelöst.

Referenzlösung: 2 µl Chamazulen *R*, 5 µl Levomenol *R* und 10 mg Bornylacetat *R* werden in 5 ml Toluol *R* gelöst.

Platte: DC-Platte mit Kieselgel *R*

Fließmittel: Ethylacetat *R*, Toluol *R* (5:95 *V/V*)

Auftragen: 10 µl; bandförmig

Laufstrecke: 10 cm

Trocknen: an der Luft

Detektion: Die Platte wird mit Anisaldehyd-Reagenz *R* besprüht und anschließend 5 bis 10 min lang bei 100 bis 105 °C erhitzt. Die Auswertung erfolgt sofort im Tageslicht.

Ergebnis: Die Zonenfolge in den Chromatogrammen von Referenzlösung und Untersuchungslösung ist aus den nachstehenden Angaben ersichtlich. Im Chromatogramm der Untersuchungslösung sind weitere Zonen vorhanden.

\	Oberer Plattenrand	
		1 oder 2 blaue bis bläulich violette Zonen
Chamazulen: eine rote bis rötlich violette Zone		eine rote bis rötlich violette Zone (Chamazulen)
Bornylacetat: eine gelblich braune Zone		
		eine braune Zone (En-In-Dicycloether)
Levomenol: eine rötlich violette bis bläulich violette Zone		eine rötlich violette bis bläulich violette Zone (Levomenol)
Referenzlösung		**Untersuchungslösung**

Kamillenblüten

Prüfung auf Reinheit

Drogenbruchstücke: höchstens 25 Prozent durch Sieb 710 abtrennbare Bestandteile, mit 20,0 g ganzer Droge bestimmt

Fremde Bestandteile (2.8.2): höchstens 2 Prozent (*m/m*)

Trocknungsverlust (2.2.32): höchstens 12,0 Prozent, mit 1,000 g pulverisierter Droge (355) durch 2 h langes Trocknen im Trockenschrank bei 100 bis 105 °C bestimmt

Asche (2.4.16): höchstens 13,0 Prozent

Gehaltsbestimmung

Ätherisches Öl (2.8.12): Die Bestimmung erfolgt unter Verwendung von 30 g ganzer Droge, einem 1000-ml-Rundkolben, 300 ml Wasser *R* als Destillationsflüssigkeit und 0,50 ml Xylol *R* als Vorlage. Die Destillation erfolgt 4 h lang mit einer Geschwindigkeit von 3 bis 4 ml je Minute. Gegen Ende der Destillation wird der Wasserzufluss zum Kühler gestoppt, aber die Destillation fortgesetzt, bis die blauen, dampfflüchtigen Komponenten das untere Ende des Kühlers erreicht haben. Sofort wird die Kühlung wieder aufgenommen, um ein Aufwärmen des Scheideraums zu verhindern. Nach weiteren 10 min wird die Destillation beendet.

Gesamt-Apigenin-7-glucosid: Flüssigchromatographie (2.2.29)

Untersuchungslösung: 40 g Droge werden pulverisiert (500). 2,00 g pulverisierte Droge werden in einem 500-ml-Rundkolben mit 200 ml Ethanol 96 % *R* versetzt und 15 min lang im Wasserbad unter Rückflusskühlung erhitzt. Nach dem Abkühlen wird die Mischung filtriert und Filter und Rückstand werden mit einigen Millilitern Ethanol 96 % *R* gewaschen. Dem Filtrat werden 10 ml einer frisch hergestellten, verdünnten Natriumhydroxid-Lösung *R* zugesetzt und die Mischung wird etwa 1 h lang im Wasserbad zum Rückfluss erhitzt. Nach dem Abkühlen wird die Mischung mit Ethanol 96 % *R* zu 250,0 ml verdünnt. 50,0 ml Lösung werden mit 0,5 g Citronensäure *R* versetzt, 5 min lang geschüttelt und filtriert. 5,0 ml Filtrat werden mit der mobilen Phase zu 10,0 ml verdünnt.

Referenzlösung a: 10,0 mg Apigenin-7-glucosid *R* werden in 100,0 ml Methanol *R* gelöst. 25,0 ml Lösung werden mit der mobilen Phase zu 200 ml verdünnt.

Referenzlösung b: 10,0 mg 5,7-Dihydroxy-4-methylcumarin *R* werden in 100,0 ml Methanol *R* gelöst. 25,0 ml Lösung werden mit der mobilen Phase zu 100 ml verdünnt. 4,0 ml dieser Lösung werden mit 4,0 ml Referenzlösung a versetzt und mit der mobilen Phase zu 10,0 ml verdünnt.

Vorsäule
- Größe: $l = 8$ mm, $\varnothing = 4,6$ mm
- Stationäre Phase: octadecylsilyliertes Kieselgel zur Chromatographie *R* (5 µm)

Säule
- Größe: $l = 0,25$ m, $\varnothing = 4,6$ mm
- Stationäre Phase: octadecylsilyliertes Kieselgel zur Chromatographie *R* (5 µm)

Mobile Phase
- Mobile Phase A: Phosphorsäure 85 % *R*, Wasser *R* (0,5:99,5 *V/V*)
- Mobile Phase B: Phosphorsäure 85 % *R*, Acetonitril *R* (0,5:99,5 *V/V*)

Zeit (min)	Mobile Phase A (% V/V)	Mobile Phase B (% V/V)
0 – 9	75	25
9 – 19	75 → 25	25 → 75
19 – 24	25	75
24 – 29	25 → 75	75 → 25
29 – 30	75 → 90	25 → 10

Das folgende Chromatogramm dient zur Information.

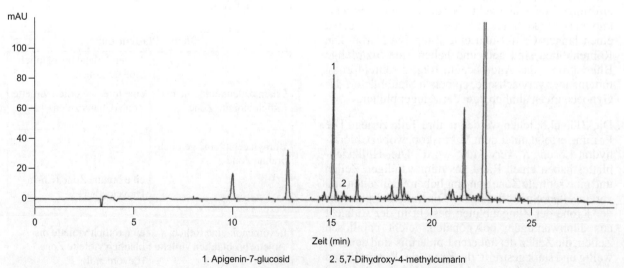

1. Apigenin-7-glucosid   2. 5,7-Dihydroxy-4-methylcumarin

Abb. 0404-1: Chromatogramm für die Gehaltsbestimmung von Gesamt-Apigenin-7-glucosid in Kamillenblüten

Durchflussrate: 1 ml · min^{-1}

Detektion: Spektrometer bei 340 nm

Einspritzen: 20 µl

Eignungsprüfung: Referenzlösung b
- Auflösung: mindestens 1,8 zwischen den Peaks von Apigenin-7-glucosid und 5,7-Dihydroxy-4-methylcumarin

Der Prozentgehalt an Gesamt-Apigenin-7-glucosid wird nach folgender Formel berechnet:

$$\frac{A_1 \cdot m_2}{A_2 \cdot m_1} \cdot P \cdot 0{,}625$$

A_1 = Fläche des Apigenin-7-glucosid-Peaks im Chromatogramm der Untersuchungslösung

A_2 = Fläche des Apigenin-7-glucosid-Peaks im Chromatogramm der Referenzlösung

m_1 = Einwaage der Droge in der Untersuchungslösung in Gramm

m_2 = Einwaage von Apigenin-7-glucosid R in der Referenzlösung a in Gramm

P = Prozentgehalt an Apigenin-7-glucosid im Reagenz

4.06/0922

Ketoprofen

Ketoprofenum

$C_{16}H_{14}O_3$ M_r 254,3

Definition

Ketoprofen enthält mindestens 99,0 und höchstens 100,5 Prozent (2RS)-2-(3-Benzoylphenyl)propansäure, berechnet auf die getrocknete Substanz.

Eigenschaften

Weißes bis fast weißes, kristallines Pulver; praktisch unlöslich in Wasser, leicht löslich in Aceton, Dichlormethan und Ethanol

Prüfung auf Identität

1: C
2: A, B, D

A. Schmelztemperatur (2.2.14): 94 bis 97 °C

B. 50,0 mg Substanz werden in Ethanol 96 % R zu 100,0 ml gelöst. 1,0 ml Lösung wird mit Ethanol 96 % R zu 50,0 ml verdünnt. Diese Lösung, zwischen 230 und 350 nm gemessen, zeigt ein Absorptionsmaximum (2.2.25) bei 255 nm. Die spezifische Absorption, im Maximum gemessen, liegt zwischen 615 und 680.

C. Die Prüfung erfolgt mit Hilfe der IR-Spektroskopie (2.2.24) durch Vergleich des Spektrums der Substanz mit dem von Ketoprofen CRS.

D. Die Prüfung erfolgt mit Hilfe der Dünnschichtchromatographie (2.2.27) unter Verwendung einer Schicht von Kieselgel GF$_{254}$ R.

Untersuchungslösung: 10 mg Substanz werden in Aceton R zu 10 ml gelöst.

Referenzlösung a: 10 mg Ketoprofen CRS werden in Aceton R zu 10 ml gelöst.

Referenzlösung b: 10 mg Indometacin CRS werden in Aceton R zu 10 ml gelöst. 1 ml Lösung wird mit 1 ml Referenzlösung a versetzt.

Auf die Platte werden 10 µl jeder Lösung aufgetragen. Die Chromatographie erfolgt mit einer Mischung von 1 Volumteil Essigsäure 99 % R, 49 Volumteilen Dichlormethan R und 50 Volumteilen Aceton R über eine Laufstrecke von 15 cm. Die Platte wird an der Luft trocknen gelassen und im ultravioletten Licht bei 254 nm ausgewertet. Der Hauptfleck im Chromatogramm der Untersuchungslösung entspricht in Bezug auf Lage und Größe dem Hauptfleck im Chromatogramm der Referenzlösung a. Die Prüfung darf nur ausgewertet werden, wenn das Chromatogramm der Referenzlösung b deutlich voneinander getrennt 2 Hauptflecke zeigt.

Prüfung auf Reinheit

Aussehen der Lösung: 1,0 g Substanz wird in Aceton R zu 10 ml gelöst. Die Lösung muss klar (2.2.1) und darf nicht stärker gefärbt sein als die Farbvergleichslösung G_6 (2.2.2, Methode II).

Verwandte Substanzen: Die Prüfung erfolgt mit Hilfe der Flüssigchromatographie (2.2.29).

Die Lösungen sind unmittelbar vor Gebrauch herzustellen.

Untersuchungslösung: 20,0 mg Substanz werden in der mobilen Phase zu 20,0 ml gelöst.

Referenzlösung a: 1,0 ml Untersuchungslösung wird mit der mobilen Phase zu 50,0 ml verdünnt. 1,0 ml dieser Lösung wird mit der mobilen Phase zu 10,0 ml verdünnt.

Referenzlösung b: 5,0 mg Ketoprofen-Verunreinigung A CRS werden in der mobilen Phase zu 50,0 ml gelöst. 1,0 ml Lösung wird mit der mobilen Phase zu 50,0 ml verdünnt.

Referenzlösung c: 5,0 mg Ketoprofen-Verunreinigung C CRS werden in der mobilen Phase zu 50,0 ml gelöst. 1,0 ml Lösung wird mit der mobilen Phase zu 50,0 ml verdünnt.

Referenzlösung d: 1,0 ml Untersuchungslösung wird mit der mobilen Phase zu 100,0 ml verdünnt. 1,0 ml dieser Lösung wird mit 1,0 ml Referenzlösung b versetzt.

Die Chromatographie kann durchgeführt werden mit
- einer Säule aus rostfreiem Stahl von 0,15 m Länge und 4,6 mm innerem Durchmesser, gepackt mit octadecylsilyliertem Kieselgel zur Chromatographie R (5 µm), sphärisch, mit einer spezifischen Oberfläche von 350 m$^2 \cdot$ g^{-1} und einer Porengröße von 10 nm
- einer Mischung von 2 Volumteilen frisch hergestellter Phosphat-Pufferlösung pH 3,5 R, 43 Volumteilen Acetonitril R und 55 Volumteilen Wasser R als mobile Phase bei einer Durchflussrate von 1 ml je Minute
- einem Spektrometer als Detektor bei einer Wellenlänge von 233 nm
- einer Probenschleife.

20 µl Referenzlösung d werden eingespritzt. Die Substanzen werden in folgender Reihenfolge eluiert: Ketoprofen und Verunreinigung A. Die Empfindlichkeit des Systems wird so eingestellt, dass die Höhe der beiden Hauptpeaks im Chromatogramm mindestens 50 Prozent des maximalen Ausschlags beträgt. Die Prüfung darf nur ausgewertet werden, wenn die Auflösung zwischen den Peaks von Ketoprofen und Verunreinigung A mindestens 7,0 beträgt.

Je 20 µl Untersuchungslösung, Referenzlösung a, Referenzlösung b und Referenzlösung c werden eingespritzt. Die Chromatographie erfolgt über eine Dauer, die der 7fachen Retentionszeit der Substanz entspricht. Im Chromatogramm der Untersuchungslösung dürfen die der Verunreinigung A und der Verunreinigung C entsprechenden Peakflächen nicht größer sein als die der Hauptpeaks in den Chromatogrammen der Referenzlösung b beziehungsweise der Referenzlösung c (0,2 Prozent). Im Chromatogramm der Untersuchungslösung darf keine Peakfläche, mit Ausnahme der des Hauptpeaks und eines der Verunreinigung A sowie eines der Verunreinigung C entsprechenden Peaks, größer sein als die Fläche des Hauptpeaks im Chromatogramm der Referenzlösung a (0,2 Prozent). Die Summe aller Peakflächen, mit Ausnahme der des Hauptpeaks und der den beiden genannten Verunreinigungen entsprechenden Peaks, darf höchstens das 2fache der Fläche des Hauptpeaks im Chromatogramm der Referenzlösung a betragen (0,4 Prozent). Peaks, deren Fläche kleiner ist als das 0,1fache der Fläche des Hauptpeaks im Chromatogramm der Referenzlösung a, werden nicht berücksichtigt.

Schwermetalle (2.4.8): 2,0 g Substanz müssen der Grenzprüfung C entsprechen (10 ppm). Zur Herstellung der Referenzlösung werden 2 ml Blei-Lösung (10 ppm Pb) R verwendet.

Trocknungsverlust (2.2.32): höchstens 0,5 Prozent, mit 1,000 g Substanz durch Trocknen bei 60 °C unterhalb von 0,67 kPa bestimmt

Sulfatasche (2.4.14): höchstens 0,1 Prozent, mit 1,0 g Substanz bestimmt

Gehaltsbestimmung

0,200 g Substanz, in 25 ml Ethanol 96 % R gelöst, werden nach Zusatz von 25 ml Wasser R mit Natriumhydroxid-Lösung (0,1 mol $\cdot$ l^{-1}) titriert. Der Endpunkt wird mit Hilfe der Potentiometrie (2.2.20) bestimmt.

1 ml Natriumhydroxid-Lösung (0,1 mol $\cdot$ l^{-1}) entspricht 25,43 mg C$_{16}$H$_{14}$O$_3$.

Verunreinigungen

Spezifizierte Verunreinigungen:
(Beachten Sie den Hinweis zu den „Verunreinigungen" zu Anfang des Bands auf Seite B)

A, B, C, D, E, F

Andere bestimmbare Verunreinigungen:

G

A. 1-(3-Benzoylphenyl)ethanon

B. R = H, R′ = C$_6$H$_5$:
(3-Benzoylphenyl)essigsäure

C. R = CH$_3$, R′ = OH:
3-[(1RS)-1-Carboxyethyl]benzoesäure

D. R = CO$_2$H, R′ = CH$_3$:
(2RS)-2-[3-(4-Methylbenzoyl)phenyl]propansäure

E. R = CO–NH$_2$, R′ = H:
(2RS)-2-(3-Benzoylphenyl)propanamid

F. R = CN, R′ = H:
(2RS)-2-(3-Benzoylphenyl)propannitril

G. 3-[(1RS)-1-Cyanethyl]benzoesäure

L

Lactitol-Monohydrat 5189
Wasserfreie Lactose 5190
Lactose-Monohydrat 5192
Loperamidhydrochlorid 5193
Loperamidoxid-Monohydrat 5195

4.06/1337
Lactitol-Monohydrat
Lactitolum monohydricum

$C_{12}H_{24}O_{11} \cdot H_2O$ M_r 362,3

Definition

4-O-(β-D-Galactopyranosyl)-D-glucitol

Gehalt: 96,5 bis 102,0 Prozent (wasserfreie Substanz)

Eigenschaften

Aussehen: weißes, kristallines Pulver

Löslichkeit: sehr leicht löslich in Wasser, schwer löslich in Ethanol, praktisch unlöslich in Dichlormethan

Prüfung auf Identität

1: B
2: A, C

A. Spezifische Drehung (siehe „Prüfung auf Reinheit")

B. IR-Spektroskopie (2.2.24)

Vergleich: Lactitol-Monohydrat CRS

C. Dünnschichtchromatographie (2.2.27)

Untersuchungslösung: 50 mg Substanz werden in Methanol R zu 20 ml gelöst.

Referenzlösung a: 5 mg Lactitol-Monohydrat CRS werden in Methanol R zu 2 ml gelöst.

Referenzlösung b: 5 mg Sorbitol CRS werden in 2 ml Referenzlösung a gelöst. Die Lösung wird mit Methanol R zu 20 ml verdünnt.

Platte: DC-Platte mit Kieselgel G R

Fließmittel: Wasser R, Acetonitril R (25:75 V/V)

Auftragen: 2 µl

Laufstrecke: 2/3 der Platte

Trocknen: an der Luft

Detektion: Die Platte wird mit Aminobenzoesäure-Lösung R besprüht und im Kaltluftstrom bis zum Verschwinden des Lösungsmittels getrocknet. Die Platte wird 15 min lang bei 100 °C erhitzt und nach dem Erkalten mit einer Lösung von Natriumperiodat R (2 g · l^{-1}) besprüht. Nach dem Trocknen im Kaltluftstrom wird die Platte 15 min lang bei 100 °C erhitzt.

Eignungsprüfung: Das Chromatogramm der Referenzlösung b muss deutlich voneinander getrennt 2 Flecke zeigen.

Ergebnis: Der Hauptfleck im Chromatogramm der Untersuchungslösung entspricht in Bezug auf Lage, Farbe und Größe dem Hauptfleck im Chromatogramm der Referenzlösung a.

Prüfung auf Reinheit

Prüflösung: 5,000 g Substanz werden in kohlendioxidfreiem Wasser R zu 50,0 ml gelöst.

Aussehen der Lösung: Die Prüflösung muss klar (2.2.1) und darf nicht stärker gefärbt sein als die Farbvergleichslösung BG$_7$ (2.2.2, Methode II).

Sauer oder alkalisch reagierende Substanzen: 10 ml Prüflösung werden mit 10 ml kohlendioxidfreiem Wasser R versetzt. 10 ml dieser Lösung werden mit 0,05 ml Phenolphthalein-Lösung R versetzt. Bis zum Umschlag nach Rosa dürfen höchstens 0,2 ml Natriumhydroxid-Lösung (0,01 mol · l^{-1}) verbraucht werden. Zu weiteren 10 ml dieser Lösung werden 0,05 ml Methylrot-Lösung R zugesetzt. Bis zum Farbumschlag nach Rot dürfen höchstens 0,3 ml Salzsäure (0,01 mol · l^{-1}) verbraucht werden.

Spezifische Drehung (2.2.7): +13,5 bis +15,5 (wasserfreie Substanz), an der Prüflösung bestimmt

Verwandte Substanzen: Flüssigchromatographie (2.2.29)

Untersuchungslösung a: 50,0 mg Substanz werden in Wasser R zu 10,0 ml gelöst.

Untersuchungslösung b: 2,0 ml Untersuchungslösung a werden mit Wasser R zu 50,0 ml verdünnt.

Referenzlösung a: 5,0 mg Lactitol-Monohydrat CRS und 5 mg Glycerol R werden in Wasser R zu 25,0 ml gelöst.

Referenzlösung b: 1,0 ml Untersuchungslösung a wird mit Wasser R zu 100,0 ml verdünnt. 5,0 ml dieser Lösung werden mit Wasser R zu 100,0 ml verdünnt.

Referenzlösung c: 2,5 ml Referenzlösung a werden mit Wasser R zu 10,0 ml verdünnt.

Säule
– Größe: l = 0,30 m, $\emptyset$ = 7,8 mm
– Stationäre Phase: stark saurer Kationenaustauscher, Calciumsalz R
– Temperatur: 60 °C

Mobile Phase: Wasser R

Durchflussrate: 0,6 ml · min^{-1}

Detektion: Refraktometer als Detektor, bei einer konstanten Temperatur gehalten

Einspritzen: 100 µl; Untersuchungslösung a, Referenzlösungen b und c

Chromatographiedauer: 2,5fache Retentionszeit von Lactitol

5190 Lactitol-Monohydrat

Relative Retention (bezogen auf Lactitol, t_R etwa 13 min)
– Verunreinigung A: etwa 0,7
– Verunreinigung B: etwa 0,8
– Glycerol: etwa 1,3
– Verunreinigung C: etwa 1,5
– Verunreinigung D: etwa 1,8
– Verunreinigung E: etwa 1,9

Eignungsprüfung: Referenzlösung c
– Auflösung: mindestens 5 zwischen den Peaks von Lactitol und Glycerol

Grenzwerte
– Verunreinigung B: nicht größer als die Fläche des Lactitol-Peaks im Chromatogramm der Referenzlösung c (1,0 Prozent)
– Summe aller weiteren Verunreinigungen: nicht größer als die Fläche des Lactitol-Peaks im Chromatogramm der Referenzlösung c (1,0 Prozent)
– Ohne Berücksichtigung bleiben: Peaks, deren Fläche kleiner ist als die Fläche des Hauptpeaks im Chromatogramm der Referenzlösung b (0,05 Prozent); Lösungsmittelpeaks

Reduzierende Zucker: höchstens 0,2 Prozent

5,0 g Substanz werden in 3 ml Wasser *R* unter Erwärmen gelöst. Nach Abkühlen werden der Lösung 20 ml Kupfer(II)-citrat-Lösung *R* und einige Glasperlen zugesetzt. Innerhalb von 4 min wird die Lösung zum Sieden erhitzt und 3 min lang im Sieden gehalten. Nach raschem Abkühlen werden der Lösung 100 ml einer 2,4-prozentigen Lösung (*V/V*) von Essigsäure 99 % *R* und 20,0 ml Iod-Lösung (0,025 mol · l⁻¹) zugesetzt. Unter ständigem Rühren wird die Lösung mit 25 ml einer Mischung von 6 Volumteilen Salzsäure *R* und 94 Volumteilen Wasser *R* versetzt. Nach Auflösen des Niederschlags wird der Iodüberschuss mit Natriumthiosulfat-Lösung (0,05 mol · l⁻¹) titriert unter Zusatz von 1 ml Stärke-Lösung *R* gegen Ende der Titration. Der Verbrauch an Natriumthiosulfat-Lösung (0,05 mol · l⁻¹) muss mindestens 12,8 ml betragen.

Blei (2.4.10): höchstens 0,5 ppm

Nickel (2.4.15): höchstens 1 ppm

Wasser (2.5.12): 4,5 bis 5,5 Prozent, mit 0,30 g Substanz bestimmt

Sulfatasche (2.4.14): höchstens 0,1 Prozent, mit 1,0 g Substanz bestimmt

Mikrobielle Verunreinigung
Gesamtzahl Kolonie bildender, aerober Einheiten (2.6.12): höchstens 10^3 Mikroorganismen je Gramm Substanz

Die Substanz muss den Prüfungen auf *Escherichia coli*, Salmonellen und *Pseudomonas aeruginosa* (2.6.13) entsprechen.

Gehaltsbestimmung

Flüssigchromatographie (2.2.29) wie unter „Verwandte Substanzen" beschrieben, mit folgender Änderung:

Einspritzen: Untersuchungslösung b, Referenzlösung a

Der Prozentgehalt an $C_{12}H_{24}O_{11}$ wird aus den Peakflächen in den Chromatogrammen der Untersuchungslösung b und der Referenzlösung a und dem angegebenen Gehalt für Lactitol-Monohydrat *CRS* berechnet.

Verunreinigungen

Spezifizierte Verunreinigungen:
(Beachten Sie den Hinweis zu den „Verunreinigungen" zu Anfang des Bands auf Seite B)

A, B, C, D, E

A. Lactose

B. Lactulitol

C. Mannitol

D. Dulcitol (Galactitol)

E. Sorbitol

4.06/1061

Wasserfreie Lactose
Lactosum anhydricum

α - Lactose   β - Lactose

$C_{12}H_{22}O_{11}$ M_r 342,3

Definition

Wasserfreie Lactose ist *O*-β-D-Galactopyranosyl-(1→4)-β-D-glucopyranose oder eine Mischung von *O*-β-D-Galactopyranosyl-(1→4)-α-D-glucopyranose und *O*-β-D-Galactopyranosyl-(1→4)-β-D-glucopyranose.

Eigenschaften

Weißes bis fast weißes, kristallines Pulver; leicht, jedoch langsam löslich in Wasser, praktisch unlöslich in Ethanol

Prüfung auf Identität

1: A, D
2: B, C, D

A. Die Prüfung erfolgt mit Hilfe der IR-Spektroskopie (2.2.24) durch Vergleich des Spektrums der Substanz mit dem von wasserfreier Lactose *CRS*.

B. Die Prüfung erfolgt mit Hilfe der Dünnschichtchromatographie (2.2.27) unter Verwendung einer DC-Platte mit Kieselgel G *R*.

Untersuchungslösung: 10 mg Substanz werden in einer Mischung von 2 Volumteilen Wasser *R* und 3 Volumteilen Methanol *R* zu 20 ml gelöst.

Referenzlösung a: 10 mg wasserfreie Lactose *CRS* werden in einer Mischung von 2 Volumteilen Wasser *R* und 3 Volumteilen Methanol *R* zu 20 ml gelöst.

Referenzlösung b: Je 10 mg Fructose *CRS*, Glucose *CRS*, wasserfreie Lactose *CRS* und Saccharose *CRS* werden in einer Mischung von 2 Volumteilen Wasser *R* und 3 Volumteilen Methanol *R* zu 20 ml gelöst.

Auf die Platte werden 2 µl jeder Lösung aufgetragen und die Startpunkte sorgfältig getrocknet. Die Chromatographie erfolgt mit einer Mischung von 10 Volumteilen Wasser *R*, 15 Volumteilen Methanol *R*, 25 Volumteilen wasserfreier Essigsäure *R* und 50 Volumteilen Dichlorethan *R* über eine Laufstrecke von 15 cm. Die Lösungsmittel müssen genau abgemessen werden, da ein geringer Überschuss an Wasser die Mischung trüben kann. Die Platte wird im Warmluftstrom getrocknet. Die Chromatographie wird sofort unter Erneuerung des Fließmittels wiederholt. Die Platte wird im Warmluftstrom getrocknet, anschließend mit einer Lösung von 0,5 g Thymol *R* in einer Mischung von 5 ml Schwefelsäure *R* und 95 ml Ethanol 96 % *R* gleichmäßig besprüht und 10 min lang bei 130 °C erhitzt. Der Hauptfleck im Chromatogramm der Untersuchungslösung entspricht in Bezug auf Lage, Farbe und Größe dem Hauptfleck im Chromatogramm der Referenzlösung a. Die Prüfung darf nur ausgewertet werden, wenn das Chromatogramm der Referenzlösung b deutlich voneinander getrennt 4 Flecke zeigt.

C. 0,25 g Substanz werden in 5 ml Wasser *R* gelöst. Nach Zusatz von 5 ml Ammoniak-Lösung *R* und 10 min langem Erhitzen im Wasserbad von 80 °C entwickelt sich eine rote Färbung.

D. Die Substanz entspricht der Prüfung „Wasser" (siehe „Prüfung auf Reinheit").

Prüfung auf Reinheit

Aussehen der Lösung: 1,0 g Substanz wird in siedendem Wasser *R* gelöst. Die Lösung wird mit Wasser *R* zu 10 ml verdünnt. Diese Lösung muss klar (2.2.1) und darf nicht stärker gefärbt sein als die Farbvergleichslösung BG_7 (2.2.2, Methode II).

Sauer oder alkalisch reagierende Substanzen: 6,0 g Substanz werden unter Erhitzen in 25 ml kohlendioxidfreiem Wasser *R* gelöst. Nach dem Abkühlen werden der Lösung 0,3 ml Phenolphthalein-Lösung *R* zugesetzt. Diese Lösung muss farblos bleiben. Bis zum Umschlag nach Rosa dürfen höchstens 0,4 ml Natriumhydroxid-Lösung (0,1 mol · l^{-1}) verbraucht werden.

Spezifische Drehung (2.2.7): 10,0 g Substanz werden unter Erwärmen auf 50 °C in 80 ml Wasser *R* gelöst. Nach dem Erkalten werden 0,2 ml verdünnte Ammoniak-Lösung *R* 1 zugesetzt. Nach 30 min langem Stehenlassen wird die Lösung mit Wasser *R* zu 100,0 ml verdünnt. Die spezifische Drehung muss zwischen +54,4 und +55,9 liegen, berechnet auf die wasserfreie Substanz.

Absorption (2.2.25): 1,0 g Substanz wird in siedendem Wasser *R* gelöst. Die Lösung wird mit Wasser *R* zu 10,0 ml verdünnt (Lösung A). Die Absorption der Lösung A, bei 400 nm gemessen, darf höchstens 0,04 betragen. 1,0 ml Lösung A wird mit Wasser *R* zu 10,0 ml verdünnt. Die Absorption dieser Lösung wird zwischen 210 und 300 nm gemessen. Die Absorption darf zwischen 210 und 220 nm höchstens 0,25 und zwischen 270 und 300 nm höchstens 0,07 betragen.

Schwermetalle (2.4.8): 2,0 g Substanz müssen der Grenzprüfung C entsprechen (5 ppm). Zur Herstellung der Referenzlösung wird 1,0 ml Blei-Lösung (10 ppm Pb) *R* verwendet.

Wasser (2.5.12): höchstens 1,0 Prozent, mit 0,50 g Substanz nach der Karl-Fischer-Methode unter Verwendung einer Mischung von 1 Volumteil Formamid *R* und 2 Volumteilen Methanol *R* als Lösungsmittel bestimmt

Sulfatasche: höchstens 0,1 Prozent

1,0 g Substanz wird mit 1 ml Schwefelsäure *R* versetzt. Die Mischung wird im Wasserbad zur Trockne eingedampft und der Rückstand bis zur Massekonstanz geglüht.

Mikrobielle Verunreinigung

Gesamtzahl Kolonie bildender, aerober Einheiten (2.6.12): höchstens 10^2 Mikroorganismen je Gramm Substanz, durch Auszählen auf Agarplatten bestimmt

Die Substanz muss der Prüfung auf *Escherichia coli* (2.6.13) entsprechen.

α-Lactose, β-Lactose: *Die nachstehende Prüfung betrifft die pharmazeutisch-technologischen Eigenschaften der Substanz und kann, abhängig von der vorgesehenen Verwendung, durchgeführt werden. Die Prüfung ist nicht verpflichtend.*

Die Prüfung erfolgt mit Hilfe der Gaschromatographie (2.2.28).

Silylierungsreagenz: 28 Volumteile 1-(Trimethylsilyl)-imidazol *R* werden mit 72 Volumteilen Pyridin *R* gemischt.

Untersuchungslösung: Etwa 1 mg Substanz wird in 0,45 ml Dimethylsulfoxid *R* gelöst. Die Lösung wird mit 1,8 ml Silylierungsreagenz versetzt und vorsichtig gemischt. Die Mischung wird 20 min lang stehen gelassen.

Referenzlösung: Eine Mischung von α-Lactose-Monohydrat *R* und β-Lactose *R* wird so hergestellt, dass das Anomerenverhältnis, basierend auf den angegebenen Anomerengehalten von α-Lactose-Monohydrat und β-Lactose, etwa 1:1 beträgt. Etwa 1 mg dieser Mischung wird in 0,45 ml Dimethylsulfoxid *R* gelöst. Die Lösung wird mit 1,8 ml Silylierungsreagenz versetzt und vorsichtig gemischt. Die Mischung wird 20 min lang stehen gelassen.

Die Chromatographie kann durchgeführt werden mit
- einer Säule aus Glas von 0,9 m Länge und 4 mm innerem Durchmesser, gepackt mit silanisiertem Kieselgur zur Gaschromatographie *R*, imprägniert mit einer 3-prozentigen Lösung (*m/m*) von Poly[(cyanopropyl)-methylphenylmethyl]siloxan *R*
- Helium zur Chromatographie *R* als Trägergas bei einer Durchflussrate von 40 ml je Minute
- einem Flammenionisationsdetektor.

Die Temperatur der Säule wird bei 215 °C, die des Probeneinlasses und des Detektors bei 275 °C gehalten.

2 µl Referenzlösung werden eingespritzt. Die Prüfung darf nur ausgewertet werden, wenn die relative Retention für das Silyl-Derivat der α-Lactose etwa 0,7, die für das Silyl-Derivat der β-Lactose etwa 1,0 und die Auflösung zwischen den Peaks mindestens 3,0 beträgt.

2 µl Untersuchungslösung werden eingespritzt.

Der Prozentgehalt an α-Lactose wird nach folgender Formel berechnet:

$$\frac{100\ S_\alpha}{S_\alpha + S_\beta}$$

S_α = Peakfläche des Silyl-Derivats der α-Lactose
S_β = Peakfläche des Silyl-Derivats der β-Lactose

Der Prozentgehalt an β-Lactose wird nach folgender Formel berechnet:

$$\frac{100\ S_\beta}{S_\alpha + S_\beta}$$

Trocknungsverlust (2.2.32): *Die nachstehende Prüfung betrifft die pharmazeutisch-technologischen Eigenschaften der Substanz und kann, abhängig von der vorgesehenen Verwendung, durchgeführt werden. Die Prüfung ist nicht verpflichtend.*

Höchstens 0,5 Prozent, mit 1,000 g Substanz durch 2 h langes Trocknen im Trockenschrank bei 80 °C bestimmt

Beschriftung

Gibt die Beschriftung die relativen Gehalte an α-Lactose und β-Lactose an, wird die Übereinstimmung durch die Prüfung „α-Lactose, β-Lactose" festgestellt.

4.06/0187

Lactose-Monohydrat
Lactosum monohydricum

$C_{12}H_{22}O_{11} \cdot H_2O$ $\qquad M_r$ 360,3

Definition

Lactose-Monohydrat ist *O*-β-D-Galactopyranosyl-(1→4)-α-D-glucopyranose-Monohydrat.

Eigenschaften

Weißes bis fast weißes, kristallines Pulver; leicht, jedoch langsam löslich in Wasser, praktisch unlöslich in Ethanol

Prüfung auf Identität

1: A, D
2: B, C, D

A. Die Prüfung erfolgt mit Hilfe der IR-Spektroskopie (2.2.24) durch Vergleich des Spektrums der Substanz mit dem von Lactose *CRS*.

B. Die Prüfung erfolgt mit Hilfe der Dünnschichtchromatographie (2.2.27) unter Verwendung einer DC-Platte mit Kieselgel G *R*.

Untersuchungslösung: 10 mg Substanz werden in einer Mischung von 2 Volumteilen Wasser *R* und 3 Volumteilen Methanol *R* zu 20 ml gelöst.

Referenzlösung a: 10 mg Lactose *CRS* werden in einer Mischung von 2 Volumteilen Wasser *R* und 3 Volumteilen Methanol *R* zu 20 ml gelöst.

Referenzlösung b: Je 10 mg Fructose *CRS*, Glucose *CRS*, Lactose *CRS* und Saccharose *CRS* werden in einer Mischung von 2 Volumteilen Wasser *R* und 3 Volumteilen Methanol *R* zu 20 ml gelöst.

Auf die Platte werden 2 µl jeder Lösung aufgetragen und die Startpunkte sorgfältig getrocknet. Die Chromatographie erfolgt mit einer Mischung von 10 Volumteilen Wasser R, 15 Volumteilen Methanol R, 25 Volumteilen wasserfreier Essigsäure R und 50 Volumteilen Dichlorethan R über eine Laufstrecke von 15 cm. Die Lösungsmittel müssen genau abgemessen werden, da ein geringer Überschuss an Wasser die Mischung trüben kann. Die Platte wird im Warmluftstrom getrocknet. Die Chromatographie wird sofort unter Erneuerung des Fließmittels wiederholt. Die Platte wird im Warmluftstrom getrocknet, anschließend mit einer Lösung von 0,5 g Thymol R in einer Mischung von 5 ml Schwefelsäure R und 95 ml Ethanol 96 % R gleichmäßig besprüht und 10 min lang bei 130 °C erhitzt. Der Hauptfleck im Chromatogramm der Untersuchungslösung entspricht in Bezug auf Lage, Farbe und Größe dem Hauptfleck im Chromatogramm der Referenzlösung a. Die Prüfung darf nur ausgewertet werden, wenn das Chromatogramm der Referenzlösung b deutlich voneinander getrennt 4 Flecke zeigt.

C. 0,25 g Substanz werden in 5 ml Wasser R gelöst. Nach Zusatz von 5 ml Ammoniak-Lösung R und 10 min langem Erhitzen im Wasserbad von 80 °C entwickelt sich eine rote Färbung.

D. Die Substanz entspricht der Prüfung „Wasser" (siehe „Prüfung auf Reinheit").

Prüfung auf Reinheit

Aussehen der Lösung: 1,0 g Substanz wird in siedendem Wasser R gelöst. Die Lösung wird mit Wasser R zu 10 ml verdünnt. Diese Lösung muss klar (2.2.1) und darf nicht stärker gefärbt sein als die Farbvergleichslösung BG_7 (2.2.2, Methode II).

Sauer oder alkalisch reagierende Substanzen: 6,0 g Substanz werden unter Erhitzen in 25 ml kohlendioxidfreiem Wasser R gelöst. Nach dem Abkühlen werden der Lösung 0,3 ml Phenolphthalein-Lösung R zugesetzt. Diese Lösung muss farblos bleiben. Bis zum Umschlag nach Rosa dürfen höchstens 0,4 ml Natriumhydroxid-Lösung (0,1 mol · l^{-1}) verbraucht werden.

Spezifische Drehung (2.2.7): 10,0 g Substanz werden unter Erwärmen auf 50 °C in 80 ml Wasser R gelöst. Nach dem Erkalten werden 0,2 ml verdünnte Ammoniak-Lösung R 1 zugesetzt. Nach 30 min langem Stehenlassen wird die Lösung mit Wasser R zu 100,0 ml verdünnt. Die spezifische Drehung muss zwischen +54,4 und +55,9 liegen, berechnet auf die wasserfreie Substanz.

Absorption (2.2.25): 1,0 g Substanz wird in siedendem Wasser R gelöst. Die Lösung wird mit Wasser R zu 10,0 ml verdünnt (Lösung A). Die Absorption der Lösung A, bei 400 nm gemessen, darf höchstens 0,04 betragen. 1,0 ml Lösung A wird mit Wasser R zu 10,0 ml verdünnt. Die Absorption dieser Lösung wird zwischen 210 und 300 nm gemessen. Die Absorption darf zwischen 210 und 220 nm höchstens 0,25 und zwischen 270 und 300 nm höchstens 0,07 betragen.

Schwermetalle (2.4.8): 4,0 g Substanz werden unter Erwärmen in Wasser R gelöst. Die Lösung wird nach Zusatz von 1 ml Salzsäure (0,1 mol · l^{-1}) mit Wasser R zu 20 ml verdünnt. 12 ml dieser Lösung müssen der Grenzprüfung A entsprechen (5 ppm). Zur Herstellung der Referenzlösung wird die Blei-Lösung (1 ppm Pb) R verwendet.

Wasser (2.5.12): 4,5 bis 5,5 Prozent, mit 0,50 g Substanz nach der Karl-Fischer-Methode unter Verwendung einer Mischung von 1 Volumteil Formamid R und 2 Volumteilen Methanol R als Lösungsmittel bestimmt

Sulfatasche: höchstens 0,1 Prozent

1,0 g Substanz wird mit 1 ml Schwefelsäure R versetzt. Die Mischung wird im Wasserbad zur Trockne eingedampft und der Rückstand bis zur Massekonstanz geglüht.

Mikrobielle Verunreinigung
Gesamtzahl Kolonie bildender, aerober Einheiten (2.6.12): höchstens 10^2 Mikroorganismen je Gramm Substanz, durch Auszählen auf Agarplatten bestimmt

Die Substanz muss der Prüfung auf *Escherichia coli* (2.6.13) entsprechen.

Lagerung

Dicht verschlossen

4.06/0929

Loperamidhydrochlorid
Loperamidi hydrochloridum

$C_{29}H_{34}Cl_2N_2O_2$ M_r 513,5

Definition

4-[4-(4-Chlorphenyl)-4-hydroxypiperidin-1-yl]-*N,N*-dimethyl-2,2-diphenylbutanamid-hydrochlorid

Gehalt: 99,0 bis 101,0 Prozent (getrocknete Substanz)

Eigenschaften

Aussehen: weißes bis fast weißes Pulver

Löslichkeit: schwer löslich in Wasser, leicht löslich in Ethanol und Methanol

Die Substanz zeigt Polymorphie.

Prüfung auf Identität

IR-Spektroskopie (2.2.24)

Vergleich: Loperamidhydrochlorid CRS

Wenn die erhaltenen Spektren unterschiedlich sind, werden Substanz und Referenzsubstanz getrennt in der eben notwendigen Menge Dichlormethan R gelöst. Nach dem Eindampfen der Lösungen zur Trockne werden mit den Rückständen erneut Spektren aufgenommen.

Prüfung auf Reinheit

Verwandte Substanzen: Flüssigchromatographie (2.2.29)

Untersuchungslösung: 0,100 g Substanz werden in Methanol R zu 10,0 ml gelöst.

Referenzlösung a: 10,0 mg Loperamidhydrochlorid zur Eignungsprüfung CRS werden in Methanol R zu 1,0 ml gelöst.

Referenzlösung b: 1,0 ml Untersuchungslösung wird mit Methanol R zu 20,0 ml verdünnt. 1,0 ml dieser Lösung wird mit Methanol R zu 25,0 ml verdünnt.

Säule
- Größe: $l = 0,10$ m, $\varnothing = 4,6$ mm
- Stationäre Phase: desaktiviertes, octadecylsilyliertes Kieselgel zur Chromatographie R (3 µm)
- Temperatur: 35 °C

Mobile Phase
- Mobile Phase A: eine Lösung von Tetrabutylammoniumhydrogensulfat R 1 (17,0 g · l^{-1})
- Mobile Phase B: Acetonitril R

Zeit (min)	Mobile Phase A (% V/V)	Mobile Phase B (% V/V)
0 – 15	90 → 30	10 → 70
15 – 17	30	70
17 – 19	30 → 90	70 → 10
19 – 24	90	10

Durchflussrate: 1,5 ml · min^{-1}

Detektion: Spektrometer bei 220 nm

Einspritzen: 10 µl

Eignungsprüfung: Referenzlösung a
- Peak-Tal-Verhältnis: mindestens 1,5, wobei H_p die Höhe des Peaks der Verunreinigung G über der Basislinie und H_v die Höhe des niedrigsten Punkts der Kurve über der Basislinie zwischen den Peaks der Verunreinigung G und der Verunreinigung H darstellt
- Peak-Tal-Verhältnis: mindestens 1,5, wobei H_p die Höhe des Peaks der Verunreinigung E über der Basislinie und H_v die Höhe des niedrigsten Punkts der Kurve über der Basislinie zwischen den Peaks der Verunreinigung E und der Verunreinigung A darstellt
- Das erhaltene Chromatogramm entspricht dem mitgelieferten Chromatogramm von Loperamidhydrochlorid zur Eignungsprüfung CRS.

Grenzwerte
- Korrekturfaktoren: Für die Berechnung der Gehalte werden die Peakflächen folgender Verunreinigungen mit dem entsprechenden Korrekturfaktor multipliziert:
  - Verunreinigung A: 1,3
  - Verunreinigung D: 1,7
- Verunreinigungen A, B, C, D, E, F, G, H: jeweils nicht größer als die Fläche des Hauptpeaks im Chromatogramm der Referenzlösung b (0,2 Prozent)
- Jede weitere Verunreinigung: jeweils nicht größer als das 0,5fache der Fläche des Hauptpeaks im Chromatogramm der Referenzlösung b (0,1 Prozent)
- Summe aller Verunreinigungen: nicht größer als das 1,5fache der Fläche des Hauptpeaks im Chromatogramm der Referenzlösung b (0,3 Prozent)
- Ohne Berücksichtigung bleiben: Peaks, deren Fläche kleiner ist als das 0,25fache der Fläche des Hauptpeaks im Chromatogramm der Referenzlösung b (0,05 Prozent)

Trocknungsverlust (2.2.32): höchstens 0,5 Prozent, mit 1,000 g Substanz durch 4 h langes Trocknen im Trockenschrank bei 100 bis 105 °C bestimmt

Sulfatasche (2.4.14): höchstens 0,1 Prozent, mit 1,0 g Substanz bestimmt

Gehaltsbestimmung

0,400 g Substanz, in 50 ml Ethanol 96 % R gelöst, werden nach Zusatz von 5,0 ml Salzsäure (0,01 mol · l^{-1}) mit Natriumhydroxid-Lösung (0,1 mol · l^{-1}) titriert. Der Endpunkt wird mit Hilfe der Potentiometrie (2.2.20) bestimmt. Das zwischen den beiden Wendepunkten zugesetzte Volumen wird abgelesen.

1 ml Natriumhydroxid-Lösung (0,1 mol · l^{-1}) entspricht 51,35 mg $C_{29}H_{34}Cl_2N_2O_2$.

Lagerung

Vor Licht geschützt

Verunreinigungen

Spezifizierte Verunreinigungen:
(Beachten Sie den Hinweis zu den „Verunreinigungen"
zu Anfang des Bands auf Seite B)

A, B, C, D, E, F, G, H

A. 4-[4-(4′-Chlorbiphenyl-4-yl)-4-hydroxypiperidin-1-yl]-*N,N*-dimethyl-2,2-diphenylbutanamid

B. 4-(4-Chlorphenyl)-1,1-bis[4-(dimethylamino)-4-oxo-3,3-diphenylbutyl]-4-hydroxypiperidinium

C. 4-(4-Chlorphenyl)piperidin-4-ol

D. 4-(4-Hydroxy-4-phenylpiperidin-1-yl)-*N,N*-dimethyl-2,2-diphenylbutanamid

E. 4-(4-Chlorphenyl)-1-[4-[4-(4-chlorphenyl)-4-hydroxypiperidin-1-yl]-2,2-diphenylbutanoyl]piperidin-4-ol

F. Loperamidoxid

G. 4-[*cis*-4-(4-Chlorphenyl)-4-hydroxy-1-oxidopiperidin-1-yl]-*N,N*-dimethyl-2,2-diphenylbutanamid

H. 4-[4-(4-Chlorphenyl)-3,6-dihydropyridin-1(2*H*)-yl]-*N,N*-dimethyl-2,2-diphenylbutanamid

---

4.06/1729

Loperamidoxid-Monohydrat

Loperamidi oxidum monohydricum

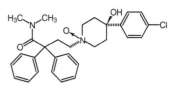

$C_{29}H_{33}ClN_2O_3 \cdot H_2O$ M_r 511,1

Definition

4-[*trans*-4-(4-Chlorphenyl)-4-hydroxy-1-oxidopiperidin-1-yl]-*N,N*-dimethyl-2,2-diphenylbutanamid-Monohydrat

Gehalt: 99,0 bis 101,0 Prozent (wasserfreie Substanz)

Eigenschaften

Aussehen: weißes bis fast weißes, schwach hygroskopisches Pulver

Löslichkeit: praktisch unlöslich in Wasser, leicht löslich in Dichlormethan und Ethanol

Schmelztemperatur: etwa 152 °C, unter Zersetzung

Loperamidoxid-Monohydrat

Prüfung auf Identität

IR-Spektroskopie (2.2.24)

Vergleich: Loperamidoxid-Monohydrat *CRS*

Prüfung auf Reinheit

Verwandte Substanzen: Flüssigchromatographie (2.2.29)

Untersuchungslösung: 0,100 g Substanz werden in Methanol *R* zu 10,0 ml gelöst.

Referenzlösung a: 5,0 mg Loperamidhydrochlorid *CRS* werden in Methanol *R* gelöst. Die Lösung wird mit 0,5 ml Untersuchungslösung versetzt und mit Methanol *R* zu 100,0 ml verdünnt.

Referenzlösung b: 1,0 ml Untersuchungslösung wird mit Methanol *R* zu 20,0 ml verdünnt. 1,0 ml dieser Lösung wird mit Methanol *R* zu 25,0 ml verdünnt.

Säule
- Größe: l = 0,10 m, $\varnothing$ = 4,6 mm
- Stationäre Phase: desaktiviertes, octadecylsilyliertes Kieselgel zur Chromatographie *R* (3 µm)
- Temperatur: 35 °C

Mobile Phase
- Mobile Phase A: eine Lösung von Tetrabutylammoniumhydrogensulfat *R* 1 (17,0 g · l^{-1})
- Mobile Phase B: Acetonitril *R*

Zeit (min)	Mobile Phase A (% V/V)	Mobile Phase B (% V/V)
0 – 15	90 → 30	10 → 70
15 – 17	30	70
17 – 19	30 → 90	70 → 10
19 – 24	90	10

Durchflussrate: 1,5 ml · min^{-1}

Detektion: Spektrometer bei 220 nm

Einspritzen: 10 µl

Relative Retention (bezogen auf Loperamidoxid, t_R etwa 7 min)
- Verunreinigung A: etwa 0,9
- Verunreinigung B: etwa 1,11
- Verunreinigung C: etwa 1,13

Eignungsprüfung: Referenzlösung a
- Auflösung: mindestens 3,8 zwischen den Peaks von Verunreinigung A und Loperamidoxid

Grenzwerte
- Verunreinigungen A, B, C: jeweils nicht größer als die Fläche des Hauptpeaks im Chromatogramm der Referenzlösung b (0,2 Prozent)
- Jede weitere Verunreinigung: jeweils nicht größer als das 0,5fache der Fläche des Hauptpeaks im Chromatogramm der Referenzlösung b (0,1 Prozent)
- Summe aller Verunreinigungen: nicht größer als das 1,5fache der Fläche des Hauptpeaks im Chromatogramm der Referenzlösung b (0,3 Prozent)
- Ohne Berücksichtigung bleiben: Peaks, deren Fläche kleiner ist als das 0,25fache der Fläche des Hauptpeaks im Chromatogramm der Referenzlösung b (0,05 Prozent)

Wasser (2.5.12): 3,4 bis 4,2 Prozent, mit 0,500 g Substanz bestimmt

Sulfatasche (2.4.14): höchstens 0,1 Prozent, mit 1,0 g Substanz bestimmt

Gehaltsbestimmung

0,350 g Substanz, in 50 ml einer Mischung von 1 Volumteil wasserfreier Essigsäure *R* und 7 Volumteilen Ethylmethylketon *R* gelöst, werden mit Perchlorsäure (0,1 mol · l^{-1}) unter Zusatz von 0,2 ml Naphtholbenzein-Lösung *R* titriert.

1 ml Perchlorsäure (0,1 mol · l^{-1}) entspricht 49,30 mg $C_{29}H_{33}ClN_2O_3$.

Lagerung

Dicht verschlossen, vor Licht geschützt

Verunreinigungen

Spezifizierte Verunreinigungen:
(Beachten Sie den Hinweis zu den „Verunreinigungen" zu Anfang des Bands auf Seite B)

A, B, C

A. Loperamid

B. 4-[*cis*-4-(4-Chlorphenyl)-4-hydroxy-1-oxidopiperidin-1-yl]-*N,N*-dimethyl-2,2-diphenylbutanamid

C. 4-[4-(4-Chlorphenyl)-3,6-dihydropyridin-1(2*H*)-yl]-*N,N*-dimethyl-2,2-diphenylbutanamid

M

Macrogol-15-hydroxystearat 5199
Mariendistelfrüchte 5200
Meglumin 5202
Minocyclinhydrochlorid 5204

Die „Allgemeinen Vorschriften" gelten für alle Monographien und sonstigen Texte

Ph. Eur. 4. Ausgabe, 6. Nachtrag

4.06/2052
Macrogol-15-hydroxystearat
Macrogoli 15 hydroxystearas

Definition

Gemisch von hauptsächlich Monoestern und Diestern von 12-Hydroxystearinsäure und Macrogolen, durch Ethoxylierung von 12-Hydroxystearinsäure erhalten

15 Mol Ethylenoxid reagieren mit 1 Mol 12-Hydroxystearinsäure (Nominalwert). Die Substanz enthält freie Macrogole.

Eigenschaften

Aussehen: gelbliche, wachsartige Masse

Löslichkeit: sehr leicht löslich in Wasser, löslich in Ethanol, praktisch unlöslich in flüssigem Paraffin

Die Substanz verfestigt sich bei etwa 25 °C.

Prüfung auf Identität

A. Dünnschichtchromatographie (2.2.27)

Untersuchungslösung: 1,0 g Substanz wird mit 100 ml einer Lösung von Kaliumhydroxid R (100 g · l^{-1}) versetzt. Die Mischung wird 30 min lang zum Rückfluss erhitzt. Die noch warme Lösung wird mit 20 ml Salzsäure R angesäuert und auf Raumtemperatur abgekühlt. Die Mischung wird mit 50 ml Ether R geschüttelt und bis zur sichtbaren Phasentrennung stehen gelassen. Die klare obere Phase wird abgetrennt und mit 5 g wasserfreiem Natriumsulfat R versetzt. Die Mischung wird nach 30 min filtriert. Das Filtrat wird im Wasserbad zur Trockne eingedampft. 50 mg Rückstand werden in 25 ml Ether R gelöst.

Referenzlösung: 50 mg 12-Hydroxystearinsäure R werden in 25 ml Dichlormethan R gelöst.

Platte: beschichtet mit octadecylsilyliertem Kieselgel zur Chromatographie R

Fließmittel: Dichlormethan R, Essigsäure 99 % R, Aceton R (10:40:50 *V/V/V*)

Auftragen: 2 µl

Laufstrecke: 2/3 der Platte

Trocknen: im Kaltluftstrom

Detektion: Die Platte wird mit einer Lösung von Molybdatophosphorsäure R (80 g · l^{-1}) in 2-Propanol R besprüht und anschließend 1 bis 2 min lang bei 120 °C erhitzt.

Ergebnis: Der Hauptfleck im Chromatogramm der Untersuchungslösung entspricht in Bezug auf Lage und Farbe dem Hauptfleck im Chromatogramm der Referenzlösung.

B. 15,0 g Substanz werden in 50 ml Wasser R gelöst. Die Viskosität der Lösung (2.2.9) beträgt höchstens 20 mPa · s.

C. Die Substanz entspricht der Prüfung „Freie Macrogole" (siehe „Prüfung auf Reinheit").

Prüfung auf Reinheit

Aussehen der Lösung: Die Lösung darf nicht stärker opaleszieren als die Referenzsuspension III (2.2.1) und nicht stärker gefärbt sein als die Farbvergleichslösung B$_6$ oder BG$_6$ (2.2.2, Methode II).

2,0 g Substanz werden in Wasser R zu 20 ml gelöst.

Säurezahl (2.5.1): höchstens 1,0, mit 2,0 g Substanz bestimmt

Hydroxylzahl (2.5.3, Methode A): 90 bis 110

Iodzahl (2.5.4): höchstens 2,0

Peroxidzahl (2.5.5, Methode A): höchstens 5,0

Verseifungszahl (2.5.6): 53 bis 63

Freie Macrogole: Ausschlusschromatographie (2.2.30)

Untersuchungslösung: 1,20 g Substanz werden in der mobilen Phase zu 250,0 ml gelöst.

Referenzlösung a: Etwa 0,4 g Macrogol 1000 R werden in der mobilen Phase zu 250,0 ml gelöst.

Referenzlösung b: 50,0 ml Referenzlösung a werden mit der mobilen Phase zu 100,0 ml verdünnt.

Vorsäulen (2)
- Größe: $l = 0,125$ m, $\emptyset = 4$ mm
- Stationäre Phase: octadecylsilyliertes Kieselgel zur Chromatographie R (5 µm), sphärisch, Porengröße 10 nm

Säule
- Größe: $l = 0,30$ m, $\emptyset = 7,8$ mm
- Stationäre Phase: hydroxyliertes Polymethacrylatgel R (6 µm), Porengröße 12 nm

Beide Vorsäulen werden über ein 3-Wege-Ventil mit der Säule verbunden, der Fluss der mobilen Phase wird entsprechend dem folgenden Programm gesteuert:
- 0 bis 114 s: Vorsäule 1 und Säule
- 115 s bis Ende: Vorsäule 2 und Säule
- 115 s bis 7 min: Rückspülen der Vorsäule 1

Mobile Phase: Wasser R, Methanol R (2:8 *V/V*)

Durchflussrate: 1,1 ml · min^{-1}

Detektion: Refraktometer

Einspritzen: 50 µl

Der Prozentgehalt an freien Macrogolen wird nach folgender Formel berechnet:

$$\frac{A_1 \cdot m_2 \cdot 200}{m_1 \cdot (A_2 + 2A_3)}$$

m_1 = Masse der Substanz in der Untersuchungslösung in Gramm

m_2 = Masse von Macrogol 1000 R in der Referenzlösung a in Gramm

A_1 = Fläche des den freien Macrogolen in der Substanz entsprechenden Peaks im Chromatogramm der Untersuchungslösung

A_2 = Fläche des dem Macrogol 1000 entsprechenden Peaks im Chromatogramm der Referenzlösung a

A_3 = Fläche des dem Macrogol 1000 entsprechenden Peaks im Chromatogramm der Referenzlösung b

Grenzwert
– Freie Macrogole: 27,0 bis 39,0 Prozent

Ethylenoxid, Dioxan (2.4.25): höchstens 1 ppm Ethylenoxid und höchstens 50 ppm Dioxan

Nickel (2.4.27): höchstens 1 ppm

Wasser (2.5.12): höchstens 1,0 Prozent, mit 2,00 g Substanz bestimmt

Asche (2.4.16): höchstens 0,3 Prozent, mit 1,0 g Substanz bestimmt

Lagerung

Dicht verschlossen

4.06/1860

Mariendistelfrüchte

Silybi mariani fructus

Definition

Die reifen, vom Pappus befreiten Früchte von *Silybum marianum* (L.) Gaertner

Gehalt: mindestens 1,5 Prozent Silymarin, berechnet als Silibinin ($C_{25}H_{22}O_{10}$; M_r 482,4), bezogen auf die getrocknete Droge

Eigenschaften

Die Droge riecht nicht ranzig.

Makroskopische und mikroskopische Merkmale werden unter „Prüfung auf Identität, A und B" beschrieben.

Prüfung auf Identität

A. Stark flach gedrückte, länglich-eiförmige Achänen, die etwa 6 bis 8 mm lang, 3 mm breit und 1,5 mm dick sind. Ihre Außenseite ist glatt und glänzend, hat einen grauen bis blassbraunen Grundton und ist mehr oder weniger stark mit dunkelbraunen Längsstreifen überzogen, so dass die Gesamtfärbung blassgrau bis braun erscheint. Die Früchte verschmälern sich zum Grund hin und haben am apikalen Ende eine glänzende, blassgelbe, vorspringende Erweiterung, die einen Kragen von etwa 1 mm Höhe um die Reste des Griffels bildet. Im Längsschnitt zeigt die Frucht einen schmalen, braunen äußeren Bereich und 2 große, dichte, weiße, ölige Keimblätter.

B. Die Droge wird pulverisiert (355). Das Pulver ist bräunlich gelb mit dunkleren Sprenkeln. Die Prüfung erfolgt unter dem Mikroskop, wobei Chloralhydrat-Lösung R verwendet wird. Das Pulver zeigt folgende Merkmale: Exocarpbruchstücke aus farblosen, in der Aufsicht polygonalen Zellen, deren Lumen je nach Ausrichtung ziemlich groß oder als schmaler Schlitz erscheint; Gruppen von Parenchymzellen der pigmentierten Schicht, von denen einige leuchtend rote Farbstoffe enthalten; zahlreiche Gruppen großer Steinzellen der Samenschale mit leuchtend gelben, getüpfelten Wänden und einem engen Lumen; gelegentlich Parenchymbruchstücke aus kleinen Zellen mit getüpfelten, perlschnurartig verdickten Wänden; zahlreiche dünnwandige, parenchymatöse Zellen der Keimblätter, die Öltröpfchen und verstreut Calciumoxalatdrusen enthalten; wenige größere Calciumoxalatprismen.

C. Dünnschichtchromatographie (2.2.27)

Untersuchungslösung: 1,0 g pulverisierte Droge (500) wird mit 10 ml Methanol R versetzt und 5 min lang im Wasserbad von 70 °C unter Rückflusskühlung erhitzt. Nach dem Abkühlen wird die Mischung filtriert. Das Filtrat wird zur Trockne eingedampft und der Rückstand in 1,0 ml Methanol R gelöst.

Referenzlösung: 2 mg Silibinin R und 5 mg Taxifolin R werden in 10 ml Methanol R gelöst.

Platte: DC-Platte mit Kieselgel R

Fließmittel: wasserfreie Ameisensäure R, Aceton R, Dichlormethan R (8,5:16,5:75 *V/V/V*)

Auftragen: 30 µl Untersuchungslösung und 10 µl Referenzlösung; bandförmig

Laufstrecke: 10 cm

Trocknen: bei 100 bis 105 °C

Detektion: Die noch warme Platte wird mit einer Lösung von Diphenylboryloxyethylamin R (10 g · l^{-1}) in Methanol R und anschließend mit einer Lösung von Macrogol 400 R (50 g · l^{-1}) in Methanol R besprüht. Nach 30 min langem Trocknenlassen erfolgt die Auswertung im ultravioletten Licht bei 365 nm.

Ergebnis: Die Zonenfolge in den Chromatogrammen von Referenzlösung und Untersuchungslösung ist aus den nachstehenden Angaben ersichtlich. Im Chromatogramm der Untersuchungslösung sind weitere orange und gelblich grün fluoreszierende Zonen zwischen den Zonen von Silibinin und Taxifolin vorhanden.

Oberer Plattenrand	
Silibinin: eine gelblich grün fluoreszierende Zone	eine gelblich grün fluoreszierende Zone (Silibinin)
Taxifolin: eine orange fluoreszierende Zone	eine orange fluoreszierende Zone (Taxifolin)
	eine gelblich grün fluoreszierende Zone (Silicristin)
	eine hellblau fluoreszierende Zone (Startlinie)
Referenzlösung	**Untersuchungslösung**

Prüfung auf Reinheit

Fremde Bestandteile (2.8.2): höchstens 2 Prozent

Trocknungsverlust (2.2.32): höchstens 8,0 Prozent, mit 1,000 g pulverisierter Droge (500) durch 2 h langes Trocknen im Trockenschrank bei 100 bis 105 °C bestimmt

Asche (2.4.16): höchstens 8,0 Prozent

Gehaltsbestimmung

Flüssigchromatographie (2.2.29)

Untersuchungslösung: 5,00 g pulverisierte Droge (500) werden in eine Soxhlet-Apparatur gegeben, mit 100 ml

Das folgende Chromatogramm dient zur Information.

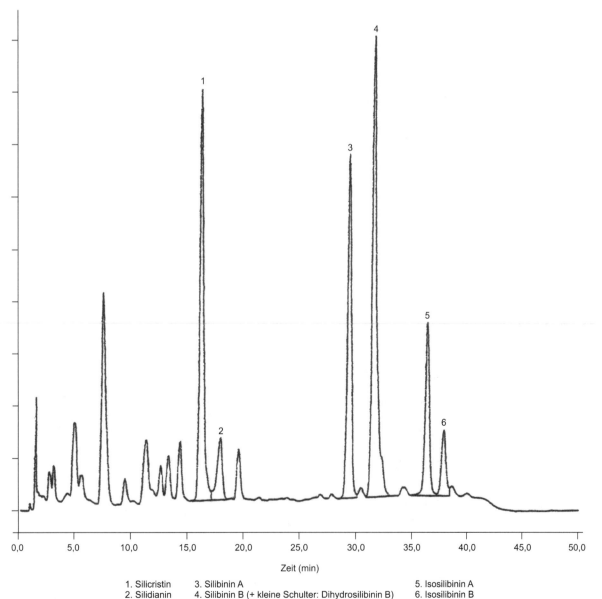

1. Silicristin
2. Silidianin
3. Silibinin A
4. Silibinin B (+ kleine Schulter: Dihydrosilibinin B)
5. Isosilibinin A
6. Isosilibinin B

Abb. 1860-1: Chromatogramm für die Gehaltsbestimmung von Mariendistelfrüchten

Petroläther *R* versetzt und 8 h lang im Wasserbad erhitzt. Die entfettete Droge wird bei Raumtemperatur trocknen gelassen und erneut in einer Soxhlet-Apparatur 5 h lang mit 100 ml Methanol *R* im Wasserbad extrahiert. Der Methanolauszug wird im Vakuum auf etwa 30 ml eingedampft und in einen 50-ml-Messkolben filtriert. Das Filtrat wird unter Waschen des Extraktionskolbens und des Filters mit Methanol *R* zu 50,0 ml verdünnt. 5,0 ml dieser Lösung werden mit Methanol *R* zu 50,0 ml verdünnt.

Referenzlösung a: 5,0 mg im Vakuum getrocknetes Silibinin *R* werden in Methanol *R* zu 50,0 ml gelöst.

Referenzlösung b: 1,0 mg Silicristin *R* wird in Methanol *R* zu 10,0 ml gelöst.

Referenzlösung c: 1,0 mg Silidianin *R* wird in Methanol *R* zu 10,0 ml gelöst.

Referenzlösung d: 1,0 mg Isosilibinin *R* wird in Methanol *R* zu 10,0 ml gelöst.

Säule
– Größe: $l = 0,125$ m, $\emptyset = 4$ mm
– Stationäre Phase: octadecylsilyliertes Kieselgel zur Chromatographie *R* (5 µm)

Mobile Phase
– Mobile Phase A: Phosphorsäure 85 % *R*, Methanol *R*, Wasser *R* (0,5:35:65 *V/V/V*)
– Mobile Phase B: Phosphorsäure 85 % *R*, Methanol *R*, Wasser *R* (0,5:50:50 *V/V/V*)

Zeit (min)	Mobile Phase A (% V/V)	Mobile Phase B (% V/V)
0 – 28	100 → 0	0 → 100
28 – 35	0	100
35 – 36	0 → 100	100 → 0
36 – 51	100	0

Durchflussrate: 0,8 ml · min^{-1}

Detektion: Spektrometer bei 288 nm

Einspritzen: 10 µl

Retentionszeit: Silibinin B etwa 30 min

Falls erforderlich werden die Zeitintervalle des Gradientenprogramms geändert.

Eignungsprüfung: Referenzlösung a
– Auflösung: mindestens 1,8 zwischen den Peaks von Silibinin A und Silibinin B

Mit Hilfe der im Chromatogramm der Referenzlösungen erhaltenen Retentionszeiten werden im Chromatogramm der Untersuchungslösung die Peaks von Silicristin, Silidianin, Silibinin A, Silibinin B, Isosilibinin A und Isosilibinin B lokalisiert. Der Silidianin-Peak kann von unterschiedlicher Größe sein, fehlen oder den Hauptpeak darstellen. Die Peakflächen von Silicristin, Silidianin, Silibinin A, Silibinin B, Isosilibinin A und Isosilibinin B werden ermittelt.

Der Prozentgehalt an Silymarin wird als Silibinin nach folgender Formel berechnet:

$$\frac{(A1 + A2 + A3 + A4 + A5 + A6) \cdot m_1 \cdot p \cdot 1000}{(A7 + A8) \cdot m_2 \cdot (100 - d)}$$

$A1$ = Peakfläche von Silicristin im Chromatogramm der Untersuchungslösung
$A2$ = Peakfläche von Silidianin im Chromatogramm der Untersuchungslösung
$A3$ = Peakfläche von Silibinin A im Chromatogramm der Untersuchungslösung
$A4$ = Peakfläche von Silibinin B im Chromatogramm der Untersuchungslösung
$A5$ = Peakfläche von Isosilibinin A im Chromatogramm der Untersuchungslösung
$A6$ = Peakfläche von Isosilibinin B im Chromatogramm der Untersuchungslösung
$A7$ = Peakfläche von Silibinin A im Chromatogramm der Referenzlösung a
$A8$ = Peakfläche von Silibinin B im Chromatogramm der Referenzlösung a
m_1 = Einwaage von Silibinin *R* in der Referenzlösung a in Gramm
m_2 = Einwaage der Droge in Gramm
p = Gesamtprozentgehalt von Silibinin A und Silibinin B in Silibinin *R*
d = Trocknungsverlust der Droge in Prozent

4.06/2055

Meglumin

Megluminum

$C_7H_{17}NO_5$ M_r 195,2

Definition

1-Desoxy-1-(methylamino)-D-glucitol

Gehalt: 99,0 bis 101,0 Prozent (getrocknete Substanz)

Eigenschaften

Aussehen: weißes bis fast weißes, kristallines Pulver

Löslichkeit: leicht löslich in Wasser, wenig löslich in Ethanol, praktisch unlöslich in Dichlormethan

Schmelztemperatur: etwa 128 °C

Prüfung auf Identität

1: A
2: B, C, D

A. IR-Spektroskopie (2.2.24)

Vergleich: Meglumin-Referenzspektrum der Ph. Eur.

B. 5 ml Wasser *R* werden mit 0,5 ml Paraldehyd *R* und 1 ml verdünnter Schwefelsäure *R* versetzt. Nach kräftigem Schütteln wird die Mischung so lange im Wasserbad erhitzt, bis Opaleszenz auftritt, und anschließend 15 min lang stehen gelassen. Wird 1 ml dieser Lösung mit 0,2 ml einer frisch hergestellten Lösung von Nitroprussidnatrium *R* (100 g · l^{-1}), 50 mg Substanz und 2 ml einer Lösung von Natriumtetraborat *R* (50 g · l^{-1}) versetzt, entsteht eine blaue Färbung.

C. 0,1 g Substanz werden in 2 ml Salpetersäure *R* gelöst. Nach Zusatz von 5 ml einer Lösung von Natriumperiodat *R* (6,4 g · l^{-1}), 5 ml Salpetersäure *R* und 25 ml einer Lösung von Silbernitrat *R* (17 g · l^{-1}) wird die Mischung 10 min lang im Dunkeln stehen gelassen. Ein weißer Niederschlag entsteht.

D. Die Substanz entspricht den Grenzwerten der Gehaltsbestimmung.

Prüfung auf Reinheit

Prüflösung: 20,0 g Substanz werden in destilliertem Wasser *R* zu 100,0 ml gelöst.

Aussehen der Lösung: Die Lösung muss klar (2.2.1) sein. Die Absorption (2.2.25) der Lösung bei 420 nm darf höchstens 0,03 betragen.

Der bei der Prüfung „Trocknungsverlust" erhaltene Rückstand wird in Wasser *R* zu 10 ml gelöst.

Spezifische Drehung (2.2.7): −16,0 bis −17,0 (getrocknete Substanz)

12,5 ml Prüflösung werden mit Wasser *R* zu 25,0 ml verdünnt.

Reduzierende Substanzen: höchstens 0,2 Prozent, berechnet als Glucose

1,25 ml Prüflösung werden mit Wasser *R* zu 2,5 ml verdünnt. Nach Zusatz von 2 ml Fehling'scher Lösung *R* wird die Mischung 10 min lang im Wasserbad erhitzt. Das Reagenzglas wird 1 min lang unter fließendem Wasser gekühlt. Nach 20 s langer Behandlung mit Ultraschall wird die Lösung sofort durch ein Filter von 25 mm Durchmesser und mit einer Porengröße von 0,5 μm filtriert. Das Reagenzglas wird mit 10 ml Wasser *R* gewaschen. Unter gleichen Bedingungen wird eine Referenzlösung unter Verwendung von 2,5 ml einer Lösung, die durch Lösen von 20 mg Glucose *R* in Wasser *R* zu 100 ml erhalten wurde, hergestellt.

Ein mit der Prüflösung erhaltener Rückstand auf dem Membranfilter darf nicht intensiver gefärbt sein als der mit der Referenzlösung erhaltene Rückstand.

Chlorid (2.4.4): höchstens 100 ppm

2,5 ml Prüflösung werden mit 12,5 ml Wasser *R* versetzt.

Sulfat (2.4.13): höchstens 150 ppm

5 ml Prüflösung werden mit 10 ml destilliertem Wasser *R* versetzt.

Eisen: höchstens 10 ppm

10 ml Prüflösung, durch Zusatz von 0,8 ml Salzsäure *R* auf einen pH-Wert von 1 eingestellt, werden mit 0,05 ml Bromwasser *R* versetzt und 5 min lang stehen gelassen. Der Überschuss an Brom wird im Luftstrom entfernt. Die Mischung wird mit 3 ml Kaliumthiocyanat-Lösung *R* versetzt. Gleichzeitig und unter gleichen Bedingungen wird eine Referenzlösung unter Verwendung von 10 ml Eisen-Lösung (2 ppm Fe) *R*, die mit 2 ml Salzsäure *R* versetzt wurde, hergestellt.

Eine mit der Prüflösung erhaltene Rotfärbung darf nach 5 min nicht stärker sein als die mit der Referenzlösung erhaltene.

Schwermetalle (2.4.8): höchstens 10 ppm

10 ml Prüflösung werden mit 5 ml verdünnter Salzsäure *R* versetzt. Die Lösung wird mit verdünnter Essigsäure *R* auf einen pH-Wert von 3 bis 4 eingestellt und mit Wasser *R* zu 20 ml verdünnt. 12 ml dieser Lösung müssen der Grenzprüfung A entsprechen. Zur Herstellung der Referenzlösung wird die Blei-Lösung (1 ppm Pb) *R* verwendet.

Trocknungsverlust (2.2.32): höchstens 0,5 Prozent, mit 1,000 g Substanz durch 3 h langes Trocknen im Trockenschrank bei 100 bis 105 °C bestimmt

Sulfatasche (2.4.14): höchstens 0,1 Prozent, mit 1,0 g Substanz bestimmt

Bakterien-Endotoxine (2.6.14): weniger als 1,5 I.E. Bakterien-Endotoxine je Gramm Substanz

Gehaltsbestimmung

0,180 g Substanz, in 30 ml Wasser *R* gelöst, werden mit Schwefelsäure (0,05 mol · l^{-1}) titriert. Der Endpunkt wird mit Hilfe der Potentiometrie (2.2.20) bestimmt.

1 ml Schwefelsäure (0,05 mol · l^{-1}) entspricht 19,52 mg $C_7H_{17}NO_5$.

4.06/1030
Minocyclinhydrochlorid
Minocyclini hydrochloridum

$C_{23}H_{28}ClN_3O_7$ $\qquad$ M_r 493,9

Definition

(4S,4aS,5aR,12aS)-4,7-Bis(dimethylamino)-3,10,12,12a-tetrahydroxy-1,11-dioxo-1,4,4a,5,5a,6,11,12a-octa≈ hydrotetracen-2-carboxamid-hydrochlorid

Gehalt: 96,0 bis 102,5 Prozent (wasserfreie Substanz)

Eigenschaften

Aussehen: gelbes, kristallines, hygroskopisches Pulver

Löslichkeit: wenig löslich in Wasser, schwer löslich in Ethanol

Die Substanz löst sich in Alkalihydroxid- und Alkalicarbonat-Lösungen.

Prüfung auf Identität

A. Dünnschichtchromatographie (2.2.27)

Untersuchungslösung: 5 mg Substanz werden in Methanol *R* zu 10 ml gelöst.

Referenzlösung a: 5 mg Minocyclinhydrochlorid *CRS* werden in Methanol *R* zu 10 ml gelöst.

Referenzlösung b: 5 mg Minocyclinhydrochlorid *CRS* und 5 mg Oxytetracyclinhydrochlorid *CRS* werden in Methanol *R* zu 10 ml gelöst.

Platte: DC-Platte mit octadecylsilyliertem Kieselgel F_{254} *R*

Fließmittel: eine Mischung von 20 Volumteilen Acetonitril *R*, 20 Volumteilen Methanol *R* und 60 Volumteilen einer Lösung von Oxalsäure *R* (63 g · l⁻¹), die zuvor mit konzentrierter Ammoniak-Lösung *R* auf einen pH-Wert von 2 eingestellt wurde

Auftragen: 1 µl

Laufstrecke: 3/4 der Platte

Trocknen: an der Luft

Detektion: im ultravioletten Licht bei 254 nm

Eignungsprüfung: Referenzlösung b

Das Chromatogramm der Referenzlösung b muss deutlich voneinander getrennt 2 Flecke zeigen.

Ergebnis: Der Hauptfleck im Chromatogramm der Untersuchungslösung entspricht in Bezug auf Lage und Größe dem Hauptfleck im Chromatogramm der Referenzlösung a.

B. Werden etwa 2 mg Substanz mit 5 ml Schwefelsäure *R* versetzt, entsteht eine leuchtend gelbe Färbung. Nach Zusatz von 2,5 ml Wasser *R* wird die Lösung blassgelb.

C. Die Substanz gibt die Identitätsreaktion a auf Chlorid (2.3.1).

Prüfung auf Reinheit

Prüflösung: 0,200 g Substanz werden in kohlendioxidfreiem Wasser *R* zu 20,0 ml gelöst.

Aussehen der Lösung: Die Lösung muss klar (2.2.1) sein. Die Absorption der Lösung (2.2.25), bei 450 nm in einer 1-cm-Küvette gemessen, darf höchstens 0,23 betragen.

1,0 ml Prüflösung wird mit Wasser *R* zu 10,0 ml verdünnt.

pH-Wert (2.2.3): 3,5 bis 4,5, an der Prüflösung bestimmt

Licht absorbierende Substanzen: *Die Messung ist innerhalb von 1 h nach Herstellung der Prüflösung durchzuführen.*

Die Absorption (2.2.25) der Prüflösung, bei 560 nm gemessen, darf höchstens 0,06 betragen.

Verwandte Substanzen: Flüssigchromatographie (2.2.29)

Die Prüfung muss unter Ausschluss direkter Lichteinwirkung durchgeführt werden. Die Lösungen sind bei einer Temperatur zwischen 2 und 8 °C aufzubewahren und müssen innerhalb von 3 h nach Herstellung verwendet werden.

Untersuchungslösung a: 25,0 mg Substanz werden in der mobilen Phase zu 100,0 ml gelöst.

Untersuchungslösung b: 10,0 ml Untersuchungslösung a werden mit der mobilen Phase zu 20,0 ml verdünnt.

Referenzlösung a: 12,5 mg Minocyclinhydrochlorid *CRS* werden in der mobilen Phase zu 100,0 ml gelöst.

Referenzlösung b: 2,0 ml Untersuchungslösung a werden mit der mobilen Phase zu 100,0 ml verdünnt.

Referenzlösung c: 1,2 ml Untersuchungslösung a werden mit der mobilen Phase zu 100,0 ml verdünnt.

Referenzlösung d: 10 mg Minocyclinhydrochlorid *CRS* werden in 1 ml Wasser *R* gelöst. Die Lösung wird 20 min lang im Wasserbad im Sieden gehalten und mit der mobilen Phase zu 25 ml verdünnt.

Säule
- Größe: $l = 0{,}20$ m, $\varnothing = 4{,}6$ mm
- Stationäre Phase: octylsilyliertes Kieselgel zur Chromatographie *R* (5 µm)

Mobile Phase: eine Mischung von 25 Volumteilen einer Lösung von Natriumedetat *R* (4 g · l⁻¹), 27 Volumteilen Dimethylformamid *R* und 50 Volumteilen einer Lösung von Ammoniumoxalat *R* (28 g · l⁻¹), die zuvor mit Tetrabutylammoniumhydroxid-Lösung (104 g · l⁻¹) *R* auf einen pH-Wert von 7,0 eingestellt wurde

Durchflussrate: 1 ml · min⁻¹

Detektion: Spektrometer bei 280 nm

Einspritzen: 20 µl; Untersuchungslösung a, Referenzlösungen a, b, c und d

Chromatographiedauer: 1,5fache Retentionszeit von Minocyclin

Eignungsprüfung
- Auflösung: mindestens 2,0 zwischen den Peaks von Verunreinigung A und Minocyclin im Chromatogramm der Referenzlösung d
- Anzahl der theoretischen Böden: mindestens 15 000, vom Minocyclin-Peak berechnet, im Chromatogramm der Referenzlösung a

Grenzwerte
- Verunreinigung A: nicht größer als die Fläche des Hauptpeaks im Chromatogramm der Referenzlösung c (1,2 Prozent)
- Jede weitere Verunreinigung: jeweils nicht größer als die Fläche des Hauptpeaks im Chromatogramm der Referenzlösung c (1,2 Prozent)
- Summe aller weiteren Verunreinigungen: nicht größer als die Fläche des Hauptpeaks im Chromatogramm der Referenzlösung b (2,0 Prozent)

Schwermetalle (2.4.8): höchstens 50 ppm

0,5 g Substanz müssen der Grenzprüfung C entsprechen. Zur Herstellung der Referenzlösung werden 2,5 ml Blei-Lösung (10 ppm Pb) *R* verwendet.

Wasser (2.5.12): 5,0 bis 8,0 Prozent, mit 0,500 g Substanz bestimmt

Sulfatasche (2.4.14): höchstens 0,5 Prozent, mit 1,0 g Substanz bestimmt

Sterilität (2.6.1): Minocyclinhydrochlorid zur Herstellung von Parenteralia, das dabei keinem weiteren geeigneten Sterilisationsverfahren unterworfen wird, muss der Prüfung entsprechen.

Bakterien-Endotoxine (2.6.14): weniger als 1,25 I.E. Bakterien-Endotoxine je Milligramm Minocyclinhydrochlorid zur Herstellung von Parenteralia, das dabei keinem weiteren geeigneten Verfahren zur Beseitigung von Bakterien-Endotoxinen unterworfen wird

Gehaltsbestimmung

Flüssigchromatographie (2.2.29) wie unter „Verwandte Substanzen" beschrieben, mit folgenden Änderungen:

Einspritzen: Untersuchungslösung b, Referenzlösung a

Eignungsprüfung
- Wiederholpräzision: höchstens 1,5 Prozent relative Standardabweichung der Peakfläche von Minocyclin nach 6 Einspritzungen der Referenzlösung a

Der Prozentgehalt an $C_{23}H_{28}ClN_3O_7$ wird berechnet.

Lagerung

Dicht verschlossen, vor Licht geschützt

Falls die Substanz steril ist, im sterilen, dicht verschlossenen Behältnis mit Sicherheitsverschluss

Beschriftung

Die Beschriftung gibt, falls zutreffend, an,
- dass die Substanz steril ist
- dass die Substanz frei von Bakterien-Endotoxinen ist.

Verunreinigungen

Spezifizierte Verunreinigungen:
(Beachten Sie den Hinweis zu den „Verunreinigungen" zu Anfang des Bands auf Seite B)

A, B, C, D

A. R1 = R3 = N(CH₃)₂, R2 = H:
(4*R*,4a*S*,5a*S*,12a*S*)-4,7-Bis(dimethylamino)-3,10,12,12a-tetrahydroxy-1,11-dioxo-1,4,4a,5,5a,6,11,12a-octahydrotetracen-2-carboxamid
(4-*epi*-Minocyclin)

B. R1 = R3 = H, R2 = N(CH₃)₂:
(4*S*,4a*S*,5a*R*,12a*S*)-4-(Dimethylamino)-3,10,12,12a-tetrahydroxy-1,11-dioxo-1,4,4a,5,5a,6,11,12a-octa=hydrotetracen-2-carboxamid
(Sancyclin)

C. R1 = NH–CH₃, R2 = N(CH₃)₂, R3 = H:
(4*S*,4a*S*,5a*R*,12a*S*)-4-(Dimethylamino)-3,10,12,12a-tetrahydroxy-7-(methylamino)-1,11-dioxo-1,4,4a,5,5a,6,11,12a-octahydrotetracen-2-carboxamid
(7-Monodemethylminocyclin)

D. R1 = NH₂, R2 = N(CH₃)₂, R3 = H:
(4*S*,4a*S*,5a*R*,12a*S*)-7-Amino-4-(dimethylamino)-3,10,12,12a-tetrahydroxy-1,11-dioxo-1,4,4a,5,5a,6,11,12a-octahydrotetracen-2-carboxamid
(7-Aminosancyclin)

N

Natriumchlorid 5209
Natriumpolystyrolsulfonat 5210
Natriumstearat 5212

Nifedipin 5213
Nystatin 5215

N

4.06/0193

Natriumchlorid

Natrii chloridum

NaCl M_r 58,44

Definition

Natriumchlorid enthält mindestens 99,0 und höchstens 100,5 Prozent NaCl, berechnet auf die getrocknete Substanz.

Eigenschaften

Weißes, kristallines Pulver, farblose Kristalle oder weiße Perlen; leicht löslich in Wasser, praktisch unlöslich in wasserfreiem Ethanol

Prüfung auf Identität

A. Die Substanz gibt die Identitätsreaktionen auf Chlorid (2.3.1).

B. Die Substanz gibt die Identitätsreaktionen auf Natrium (2.3.1).

Prüfung auf Reinheit

Liegt die Substanz in Form von Perlen vor, werden diese vor der Verwendung zerstoßen.

Prüflösung: 20,0 g Substanz werden in kohlendioxidfreiem Wasser R, das aus destilliertem Wasser R hergestellt wurde, zu 100,0 ml gelöst.

Aussehen der Lösung: Die Prüflösung muss klar (2.2.1) und farblos (2.2.2, Methode II) sein.

Sauer oder alkalisch reagierende Substanzen: 20 ml Prüflösung werden mit 0,1 ml Bromthymolblau-Lösung R 1 versetzt. Bis zum Farbumschlag dürfen höchstens 0,5 ml Salzsäure (0,01 mol · l^{-1}) oder Natriumhydroxid-Lösung (0,01 mol · l^{-1}) verbraucht werden.

Bromid: 0,5 ml Prüflösung werden mit 4,0 ml Wasser R, 2,0 ml Phenolrot-Lösung R 2 und 1,0 ml Chloramin-T-Lösung R 1 versetzt und sofort gemischt. Nach genau 2 min wird die Lösung mit 0,15 ml Natriumthiosulfat-Lösung (0,1 mol · l^{-1}) versetzt, gemischt und mit Wasser R zu 10,0 ml verdünnt. Die Absorption (2.2.25) dieser Lösung, bei 590 nm gegen Wasser R als Kompensationsflüssigkeit gemessen, darf nicht größer sein als die einer Referenzlösung, die gleichzeitig und unter gleichen Bedingungen mit 5,0 ml einer Lösung von Kaliumbromid R (3,0 mg · l^{-1}) hergestellt wird (100 ppm).

Hexacyanoferrat(II): 2,0 g Substanz werden in 6 ml Wasser R gelöst. Die Lösung wird mit 0,5 ml einer Mischung von 5 ml einer Lösung von Ammoniumeisen(III)-sulfat R (10 g · l^{-1}) in einer Lösung von Schwefelsäure R (2,5 g · l^{-1}) und 95 ml einer Lösung von Eisen(II)-sulfat R (10 g · l^{-1}) versetzt. Innerhalb von 10 min darf sich keine Blaufärbung entwickeln.

Iodid: 5 g Substanz werden tropfenweise mit einer frisch hergestellten Mischung von 0,15 ml Natriumnitrit-Lösung R, 2 ml Schwefelsäure (0,5 mol · l^{-1}), 25 ml iodidfreier Stärke-Lösung R und 25 ml Wasser R befeuchtet. Nach 5 min darf sich, im Tageslicht betrachtet, keine Blaufärbung zeigen.

Nitrit: 10 ml Prüflösung werden mit 10 ml Wasser R verdünnt. Die Absorption (2.2.25) dieser Lösung, bei 354 nm gemessen, darf höchstens 0,01 betragen.

Phosphat (2.4.11): 2 ml Prüflösung, mit Wasser R zu 100 ml verdünnt, müssen der Grenzprüfung auf Phosphat entsprechen (25 ppm).

Sulfat (2.4.13): 7,5 ml Prüflösung werden mit destilliertem Wasser R zu 30 ml verdünnt. 15 ml dieser Lösung müssen der Grenzprüfung auf Sulfat entsprechen (200 ppm).

Aluminium (2.4.17): Natriumchlorid zur Herstellung von Hämodialyse-, Hämofiltrations-, Hämodiafiltrations- und Peritonealdialyselösungen muss der Prüfung entsprechen.

20,0 g Substanz werden in 100 ml Wasser R gelöst. Die Lösung wird mit 10 ml Acetat-Pufferlösung pH 6,0 R versetzt. Die Lösung muss der Grenzprüfung auf Aluminium entsprechen (0,2 ppm). Als Referenzlösung wird eine Mischung von 2 ml Aluminium-Lösung (2 ppm Al) R, 10 ml Acetat-Pufferlösung pH 6,0 R und 98 ml Wasser R verwendet. Als Kompensationsflüssigkeit wird eine Mischung von 10 ml Acetat-Pufferlösung pH 6,0 R und 100 ml Wasser R verwendet.

Arsen (2.4.2): 5 ml Prüflösung müssen der Grenzprüfung A entsprechen (1 ppm).

Barium: 5 ml Prüflösung werden mit 5 ml destilliertem Wasser R verdünnt und mit 2 ml verdünnter Schwefelsäure R versetzt. Nach 2 h darf eine auftretende Opaleszenz nicht stärker sein als diejenige einer Mischung von 5 ml Prüflösung und 7 ml destilliertem Wasser R.

Eisen (2.4.9): 10 ml Prüflösung müssen der Grenzprüfung auf Eisen entsprechen (2 ppm). Zur Herstellung der Referenzlösung wird eine Mischung von 4 ml Eisen-Lösung (1 ppm Fe) R und 6 ml Wasser R verwendet.

Kalium: höchstens 500 ppm K für Natriumchlorid zur Herstellung von Parenteralia oder Hämodialyse-, Hämofiltrations-, Hämodiafiltrations- sowie Peritonealdialyselösungen

Der Gehalt an Kalium wird mit Hilfe der Atomemissionsspektroskopie (2.2.22, Methode I) bestimmt.

Untersuchungslösung: 1,00 g Substanz wird in Wasser *R* zu 100,0 ml gelöst.

Referenzlösungen: 1,144 g zuvor 3 h lang bei 100 bis 105 °C getrocknetes Kaliumchlorid *R* werden in Wasser *R* zu 1000,0 ml gelöst (600 µg K je Milliliter). Die Lösung wird wie erforderlich verdünnt.

Die Emissionsintensität wird bei 766,5 nm gemessen.

Magnesium, Erdalkalimetalle (2.4.7): 10,0 g Substanz müssen der Grenzprüfung auf Magnesium, Erdalkalimetalle entsprechen (unter Verwendung von 150 mg Eriochromschwarz-T-Verreibung *R*). Das verbrauchte Volumen Natriumedetat-Lösung (0,01 mol · l^{-1}) darf höchstens 2,5 ml betragen (100 ppm, berechnet als Ca).

Schwermetalle (2.4.8): 12 ml Prüflösung müssen der Grenzprüfung A entsprechen (5 ppm). Zur Herstellung der Referenzlösung wird die Blei-Lösung (1 ppm Pb) *R* verwendet.

Trocknungsverlust (2.2.32): höchstens 0,5 Prozent, mit 1,000 g Substanz durch 2 h langes Trocknen im Trockenschrank bei 100 bis 105 °C bestimmt

Bakterien-Endotoxine (2.6.14): weniger als 5 I.E. Bakterien-Endotoxine je Gramm Natriumchlorid zur Herstellung von Parenteralia, das dabei keinem weiteren geeigneten Verfahren zur Beseitigung von Bakterien-Endotoxinen unterworfen wird

Gehaltsbestimmung

50,0 mg Substanz, in Wasser *R* zu 50 ml gelöst, werden mit Silbernitrat-Lösung (0,1 mol · l^{-1}) titriert. Der Endpunkt wird mit Hilfe der Potentiometrie (2.2.20) bestimmt.

1 ml Silbernitrat-Lösung (0,1 mol · l^{-1}) entspricht 5,844 mg NaCl.

Beschriftung

Die Beschriftung gibt, falls zutreffend, an,
- dass die Substanz für die Herstellung von Parenteralia bestimmt ist
- dass die Substanz frei von Bakterien-Endotoxinen ist
- dass die Substanz für die Herstellung von Hämodialyse-, Hämofiltrations-, Hämodiafiltrations- und Peritonealdialyselösungen bestimmt ist.

4.06/1909

Natriumpolystyrolsulfonat
Natrii polystyrenesulfonas

Definition

Polystyrolsulfonat-Harz in der Natriumform

Austauschkapazität: 2,8 bis 3,4 mmol Kalium je Gramm getrockneter Substanz

Gehalt: 9,4 bis 11,0 Prozent Na (getrocknete Substanz)

Eigenschaften

Aussehen: fast weißes bis hellbraunes Pulver

Löslichkeit: praktisch unlöslich in Wasser, Dichlormethan und Ethanol

Prüfung auf Identität

A. IR-Spektroskopie (2.2.24)

Probenvorbereitung: Presslinge, unter Verwendung von fein pulverisierter Subtanz

Vergleich: Natriumpolystyrolsulfonat-Referenzspektrum der Ph. Eur.

B. 0,1 g Substanz werden in Wasser *R* suspendiert. Die Suspension wird mit 2 ml einer Lösung von Kaliumcarbonat *R* (150 g · l^{-1}) versetzt, zum Sieden erhitzt und nach dem Erkalten filtriert. Das Filtrat wird mit 4 ml Kaliumhexahydroxoantimonat(V)-Lösung *R* versetzt und zum Sieden erhitzt. Die Lösung wird in einer Eis-Wasser-Mischung abgekühlt. Falls erforderlich wird die Fällung durch Reiben mit einem Glasstab an der Innenseite des Reagenzglases eingeleitet. Ein dichter weißer Niederschlag entsteht.

Prüfung auf Reinheit

Styrol: Flüssigchromatographie (2.2.29)

Untersuchungslösung: 10,0 g Substanz werden 30 min lang mit 10 ml Aceton *R* geschüttelt und anschließend zentrifugiert. Die überstehende Lösung wird verwendet.

Referenzlösung: 10 mg Styrol *R* werden in Aceton *R* zu 100 ml gelöst. 1 ml Lösung wird mit Aceton *R* zu 100 ml verdünnt.

Säule
- Größe: *l* = 0,25 m, ⌀ = 4 mm
- Stationäre Phase: octadecylsilyliertes Kieselgel zur Chromatographie *R* (5 µm)

Mobile Phase: Acetonitril *R*, Wasser *R* (1:1 *V/V*)

Durchflussrate: 2 ml · min^{-1}

Detektion: Spektrometer bei 254 nm

Einspritzen: 20 µl

Grenzwert
– Styrol: nicht größer als die Fläche des Hauptpeaks im Chromatogramm der Referenzlösung (1 ppm)

Calcium: höchstens 0,10 Prozent

Atomemissionsspektroskopie (2.2.22, Methode I)

Untersuchungslösung: 1,10 g Substanz werden mit 5 ml Salzsäure *R* versetzt. Die Mischung wird zum Sieden erhitzt, nach dem Abkühlen mit 10 ml Wasser *R* versetzt und filtriert. Filter und Rückstand werden mit Wasser *R* gewaschen. Filtrat und Waschflüssigkeit werden vereinigt und mit Wasser *R* zu 25,0 ml verdünnt.

Referenzlösungen: Zur Herstellung der Referenzlösungen wird die Calcium-Lösung (400 ppm Ca) *R*, mit der erforderlichen Menge Wasser *R* verdünnt, verwendet.

Wellenlänge: 422,7 nm

Kalium: höchstens 0,10 Prozent

Atomemissionsspektroskopie (2.2.22, Methode I)

Untersuchungslösung: 1,10 g Substanz werden mit 5 ml Salzsäure *R* versetzt. Die Mischung wird zum Sieden erhitzt, nach dem Abkühlen mit 10 ml Wasser *R* versetzt und filtriert. Filter und Rückstand werden mit Wasser *R* gewaschen. Filtrat und Waschflüssigkeit werden vereinigt und mit Wasser *R* zu 25,0 ml verdünnt.

Referenzlösungen: Zur Herstellung der Referenzlösungen wird die Kalium-Lösung (100 ppm K) *R*, mit der erforderlichen Menge Wasser *R* verdünnt, verwendet.

Wellenlänge: 766,5 nm

Schwermetalle (2.4.8): höchstens 10 ppm

1,0 g Substanz wird wie unter Grenzprüfung F beschrieben behandelt. Nach Zusatz von Pufferlösung pH 3,5 *R* und Thioacetamid-Reagenz *R* wird die Mischung mit Wasser *R* zu 50 ml verdünnt. Diese Mischung wird wie unter Grenzprüfung E beschrieben, beginnend mit „Nach dem Mischen wird 10 min lang stehen gelassen", weiterbehandelt.

Zur Herstellung der Referenzlösung werden 10 ml Blei-Lösung (1 ppm Pb) *R* verwendet.

Trocknungsverlust (2.2.32): höchstens 7,0 Prozent, mit 1,000 g Substanz durch Trocknen im Trockenschrank bei 100 bis 105 °C bestimmt

Mikrobielle Verunreinigung (2.6.13): höchstens 10^2 Enterobakterien und bestimmte andere gramnegative Bakterien je Gramm Substanz

Gehaltsbestimmung

Natrium: Atomemissionsspektroskopie (2.2.22, Methode I)

Untersuchungslösung: 0,90 g Substanz werden in einem Platintiegel mit einigen Tropfen Schwefelsäure *R* befeuchtet, sehr vorsichtig geglüht und erkalten gelassen. Der Rückstand wird erneut mit einigen Tropfen Schwefelsäure *R* befeuchtet, bei 800 °C geglüht, bis eine Asche ohne Kohlepartikel erhalten wird, und erkalten gelassen.

20 ml Wasser *R* werden in den Tiegel gegeben. Der Tiegel wird auf dem Wasserbad vorsichtig erwärmt, bis sich der Rückstand gelöst hat. Nach dem Erkalten wird die Lösung quantitativ in einen 100-ml-Messkolben überführt und mit Wasser *R* zu 100,0 ml verdünnt. 5 ml dieser Lösung werden mit Wasser *R* zu 1000,0 ml verdünnt.

Referenzlösungen: Zur Herstellung der Referenzlösungen wird die Natrium-Lösung (200 ppm Na) *R*, mit der erforderlichen Menge Wasser *R* verdünnt, verwendet.

Wellenlänge: 589 nm

Austauschkapazität: Atomemissionsspektroskopie (2.2.22, Methode I)

Lösung A: eine Lösung von Kaliumchlorid *R* (9,533 g·l^{-1})

Untersuchungslösung: 1,6 g Substanz werden in einem trockenen 250-ml-Erlenmeyerkolben mit Schliffstopfen mit 100 ml Lösung A versetzt. Der Kolben wird verschlossen und 15 min lang geschüttelt. Die Mischung wird filtriert, wobei die ersten 20 ml Filtrat verworfen werden. 4 ml Filtrat werden mit Wasser *R* zu 1000 ml verdünnt.

Referenzlösungen: Zur Herstellung der Referenzlösungen werden je 0, 1, 2, 3 beziehungsweise 4 ml Lösung A mit 4, 3, 2, 1 beziehungsweise 0 ml einer Lösung von Natriumchlorid *R* (7,63 g · l^{-1}) versetzt und jeweils mit Wasser *R* zu 1000 ml verdünnt.

Wellenlänge: 766,5 nm

Mit Hilfe der Referenzlösungen wird eine Eichkurve erstellt. Die Kalium-Austauschkapazität der Substanz wird in Millimol je Gramm berechnet, wobei für die Lösung A eine Konzentration von 128 mmol K je Liter angenommen wird.

Lagerung

Dicht verschlossen

Verunreinigungen

Spezifizierte Verunreinigungen:
(Beachten Sie den Hinweis zu den „Verunreinigungen"
zu Anfang des Bands auf Seite B)

A

A. Styrol

Natriumstearat

Natrii stearas

4.06/2058

Definition

Gemisch der Natriumsalze verschiedener Fettsäuren, hauptsächlich der Stearinsäure [$C_{17}H_{35}COONa$; M_r 306,5] und der Palmitinsäure [$C_{15}H_{31}COONa$; M_r 278,4]

Gehalt
- Natrium: 7,4 bis 8,5 Prozent (A_r 22,99), bezogen auf die getrocknete Substanz
- Stearinsäure in der Fettsäurenfraktion: mindestens 40 Prozent
- Summe an Stearinsäure und Palmitinsäure in der Fettsäurenfraktion: mindestens 90 Prozent

Eigenschaften

Aussehen: weißes bis gelbliches, feines, sich fettig anfühlendes Pulver

Löslichkeit: schwer löslich in Wasser und Ethanol

Prüfung auf Identität

1: C, D
2: A, B, D

A. Erstarrungstemperatur (2.2.18): mindestens 53 °C, mit dem bei der Herstellung der Prüflösung (siehe „Prüfung auf Reinheit") erhaltenen Rückstand bestimmt

B. Säurezahl (2.5.1): 195 bis 210, mit 0,200 g des bei der Herstellung der Prüflösung erhaltenen Rückstands bestimmt
   Der Rückstand wird in 25 ml der vorgeschriebenen Lösungsmittelmischung gelöst.

C. Die unter „Stearinsäure, Palmitinsäure" (siehe „Gehaltsbestimmung") erhaltenen Chromatogramme werden ausgewertet.
   Ergebnis: Die 2 Hauptpeaks im Chromatogramm der Untersuchungslösung entsprechen in Bezug auf Retentionszeit und Größe den 2 Hauptpeaks im Chromatogramm der Referenzlösung.

D. Die Prüflösung gibt die Identitätsreaktion b auf Natrium (2.3.1).

Prüfung auf Reinheit

Prüflösung: 10,0 g Substanz werden mit 100 ml peroxidfreiem Ether R und 80 ml Essigsäure R versetzt. Die Mischung wird bis zur vollständigen Lösung zum Rückfluss erhitzt und erkalten gelassen. Die wässrige Phase wird in einem Scheidetrichter abgetrennt und die Etherphase wird 2-mal mit je 8 ml Essigsäure R ausgeschüttelt. Die wässrigen Phasen werden vereinigt, mit 30 ml peroxidfreiem Ether R gewaschen und mit destilliertem Wasser R zu 100 ml verdünnt (Prüflösung). Die Etherphasen werden auf dem Wasserbad zur Trockne eingedampft und der Rückstand wird bei 100 bis 105 °C getrocknet.

Sauer oder alkalisch reagierende Substanzen:
2,0 g Substanz werden in 50 ml zuvor neutralisiertem Ethanol 96 % R gelöst. Nach Zusatz von 3 Tropfen Phenolphthalein-Lösung R muss die Lösung farblos sein. Bis zum Umschlag müssen mindestens 0,60 ml und dürfen höchstens 0,85 ml Natriumhydroxid-Lösung (0,1 mol·l^{-1}) verbraucht werden.

Chlorid (2.4.4): höchstens 0,1 Prozent

0,5 ml Prüflösung werden mit Wasser R zu 15 ml verdünnt.

Sulfat (2.4.13): höchstens 0,3 Prozent

0,5 ml Prüflösung werden mit destilliertem Wasser R zu 15 ml verdünnt.

Nickel: höchstens 5 ppm

Atomabsorptionsspektroskopie (2.2.23, Methode II)

Untersuchungslösung: 50,0 mg Substanz werden in einem Aufschlusskolben aus Polytetrafluorethylen mit 0,5 ml einer Mischung von 1 Volumteil schwermetallfreier Salzsäure R und 5 Volumteilen schwermetallfreier Salpetersäure R versetzt. Der Aufschluss erfolgt 5 h lang bei 170 °C. Nach dem Erkalten wird der Rückstand in Wasser R zu 5,0 ml gelöst.

Referenzlösungen: Die Referenzlösungen werden durch Verdünnen der Nickel-Lösung (10 ppm Ni) R mit der erforderlichen Menge Wasser R hergestellt.

Strahlungsquelle: Nickel-Hohlkathodenlampe

Wellenlänge: 232,0 nm

Atomisierungseinrichtung: Luft-Acetylen-Flamme

Trocknungsverlust (2.2.32): höchstens 5,0 Prozent

In ein Wägeglas wird 1,0 g zuvor gewaschener Sand R gegeben, bei 100 bis 105 °C getrocknet und gewogen. Nach Zusatz von 0,500 g Substanz und 10 ml Ethanol 96 % R wird das Ethanol bei 80 °C abgedampft und der Rückstand 4 h lang bei 100 bis 105 °C getrocknet.

Mikrobielle Verunreinigung

Gesamtzahl Kolonie bildender, aerober Einheiten (2.6.12): höchstens 10^3 Mikroorganismen je Gramm Substanz, durch Auszählen auf Agarplatten bestimmt

Die Substanz muss der Prüfung auf *Escherichia coli* (2.6.13) entsprechen.

Gehaltsbestimmung

Natrium: 0,250 g Substanz, in einer Mischung von 5 ml Acetanhydrid *R* und 20 ml wasserfreier Essigsäure *R* unter Erwärmen gelöst, werden nach dem Abkühlen mit 20 ml Dioxan *R* versetzt und mit Perchlorsäure (0,1 mol · l^{-1}) titriert. Der Endpunkt wird mit Hilfe der Potentiometrie (2.2.20) bestimmt.

1 ml Perchlorsäure (0,1 mol · l^{-1}) entspricht 2,299 mg Na.

Stearinsäure, Palmitinsäure: Gaschromatographie (2.2.28) mit Hilfe des Verfahrens „Normalisierung"

Untersuchungslösung: In einem Erlenmeyerkolben mit aufgesetztem Rückflusskühler werden 0,10 g Substanz in 5 ml methanolischer Bortrifluorid-Lösung *R* gelöst. Die Mischung wird 10 min lang zum Rückfluss erhitzt. Nach Zusatz von 4 ml Heptan *R* durch den Kühler wird die Mischung erneut 10 min lang zum Rückfluss erhitzt, erkalten gelassen und mit 20 ml gesättigter Natriumchlorid-Lösung *R* ausgeschüttelt. Nach der Phasentrennung werden etwa 2 ml der organischen Phase über 0,2 g wasserfreiem Natriumsulfat *R* getrocknet. 1,0 ml Lösung wird mit Heptan *R* zu 100,0 ml verdünnt.

Referenzlösung: Die Referenzlösung wird in der gleichen Weise wie die Untersuchungslösung, unter Verwendung von 50,0 mg Palmitinsäure *CRS* und 50,0 mg Stearinsäure *CRS* an Stelle der Substanz, hergestellt.

Säule
- Material: Quarzglas
- Größe: l = 30 m, $\varnothing$ = 0,32 mm
- Stationäre Phase: Macrogol 20 000 *R* (Filmdicke 0,5 μm)

Trägergas: Helium zur Chromatographie *R*

Durchflussrate: 2,4 ml · min^{-1}

Temperatur

	Zeit (min)	Temperatur (°C)
Säule	0 – 2	70
	2 – 36	70 → 240
	36 – 41	240
Probeneinlass		220
Detektor		260

Detektion: Flammenionisation

Einspritzen: 1 μl

Relative Retention (bezogen auf Methylstearat, t_R etwa 40 min):
- Methylpalmitat: etwa 0,88

Eignungsprüfung: Referenzlösung
- Auflösung: mindestens 5,0 zwischen den Peaks von Methylpalmitat und Methylstearat

Der Gehalt an Stearinsäure und Palmitinsäure wird berechnet.

Lagerung

Dicht verschlossen, vor Licht geschützt

4.06/0627

Nifedipin
Nifedipinum

$C_{17}H_{18}N_2O_6$ M_r 346,3

Definition

Dimethyl[2,6-dimethyl-4-(2-nitrophenyl)-1,4-dihydropyridin-3,5-dicarboxylat]

Gehalt: 98,0 bis 102,0 Prozent (getrocknete Substanz)

Eigenschaften

Aussehen: gelbes, kristallines Pulver

Löslichkeit: praktisch unlöslich in Wasser, leicht löslich in Aceton, wenig löslich in wasserfreiem Ethanol

Die Substanz, dem Tageslicht oder künstlichem Licht bestimmter Wellenlängen ausgesetzt, wandelt sich rasch in ein Nitrosophenylpyridinderivat um. Die Einwirkung von ultraviolettem Licht bewirkt die Bildung eines Nitrophenylpyridinderivats.

Lösungen sind unmittelbar vor Gebrauch im Dunkeln oder bei langwelligem Licht (> 420 nm) herzustellen und unter Lichtschutz aufzubewahren.

Prüfung auf Identität

1: B
2: A, C, D

A. Schmelztemperatur (2.2.14): 171 bis 175 °C

B. IR-Spektroskopie (2.2.24)

    Vergleich: Nifedipin-Referenzspektrum der Ph. Eur.

C. Dünnschichtchromatographie (2.2.27)

    Untersuchungslösung: 10 mg Substanz werden in Methanol *R* zu 10 ml gelöst.

    Referenzlösung: 10 mg Nifedipin *CRS* werden in Methanol *R* zu 10 ml gelöst.

Platte: DC-Platte mit Kieselgel F_{254} R

Fließmittel: Ethylacetat R, Cyclohexan R (40:60 V/V)

Auftragen: 5 µl

Laufstrecke: 3/4 der Platte

Trocknen: an der Luft

Detektion: im ultravioletten Licht bei 254 nm

Ergebnis: Der Hauptfleck im Chromatogramm der Untersuchungslösung entspricht in Bezug auf Lage, Fluoreszenzminderung bei 254 nm und Größe dem Hauptfleck im Chromatogramm der Referenzlösung.

D. 25 mg Substanz werden in einem Reagenzglas mit 10 ml einer Mischung von 1,5 Volumteilen Salzsäure R, 3,5 Volumteilen Wasser R und 5 Volumteilen Ethanol 96 % R versetzt und unter Erwärmen gelöst. Nach Zusatz von 0,5 g Zink R als Granulat wird die Mischung unter gelegentlichem Umschütteln 5 min lang stehen gelassen und in ein zweites Reagenzglas filtriert. Das Filtrat wird mit 5 ml einer Lösung von Natriumnitrit R (10 g · l^{-1}) versetzt und 2 min lang stehen gelassen. Nach Zusatz von 2 ml einer Lösung von Ammoniumsulfamat R (50 g · l^{-1}) wird die Mischung kräftig, aber vorsichtig geschüttelt. Nach Zusatz von 2 ml einer Lösung von Naphthylethylendiamindihydrochlorid R (5 g · l^{-1}) entsteht eine intensive Rotfärbung, die mindestens 5 min lang bestehen bleibt.

Prüfung auf Reinheit

Verunreinigung D und andere basische Verunreinigungen: 4 g Substanz werden in einem 250-ml-Erlenmeyerkolben in 160 ml Essigsäure 99 % R mit Hilfe eines Ultraschallbads gelöst. Die Lösung wird mit Perchlorsäure (0,1 mol · l^{-1}) unter Zusatz von 0,25 ml Naphtholbenzein-Lösung R als Indikator titriert. Bis zum Farbumschlag von Bräunlich-Gelb nach Grün dürfen höchstens 0,48 ml Perchlorsäure (0,1 mol · l^{-1}) verbraucht werden (0,14 Prozent).

Verwandte Substanzen: Flüssigchromatographie (2.2.29)

Untersuchungslösung: 0,200 g Substanz werden in 20 ml Methanol R gelöst. Die Lösung wird mit der mobilen Phase zu 50,0 ml verdünnt.

Referenzlösung a: 10 mg Nifedipin-Verunreinigung A CRS werden in Methanol R zu 25,0 ml gelöst.

Referenzlösung b: 10 mg Nifedipin-Verunreinigung B CRS werden in Methanol R zu 25,0 ml gelöst.

Referenzlösung c: 1,0 ml Referenzlösung a, 1,0 ml Referenzlösung b und 0,1 ml Untersuchungslösung werden gemischt und mit der mobilen Phase zu 20,0 ml verdünnt. 2,0 ml dieser Lösung werden mit der mobilen Phase zu 10,0 ml verdünnt.

Säule
- Größe: l = 0,15 m, Ø = 4,6 mm
- Stationäre Phase: octadecylsilyliertes Kieselgel zur Chromatographie R (5 µm)

Mobile Phase: Acetonitril R, Methanol R, Wasser R (9:36:55 V/V/V)

Durchflussrate: 1,0 ml · min^{-1}

Detektion: Spektrometer bei 235 nm

Einspritzen: 20 µl; Untersuchungslösung, Referenzlösung c

Chromatographiedauer: 2fache Retentionszeit von Nifedipin

Reihenfolge der Elution: Verunreinigung A, Verunreinigung B, Nifedipin

Retentionszeit: Nifedipin: etwa 15,5 min

Eignungsprüfung: Referenzlösung c
- Auflösung: mindestens 1,5 zwischen den Peaks von Verunreinigung A und Verunreinigung B und mindestens 1,5 zwischen den Peaks von Verunreinigung B und Nifedipin

Grenzwerte
- Verunreinigung A: nicht größer als die Fläche des entsprechenden Peaks im Chromatogramm der Referenzlösung c (0,1 Prozent)
- Verunreinigung B: nicht größer als die Fläche des entsprechenden Peaks im Chromatogramm der Referenzlösung c (0,1 Prozent)
- Jede weitere Verunreinigung: jeweils nicht größer als die Fläche des Nifedipin-Peaks im Chromatogramm der Referenzlösung c (0,1 Prozent)
- Summe aller Verunreinigungen: höchstens 0,3 Prozent
- Ohne Berücksichtigung bleiben: Peaks, deren Fläche kleiner ist als das 0,1fache der Fläche des Nifedipin-Peaks im Chromatogramm der Referenzlösung c (0,01 Prozent)

Trocknungsverlust (2.2.32): höchstens 0,5 Prozent, mit 1,000 g Substanz durch 2 h langes Trocknen im Trockenschrank bei 100 bis 105 °C bestimmt

Sulfatasche (2.4.14): höchstens 0,1 Prozent, mit 1,0 g Substanz bestimmt

Gehaltsbestimmung

0,1300 g Substanz, in einer Mischung von 25 ml *tert*-Butanol R und 25 ml Perchlorsäure-Lösung R gelöst, werden nach Zusatz von 0,1 ml Ferroin-Lösung R als Indikator mit Cer(IV)-sulfat-Lösung (0,1 mol · l^{-1}) bis zum Verschwinden der Rosafärbung titriert. Gegen Ende der Titration wird langsam titriert. Eine Blindtitration wird durchgeführt.

1 ml Cer(IV)-sulfat-Lösung (0,1 mol · l^{-1}) entspricht 17,32 mg $C_{17}H_{18}N_2O_6$.

Lagerung

Vor Licht geschützt

Verunreinigungen

Spezifizierte Verunreinigungen:
(Beachten Sie den Hinweis zu den „Verunreinigungen"
zu Anfang des Bands auf Seite B)

A, B, C, D

A. R = NO$_2$:
Dimethyl[2,6-dimethyl-4-(2-nitrophenyl)pyridin-3,5-dicarboxylat]
(Nitrophenylpyridin-Analogon)

B. R = NO:
Dimethyl[2,6-dimethyl-4-(2-nitrosophenyl)pyridin-3,5-dicarboxylat]
(Nitrosophenylpyridin-Analogon)

C. Methyl[2-(2-nitrobenzyliden)-3-oxobutanoat]

D. Methyl[3-aminobut-2-enoat]

4.06/0517

Nystatin

Nystatinum

$C_{47}H_{75}NO_{17}$ M_r 926

Definition

Nystatin ist eine fungizid wirkende Substanz, die von bestimmten Nystatin produzierenden Stämmen von *Streptomyces noursei* durch Fermentation gewonnen wird.

Sie besteht zum größten Teil aus Tetraenen, deren Hauptbestandteil (1S,3R,4R,7R,9R,11R,15S,16R,17R,18S,19E,21E,25E,27E,29E,31E,33R,35S,36R,37S)-33-[(3-Amino-3,6-didesoxy-β-D-mannopyranosyl)oxy]-1,3,4,7,9,11,17,37-octahydroxy-15,16,18-trimethyl-13-oxo-14,39-dioxabicyclo[33.3.1]nonatriaconta-19,21,25,27,29,31-hexaen-36-carbonsäure (Nystatin A1) ist.

Gehalt: mindestens 4400 I.E. je Milligramm (getrocknete Substanz) und mindestens 5000 I.E. je Milligramm (getrocknete Substanz), falls die Substanz zum Einnehmen bestimmt ist

Herstellung

Falls Nystatin nicht zur kutanen Anwendung bestimmt ist, wird das Herstellungsverfahren einer Validierung unterzogen und muss gewährleisten, dass die Substanz, falls sie geprüft wird, folgender Prüfung entspricht:

Anomale Toxizität (2.6.9): Je Maus wird eine mindestens 600 I.E. entsprechende Menge der Substanz, suspendiert in 0,5 ml einer Lösung von Arabischem Gummi R (5 g · l^{-1}), intraperitoneal injiziert.

Eigenschaften

Aussehen: gelbes bis schwach bräunliches, hygroskopisches Pulver

Löslichkeit: praktisch unlöslich in Wasser, leicht löslich in Dimethylformamid und Dimethylsulfoxid, schwer löslich in Methanol, praktisch unlöslich in Ethanol

Prüfung auf Identität

1: B, E
2: A, C, D

A. Die bei der Prüfung „Absorption" (siehe „Prüfung auf Reinheit") hergestellte Lösung, zwischen 220 und 350 nm gemessen, zeigt Absorptionsmaxima (2.2.25) bei 230, 291, 305 und 319 nm und eine Schulter bei 280 nm. Das Verhältnis zwischen der Absorption im Maximum bei 291 nm und der im Maximum bei 305 nm liegt zwischen 0,61 und 0,73. Das Verhältnis zwischen der Absorption im Maximum bei 319 nm und der im Maximum bei 305 nm liegt zwischen 0,83 und 0,96. Das Verhältnis zwischen der Absorption im Maximum bei 230 nm und der der Schulter bei 280 nm liegt zwischen 0,83 und 1,25.

B. IR-Spektroskopie (2.2.24)

Vergleich: Nystatin CRS

C. Werden etwa 2 mg Substanz mit 0,1 ml Salzsäure R versetzt, entsteht eine braune Färbung.

D. Werden etwa 2 mg Substanz mit 0,1 ml Schwefelsäure R versetzt, entsteht eine braune Färbung, die bald nach Violett umschlägt.

E. Die bei der Prüfung „Zusammensetzung" (siehe „Prüfung auf Reinheit") erhaltenen Chromatogramme werden ausgewertet.

Ergebnis: Der Hauptfleck im Chromatogramm der Untersuchungslösung entspricht in Bezug auf die Retentionszeit dem Hauptfleck im Chromatogramm der Referenzlösung a.

Prüfung auf Reinheit

Absorption (2.2.25): 0,10 g Substanz werden in einer Mischung von 5,0 ml Essigsäure 99 % *R* und 50 ml Methanol *R* gelöst. Die Lösung wird mit Methanol *R* zu 100,0 ml verdünnt. 1,0 ml dieser Lösung wird mit Methanol *R* zu 100,0 ml verdünnt. Innerhalb von 30 min nach Herstellung der Lösung muss die Absorption, im Maximum bei 305 nm gemessen, mindestens 0,60 betragen.

Zusammensetzung: Flüssigchromatographie (2.2.29) mit Hilfe des Verfahrens „Normalisierung"

Die Prüfung muss unter Lichtschutz durchgeführt werden.

Untersuchungslösung: 20 mg Substanz werden in Dimethylsulfoxid *R* zu 50 ml gelöst.

Referenzlösung a: 20 mg Nystatin CRS werden in Dimethylsulfoxid *R* zu 50 ml gelöst.

Referenzlösung b: 20 mg Substanz werden in 25 ml Methanol *R* gelöst. Die Lösung wird mit Wasser *R* zu 50 ml verdünnt. 10,0 ml dieser Lösung werden mit 2,0 ml verdünnter Salzsäure *R* versetzt und 1 h lang bei Raumtemperatur stehen gelassen.

Referenzlösung c: 1,0 ml Referenzlösung a wird mit Dimethylsulfoxid *R* zu 100,0 ml verdünnt. 1,0 ml dieser Lösung wird mit Dimethylsulfoxid *R* zu 10,0 ml verdünnt.

Säule
- Größe: l = 0,15 m, $\emptyset$ = 4,6 mm
- Stationäre Phase: desaktiviertes, nachsilanisiertes, octadecylsilyliertes Kieselgel zur Chromatographie *R* (5 μm)
- Temperatur: 30 °C

Mobile Phase
- Mobile Phase A: Acetonitril *R*, Lösung von Ammoniumacetat *R* (3,85 g · l^{-1}) (29:71 *V/V*)
- Mobile Phase B: Lösung von Ammoniumacetat *R* (3,85 g · l^{-1}), Acetonitril *R* (40:60 *V/V*)

Zeit (min)	Mobile Phase A (% V/V)	Mobile Phase B (% V/V)
0 – 25	100	0
25 – 35	100 → 0	0 → 100
35 – 45	0	100
45 – 50	0 → 100	100 → 0
50 – 55	100	0

Durchflussrate: 1,0 ml · min^{-1}

Detektion: Spektrometer bei 305 nm

Einspritzen: 20 μl

Retentionszeit: Nystatin A1 etwa 14 min

Eignungsprüfung: Referenzlösung b
- Auflösung: mindestens 3,5 zwischen den 2 Hauptpeaks (Retentionszeit: etwa 13 und 19 min)

Zusammensetzung
- Nystatin A1: mindestens 85,0 Prozent
- Jede weitere Verbindung: jeweils höchstens 4,0 Prozent
- Ohne Berücksichtigung bleiben: Peaks, deren Fläche kleiner ist als die Fläche des Hauptpeaks im Chromatogramm der Referenzlösung c; Peaks mit einer Retentionszeit unter 2 min

Schwermetalle (2.4.8): höchstens 20 ppm

1,0 g Substanz muss der Grenzprüfung C entsprechen. Zur Herstellung der Referenzlösung werden 2 ml Blei-Lösung (10 ppm Pb) *R* verwendet.

Trocknungsverlust (2.2.32): höchstens 5,0 Prozent, mit 1,000 g Substanz durch 3 h langes Trocknen über Phosphor(V)-oxid *R* bei 60 °C unterhalb von 0,1 kPa bestimmt

Sulfatasche (2.4.14): höchstens 3,5 Prozent, mit 1,0 g Substanz bestimmt

Wertbestimmung

Während der gesamten Bestimmung müssen die Lösungen vor Licht geschützt werden.

Die Ausführung erfolgt nach „Mikrobiologische Wertbestimmung von Antibiotika" (2.7.2).

Substanz und Nystatin CRS werden getrennt in Dimethylformamid *R* gelöst. Die Lösungen werden jeweils mit einer Mischung von 5 Volumteilen Dimethylformamid *R* und 95 Volumteilen Pufferlösung pH 6,0 verdünnt.

Lagerung

Dicht verschlossen, vor Licht geschützt

Beschriftung

Die Beschriftung gibt, falls zutreffend, an, dass die Substanz nur zur kutanen Anwendung bestimmt ist.

O

Natives Olivenöl 5219   Raffiniertes Olivenöl 5220

4.06/0518
Natives Olivenöl
Olivae oleum virginale

Definition

Natives Olivenöl ist das aus den reifen Steinfrüchten von *Olea europaea* L. durch Kaltpressung oder durch andere geeignete mechanische Verfahren gewonnene, fette Öl.

Eigenschaften

Klare, gelbe bis grünlich gelbe, durchscheinende Flüssigkeit von charakteristischem Geruch; praktisch unlöslich in Ethanol, mischbar mit Petroläther (Destillationsbereich 50 bis 70 °C)

Beim Abkühlen trübt sich das Öl bei 10 °C und verfestigt bei etwa 0 °C zu einer weichen Masse.

Die relative Dichte beträgt etwa 0,913.

Prüfung auf Identität

Die Prüfung erfolgt nach „Identifizierung fetter Öle durch Dünnschichtchromatographie" (2.3.2). Das erhaltene Chromatogramm entspricht dem typischen Chromatogramm für Olivenöl. Bei bestimmten Olivenölen ist der Größenunterschied der Flecke E und F weniger ausgeprägt als in der Abbildung.

Prüfung auf Reinheit

Säurezahl (2.5.1): höchstens 2,0, mit 5,0 g Öl bestimmt

Peroxidzahl (2.5.5, Methode A): höchstens 20,0

Unverseifbare Anteile: höchstens 1,5 Prozent

In einem 150-ml-Kolben mit Rückflusskühler werden 5,0 g Öl (m g) mit 50 ml ethanolischer Kaliumhydroxid-Lösung (2 mol · l^{-1}) R unter häufigem Umschütteln 1 h lang im Wasserbad erhitzt. Anschließend wird der Inhalt des Kolbens durch den Kühler mit 50 ml Wasser R versetzt, umgeschüttelt, erkalten gelassen und in einen Scheidetrichter überführt. Der Kolben wird mehrmals mit insgesamt 50 ml Petroläther R 1 gewaschen, wobei die Waschflüssigkeiten in den Scheidetrichter gegeben werden. Anschließend wird die Mischung 1 min lang kräftig geschüttelt und nach Phasentrennung die wässrige Phase in einen zweiten Scheidetrichter überführt. Bildet sich eine Emulsion, werden kleine Anteile Ethanol 96 % R oder einer konzentrierten Lösung von Kaliumhydroxid R zugesetzt. Die wässrige Phase wird 2-mal mit je 50 ml Petroläther R 1 geschüttelt. Die vereinigten Petroläther-Phasen werden in einen dritten Scheidetrichter überführt und 3-mal mit je 50 ml Ethanol 50 % R gewaschen. Die Petroläther-Phase wird in einen gewogenen 250-ml-Kolben überführt, der Scheidetrichter mit geringen Mengen Petroläther R 1 gewaschen und die Waschflüssigkeit in den Kolben gegeben. Der Petroläther wird auf dem Wasserbad abgedampft und der Rückstand bei horizontaler Lage des Kolbens 15 min lang bei 100 bis 105 °C getrocknet. Der Rückstand wird nach dem Erkalten im Exsikkator gewogen (a g). Das Trocknen wird für jeweils 15 min wiederholt, bis die Massedifferenz des Rückstands zwischen 2 aufeinander folgenden Wägungen höchstens 0,1 Prozent beträgt. Der Rückstand wird in 20 ml zuvor unter Zusatz von 0,1 ml Bromphenolblau-Lösung R neutralisiertem Ethanol 96 % R gelöst. Falls erforderlich wird die Lösung mit Salzsäure (0,1 mol · l^{-1}) titriert (b ml).

Der Prozentgehalt an unverseifbaren Anteilen wird nach folgender Formel berechnet:

$$\frac{100(a - 0,032\, b)}{m}$$

Wenn 0,032 b größer als 5 Prozent von a ist, darf die Prüfung nicht ausgewertet und muss wiederholt werden.

Absorption (2.2.25): 1,00 g Öl wird in Cyclohexan R zu 100,0 ml gelöst. Die Absorption der Lösung, bei 270 nm gemessen, darf höchstens 0,20 betragen. Das Verhältnis der Absorption bei 232 nm zu der bei 270 nm muss mindestens 8 betragen.

Fettsäurenzusammensetzung (2.4.22, Methode A): Die Fettsäurenfraktion des Öls muss folgende Zusammensetzung haben:

– Gesättigte Fettsäuren mit einer Kettenlänge kleiner als C_{16}:	höchstens 0,1 Prozent
– Palmitinsäure:	7,5 bis 20,0 Prozent
– Palmitoleinsäure (äquivalente Kettenlänge 16,3, auf Macrogoladipat bestimmt):	höchstens 3,5 Prozent
– Stearinsäure:	0,5 bis 5,0 Prozent
– Ölsäure (äquivalente Kettenlänge 18,3, auf Macrogoladipat bestimmt):	56,0 bis 85,0 Prozent
– Linolsäure (äquivalente Kettenlänge 18,9, auf Macrogoladipat bestimmt):	3,5 bis 20,0 Prozent
– Linolensäure (äquivalente Kettenlänge 19,7, auf Macrogoladipat bestimmt):	höchstens 1,2 Prozent
– Arachinsäure:	höchstens 0,7 Prozent
– Eicosensäure (äquivalente Kettenlänge 20,3, auf Macrogoladipat bestimmt):	höchstens 0,4 Prozent
– Behensäure:	höchstens 0,2 Prozent
– Lignocerinsäure:	höchstens 0,2 Prozent

Sterole (2.4.23): Die Sterolfraktion des Öls muss enthalten:

- Summe der Gehalte an
  β-Sitosterol,
  Δ5,23-Stigmastadienol,
  Clerosterol, Sitostanol,
  Δ5-Avenasterol und
  Δ5,24-Stigmastadienol: mindestens 93,0 Prozent
- Cholesterol: höchstens 0,5 Prozent
- Δ7-Stigmastenol: höchstens 0,5 Prozent
- Campesterol: höchstens 4,0 Prozent

und der Gehalt an Stigmastenol darf nicht größer sein als der an Campesterol.

Sesamöl: 10 ml Öl werden in einem Mischzylinder mit Schliffstopfen etwa 1 min lang mit einer Mischung von 0,5 ml einer 0,35-prozentigen Lösung (*V/V*) von Furfural *R* in Acetanhydrid *R* und 4,5 ml Acetanhydrid *R* geschüttelt und anschließend durch ein mit Acetanhydrid *R* befeuchtetes Papierfilter filtriert. Wird das Filtrat mit 0,2 ml Schwefelsäure *R* versetzt, darf keine bläulich grüne Färbung entstehen.

Lagerung

Vor Licht geschützt, in dem Verbrauch angemessenen, möglichst vollständig gefüllten Behältnissen, bei höchstens 25 °C

4.06/1456

Raffiniertes Olivenöl

Olivae oleum raffinatum

Definition

Raffiniertes Olivenöl ist das aus den reifen Steinfrüchten von *Olea europaea* L. durch Kaltpressung oder durch andere geeignete mechanische Verfahren gewonnene und nachfolgend raffinierte, fette Öl. Ein geeignetes Antioxidans kann zugesetzt sein.

Eigenschaften

Klare, farblose bis grünlich gelbe, durchscheinende Flüssigkeit; praktisch unlöslich in Ethanol, mischbar mit Petroläther (Destillationsbereich 50 bis 70 °C)

Beim Abkühlen trübt sich das Öl bei 10 °C und verfestigt bei etwa 0 °C zu einer weichen Masse.

Die relative Dichte beträgt etwa 0,913.

Prüfung auf Identität

A. Das Öl muss der Prüfung „Absorption" (siehe „Prüfung auf Reinheit") entsprechen.

B. Die Prüfung erfolgt nach „Identifizierung fetter Öle durch Dünnschichtchromatographie" (2.3.2). Das erhaltene Chromatogramm entspricht dem typischen Chromatogramm für Olivenöl. Bei bestimmten raffinierten Olivenölen ist der Größenunterschied der Flecke E und F weniger ausgeprägt als in der Abbildung.

Prüfung auf Reinheit

Säurezahl (2.5.1): höchstens 0,5, mit 10,0 g Öl bestimmt

Peroxidzahl (2.5.5, Methode A): höchstens 10,0

Höchstens 5,0, falls das Öl zur Herstellung von Parenteralia vorgesehen ist

Unverseifbare Anteile: höchstens 1,5 Prozent

In einem 150-ml-Kolben mit Rückflusskühler werden 5,0 g Öl (*m* g) mit 50 ml ethanolischer Kaliumhydroxid-Lösung (2 mol · l^{-1}) *R* unter häufigem Umschütteln 1 h lang im Wasserbad erhitzt. Anschließend wird der Inhalt des Kolbens durch den Kühler mit 50 ml Wasser *R* versetzt, umgeschüttelt, erkalten gelassen und in einen Scheidetrichter überführt. Der Kolben wird mehrmals mit insgesamt 50 ml Petroläther *R* 1 gewaschen, wobei die Waschflüssigkeiten in den Scheidetrichter gegeben werden. Anschließend wird die Mischung 1 min lang kräftig geschüttelt und nach Phasentrennung die wässrige Phase in einen zweiten Scheidetrichter überführt. Bildet sich eine Emulsion, werden kleine Anteile Ethanol 96 % *R* oder einer konzentrierten Lösung von Kaliumhydroxid *R* zugesetzt. Die wässrige Phase wird 2-mal mit je 50 ml Petroläther *R* 1 geschüttelt. Die vereinigten Petroläther-Phasen werden in einen dritten Scheidetrichter überführt und 3-mal mit je 50 ml Ethanol 50 % *R* gewaschen. Die Petroläther-Phase wird in einen gewogenen 250-ml-Kolben überführt, der Scheidetrichter mit geringen Mengen Petroläther *R* 1 gewaschen und die Waschflüssigkeit in den Kolben gegeben. Der Petroläther wird auf dem Wasserbad abgedampft und der Rückstand bei horizontaler Lage des Kolbens 15 min lang bei 100 bis 105 °C getrocknet. Nach dem Erkalten im Exsikkator wird der Rückstand gewogen (*a* g). Das Trocknen wird für jeweils 15 min wiederholt, bis die Massedifferenz des Rückstands zwischen 2 aufeinander folgenden Wägungen höchstens 0,1 Prozent beträgt. Der Rückstand wird in 20 ml zuvor unter Zusatz von 0,1 ml Bromphenolblau-Lösung *R* neutralisiertem Ethanol 96 % *R* gelöst. Falls erforderlich wird die Lösung mit Salzsäure (0,1 mol · l^{-1}) titriert (*b* ml).

Der Prozentgehalt an unverseifbaren Anteilen wird nach folgender Formel berechnet:

$$\frac{100(a - 0{,}032\,b)}{m}$$

Wenn 0,032 *b* größer als 5 Prozent von *a* ist, darf die Prüfung nicht ausgewertet und muss wiederholt werden.

Alkalisch reagierende Substanzen in fetten Ölen (2.4.19): Das Öl muss der Prüfung entsprechen.

Absorption (2.2.25): 1,00 g Öl wird in Cyclohexan *R* zu 100,0 ml gelöst. Die Absorption der Lösung, bei 270 nm gemessen, muss zwischen 0,20 und 1,20 liegen.

Fettsäurenzusammensetzung (2.4.22, Methode A): Die Fettsäurenfraktion des Öls muss folgende Zusammensetzung haben:
- Gesättigte Fettsäuren mit einer Kettenlänge kleiner als C_{16}: höchstens 0,1 Prozent
- Palmitinsäure: 7,5 bis 20,0 Prozent
- Palmitoleinsäure (äquivalente Kettenlänge 16,3, auf Macrogoladipat bestimmt): höchstens 3,5 Prozent
- Stearinsäure: 0,5 bis 5,0 Prozent
- Ölsäure (äquivalente Kettenlänge 18,3, auf Macrogoladipat bestimmt): 56,0 bis 85,0 Prozent
- Linolsäure (äquivalente Kettenlänge 18,9, auf Macrogoladipat bestimmt): 3,5 bis 20,0 Prozent
- Linolensäure (äquivalente Kettenlänge 19,7, auf Macrogoladipat bestimmt): höchstens 1,2 Prozent
- Arachinsäure: höchstens 0,7 Prozent
- Eicosensäure (äquivalente Kettenlänge 20,3, auf Macrogoladipat bestimmt): höchstens 0,4 Prozent
- Behensäure: höchstens 0,2 Prozent
- Lignocerinsäure: höchstens 0,2 Prozent

Sterole (2.4.23): Die Sterolfraktion des Öls muss enthalten:
- Summe der Gehalte an β-Sitosterol, Δ5,23-Stigmastadienol, Clerosterol, Sitostanol, Δ5-Avenasterol und Δ5,24-Stigmastadienol: mindestens 93,0 Prozent
- Cholesterol: höchstens 0,5 Prozent
- Δ7-Stigmastenol: höchstens 0,5 Prozent
- Campesterol: höchstens 4,0 Prozent

und der Gehalt an Stigmastenol darf nicht größer sein als der an Campesterol.

Sesamöl: 10 ml Öl werden in einem Mischzylinder mit Schliffstopfen etwa 1 min lang mit einer Mischung von 0,5 ml einer 0,35-prozentigen Lösung (*V/V*) von Furfural *R* in Acetanhydrid *R* und 4,5 ml Acetanhydrid *R* geschüttelt und anschließend durch ein mit Acetanhydrid *R* befeuchtetes Papierfilter filtriert. Wird das Filtrat mit 0,2 ml Schwefelsäure *R* versetzt, darf keine bläulich grüne Färbung entstehen.

Wasser (2.5.32): ist das Öl zur Herstellung von Parenteralia bestimmt, höchstens 0,1 Prozent, mit 5,0 g Öl nach der Mikrobestimmung von Wasser bestimmt

Als Lösungsmittel wird eine Mischung gleicher Volumteile Decanol *R* und wasserfreies Methanol *R* verwendet.

Lagerung

Vor Licht geschützt, in dem Verbrauch angemessenen, möglichst vollständig gefüllten Behältnissen, bei höchstens 25 °C

Raffiniertes Olivenöl zur Herstellung von Parenteralia wird in dicht verschlossenen Behältnissen unter Inertgas gelagert.

Beschriftung

Die Beschriftung gibt, falls zutreffend, an,
- dass das Öl zur Herstellung von Parenteralia bestimmt ist
- Name und Konzentration jedes zugesetzten Antioxidans
- Name des verwendeten Inertgases.

P

Papaverinhydrochlorid 5225
Dünnflüssiges Paraffin 5227
Perindopril-*tert*-butylamin 5228
Pfefferminzöl 5231
Plasma vom Menschen (gepoolt, virus-
inaktiviert) 5233
Poloxamere 5235
Polysorbat 20 5237
Polysorbat 40 5238
Polysorbat 60 5240
Polysorbat 80 5241
Propofol 5242
Prothrombinkomplex vom Menschen 5244

Papaverinhydrochlorid

Papaverini hydrochloridum

4.06/0102

$C_{20}H_{22}ClNO_4$ M_r 375,9

Definition

1-(3,4-Dimethoxybenzyl)-6,7-dimethoxyisochinolin-hydrochlorid

Gehalt: 99,0 bis 101,0 Prozent (getrocknete Substanz)

Eigenschaften

Aussehen: weißes bis fast weißes, kristallines Pulver oder weiße bis fast weiße Kristalle

Löslichkeit: wenig löslich in Wasser, schwer löslich in Ethanol

Prüfung auf Identität

1: A, D
2: B, C, D

A. IR-Spektroskopie (2.2.24)

Vergleich: Papaverinhydrochlorid CRS

B. Dünnschichtchromatographie (2.2.27)

Untersuchungslösung: 5 mg Substanz werden in Methanol R zu 10 ml gelöst.

Referenzlösung: 5 mg Papaverinhydrochlorid CRS werden in Methanol R zu 10 ml gelöst.

Platte: DC-Platte mit Kieselgel GF$_{254}$ R

Fließmittel: Diethylamin R, Ethylacetat R, Toluol R (10:20:70 V/V/V)

Auftragen: 10 µl

Laufstrecke: 2/3 der Platte

Trocknen: 2 h lang bei 100 bis 105 °C

Detektion: im ultravioletten Licht bei 254 nm

Ergebnis: Der Hauptfleck im Chromatogramm der Untersuchungslösung entspricht in Bezug auf Lage und Größe dem Hauptfleck im Chromatogramm der Referenzlösung.

C. 10 ml Prüflösung (siehe „Prüfung auf Reinheit") werden tropfenweise mit 5 ml Ammoniak-Lösung R versetzt und 10 min lang stehen gelassen. Der gewaschene und anschließend getrocknete Niederschlag schmilzt (2.2.14) zwischen 146 und 149 °C.

D. Die Substanz gibt die Identitätsreaktion a auf Chlorid (2.3.1).

Prüfung auf Reinheit

Prüflösung: 0,4 g Substanz werden, falls erforderlich unter Erwärmen, in kohlendioxidfreiem Wasser R zu 20 ml gelöst.

Aussehen der Lösung: Die Prüflösung muss klar (2.2.1) und darf nicht stärker gefärbt sein als die Farbvergleichslösung BG$_6$ (2.2.2, Methode II).

pH-Wert (2.2.3): 3,0 bis 4,0, an der Prüflösung bestimmt

Verwandte Substanzen: Flüssigchromatographie (2.2.29)

Lösungsmittelmischung: Acetonitril R, Mobile Phase A (20:80 V/V)

Untersuchungslösung: 20,0 mg Substanz werden in der Lösungsmittelmischung zu 10,0 ml gelöst.

Referenzlösung a: 1,0 ml Untersuchungslösung wird mit der Lösungsmittelmischung zu 100,0 ml verdünnt. 1,0 ml dieser Lösung wird mit der Lösungsmittelmischung zu 10,0 ml verdünnt.

Referenzlösung b: 12 mg Noscapin CRS werden in 1,0 ml Untersuchungslösung gelöst. Die Lösung wird mit der Lösungsmittelmischung zu 100,0 ml verdünnt.

Säule
- Größe: l = 0,25 m, ⌀ = 4,0 mm
- Stationäre Phase: desaktiviertes, octylsilyliertes Kieselgel zur Chromatographie R (5 µm)

Mobile Phase
- Mobile Phase A: Lösung von Kaliumdihydrogenphosphat R (3,4 g · l^{-1}), mit Phosphorsäure 10 % R auf einen pH-Wert von 3,0 eingestellt
- Mobile Phase B: Acetonitril R
- Mobile Phase C: Methanol R

Zeit (min)	Mobile Phase A (% V/V/V)	Mobile Phase B (% V/V/V)	Mobile Phase C (% V/V/V)
0 – 5	85	5	10
5 – 12	85 → 60	5	10 → 35
12 – 20	60	5	35
20 – 24	60 → 40	5 → 20	35 → 40
24 – 27	40	20	40
27 – 32	40 → 85	20 → 5	40 → 10
32 – 40	85	5	10

Durchflussrate: 1 ml · min^{-1}

Detektion: Spektrometer bei 238 nm

Einspritzen: 10 µl

Relative Retention (bezogen auf Papaverin, t_R etwa 23,4 min)
- Verunreinigung E: etwa 0,7
- Verunreinigung C: etwa 0,75
- Verunreinigung B: etwa 0,8
- Verunreinigung A: etwa 0,9
- Verunreinigung F: etwa 1,1
- Verunreinigung D: etwa 1,2

Eignungsprüfung: Referenzlösung b
- Auflösung: mindestens 1,5 zwischen den Peaks von Verunreinigung A und Papaverin

Grenzwerte
- Korrekturfaktoren: Für die Berechnung der Gehalte werden die Peakflächen folgender Verunreinigungen mit dem entsprechenden Korrekturfaktor multipliziert:
  - Verunreinigung C: 2,7
  - Verunreinigung D: 0,5
  - Verunreinigung A: 6,2
- Jede Verunreinigung: jeweils nicht größer als die Fläche des Hauptpeaks im Chromatogramm der Referenzlösung a (0,1 Prozent)
- Summe aller Verunreinigungen: nicht größer als das 5fache der Fläche des Hauptpeaks im Chromatogramm der Referenzlösung a (0,5 Prozent)
- Ohne Berücksichtigung bleiben: Peaks, deren Fläche kleiner ist als das 0,5fache der Fläche des Hauptpeaks im Chromatogramm der Referenzlösung a (0,05 Prozent)

Trocknungsverlust (2.2.32): höchstens 0,5 Prozent, mit 1,000 g Substanz durch Trocknen im Trockenschrank bei 100 bis 105 °C bestimmt

Sulfatasche (2.4.14): höchstens 0,1 Prozent, mit dem unter „Trocknungsverlust" erhaltenen Rückstand bestimmt

Gehaltsbestimmung

0,300 g Substanz, in einer Mischung von 5,0 ml Salzsäure (0,01 mol · l^{-1}) und 50 ml Ethanol 96 % *R* gelöst, wer-

Das folgende Chromatogramm dient zur Information.

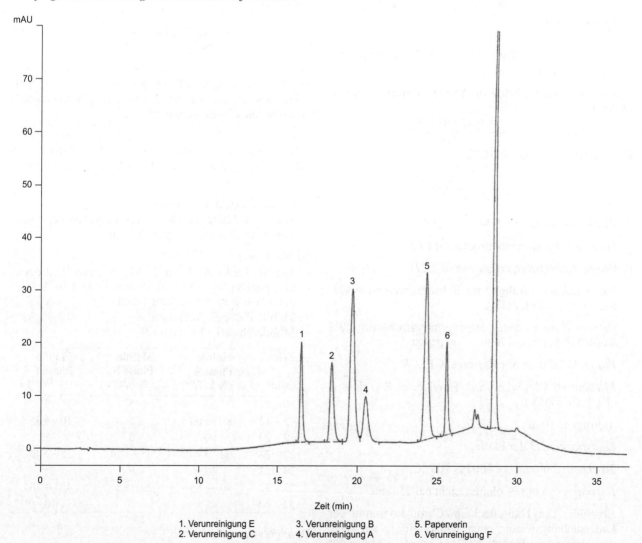

Abb. 0102-1: Chromatogramm für die Prüfung „Verwandte Substanzen" von Papaverinhydrochlorid

den mit Natriumhydroxid-Lösung (0,1 mol · l⁻¹) titriert. Das zwischen den beiden mit Hilfe der Potentiometrie (2.2.20) bestimmten Wendepunkten zugesetzte Volumen wird abgelesen.

1 ml Natriumhydroxid-Lösung (0,1 mol · l⁻¹) entspricht 37,59 mg $C_{20}H_{22}ClNO_4$.

Verunreinigungen

A. Noscapin

B. R = OH, R' = H:
(*RS*)-(3,4-Dimethoxyphenyl)(6,7-dimethoxyisochi=
nolin-1-yl)methanol
(Papaverinol)

D. (3,4-Dimethoxyphenyl)(6,7-dimethoxyisochinolin-
1-yl)methanon
(Papaveraldin)

C. 1-(3,4-Dimethoxybenzyl)-6,7-dimethoxy-3,4-dihyd=
roisochinolin
(Dihydropapaverin)

E. (1*RS*)-1-(3,4-Dimethoxybenzyl)-6,7-dimethoxy-
1,2,3,4-tetrahydroisochinolin
(Tetrahydropapaverin)

F. 2-(3,4-Dimethoxyphenyl)-*N*-[2-(3,4-dimethoxyphe=
nyl)ethyl]acetamid

4.06/0240
Dünnflüssiges Paraffin
Paraffinum perliquidum

Definition

Dünnflüssiges Paraffin ist ein gereinigtes Gemisch flüssiger, gesättigter Kohlenwasserstoffe.

Eigenschaften

Farblose, klare, ölige, im Tageslicht nicht fluoreszierende Flüssigkeit; praktisch unlöslich in Wasser, schwer löslich in Ethanol, mischbar mit Kohlenwasserstoffen

Prüfung auf Identität

1: A, C
2: B, C

A. Die Prüfung erfolgt mit Hilfe der IR-Spektroskopie (2.2.24) durch Vergleich des Spektrums der Substanz mit dem Dickflüssiges-Paraffin-Referenzspektrum der Ph. Eur.

B. In einem Reagenzglas wird 1 ml Substanz mit 1 ml Natriumhydroxid-Lösung (0,1 mol · l⁻¹) unter andauerndem Schütteln etwa 30 s lang vorsichtig zum Sieden erhitzt. Beim Abkühlen auf Raumtemperatur entstehen 2 Phasen. Wird die wässrige Phase mit 0,1 ml Phenolphthalein-Lösung *R* versetzt, entsteht eine Rotfärbung.

C. Die Substanz entspricht der Prüfung „Viskosität" (siehe „Prüfung auf Reinheit").

Prüfung auf Reinheit

Sauer oder alkalisch reagierende Substanzen: 10 ml Substanz werden mit 20 ml siedendem Wasser *R* versetzt und 1 min lang kräftig geschüttelt. Die wässrige Phase wird abgetrennt und filtriert. 10 ml Filtrat werden mit 0,1 ml Phenolphthalein-Lösung *R* versetzt. Die Lösung muss farblos sein. Bis zum Umschlag nach Rosa dürfen höchstens 0,1 ml Natriumhydroxid-Lösung (0,1 mol·l⁻¹) verbraucht werden.

Relative Dichte (2.2.5): 0,810 bis 0,875

Viskosität (2.2.9): 25 bis 80 mPa · s

Aromatische, polycyclische Kohlenwasserstoffe: *Reagenzien zur Spektroskopie sind zu verwenden.*

25,0 ml Substanz und 25 ml Hexan *R* (Hexan *R* wird vor der Verwendung durch 2-maliges Ausschütteln mit einem Fünftel seines Volumens an Dimethylsulfoxid *R* gewaschen) werden in einen 125-ml-Scheidetrichter, dessen

Schliffteile (Stopfen, Hahn) nicht eingefettet sind, gegeben. Die Mischung wird mit 5,0 ml Dimethylsulfoxid *R* versetzt, 1 min lang kräftig geschüttelt und bis zur Bildung von 2 klaren Phasen stehen gelassen. Die untere Phase wird in einen zweiten Scheidetrichter überführt. Nach Zusatz von 2 ml Hexan *R* und kräftigem Schütteln wird bis zur Bildung von 2 klaren Phasen stehen gelassen. Die Absorption (2.2.25) der unteren Phase wird zwischen 260 und 420 nm gemessen, wobei die klare untere Phase, die durch kräftiges, 1 min langes Ausschütteln von 5,0 ml Dimethylsulfoxid *R* mit 25 ml Hexan *R* erhalten wurde, als Kompensationsflüssigkeit verwendet wird. Als Referenzlösung dient eine Lösung von Naphthalin *R* (7,0 mg · l⁻¹) in Trimethylpentan *R*. Die Absorption dieser Lösung wird im Maximum bei 275 nm gegen Trimethylpentan *R* als Kompensationsflüssigkeit gemessen. Bei keiner Wellenlänge zwischen 260 und 420 nm darf die Absorption der Untersuchungslösung größer als ein Drittel der Absorption der Referenzlösung bei 275 nm sein.

Verhalten gegen Schwefelsäure: Ein Reagenzglas von etwa 125 mm Länge und etwa 18 mm innerem Durchmesser mit 2 Graduierungsmarken bei 5 und 10 ml und Schliffstopfen wird mit Chromschwefelsäure *R* gewaschen, mit Wasser *R* ausgespült und getrocknet. In dieses Reagenzglas werden 5 ml Substanz, dann 5 ml nitratfreie Schwefelsäure *R* (mit 95,0 bis 95,5 Prozent (*m/m*) H_2SO_4) gebracht. Das Reagenzglas wird verschlossen und in der Längsachse so kräftig wie möglich 5 s lang geschüttelt. Das geöffnete Reagenzglas wird sofort in ein Wasserbad gestellt, ohne dass das Reagenzglas Boden und Wände des Wasserbads berührt. 10 min lang wird erhitzt, wobei nach 2, 4, 6 und 8 min das Reagenzglas aus dem Wasserbad herausgenommen und in der Längsachse 5 s lang so kräftig wie möglich geschüttelt wird. Nach dem 10 min langen Erhitzen wird das Reagenzglas aus dem Wasserbad herausgenommen, 10 min lang stehen gelassen und 5 min lang bei 2000 *g* zentrifugiert. 4 ml der oberen Phase werden in ein sauberes Reagenzglas überführt. Die Lösung darf nicht stärker gefärbt sein (2.2.2, Methode I) als 4 ml einer Mischung von 0,6 ml Farbreferenzlösung B und 9,4 ml einer Lösung von Salzsäure *R* (10 g · l⁻¹). Die untere Phase darf nicht stärker gefärbt sein (2.2.2, Methode I) als eine Mischung von 0,5 ml Stammlösung Blau, 1,5 ml Stammlösung Rot, 3,0 ml Stammlösung Gelb und 2 ml einer Lösung von Salzsäure *R* (10 g · l⁻¹).

Feste Paraffine: Eine geeignete Menge Substanz wird 2 h lang bei 100 °C getrocknet und im Exsikkator über Schwefelsäure *R* erkalten gelassen. Die Substanz wird in ein Reagenzglas von etwa 25 mm innerem Durchmesser gebracht. Dieses wird verschlossen und in eine Eis-Wasser-Mischung getaucht. Nach 4 h muss die Substanz noch so durchsichtig sein, dass ein auf weißes Papier aufgetragener, 0,5 mm breiter, schwarzer, vertikal verlaufender Strich in der horizontalen Durchsicht deutlich erkennbar ist.

Lagerung

Vor Licht geschützt

4.06/2019
Perindopril-*tert*-butylamin

tert-Butylamini perindoprilum

$C_{23}H_{43}N_3O_5$ M_r 441,6

Definition

2-Methylpropan-2-amin-(2*S*,3a*S*,7a*S*)-1-[(2*S*)-2-[[(1*S*)-1-(ethoxycarbonyl)butyl]amino]propanoyl]octahydro-1*H*-indol-2-carboxylat

Gehalt: 99,0 bis 101,0 Prozent (wasserfreie Substanz)

Eigenschaften

Aussehen: weißes bis fast weißes, kristallines, schwach hygroskopisches Pulver

Löslichkeit: leicht löslich in Wasser und Ethanol, wenig löslich in Dichlormethan

Die Substanz zeigt Polymorphie.

Prüfung auf Identität

A. Spezifische Drehung (2.2.7): −66 bis −69 (wasserfreie Substanz)

0,250 g Substanz werden in Ethanol 96 % *R* zu 25,0 ml gelöst.

B. IR-Spektroskopie (2.2.24)

Probenvorbereitung: Presslinge

Vergleich: Perindopril-*tert*-butylamin CRS

Wenn die Spektren unterschiedlich sind, werden Substanz und Referenzsubstanz getrennt in Dichlormethan *R* gelöst. Nach dem Eindampfen der Lösungen zur Trockne werden mit den Rückständen erneut Spektren aufgenommen.

C. Die bei der Prüfung „Verunreinigung A" (siehe „Prüfung auf Reinheit") erhaltenen Chromatogramme werden ausgewertet.

Ergebnis: Im Chromatogramm der Untersuchungslösung tritt ein Fleck auf, der in Bezug auf den R_f-Wert dem Fleck mit dem größeren R_f-Wert im Chromatogramm der Referenzlösung c entspricht (*tert*-Butylamin).

Prüfung auf Reinheit

Verunreinigung A: Dünnschichtchromatographie (2.2.27)

Untersuchungslösung: 0,20 g Substanz werden in Methanol *R* zu 10 ml gelöst.

Referenzlösung a: 5 mg Perindopril-Verunreinigung A CRS werden in Methanol *R* zu 25,0 ml gelöst.

Referenzlösung b: 5 ml Referenzlösung a werden mit Methanol *R* zu 20 ml verdünnt.

Referenzlösung c: 5 ml Referenzlösung a werden mit 5 ml einer Lösung von 1,1-Dimethylethylamin *R* (20 g · l^{-1}) in Methanol *R* versetzt.

Platte: DC-Platte mit Kieselgel *R*

Fließmittel: Essigsäure 99 % *R*, Toluol *R*, Methanol *R* (1:40:60 V/V/V)

Auftragen: 10 µl; Untersuchungslösung, Referenzlösungen b und c

Laufstrecke: mit Kammersättigung; 2/3 der Platte

Trocknen: im Warmluftstrom

Detektion: Die Platte wird mindestens 20 h lang Iodgas ausgesetzt.

Eignungsprüfung: Das Chromatogramm der Referenzlösung c zeigt deutlich voneinander getrennt 2 Flecke.

Grenzwert
– Verunreinigung A: Ein der Verunreinigung A entsprechender Fleck im Chromatogramm der Untersuchungslösung darf nicht größer oder stärker gefärbt sein als der Fleck im Chromatogramm der Referenzlösung b (0,25 Prozent).

Stereochemische Reinheit: Flüssigchromatographie (2.2.29)

Untersuchungslösung: 20 mg Substanz werden in Ethanol 96 % *R* zu 10,0 ml gelöst.

Referenzlösung a: 1,0 ml Untersuchungslösung wird mit Ethanol 96 % *R* zu 200,0 ml verdünnt.

Referenzlösung b: 10 mg Perindopril zur stereochemischen Reinheitsprüfung CRS werden in Ethanol 96 % *R* zu 5,0 ml gelöst.

Referenzlösung c: 10,0 ml Referenzlösung a werden mit Ethanol 96 % *R* zu 50,0 ml verdünnt.

Säule
– Größe: l = 0,25 m, $\varnothing$ = 4,6 mm
– Stationäre Phase: octadecylsyliertes Kieselgel zur Chromatographie *R* (5 µm), sphärisch, mit einer spezifischen Oberfläche von 450 m^2 · g^{-1} und einer Porengröße von 10 nm
– Temperatur: 50 °C für die Säule und mindestens 30 cm der Leitung vor der Säule

Mobile Phase: In folgender Reihenfolge werden gemischt: 21,7 Volumteile Acetonitril *R*, 0,3 Volumteile Pentanol *R* und 78 Volumteile einer Lösung von Natriumheptansulfonat *R* (1,50 g · l^{-1}), die zuvor mit einer Mischung gleicher Volumteile Perchlorsäure *R* und Wasser *R* auf einen pH-Wert von 2,0 eingestellt wurde.

Durchflussrate: 0,8 ml · min^{-1}

Detektion: Spektrometer bei 215 nm

Äquilibrieren: mindestens 4 h lang

Einspritzen: 10 µl

Chromatographiedauer: 1,5fache Retentionszeit von Perindopril

Retentionszeit: Perindopril: etwa 100 min

Eignungsprüfung
– Signal-Rausch-Verhältnis: mindestens 3 für den Hauptpeak im Chromatogramm der Referenzlösung c
– Peak-Tal-Verhältnis: mindestens 3, wobei H_p die Höhe des Peaks der Verunreinigung I über der Basislinie und H_v die Höhe des niedrigsten Punkts der Kurve über der Basislinie zwischen den Peaks der Verunreinigung I und Perindopril im Chromatogramm der Referenzlösung b darstellt
– Das Chromatogramm der Referenzlösung b entspricht dem mit Perindopril zur stereochemischen Reinheitsprüfung CRS mitgelieferten Chromatogramm.

Grenzwerte
– Jede Verunreinigung: jeweils nicht größer als das 0,2fache der Fläche des Hauptpeaks im Chromatogramm der Referenzlösung a (0,1 Prozent); Peaks mit einer Retentionszeit kleiner als das 0,6fache und Peaks mit einer Retentionszeit größer als das 1,4fache der Retentionszeit von Perindopril werden nicht berücksichtigt.

Verwandte Substanzen: Flüssigchromatographie (2.2.29)

Untersuchungslösung: 60 mg Substanz werden in der mobilen Phase A zu 20,0 ml gelöst.

Referenzlösung a: 15 mg Perindopril zur Eignungsprüfung CRS werden in der mobilen Phase A zu 5,0 ml gelöst.

Referenzlösung b: 1,0 ml Untersuchungslösung wird mit der mobilen Phase A zu 200,0 ml verdünnt.

Säule
– Größe: l = 0,25 m, $\varnothing$ = 4 mm
– Stationäre Phase: octylsyliertes Kieselgel zur Chromatographie *R* (4 µm), sphärisch, mit einer Porengröße von 6 nm
– Temperatur: 70 °C

Mobile Phase
– Mobile Phase A: 0,92 g Natriumheptansulfonat *R* werden in 1000 ml Wasser *R* gelöst. Nach Zusatz von 1 ml Triethylamin *R* wird die Lösung mit einer Mischung gleicher Volumteile Perchlorsäure *R* und Wasser *R* auf einen pH-Wert von 2,0 eingestellt
– Mobile Phase B: Acetonitril *R* 1

Zeit (min)	Mobile Phase A (% V/V)	Mobile Phase B (% V/V)
0 – 1	70	30
1 – 20	70 → 40	30 → 60
20 – 25	40	60
25 – 35	40 → 20	60 → 80
35 – 40	20 → 0	80 → 100
40 – 45	0 → 70	100 → 30

Durchflussrate: 1,5 ml · min⁻¹

Detektion: Spektrometer bei 215 nm

Einspritzen: 20 µl

Relative Retention (bezogen auf Perindopril, t_R etwa 8 min)
- Verunreinigung B: etwa 0,4
- Verunreinigung C: etwa 0,8
- Verunreinigung D: etwa 0,9
- Verunreinigung E: etwa 1,4
- Verunreinigung F: etwa 1,7
- Verunreinigung G: etwa 2,2 und 2,3
- Verunreinigung H: etwa 3,6 und 3,7

Eignungsprüfung: Referenzlösung a
- Peak-Tal-Verhältnis: mindestens 10, wobei H_p die Höhe des Peaks der Verunreinigung D über der Basislinie und H_v die Höhe des niedrigsten Punkts der Kurve über der Basislinie zwischen den Peaks der Verunreinigung D und Perindopril darstellt

Grenzwerte
- Verunreinigung B: nicht größer als das 0,6fache der Fläche des Hauptpeaks im Chromatogramm der Referenzlösung b (0,3 Prozent)
- Verunreinigung E: nicht größer als das 0,8fache der Fläche des Hauptpeaks im Chromatogramm der Referenzlösung b (0,4 Prozent)
- Verunreinigungen F, H: jeweils nicht größer als das 0,4fache der Fläche des Hauptpeaks im Chromatogramm der Referenzlösung b (0,2 Prozent)
- Jede weitere Verunreinigung: jeweils nicht größer als das 0,2fache der Fläche des Hauptpeaks im Chromatogramm der Referenzlösung b (0,1 Prozent)
- Summe aller Verunreinigungen: nicht größer als das 2fache der Fläche des Hauptpeaks im Chromatogramm der Referenzlösung b (1 Prozent)
- Ohne Berücksichtigung bleiben: Peaks, deren Fläche kleiner ist als das 0,1fache der Fläche des Hauptpeaks im Chromatogramm der Referenzlösung b (0,05 Prozent)

Wasser (2.5.12): höchstens 1,0 Prozent, mit 0,50 g Substanz bestimmt

Sulfatasche (2.4.14): höchstens 0,1 Prozent, mit 1,0 g Substanz bestimmt

Gehaltsbestimmung

0,160 g Substanz, in 50 ml wasserfreier Essigsäure *R* gelöst, werden mit Perchlorsäure (0,1 mol · l⁻¹) titriert. Der Endpunkt wird mit Hilfe der Potentiometrie (2.2.20) bestimmt.

1 ml Perchlorsäure (0,1 mol · l⁻¹) entspricht 22,08 mg $C_{23}H_{43}N_3O_5$.

Lagerung

Dicht verschlossen

Verunreinigungen

Spezifizierte Verunreinigungen:
(Beachten Sie den Hinweis zu den „Verunreinigungen" zu Anfang des Bands auf Seite B)

A, B, E, F, H, I

Andere bestimmbare Verunreinigungen:

C, D, G

A. (2S,3aS,7aS)-Octahydro-1H-indol-2-carbonsäure

B. R = H:
(2S,3aS,7aS)-1-[(2S)-2-[[(1S)-1-Carboxybutyl]amino]propanoyl]octahydro-1H-indol-2-carbonsäure

E. R = CH(CH₃)₂:
(2S,3aS,7aS)-1-[(2S)-2-[[(1S)-1-[(1-Methylethoxy)carbonyl]butyl]amino]propanoyl]octahydro-1H-indol-2-carbonsäure

C. R = H:
(2S)-2-[(3S,5aS,9aS,10aS)-3-Methyl-1,4-dioxodecahydropyrazino[1,2-a]indol-2(1H)-yl]pentansäure

F. R = C₂H₅:
Ethyl[(2S)-2-[(3S,5aS,9aS,10aS)-3-methyl-1,4-dioxodecahydropyrazino[1,2-a]indol-2(1H)-yl]pentanoat]

D. (2S)-2-[(3S,5aS,9aS,10aR)-3-Methyl-1,4-dioxodecahydropyrazino[1,2-a]indol-2(1H)-yl]pentansäure

G. (2S,3aS,7aS)-1-[(2S)-2-[(5RS)-3-Cyclohexyl-2,4-di=
oxo-5-propylimidazolidin-1-yl]propanoyl]octahyd=
ro-1*H*-indol-2-carbonsäure

H. (2S,3aS,7aS)-1-[(2S)-2-[(5RS)-3-Cyclohexyl-2-(cyc=
lohexylimino)-4-oxo-5-propylimidazolidin-1-yl]pro=
panoyl]octahydro-1*H*-indol-2-carbonsäure

I. (2S,3aS,7aS)-1-[(2S)-2-[[(1R)-1-(Ethoxycarbonyl)bu=
tyl]amino]propanoyl]octahydro-1*H*-indol-2-carbon=
säure

4.06/0405

Pfefferminzöl

Menthae piperitae aetheroleum

Definition

Das aus den frischen, blühenden oberirdischen Teilen von *Mentha* × *piperita* L. durch Wasserdampfdestillation gewonnene ätherische Öl

Eigenschaften

Aussehen: farblose bis blassgelbe oder blassgrünlich gelbe Flüssigkeit

Charakteristischer Geruch und Geschmack, gefolgt von einer kühlenden Empfindung

Löslichkeit: mischbar mit Dichlormethan und Ethanol

Prüfung auf Identität

1: B
2: A

A. Die bei der Prüfung „Minzöl" (siehe „Prüfung auf Reinheit") erhaltenen Chromatogramme werden ausgewertet.

Ergebnis A: Die Zonenfolge in den Chromatogrammen von Referenzlösung und Untersuchungslösung ist aus den nachstehenden Angaben ersichtlich.

Oberer Plattenrand	
Thymol: eine fluoreszenzmindernde Zone	
	fluoreszenzmindernde Zonen können vorhanden sein (Carvon, Pulegon)
Referenzlösung	Untersuchungslösung

Ergebnis B: Die Zonenfolge in den Chromatogrammen von Referenzlösung und Untersuchungslösung ist aus den nachstehenden Angaben ersichtlich. Im Chromatogramm der Untersuchungslösung können weitere, weniger stark gefärbte Zonen vorhanden sein.

Oberer Plattenrand	
	eine intensive, violettrote Zone (nahe der Lösungsmittelfront) (Kohlenwasserstoffe)
	eine bräunlich gelbe Zone (Menthofuran)
Menthylacetat: eine violettblaue Zone	eine violettblaue Zone (Menthylacetat)
	eine grünlich blaue Zone (Menthon)
Thymol: eine rosa Zone	
	blassrosa, graublaue oder graugrüne Zonen können vorhanden sein (Carvon, Pulegon, Isomenthon)
Cineol: eine violettblaue bis braune Zone	eine schwache, violettblaue bis braune Zone (Cineol)
Menthol: eine intensive, blaue bis violette Zone	eine intensive, blaue bis violette Zone (Menthol)
Referenzlösung	Untersuchungslösung

B. Die bei der Prüfung „Chromatographisches Profil" (siehe „Prüfung auf Reinheit") erhaltenen Chromatogramme werden ausgewertet.

Ergebnis: Die charakteristischen Peaks im Chromatogramm der Untersuchungslösung entsprechen in Bezug auf die Retentionszeit den charakteristischen Peaks im Chromatogramm der Referenzlösung. Peaks von Carvon und Pulegon können im Chromatogramm der Untersuchungslösung vorhanden sein.

Prüfung auf Reinheit

Relative Dichte (2.2.5): 0,900 bis 0,916

Brechungsindex (2.2.6): 1,457 bis 1,467

Optische Drehung (2.2.7): –10 bis –30°

Säurezahl (2.5.1): höchstens 1,4, mit 5,0 g Öl, mit 50 ml der vorgeschriebenen Lösungsmittelmischung verdünnt, bestimmt

Fette Öle, verharzte ätherische Öle (2.8.7): Das Öl muss der Prüfung entsprechen.

Minzöl:
A. Dünnschichtchromatographie (2.2.27)

Untersuchungslösung: 0,1 g Öl werden in Toluol R zu 10 ml gelöst.

Referenzlösung: 50 mg Menthol R, 20 µl Cineol R, 10 mg Thymol R und 10 µl Menthylacetat R werden in Toluol R zu 10 ml gelöst.

Platte: DC-Platte mit Kieselgel F_{254} R

Fließmittel: Ethylacetat R, Toluol R (5:95 V/V)

Auftragen: 10 µl Referenzlösung, 20 µl Untersuchungslösung; bandförmig

Laufstrecke: 15 cm

Trocknen: an der Luft

Detektion A: im ultravioletten Licht bei 254 nm

Detektion B: Die Platte wird mit Anisaldehyd-Reagenz R besprüht und anschließend 5 bis 10 min lang bei 100 bis 105 °C erhitzt. Die Auswertung erfolgt sofort im Tageslicht.

Das folgende Chromatogramm dient zur Information.

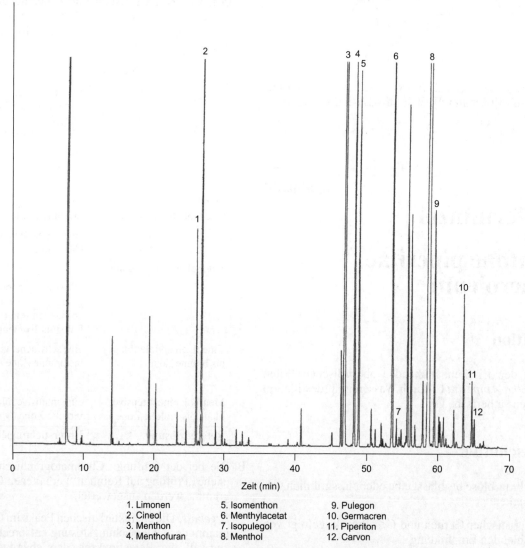

1. Limonen
2. Cineol
3. Menthon
4. Menthofuran
5. Isomenthon
6. Menthylacetat
7. Isopulegol
8. Menthol
9. Pulegon
10. Germacren
11. Piperiton
12. Carvon

Abb. 0405-1: Chromatogramm für die Prüfung „Chromatographisches Profil" von Pfefferminzöl

Ergebnis B: Das Chromatogramm der Untersuchungslösung zeigt keine blaue Zone zwischen den Zonen von Cineol und Menthol.

B. Die bei der Prüfung „Chromatographisches Profil" erhaltenen Chromatogramme werden ausgewertet.

Ergebnis: Im Chromatogramm der Untersuchungslösung darf kein Peak mit der Retentionszeit von Isopulegol, dessen Fläche größer ist als 0,2 Prozent der Gesamtfläche, auftreten.

Chromatographisches Profil: Gaschromatographie (2.2.28) mit Hilfe des Verfahrens „Normalisierung"

Untersuchungslösung: 0,20 g Öl werden in Hexan R zu 10,0 ml gelöst.

Referenzlösung a: 10 µl Limonen R, 20 µl Cineol R, 40 µl Menthon R, 10 µl Menthofuran R, 10 µl (+)-Isomenthon R, 40 µl Menthylacetat R, 20 µl Isopulegol R, 60 mg Menthol R, 20 µl Pulegon R, 10 µl Piperiton R und 10 µl (+)-Carvon R werden in Hexan R zu 10,0 ml gelöst.

Referenzlösung b: 5 µl Isopulegol R werden in Hexan R zu 10 ml gelöst. 0,1 ml Lösung werden mit Hexan R zu 5 ml verdünnt.

Säule
– Material: Quarzglas
– Größe: $l = 60$ m, $\varnothing = 0{,}25$ mm
– Stationäre Phase: Macrogol 20 000 R (Filmdicke 0,25 µm)

Trägergas: Helium zur Chromatographie R

Durchflussrate: $1{,}5$ ml · min^{-1}

Splitverhältnis: 1:50

Temperatur

	Zeit (min)	Temperatur (°C)
Säule	0 – 10	60
	10 – 70	60 → 180
	70 – 75	180
Probeneinlass		200
Detektor		220

Detektion: Flammenionisation

Einspritzen: 1 µl

Reihenfolge der Elution: Die Substanzen werden in der gleichen Reihenfolge wie bei der Herstellung der Referenzlösung a angegeben eluiert. Die Retentionszeiten dieser Substanzen werden aufgezeichnet.

Eignungsprüfung: Referenzlösung a
– Auflösung: mindestens 1,5 zwischen den Peaks von Limonen und Cineol und mindestens 1,5 zwischen den Peaks von Piperiton und Carvon

Mit Hilfe der im Chromatogramm der Referenzlösung a erhaltenen Retentionszeiten werden im Chromatogramm der Untersuchungslösung die Bestandteile der Referenzlösung lokalisiert (der Hexan-Peak wird nicht berücksichtigt).

Der Prozentgehalt jedes dieser Bestandteile wird ermittelt.

Die Prozentgehalte müssen innerhalb folgender Grenzwerte liegen:
– Limonen: 1,0 bis 5,0 Prozent
– Cineol: 3,5 bis 14,0 Prozent
– Menthon: 14,0 bis 32,0 Prozent
– Menthofuran: 1,0 bis 9,0 Prozent
– Isomenthon: 1,5 bis 10,0 Prozent
– Menthylacetat: 2,8 bis 10,0 Prozent
– Isopulegol: höchstens 0,2 Prozent
– Menthol: 30,0 bis 55,0 Prozent
– Pulegon: höchstens 4,0 Prozent
– Carvon: höchstens 1,0 Prozent
– Ohne Berücksichtigung bleiben: Peaks, deren Fläche kleiner ist als die Peakfläche im Chromatogramm der Referenzlösung b (0,05 Prozent)

Das Verhältnis des Cineolgehalts zum Limonengehalt muss mindestens 2 betragen.

Lagerung

Vor Licht geschützt, in dicht verschlossenen, dem Verbrauch angemessenen, möglichst vollständig gefüllten Behältnissen, bei höchstens 25 °C

4.06/1646

Plasma vom Menschen (gepoolt, virusinaktiviert)

Plasma humanum collectum deinde conditum ad viros exstinguendos

Definition

Plasma vom Menschen (gepoolt, virusinaktiviert) ist eine gefrorene oder gefriergetrocknete, sterile, pyrogenfreie Zubereitung aus Plasma vom Menschen von Spendern der gleichen Blutgruppe im AB0-System. Die Zubereitung muss vor der Verwendung aufgetaut oder rekonstituiert werden, um eine Infusionslösung zu erhalten.

Das verwendete Plasma vom Menschen entspricht den Anforderungen der Monographie **Plasma vom Menschen (Humanplasma) zur Fraktionierung (Plasma humanum ad separationem)**.

Herstellung

Die zu verwendenden Plasmaeinheiten sind innerhalb von 6 h nach Zellseparation oder in jedem Fall innerhalb von 24 h nach der Spende auf –30 °C oder eine tiefere Temperatur einzufrieren.

Der Plasmapool wird durch Mischen von Plasmaeinheiten von Spendern der gleichen Blutgruppe im AB0-System gebildet.

Der Plasmapool wird auf Hepatitis-B-Oberflächenantigen (HBsAg), Hepatitis-C-Virus-Antikörper und auf HIV-Antikörper mit Prüfmethoden von geeigneter Empfindlichkeit und Spezifität geprüft. Die Prüfungen des Pools müssen im Ergebnis negativ sein.

Der Plasmapool wird darüber hinaus auf Hepatitis-C-Virus-RNA geprüft. Ein validiertes Verfahren zur Amplifikation von Nukleinsäuren (2.6.21) wird angewendet. Eine Positiv-Kontrolle mit 100 I.E. · ml^{-1} Hepatitis-C-Virus-RNA wird mitgeführt. Zur Prüfung auf Inhibitoren wird als interne Kontrolle eine Probe des Plasmapools mit einem geeigneten Marker versetzt und ebenfalls in der Prüfung mitgeführt. Die Prüfung ist ungültig, wenn die Positiv-Kontrolle ein negatives Ergebnis zeigt oder wenn das mit der internen Kontrolle erhaltene Ergebnis ein Vorhandensein von Inhibitoren zeigt. Der Pool entspricht der Prüfung, wenn keine Hepatitis-C-Virus-RNA nachgewiesen wird.

Das Herstellungsverfahren ist so zu gestalten, dass die Aktivierung aller Blutgerinnungsfaktoren so gering wie möglich gehalten wird (zur Minimierung von potentieller Thrombogenität). Das Verfahren umfasst einen Schritt oder mehrere Schritte, die bekannte Infektionserreger nachweislich entfernen oder inaktivieren. Falls virusinaktivierende Substanzen während der Herstellung verwendet werden, muss das darauf folgende Reinigungsverfahren hinsichtlich seiner Fähigkeit, diese Substanzen auf eine geeignete Konzentration zu reduzieren, validiert werden. Alle Rückstände müssen auf eine Konzentration reduziert werden, die die Sicherheit der Zubereitung für den Patienten gewährleistet.

Eine typische Methode, um umhüllte Viren zu inaktivieren, ist das Solvens-Detergens-Verfahren, bei dem die Behandlung der Zubereitung mit einer Kombination aus Tributylphosphat und Octoxinol 10 angewendet wird. Diese Reagenzien werden nachfolgend durch Öl-Extraktion oder Festphasen-Extraktion entfernt, so dass der Anteil im Endprodukt weniger als 2 µg · ml^{-1} für Tributylphosphat und weniger als 5 µg · ml^{-1} für Octoxinol 10 ist.

Konservierungsmittel dürfen nicht zugesetzt werden.

Die Lösung wird durch ein Bakterien zurückhaltendes Filter filtriert, unter aseptischen Bedingungen in die Endbehältnisse gefüllt und sofort eingefroren. Sie kann nachfolgend gefriergetrocknet werden.

Kunststoffbehältnisse müssen den Anforderungen an „Sterile Kunststoffbehältnisse für Blut und Blutprodukte vom Menschen" (3.2.3) entsprechen.

Glasbehältnisse müssen den Anforderungen an „Glasbehältnisse zur pharmazeutischen Verwendung" (3.2.1) entsprechen.

Eigenschaften

Nach dem Auftauen ist die gefrorene Zubereitung eine klare bis leicht opaleszente Flüssigkeit ohne feste oder gallertartige Partikel. Die gefriergetrocknete Zubereitung ist ein Pulver oder eine brüchige Masse, weiß bis hellgelb.

Die zu prüfende Zubereitung wird unmittelbar vor der „Prüfung auf Identität", der „Prüfung auf Reinheit" und der „Wertbestimmung" wie in der Beschriftung angegeben rekonstituiert oder aufgetaut.

Prüfung auf Identität

A. Die Prüfung erfolgt mit Hilfe der Elektrophorese (2.2.31) im Vergleich zu Plasma vom Menschen (Humanplasma). Die Elektropherogramme zeigen die gleichen Banden.

B. Die Zubereitung entspricht der Prüfung „Anti-A- und Anti-B-Hämagglutinine" (siehe „Prüfung auf Reinheit").

Prüfung auf Reinheit

pH-Wert (2.2.3): 6,5 bis 7,6

Osmolalität (2.2.35): mindestens 240 mosmol · kg^{-1}

Gesamtprotein: mindestens 45 g · l^{-1}

Die Zubereitung wird mit einer Lösung von Natriumchlorid R (9 g · l^{-1}) so verdünnt, dass die Lösung etwa 15 mg Protein in 2 ml enthält. In einem Zentrifugenglas mit rundem Boden werden 2,0 ml Lösung mit 2 ml einer Lösung von Natriummolybdat R (75 g · l^{-1}) und 2 ml einer Mischung von 1 Volumteil nitratfreier Schwefelsäure R und 30 Volumteilen Wasser R versetzt. Nach Umschütteln und 5 min langem Zentrifugieren wird der Überstand dekantiert. Das Zentrifugenglas wird umgedreht auf Filterpapier abtropfen gelassen. Im Rückstand wird der Stickstoff mit Hilfe der Kjeldahl-Bestimmung (2.5.9) ermittelt und die Proteinmenge durch Multiplikation des Ergebnisses mit 6,25 berechnet.

Aktivierte Blutgerinnungsfaktoren (2.6.22): Die Zubereitung muss der Prüfung entsprechen. Die Prüfung wird mit 0,1 ml Zubereitung an Stelle der in der Methode vorgesehenen Verdünnungen 1:10 und 1:100 durchgeführt. Die Gerinnungszeit in dem Röhrchen mit der Zubereitung muss mindestens 150 s betragen.

Anti-A- und Anti-B-Hämagglutinine (2.6.20): Die Anwesenheit von Hämagglutinin (Anti-A oder Anti-B) muss den in der Beschriftung angegebenen Blutgruppen entsprechen.

Hepatitis-A-Virus-Antikörper: mindestens 2 I.E.·ml^{-1}, mit einer geeigneten immunchemischen Methode (2.7.1) bestimmt

Irreguläre Erythrozyten-Antikörper: Bei der Zubereitung dürfen keine irregulären Erythrozyten-Antikörper nachgewiesen werden, wenn eine indirekte Antiglobulinprüfung ohne vorherige Verdünnung durchgeführt wurde.

Citrat: höchstens 25 mmol · l^{-1}

Flüssigchromatographie (2.2.29)

Untersuchungslösung: Die Zubereitung wird mit dem gleichen Volumen einer Lösung aus Natriumchlorid R (9 g · l^{-1}) verdünnt. Die Lösung wird durch ein Filter mit einer Porengröße von 0,45 µm filtriert.

Referenzlösung: 0,300 g Natriumcitrat R werden in Wasser R zu 100,0 ml gelöst.

Säule
– Größe: $l = 0,3$ m, $\varnothing = 7,8$ mm
– Stationäre Phase: Kationenaustauscher R (9 µm)

Mobile Phase: eine Lösung von Schwefelsäure R (0,51 g · l^{-1})

Durchflussrate: 0,5 ml · min^{-1}

Detektion: Spektrometer bei 215 nm

Äquilibrieren: 15 min lang

Einspritzen: 10 µl

Retentionszeit: Citrat etwa 10 min

Calcium: höchstens 5,0 mmol · l^{-1}

Atomabsorptionsspektroskopie (2.2.23, Methode I)

Strahlungsquelle: Calcium-Hohlkathodenlampe, Transmissionsbande vorzugsweise 0,5 nm

Wellenlänge: 622 nm

Atomisierungseinrichtung: Luft-Acetylen- oder Acetylen-Propan-Flamme

Kalium: höchstens 5,0 mmol · l^{-1}

Atomemissionsspektroskopie (2.2.22, Methode I)

Wellenlänge: 766,5 nm

Natrium: höchstens 200 mmol · l^{-1}

Atomemissionsspektroskopie (2.2.22, Methode I)

Wellenlänge: 589 nm

Wasser: für das gefriergetrocknete Produkt: Der Wassergehalt muss innerhalb der von der zuständigen Behörde festgelegten Grenzen liegen, bestimmt mit einer geeigneten Methode, wie der Karl-Fischer-Methode (2.5.12), dem Trocknungsverlust (2.2.32) oder der NIR-Spektroskopie (2.2.40).

Sterilität (2.6.1): Die Zubereitung muss der Prüfung entsprechen.

Pyrogene (2.6.8): Die Zubereitung muss der Prüfung entsprechen. Je Kilogramm Körpermasse eines Kaninchens werden 3 ml der Zubereitung injiziert.

Wertbestimmung

Faktor VIII: Die Wertbestimmung von Blutgerinnungsfaktor VIII (2.7.4) wird mit Hilfe eines Standardplasmas durchgeführt, das gegen den Internationalen Standard für Blutgerinnungsfaktor VIII im Plasma bestimmt wurde.

Der ermittelte Wert muss mindestens 0,5 I.E. · ml^{-1} betragen. Die Vertrauensgrenzen ($P = 0,95$) des ermittelten Werts müssen mindestens 80 und dürfen höchstens 120 Prozent betragen.

Faktor V: Mit Imidazol-Pufferlösung pH 7,3 R werden 3 Verdünnungen der Zubereitung mit dem Faktor 2, vorzugsweise doppelt, von 1:10 bis 1:40 hergestellt. Jede Verdünnung wird wie folgt geprüft: 0,1 ml Faktor-V-freies Plasmasubstrat R, 0,1 ml der zu bestimmenden Verdünnung, 0,1 ml Thromboplastin R und 0,1 ml einer Lösung von Calciumchlorid R (3,5 g · l^{-1}) werden gemischt. Die Gerinnungszeiten, das heißt das Intervall zwischen dem Zeitpunkt, an dem die Calciumchlorid-Lösung zugesetzt wurde, und dem ersten Anzeichen von Fibrinbildung, werden gemessen. Die Beobachtungen erfolgen visuell oder mit Hilfe einer geeigneten Apparatur.

Auf die gleiche Weise wird die Gerinnungszeit von 4 Verdünnungen mit dem Faktor 2 (1:10 bis 1:80) von Plasma vom Menschen in Imidazol-Pufferlösung pH 7,3 R bestimmt. Eine Einheit Faktor V entspricht der Aktivität von 1 ml Plasma vom Menschen. Plasma vom Menschen wird durch Poolen von Plasmaeinheiten von mindestens 30 Spendern gewonnen und bei –30 °C oder niedrigerer Temperatur gelagert.

Die Gültigkeit der Wertbestimmung wird geprüft und die Wirksamkeit der Zubereitung durch geeignete statistische Methoden (wie in „5.3 Statistische Auswertung der Ergebnisse biologischer Wertbestimmungen und Reinheitsprüfungen") berechnet.

Die ermittelte Wirksamkeit muss mindestens 0,5 Einheiten je Milliliter betragen. Die Vertrauensgrenzen ($P = 0,95$) für die ermittelte Wirksamkeit müssen mindestens 80 und dürfen höchstens 120 Prozent betragen.

Beschriftung

Die Beschriftung gibt an
– Blutgruppe im AB0-System
– zur Virusinaktivierung verwendete Methode.

4.06/1464

Poloxamere
Poloxamera

Definition

Synthetische Block-Copolymere aus Ethylenoxid und Propylenoxid

Poloxamere entsprechen der folgenden allgemeinen Formel:

$$HO-[CH_2CH_2O]_a-[CH_2CH(CH_3)O]_b-[CH_2CH_2O]_a-H$$

Poloxa-mer-Typ	Ethylenoxid-Einheiten (a)	Propylen-oxid-Einheiten (b)	Gehalt an Ethylenoxid-Einheiten (%)	Mittlere relative Molekülmasse
124	10 bis 15	18 bis 23	44,8 bis 48,6	2090 bis 2360
188	75 bis 85	25 bis 30	79,9 bis 83,7	7680 bis 9510
237	60 bis 68	35 bis 40	70,5 bis 74,3	6840 bis 8830
338	137 bis 146	42 bis 47	81,4 bis 84,9	12700 bis 17400
407	95 bis 105	54 bis 60	71,5 bis 74,9	9840 bis 14600

Ein geeignetes Antioxidans kann zugesetzt sein.

Eigenschaften

Aussehen: farblose bis fast farblose Flüssigkeit (Poloxamer 124); Pulver, Kügelchen oder Schuppen, weiß bis fast weiß, wachsartig

Löslichkeit: sehr leicht löslich in Wasser und Ethanol, praktisch unlöslich in Petroläther (Siedebereich 50 bis 70 °C)

Schmelztemperatur: etwa 50 °C für die Poloxamere 188, 237, 338 und 407

Prüfung auf Identität

1: A, B
2: B, C

A. IR-Spektroskopie (2.2.24)

Vergleich: die dem zu bestimmenden Poloxamer-Typ entsprechende chemische Referenzsubstanz der Ph. Eur.

B. Die Substanz entspricht der Prüfung „Mittlere relative Molekülmasse" (siehe „Prüfung auf Reinheit").

C. Die Substanz entspricht der Prüfung „Verhältnis Propylenoxid- zu Ethylenoxid-Einheiten" (siehe „Prüfung auf Reinheit").

Prüfung auf Reinheit

Prüflösung: 10,0 g Substanz werden in kohlendioxidfreiem Wasser *R* zu 100 ml gelöst.

Aussehen der Lösung: Die Prüflösung darf nicht stärker gefärbt sein als die Farbvergleichslösung BG_7 (2.2.2, Methode II).

pH-Wert (2.2.3): 5,0 bis 7,5, an der Prüflösung bestimmt

Ethylenoxid, Propylenoxid, Dioxan: Gaschromatographie (2.2.28), Statische Head-space-GC

Ethylenoxid-Stammlösung: 0,5 g Ethylenoxid-Lösung *R* 5 werden in einer Probeflasche mit Dimethylsulfoxid *R* 1 zu 50,0 ml verdünnt und sorgfältig gemischt.

Ethylenoxid-Lösung: 1,0 ml Ethylenoxid-Stammlösung wird mit Dimethylsulfoxid *R* 1 zu 250 ml verdünnt.

Propylenoxid-Stammlösung: Etwa 7 ml Dichlormethan *R* werden in einem Messkolben mit 0,500 g (*m*) Propylenoxid *R* versetzt und mit Dichlormethan *R* zu 10,0 ml verdünnt. 0,5 ml Lösung werden mit Dimethylsulfoxid *R* 1 zu 50,0 ml verdünnt und sorgfältig gemischt.

Die genaue Propylenoxid-Konzentration (mg · ml^{-1}) wird nach folgender Formel berechnet:

$$\frac{m \cdot 1000 \cdot 0,5}{10 \cdot 50}$$

Propylenoxid-Lösung: 1,0 ml Propylenoxid-Stammlösung wird mit Dimethylsulfoxid *R* 1 zu 50,0 ml verdünnt.

Die genaue Propylenoxid-Konzentration (µg · ml^{-1}) wird nach folgender Formel berechnet:

$$\frac{C \cdot 1000 \cdot 1}{50}$$

C = Konzentration der Propylenoxid-Stammlösung in Milligramm je Milliliter

Dioxan-Lösung: 0,100 g (*m*) Dioxan *R* werden in einem Messkolben mit Dimethylsulfoxid *R* 1 zu 50,0 ml verdünnt. 2,50 ml Lösung werden mit Dimethylsulfoxid *R* 1 zu 100,0 ml verdünnt.

Die genaue Dioxan-Konzentration (µg · ml^{-1}) wird nach folgender Formel berechnet:

$$\frac{m \cdot 2,50 \cdot 1000 \cdot 1000}{50 \cdot 100}$$

Mischlösung: Eine Mischung von 6,0 ml Ethylenoxid-Lösung, 6,0 ml Propylenoxid-Lösung und 2,5 ml Dioxan-Lösung wird mit Dimethylsulfoxid *R* 1 zu 25,0 ml verdünnt.

Untersuchungslösung: 1,000 g Substanz wird in einer für die Statische Head-space-GC geeigneten Probeflasche mit 4,0 ml Dimethylsulfoxid *R* 1 versetzt. Die Probeflasche wird sofort verschlossen.

Referenzlösung: 1,000 g Substanz wird in einer für die Statische Head-space-GC geeigneten Probeflasche mit 2,0 ml Dimethylsulfoxid *R* 1 und 2,0 ml Mischlösung versetzt. Die Probeflasche wird sofort verschlossen.

Säule
- Material: Quarzglas
- Größe: $l = 50$ m, $\varnothing = 0,32$ mm
- Stationäre Phase: Poly(dimethyl)(diphenyl)siloxan *R* (Filmdicke 5 µm)

Trägergas: Helium zur Chromatographie *R*

Durchflussrate: 1,4 ml · min^{-1}

Statische Head-space-Bedingungen
- Äquilibrierungstemperatur: 110 °C
- Äquilibrierungsdauer: 30 min
- Überleitungstemperatur: 140 °C
- Druckausgleichsdauer: 1 min
- Einspritzdauer: 0,05 min

Temperatur

	Zeit (min)	Temperatur (°C)
Säule	0 – 10	70
	10 – 27	70 → 240
Probeneinlass		250
Detektor		250

Detektion: Flammenionisation

Einspritzen: ein geeignetes Volumen Gasphase, zum Beispiel 1 ml

Relative Retention (bezogen auf Ethylenoxid, t_R etwa 6 min)
- Propylenoxid: etwa 1,3
- Dichlormethan: etwa 1,6
- Dioxan: etwa 3,0
- Dimethylsulfoxid: etwa 3,7

Grenzwerte
- Ethylenoxid: nicht größer als das 0,5fache der Fläche des entsprechenden Peaks im Chromatogramm der Referenzlösung (1 ppm)
- Propylenoxid: nicht größer als das 0,5fache der Fläche des entsprechenden Peaks im Chromatogramm der Referenzlösung (5 ppm)
- Dioxan: nicht größer als das 0,5fache der Fläche des entsprechenden Peaks im Chromatogramm der Referenzlösung (10 ppm)

Mittlere relative Molekülmasse: 15 g (*m*) Substanz werden in einen 250-ml-Schliffkolben gegeben und nach Zusatz von einigen Glasperlen mit 25,0 ml Phthalsäureanhydrid-Lösung *R* versetzt. Die Mischung wird bis zum Lösen der Substanz geschwenkt, 1 h lang vorsichtig zum Rückfluss erhitzt und nach dem Erkalten 2-mal mit je 10 ml Pyridin *R* durch den Kühler versetzt. Nach Zusatz von 10 ml Wasser *R* wird der Kolbeninhalt gemischt und 10 min lang stehen gelassen. Nach Zusatz von 40,0 ml Natriumhydroxid-Lösung (0,5 mol · l^{-1}) und 0,5 ml einer Lösung von Phenolphthalein *R* (10 g · l^{-1}) in Pyridin *R* wird die Lösung mit Natriumhydroxid-Lösung (0,5 mol · l^{-1}) bis zur Blassrosafärbung, die 15 s lang bestehen bleibt, titriert. Das verbrauchte Volumen Natriumhydroxid-Lösung (*S*) wird notiert. Mit einer unter gleichen Bedingungen, jedoch ohne Zusatz der Substanz hergestellten Blindlösung wird eine Blindtitration durchgeführt. Das verbrauchte Volumen Natriumhydroxid-Lösung (*B*) wird notiert.

Die mittlere relative Molekülmasse wird nach folgender Formel berechnet:

$$\frac{4000\ m}{B-S}$$

Verhältnis Propylenoxid- zu Ethylenoxid-Einheiten: Kernresonanzspektroskopie (2.2.33)

Für die Prüfung wird eine Lösung der Substanz (100 g · l^{-1}) in (D)Chloroform *R* verwendet. Aufgezeichnet werden die mittlere Fläche (A_1) des Dubletts, erhalten durch die Methyl-Gruppen der Propylenoxid-Einheiten, das bei etwa 1,08 ppm erscheint und die mittlere Fläche (A_2) der zusammengesetzten Bande zwischen 3,2 und 3,8 ppm, erhalten durch die CH$_2$O-Gruppen der Ethylenoxid- und Propylenoxid-Einheiten und durch die CHO-Gruppen der Propylenoxid-Einheiten im Verhältnis zur internen Referenzsubstanz.

Die Masse in Prozent an Ethylenoxid-Einheiten in der Probe wird nach folgender Formel berechnet:

$$\frac{3300\ \alpha}{33\ \alpha + 58} \quad \text{mit}\ \alpha = \frac{A_2}{A_1} - 1$$

Wasser (2.5.12): höchstens 1,0 Prozent, mit 1,000 g Substanz bestimmt

Asche (2.4.16): höchstens 0,4 Prozent, mit 1,0 g Substanz bestimmt

Lagerung

Dicht verschlossen

Beschriftung

Die Beschriftung gibt an
- Typ des Poloxamers
- Name und Konzentration jedes zugesetzten Antioxidans.

4.06/0426

Polysorbat 20
Polysorbatum 20

Definition

Gemisch von Partialestern von Fettsäuren, hauptsächlich Laurinsäure, mit Sorbitol und seinen Anhydriden, die mit etwa 20 Mol Ethylenoxid für jedes Mol Sorbitol und Sorbitolanhydrid ethoxyliert sind

Eigenschaften

Aussehen: ölige, gelbe bis bräunlich gelbe, klare oder schwach opaleszierende Flüssigkeit

Löslichkeit: löslich in Wasser, wasserfreiem Ethanol, Ethylacetat und Methanol, praktisch unlöslich in fetten Ölen und flüssigem Paraffin

Relative Dichte: etwa 1,10

Viskosität: etwa 400 mPa · s bei 25 °C

Prüfung auf Identität

1: A, D
2: B, C, D, E

A. IR-Spektroskopie (2.2.24)

   Vergleich: Polysorbat-20-Referenzspektrum der Ph. Eur.

B. Die Substanz entspricht der Prüfung „Hydroxylzahl" (siehe „Prüfung auf Reinheit").

C. Die Substanz entspricht der Prüfung „Verseifungszahl" (siehe „Prüfung auf Reinheit").

D. Die Substanz entspricht der Prüfung „Fettsäurenzusammensetzung" (siehe „Prüfung auf Reinheit").

E. 0,1 g Substanz werden in 5 ml Dichlormethan R gelöst. Werden dieser Lösung 0,1 g Kaliumthiocyanat R und 0,1 g Cobalt(II)-nitrat R zugesetzt, entsteht nach Umrühren mit einem Glasstab eine blaue Färbung.

Prüfung auf Reinheit

Säurezahl (2.5.1): höchstens 2,0

5,0 g Substanz werden in 50 ml der vorgeschriebenen Lösungsmittelmischung gelöst.

Hydroxylzahl (2.5.3, Methode A): 96 bis 108

Peroxidzahl: höchstens 10,0

In einem 100-ml-Becherglas werden 10,0 g Substanz in Essigsäure 99 % R zu 20 ml gelöst. Die Lösung wird mit 1 ml gesättigter Kaliumiodid-Lösung R versetzt und 1 min lang stehen gelassen. Ein Magnetrührstab wird zugegeben und die Lösung nach Zusatz von 50 ml kohlendioxidfreiem Wasser R mit Natriumthiosulfat-Lösung (0,01 mol · l^{-1}) titriert. Der Endpunkt wird mit Hilfe der Potentiometrie (2.2.20) bestimmt. Eine Blindtitration wird durchgeführt.

Die Peroxidzahl wird nach folgender Formel berechnet:

$$\frac{(n_1 - n_2) \cdot M \cdot 1000}{m}$$

n_1 = Verbrauch an Natriumthiosulfat-Lösung (0,01 mol · l^{-1}) für die Substanz in Millilitern

n_2 = Verbrauch an Natriumthiosulfat-Lösung (0,01 mol · l^{-1}) bei der Blindtitration in Millilitern

M = Molarität der Natriumthiosulfat-Lösung in Mol je Liter

m = Masse der Substanz in Gramm

Verseifungszahl (2.5.6): 40 bis 50, mit 4,0 g Substanz bestimmt

15,0 ml ethanolische Kaliumhydroxid-Lösung (0,5 mol·l^{-1}) werden verwendet. Die Lösung wird vor der Titration mit 50 ml Ethanol 96 % R verdünnt.
Die Mischung wird 60 min lang zum Rückfluss erhitzt.

Fettsäurenzusammensetzung (2.4.22, Methode C): Die Referenzlösung a wird wie in Tabelle 2.4.22-2 angegeben hergestellt.

Säule
- Material: Quarzglas
- Größe: l = 30 m, $\varnothing$ = 0,32 mm
- Stationäre Phase: Macrogol 20 000 R (Filmdicke 0,5 µm)

Trägergas: Helium zur Chromatographie R

Lineare Geschwindigkeit: 50 cm · s^{-1}

Temperatur

	Zeit (min)	Temperatur (°C)
Säule	0 – 14	80 → 220
	14 – 54	220
Probeneinlass		250
Detektor		250

Detektion: Flammenionisation

Einspritzen: 1 µl

Fettsäurenzusammensetzung
- Hexansäure: höchstens 1,0 Prozent
- Octansäure: höchstens 10,0 Prozent
- Decansäure: höchstens 10,0 Prozent
- Laurinsäure: 40,0 bis 60,0 Prozent
- Myristinsäure: 14,0 bis 25,0 Prozent
- Palmitinsäure: 7,0 bis 15,0 Prozent
- Stearinsäure: höchstens 7,0 Prozent
- Ölsäure: höchstens 11,0 Prozent
- Linolsäure: höchstens 3,0 Prozent

Ethylenoxid, Dioxan (2.4.25, Methode A): höchstens 1 ppm Ethylenoxid und höchstens 10 ppm Dioxan

Schwermetalle (2.4.8): höchstens 10 ppm

2,0 g Substanz müssen der Grenzprüfung C entsprechen. Zur Herstellung der Referenzlösung werden 2 ml Blei-Lösung (10 ppm Pb) R verwendet.

Wasser (2.5.12): höchstens 3,0 Prozent, mit 1,00 g Substanz bestimmt

Asche (2.4.16): höchstens 0,25 Prozent, mit 2,0 g Substanz bestimmt

Lagerung

Dicht verschlossen, vor Licht geschützt

4.06/1914

Polysorbat 40
Polysorbatum 40

Definition

Gemisch von Partialestern von Fettsäuren, hauptsächlich Palmitinsäure, mit Sorbitol und seinen Anhydriden, die mit etwa 20 Mol Ethylenoxid für jedes Mol Sorbitol und Sorbitolanhydrid ethoxyliert sind

Eigenschaften

Aussehen: ölige, viskose, gelbliche bis bräunlich gelbe Flüssigkeit

Löslichkeit: mischbar mit Wasser, wasserfreiem Ethanol, Ethylacetat und Methanol, praktisch unlöslich in fetten Ölen und flüssigem Paraffin

Relative Dichte: etwa 1,10

Viskosität: etwa 400 mPa · s bei 30 °C

Prüfung auf Identität

1: A, D
2: B, C, D, E

A. IR-Spektroskopie (2.2.24)

   Vergleich: Polysorbat-40-Referenzspektrum der Ph. Eur.

B. Die Substanz entspricht der Prüfung „Hydroxylzahl" (siehe „Prüfung auf Reinheit").

C. Die Substanz entspricht der Prüfung „Verseifungszahl" (siehe „Prüfung auf Reinheit").

D. Die Substanz entspricht der Prüfung „Fettsäurenzusammensetzung" (siehe „Prüfung auf Reinheit").

E. 0,1 g Substanz werden in 5 ml Dichlormethan R gelöst. Werden der Lösung 0,1 g Kaliumthiocyanat R und 0,1 g Cobalt(II)-nitrat R zugesetzt, entsteht nach Umrühren mit einem Glasstab eine blaue Färbung.

Prüfung auf Reinheit

Säurezahl (2.5.1): höchstens 2,0

5,0 g Substanz werden in 50 ml der vorgeschriebenen Lösungsmittelmischung gelöst.

Hydroxylzahl (2.5.3, Methode A): 89 bis 105

Peroxidzahl: höchstens 10,0

In einem 100-ml-Becherglas werden 10,0 g Substanz in Essigsäure 99 % R zu 20 ml gelöst. Die Lösung wird mit 1 ml gesättigter Kaliumiodid-Lösung R versetzt und 1 min lang stehen gelassen. Ein Magnetrührstab wird zugegeben und die Lösung nach Zusatz von 50 ml kohlendioxidfreiem Wasser R mit Natriumthiosulfat-Lösung (0,01 mol · l^{-1}) titriert. Der Endpunkt wird mit Hilfe der Potentiometrie (2.2.20) bestimmt. Eine Blindtitration wird durchgeführt.

Die Peroxidzahl wird nach folgender Formel berechnet:

$$\frac{(n_1 - n_2) \cdot M \cdot 1000}{m}$$

n_1 = Verbrauch an Natriumthiosulfat-Lösung (0,01 mol · l^{-1}) für die Substanz in Millilitern

n_2 = Verbrauch an Natriumthiosulfat-Lösung (0,01 mol · l^{-1}) bei der Blindtitration in Millilitern

M = Molarität der Natriumthiosulfat-Lösung in Mol je Liter

m = Masse der Substanz in Gramm

Verseifungszahl (2.5.6): 41 bis 52, mit 4,0 g Substanz bestimmt

15,0 ml ethanolische Kaliumhydroxid-Lösung (0,5 mol·l^{-1}) werden verwendet. Die Lösung wird vor der Titration mit 50 ml Ethanol 96 % R verdünnt.
Die Mischung wird 60 min lang zum Rückfluss erhitzt.

Fettsäurenzusammensetzung (2.4.22, Methode C): Die Referenzlösung a wird wie in Tabelle 2.4.22-1 angegeben hergestellt.

Säule
– Material: Quarzglas
– Größe: $l = 30$ m, $\emptyset = 0{,}32$ mm
– Stationäre Phase: Macrogol 20 000 R (Filmdicke 0,5 µm)

Trägergas: Helium zur Chromatographie R

Lineare Geschwindigkeit: 50 cm · s^{-1}

Temperatur

	Zeit (min)	Temperatur (°C)
Säule	0 – 14	80 → 220
	14 – 54	220
Probeneinlass		250
Detektor		250

Detektion: Flammenionisation

Einspritzen: 1 µl

Fettsäurenzusammensetzung
– Palmitinsäure: mindestens 92,0 Prozent

Ethylenoxid, Dioxan (2.4.25, Methode A): höchstens 1 ppm Ethylenoxid und höchstens 10 ppm Dioxan

Schwermetalle (2.4.8): höchstens 10 ppm

2,0 g Substanz müssen der Grenzprüfung C entsprechen. Zur Herstellung der Referenzlösung werden 2 ml Blei-Lösung (10 ppm Pb) R verwendet.

Wasser (2.5.12): höchstens 3,0 Prozent, mit 1,00 g Substanz bestimmt

Asche (2.4.16): höchstens 0,25 Prozent, mit 2,0 g Substanz bestimmt

Lagerung

Dicht verschlossen, vor Licht geschützt

Polysorbat 60
Polysorbatum 60

4.06/0427

Definition

Gemisch von Partialestern von Fettsäuren, hauptsächlich Stearinsäure 50, mit Sorbitol und seinen Anhydriden, die mit etwa 20 Mol Ethylenoxid für jedes Mol Sorbitol und Sorbitolanhydrid ethoxyliert sind

Eigenschaften

Aussehen: gelblich braune, gallertartige Masse, die bei Temperaturen über 25 °C zu einer klaren Flüssigkeit wird

Löslichkeit: löslich in Wasser, wasserfreiem Ethanol, Ethylacetat und Methanol, praktisch unlöslich in fetten Ölen und flüssigem Paraffin

Relative Dichte: etwa 1,10

Viskosität: etwa 400 mPa · s bei 30 °C

Prüfung auf Identität

1: A, D
2: B, C, D, E

A. IR-Spektroskopie (2.2.24)

   Vergleich: Polysorbat-60-Referenzspektrum der Ph. Eur.

B. Die Substanz entspricht der Prüfung „Hydroxylzahl" (siehe „Prüfung auf Reinheit").

C. Die Substanz entspricht der Prüfung „Verseifungszahl" (siehe „Prüfung auf Reinheit").

D. Die Substanz entspricht der Prüfung „Fettsäurenzusammensetzung" (siehe „Prüfung auf Reinheit").

E. 0,1 g Substanz werden in 5 ml Dichlormethan R gelöst. Werden dieser Lösung 0,1 g Kaliumthiocyanat R und 0,1 g Cobalt(II)-nitrat R zugesetzt, entsteht nach Umrühren mit einem Glasstab eine blaue Färbung.

Prüfung auf Reinheit

Säurezahl (2.5.1): höchstens 2,0

5,0 g Substanz werden in 50 ml der vorgeschriebenen Lösungsmittelmischung gelöst.

Hydroxylzahl (2.5.3, Methode A): 81 bis 96

Peroxidzahl: höchstens 10,0

In einem 100-ml-Becherglas werden 10,0 g Substanz in Essigsäure 99 % R zu 20 ml gelöst. Die Lösung wird mit 1 ml gesättigter Kaliumiodid-Lösung R versetzt und 1 min lang stehen gelassen. Ein Magnetrührstab wird zugegeben und die Lösung nach Zusatz von 50 ml kohlendioxidfreiem Wasser R mit Natriumthiosulfat-Lösung (0,01 mol · l^{-1}) titriert. Der Endpunkt wird mit Hilfe der Potentiometrie (2.2.20) bestimmt. Eine Blindtitration wird durchgeführt.

Die Peroxidzahl wird nach folgender Formel berechnet:

$$\frac{(n_1 - n_2) \cdot M \cdot 1000}{m}$$

n_1 = Verbrauch an Natriumthiosulfat-Lösung (0,01 mol · l^{-1}) für die Substanz in Millilitern

n_2 = Verbrauch an Natriumthiosulfat-Lösung (0,01 mol · l^{-1}) bei der Blindtitration in Millilitern

M = Molarität der Natriumthiosulfat-Lösung in Mol je Liter

m = Masse der Substanz in Gramm

Verseifungszahl (2.5.6): 45 bis 55, mit 4,0 g Substanz bestimmt

15,0 ml ethanolische Kaliumhydroxid-Lösung (0,5 mol·l^{-1}) werden verwendet. Die Lösung wird vor der Titration mit 50 ml Ethanol 96 % R verdünnt.

Die Mischung wird 60 min lang zum Rückfluss erhitzt.

Fettsäurenzusammensetzung (2.4.22, Methode C): Die Referenzlösung a wird wie in Tabelle 2.4.22-1 angegeben hergestellt.

Säule
- Material: Quarzglas
- Größe: $l = 30$ m, $\varnothing = 0,32$ mm
- Stationäre Phase: Macrogol 20 000 R (Filmdicke 0,5 µm)

Trägergas: Helium zur Chromatographie R

Lineare Geschwindigkeit: 50 cm · s^{-1}

Temperatur

	Zeit (min)	Temperatur (°C)
Säule	0 – 14	80 → 220
	14 – 54	220
Probeneinlass		250
Detektor		250

Detektion: Flammenionisation

Einspritzen: 1 µl

Fettsäurenzusammensetzung
- Stearinsäure: 40,0 bis 60,0 Prozent
- Summe der Gehalte von Palmitinsäure und Stearinsäure: mindestens 90,0 Prozent

Ethylenoxid, Dioxan (2.4.25, Methode A): höchstens 1 ppm Ethylenoxid und höchstens 10 ppm Dioxan

Schwermetalle (2.4.8): höchstens 10 ppm

2,0 g Substanz müssen der Grenzprüfung C entsprechen. Zur Herstellung der Referenzlösung werden 2 ml Blei-Lösung (10 ppm Pb) *R* verwendet.

Wasser (2.5.12): höchstens 3,0 Prozent, mit 1,00 g Substanz bestimmt

Asche (2.4.16): höchstens 0,25 Prozent, mit 2,0 g Substanz bestimmt

Lagerung

Dicht verschlossen, vor Licht geschützt

4.06/0428

Polysorbat 80
Polysorbatum 80

Definition

Gemisch von Partialestern von Fettsäuren, hauptsächlich Ölsäure, mit Sorbitol und seinen Anhydriden, die mit etwa 20 Mol Ethylenoxid für jedes Mol Sorbitol und Sorbitolanhydrid ethoxyliert sind

Eigenschaften

Aussehen: ölige, gelbliche bis bräunlich gelbe, klare Flüssigkeit

Löslichkeit: mischbar mit Wasser, wasserfreiem Ethanol, Ethylacetat und Methanol, praktisch unlöslich in fetten Ölen und flüssigem Paraffin

Relative Dichte: etwa 1,10

Viskosität: etwa 400 mPa · s bei 25 °C

Prüfung auf Identität

1: A, D
2: B, C, D, E

A. IR-Spektroskopie (2.2.24)

   Vergleich: Polysorbat-80-Referenzspektrum der Ph. Eur.

B. Die Substanz entspricht der Prüfung „Hydroxylzahl" (siehe „Prüfung auf Reinheit").

C. Die Substanz entspricht der Prüfung „Verseifungszahl" (siehe „Prüfung auf Reinheit").

D. Die Substanz entspricht der Prüfung „Fettsäurenzusammensetzung" (siehe „Prüfung auf Reinheit").

E. 0,1 g Substanz werden in 5 ml Dichlormethan *R* gelöst. Werden dieser Lösung 0,1 g Kaliumthiocyanat *R* und 0,1 g Cobalt(II)-nitrat *R* zugesetzt, entsteht nach Umrühren mit einem Glasstab eine blaue Färbung.

Prüfung auf Reinheit

Säurezahl (2.5.1): höchstens 2,0

5,0 g Substanz werden in 50 ml der vorgeschriebenen Lösungsmittelmischung gelöst.

Hydroxylzahl (2.5.3, Methode A): 65 bis 80

Peroxidzahl: höchstens 10,0

In einem 100-ml-Becherglas werden 10,0 g Substanz in Essigsäure 99 % *R* zu 20 ml gelöst. Die Lösung wird mit 1 ml gesättigter Kaliumiodid-Lösung *R* versetzt und 1 min lang stehen gelassen. Ein Magnetrührstab wird zugegeben und die Lösung nach Zusatz von 50 ml kohlendioxidfreiem Wasser *R* mit Natriumthiosulfat-Lösung (0,01 mol · l⁻¹) titriert. Der Endpunkt wird mit Hilfe der Potentiometrie (2.2.20) bestimmt. Eine Blindtitration wird durchgeführt.

Die Peroxidzahl wird nach folgender Formel berechnet:

$$\frac{(n_1 - n_2) \cdot M \cdot 1000}{m}$$

n_1 = Verbrauch an Natriumthiosulfat-Lösung (0,01 mol · l⁻¹) für die Substanz in Millilitern
n_2 = Verbrauch an Natriumthiosulfat-Lösung (0,01 mol · l⁻¹) bei der Blindtitration in Millilitern
M = Molarität der Natriumthiosulfat-Lösung in Mol je Liter
m = Masse der Substanz in Gramm

Verseifungszahl (2.5.6): 45 bis 55, mit 4,0 g Substanz bestimmt

15,0 ml ethanolische Kaliumhydroxid-Lösung (0,5 mol·l⁻¹) werden verwendet. Die Lösung wird vor der Titration mit 50 ml Ethanol 96 % *R* verdünnt.

Die Mischung wird 60 min lang zum Rückfluss erhitzt.

Fettsäurenzusammensetzung (2.4.22, Methode C): Die Referenzlösung a wird wie in Tabelle 2.4.22-3 angegeben hergestellt.

Säule
– Material: Quarzglas
– Größe: l = 30 m, ⌀ = 0,32 mm
– Stationäre Phase: Macrogol 20 000 *R* (Filmdicke 0,5 µm)

Trägergas: Helium zur Chromatographie R

Lineare Geschwindigkeit: 50 cm · s⁻¹

Temperatur

	Zeit (min)	Temperatur (°C)
Säule	0 – 14	80 → 220
	14 – 54	220
Probeneinlass		250
Detektor		250

5242 Polysorbat 80

Detektion: Flammenionisation

Einspritzen: 1 µl

Fettsäurenzusammensetzung
- Myristinsäure: höchstens 5,0 Prozent
- Palmitinsäure: höchstens 16,0 Prozent
- Palmitoleinsäure: höchstens 8,0 Prozent
- Stearinsäure: höchstens 6,0 Prozent
- Ölsäure: 58,0 bis 85,0 Prozent
- Linolsäure: höchstens 18,0 Prozent
- Linolensäure: höchstens 4,0 Prozent

Ethylenoxid, Dioxan (2.4.25, Methode A): höchstens 1 ppm Ethylenoxid und höchstens 10 ppm Dioxan

Schwermetalle (2.4.8): höchstens 10 ppm

2,0 g Substanz müssen der Grenzprüfung C entsprechen. Zur Herstellung der Referenzlösung werden 2 ml Blei-Lösung (10 ppm Pb) *R* verwendet.

Wasser (2.5.12): höchstens 3,0 Prozent, mit 1,00 g Substanz bestimmt

Asche (2.4.16): höchstens 0,25 Prozent, mit 2,0 g Substanz bestimmt

Lagerung

Dicht verschlossen, vor Licht geschützt

4.06/1558

Propofol

Propofolum

$C_{12}H_{18}O$ M_r 178,3

Definition

Propofol enthält mindestens 98,0 und höchstens 102,0 Prozent 2,6-Bis(1-methylethyl)phenol.

Eigenschaften

Farblose bis sehr hellgelbe, klare Flüssigkeit; sehr schwer löslich in Wasser, mischbar mit Hexan und Methanol.

Prüfung auf Identität

Die Prüfung erfolgt mit Hilfe der IR-Spektroskopie (2.2.24) durch Vergleich des Spektrums der Substanz mit dem von Propofol *CRS*. Die Prüfung erfolgt mit einem dünnen Film zwischen Platten aus Kaliumbromid.

Prüfung auf Reinheit

Brechungsindex (2.2.6): mindestens 1,5125 und höchstens 1,5145

Verunreinigung J: Die Prüfung erfolgt mit Hilfe der Flüssigchromatographie (2.2.29).

Die Lösungen sind unmittelbar vor Gebrauch unter Lichtschutz herzustellen.

Untersuchungslösung: 0,5 g Substanz werden in Hexan *R* zu 10,0 ml gelöst.

Referenzlösung: 5 µl Propofol-Verunreinigung J *CRS* (entsprechend 5 mg) werden in Hexan *R* zu 50,0 ml gelöst. 5,0 ml Lösung werden mit Hexan *R* zu 100,0 ml verdünnt.

Die Chromatographie wird wie unter „Verwandte Substanzen" beschrieben durchgeführt; die Detektion erfolgt bei 254 nm anstatt bei 275 nm.

Je 20 µl Untersuchungslösung und Referenzlösung werden eingespritzt. Die Chromatographie erfolgt über eine Dauer, die der 6fachen Retentionszeit von Propofol entspricht.

Im Chromatogramm der Untersuchungslösung darf eine der Verunreinigung J entsprechende Peakfläche nicht größer sein als das 5fache der Fläche des entsprechenden Peaks im Chromatogramm der Referenzlösung (0,05 Prozent).

Verwandte Substanzen: Die Prüfung erfolgt mit Hilfe der Flüssigchromatographie (2.2.29) wie unter „Gehaltsbestimmung" beschrieben.

10 µl Referenzlösung a werden eingespritzt. Die Chromatographie erfolgt über eine Dauer von 15 min. Die Auflösung zwischen den 2 Hauptpeaks (Verunreinigung J, Retentionszeit etwa 2,5 min, und Propofol, Retentionszeit etwa 3 min) muss mindestens 4,0 betragen.

10 µl Referenzlösung b werden eingespritzt. Die Peaks der Verunreinigung G (relative Retention, bezogen auf Propofol, etwa 0,5) und der Verunreinigung E (relative Retention, bezogen auf Propofol, etwa 5) werden identifiziert.

10 µl Referenzlösung c werden eingespritzt. Die Empfindlichkeit des Systems wird so eingestellt, dass die Höhe des Propofol-Peaks mindestens 50 Prozent des maximalen Ausschlags beträgt.

Je 10 µl Untersuchungslösung a und Referenzlösung c werden eingespritzt. Die Chromatographie der Untersuchungslösung a erfolgt über eine Dauer, die der 6fachen

Retentionszeit von Propofol entspricht. Im Chromatogramm der Untersuchungslösung a darf eine der Verunreinigung G entsprechende Peakfläche nicht größer sein als das 0,4fache der Fläche des Propofol-Peaks im Chromatogramm der Referenzlösung c (0,2 Prozent, unter Berücksichtigung eines Responsfaktors von 0,2); eine der Verunreinigung E entsprechende Peakfläche darf nicht größer sein als das 0,4fache der Fläche des Propofol-Peaks im Chromatogramm der Referenzlösung c (0,01 Prozent, unter Berücksichtigung eines Responsfaktors von 4,0). Keine Peakfläche, mit Ausnahme der des Propofol-Peaks und der den Verunreinigungen E und G entsprechenden Peaks, darf größer sein als das 0,5fache der Fläche des Propofol-Peaks im Chromatogramm der Referenzlösung c (0,05 Prozent). Die Summe aller Verunreinigungen, inklusive Verunreinigungen E und G, darf höchstens 0,3 Prozent betragen. Peaks, deren Fläche kleiner ist als das 0,25fache der Fläche des Propofol-Peaks im Chromatogramm der Referenzlösung c, werden nicht berücksichtigt (0,025 Prozent).

Gehaltsbestimmung

Die Bestimmung erfolgt mit Hilfe der Flüssigchromatographie (2.2.29).

Untersuchungslösung a: 1,00 g Substanz wird in Hexan *R* zu 10,0 ml gelöst.

Untersuchungslösung b: 0,240 g Substanz werden in Hexan *R* zu 100,0 ml gelöst.

Referenzlösung a: 5 µl Substanz und 15 µl Propofol-Verunreinigung J *CRS* werden in Hexan *R* zu 50,0 ml gelöst.

Referenzlösung b: 0,1 ml Propofol zur Eignungsprüfung *CRS* werden mit Hexan *R* zu 1,0 ml verdünnt.

Referenzlösung c: 1,0 ml Untersuchungslösung a wird mit Hexan *R* zu 100,0 ml verdünnt. 1,0 ml dieser Lösung wird mit Hexan *R* zu 10,0 ml verdünnt.

Referenzlösung d: 0,240 g Propofol *CRS* werden in Hexan *R* zu 100,0 ml gelöst.

Die Chromatographie kann durchgeführt werden mit
– einer Säule aus rostfreiem Stahl von 0,20 m Länge und 5 mm innerem Durchmesser, gepackt mit Kieselgel zur Chromatographie *R* (5 µm)
– einer Mischung von 1,0 Volumteilen wasserfreiem Ethanol *R*, 7,5 Volumteilen Acetonitril *R* und 990 Volumteilen Hexan *R* als mobile Phase bei einer Durchflussrate von 2,0 ml je Minute
– einem Spektrometer als Detektor bei einer Wellenlänge von 275 nm.

Je 10 µl Untersuchungslösung b und Referenzlösung d werden eingespritzt. Die Chromatographie erfolgt über eine Dauer, die der 5fachen Retentionszeit von Propofol entspricht.

Lagerung

Vor Licht geschützt, unter Inertgas

Verunreinigungen

A. $R1 = CH(CH_3)_2$, $R2 = R3 = H$:
2,4-Bis(1-methylethyl)phenol

B. $R1 = R2 = H$, $R3 = C(CH_3)=CH_2$:
2-(1-Methylethenyl)-6-(1-methylethyl)phenol

C. $R1 = R2 = R3 = H$:
2-(1-Methylethyl)phenol

D. $R1 = R3 = H$, $R2 = CH(CH_3)_2$:
2,5-Bis(1-methylethyl)phenol

E. 3,3′,5,5′-Tetrakis(1-methylethyl)biphenyl-4,4′-diol

F. $R = CH(CH_3)_2$, $R' = H$:
3-(1-Methylethyl)phenol

H. $R = H$, $R' = CH(CH_3)_2$:
4-(1-Methylethyl)phenol

G. 2-(1-Methylethoxy)-1,3-bis(1-methylethyl)benzol

I. Oxydibenzol

J. 2,6-Bis(1-methylethyl)-1,4-benzochinon

Prothrombinkomplex vom Menschen
Prothrombinum multiplex humanum

4.06/0554

Definition

Prothrombinkomplex vom Menschen ist eine Fraktion von Plasmaproteinen. Sie enthält Blutgerinnungsfaktor IX und je nach Fraktionierungsmethode unterschiedliche Mengen der Blutgerinnungsfaktoren II, VII und X. Prothrombinkomplex vom Menschen wird aus Plasma vom Menschen hergestellt, das der Monographie **Plasma vom Menschen (Humanplasma) zur Fraktionierung (Plasma humanum ad separationem)** entspricht.

Die Aktivität der nach den Angaben in der Beschriftung rekonstituierten Zubereitung beträgt mindestens 20 I.E. Blutgerinnungsfaktor IX je Milliliter.

Herstellung

Das Herstellungsverfahren muss die Aktivierung aller Gerinnungsfaktoren so gering wie möglich halten, um Gerinnungsstörungen so weit wie möglich zu begrenzen. Das Herstellungsverfahren umfasst einen Schritt oder mehrere Schritte, die bekannte Infektionserreger nachweislich entfernen oder inaktivieren. Falls virusinaktivierende Substanzen während der Herstellung verwendet werden, muss das darauf folgende Reinigungsverfahren in Bezug auf seine Fähigkeit, diese Substanzen auf eine geeignete Konzentration zu reduzieren, validiert werden. Alle Rückstände müssen auf eine Konzentration reduziert werden, die die Sicherheit der Zubereitung für den Patienten gewährleistet.

Die spezifische Aktivität vor Zusatz eines Proteinstabilisators beträgt mindestens 0,6 I.E. Blutgerinnungsfaktor IX je Milligramm Gesamtprotein.

Die den Prothrombinkomplex enthaltende Fraktion wird in einer geeigneten Flüssigkeit gelöst. Heparin, Antithrombin und Hilfsstoffe, wie ein Stabilisator, können zugesetzt werden. Ein Konservierungsmittel darf nicht zugesetzt werden. Die Lösung wird durch ein Bakterien zurückhaltendes Filter filtriert, unter aseptischen Bedingungen in sterile Endbehältnisse abgefüllt und sofort eingefroren. Anschließend wird sie gefriergetrocknet. Die Behältnisse werden unter Vakuum oder Inertbegasung verschlossen.

Eigenschaften

Pulver oder brüchige Masse, weiß bis schwach gefärbt, sehr hygroskopisch

Die Zubereitung wird unmittelbar vor der „Prüfung auf Identität", der „Prüfung auf Reinheit" (mit Ausnahme der Prüfungen „Löslichkeit" und „Wasser") und der „Wertbestimmung" wie in der Beschriftung angegeben rekonstituiert.

Prüfung auf Identität

Die Zubereitung entspricht den Grenzwerten der Wertbestimmung von Blutgerinnungsfaktor IX und, falls zutreffend, von Blutgerinnungsfaktor II, VII und X.

Prüfung auf Reinheit

Löslichkeit: Einem Behältnis mit der Zubereitung wird das in der Beschriftung angegebene Volumen Lösungsmittel bei der empfohlenen Temperatur zugesetzt. Unter leichtem Umschwenken muss sich die Zubereitung innerhalb von 10 min vollständig lösen. Die Lösung muss klar und kann gefärbt sein.

pH-Wert (2.2.3): 6,5 bis 7,5

Osmolalität (2.2.35): mindestens 240 mosmol · kg^{-1}

Gesamtprotein: Falls erforderlich wird ein genau gemessenes Volumen der rekonstituierten Zubereitung mit einer Lösung von Natriumchlorid *R* (9 g · l^{-1}) so verdünnt, dass die Lösung etwa 15 mg Protein in 2 ml enthält. In einem Zentrifugenglas mit rundem Boden werden 2,0 ml dieser Lösung mit 2 ml einer Lösung von Natriummolybdat *R* (75 g · l^{-1}) und 2 ml einer Mischung von 1 Volumteil nitratfreier Schwefelsäure *R* und 30 Volumteilen Wasser *R* versetzt. Nach Umschütteln und 5 min langem Zentrifugieren wird der Überstand dekantiert. Das Zentrifugenglas wird umgedreht auf Filterpapier abtropfen gelassen. Im Rückstand wird der Stickstoff mit Hilfe der Kjeldahl-Bestimmung (2.5.9) ermittelt und die Proteinmenge durch Multiplikation des Ergebnisses mit 6,25 berechnet.

Aktivierte Blutgerinnungsfaktoren (2.6.22): Die Prüfung wird durchgeführt. Falls erforderlich wird die zu prüfende Zubereitung so verdünnt, dass die Lösung 20 I.E. Faktor IX je Milliliter enthält.

Die Gerinnungszeit jeder Verdünnung muss mindestens 150 s betragen.

Heparin: Falls bei der Herstellung der Zubereitung Heparin zugesetzt wurde, wird die „Wertbestimmung von Heparin in Blutgerinnungsfaktor-Konzentraten"

(2.7.12) durchgeführt. Die Zubereitung darf keinen höheren Gehalt an Heparin aufweisen als in der Beschriftung angegeben, höchstens jedoch 0,5 I.E. Heparin je I.E. Blutgerinnungsfaktor IX.

Thrombin: Wenn die Zubereitung Heparin enthält, wird dessen Menge entsprechend der Prüfung „Heparin" bestimmt und das Heparin durch Zusatz von Protaminsulfat *R* neutralisiert (10 µg Protaminsulfat neutralisieren 1 I.E. Heparin). In 2 Röhrchen werden jeweils gleiche Volumteile der rekonstituierten Zubereitung und einer Lösung von Fibrinogen *R* (3 g · l^{-1}) gemischt. Eines der Röhrchen wird 6 h lang bei 37 °C und das andere 24 h lang bei Raumtemperatur gehalten. In einem dritten Röhrchen wird ein Volumteil Fibrinogen-Lösung mit einem Volumteil einer Lösung von Thrombin vom Menschen *R*, die 1 I.E. je Milliliter enthält, gemischt und in ein Wasserbad von 37 °C gestellt. In den Röhrchen mit der Zubereitung darf keine Gerinnung eintreten. Im Röhrchen mit Thrombin muss die Gerinnung innerhalb von 30 s eintreten.

Wasser: Der Wassergehalt muss innerhalb der von der zuständigen Behörde festgelegten Grenzen liegen, bestimmt mit einer geeigneten Methode, wie der Karl-Fischer-Methode (2.5.12), dem Trocknungsverlust (2.2.32) oder der NIR-Spektroskopie (2.2.40).

Sterilität (2.6.1): Die Zubereitung muss der Prüfung entsprechen.

Pyrogene (2.6.8): Die Zubereitung muss der Prüfung entsprechen. Je Kilogramm Körpermasse eines Kaninchens wird ein Volumen, das mindestens 30 I.E. Blutgerinnungsfaktor IX enthält, injiziert.

Wertbestimmung

Blutgerinnungsfaktor IX: Die „Wertbestimmung von Blutgerinnungsfaktor IX vom Menschen" (2.7.11) wird durchgeführt.

Der ermittelte Wert muss mindestens 80 und darf höchstens 125 Prozent des angegebenen Werts betragen. Die Vertrauensgrenzen ($P = 0,95$) des ermittelten Werts müssen mindestens 80 und dürfen höchstens 125 Prozent betragen.

Blutgerinnungsfaktor II: Die „Wertbestimmung von Blutgerinnungsfaktor II vom Menschen" (2.7.18) wird durchgeführt.

Der ermittelte Wert muss mindestens 80 und darf höchstens 125 Prozent des angegebenen Werts betragen. Die Vertrauensgrenzen ($P = 0,95$) des ermittelten Werts müssen mindestens 90 und dürfen höchstens 111 Prozent betragen.

Blutgerinnungsfaktor VII: Falls die Zubereitung nach Angaben in der Beschriftung Faktor VII enthält, wird die „Wertbestimmung von Blutgerinnungsfaktor VII vom Menschen" (2.7.10) durchgeführt.

Der ermittelte Wert muss mindestens 80 und darf höchstens 125 Prozent des angegebenen Werts betragen. Die Vertrauensgrenzen ($P = 0,95$) des ermittelten Werts müssen mindestens 80 und dürfen höchstens 125 Prozent betragen.

Blutgerinnungsfaktor X: Die „Wertbestimmung von Blutgerinnungsfaktor X vom Menschen" (2.7.19) wird durchgeführt.

Der ermittelte Wert muss mindestens 80 und darf höchstens 125 Prozent des angegebenen Werts betragen. Die Vertrauensgrenzen ($P = 0,95$) des ermittelten Werts müssen mindestens 90 und dürfen höchstens 111 Prozent betragen.

Lagerung

Dicht verschlossen, vor Licht geschützt

Beschriftung

Die Beschriftung gibt an,
– Anzahl der Internationalen Einheiten an Blutgerinnungsfaktor IX, Blutgerinnungsfaktor II und Blutgerinnungsfaktor X je Behältnis
– falls zutreffend, Anzahl der Internationalen Einheiten an Blutgerinnungsfaktor VII je Behältnis
– falls zutreffend, dass die Zubereitung Protein C und/oder Protein S enthält
– Proteinmenge je Behältnis
– Name und Menge jeder zugesetzten Substanz einschließlich, falls zutreffend, des Gehalts an Heparin
– Name und Volumen des Lösungsmittels, das zum Rekonstituieren der Zubereitung verwendet werden muss
– dass im Falle der Anwendung von Arzneimitteln aus Blut oder Plasma vom Menschen eine Übertragung von Infektionserregern nicht vollständig ausgeschlossen werden kann.

R

Roxithromycin 5249

K

Roxithromycin

Roxithromycinum

4.06/1146

$C_{41}H_{76}N_2O_{15}$ M_r 837

Definition

(3*R*,4*S*,5*S*,6*R*,7*R*,9*R*,11*S*,12*R*,13*S*,14*R*)-4-[(2,6-Dides= oxy-3-*C*-methyl-3-*O*-methyl-α-L-*ribo*-hexopyranosyl)= oxy]-14-ethyl-7,12,13-trihydroxy-10-[(*E*)-[(2-methoxy= ethoxy)methoxy]imino]-3,5,7,9,11,13-hexamethyl-6- [[3,4,6-tridesoxy-3-(dimethylamino)-β-D-*xylo*-hexopy= ranosyl]oxy]oxacyclotetradecan-2-on

Gehalt: 96,0 bis 102,0 Prozent (wasserfreie Substanz)

Eigenschaften

Aussehen: weißes, kristallines Pulver

Löslichkeit: sehr schwer löslich in Wasser, leicht löslich in Aceton, Dichlormethan und Ethanol

Die Substanz ist in verdünnter Salzsäure schwer löslich.

Die Substanz zeigt Polymorphie.

Prüfung auf Identität

A. IR-Spektroskopie (2.2.24)

Vergleich: Roxithromycin CRS

Wenn die Spektren bei der Prüfung unterschiedlich sind, werden mit Lösungen der Substanz und der Referenzsubstanz (90 g · l⁻¹) in Dichlormethan *R* erneut Spektren aufgenommen.

B. Die unter „Gehaltsbestimmung" erhaltenen Chromatogramme werden ausgewertet.

Ergebnis: Der Hauptpeak im Chromatogramm der Untersuchungslösung entspricht in Bezug auf Retentionszeit und Größe dem Hauptpeak im Chromatogramm der Referenzlösung a.

Prüfung auf Reinheit

Aussehen der Lösung: Die Lösung muss klar (2.2.1) und farblos (2.2.2, Methode II) sein.

0,2 g Substanz werden in Methanol *R* zu 20 ml gelöst.

Spezifische Drehung (2.2.7): –93 bis –96 (wasserfreie Substanz)

0,500 g Substanz werden in Aceton *R* zu 50,0 ml gelöst.

Verwandte Substanzen: Flüssigchromatographie (2.2.29)

Lösung A: eine Mischung von 30 Volumteilen Acetonitril *R* und 70 Volumteilen einer Lösung von Ammoniumdihydrogenphosphat *R* (48,6 g · l⁻¹), die zuvor mit verdünnter Natriumhydroxid-Lösung *R* auf einen pH-Wert von 5,3 eingestellt wurde

Untersuchungslösung: 50,0 mg Substanz werden in Lösung A zu 25,0 ml gelöst.

Referenzlösung a: 50,0 mg Roxithromycin CRS werden in Lösung A zu 25,0 ml gelöst.

Referenzlösung b: 1,0 ml Referenzlösung a wird mit Lösung A zu 100,0 ml verdünnt.

Referenzlösung c: 2,0 mg Roxithromycin zur Eignungsprüfung CRS werden in Lösung A zu 1,0 ml gelöst.

Referenzlösung d: 1,0 ml Toluol *R* wird mit Acetonitril *R* zu 100,0 ml verdünnt. 0,2 ml dieser Lösung werden mit Lösung A zu 200,0 ml verdünnt.

Säule
– Größe: l = 0,15 m, $\varnothing$ = 4,6 mm
– Stationäre Phase: nachsilanisiertes, octadecylsilyliertes Kieselgel zur Chromatographie *R* (5 µm), sphärisch, mit einer Porengröße von 10 nm und etwa 19 Prozent Kohlenstoffgehalt
– Temperatur: 15 °C

Mobile Phase
– Mobile Phase A: eine Mischung von 26 Volumteilen Acetonitril *R* und 74 Volumteilen einer Lösung von Ammoniumdihydrogenphosphat *R* (59,7 g · l⁻¹), die zuvor mit verdünnter Natriumhydroxid-Lösung *R* auf einen pH-Wert von 4,3 eingestellt wurde
– Mobile Phase B: Wasser *R*, Acetonitril *R* (30:70 *V/V*)

Zeit (min)	Mobile Phase A (% V/V)	Mobile Phase B (% V/V)
0 – 50	100	0
50 – 51	100 → 90	0 → 10
51 – 80	90	10
80 – 81	90 → 100	10 → 0
81 – 100	100	0

Durchflussrate: 1,1 ml · min⁻¹

Detektion: Spektrometer bei 205 nm

Einspritzen: 20 µl; Temperatur des Probeneinlasses 8 °C; Untersuchungslösung, Referenzlösungen b, c und d

Relative Retention (bezogen auf Roxithromycin, t_R etwa 22 min)
– Verunreinigung G: etwa 1,15

Eignungsprüfung: Referenzlösung c
– Peak-Tal-Verhältnis: mindestens 2,0, wobei H_p die Höhe des Peaks der Verunreinigung G über der Basislinie und H_v die Höhe des niedrigsten Punkts der Kurve über der Basislinie zwischen den Peaks von Roxithromycin und Verunreinigung G darstellt

Grenzwerte
– Verunreinigung G: nicht größer als die Fläche des Hauptpeaks im Chromatogramm der Referenzlösung b (1,0 Prozent)
– Jede Verunreinigung: jeweils nicht größer als das 0,5fache der Fläche des Hauptpeaks im Chromatogramm der Referenzlösung b (0,5 Prozent)
– Summe aller Verunreinigungen: nicht größer als das 3fache der Fläche des Hauptpeaks im Chromatogramm der Referenzlösung b (3,0 Prozent)
– Ohne Berücksichtigung bleiben: Peaks, deren Fläche kleiner ist als das 0,05fache der Fläche des Hauptpeaks im Chromatogramm der Referenzlösung b (0,05 Prozent); Toluol-Peak (Identifizierung durch Referenzlösung d)

Schwermetalle (2.4.8): höchstens 10 ppm

2,0 g Substanz werden in einer Mischung von 15 Volumteilen Wasser *R* und 85 Volumteilen Aceton *R* zu 20 ml gelöst. 12 ml Lösung müssen der Grenzprüfung B entsprechen. Als Referenzlösung wird eine Blei-Lösung (1 ppm Pb) verwendet, die durch Verdünnen der Blei-Lösung (100 ppm Pb) *R* mit einer Mischung von 15 Volumteilen Wasser *R* und 85 Volumteilen Aceton *R* hergestellt wird.

Wasser (2.5.12): höchstens 3,0 Prozent, mit 0,200 g Substanz bestimmt

Sulfatasche (2.4.14): höchstens 0,1 Prozent, mit 1,0 g Substanz bestimmt

Gehaltsbestimmung

Flüssigchromatographie (2.2.29) wie unter „Verwandte Substanzen" beschrieben, mit folgenden Änderungen:

Säule
– Größe: $l = 0,25$ m

Mobile Phase: eine Mischung von 307 Volumteilen Acetonitril *R* und 693 Volumteilen einer Lösung von Ammoniumdihydrogenphosphat *R* (49,1 g · l^{-1}), die zuvor mit verdünnter Natriumhydroxid-Lösung *R* auf einen pH-Wert von 5,3 eingestellt wurde

Durchflussrate: 1,5 ml · min^{-1}

Einspritzen: Untersuchungslösung, Referenzlösungen a und c

Retentionszeit: Roxithromycin etwa 12 min

Eignungsprüfung: Referenzlösung c
– Peak-Tal-Verhältnis: mindestens 1,5, wobei H_p die Höhe des Peaks der Verunreinigung G über der Basislinie und H_v die Höhe des niedrigsten Punkts der Kurve über der Basislinie zwischen den Peaks von Verunreinigung G und Roxithromycin darstellt

Lagerung

Dicht verschlossen

Verunreinigungen

Spezifizierte Verunreinigungen:
(Beachten Sie den Hinweis zu den „Verunreinigungen" zu Anfang des Bands auf Seite B)

A, B, C, D, E, F, G, H, I

A. Erythromycin A

B. 4-*O*-De(2,6-didesoxy-3-*C*-methyl-3-*O*-methyl-α-*ribo*-hexopyranosyl)erythromycin-10-(*E*)-[*O*-[(2-methoxyethoxy)methyl]oxim]

C. R = H:
Erythromycin-10-(*E*)-oxim

G. R = CH$_2$–O–CH$_2$–O–CH$_2$–CH$_2$–OCH$_3$:
Erythromycin-10-(*E*)-[*O*-[[(2-methoxyethoxy)methoxy]methyl]oxim]

D. Erythromycin-10-(Z)-[[(2-methoxyethoxy)methyl]=
oxim]

E. R = H, R′ = CH₃:
3-O-Demethylerythromycin-10-(E)-[O-[(2-methoxy=
ethoxy)methyl]oxim]
(Roxithromycin C)

F. R = CH₃, R′ = H:
N-Demethylerythromycin-10-(E)-[[O-(2-methoxy=
ethoxy)methyl]oxim]

H. R = R′ = H:
13-Desoxyerythromycin-10-(E)-[O-[(2-methoxyeth=
oxy)methyl]oxim]
(Roxithromycin B)

I. R = OH, R′ = CH₂–O–CH₂–CH₂–OCH₃:
2-O-[(2-Methoxyethoxy)methyl]erythromycin-10-
(E)-[O-[(2-methoxyethoxy)methyl]oxim]

S

Simeticon 5255
Sorbitol 5256
Lösung von partiell dehydratisiertem Sorbitol .. 5258
Spitzwegerichblätter 5259
Stearylalkohol 5261

Stramoniumblätter 5261
Streptokinase-Lösung als Bulk 5263
Süßorangenschalenöl 5265
Sulfadiazin 5268

S

4.06/1470

Simeticon

Simeticonum

Definition

Simeticon wird durch Einbau von 4 bis 7 Prozent Siliciumdioxid in Polydimethylsiloxan mit einem Polymerisationsgrad zwischen 20 und 400 erhalten. Die Substanz enthält 90,5 bis 99,0 Prozent Polydimethylsiloxan.

Herstellung

Polydimethylsiloxan wird durch Hydrolyse und Polykondensation von Dichlordimethylsilan und Chlortrimethylsilan erhalten. Das Siliciumdioxid wird an der Oberfläche durch Einbau von Methylsilyl-Gruppen verändert.

Eigenschaften

Viskose, grauweiße, opaleszierende Flüssigkeit; praktisch unlöslich in Wasser und Methanol, sehr schwer löslich bis praktisch unlöslich in wasserfreiem Ethanol, teilweise mischbar mit Dichlormethan, Ethylacetat, Ethylmethylketon und Toluol.

Prüfung auf Identität

A. Die Prüfung erfolgt mit Hilfe der IR-Spektroskopie (2.2.24). Absorptionsmaxima treten bei 2964, 2905, 1412, 1260 und 1020 cm^{-1} auf. Die Prüfung erfolgt mit der Substanz als dünnem Film zwischen Plättchen aus Natriumchlorid R.

B. 0,5 g Substanz werden in einem Reagenzglas auf kleiner Flamme bis zum Erscheinen weißer Dämpfe erhitzt. Das Reagenzglas wird so über ein zweites Reagenzglas, das 1 ml einer Lösung von Chromotropsäure-Natrium R (1 g · l^{-1}) in Schwefelsäure R enthält, gehalten, dass die Dämpfe die Lösung erreichen. Das zweite Reagenzglas wird etwa 10 s lang geschüttelt und 5 min lang im Wasserbad erhitzt. Die Lösung ist violett gefärbt.

C. Der bei der Bestimmung „Siliciumdioxid" (siehe „Gehaltsbestimmung") erhaltene Rückstand gibt die Identitätsreaktion auf Silicat (2.3.1).

Prüfung auf Reinheit

Sauer reagierende Substanzen: 2,0 g Substanz werden mit 25 ml einer Mischung gleicher Volumteile von wasserfreiem Ethanol R und Ether R, die zuvor gegen 0,2 ml Bromthymolblau-Lösung R 1 neutralisiert wurde, versetzt. Nach Schütteln der Lösung dürfen bis zum Umschlag nach Blau höchstens 3,0 ml Natriumhydroxid-Lösung (0,01 mol · l^{-1}) verbraucht werden.

Schaumbrechende Wirkung

Schäumende Lösung: 5,0 g Docusat-Natrium R werden in 1 l Wasser R, falls erforderlich unter Erwärmen auf 50 °C, gelöst.

Schaumbrechende Lösung: 50 ml Ethylmethylketon R werden mit 0,250 g Substanz versetzt. Die Mischung wird unter Schütteln auf höchstens 50 °C erwärmt.

100 ml schäumende Lösung und 1 ml schaumbrechende Lösung werden in einen 250-ml-Zylinder von etwa 5 cm Durchmesser gegeben. Der Zylinder wird hermetisch verschlossen und in einem geeigneten Neigungsschüttler befestigt, der folgende Bedingungen erfüllt:
– 250 bis 300 Schwingungen je Minute
– Schwingungswinkel etwa 10°
– Schwingungsradius etwa 10 cm.

Der Zylinder wird 10 s lang geschüttelt und die Zeitspanne registriert, die von der Beendigung des Schüttelvorgangs bis zum Auftreten eines ersten schaumfreien Anteils auf der Flüssigkeitsoberfläche vergeht.

Diese Zeitspanne darf höchstens 15 s betragen.

Mineralöle: 2,0 g Substanz werden in einem Reagenzglas im ultravioletten Licht bei 365 nm geprüft. Die Fluoreszenz darf nicht intensiver als die einer unter gleichen Bedingungen geprüften Lösung von Chininsulfat R (0,1 ppm) in Schwefelsäure (0,005 mol · l^{-1}) sein.

Phenylierte Verbindungen: 5,0 g Substanz werden unter Schütteln in 10,0 ml Cyclohexan R gelöst. Die Absorption (2.2.25) wird zwischen 200 und 350 nm unter Verwendung von Cyclohexan R als Kompensationsflüssigkeit gemessen. Die korrigierte Absorption (die im Maximum zwischen 250 und 270 nm gemessene Absorption abzüglich der bei 300 nm gemessenen Absorption) der Lösung darf höchstens 0,2 betragen.

Schwermetalle: 1,0 g Substanz wird unter Mischen in Dichlormethan R zu 20 ml gelöst. 1,0 ml einer frisch hergestellten Lösung von Dithizon R (0,02 g · l^{-1}) in Dichlormethan R, 0,5 ml Wasser R und 0,5 ml einer Mischung von 1 Volumteil verdünnter Ammoniak-Lösung R 2 und 9 Volumteilen einer Lösung von Hydroxylaminhydrochlorid R (2 g · l^{-1}) werden zugesetzt. Gleichzeitig wird folgende Referenzlösung hergestellt: 20 ml Dichlormethan R werden mit 1,0 ml einer frisch hergestellten Lösung von Dithizon R (0,02 g · l^{-1}) in Dichlormethan R, 0,5 ml Blei-Lösung (10 ppm Pb) R und 0,5 ml einer Mischung von 1 Volumteil verdünnter Ammoniak-Lösung R 2 und 9 Volumteilen einer Lösung von Hydroxylaminhydrochlorid R (2 g · l^{-1}) versetzt. Jede Lösung wird sofort 1 min lang kräftig geschüttelt. Eine in der zu prüfenden Lösung auftretende Rotfärbung darf nicht stärker sein als diejenige der Referenzlösung (5 ppm).

Flüchtige Bestandteile: höchstens 1,0 Prozent, mit 1,00 g Substanz in einer Schale von 60 mm Durchmesser und 10 mm Höhe durch 2 h langes Erhitzen im Trockenschrank bei 150 °C bestimmt

Gehaltsbestimmung

Siliciumdioxid: höchstens 7 Prozent, mit mindestens 20,0 mg Substanz bestimmt

Die Substanz wird in einem Strom von Stickstoff *R* bei einer Durchflussrate von 200 ml je Minute auf 800 °C erhitzt, wobei die Temperatur um 20 °C je Minute erhöht wird. Der Rückstand (Siliciumdioxid) wird gewogen.

Dimeticon

Untersuchungslösung: Etwa 50 mg (*E*) Substanz werden in einen 125-ml-Zylinder mit Schraubverschluss gegeben, mit 25,0 ml Toluol *R* versetzt, zum Dispergieren manuell geschüttelt und mit 50 ml verdünnter Salzsäure *R* versetzt. Der Zylinder wird verschlossen und auf einem Vortex-Mischer befestigt. Nach 5 min langem Schütteln wird der Inhalt des Zylinders in einen Scheidetrichter gegeben und zur Phasentrennung stehen gelassen. 5 ml der oberen Phase werden in ein Reagenzglas mit Schraubverschluss gegeben, das 0,5 g wasserfreies Natriumsulfat *R* enthält. Das Reagenzglas wird verschlossen und nach kräftigem manuellem Schütteln zentrifugiert, um eine klare Untersuchungslösung zu erhalten.

Referenzlösung: Etwa 0,20 g Dimeticon *CRS* werden in 100,0 ml Toluol *R* gegeben. Die Referenzlösung wird unter den gleichen Bedingungen wie die Untersuchungslösung hergestellt, wobei 25,0 ml der Dimeticon-Lösung verwendet werden.

Eine Blindlösung wird durch Schütteln von 10 ml Toluol *R* mit 1 g wasserfreiem Natriumsulfat *R* und Zentrifugieren der erhaltenen Suspension hergestellt.

Das IR-Spektrum der Untersuchungslösung und der Referenzlösung wird zwischen 1330 und 1180 cm^{-1} in einer 0,5-mm-Küvette aufgenommen und die Absorption (2.2.24) der Bande bei 1260 cm^{-1} bestimmt.

Der Prozentgehalt an Dimeticon wird nach folgender Formel berechnet:

$$\frac{25 C \cdot A_M \cdot 100}{A_E \cdot E}$$

A_M = Absorption der Untersuchungslösung
A_E = Absorption der Referenzlösung
C = Konzentration der Referenzlösung in Milligramm je Milliliter
E = Einwaage der Substanz in Milligramm

4.06/0435

Sorbitol

Sorbitolum

$C_6H_{14}O_6$ M_r 182,2

Definition

Sorbitol enthält mindestens 97,0 und höchstens 102,0 Prozent D-Glucitol (D-Sorbitol), berechnet auf die wasserfreie Substanz.

Eigenschaften

Weißes bis fast weißes, kristallines Pulver; sehr leicht löslich in Wasser, praktisch unlöslich in Ethanol

Die Substanz zeigt Polymorphie.

Prüfung auf Identität

1: A
2: B, C, D

A. Die unter „Gehaltsbestimmung" erhaltenen Chromatogramme werden ausgewertet.

Ergebnis: Der Hauptpeak im Chromatogramm der Untersuchungslösung entspricht in Bezug auf Retentionszeit und Größe dem Hauptpeak im Chromatogramm der Referenzlösung a.

B. 0,5 g Substanz werden in einer Mischung von 0,5 ml Pyridin *R* und 5 ml Acetanhydrid *R* unter Erwärmen gelöst. Nach 10 min wird die Lösung in 25 ml Wasser *R* gegossen und 2 h lang in einer Eis-Wasser-Mischung stehen gelassen. Der Niederschlag wird mit wenig Ethanol 96 % *R* umkristallisiert und im Vakuum getrocknet. Die Schmelztemperatur (2.2.14) der Kristalle liegt zwischen 98 und 104 °C.

C. Die Prüfung erfolgt mit Hilfe der Dünnschichtchromatographie (2.2.27) unter Verwendung einer DC-Platte mit Kieselgel G *R*.

Untersuchungslösung: 25 mg Substanz werden in Wasser *R* zu 10 ml gelöst.

Referenzlösung a: 25 mg Sorbitol *CRS* werden in Wasser *R* zu 10 ml gelöst.

Referenzlösung b: 25 mg Mannitol *CRS* und 25 mg Sorbitol *CRS* werden in Wasser *R* zu 10 ml gelöst.

Auf die Platte werden 2 µl jeder Lösung aufgetragen. Die Chromatographie erfolgt mit einer Mischung von 10 Volumteilen Wasser *R*, 20 Volumteilen Ethylacetat *R* und 70 Volumteilen 1-Propanol *R* über eine Laufstrecke von 17 cm. Die Platte wird an der Luft trocknen gelassen, mit Aminobenzoesäure-Lösung *R* besprüht und im Kaltluftstrom bis zum Verschwinden des Acetons getrocknet. Nach 15 min langem Erhitzen bei 100 °C wird die Platte erkalten gelassen und mit einer Lösung von Natriumperiodat *R* (2 g · l^{-1}) besprüht. Die Platte wird im Kaltluftstrom getrocknet und 15 min lang bei 100 °C erhitzt. Der Hauptfleck im Chromatogramm der Untersuchungslösung entspricht in Bezug auf Lage, Farbe und Größe dem Hauptfleck im Chromatogramm der Referenzlösung a. Die Prüfung darf nur ausgewertet werden, wenn das Chromatogramm der Referenzlösung b deutlich voneinander getrennt 2 Flecke zeigt.

D. 5,00 g Substanz und 6,4 g Natriumtetraborat *R* werden in 40 ml Wasser *R* gelöst. Die Lösung wird unter gelegentlichem Schütteln 1 h lang stehen gelassen, mit Wasser *R* zu 50,0 ml verdünnt und falls erforderlich filtriert. Die spezifische Drehung (2.2.7) liegt zwischen +4,0 und +7,0, berechnet auf die wasserfreie Substanz.

Prüfung auf Reinheit

Aussehen der Lösung: 5 g Substanz werden in Wasser *R* zu 50 ml gelöst. Die Lösung muss klar (2.2.1) und farblos (2.2.2, Methode II) sein.

Leitfähigkeit (2.2.38): höchstens 20 µS · cm^{-1}

20,0 g Substanz werden in kohlendioxidfreiem Wasser *R*, das aus destilliertem Wasser *R* hergestellt wurde, zu 100,0 ml gelöst. Die Leitfähigkeit der Lösung wird gemessen, während mit einem Magnetrührer schwach gerührt wird.

Reduzierende Zucker: 5,0 g Substanz werden unter Erwärmen in 6 ml Wasser *R* gelöst. Nach Abkühlen sowie Zusatz von 20 ml Kupfer(II)-citrat-Lösung *R* und einigen Glasperlen wird die Lösung so erhitzt, dass sie nach 4 min zu sieden beginnt. Anschließend wird sie 3 min lang im Sieden gehalten. Nach schnellem Abkühlen werden 100 ml einer 2,4-prozentigen Lösung (*V/V*) von Essigsäure 99 % *R* und 20,0 ml Iod-Lösung (0,025 mol·l^{-1}) zugesetzt. Unter ständigem Schütteln werden 25 ml einer Mischung von 6 Volumteilen Salzsäure *R* und 94 Volumteilen Wasser *R* zugesetzt. Nach dem Lösen des Niederschlags wird der Iodüberschuss mit Natriumthiosulfat-Lösung (0,05 mol · l^{-1}) unter Zusatz von 1 ml Stärke-Lösung *R* gegen Ende der Titration titriert. Mindestens 12,8 ml Natriumthiosulfat-Lösung (0,05 mol · l^{-1}) müssen verbraucht werden (0,2 Prozent, berechnet als Glucose-Äquivalent).

Verwandte Substanzen: Die Prüfung erfolgt mit Hilfe der Flüssigchromatographie (2.2.29) wie unter „Gehaltsbestimmung" beschrieben.

20 µl Referenzlösung b werden eingespritzt. Die Empfindlichkeit des Systems wird so eingestellt, dass die Höhe des Sorbitol-Peaks mindestens 50 Prozent des maximalen Ausschlags beträgt.

Je 20 µl Untersuchungslösung und Referenzlösung c werden eingespritzt. Die Chromatographie erfolgt über eine Dauer, die der 2fachen Retentionszeit von Sorbitol entspricht. Im Chromatogramm der Untersuchungslösung darf keine Peakfläche, mit Ausnahme der des Hauptpeaks, größer sein als die Fläche des Hauptpeaks im Chromatogramm der Referenzlösung b (2 Prozent) und die Summe dieser Peakflächen darf nicht größer sein als das 1,5fache der Fläche des Hauptpeaks im Chromatogramm der Referenzlösung b (3 Prozent). Peaks, deren Fläche kleiner ist als die Fläche des Hauptpeaks im Chromatogramm der Referenzlösung c, werden nicht berücksichtigt (0,1 Prozent).

Blei (2.4.10): Die Substanz muss der Grenzprüfung „Blei in Zuckern" entsprechen (0,5 ppm).

Nickel (2.4.15): Die Substanz muss der Grenzprüfung „Nickel in Polyolen" entsprechen (1 ppm). Die Substanz wird in 150,0 ml der vorgeschriebenen Lösungsmittelmischung gelöst.

Wasser (2.5.12): höchstens 1,5 Prozent, mit 1,00 g Substanz nach der Karl-Fischer-Methode bestimmt

Mikrobielle Verunreinigung: Sorbitol zur Herstellung von Parenteralia muss den folgenden Prüfungen entsprechen:

Gesamtzahl Kolonie bildender, aerober Einheiten (2.6.12): höchstens 10^2 Bakterien und höchstens 10^2 Pilze je Gramm Substanz, durch Auszählen auf Agarplatten bestimmt

Die Substanz muss den Prüfungen auf *Escherichia coli* und Salmonellen (2.6.13) entsprechen.

Bakterien-Endotoxine (2.6.14): weniger als 4 I.E. Bakterien-Endotoxine je Gramm Sorbitol in parenteral anzuwendenden Darreichungsformen mit einer Konzentration von weniger als 100 g · l^{-1} Sorbitol und weniger als 2,5 I.E. Bakterien-Endotoxine je Gramm Sorbitol in parenteral anzuwendenden Darreichungsformen mit einer Konzentration von 100 g · l^{-1} Sorbitol und mehr, falls die Substanz zur Herstellung von Parenteralia verwendet wird und dabei keinem weiteren geeigneten Verfahren zur Beseitigung von Bakterien-Endotoxinen unterworfen wird

Gehaltsbestimmung

Die Bestimmung erfolgt mit Hilfe der Flüssigchromatographie (2.2.29).

Untersuchungslösung: 5,0 g Substanz werden in 20 ml Wasser *R* gelöst. Die Lösung wird mit Wasser *R* zu 100,0 ml verdünnt.

5258 Sorbitol

Referenzlösung a: 0,50 g Sorbitol *CRS* werden in 2 ml Wasser *R* gelöst. Die Lösung wird mit Wasser *R* zu 10,0 ml verdünnt.

Referenzlösung b: 2,0 ml Untersuchungslösung werden mit Wasser *R* zu 100,0 ml verdünnt.

Referenzlösung c: 5,0 ml Referenzlösung b werden mit Wasser *R* zu 100,0 ml verdünnt.

Referenzlösung d: 0,5 g Sorbitol *R* und 0,5 g Mannitol *R* werden in 5 ml Wasser *R* gelöst. Die Lösung wird mit Wasser *R* zu 10,0 ml verdünnt.

Die Chromatographie kann durchgeführt werden mit
- einer Säule aus rostfreiem Stahl von 0,3 m Länge und 7,8 mm innerem Durchmesser, gepackt mit stark saurem Kationenaustauscher, Calciumsalz *R* (9 µm); die Temperatur der Säule wird bei 85 ± 1 °C gehalten
- entgastem Wasser *R* als mobile Phase bei einer Durchflussrate von 0,5 ml je Minute
- einem Refraktometer als Detektor, bei einer konstanten Temperatur gehalten.

20 µl Referenzlösung d werden eingespritzt. Die Chromatographie erfolgt über eine Dauer, die der 3fachen Retentionszeit von Sorbitol entspricht.

Werden die Chromatogramme unter den vorgeschriebenen Bedingungen aufgezeichnet, beträgt die Retentionszeit für Sorbitol etwa 27 min und die relativen Retentionen, bezogen auf Sorbitol, betragen für Maltitol etwa 0,6, für Mannitol etwa 0,8 und für Iditol etwa 1,1. Die Bestimmung darf nur ausgewertet werden, wenn die Auflösung zwischen den Peaks von Mannitol und Sorbitol im Chromatogramm der Referenzlösung d mindestens 2 beträgt.

Je 20 µl Untersuchungslösung und Referenzlösung a werden eingespritzt. Die Chromatographie erfolgt über eine Dauer, die der 2fachen Retentionszeit von Sorbitol entspricht.

Der Prozentgehalt an D-Sorbitol wird aus den Peakflächen und dem angegebenen Gehalt für Sorbitol *CRS* berechnet.

Beschriftung

Die Beschriftung gibt, falls zutreffend, an,
- Höchstkonzentration an Bakterien-Endotoxinen
- dass die Substanz zur Herstellung von Parenteralia bestimmt ist.

Verunreinigungen

A. Mannitol

B. Iditol

C. Maltitol

4.06/2048
Lösung von partiell dehydratisiertem Sorbitol
Sorbitolum liquidum partim deshydricum

Definition

Die Lösung von partiell dehydratisiertem Sorbitol wird durch säurekatalysierte, partielle interne Dehydratisierung von flüssigem Sorbitol erhalten. Die Lösung enthält mindestens 68,0 und höchstens 85,0 Prozent (*m/m*) wasserfreie Substanzen und besteht aus einem Gemisch, das sich hauptsächlich aus D-Sorbitol und 1,4-Sorbitan mit Mannitol, hydrierten Oligo- und Disacchariden und Sorbitanen zusammensetzt.

Gehalt
- 1,4-Sorbitan ($C_6H_{12}O_5$): mindestens 15,0 Prozent (wasserfreie Substanz)
- D-Sorbitol ($C_6H_{14}O_6$): mindestens 25,0 Prozent (wasserfreie Substanz)

Die Gehalte an 1,4-Sorbitan und D-Sorbitol müssen mindestens 98,0 und dürfen höchstens 102,0 Prozent der in der Beschriftung angegebenen Gehalte betragen.

Eigenschaften

Aussehen: klare, farblose, sirupartige Flüssigkeit

Löslichkeit: mischbar mit Wasser, praktisch unlöslich in Mineralölen und pflanzlichen Ölen

Prüfung auf Identität

Die unter „Gehaltsbestimmung" erhaltenen Chromatogramme werden ausgewertet.

Ergebnis: Die 2 Hauptpeaks im Chromatogramm der Untersuchungslösung entsprechen in Bezug auf Retentionszeit und Größe den Peaks im Chromatogramm der Referenzlösung a.

Prüfung auf Reinheit

Prüflösung: Die Substanz wird mit kohlendioxidfreiem Wasser *R*, das aus destilliertem Wasser *R* hergestellt wurde, auf eine Konzentration von 50,0 Prozent (*m/m*) wasserfreie Substanz verdünnt.

Aussehen der Lösung: Die Prüflösung muss klar (2.2.1) und farblos (2.2.2, Methode II) sein.

Leitfähigkeit (2.2.38): höchstens 20 $\mu S \cdot cm^{-1}$

Die Leitfähigkeit der Prüflösung wird gemessen, während mit einem Magnetrührer schwach gerührt wird.

Reduzierende Zucker: höchstens 0,3 Prozent, berechnet als Glucose (wasserfreie Substanz)

Eine Menge Substanz, die 3,3 g wasserfreier Substanz entspricht, wird mit 3 ml Wasser *R*, 20,0 ml Kupfer(II)-citrat-Lösung *R* und einigen Glasperlen so erhitzt, dass die Lösung nach 4 min zu sieden beginnt. Anschließend wird sie 3 min lang im Sieden gehalten. Nach schnellem Abkühlen werden 100 ml einer 2,4-prozentigen Lösung (*V/V*) von Essigsäure 99 % *R* und 20,0 ml Iod-Lösung (0,025 mol · l^{-1}) zugesetzt. Unter ständigem Schütteln werden 25 ml einer Mischung von 6 ml Salzsäure *R* und 94 ml Wasser *R* zugesetzt. Nach dem Lösen des Niederschlags wird der Iodüberschuss mit Natriumthiosulfat-Lösung (0,05 mol · l^{-1}) unter Zusatz von 2 ml Stärke-Lösung *R* gegen Ende der Titration titriert. Mindestens 12,8 ml Natriumthiosulfat-Lösung (0,05 mol · l^{-1}) müssen verbraucht werden.

Nickel (2.4.15): höchstens 1 ppm (wasserfreie Substanz)

Wasser (2.5.12): 15,0 bis 32,0 Prozent, mit 0,10 g Substanz bestimmt

Mikrobielle Verunreinigung
Gesamtzahl Kolonie bildender, aerober Einheiten (2.6.12): höchstens 10^3 Mikroorganismen und höchstens 10^2 Pilze je Gramm Substanz, durch Auszählen auf Agarplatten bestimmt

Die Substanz muss der Prüfung auf *Escherichia coli* und Salmonellen (2.6.13) entsprechen.

Gehaltsbestimmung

Flüssigchromatographie (2.2.29)

Untersuchungslösung: 0,400 g Substanz werden in Wasser *R* zu 20,0 ml gelöst.

Referenzlösung a: 50,0 mg Sorbitol *CRS* und 20,0 mg 1,4-Sorbitan *CRS* werden in Wasser *R* zu 5,0 ml gelöst.

Referenzlösung b: 0,100 g Mannitol *R* und 0,100 g Sorbitol *R* werden in Wasser *R* zu 10,0 ml gelöst.

Säule
- Größe: $l = 0,3$ m, $\varnothing = 7,8$ mm
- Stationäre Phase: stark saurer Kationenaustauscher, Calciumsalz *R* (9 μm)
- Temperatur: 80 ± 5 °C

Mobile Phase: entgastes Wasser *R*

Durchflussrate: 0,5 ml · min^{-1}

Detektion: Refraktometer, konstant bei einer Temperatur zwischen 30 und 35 °C gehalten

Einspritzen: 40 μl

Relative Retention (bezogen auf D-Sorbitol, t_R etwa 25 min)
- 1,4-Sorbitan: etwa 0,5
- Mannitol: etwa 0,8

Eignungsprüfung: Referenzlösung b
- Auflösung: mindestens 2,0 zwischen den Peaks von Mannitol und D-Sorbitol

Der Prozentgehalt an 1,4-Sorbitan und D-Sorbitol wird unter Verwendung des Chromatogramms der Referenzlösung a und des angegebenen Gehalts für 1,4-Sorbitan *CRS* und Sorbitol *CRS* berechnet.

Beschriftung

Die Beschriftung gibt den Gehalt an D-Sorbitol und 1,4-Sorbitan an.

4.06/1884

Spitzwegerichblätter
Plantaginis lanceolatae folium

Definition

Die getrockneten, ganzen oder zerkleinerten Blätter von *Plantago lanceolata* L.s.l.

Gehalt: mindestens 1,5 Prozent Gesamt-*ortho*-Dihydroxyzimtsäure-Derivate, berechnet als Acteosid ($C_{29}H_{36}O_{15}$; M_r 624,6), bezogen auf die getrocknete Droge

Eigenschaften

Makroskopische und mikroskopische Merkmale werden unter „Prüfung auf Identität, A und B" beschrieben.

Prüfung auf Identität

A. Das Blatt, bis 30 cm lang und 4 cm breit, gelblich grün bis bräunlich grün, zeigt auf der Blattunterseite eine deutlich hervortretende, weißlich grüne, fast parallel verlaufende Nervatur. Die Blattspreite ist lanzettlich und verschmälert sich an der Basis in einen rinnenförmigen Blattstiel. Der Rand ist undeutlich gezähnt und häufig wellig. Das Blatt weist 3, 5 oder 7 Hauptnerven nahezu gleicher Länge auf, die fast parallel verlaufen. Haare können nahezu fehlen, spärlich verstreut oder manchmal, besonders an der Blattunterseite und über den Blattnerven, auch reichlich vorhanden sein.

B. Die Droge wird pulverisiert (355). Das Pulver ist gelblich grün. Die Prüfung erfolgt unter dem Mikroskop, wobei Chloralhydrat-Lösung *R* verwendet wird. Das Pulver zeigt Epidermisfragmente mit unregelmäßig welligen, antiklinen Zellwänden und Spaltöffnungen, meist vom diacytischen Typ (2.8.3), gelegentlich auch vom anomocytischen Typ. Die vielzelligen, einreihigen, kegelförmigen Deckhaare sind sehr charakteristisch; sie bestehen aus einer die übrigen Epidermiszellen an Größe übertreffenden Basalzelle, gefolgt von einer kurzen Zelle, an die sich 2 oder mehr längliche, dickwandige Zellen anschließen; die Endzelle läuft spitz zu und hat ein fadenförmiges Lumen. Die Drüsenhaare besitzen einen einzelligen, zylinderförmigen Stiel und ein vielzelliges, längliches, kegelförmiges Köpfchen, bestehend aus mehreren Reihen kleiner Zellen und einer einzelnen Endzelle.

C. Die Chromatogramme der Prüfung „*Digitalis-lanata*-Blätter" werden ausgewertet.

Ergebnis A: Die Zonenfolge in den Chromatogrammen von Referenzlösung und Untersuchungslösung ist aus den nachstehenden Angaben ersichtlich. Im Chromatogramm der Untersuchungslösung können weitere Zonen vorhanden sein.

Oberer Plattenrand	
Acteosid: eine gelbe Zone	eine gelbe Zone (Acteosid)
Aucubin: eine blaue Zone	eine blaue Zone (Aucubin)
Referenzlösung	**Untersuchungslösung**

Prüfung auf Reinheit

***Digitalis-lanata*-Blätter:** Dünnschichtchromatographie (2.2.27)

Untersuchungslösung: Eine frisch hergestellte Lösung ist zu verwenden. 1 g pulverisierte Droge (355) wird in einem 25-ml-Kolben 30 min lang mit 10 ml einer Mischung von 30 Volumteilen Wasser *R* und 70 Volumteilen Methanol *R* geschüttelt. Nach dem Abfiltrieren werden Kolben und Filter 2-mal mit je 5 ml der gleichen Mischung gewaschen. Filtrat und Waschflüssigkeiten werden vereinigt und mit einer Mischung von 30 Volumteilen Wasser *R* und 70 Volumteilen Methanol *R* zu 25 ml verdünnt.

Referenzlösung: 1 mg Acteosid *R* und 1 mg Aucubin *R* werden in 1 ml einer Mischung von 30 Volumteilen Wasser *R* und 70 Volumteilen Methanol *R* gelöst.

Platte: DC-Platte mit Kieselgel F_{254} *R*

Fließmittel: Essigsäure *R*, wasserfreie Ameisensäure *R*, Wasser *R*, Ethylacetat *R* (11:11:27:100 *V/V/V/V*)

Auftragen: 10 µl; bandförmig

Laufstrecke: 8 cm

Die Platte wird unmittelbar nach der Entwicklung 5 bis 10 min lang bei etwa 120 °C erhitzt.

Detektion A: im Tageslicht

Detektion B: im ultravioletten Licht bei 365 nm

Ergebnis B: Das Chromatogramm der Untersuchungslösung darf keine leuchtend blau fluoreszierende Zone genau unterhalb der rötlich braun fluoreszierenden, dem Aucubin im Chromatogramm der Referenzlösung entsprechenden Zone zeigen.

Fremde Bestandteile (2.8.2): höchstens 5 Prozent andersfarbige Blätter und höchstens 2 Prozent sonstige fremde Bestandteile

Trocknungsverlust (2.2.32): höchstens 10,0 Prozent, mit 1,000 g pulverisierter Droge (355) durch 2 h langes Trocknen im Trockenschrank bei 100 bis 105 °C bestimmt

Asche (2.4.16): höchstens 14,0 Prozent

Gehaltsbestimmung

Stammlösung: 1,000 g pulverisierte Droge (355) wird in einem Kolben mit 90 ml Ethanol 50 % *R* versetzt. Die Mischung wird 30 min lang im Wasserbad unter Rückflusskühlung erhitzt und nach dem Erkalten in einen 100-ml-Messkolben filtriert. Kolben und Filter werden mit 10 ml Ethanol 50 % *R* gewaschen. Filtrat und Waschflüssigkeiten werden vereinigt und mit Ethanol 50 % *R* zu 100,0 ml verdünnt.

Untersuchungslösung: In einen 10-ml-Messkolben werden 1,0 ml Stammlösung, 2 ml Salzsäure (0,5 mol · l^{-1}), 2 ml einer Lösung, die 10 g Natriumnitrit *R* und 10 g Natriummolybdat *R* in 100 ml Wasser *R* enthält, sowie zuletzt 2 ml verdünnte Natriumhydroxid-Lösung *R* gegeben, wobei nach jedem Zusetzen gemischt wird. Die Mischung wird mit Wasser *R* zu 10,0 ml verdünnt.

Unmittelbar nach ihrer Herstellung wird die Absorption (2.2.25) der Untersuchungslösung bei 525 nm gemessen, wobei folgende Lösung als Kompensationsflüssigkeit verwendet wird: 1,0 ml Stammlösung wird in einem 10-ml-Messkolben mit 2 ml Salzsäure (0,5 mol · l^{-1}) und 2 ml verdünnter Natriumhydroxid-Lösung *R* versetzt. Die Mischung wird mit Wasser *R* zu 10,0 ml verdünnt.

Der Prozentgehalt an Gesamt-*ortho*-Dihydroxyzimtsäure-Derivaten wird als Acteosid nach folgender Formel berechnet:

$$\frac{A \cdot 1000}{185 \cdot m}$$

Die spezifische Absorption $A_{1\,cm}^{1\,\%}$ für Acteosid wird bei 525 nm mit 185 angenommen.

A = Absorption der Untersuchungslösung bei 525 nm
m = Einwaage der Droge in Gramm

4.06/0753

Stearylalkohol
Alcohol stearylicus

Definition

Stearylalkohol ist ein Gemisch fester Alkohole und enthält mindestens 95,0 Prozent Octadecan-1-ol ($C_{18}H_{38}O$; M_r 270,5).

Eigenschaften

Weiße, fettig anzufühlende Schuppen, Körner oder Masse; praktisch unlöslich in Wasser, leicht löslich in Ether, löslich in Ethanol

Die geschmolzene Substanz ist mischbar mit fetten Ölen, flüssigem Paraffin und geschmolzenem Wollwachs.

Prüfung auf Identität

Die bei der „Gehaltsbestimmung" erhaltenen Chromatogramme werden ausgewertet. Der Hauptpeak im Chromatogramm der Untersuchungslösung entspricht in Bezug auf Retentionszeit und ungefähre Größe dem Hauptpeak im Chromatogramm der Referenzlösung a.

Prüfung auf Reinheit

Aussehen der Lösung: 0,50 g Substanz werden in 20 ml Ethanol 96 % R unter Erhitzen zum Sieden gelöst. Nach dem Erkalten muss die Lösung klar (2.2.1) und darf nicht stärker gefärbt sein als die Farbvergleichslösung B_6 (2.2.2, Methode II).

Schmelztemperatur (2.2.14): 57 bis 60 °C

Säurezahl (2.5.1): höchstens 1,0

Hydroxylzahl (2.5.3, Methode A): 197 bis 217

Iodzahl (2.5.4): höchstens 2,0, mit 2,00 g Substanz bestimmt

Die Substanz wird in 25 ml Chloroform R, falls erforderlich unter Erwärmen, gelöst.

Verseifungszahl (2.5.6): höchstens 2,0

Gehaltsbestimmung

Die Bestimmung erfolgt mit Hilfe der Gaschromatographie (2.2.28).

Untersuchungslösung: 0,100 g Substanz werden in wasserfreiem Ethanol R zu 10,0 ml gelöst.

Referenzlösung a: 0,100 g Stearylalkohol CRS werden in wasserfreiem Ethanol R zu 10,0 ml gelöst.

Referenzlösung b: 5 mg Cetylalkohol CRS werden in 4,5 ml Referenzlösung a gelöst. Die Lösung wird mit wasserfreiem Ethanol R zu 5,0 ml verdünnt.

Die Chromatographie kann durchgeführt werden mit
- einer Säule aus rostfreiem Stahl von 2 m Länge und 2 mm innerem Durchmesser, gepackt mit Kieselgur zur Gaschromatographie R, imprägniert mit 10 Prozent (m/m) Polydimethylsiloxan R
- Stickstoff zur Chromatographie R als Trägergas bei einer Durchflussrate von 30 ml je Minute
- einem Flammenionisationsdetektor.

Die Temperatur der Säule wird bei 220 °C, die des Probeneinlasses bei 275 °C und die des Detektors bei 250 °C gehalten.

2 µl Referenzlösung b werden eingespritzt. Die Prüfung darf nur ausgewertet werden, wenn die Auflösung zwischen den Peaks von Cetylalkohol und Stearylalkohol mindestens 4,0 beträgt.

Je 2 µl Untersuchungslösung und Referenzlösung a werden eingespritzt. Der Prozentgehalt an 1-Octadecanol wird mit Hilfe des Verfahrens „Normalisierung" berechnet.

4.06/0246

Stramoniumblätter
Stramonii folium

Definition

Stramoniumblätter bestehen aus den getrockneten Blättern oder aus den getrockneten Blättern mit blühenden und gelegentlich Früchte tragenden Zweigspitzen von *Datura stramonium* L. und seinen Varietäten. Die Droge enthält mindestens 0,25 Prozent Gesamtalkaloide, berechnet als Hyoscyamin ($C_{17}H_{23}NO_3$; M_r 289,4) und bezogen auf die bei 100 bis 105 °C getrocknete Droge. Die Alkaloide bestehen hauptsächlich aus Hyoscyamin mit unterschiedlichen Anteilen an Scopolamin.

Eigenschaften

Die Droge hat einen unangenehmen Geruch.

Die Droge weist die unter „Prüfung auf Identität, A und B" beschriebenen makroskopischen und mikroskopischen Merkmale auf.

Stramoniumblätter

Prüfung auf Identität

A. Die Blätter sind dunkelbraungrün bis dunkelgraugrün, oft durch die Trocknung stark verdreht und geschrumpft, dünn und brüchig, oval oder dreieckig oval, tief ausgebuchtet, mit zugespitzter Blattspreite und an der Basis oft ungleichhälftig. Junge Blätter sind entlang der Blattnerven flaumig behaart, ältere Blätter nahezu kahl. Die Stängel sind grün bis purpurgrün, dünn, gebogen und verdreht, längs und manchmal quer gefurcht, oft verzweigt, mit einer einzelnen Blüte oder einer unreifen Frucht in den Achseln der Verzweigungen. Die kurz gestielten Blüten haben einen gamosepalen, 5-zipfeligen Kelch. Die bräunlich weiße oder purpurfarbene Blütenkrone ist trichterförmig. Die Frucht ist eine Kapsel, die gewöhnlich mit zahlreichen kurzen, steifen Erhebungen bedeckt ist. Die Samen sind braun bis schwarz mit einer netzartig punktierten Samenschale.

B. Die Droge wird pulverisiert (355). Das Pulver ist graugrün. Die Prüfung erfolgt unter dem Mikroskop, wobei Chloralhydrat-Lösung R verwendet wird. Das Pulver zeigt folgende Merkmale: Bruchstücke der Blattspreite mit Epidermiszellen mit schwach welligen, antiklinen Wänden und glatter Kutikula; Spaltöffnungen vom anisocytischen und anomocytischen Typ (2.8.3), zahlreicher in der Epidermis der Blattunterseite; konische, einreihige, 3- bis 5-zellige Gliederhaare mit warziger Oberfläche; kurze, keulenförmige Drüsenhaare mit 2- bis 7-zelligem Köpfchen; bifaziales Mesophyll mit einer Lage Palisadenzellen und Schwammparenchym, welches Calciumoxalatdrusen enthält; ringförmig und schraubenförmig verdickte Gefäße. Weiterhin können vorhanden sein: Fasern und netzartig verdickte Gefäße des Stängels; nahezu kugelförmige Pollenkörner mit einem Durchmesser von etwa 60 bis 80 µm, mit 3 Keimporen und nahezu glatter Exine; Fragmente der Blütenkrone mit papillöser Epidermis; Samenfragmente mit gelblich braunen, wellig-dickwandigen Sklerenchymzellen der Samenschale; vereinzelte Prismen und Kristallsand aus Calciumoxalat.

C. Die bei der Prüfung „Chromatographie" (siehe „Prüfung auf Reinheit") erhaltenen Chromatogramme werden ausgewertet. Die Hauptzonen im Chromatogramm der Untersuchungslösung entsprechen in Bezug auf Lage, Farbe und Größe den mit demselben Volumen Referenzlösung erhaltenen Hauptzonen im Chromatogramm der Referenzlösung.

D. 1 g pulverisierte Droge (180) wird 2 min lang mit 10 ml Schwefelsäure (0,05 mol $\cdot$ l^{-1}) geschüttelt und anschließend abfiltriert. Das Filtrat wird mit 1 ml konzentrierter Ammoniak-Lösung R und 5 ml Wasser R versetzt und vorsichtig mit 15 ml peroxidfreiem Ether R ausgeschüttelt; eine Emulsionsbildung ist zu vermeiden. Die Etherphase wird abgetrennt, über wasserfreiem Natriumsulfat R getrocknet und filtriert. Der Ether wird in einer Abdampfschale abgedampft, der Rückstand mit 0,5 ml rauchender Salpetersäure R versetzt und die Mischung im Wasserbad zur Trockne eingedampft. Wird der Rückstand mit 10 ml Aceton R und tropfenweise mit einer Lösung von Kaliumhydroxid R (30 g $\cdot$ l^{-1}) in Ethanol 96 % R versetzt, entsteht eine intensive Violettfärbung.

Prüfung auf Reinheit

Chromatographie: Die Prüfung erfolgt mit Hilfe der Dünnschichtchromatographie (2.2.27) unter Verwendung einer Schicht von Kieselgel G R.

Untersuchungslösung: 1,0 g pulverisierte Droge (180) wird mit 10 ml Schwefelsäure (0,05 mol $\cdot$ l^{-1}) 15 min lang geschüttelt und anschließend abfiltriert. Das Filter wird mit Schwefelsäure (0,05 mol $\cdot$ l^{-1}) gewaschen, bis 25 ml Filtrat erhalten sind. Das Filtrat wird mit 1 ml konzentrierter Ammoniak-Lösung R versetzt und 2-mal mit je 10 ml peroxidfreiem Ether R ausgeschüttelt. Falls erforderlich wird zur Trennung der Phasen zentrifugiert. Die vereinigten Etherphasen werden über wasserfreiem Natriumsulfat R getrocknet, filtriert und auf dem Wasserbad zur Trockne eingedampft. Der Rückstand wird in 0,5 ml Methanol R gelöst.

Referenzlösung: 50 mg Hyoscyaminsulfat R werden in 9 ml Methanol R und 15 mg Scopolaminhydrobromid R in 10 ml Methanol R gelöst. 3,8 ml Hyoscyaminsulfat-Lösung und 4,2 ml Scopolaminhydrobromid-Lösung werden gemischt und mit Methanol R zu 10 ml verdünnt.

Auf die Platte werden in Abständen von jeweils 1 cm je 10 µl und 20 µl jeder Lösung bandförmig (20 mm × 3 mm) aufgetragen. Die Chromatographie erfolgt mit einer Mischung von 3 Volumteilen konzentrierter Ammoniak-Lösung R, 7 Volumteilen Wasser R und 90 Volumteilen Aceton R über eine Laufstrecke von 10 cm. Die Platte wird 15 min lang bei 100 bis 105 °C getrocknet. Nach dem Erkalten wird mit etwa 10 ml Dragendorffs Reagenz R 2 (für eine 200-mm × 200-mm-Platte) bis zum Erscheinen von orangen oder braunen Zonen auf gelbem Untergrund besprüht. Die Zonen im Chromatogramm der Untersuchungslösung müssen in Bezug auf ihre Lage (Hyoscyamin im unteren Drittel und Scopolamin im oberen Drittel des Chromatogramms) und ihre Färbung den Zonen im Chromatogramm der Referenzlösung entsprechen. Die Zonen im Chromatogramm der Untersuchungslösung dürfen nicht kleiner sein als die mit demselben Volumen Referenzlösung erhaltenen entsprechenden Zonen. Im Chromatogramm der Untersuchungslösung können zusätzliche, schwache Zonen sichtbar sein, insbesondere in der Mitte des Chromatogramms mit 20 µl Untersuchungslösung oder nahe der Startlinie im Chromatogramm mit 10 µl Untersuchungslösung. Die Platte wird mit Natriumnitrit-Lösung R besprüht, bis die Schicht durchscheinend wird, und nach 15 min ausgewertet. Die dem Hyoscyamin entsprechenden Zonen in den Chromatogrammen der Untersuchungslösung und der Referenzlösung ändern ihre Färbung von Braun nach Rotbraun, nicht aber nach Graublau (Atropin); zusätzliche Zonen sind nicht mehr sichtbar.

Fremde Bestandteile (2.8.2): höchstens 3 Prozent Stängel mit einem Durchmesser von mehr als 5 mm

Asche (2.4.16): höchstens 20,0 Prozent

Salzsäureunlösliche Asche (2.8.1): höchstens 4,0 Prozent

Gehaltsbestimmung

Etwa 50 g Droge werden vollständig pulverisiert (180). Mit dem so erhaltenen Pulver werden der Trocknungsverlust und der Gesamtalkaloidgehalt bestimmt.

a) Der „Trocknungsverlust" (2.2.32) wird mit 2,000 g pulverisierter Droge durch Trocknen im Trockenschrank bei 100 bis 105 °C bestimmt.

b) 10,0 g pulverisierte Droge werden mit einer Mischung von 5 ml Ammoniak-Lösung R, 10 ml Ethanol 96 % R und 30 ml peroxidfreiem Ether R befeuchtet und sorgfältig gemischt. Die Mischung wird, falls erforderlich mit Hilfe des Extraktionsgemischs, in einen geeigneten Perkolator überführt, 4 h lang mazeriert und mit einer Mischung von 1 Volumteil Chloroform R und 3 Volumteilen peroxidfreiem Ether R so lange perkoliert, bis die Alkaloide vollständig extrahiert sind. Dies wird geprüft, indem einige Milliliter des Perkolats zur Trockne eingedampft werden. Der Rückstand wird in Schwefelsäure (0,25 mol · l^{-1}) gelöst und auf Abwesenheit von Alkaloiden mit Mayers Reagenz R geprüft. Das Perkolat wird durch Destillation auf dem Wasserbad auf etwa 50 ml eingeengt und unter Nachspülen mit peroxidfreiem Ether R in einen Scheidetrichter überführt. Peroxidfreier Ether R wird zugesetzt (mindestens das 2,1fache Volumen des eingeengten Perkolats), so dass eine Lösung entsteht, deren Dichte eindeutig kleiner als die des Wassers ist. Die Lösung wird mindestens 3-mal mit je 20 ml Schwefelsäure (0,25 mol · l^{-1}) ausgeschüttelt; die beiden Phasen werden, falls erforderlich, durch Zentrifugieren getrennt. Die Säurefraktionen werden in einem zweiten Scheidetrichter vereinigt, mit Ammoniak-Lösung R bis zur alkalischen Reaktion versetzt und die Alkaloide 3-mal mit je 30 ml Chloroform R extrahiert. Die vereinigten Chloroformauszüge werden mit 4 g wasserfreiem Natriumsulfat R versetzt und 30 min lang unter gelegentlichem Schütteln stehen gelassen. Der Chloroformauszug wird abgegossen und das Natriumsulfat 3-mal mit je 10 ml Chloroform R gewaschen. Die vereinigten Chloroformlösungen werden auf dem Wasserbad zur Trockne eingedampft, der Rückstand wird 15 min lang im Trockenschrank bei 100 bis 105 °C getrocknet und in einigen Millilitern Chloroform R gelöst. Die Lösung wird mit 20,0 ml Schwefelsäure (0,01 mol·l^{-1}) versetzt und das Chloroform auf dem Wasserbad abgedampft. Nach Zusatz von Methylrot-Mischindikator-Lösung R wird der Säureüberschuss mit Natriumhydroxid-Lösung (0,02 mol · l^{-1}) titriert.

Der Prozentgehalt an Gesamtalkaloiden wird als Hyoscyamin nach folgender Formel berechnet:

$$\frac{57{,}88 \cdot (20 - n)}{(100 - d) \cdot m}$$

d = Trocknungsverlust in Prozent
n = Volumen der verbrauchten Natriumhydroxid-Lösung (0,02 mol · l^{-1}) in Millilitern
m = Einwaage der Droge in Gramm

Lagerung

Vor Feuchtigkeit geschützt

4.06/0356

Streptokinase-Lösung als Bulk
Streptokinasi solutio ad praeparationem

Definition

Streptokinase-Lösung als Bulk ist eine Zubereitung eines Proteins, das aus Kulturfiltraten bestimmter Stämme von hämolytischen Streptokokken der Gruppe C gewonnen wird. Streptokinase hat die Eigenschaft, sich mit Plasminogen vom Menschen unter Bildung eines Plasminogenaktivators zu verbinden. Die Zubereitung kann Puffersubstanzen und weitere Hilfsstoffe enthalten. Ihre Aktivität beträgt mindestens 96 000 I.E. je Milligramm Protein.

Herstellung

Das Herstellungsverfahren für Streptokinase-Lösung als Bulk, die zur Herstellung von Parenteralia vorgesehen ist, wird einer Validierung unterzogen und muss gewährleisten, dass, falls die Zubereitung geprüft wird, sie folgender Prüfung entspricht:

Anomale Toxizität (2.6.9): Je Maus wird eine 50 000 I.E. Streptokinase-Aktivität entsprechende Menge Zubereitung (falls erforderlich wird die Zubereitung mit Wasser für Injektionszwecke R verdünnt) in 0,5 ml injiziert. Die Dauer der Injektion soll 15 bis 20 s betragen.

Eigenschaften

Aussehen: klare, farblose Flüssigkeit

Prüfung auf Identität

A. 0,5 ml Citrat-Plasma vom Menschen werden in einem Hämolyseröhrchen im Wasserbad von 37 °C erwärmt. Das Citrat-Plasma wird mit 0,1 ml einer Verdünnung der Zubereitung in Phosphat-Pufferlösung pH 7,2 R, die 10 000 I.E. Streptokinase-Aktivität je Milliliter enthält, und 0,1 ml einer Lösung von Thrombin vom Menschen R in Phosphat-Pufferlösung pH 7,2 R, die 20 I.E. je Milliliter enthält, versetzt und sofort gemischt. Dabei bildet sich ein Blutgerinnsel, das sich innerhalb von 30 min auflöst. Die Prüfung wird mit Citrat-Plasma vom Rind wiederholt. Das Blutgerinnsel löst sich innerhalb von 60 min nicht auf.

B. 0,6 g Agar werden in 50,0 ml Barbital-Pufferlösung pH 8,6 *R* 1 bis zur klaren Lösung erwärmt. Auf Glasplatten von 50 mm Seitenlänge (Diapositivgläser), die vollkommen fettfrei sein müssen, werden mit einer Pipette je 4 ml der Agarlösung aufgebracht. Die Platten werden in horizontaler Lage erkalten gelassen. Im Zentrum der Agarschicht wird ein Loch von 6 mm Durchmesser und in Abständen von 11 mm zum zentralen Loch eine geeignete Anzahl von Löchern (höchstens 6) gestanzt. In den Löchern verbliebene Agarreste werden mit einer Kanüle, die mit einer Vakuumpumpe verbunden ist, entfernt. Mit Pipetten mit Mikrolitereinteilung werden in das zentrale Loch etwa 80 µl Ziegen- oder Kaninchen-Antistreptokinaseserum, das 10 000 Einheiten Antistreptokinase-Aktivität je Milliliter enthält, eingebracht. In die peripher angeordneten Löcher werden je etwa 80 µl einer Verdünnung der Zubereitung, die 125 000 I.E. Streptokinase-Aktivität je Milliliter enthält, eingebracht. Die Platten werden 24 h lang in einer Feuchtkammer stehen gelassen und anschließend ausgewertet. Dabei ist jeweils nur ein einziger, klar begrenzter und lokalisierter Präzipitatbogen zwischen dem Auftragspunkt des Serums und den Löchern, die die zu prüfende Zubereitung enthalten, sichtbar.

Prüfung auf Reinheit

pH-Wert (2.2.3): 6,8 bis 7,5

Die Zubereitung wird mit kohlendioxidfreiem Wasser *R* verdünnt, so dass eine Lösung mit 5000 I.E. Streptokinase-Aktivität je Milliliter erhalten wird.

Streptodornase: höchstens 10 I.E. Streptodornase-Aktivität je 100 000 I.E. Streptokinase-Aktivität

Untersuchungslösung: Die Zubereitung wird mit Imidazol-Pufferlösung pH 6,5 *R* verdünnt, so dass eine Lösung mit 150 000 I.E. Streptokinase-Aktivität je Milliliter erhalten wird.

Referenzlösung: Eine Lösung der Standardzubereitung von Streptodornase, eingestellt in Internationalen Einheiten, bezogen auf den Internationalen Standard von Streptodornase in Imidazol-Pufferlösung pH 6,5 *R*, die 20 I.E. Streptodornase-Aktivität je Milliliter enthält, wird hergestellt. Die Aktivität des Internationalen Standards, angegeben in Internationalen Einheiten, wird von der WHO festgelegt.

In 8 nummerierte Zentrifugenröhrchen werden jeweils 0,5 ml einer Lösung von Desoxyribonukleinsäure-Natriumsalz *R* (1 g · l⁻¹) in Imidazol-Pufferlösung pH 6,5 *R* gegeben. Der Inhalt der Röhrchen Nummer 1 und 2 wird jeweils mit 0,25 ml Imidazol-Pufferlösung pH 6,5 *R*, 0,25 ml Untersuchungslösung und unmittelbar danach mit 3,0 ml Perchlorsäure (25 g · l⁻¹ HClO$_4$) versetzt und gemischt. Die Mischungen werden 5 min lang bei etwa 3000 *g* zentrifugiert. Anschließend werden die Absorptionen (2.2.25) der überstehenden Flüssigkeiten bei 260 nm gegen eine Mischung von 1,0 ml Imidazol-Pufferlösung pH 6,5 *R* und 3,0 ml Perchlorsäure (25 g · l⁻¹ HClO$_4$) als Kompensationsflüssigkeit gemessen (Absorptionen A_1 und A_2). Die anderen 6 Röhrchen (Nummer 3 bis 8) werden in der angegebenen Reihenfolge mit 0,25 ml, 0,25 ml, 0,125 ml, 0,125 ml, 0 ml beziehungsweise 0 ml Imidazol-Pufferlösung pH 6,5 *R* versetzt. Jedes Röhrchen wird mit 0,25 ml Untersuchungslösung und jeweils mit 0 ml, 0 ml, 0,125 ml, 0,125 ml, 0,25 ml beziehungsweise 0,25 ml Referenzlösung versetzt. Der Inhalt jedes Röhrchens wird gemischt und 15 min lang bei 37 °C erwärmt. Jedes Röhrchen wird mit 3,0 ml Perchlorsäure (25 g · l⁻¹ HClO$_4$) versetzt, der Inhalt gemischt und zentrifugiert. Die Absorptionen (2.2.25) der überstehenden Flüssigkeiten werden bei 260 nm gegen die zuvor beschriebene Kompensationsflüssigkeit gemessen (Absorptionen A_3 bis A_8).

Die Absorptionen müssen der folgenden Anforderung entsprechen:

$$(A_3 + A_4) - (A_1 + A_2) < \frac{(A_5 + A_6 + A_7 + A_8)}{2} - (A_3 + A_4)$$

Streptolysin

Untersuchungslösung: Eine 500 000 I.E. Streptokinase-Aktivität entsprechende Menge Zubereitung wird in einem Hämolyseröhrchen mit einer Mischung von 1 Volumteil Phosphat-Pufferlösung pH 7,2 *R* und 9 Volumteilen einer Lösung von Natriumchlorid *R* (9 g · l⁻¹) zu 0,5 ml verdünnt. Nach Zusatz von 0,4 ml einer Lösung von Natriumthioglycolat *R* (23 g · l⁻¹) wird die Mischung 10 min lang im Wasserbad von 37 °C erwärmt. Anschließend werden 0,1 ml einer Lösung einer Standardzubereitung von Antistreptolysin O vom Menschen, die 5 I.E. je Milliliter enthält, zugesetzt. Die Mischung wird 5 min lang bei 37 °C erwärmt. Nach Zusatz von 1 ml Erythrozyten-Suspension vom Kaninchen *R* wird 30 min lang bei 37 °C erwärmt und anschließend bei etwa 1000 *g* zentrifugiert.

Vergleichslösung: In der gleichen Weise wird in einem Hämolyseröhrchen eine Vergleichslösung hergestellt, in der die 0,5 ml der Verdünnung der Zubereitung durch 0,5 ml einer Mischung von 1 Volumteil Phosphat-Pufferlösung pH 7,2 *R* und 9 Volumteilen einer Lösung von Natriumchlorid *R* (9 g · l⁻¹) ersetzt werden.

Die Absorptionen (2.2.25) der überstehenden Flüssigkeiten werden bei 550 nm gemessen. Die Absorption der Untersuchungslösung darf höchstens um 50 Prozent größer sein als die der Vergleichslösung.

Sterilität (2.6.1): Streptokinase-Lösung als Bulk zur Herstellung von Parenteralia, die dabei keinem weiteren geeigneten Sterilisationsverfahren unterworfen wird, muss der Prüfung entsprechen.

Bakterien-Endotoxine (2.6.14): weniger als 0,02 I.E. Bakterien-Endotoxine je 100 I.E. Streptokinase-Aktivität in Streptokinase-Lösung als Bulk zur Herstellung von Parenteralia, die dabei keinem weiteren geeigneten Verfahren zur Beseitigung von Bakterien-Endotoxinen unterworfen wird

Wertbestimmung

Protein (2.5.33, Methode 7, A): 1 mg N entspricht 6,25 mg Protein.

Bestimmung der Aktivität: Die Streptokinase-Aktivität der Zubereitung wird durch Vergleich ihres Vermögens, Plasminogen zur Plasminbildung zu aktivieren, mit dem einer Standardzubereitung von Streptokinase, die in Internationalen Einheiten eingestellt ist, bestimmt. Die Menge des gebildeten Plasmins wird mit Hilfe eines geeigneten chromogenen Substrats bestimmt.

Die Internationale Einheit entspricht der Streptokinase-Aktivität einer festgelegten Menge des Internationalen Standards. Die Aktivität des Internationalen Standards, angegeben in Internationalen Einheiten, wird von der WHO festgelegt.

Untersuchungs- und Referenzlösungen: Von der Zubereitung und der Standardzubereitung werden jeweils 2 unabhängige Reihen von 4 Verdünnungen mit Trometamol-Pufferlösung pH 7,4 *R* 1 hergestellt. Der Konzentrationsbereich sollte zwischen 0,5 und 4,0 I.E. je Milliliter liegen. Die Lösungen müssen bei 37 °C hergestellt und aufbewahrt werden.

Substrat-Lösung: 1,0 ml Trometamol-Pufferlösung pH 7,4 *R* wird mit 1,0 ml Chromophorsubstrat *R* 3 gemischt.

Nach Zusatz von 5 µl einer Lösung von Polysorbat 20 *R* (100 g · l^{-1}) wird die Lösung im Wasserbad von 37 °C gehalten. Unmittelbar vor der Aktivierung wird die Lösung mit 45 µl einer Lösung von Plasminogen vom Menschen *R* (1 mg · ml^{-1}) versetzt.

Durchführung: Für jede Streptokinase-Verdünnung, bei 37 °C gehalten, wird eine Doppelbestimmung durchgeführt. Durch Zusatz von 60 µl jeder Verdünnung zu jeweils 40 µl Substrat-Lösung wird die Aktivierungs-Reaktion eingeleitet. Für die Blindlösungen werden die Untersuchungs- und Referenzlösungen durch 60 µl natriumchloridhaltige Trometamol-Pufferlösung pH 7,4 *R* 1 ersetzt. Die Mischungen werden 20 min lang bei 37 °C reagieren gelassen. Anschließend werden die Absorptionen (2.2.25) bei 405 nm gemessen. Falls ein geeignetes thermostatisiertes Messgerät für Mikrotiterplatten zur Verfügung steht, kann die Reaktion aufgezeichnet werden. Ansonsten muss die Reaktion nach 20 min mit 50 µl einer 50-prozentigen Lösung (*V/V*) von Essigsäure 99 % *R* abgebrochen werden. Optimale Resultate werden erzielt, wenn die Absorption der höchsten Streptokinase-Konzentration zwischen 0,1 und 0,2 liegt (nach Subtraktion des Blindwerts). Falls erforderlich wird die Inkubationszeit geändert, um Absorptionen in diesem Bereich zu erhalten.

Die Regression der Absorptionen gegen die Logarithmen der Konzentrationen der Lösungen der Zubereitung beziehungsweise der Standardzubereitung wird ermittelt und die Aktivität der Zubereitung wird unter Verwendung der üblichen statistischen Methoden wie dem Parallelenmodell berechnet.

Die ermittelte Aktivität muss mindestens 90 und darf höchstens 111 Prozent der angegebenen Aktivität betragen. Die Vertrauensgrenzen ($P = 0,95$) der ermittelten Aktivität müssen mindestens 80 und dürfen höchstens 125 Prozent der angegebenen Aktivität betragen.

Lagerung

In einem zugeschmolzenen Behältnis, vor Licht geschützt, bei –20 °C

Falls die Substanz steril ist, im sterilen, dicht verschlossenen Behältnis mit Sicherheitsverschluss

Beschriftung

Die Beschriftung gibt an,
- Anzahl Internationaler Einheiten der Streptokinase-Aktivität je Milligramm, berechnet auf die getrocknete Zubereitung
- Name und Menge jedes zugesetzten Hilfsstoffs
- falls zutreffend, dass die Zubereitung steril ist
- falls zutreffend, dass die Substanz frei von Bakterien-Endotoxinen ist
- falls zutreffend, dass die Zubereitung für die Herstellung von Parenteralia bestimmt ist.

4.06/1811

Süßorangenschalenöl

Aurantii dulcis aetheroleum

Definition

Süßorangenschalenöl ist das durch geeignete mechanische Bearbeitung ohne Erhitzen aus der frischen Fruchtschale von *Citrus sinensis* (L.) Osbeck (*Citrus aurantium* L. var. *dulcis* L.) gewonnene ätherische Öl. Ein geeignetes Antioxidans kann zugesetzt sein.

Eigenschaften

Aussehen: klare, blassgelbe bis orangefarbene, bewegliche Flüssigkeit, die beim Abkühlen trüb werden kann

Das Öl hat den charakteristischen Geruch von frischer Orangenschale.

Prüfung auf Identität

1: B
2: A

A. Dünnschichtchromatographie (2.2.27)

Die Chromatogramme der Prüfung „Bergapten" (siehe „Prüfung auf Reinheit") werden ausgewertet.

Ergebnis A: Die Zonenfolge in den Chromatogrammen von Referenzlösung und Untersuchungslösung ist aus den nachstehenden Angaben ersichtlich.

Oberer Plattenrand	
Bergapten: eine grünlich gelb fluoreszierende Zone	
	mehrere blau fluoreszierende Zonen
Referenzlösung	Untersuchungslösung

Ergebnis B: Die Zonenfolge in den Chromatogrammen von Referenzlösung und Untersuchungslösung ist aus den nachstehenden Angaben ersichtlich.

Oberer Plattenrand	
	eine braun fluoreszierende Zone
Linalylacetat: eine bräunlich orange fluoreszierende Zone	eine schwache, bräunlich orange fluoreszierende Zone (Linalylacetat)
	mehrere orange fluoreszierende Zonen
Linalool: eine bräunlich orange fluoreszierende Zone	eine bräunlich orange fluoreszierende Zone (Linalool)
Bergapten: eine schwache, grünlich gelb fluoreszierende Zone	
	mehrere bräunlich orange fluoreszierende Zonen
	mehrere blau fluoreszierende Zonen
Referenzlösung	Untersuchungslösung

B. Die Chromatogramme der Prüfung „Chromatographisches Profil" (siehe „Prüfung auf Reinheit") werden ausgewertet.

Ergebnis: Die charakteristischen Peaks im Chromatogramm der Untersuchungslösung entsprechen in Bezug auf ihre Retentionszeiten den Peaks im Chromatogramm der Referenzlösung.

Prüfung auf Reinheit

Relative Dichte (2.2.5): 0,842 bis 0,850

Brechungsindex (2.2.6): 1,470 bis 1,476

Optische Drehung (2.2.7): +94 bis +99°

Peroxidzahl (2.5.5, Methode B): höchstens 20

Fette Öle, verharzte ätherische Öle (2.8.7): Das Öl muss der Prüfung entsprechen.

Bergapten: Dünnschichtchromatographie (2.2.27)

Untersuchungslösung: 0,2 ml Öl werden mit 1 ml Ethanol 96 % R verdünnt.

Referenzlösung: 2 mg Bergapten R, 10 µl Linalool R und 20 µl Linalylacetat R werden in 10 ml Ethanol 96 % R gelöst.

Platte: DC-Platte mit Kieselgel R

Fließmittel: Ethylacetat R, Toluol R (15:85 V/V)

Auftragen: 10 µl; bandförmig

Laufstrecke: 15 cm

Trocknen: an der Luft

Detektion A: im ultravioletten Licht bei 365 nm

Ergebnis A: Das Chromatogramm der Untersuchungslösung darf keine Zone zeigen, die der grünlich gelb fluoreszierenden Zone im Chromatogramm der Referenzlösung entspricht.

Detektion B: Die Platte wird mit Anisaldehyd-Reagenz R besprüht, 10 min lang bei 100 bis 105 °C erhitzt und anschließend im ultravioletten Licht bei 365 nm ausgewertet.

Chromatographisches Profil: Gaschromatographie (2.2.28) mit Hilfe des Verfahrens „Normalisierung"

Untersuchungslösung: 300 µl Öl werden mit Aceton R zu 1 ml verdünnt.

Referenzlösung a: 10 µl α-Pinen R, 10 µl β-Pinen R, 10 µl Sabinen R, 20 µl β-Myrcen R, 800 µl Limonen R, 10 µl Octanal R, 10 µl Decanal R, 10 µl Linalool R, 10 µl Citral R (aus Neral und Geranial zusammengesetzt) und 10 µl Valencen R werden in 1 ml Aceton R gelöst.

Referenzlösung b: 5 µl β-Pinen R werden in 10 ml Aceton R gelöst. 0,5 ml Lösung werden mit Aceton R zu 10 ml verdünnt.

Säule
- Material: Quarzglas
- Größe: $l = 30$ m, $\varnothing = 0{,}53$ mm
- Stationäre Phase: Macrogol 20 000 R (Filmdicke 1 µm)

Trägergas: Helium zur Chromatographie R

Durchflussrate: 1 ml · min^{-1}

Splitverhältnis: 1:100

Temperatur

	Zeit (min)	Temperatur (°C)
Säule	0 – 6	50
	6 – 31	50 → 150
	31 – 41	150 → 180
	41 – 55	180
Probeneinlass		250
Detektor		250

Detektion: Flammenionisation

Einspritzen: 0,5 µl

Reihenfolge der Elution: Die Substanzen werden in der gleichen Reihenfolge wie bei der Herstellung der Referenzlösung a angegeben eluiert. Die Retentionszeiten dieser Substanzen werden aufgezeichnet.

Eignungsprüfung: Referenzlösung a
– Auflösung: mindestens 3,9 zwischen den Peaks von β-Pinen und Sabinen und mindestens 1,5 zwischen den Peaks von Valencen und Geranial

Mit Hilfe der im Chromatogramm der Referenzlösung a erhaltenen Retentionszeiten werden im Chromatogramm der Untersuchungslösung die Bestandteile der Referenzlösung a lokalisiert. Der Prozentgehalt jedes dieser Bestandteile wird ermittelt. Die Prozentgehalte müssen innerhalb folgender Grenzwerte liegen:

– α-Pinen: 0,4 bis 0,6 Prozent
– β-Pinen: 0,02 bis 0,3 Prozent
– Sabinen: 0,2 bis 1,1 Prozent
– β-Myrcen: 1,7 bis 2,5 Prozent
– Limonen: 92,0 bis 97,0 Prozent
– Octanal: 0,1 bis 0,4 Prozent
– Decanal: 0,1 bis 0,4 Prozent
– Linalool: 0,2 bis 0,7 Prozent
– Neral: 0,02 bis 0,10 Prozent
– Valencen: 0,02 bis 0,5 Prozent
– Geranial: 0,03 bis 0,20 Prozent
– Ohne Berücksichtigung bleiben: Peaks, deren Fläche kleiner ist als die Fläche des Peaks im Chromatogramm der Referenzlösung b (0,01 Prozent)

Verdampfungsrückstand: 1,0 bis 5,0 Prozent

5,0 g Öl werden auf dem Wasserbad zur Trockne eingedampft. Der Rückstand wird 4 h lang bei 100 bis 105 °C getrocknet.

Das folgende Chromatogramm dient zur Information.

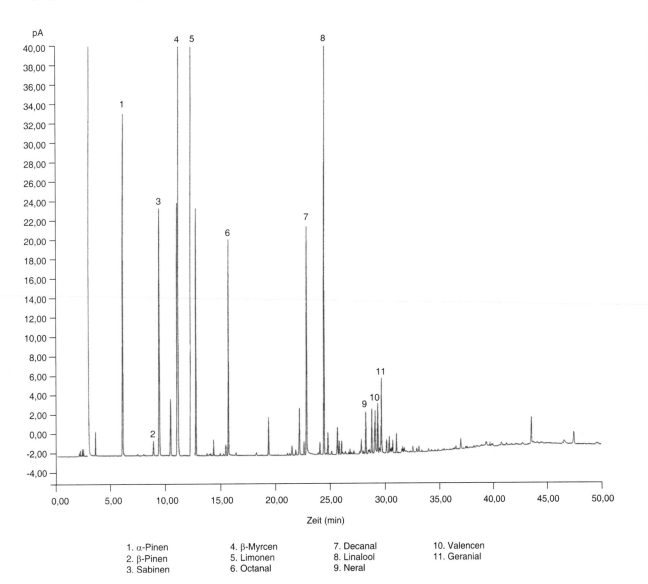

1. α-Pinen
2. β-Pinen
3. Sabinen
4. β-Myrcen
5. Limonen
6. Octanal
7. Decanal
8. Linalool
9. Neral
10. Valencen
11. Geranial

Abb. 1811-1: Chromatogramm für die Prüfung „Chromatographisches Profil" von Süßorangenschalenöl

Lagerung

Vor Licht geschützt, in dicht verschlossenen, dem Verbrauch angemessenen, möglichst vollständig gefüllten Behältnissen, bei höchstens 25 °C

Beschriftung

Die Beschriftung gibt den Namen und die Konzentration jedes zugesetzten Antioxidans an.

4.06/0294

Sulfadiazin

Sulfadiazinum

$C_{10}H_{10}N_4O_2S$ $\qquad$ M_r 250,3

Definition

Sulfadiazin enthält mindestens 99,0 und höchstens 101,0 Prozent 4-Amino-*N*-pyrimidin-2-ylbenzolsulfon=amid, berechnet auf die getrocknete Substanz.

Eigenschaften

Kristalle oder kristallines Pulver, weiß, gelblich weiß oder hellrosa; praktisch unlöslich in Wasser, schwer löslich in Aceton, sehr schwer löslich in Ethanol

Die Substanz löst sich in Alkalihydroxid-Lösungen und verdünnten Mineralsäuren.

Die Substanz schmilzt bei etwa 255 °C unter Zersetzung.

Prüfung auf Identität

1: A, B
2: B, C, D

A. Die Prüfung erfolgt mit Hilfe der IR-Spektroskopie (2.2.24) durch Vergleich des Spektrums der Substanz mit dem von Sulfadiazin *CRS*. Die Prüfung erfolgt mit Hilfe von Presslingen.

B. Die bei der Prüfung „Verwandte Substanzen" (siehe „Prüfung auf Reinheit") erhaltenen Chromatogramme werden ausgewertet. Der Hauptfleck im Chromatogramm der Untersuchungslösung a entspricht in Bezug auf Lage und Größe dem Hauptfleck im Chromatogramm der Referenzlösung a.

C. 3 g Substanz werden in ein trockenes Reagenzglas gegeben. Das Reagenzglas wird in einem Winkel von 45° mit seinem unteren Teil in ein Bad aus Siliconöl gebracht, das auf etwa 270 °C erhitzt wird. Die Substanz zersetzt sich und ein weißes bis gelblich weißes Sublimat entsteht, das nach Umkristallisieren aus Toluol *R* und Trocknen bei 100 °C eine Schmelztemperatur (2.2.14) zwischen 123 und 127 °C hat.

D. Etwa 5 mg Substanz werden in 10 ml Salzsäure (1 mol · l^{-1}) gelöst. Wird 1 ml Lösung mit Wasser *R* zu 10 ml verdünnt, gibt die so erhaltene Lösung ohne zusätzliches Ansäuern die Identitätsreaktion auf primäre aromatische Amine (2.3.1).

Prüfung auf Reinheit

Aussehen der Lösung: 0,8 g Substanz werden in einer Mischung von 5 ml verdünnter Natriumhydroxid-Lösung *R* und 5 ml Wasser *R* gelöst. Die Lösung darf nicht stärker gefärbt sein als die Farbvergleichslösung G_5, BG_5 oder GG_5 (2.2.2, Methode II).

Sauer reagierende Substanzen: 1,25 g fein pulverisierte Substanz werden mit 25 ml kohlendioxidfreiem Wasser *R* versetzt und 5 min lang bei etwa 70 °C erhitzt. Die Mischung wird etwa 15 min lang in einer Eis-Wasser-Mischung abgekühlt und filtriert. 20 ml Filtrat werden mit 0,1 ml Bromthymolblau-Lösung *R* 1 versetzt. Bis zum Farbumschlag dürfen höchstens 0,2 ml Natriumhydroxid-Lösung (0,1 mol · l^{-1}) verbraucht werden.

Verwandte Substanzen: Die Prüfung erfolgt mit Hilfe der Dünnschichtchromatographie (2.2.27) unter Verwendung einer Schicht von Kieselgel GF_{254} *R*.

Untersuchungslösung a: 20 mg Substanz werden in 3 ml einer Mischung von 2 Volumteilen konzentrierter Ammoniak-Lösung *R* und 48 Volumteilen Methanol *R* gelöst und mit der gleichen Mischung zu 5,0 ml verdünnt.

Untersuchungslösung b: 0,10 g Substanz werden in 0,5 ml konzentrierter Ammoniak-Lösung *R* gelöst. Die Lösung wird mit Methanol *R* zu 5,0 ml verdünnt. Tritt eine Trübung auf, wird bis zur vollständigen Lösung erwärmt.

Referenzlösung a: 20 mg Sulfadiazin *CRS* werden in 3 ml einer Mischung von 2 Volumteilen konzentrierter Ammoniak-Lösung *R* und 48 Volumteilen Methanol *R* gelöst und mit der gleichen Mischung zu 5,0 ml verdünnt.

Referenzlösung b: 1,25 ml Untersuchungslösung a werden mit einer Mischung von 2 Volumteilen konzentrierter Ammoniak-Lösung *R* und 48 Volumteilen Methanol *R* zu 50 ml verdünnt.

Auf die Platte werden 5 µl jeder Lösung aufgetragen. Die Chromatographie erfolgt mit einer Mischung von 3 Volumteilen verdünnter Ammoniak-Lösung *R* 1, 5 Volumteilen Wasser *R*, 40 Volumteilen Nitromethan *R* und 50 Volumteilen Dioxan *R* über eine Laufstrecke von

15 cm. Die Platte wird bei 100 bis 105 °C getrocknet. Die Auswertung erfolgt im ultravioletten Licht bei 254 nm. Kein im Chromatogramm der Untersuchungslösung b auftretender Nebenfleck darf größer oder intensiver sein als der im Chromatogramm der Referenzlösung b erhaltene Fleck (0,5 Prozent).

Schwermetalle (2.4.8): 1,0 g Substanz muss der Grenzprüfung D entsprechen (20 ppm). Zur Herstellung der Referenzlösung werden 2 ml Blei-Lösung (10 ppm Pb) *R* verwendet.

Trocknungsverlust (2.2.32): höchstens 0,5 Prozent, mit 1,000 g Substanz durch Trocknen im Trockenschrank bei 100 bis 105 °C bestimmt

Sulfatasche (2.4.14): höchstens 0,1 Prozent, mit 1,0 g Substanz bestimmt

Gehaltsbestimmung

0,200 g Substanz werden in einer Mischung von 20 ml verdünnter Salzsäure *R* und 50 ml Wasser *R* gelöst. Nach Abkühlen in einer Eis-Wasser-Mischung wird die Bestimmung nach „Stickstoff in primären aromatischen Aminen" (2.5.8) durchgeführt. Der Endpunkt wird elektrometrisch bestimmt.

1 ml Natriumnitrit-Lösung (0,1 mol · l^{-1}) entspricht 25,03 mg $C_{10}H_{10}N_4O_2S$.

Lagerung

Vor Licht geschützt

T

Taigawurzel	5273	Tolubalsam	5284
Tang	5276	Tramadolhydrochlorid	5285
Terpentinöl vom Strandkiefer-Typ	5277	Tri-*n*-butylphosphat	5287
DL-α-Tocopherolhydrogensuccinat	5279	Triflusal	5288
RRR-α-Tocopherolhydrogensuccinat	5281	Tylosinphosphat-Lösung als Bulk für Tiere	5289

4.06/1419

Taigawurzel

Eleutherococci radix

Definition

Die getrockneten, ganzen oder geschnittenen, unterirdischen Teile von *Eleutherococcus senticosus* (Rupr. et Maxim.) Maxim.

Gehalt: mindestens 0,08 Prozent, berechnet als Summe der Gehalte von Eleutherosid B (M_r 372,4) und Eleutherosid E (M_r 743)

Eigenschaften

Makroskopische und mikroskopische Merkmale werden unter „Prüfung auf Identität, A und B" beschrieben.

Prüfung auf Identität

A. Das Rhizom mit einem Durchmesser von 1,5 bis 4,0 cm ist knotig und von unregelmäßig zylindrischer Gestalt. Die Oberfläche ist rau, längs gefurcht und graubraun bis schwarzbraun. Die etwa 2 mm dicke Rinde schließt eng an das Xylem an. Das Kernholz ist hellbraun, der Saft führende Teil des Holzes (Splintholz) ist blassgelb. Der Bruch zeigt im Rindenteil kurze, dünne Fasern und ist besonders im inneren Teil des Xylems grobfaserig. Die Rhizomunterseite zeigt zahlreiche zylindrische und knotige Wurzeln mit einer Länge von 3,5 bis 15 cm und einem Durchmesser von 0,3 bis 1,5 cm. Die glatte Oberfläche der Wurzel ist graubraun bis schwarzbraun. Die etwa 0,5 mm dicke Wurzelrinde schließt eng an das blassgelbe Xylem an. Der Bruch ist schwach faserig. An geschälten Stellen ist die Wurzel gelblich braun.

B. Die Droge wird pulverisiert (355). Das Pulver ist gelblich braun. Die Prüfung erfolgt unter dem Mikroskop, wobei Chloralhydrat-Lösung *R* verwendet wird. Das Pulver zeigt zahlreiche Gruppen dickwandiger, verholzter Fasern; Fragmente weitlumiger Netz- und Hoftüpfelgefäße; Gruppen von Sekretgängen, deren Durchmesser bis 20 µm beträgt, mit braunem Inhalt; Parenchymzellen mit 10 bis 50 µm großen Calciumoxalatdrusen. Unter dem Mikroskop bei Verwendung einer 50-prozentigen Lösung (*V/V*) von Glycerol *R* geprüft, zeigt das Pulver kleine, im Umriss abgerundete bis schwach eckige Stärkekörner, die einzeln oder in 2er- oder 3er-Gruppen vorliegen.

C. Dünnschichtchromatographie (2.2.27)

Untersuchungslösung: 1,0 g pulverisierte Droge (355) wird mit 10 ml Ethanol 50 % *R* versetzt. Die Mischung wird 1 h lang unter Rückflusskühlung zum Sieden erhitzt und nach dem Abkühlen filtriert. Das Filtrat wird auf dem Wasserbad zur Trockne eingedampft. Der Rückstand wird in 2,5 ml einer Mischung von 5 Volumteilen Wasser *R* und 20 Volumteilen Ethanol 50 % *R* gelöst. Die Lösung wird filtriert.

Referenzlösung: 2,0 mg Aesculin *R* und 2,0 mg Catalpol *R* werden in 20 ml einer Mischung von 2 Volumteilen Wasser *R* und 8 Volumteilen Ethanol 50 % *R* gelöst.

Platte: DC-Platte mit Kieselgel *R*

Fließmittel: Wasser *R*, Methanol *R*, Dichlormethan *R* (4:30:70 *V/V/V*)

Auftragen: 20 µl; bandförmig

Laufstrecke: 10 cm

Trocknen: an der Luft

Detektion A: im ultravioletten Licht bei 365 nm

Ergebnis A: Das Chromatogramm der Referenzlösung zeigt in der oberen Hälfte eine blau fluoreszierende Zone (Aesculin).

Detektion B: Die Platte wird mit Anisaldehyd-Reagenz *R* besprüht und im Tageslicht während 5 bis 10 min langem Erhitzen bei 100 bis 105 °C ausgewertet.

Ergebnis B: Die Zonenfolge in den Chromatogrammen von Referenzlösung und Untersuchungslösung ist aus den nachstehenden Angaben ersichtlich. Im Chromatogramm der Untersuchungslösung sind weitere schwache Zonen vorhanden.

_	Oberer Plattenrand
Aesculin: eine blau fluoreszierende Zone (im ultravioletten Licht bei 365 nm markiert)	eine braune Zone (Eleutherosid B)
	eine rötlich braune Zone (Eleutherosid E)
Catalpol: eine violettbraune Zone	
	2 braune Zonen
Referenzlösung	**Untersuchungslösung**

Prüfung auf Reinheit

Fremde Bestandteile (2.8.2): höchstens 3 Prozent

Trocknungsverlust (2.2.32): höchstens 10,0 Prozent, mit 1,000 g pulverisierter Droge (355) durch 2 h langes Trocknen im Trockenschrank bei 100 bis 105 °C bestimmt

Asche (2.4.16): höchstens 8,0 Prozent

Gehaltsbestimmung

Flüssigchromatographie (2.2.29)

Untersuchungslösung: 0,500 g pulverisierte Droge (355) werden in einem 100-ml-Rundkolben mit 30 ml einer Mischung gleicher Volumteile Ethanol 96 % *R* und Wasser *R* versetzt und 30 min lang im Wasserbad von 60 °C erhitzt. Nach dem Erkalten wird die Mischung durch einen Glassintertiegel filtriert. Das Filtrat wird in einem 250-ml-Rundkolben aufgefangen. Der Vorgang wird 2-mal mit dem bei der Filtration erhaltenen Rückstand an Stelle der pulverisierten Droge wiederholt. Die beiden so erhaltenen Filtrate werden ebenfalls in den 250-ml-Rundkolben gegeben. Die vereinigten Flüssigkeiten werden unter vermindertem Druck bis zu einem Volumen von etwa 10 ml eingedampft, quantitativ in einen 20-ml-Messkolben überführt und mit einer Mischung gleicher Volumteile Ethanol 96 % *R* und Wasser *R* zu 20,0 ml verdünnt. Diese Mischung wird durch ein Nylonfilter (Porengröße 0,45 µm) filtriert.

Referenzlösung a: 10 mg Ferulasäure *R* werden in einer Mischung gleicher Volumteile Methanol *R* und Wasser *R* zu 20,0 ml gelöst.

Das folgende Spektrum dient zur Information.

Das folgende Spektrum dient zur Information.

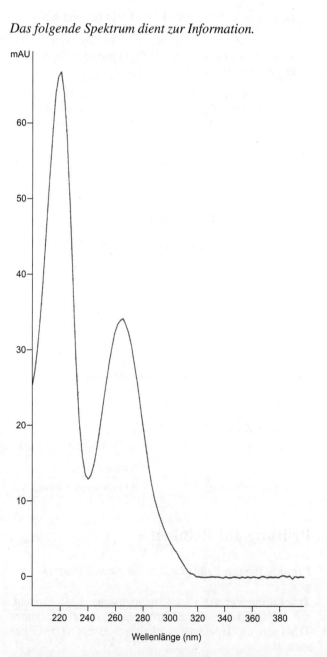

Abb. 1419-1: UV-Spektrum von Eleutherosid E für die „Gehaltsbestimmung" von Taigawurzel

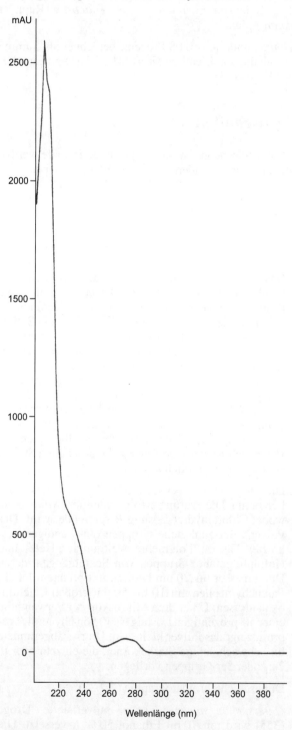

Abb. 1419-2: UV-Spektrum von Eleutherosid B für die „Gehaltsbestimmung" von Taigawurzel

Referenzlösung b: 10 mg Kaffeesäure R werden in einer Mischung gleicher Volumteile Methanol R und Wasser R zu 20,0 ml gelöst.

Referenzlösung c: 1 ml Referenzlösung a wird in einen 25-ml-Messkolben überführt und mit einer Mischung gleicher Volumteile Methanol R und Wasser R zu 25,0 ml verdünnt. Die Verdünnung wird durch ein Nylonfilter (Porengröße 0,45 µm) filtriert.

Referenzlösung d: 1 ml Referenzlösung a und 1 ml Referenzlösung b werden in einen 25-ml-Messkolben überführt und mit einer Mischung gleicher Volumteile Methanol R und Wasser R zu 25,0 ml verdünnt. Die Verdünnung wird durch ein Nylonfilter (Porengröße 0,45 µm) filtriert.

Vorsäule
– Größe: $l = 0,04$ m, $\varnothing = 4,6$ mm
– Stationäre Phase: octadecylsilyliertes Kieselgel zur Chromatographie R (5 µm)

Säule
– Größe: $l = 0,25$ m, $\varnothing = 4,6$ mm
– Stationäre Phase: octadecylsilyliertes Kieselgel zur Chromatographie R (5 µm)

Mobile Phase
– Mobile Phase A: Phosphorsäure 85 % R, Wasser R (0,5:99,5 V/V)
– Mobile Phase B: Acetonitril zur Chromatographie R

Zeit (min)	Mobile Phase A (% V/V)	Mobile Phase B (% V/V)
0 – 5	90	10
5 – 27	90 → 80	10 → 20
27 – 30	80 → 50	20 → 50
30 – 35	50	50
35 – 40	50 → 90	50 → 10

Durchflussrate: 1,0 ml · min^{-1}

Detektion: Spektrometer bei 220 nm

Einspritzen: 20 µl; Untersuchungslösung, Referenzlösungen c und d

Eignungsprüfung: Referenzlösung d
– Auflösung: mindestens 15 zwischen den Peaks von Kaffeesäure und Ferulasäure

Der Gesamtprozentgehalt an Eleutherosid B und Eleutherosid E wird nach folgender Formel berechnet:

$$\frac{(A_B \cdot C \cdot 0,73 \cdot 2)}{(A_R \cdot m)} + \frac{(A_E \cdot C \cdot 1,90 \cdot 2)}{(A_R \cdot m)}$$

A_B = Fläche des Peaks von Eleutherosid B im Chromatogramm der Untersuchungslösung
A_E = Fläche des Peaks von Eleutherosid E im Chromatogramm der Untersuchungslösung
A_R = Fläche des Ferulasäure-Peaks im Chromatogramm der Referenzlösung c
C = Konzentration der Ferulasäure in der Referenzlösung c in Mikrogramm je Milliliter
m = Einwaage der Droge in Milligramm

Das folgende Chromatogramm dient zur Information.

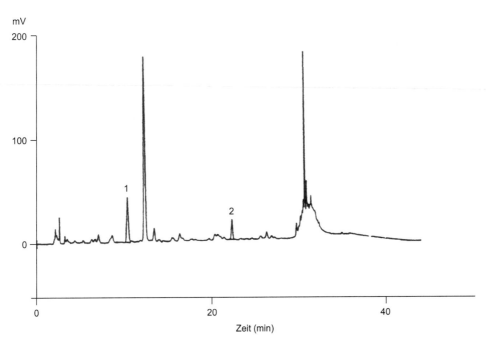

1. Eleutherosid B   2. Eleutherosid E

Abb. 1419-3: Chromatogramm der Untersuchungslösung für die „Gehaltsbestimmung" von Taigawurzel

Tang

4.06/1426

Fucus vel Ascophyllum

Definition

Der zerkleinerte, getrocknete Thallus von *Fucus vesiculosus* L. oder *F. serratus* L. oder *Ascophyllum nodosum* Le Jolis

Gehalt: mindestens 0,03 und höchstens 0,2 Prozent Gesamt-Iod (A_r 126,9), bezogen auf die getrocknete Droge.

Eigenschaften

Salziger und schleimiger Geschmack, unangenehmer, fischartiger Geruch

Makroskopische und mikroskopische Merkmale werden unter „Prüfung auf Identität, A und B" beschrieben.

Prüfung auf Identität

A. Die Droge besteht aus schwarzbraunen bis grünlich braunen Bruchstücken von hornartiger Konsistenz und ist gelegentlich mit weißlichen Ausblühungen bedeckt. Der Thallus besteht aus einer bandförmigen, gabelig verzweigten Lamina mit hervortretenden „Mittelrippen" (Pseudonerven). *F. vesiculosus* zeigt typische, blattartige, glattrandige Laminae, die gelegentlich, einzeln oder paarig, ovale Schwimmblasen tragen. Die Enden bestimmter Thallusäste sind von ovaler Gestalt und etwas verbreitert. Sie tragen zahlreiche Reproduktionsorgane, so genannte Konzeptakel. Die blattartige Lamina von *F. serratus* hat einen gezackten Rand und keine Schwimmblasen, seine Konzeptakel tragenden Thallusäste sind nur gering verdickt. Der Thallus von *A. nodosum* ist unregelmäßig verzweigt und ohne „Mittelrippen". Er zeigt einzelne, ovale Schwimmblasen; sichelförmige Konzeptakel befinden sich am Ende kleiner Thallusäste.

B. Die Droge wird pulverisiert (355). Das Pulver ist grünlich braun. Die Prüfung erfolgt unter dem Mikroskop, wobei Chloralhydrat-Lösung *R* verwendet wird. Das Pulver zeigt folgende Merkmale: Bruchstücke des Oberflächengewebes, das aus regelmäßigen, isodiametrischen Zellen mit braunem Inhalt besteht, ferner Fragmente des tiefer liegenden Gewebes aus farblosen, länglichen, in langen Fäden angeordneten Zellen und, dazwischen liegend, große, mit Schleim gefüllte Räume. Dickwandige, von den „Mittelrippen" stammende Zellen, die in Reihen und dicht gepackten Gruppen vorliegen, sind gelegentlich sichtbar.

C. 1 g pulverisierte Droge (355) wird mit 20 ml einer 2-prozentigen Lösung (*V/V*) von Salzsäure *R* kräftig geschüttelt und abfiltriert. Der Rückstand wird mit 10 ml Wasser *R* gewaschen, abfiltriert, mit 10 ml einer Lösung von Natriumcarbonat *R* ($200 g \cdot l^{-1}$) versetzt und geschüttelt. Danach wird die Mischung zentrifugiert und die überstehende Flüssigkeit mit Schwefelsäure *R* auf einen pH-Wert von 1,5 eingestellt. Langsam bildet sich ein weißer, flockiger Niederschlag.

Prüfung auf Reinheit

Fremde Bestandteile (2.8.2): höchstens 2 Prozent (*m/m*)

Arsen (2.4.27): höchstens 90 ppm

Blei (2.4.27): höchstens 5 ppm

Cadmium (2.4.27): höchstens 4 ppm

Quecksilber (2.4.27): höchstens 0,1 ppm

Quellungszahl (2.8.4): mindestens 6

Trocknungsverlust (2.2.32): höchstens 15,0 Prozent, mit 1,000 g Droge durch 2 h langes Trocknen im Trockenschrank bei 100 bis 105 °C bestimmt

Asche (2.4.16): höchstens 24 Prozent

Salzsäureunlösliche Asche (2.8.1): höchstens 3,0 Prozent

Gehaltsbestimmung

Gesamt-Iod: In einem hohen Quarztiegel wird 1,000 g pulverisierte Droge genau eingewogen, mit 5 ml Wasser *R* und 5 g Kaliumhydroxid *R* versetzt, mit einem Magnesiumstab verrührt und auf dem Wasserbad erhitzt. Die Mischung wird mit 1 g Kaliumcarbonat *R* versetzt, gemischt, die Spitze des Magnesiumstabs mit den Drogenrückständen wird zugesetzt und die Mischung zunächst im Wasserbad, dann über offener Flamme getrocknet und schließlich bei steigender Temperatur, jedoch nicht über 600 °C, verascht. Nach dem Erkalten wird die Asche mit 20 ml Wasser *R* versetzt und unter Rühren mit einem Glasstab schwach zum Sieden erhitzt. Die heiße Mischung wird durch ein glattes Filter in einen Erlenmeyerkolben filtriert. Der Rückstand wird 4-mal mit je 20 ml heißem Wasser *R* gewaschen. Filter und Quarztiegel werden mit 50 ml heißem Wasser *R* gewaschen. Die Lösungen werden vereinigt und erkalten gelassen. In Anwesenheit von Methylorange-Lösung *R* wird diese Lösung mit verdünnter Schwefelsäure *R* neutralisiert und die neutrale Lösung mit 3 ml verdünnter Schwefelsäure *R* sowie mit 1 ml Bromwasser *R* versetzt. Die Lösung muss gelb gefärbt sein. Nach 5 min werden 0,6 ml einer Lösung von Phenol *R* ($50 g \cdot l^{-1}$) zugesetzt. Die Lösung muss klar sein. Sie wird mit 5 ml Phosphorsäure 85 % *R* angesäuert, mit 0,2 g Kaliumiodid *R* versetzt, 5 min lang vor Licht geschützt stehen gelassen und nach Zusatz von

1 ml Stärke-Lösung *R* mit Natriumthiosulfat-Lösung (0,01 mol · l^{-1}) titriert.

1 ml Natriumthiosulfat-Lösung (0,01 mol · l^{-1}) entspricht 0,2115 mg Iod.

Beschriftung

Die Beschriftung gibt an, welche Tang-Spezies enthalten ist oder sind.

4.06/1627

Terpentinöl vom Strandkiefer-Typ

Terebinthinae aetheroleum ab pino pinastro

Definition

Terpentinöl vom Strandkiefer-Typ ist das durch Wasserdampfdestillation und anschließende Rektifikation bei einer Temperatur unter 180 °C des durch Anzapfen von *Pinus pinaster* Aiton erhaltenen Harzes gewonnene ätherische Öl. Ein geeignetes Antioxidans kann zugesetzt sein.

Eigenschaften

Aussehen: klare, farblose bis blassgelbe Flüssigkeit

Das Öl hat einen charakteristischen Geruch.

Prüfung auf Identität

1: B
2: A

A. Dünnschichtchromatographie (2.2.27)

Untersuchungslösung: 1 ml Öl wird mit Toluol *R* zu 10 ml verdünnt und gemischt.

Referenzlösung: 10 µl β-Pinen *R* und 10 µl Linalool *R* werden mit Toluol *R* zu 10 ml verdünnt und gemischt.

Platte: DC-Platte mit Kieselgel *R*

Fließmittel: Ethylacetat *R*, Toluol *R* (5:95 *V/V*)

Auftragen: 10 µl; bandförmig

Laufstrecke: 15 cm

Trocknen: an der Luft

Detektion: Die Platte wird mit Anisaldehyd-Reagenz *R* besprüht, 5 bis 10 min lang bei 100 bis 105 °C erhitzt und anschließend im Tageslicht ausgewertet.

Ergebnis: Die Zonenfolge in den Chromatogrammen von Referenzlösung und Untersuchungslösung ist aus den nachstehenden Angaben ersichtlich.

Oberer Plattenrand	
β-Pinen: eine rosafarbene Zone	eine rosafarbene Zone (β-Pinen)
	eine rosafarbene Zone
Linalool: eine rosa-graue Zone	
	3 schwache, violette Zonen
	eine schwache, gelbe Zone
Referenzlösung	Untersuchungslösung

B. Die Chromatogramme der Prüfung „Chromatographisches Profil" (siehe „Prüfung auf Reinheit") werden ausgewertet.

Ergebnis: Die charakteristischen Peaks im Chromatogramm der Untersuchungslösung entsprechen in Bezug auf ihre Retentionszeiten den Peaks im Chromatogramm der Referenzlösung.

Prüfung auf Reinheit

Relative Dichte (2.2.5): 0,856 bis 0,872

Brechungsindex (2.2.6): 1,465 bis 1,475

Optische Drehung (2.2.7): −40 bis −28°

Säurezahl (2.5.1): höchstens 1,0

Peroxidzahl (2.5.5, Methode B): höchstens 20

Fette Öle, verharzte ätherische Öle (2.8.7): Das Öl muss der Prüfung entsprechen.

Chromatographisches Profil: Gaschromatographie (2.2.28) mit Hilfe des Verfahrens „Normalisierung"

Untersuchungslösung: das Öl

Referenzlösung a: 30 µl α-Pinen *R*, 10 mg Camphen *R*, 20 µl β-Pinen *R*, 10 µl Car-3-en *R*, 10 µl β-Myrcen *R*, 20 µl Limonen *R*, 10 µl Longifolen *R*, 10 µl β-Caryophyllen *R* und 10 mg Caryophyllenoxid *R* werden in 1 ml Hexan *R* gelöst.

Referenzlösung b: 5 µl β-Caryophyllen *R* werden in Hexan *R* zu 1 ml gelöst. 0,1 ml Lösung werden mit Hexan *R* zu 1 ml verdünnt.

Säule
– Material: Quarzglas
– Größe: l = 60 m, ∅ = 0,25 mm
– Stationäre Phase: Macrogol 20 000 *R* (Filmdicke 0,25 µm)

Trägergas: Helium zur Chromatographie *R*

Durchflussrate: 1,0 ml · min⁻¹

Splitverhältnis: 1:63

Temperatur

	Zeit (min)	Temperatur (°C)
Säule	0 – 10	60
	10 – 80	60 → 200
	80 – 120	200
Probeneinlass		200
Detektor		250

Detektion: Flammenionisation

Einspritzen: 0,5 µl

Reihenfolge der Elution: Die Substanzen werden in der gleichen Reihenfolge wie bei der Herstellung der Referenzlösung a angegeben eluiert. Die Retentionszeiten dieser Substanzen werden aufgezeichnet.

Eignungsprüfung

– Auflösung: mindestens 1,5 zwischen den Peaks von Car-3-en und β-Myrcen im Chromatogramm der Referenzlösung a

Mit Hilfe der im Chromatogramm der Referenzlösung a erhaltenen Retentionszeiten werden im Chromatogramm der Untersuchungslösung die Bestandteile der Referenzlösung a lokalisiert. Der Prozentgehalt jedes dieser Bestandteile wird ermittelt. Die Prozentgehalte müssen innerhalb folgender Grenzwerte liegen:

– α-Pinen: 70,0 bis 85,0 Prozent
– Camphen: 0,5 bis 1,5 Prozent
– β-Pinen: 11,0 bis 20,0 Prozent
– Car-3-en: höchstens 1,0 Prozent
– β-Myrcen: 0,4 bis 1,5 Prozent
– Limonen: 1,0 bis 7,0 Prozent
– Longifolen: 0,2 bis 2,5 Prozent
– β-Caryophyllen: 0,1 bis 3,0 Prozent
– Caryophyllenoxid: höchstens 1,0 Prozent

Das folgende Chromatogramm dient zur Information.

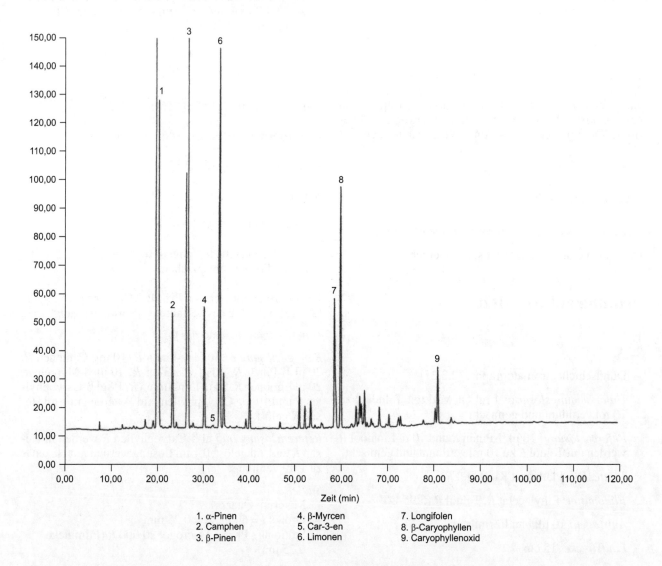

1. α-Pinen
2. Camphen
3. β-Pinen
4. β-Myrcen
5. Car-3-en
6. Limonen
7. Longifolen
8. β-Caryophyllen
9. Caryophyllenoxid

Abb. 1627-1: Chromatogramm für die Prüfung „Chromatographisches Profil" von Terpentinöl vom Strandkiefer-Typ

- Ohne Berücksichtigung bleiben: Peaks, deren Fläche kleiner ist als die Fläche des Peaks im Chromatogramm der Referenzlösung b (0,05 Prozent)

Verdampfungsrückstand: höchstens 2,5 Prozent

Lagerung

Vor Licht geschützt, in dicht verschlossenen, dem Verbrauch angemessenen, möglichst vollständig gefüllten Behältnissen, bei höchstens 25 °C

Beschriftung

Die Beschriftung gibt den Namen und die Konzentration jedes zugesetzten Antioxidans an.

4.06/1258

DL-α-Tocopherolhydrogensuccinat

DL-α-Tocopherylis hydrogenosuccinas

$C_{33}H_{54}O_5$ M_r 530,8

Definition

DL-α-Tocopherolhydrogensuccinat enthält mindestens 96,0 und höchstens 102,0 Prozent (2RS)-2,5,7,8-Tetramethyl-2-[(4RS,8RS)-4,8,12-trimethyltridecyl]-3,4-dihydro-2H-1-benzopyran-6-ylhydrogensuccinat.

Eigenschaften

Weißes bis fast weißes, kristallines Pulver; praktisch unlöslich in Wasser, sehr leicht löslich in Dichlormethan, löslich in Aceton, wasserfreiem Ethanol und Ether

Prüfung auf Identität

1: B, D
2: A, C, D

A. Die Substanz entspricht der Prüfung „Absorption" (siehe „Prüfung auf Reinheit").

B. Die Prüfung erfolgt mit Hilfe der IR-Spektroskopie (2.2.24) durch Vergleich des Spektrums der Substanz mit dem von *RRR*-α-Tocopherolhydrogensuccinat *CRS*.

C. Die Prüfung erfolgt mit Hilfe der Dünnschichtchromatographie (2.2.27) unter Verwendung einer Schicht von Kieselgel HF$_{254}$ R.

Untersuchungslösung a: 10 mg Substanz werden in 2 ml Cyclohexan R gelöst.

Untersuchungslösung b: In einem Reagenzglas mit Schliffstopfen werden 10 mg Substanz in 2 ml ethanolischer Schwefelsäure (2,5 mol · l^{-1}) R gelöst. Die Lösung wird 5 min lang im Wasserbad erhitzt, nach dem Abkühlen mit 2 ml Wasser R und 2 ml Cyclohexan R versetzt und anschließend 1 min lang geschüttelt. Die obere Phase wird verwendet.

Referenzlösung a: 10 mg *RRR*-α-Tocopherolhydrogensuccinat *CRS* werden in 2 ml Cyclohexan R gelöst.

Referenzlösung b: Die Herstellung erfolgt wie bei der Untersuchungslösung b beschrieben, wobei an Stelle der Substanz *RRR*-α-Tocopherolhydrogensuccinat *CRS* verwendet wird.

Auf die Platte werden 10 μl jeder Lösung aufgetragen. Die Chromatographie erfolgt mit einer Mischung von 0,2 Volumteilen Essigsäure 99 % R, 20 Volumteilen Ether R und 80 Volumteilen Cyclohexan R über eine Laufstrecke von 15 cm. Die Platte wird im Luftstrom getrocknet und anschließend im ultravioletten Licht bei 254 nm ausgewertet. Der Hauptfleck im Chromatogramm der Untersuchungslösung a entspricht in Bezug auf Lage und Größe dem Hauptfleck im Chromatogramm der Referenzlösung a. Die Chromatogramme der Untersuchungslösung b und der Referenzlösung b zeigen jeweils 2 Flecke: Der Fleck mit dem höheren R_f-Wert ist dem α-Tocopherol zuzuordnen; der Fleck mit dem niedrigeren R_f-Wert ist dem α-Tocopherolhydrogensuccinat zuzuordnen und entspricht dem Fleck im Chromatogramm der Referenzlösung a. Je nach Hydrolysegrad kann der Fleck mit dem niedrigeren R_f-Wert nur schwach sichtbar sein oder sogar ganz fehlen. Die Platte wird mit einer Mischung von 10 Volumteilen Salzsäure R, 40 Volumteilen einer Lösung von Eisen(III)-chlorid R (2,5 g · l^{-1}) in Ethanol 96 % R und 40 Volumteilen einer Lösung von Phenanthrolinhydrochlorid R (10 g · l^{-1}) in Ethanol 96 % R besprüht. In den Chromatogrammen der Untersuchungslösung b und der Referenzlösung b färben sich die dem α-Tocopherol entsprechenden Flecke orange.

D. Die Substanz entspricht der Prüfung „Optische Drehung" (siehe „Prüfung auf Reinheit").

Prüfung auf Reinheit

Optische Drehung (2.2.7): 2,50 g Substanz werden in wasserfreiem Ethanol R zu 25,0 ml gelöst. Der Drehungswinkel der Lösung muss zwischen −0,01 und +0,01° liegen.

Absorption (2.2.25): 0,150 g Substanz werden in wasserfreiem Ethanol R zu 100 ml gelöst. 10,0 ml Lösung werden mit wasserfreiem Ethanol R zu 100,0 ml verdünnt (Lösung a). 20,0 ml Ausgangslösung werden mit wasserfreiem Ethanol R zu 50,0 ml verdünnt (Lösung b). Die Absorption der Lösung a wird im Maximum bei 284 nm, die der Lösung b im Minimum bei 254 nm gemessen. Die spezifische Absorption muss im Maximum zwischen 35 und 38 und im Minimum zwischen 6,0 und 8,0 liegen.

Säurezahl (2.5.1): zwischen 101 und 108, mit 1,00 g Substanz bestimmt

Freies Tocopherol: höchstens 1,0 Prozent

0,500 g Substanz werden in 100 ml ethanolischer Schwefelsäure (0,25 mol · l⁻¹) R gelöst. Die Lösung wird mit 20 ml Wasser R und 0,1 ml einer Lösung von Diphenylamin R (2,5 g · l⁻¹) in Schwefelsäure R versetzt und mit Ammoniumcer(IV)-sulfat-Lösung (0,01 mol · l⁻¹) bis zur mindestens 5 s lang bestehen bleibenden Blaufärbung titriert. Ein Blindversuch wird durchgeführt.

1 ml Ammoniumcer(IV)-sulfat-Lösung (0,01 mol · l⁻¹) entspricht 2,154 mg freiem Tocopherol.

Schwermetalle (2.4.8): 0,50 g Substanz müssen der Grenzprüfung D entsprechen (20 ppm). Zur Herstellung der Referenzlösung wird 1 ml Blei-Lösung (10 ppm Pb) R verwendet.

Sulfatasche (2.4.14): höchstens 0,1 Prozent, mit 1,0 g Substanz bestimmt

An Stelle von verdünnter Schwefelsäure R wird Schwefelsäure R verwendet.

Gehaltsbestimmung

Die Bestimmung erfolgt mit Hilfe der Gaschromatographie (2.2.28) unter Verwendung von Dotriacontan R als Interner Standard.

Interner-Standard-Lösung: 0,300 g Dotriacontan R werden in Hexan R zu 100,0 ml gelöst.

Untersuchungslösung: 30,0 mg Substanz werden in eine 20-ml-Probeflasche eingewogen. 2,0 ml Methanol R, 1,0 ml Dimethoxypropan R und 0,1 ml Salzsäure R werden zupipettiert. Die Probeflasche wird dicht verschlossen und mit Ultraschall behandelt. Anschließend wird die Probeflasche 1 h lang (± 5 min) im Dunkeln stehen gelassen. Die Probeflasche wird aus dem Dunkeln entfernt und 10 min lang in ein Dampfbad unter Stickstoff gestellt. 10,0 ml Interner-Standard-Lösung werden in die Probeflasche pipettiert und unter kräftigem mechanischen Mischen in Lösung gebracht.

Referenzlösung: 30,0 mg RRR-α-Tocopherolhydrogensuccinat CRS werden in eine 20-ml-Probeflasche eingewogen (auf 0,01 mg genau). 2,0 ml Methanol R, 1,0 ml Dimethoxypropan R und 0,1 ml Salzsäure R werden zupipettiert. Die Probeflasche wird dicht verschlossen und mit Ultraschall behandelt. Anschließend wird die Probeflasche 1 h lang (± 5 min) im Dunkeln stehen gelassen. Die Probeflasche wird aus dem Dunkeln entfernt und 10 min lang in ein Dampfbad unter Stickstoff gestellt. 10,0 ml Interner-Standard-Lösung werden in die Probeflasche pipettiert und unter kräftigem mechanischen Mischen in Lösung gebracht.

Die Chromatographie kann durchgeführt werden mit
– einer Kapillarsäule aus Quarzglas von 15 m Länge und 0,32 mm innerem Durchmesser, belegt mit Polydimethylsiloxan R (Filmdicke 0,25 µm)
– Helium zur Chromatographie R als Trägergas bei einer Durchflussrate von 3 bis 6 ml je Minute
– einem Flammenionisationsdetektor.

Die Temperatur des Probeneinlasses wird bei 300 °C und die des Detektors bei 330 °C gehalten. Das Splitverhältnis beträgt zwischen 1 : 10 und 1 : 20. Die Temperatur der Säule wird bei 200 °C gehalten, anschließend um 5 °C je Minute auf 250 °C erhöht und 10 min lang bei dieser Temperatur gehalten.

Das Einspritzen erfolgt entweder direkt auf die Säule oder über einen vorzugsweise mit Glas ausgekleideten Probeneinlass unter Verwendung einer automatischen Einspritzvorrichtung oder mit Hilfe einer anderen reproduzierbaren Einspritzmethode. Die Peakflächen werden mit Hilfe eines elektronischen Integrators gemessen. Die Bestimmung darf nur ausgewertet werden, wenn im Chromatogramm der Referenzlösung die Auflösung zwischen den Peaks von Dotriacontan und α-Tocopherolhydrogensuccinat mindestens 12,0 beträgt.

Prüfung auf Interferenz: 0,100 g Substanz werden in Hexan R zu 50,0 ml gelöst. 1 µl Lösung wird eingespritzt und das Chromatogramm aufgezeichnet. Wenn ein Peak mit demselben t_R-Wert wie dem für Dotriacontan auftritt, wird dessen relative Peakfläche bezogen auf die Peakfläche von α-Tocopherolhydrogensuccinat berechnet. Falls die relative Peakfläche größer als 0,5 Prozent ist, wird für die Endberechnung die korrigierte Peakfläche $S'_{D\,(korr.)}$ verwendet.

$$S'_{D\,(korr.)} = S'_D - \frac{S_I \cdot S'_T}{S_{TI}}$$

S'_D = Peakfläche des Internen Standards im Chromatogramm der Untersuchungslösung

S_I = Fläche des Peaks mit demselben t_R-Wert wie dem des Internen Standards in dem bei der „Prüfung auf Interferenz" erhaltenen Chromatogramm

S'_T = Peakfläche von α-Tocopherolhydrogensuccinat im Chromatogramm der Untersuchungslösung

S_{TI} = Peakfläche von α-Tocopherolhydrogensuccinat in dem bei der „Prüfung auf Interferenz" erhaltenen Chromatogramm

Nachdem die geeigneten Bedingungen für das System ermittelt wurden, wird 1 µl Referenzlösung eingespritzt und das Chromatogramm aufgezeichnet. Die Peakflächen von α-Tocopherolhydrogensuccinat (S_T) und Dotriacontan (S_D) werden gemessen. Der Responsfaktor (RF) wird wie nachstehend beschrieben bestimmt.

Der Responsfaktor (RF) für α-Tocopherolhydrogensuccinat im Chromatogramm der Referenzlösung wird mit Hilfe der Peakflächen von α-Tocopherolhydrogensuccinat und Dotriacontan nach folgender Formel bestimmt:

$$RF = \frac{S_D \cdot m_T}{S_T \cdot m_D}$$

1 μl Untersuchungslösung wird unter gleichen Bedingungen eingespritzt. Die Peakflächen von α-Tocopherolhydrogensuccinat (S'_T) und Dotriacontan (S'_D) werden gemessen.

Der Prozentgehalt an α-Tocopherolhydrogensuccinat wird nach folgender Formel berechnet:

$$\frac{100 \, (S'_T \cdot m_D \cdot RF)}{S'_{D\,(korr.)} \cdot m}$$

S_D = Peakfläche des Internen Standards im Chromatogramm der Referenzlösung

$S'_{D\,(korr.)}$ = korrigierte Peakfläche des Internen Standards im Chromatogramm der Untersuchungslösung

S_T = Peakfläche von *RRR*-α-Tocopherolhydrogensuccinat CRS im Chromatogramm der Referenzlösung

S'_T = Peakfläche von DL-α-Tocopherolhydrogensuccinat im Chromatogramm der Untersuchungslösung

m_D = Masse des Internen Standards in der Untersuchungslösung und in der Referenzlösung in Milligramm

m_T = Masse des *RRR*-α-Tocopherolhydrogensuccinats CRS in der Referenzlösung in Milligramm

m = Masse der Substanz in der Untersuchungslösung in Milligramm

Lagerung

Vor Licht geschützt

4.06/1259

RRR-α-Tocopherolhydrogensuccinat

RRR-α-Tocopherylis hydrogenosuccinas

$C_{33}H_{54}O_5$ M_r 530,8

Definition

RRR-α-Tocopherolhydrogensuccinat enthält mindestens 96,0 und höchstens 102,0 Prozent (2*R*)-2,5,7,8-Tetramethyl-2-[(4*R*,8*R*)-4,8,12-trimethyltridecyl]-3,4-dihydro-2*H*-1-benzopyran-6-ylhydrogensuccinat.

Eigenschaften

Weißes bis fast weißes, kristallines Pulver; praktisch unlöslich in Wasser, sehr leicht löslich in Dichlormethan, löslich in Aceton, wasserfreiem Ethanol und Ether

Prüfung auf Identität

1: B, D
2: A, C, D

A. Die Substanz entspricht der Prüfung „Absorption" (siehe „Prüfung auf Reinheit").

B. Die Prüfung erfolgt mit Hilfe der IR-Spektroskopie (2.2.24) durch Vergleich des Spektrums der Substanz mit dem von *RRR*-α-Tocopherolhydrogensuccinat CRS.

C. Die Prüfung erfolgt mit Hilfe der Dünnschichtchromatographie (2.2.27) unter Verwendung einer Schicht von Kieselgel HF$_{254}$ R.

Untersuchungslösung a: 10 mg Substanz werden in 2 ml Cyclohexan R gelöst.

Untersuchungslösung b: In einem Reagenzglas mit Schliffstopfen werden 10 mg Substanz in 2 ml ethanolischer Schwefelsäure (2,5 mol · l⁻¹) R gelöst. Die Lösung wird 5 min lang im Wasserbad erhitzt, nach dem Abkühlen mit 2 ml Wasser R und 2 ml Cyclohexan R versetzt und anschließend 1 min lang geschüttelt. Die obere Phase wird verwendet.

Referenzlösung a: 10 mg *RRR*-α-Tocopherolhydrogensuccinat CRS werden in 2 ml Cyclohexan R gelöst.

Referenzlösung b: Die Herstellung erfolgt wie bei der Untersuchungslösung b beschrieben, wobei an Stelle der Substanz RRR-α-Tocopherolhydrogensuccinat CRS verwendet wird.

Auf die Platte werden 10 µl jeder Lösung aufgetragen. Die Chromatographie erfolgt mit einer Mischung von 0,2 Volumteilen Essigsäure 99 % R, 20 Volumteilen Ether R und 80 Volumteilen Cyclohexan R über eine Laufstrecke von 15 cm. Die Platte wird im Luftstrom getrocknet und anschließend im ultravioletten Licht bei 254 nm ausgewertet. Der Hauptfleck im Chromatogramm der Untersuchungslösung a entspricht in Bezug auf Lage und Größe dem Hauptfleck im Chromatogramm der Referenzlösung a. Die Chromatogramme der Untersuchungslösung b und der Referenzlösung b zeigen jeweils 2 Flecke: Der Fleck mit dem höheren R_f-Wert ist dem α-Tocopherol zuzuordnen; der Fleck mit dem niedrigeren R_f-Wert ist dem α-Tocopherolhydrogensuccinat zuzuordnen und entspricht dem Fleck im Chromatogramm der Referenzlösung a. Je nach Hydrolysegrad kann der Fleck mit dem niedrigeren R_f-Wert nur schwach sichtbar sein oder sogar ganz fehlen. Die Platte wird mit einer Mischung von 10 Volumteilen Salzsäure R, 40 Volumteilen einer Lösung von Eisen(III)-chlorid R (2,5 g · l⁻¹) in Ethanol 96 % R und 40 Volumteilen einer Lösung von Phenanthrolinhydrochlorid R (10 g · l⁻¹) in Ethanol 96 % R besprüht. In den Chromatogrammen der Untersuchungslösung b und der Referenzlösung b färben sich die dem α-Tocopherol entsprechenden Flecke orange.

D. Nach Verseifung der Substanz ist das erhaltene RRR-α-Tocopherol rechtsdrehend (2.2.7). Die spezifische Drehung nach der Oxidation in die Chinon-Form beträgt mindestens +24.

Die Prüfung wird unter Ausschluss direkter Lichteinwirkung durchgeführt.

1,0 g Substanz wird in einem 250-ml-Rundkolben mit Schliffstopfen in 30 ml wasserfreiem Ethanol R gelöst, und die Lösung wird 3 min lang zum Rückfluss erhitzt. Während die Lösung im Sieden gehalten wird, werden 20 ml ethanolische Kaliumhydroxid-Lösung (2 mol · l⁻¹) R durch den Kühler gegeben. Die Mischung wird weitere 20 min lang zum Rückfluss erhitzt. Ohne die Lösung abzukühlen, werden 4,0 ml Salzsäure R tropfenweise durch den Kühler zugesetzt. Nach dem Abkühlen wird der Kühler mit 10 ml wasserfreiem Ethanol R gespült. Der Kolbeninhalt wird in einen 500-ml-Scheidetrichter überführt. Der Kolben wird 4-mal mit je 25 ml Wasser R und anschließend 4-mal mit je 25 ml Ether R nachgewaschen. Die Waschflüssigkeiten werden in den Scheidetrichter gegeben. Die Mischung wird 2 min lang kräftig geschüttelt und bis zur Phasentrennung stehen gelassen. Die beiden Phasen werden in separaten Scheidetrichtern gesammelt. Die wässrige Phase wird 2-mal mit je 50 ml Ether R geschüttelt. Diese Etherphasen werden zum Ether-Extrakt im Scheidetrichter gegeben. Die vereinigten Etherphasen werden 4-mal mit je 100 ml Wasser R gewaschen. Die Waschflüssigkeiten werden verworfen.

Die Ether-Lösung wird mit 40 ml einer Lösung von Kaliumhexacyanoferrat(III) R (100 g · l⁻¹) in einer Lösung von Natriumhydroxid R (8 g · l⁻¹) versetzt und die Mischung 3 min lang geschüttelt. Die Ether-Lösung wird 4-mal mit je 50 ml Wasser R gewaschen. Die Waschflüssigkeiten werden verworfen. Die Etherphase wird über wasserfreiem Natriumsulfat R getrocknet. Der Ether wird auf dem Wasserbad unter vermindertem Druck oder unter Stickstoff auf einige Milliliter eingeengt. Anschließend wird der restliche Ether ohne Erwärmen entfernt. Der Rückstand wird sofort in 25,0 ml Trimethylpentan R gelöst. Anschließend wird die optische Drehung an dieser Lösung bestimmt.

Zur Berechnung der spezifischen Drehung der Substanz in der Untersuchungslösung wird als c die Anzahl Gramm α-Tocopherol (Faktor 0,811) in 1000 ml Lösung angenommen.

Prüfung auf Reinheit

Absorption (2.2.25): 0,150 g Substanz werden in wasserfreiem Ethanol R zu 100 ml gelöst. 10,0 ml Lösung werden mit wasserfreiem Ethanol R zu 100,0 ml verdünnt (Lösung a). 20,0 ml Ausgangslösung werden mit wasserfreiem Ethanol R zu 50,0 ml verdünnt (Lösung b). Die Absorption der Lösung a wird im Maximum bei 284 nm, die der Lösung b im Minimum bei 254 nm gemessen. Die spezifische Absorption muss im Maximum zwischen 35 und 38 und im Minimum zwischen 6,0 und 8,0 liegen.

Säurezahl (2.5.1): zwischen 101 und 108, mit 1,00 g Substanz bestimmt

Freies Tocopherol: höchstens 1,0 Prozent

0,500 g Substanz werden in 100 ml ethanolischer Schwefelsäure (0,25 mol · l⁻¹) R gelöst. Die Lösung wird mit 20 ml Wasser R und 0,1 ml einer Lösung von Diphenylamin R (2,5 g · l⁻¹) in Schwefelsäure R versetzt und mit Ammoniumcer(IV)-sulfat-Lösung (0,01 mol · l⁻¹) bis zur mindestens 5 s lang bestehen bleibenden Blaufärbung titriert. Ein Blindversuch wird durchgeführt.

1 ml Ammoniumcer(IV)-sulfat-Lösung (0,01 mol · l⁻¹) entspricht 2,154 mg freiem Tocopherol.

Schwermetalle (2.4.8): 0,50 g Substanz müssen der Grenzprüfung D entsprechen (20 ppm). Zur Herstellung der Referenzlösung wird 1 ml Blei-Lösung (10 ppm Pb) R verwendet.

Sulfatasche (2.4.14): höchstens 0,1 Prozent, mit 1,0 g Substanz bestimmt

An Stelle von verdünnter Schwefelsäure R wird Schwefelsäure R verwendet.

Gehaltsbestimmung

Die Bestimmung erfolgt mit Hilfe der Gaschromatographie (2.2.28) unter Verwendung von Dotriacontan R als Interner Standard.

Interner-Standard-Lösung: 0,300 g Dotriacontan *R* werden in Hexan *R* zu 100,0 ml gelöst.

Untersuchungslösung: 30,0 mg Substanz werden in eine 20-ml-Probeflasche eingewogen. 2,0 ml Methanol *R*, 1,0 ml Dimethoxypropan *R* und 0,1 ml Salzsäure *R* werden zupipettiert. Die Probeflasche wird dicht verschlossen und mit Ultraschall behandelt. Anschließend wird die Probeflasche 1 h lang (± 5 min) im Dunkeln stehen gelassen. Die Probeflasche wird aus dem Dunkeln entfernt und 10 min lang in ein Dampfbad unter Stickstoff gestellt. 10,0 ml Interner-Standard-Lösung werden in die Probeflasche pipettiert und unter kräftigem mechanischen Mischen in Lösung gebracht.

Referenzlösung: 30,0 mg *RRR*-α-Tocopherolhydrogensuccinat CRS werden in eine 20-ml-Probeflasche eingewogen. 2,0 ml Methanol *R*, 1,0 ml Dimethoxypropan *R* und 0,1 ml Salzsäure *R* werden zupipettiert. Die Probeflasche wird dicht verschlossen und mit Ultraschall behandelt. Anschließend wird die Probeflasche 1 h lang (± 5 min) im Dunkeln stehen gelassen. Die Probeflasche wird aus dem Dunkeln entfernt und 10 min lang in ein Dampfbad unter Stickstoff gestellt. 10,0 ml Interner-Standard-Lösung werden in die Probeflasche pipettiert und unter kräftigem mechanischen Mischen in Lösung gebracht.

Die Chromatographie kann durchgeführt werden mit
- einer Kapillarsäule aus Quarzglas von 15 m Länge und 0,32 mm innerem Durchmesser, belegt mit Polydimethylsiloxan *R* (Filmdicke 0,25 μm)
- Helium zur Chromatographie *R* als Trägergas bei einer Durchflussrate von 3 bis 6 ml je Minute
- einem Flammenionisationsdetektor.

Die Temperatur des Probeneinlasses wird bei 300 °C und die des Detektors bei 330 °C gehalten. Das Splitverhältnis beträgt zwischen 1:10 und 1:20. Die Temperatur der Säule wird bei 200 °C gehalten, anschließend um 5 °C je Minute auf 250 °C erhöht und 10 min lang bei dieser Temperatur gehalten.

Das Einspritzen erfolgt entweder direkt auf die Säule oder über einen vorzugsweise mit Glas ausgekleideten Probeneinlass unter Verwendung einer automatischen Einspritzvorrichtung oder mit Hilfe einer anderen reproduzierbaren Einspritzmethode. Die Peakflächen werden mit Hilfe eines elektronischen Integrators gemessen. Die Bestimmung darf nur ausgewertet werden, wenn im Chromatogramm der Referenzlösung die Auflösung zwischen den Peaks von Dotriacontan und α-Tocopherolhydrogensuccinat mindestens 12,0 beträgt.

Prüfung auf Interferenz: 0,100 g Substanz werden in Hexan *R* zu 50,0 ml gelöst. 1 μl Lösung wird eingespritzt und das Chromatogramm aufgezeichnet. Wenn ein Peak mit demselben t_R-Wert wie dem für Dotriacontan auftritt, wird dessen relative Peakfläche bezogen auf die Peakfläche von α-Tocopherolhydrogensuccinat berechnet. Falls die relative Peakfläche größer als 0,5 Prozent ist, wird für die Endberechnung die korrigierte Peakfläche $S'_{D\,(korr.)}$ verwendet.

$$S'_{D\,(korr.)} = S'_D - \frac{S_I \cdot S'_T}{S_{TI}}$$

S'_D = Peakfläche des Internen Standards im Chromatogramm der Untersuchungslösung

S_I = Fläche des Peaks mit demselben t_R-Wert wie dem des Internen Standards in dem bei der „Prüfung auf Interferenz" erhaltenen Chromatogramm

S'_T = Peakfläche von *RRR*-α-Tocopherolhydrogensuccinat im Chromatogramm der Untersuchungslösung

S_{TI} = Peakfläche von α-Tocopherolhydrogensuccinat in dem bei der „Prüfung auf Interferenz" erhaltenen Chromatogramm

Nachdem die geeigneten Bedingungen für das System ermittelt wurden, wird 1 μl der Referenzlösung eingespritzt und das Chromatogramm aufgezeichnet. Die Peakflächen von α-Tocopherolhydrogensuccinat (S_T) und Dotriacontan (S_D) werden gemessen. Der Responsfaktor (RF) wird wie nachstehend beschrieben bestimmt.

Der Responsfaktor (RF) für α-Tocopherolhydrogensuccinat im Chromatogramm der Referenzlösung wird mit Hilfe der Peakflächen von α-Tocopherolhydrogensuccinat und Dotriacontan nach folgender Formel bestimmt:

$$RF = \frac{S_D \cdot m_T}{S_T \cdot m_D}$$

1 μl Untersuchungslösung wird unter gleichen Bedingungen eingespritzt. Die Peakflächen von α-Tocopherolhydrogensuccinat (S'_T) und Dotriacontan (S'_D) werden gemessen.

Der Prozentgehalt an α-Tocopherolhydrogensuccinat wird nach folgender Formel berechnet:

$$\frac{100\,(S'_T \cdot m_D \cdot RF)}{S'_{D\,(korr.)} \cdot m}$$

S_D = Peakfläche des Internen Standards im Chromatogramm der Referenzlösung

$S'_{D\,(korr.)}$ = korrigierte Peakfläche des Internen Standards im Chromatogramm der Untersuchungslösung

S_T = Peakfläche von *RRR*-α-Tocopherolhydrogensuccinat CRS im Chromatogramm der Referenzlösung

S'_T = Peakfläche von *RRR*-α-Tocopherolhydrogensuccinat im Chromatogramm der Untersuchungslösung

m_D = Masse des Internen Standards in der Untersuchungslösung und in der Referenzlösung in Milligramm

m_T = Masse des *RRR*-α-Tocopherolhydrogensuccinats CRS in der Referenzlösung in Milligramm

m = Masse der Substanz in der Untersuchungslösung in Milligramm

Lagerung

Vor Licht geschützt

Tolubalsam
Balsamum tolutanum

4.06/1596

Oberer Plattenrand	
Benzylbenzoat: eine graublaue Zone	eine graublaue Zone
Benzylcinnamat: eine graugrüne Zone	eine graugrüne Zone
Referenzlösung	**Untersuchungslösung**

Definition

Der aus dem Stamm von *Myroxylon balsamum* (L.) Harms var. *balsamum* gewonnene Harzbalsam

Gehalt: 25,0 bis 50,0 Prozent freie oder gebundene Säuren, berechnet als Zimtsäure ($C_9H_8O_2$; M_r 148,2), bezogen auf die getrocknete Droge

Eigenschaften

Aussehen: harte, brüchige, bräunliche bis rötlich braune Masse

Gegen das Licht gehaltene dünne Bruchstücke erscheinen bräunlich gelb.

An Vanillin erinnernder Geruch

Löslichkeit: praktisch unlöslich in Wasser, sehr leicht bis leicht löslich in Ethanol, praktisch unlöslich in Petroläther

Prüfung auf Identität

Dünnschichtchromatographie (2.2.27)

Untersuchungslösung: 0,40 g zerkleinerte Droge werden 5 min lang mit 10 ml Dichlormethan *R* gerührt und anschließend abfiltriert.

Referenzlösung: 50 mg Benzylcinnamat *R* werden in Dichlormethan *R* gelöst. Die Lösung wird mit 50 µl Benzylbenzoat *R* versetzt und mit Dichlormethan *R* zu 10 ml verdünnt.

Platte: DC-Platte mit Kieselgel G *R*

Fließmittel: Petroläther *R*, Toluol *R* (5:95 *V/V*)

Auftragen: 20 µl; bandförmig

Laufstrecke: 15 cm

Trocknen: an der Luft

Detektion: Die Platte wird mit Vanillin-Reagenz *R* besprüht, anschließend 5 min lang bei 100 bis 105 °C erhitzt und im Tageslicht ausgewertet.

Ergebnis: Die Zonenfolge in den Chromatogrammen von Referenzlösung und Untersuchungslösung ist aus den nachstehenden Angaben ersichtlich. Im Chromatogramm der Untersuchungslösung sind weitere gefärbte Zonen vorhanden.

Prüfung auf Reinheit

Säurezahl: 100 bis 160

0,5 g zerkleinerte Droge werden in 50 ml Ethanol 96 % *R* gelöst. Die Lösung wird mit 0,5 ml Säureblau-93-Lösung *R* sowie mit 5,0 ml ethanolischer Kaliumhydroxid-Lösung (0,5 mol · l^{-1}) versetzt. Diese Lösung wird unter starkem Rühren mit Salzsäure (0,5 mol · l^{-1}) bis zum Farbumschlag von Bräunlich-Rot nach Schwarzgrün titriert (n_1 ml Salzsäure (0,5 mol · l^{-1})). Eine Blindprüfung wird auf die gleiche Weise durchgeführt (n_2 ml Salzsäure (0,5 mol · l^{-1})). Die Säurezahl wird auf die gleiche Weise wie die Verseifungszahl (2.5.6) ermittelt.

Ethanolunlösliche Bestandteile: höchstens 5 Prozent

2,0 g zerkleinerte Droge werden mit 25 ml Ethanol 90 % *R* zum Sieden erhitzt und abfiltriert. Der Rückstand wird mit siedendem Ethanol 90 % *R* bis zur vollständigen Extraktion gewaschen. Der Rückstand wird bei 100 bis 105 °C getrocknet und gewogen.

Trocknungsverlust (2.2.32): höchstens 5,0 Prozent, bestimmt mit 2,000 g zerkleinerter Droge, die auf einer flachen Kristallisierschale mit einem Durchmesser von 9 cm ausgebreitet und 4 h lang im Vakuum getrocknet wird

Asche (2.4.16): höchstens 0,3 Prozent

Gehaltsbestimmung

1,500 g Droge werden 1 h lang mit 25 ml ethanolischer Kaliumhydroxid-Lösung (0,5 mol · l^{-1}) unter Rückflusskühlung zum Sieden erhitzt. Danach wird das Ethanol abgedampft und der Rückstand mit 50 ml Wasser *R* so lange erhitzt, bis die Droge homogen verteilt ist. Nach dem Abkühlen wird die Mischung mit 80 ml Wasser *R* und einer Lösung von 1,5 g Magnesiumsulfat *R* in 50 ml Wasser *R* versetzt, gemischt, 10 min lang stehen gelassen und durch ein Faltenfilter filtriert. Der Rückstand wird mit 20 ml Wasser *R* gewaschen. Filtrat und Waschflüssigkeit werden vereinigt, mit Salzsäure *R* angesäuert und 4-mal mit je 40 ml Ether *R* extrahiert. Die wässrige Phase wird verworfen, die organischen Auszüge werden vereinigt und 2-mal mit je 20 ml und 3-mal mit je 10 ml einer Lösung von Natriumhydrogencarbonat *R* (50 g · l^{-1}) ausgeschüttelt. Nun wird die Etherphase verworfen, die wässrigen Auszüge werden vereinigt, mit Salzsäure *R* angesäuert, 1-mal mit 30 ml, 2-mal mit je 20 ml und 1-mal mit 10 ml Dichlormethan *R* ausgeschüttelt. Die vereinigten Dichlormethan-Auszüge werden über wasserfreiem Natriumsulfat *R* getrocknet und durch ein Faltenfilter filtriert. Der Rückstand wird mit 10 ml Dichlormethan *R* gewaschen. Die vereinigten Dichlormethan-Auszüge werden durch Destillation auf 10 ml eingeengt und das verbleibende Dichlormethan wird im Luftstrom entfernt. Der Rückstand wird unter Erwärmen in 10 ml Ethanol 96 % *R*, das zuvor gegen Phenolrot-Lösung *R* neutralisiert worden ist, gelöst. Nach dem Abkühlen wird die Lösung mit Natriumhydroxid-Lösung (0,1 mol · l^{-1}) gegen den gleichen Indikator titriert.

1 ml Natriumhydroxid-Lösung (0,1 mol · l^{-1}) entspricht 14,82 mg Gesamtsäuren, berechnet als Zimtsäure.

Lagerung

Nicht in pulverisiertem Zustand

4.06/1681
Tramadolhydrochlorid
Tramadoli hydrochloridum

$C_{16}H_{26}ClNO_2$ M_r 299,8

Definition

(1*RS*,2*RS*)-2-[(Dimethylamino)methyl]-1-(3-methoxy=phenyl)cyclohexanol-hydrochlorid

Gehalt: 99,0 bis 101,0 Prozent (wasserfreie Substanz)

Eigenschaften

Aussehen: weißes, kristallines Pulver

Löslichkeit: leicht löslich in Wasser und Methanol, sehr schwer löslich in Aceton

Prüfung auf Identität

1: B, D
2: A, C, D

A. Schmelztemperatur (2.2.14): 180 bis 184 °C

B. IR-Spektroskopie (2.2.24)

Vergleich: Tramadolhydrochlorid *CRS*

C. Die bei der Prüfung „Verunreinigung E" (siehe „Prüfung auf Reinheit") erhaltenen Chromatogramme werden ausgewertet.

Ergebnis: Der Hauptfleck im Chromatogramm der Untersuchungslösung b entspricht in Bezug auf Lage und Größe dem Hauptfleck im Chromatogramm der Referenzlösung a.

D. Die Substanz gibt die Identitätsreaktion a auf Chlorid (2.3.1).

Prüfung auf Reinheit

Prüflösung: 1,0 g Substanz wird in Wasser *R* zu 20 ml gelöst.

Aussehen der Lösung: Die Prüflösung muss klar (2.2.1) und farblos (2.2.2, Methode II) sein.

Sauer reagierende Substanzen: 10 ml Prüflösung werden mit 0,2 ml Methylrot-Lösung *R* und 0,2 ml Salzsäure (0,01 mol · l^{-1}) versetzt. Die Lösung ist rot gefärbt. Bis zum Farbumschlag nach Gelb dürfen höchstens 0,4 ml Natriumhydroxid-Lösung (0,01 mol · l^{-1}) verbraucht werden.

Optische Drehung (2.2.7): −0,10 bis +0,10°, an der Prüflösung bestimmt

Verunreinigung E: Dünnschichtchromatographie (2.2.27)

Untersuchungslösung a: 0,10 g Substanz werden in Methanol *R* zu 2 ml gelöst.

Untersuchungslösung b: 1 ml Untersuchungslösung a wird mit Methanol *R* zu 10 ml verdünnt.

Referenzlösung a: 25 mg Tramadolhydrochlorid *CRS* werden in Methanol *R* zu 5 ml gelöst.

Referenzlösung b: 5 mg Tramadol-Verunreinigung E *CRS* werden in 5 ml Methanol *R* gelöst. 1 ml Lösung wird mit Methanol *R* zu 10 ml verdünnt.

Referenzlösung c: 5 mg Tramadol-Verunreinigung A *CRS* werden in 1 ml Referenzlösung a gelöst.

Platte: DC-Platte mit Kieselgel F_{254} *R*, mit Methanol *R* vorgewaschen

Fließmittel: konzentrierte Ammoniak-Lösung *R*, 2-Propanol *R*, Toluol *R* (1:19:80 *V/V/V*)

Auftragen: 10 µl

Laufstrecke: 2/3 der Platte

Die Platte wird 20 min lang wie folgt mit konzentrierter Ammoniak-Lösung *R* gesättigt: In eine Chromatographiekammer mit 2 Wannen wird in eine Wanne konzentrierte Ammoniak-Lösung *R* gefüllt. Unmittelbar vor der Chromatographie wird das Fließmittel in die andere

Wanne der Kammer gegeben. Die Platte wird so in die Kammer gestellt, dass die Kieselgelschicht zur Mitte der Kammer gerichtet ist.

Trocknen: an der Luft

Detektion: Die Platte wird 1 h lang Iodgas ausgesetzt und anschließend im ultravioletten Licht bei 254 nm ausgewertet.

Eignungsprüfung: Das Chromatogramm der Referenzlösung c muss deutlich voneinander getrennt 2 Flecke zeigen.

Grenzwert: Untersuchungslösung a
– Verunreinigung E: Ein der Verunreinigung E entsprechender Fleck darf nicht größer oder intensiver sein als der Fleck im Chromatogramm der Referenzlösung b (0,2 Prozent).

Verwandte Substanzen: Flüssigchromatographie (2.2.29)

Untersuchungslösung: 0,15 g Substanz werden in der mobilen Phase zu 100 ml gelöst.

Referenzlösung a: 2,0 ml Untersuchungslösung werden mit der mobilen Phase zu 10,0 ml verdünnt. 1,0 ml dieser Lösung wird mit der mobilen Phase zu 100 ml verdünnt.

Referenzlösung b: 5 mg Tramadol-Verunreinigung A CRS werden in 4,0 ml Untersuchungslösung gelöst. Die Lösung wird mit der mobilen Phase zu 100 ml verdünnt.

Säule
– Größe: $l = 0,25$ m, $\varnothing = 4,0$ mm
– Stationäre Phase: nachsilanisiertes, desaktiviertes, octadecylsilyliertes Kieselgel zur Chromatographie R (5 µm)

Mobile Phase: 295 Volumteile Acetonitril R und 705 Volumteile einer Mischung von 0,2 ml Trifluoressigsäure R und 100 ml Wasser R

Durchflussrate: 1,0 ml · min^{-1}

Detektion: Spektrometer bei 270 nm

Einspritzen: 20 µl

Chromatographiedauer: 4fache Retentionszeit von Tramadol

Relative Retention (bezogen auf Tramadol, t_R etwa 5 min)
– Verunreinigung A: etwa 0,85

Eignungsprüfung: Referenzlösung b
– Auflösung: mindestens 2,0 zwischen den Peaks von Verunreinigung A und Tramadol

Grenzwerte
– Verunreinigung A: nicht größer als die Fläche des Hauptpeaks im Chromatogramm der Referenzlösung a (0,2 Prozent)
– Jede weitere Verunreinigung: jeweils nicht größer als das 0,5fache der Fläche des Hauptpeaks im Chromatogramm der Referenzlösung a (0,1 Prozent)
– Summe aller Verunreinigungen: nicht größer als das 2fache der Fläche des Hauptpeaks im Chromatogramm der Referenzlösung a (0,4 Prozent)

– Ohne Berücksichtigung bleiben: Peaks, deren Fläche kleiner ist als das 0,1fache der Fläche des Hauptpeaks im Chromatogramm der Referenzlösung a (0,02 Prozent)

Schwermetalle (2.4.8): höchstens 20 ppm

2,0 g Substanz werden in Wasser R zu 20 ml gelöst. 12 ml Lösung müssen der Grenzprüfung A entsprechen. Zur Herstellung der Referenzlösung wird die Blei-Lösung (2 ppm Pb) R verwendet.

Wasser (2.5.12): höchstens 0,5 Prozent, mit 1,000 g Substanz bestimmt

Sulfatasche (2.4.14): höchstens 0,1 Prozent, mit 1,0 g Substanz bestimmt

Gehaltsbestimmung

0,180 g Substanz, in 25 ml wasserfreier Essigsäure R gelöst und mit 10 ml Acetanhydrid R versetzt, werden mit Perchlorsäure (0,1 mol · l^{-1}) titriert. Der Endpunkt wird mit Hilfe der Potentiometrie (2.2.20) bestimmt.

1 ml Perchlorsäure (0,1 mol · l^{-1}) entspricht 29,98 mg $C_{16}H_{26}ClNO_2$.

Lagerung

Vor Licht geschützt

Verunreinigungen

A. (1RS,2SR)-2-[(Dimethylamino)methyl]-1-(3-meth= oxyphenyl)cyclohexanol

B. [2-(3-Methoxyphenyl)cyclohex-1-enyl]-N,N-dime= thylmethanamin

C. (1RS)-[2-(3-Methoxyphenyl)cyclohex-2-enyl]-N,N-dimethylmethanamin

D. (1*RS*,2*RS*)-2-[(Dimethylamino)methyl]-1-(3-hydro=
xyphenyl)cyclohexanol

E. (2*RS*)-2-[(Dimethylamino)methyl]cyclohexanon

4.06/1682
Tri-*n*-butylphosphat
Tri-*n*-butylis phosphas

$C_{12}H_{27}O_4P$ M_r 266,3

Eigenschaften

Aussehen: klare, farblose bis blassgelbe Flüssigkeit

Löslichkeit: schwer löslich in Wasser, mischbar mit Ethanol

Siedetemperatur: etwa 289 °C, unter Zersetzung

Prüfung auf Identität

IR-Spektroskopie (2.2.24)

Vergleich: Tri-*n*-butylphosphat CRS

Prüfung auf Reinheit

Aussehen der Substanz: Die Substanz muss klar (2.2.1) und darf nicht stärker gefärbt sein als die Farbvergleichslösung G_6 (2.2.2, Methode II).

Sauer reagierende Substanzen: 50 ml Substanz werden in 50 ml Ethanol 96 % *R*, das zuvor mit Kaliumhydroxid-Lösung (0,02 mol · l^{-1}) oder Salzsäure (0,02 mol · l^{-1}) unter Verwendung von 0,5 ml Bromthymolblau-Lösung *R* 1 auf eine bläulich grüne Färbung eingestellt wurde, gelöst. Die Lösung wird mit Kaliumhydroxid-Lösung (0,02 mol · l^{-1}) auf die ursprüngliche bläulich grüne Färbung titriert. Der Verbrauch darf höchstens 0,8 ml betragen.

Verwandte Substanzen: Gaschromatographie (2.2.28) mit Hilfe des Verfahrens „Normalisierung"

Untersuchungslösung: die Substanz

Referenzlösung: 10 mg Substanz und 10 mg Methylmyristat *R* werden in Dichlormethan *R* zu 10 ml gelöst.

Säule
- Material: Quarzglas
- Größe: l = 30 m, $\varnothing$ = 0,32 mm
- Stationäre Phase: Polydimethylsiloxan *R* (5 µm)

Trägergas: Helium zur Chromatographie *R*

Lineare Geschwindigkeit: 32 cm · s^{-1}

Splitverhältnis: 1:65

Temperatur
- Säule: 250 °C
- Probeneinlass und Detektor: 250 °C

Detektion: Flammenionisation

Einspritzen: 1 µl

Chromatographiedauer: 2fache Retentionszeit von Tri-*n*-butylphosphat

Eignungsprüfung: Referenzlösung
- Auflösung: mindestens 10 zwischen den Peaks von Tri-*n*-butylphosphat und Methylmyristat

Grenzwerte
- Jede Verunreinigung: jeweils höchstens 0,1 Prozent
- Summe aller Verunreinigungen: höchstens 0,3 Prozent
- Ohne Berücksichtigung bleiben: Peaks, deren Fläche kleiner ist als 0,01 Prozent

Chlorid (2.4.4): höchstens 200 ppm

0,25 g Substanz werden in 15 ml Ethanol 70 % *R* gelöst. Die Lösung muss der Grenzprüfung auf Chlorid entsprechen. Zur Herstellung der Referenzlösung werden 10 ml Chlorid-Lösung (5 ppm Cl) *R* und 5 ml wasserfreies Ethanol *R* verwendet.

Schwermetalle (2.4.8): höchstens 20 ppm

2,0 g Substanz werden in 13 ml Ethanol 96 % *R* gelöst. Die Lösung wird mit Wasser *R* zu 20,0 ml verdünnt. 12 ml dieser Lösung müssen der Grenzprüfung B entsprechen. Zur Herstellung der Referenzlösung wird eine Blei-Lösung (2 ppm Pb) verwendet, die durch Verdünnen der Blei-Lösung (100 ppm Pb) *R* mit einer Mischung von 5 Volumteilen Wasser *R* und 13 Volumteilen Ethanol 96 % *R* hergestellt wurde.

Wasser (2.5.32): höchstens 0,1 Prozent, mit 1,0 g Substanz bestimmt

Lagerung

Vor Licht geschützt

Verunreinigungen

R3–O–P(=O)(–O–R1)–O–R2

A. R1 = R2 = [CH₂]₃–CH₃, R3 = H:
   Dibutylhydrogenphosphat

B. R1 = [CH₂]₃–CH₃, R2 = R3 = H:
   Butyldihydrogenphosphat

D. R1 = R2 = [CH₂]₃–CH₃, R3 = CH₃:
   Dibutylmethylphosphat

E. R1 = R2 = [CH₂]₃–CH₃, R3 = C₂H₅:
   Dibutylethylphosphat

F. R1 = R2 = [CH₂]₃–CH₃, R3 = [CH₂]₂–CH₃:
   Dibutylpropylphosphat

G. R1 = R2 = [CH₂]₃–CH₃, R3 = CH₂–CH(CH₃)₂:
   Dibutyl-2-methylpropylphosphat

H. R1 = R2 = [CH₂]₃–CH₃, R3 = [CH₂]₄–CH₃:
   Dibutylpentylphosphat

C. H₃C–[CH₂]₃–OH:
   Butan-1-ol

I. Pentabutylphosphat

4.06/1377

Triflusal

Triflusalum

C₁₀H₇F₃O₄ M_r 248,2

Definition

Triflusal enthält mindestens 98,5 und höchstens 101,5 Prozent 2-(Acetoxy)-4-(trifluormethyl)benzoesäure, berechnet auf die getrocknete Substanz.

Eigenschaften

Weißes bis fast weißes, kristallines Pulver; praktisch unlöslich in Wasser, sehr leicht löslich in wasserfreiem Ethanol, leicht löslich in Dichlormethan

Die Substanz schmilzt bei etwa 118 °C unter Zersetzung.

Prüfung auf Identität

1: B, D
2: A, C, D

A. 50,0 mg Substanz werden in wasserfreiem Ethanol R zu 100,0 ml gelöst. 1,0 ml Lösung wird mit wasserfreiem Ethanol R zu 20,0 ml verdünnt. Diese Lösung, unmittelbar vor Gebrauch hergestellt und zwischen 220 und 300 nm gemessen, zeigt Absorptionsmaxima (2.2.25) bei 223 und 278 nm. Die spezifischen Absorptionen, in den Maxima gemessen, liegen zwischen 63 und 73 beziehungsweise zwischen 350 und 370.

B. Die Prüfung erfolgt mit Hilfe der IR-Spektroskopie (2.2.24) durch Vergleich des Spektrums der Substanz mit dem von Triflusal CRS. Die Prüfung erfolgt mit Hilfe von Presslingen.

C. 0,2 g Substanz werden mit 2,0 ml verdünnter Natriumhydroxid-Lösung R versetzt. Die Mischung wird zum Sieden erhitzt, 15 min lang im Sieden gehalten und anschließend erkalten gelassen. Nach Zusatz von 25,0 ml verdünnter Schwefelsäure R entsteht ein kristalliner Niederschlag. Der Niederschlag wird abfiltriert, mit Wasser R gewaschen und anschließend bei 100 bis 105 °C getrocknet. Die Kristalle schmelzen (2.2.14) zwischen 176 und 178 °C.

D. Etwa 5 mg Substanz werden in einem Tiegel mit 45 mg schwerem Magnesiumoxid R gemischt. Die Mischung wird so lange geglüht, bis der Rückstand fast weiß ist (normalerweise weniger als 5 min). Nach dem Erkalten wird der Rückstand mit 1 ml Wasser R, 0,05 ml Phenolphthalein-Lösung R 1 und etwa 1 ml verdünnter Salzsäure R versetzt, so dass die Lösung farblos ist. Die Mischung wird filtriert. 1,0 ml Filtrat wird mit einer frisch hergestellten Mischung von 0,1 ml Alizarin-S-Lösung R und 0,1 ml Zirconiumnitrat-Lösung R versetzt und nach dem Mischen 5 min lang stehen gelassen. Die Färbung wird mit der einer unter gleichen Bedingungen hergestellten Blindlösung verglichen. Die Lösung ist gelb, die Blindlösung rot gefärbt.

Prüfung auf Reinheit

Aussehen der Lösung: 1,0 g Substanz wird in Ethanol 96 % R zu 20 ml gelöst. Die Lösung muss klar (2.2.1) und darf nicht stärker gefärbt sein als die Farbvergleichslösung B₇ (2.2.2, Methode II).

2-Acetoxyterephthalsäure: Die Prüfung erfolgt mit Hilfe der Flüssigchromatographie (2.2.29).

Untersuchungslösung: 0,10 g Substanz werden in der mobilen Phase zu 25,0 ml gelöst.

Referenzlösung: 4,0 mg Triflusal-Verunreinigung A *CRS* werden in der mobilen Phase zu 100,0 ml gelöst. 1,0 ml Lösung wird mit der mobilen Phase zu 10,0 ml verdünnt.

Die Chromatographie kann durchgeführt werden mit
- einer Säule aus rostfreiem Stahl von 0,25 m Länge und 4,6 mm innerem Durchmesser, gepackt mit aminopropylsilyliertem Kieselgel zur Chromatographie *R* (5 µm)
- einer Mischung von 25 Volumteilen Phosphat-Pufferlösung pH 4,5 (0,05 mol · l^{-1}) *R* und 75 Volumteilen Acetonitril *R* als mobile Phase bei einer Durchflussrate von 1,2 ml je Minute
- einem Spektrometer als Detektor bei einer Wellenlänge von 250 nm.

Je 20 µl Untersuchungslösung und Referenzlösung werden eingespritzt. Werden die Chromatogramme unter den vorgeschriebenen Bedingungen aufgezeichnet, beträgt die Retentionszeit für Triflusal etwa 2,4 min und die relative Retention, bezogen auf Triflusal, für 2-Acetoxyterephthalsäure (Verunreinigung A) etwa 5. Die Chromatographie erfolgt über eine Dauer von 20 min.

Im Chromatogramm der Untersuchungslösung darf eine der 2-Acetoxyterephthalsäure entsprechende Peakfläche nicht größer sein als die Fläche des Hauptpeaks im Chromatogramm der Referenzlösung (0,1 Prozent).

4-Trifluormethylsalicylsäure: 0,10 g Substanz werden in 15 ml Ethanol 96 % *R* gelöst. Nach Zusatz von 15 ml kaltem Wasser *R* und 0,5 ml einer Lösung von Ammoniumeisen(III)-sulfat *R* (5 g · l^{-1}) wird die Lösung 1 min lang stehen gelassen. Die Lösung darf nicht stärker gefärbt sein (2.2.2, Methode II) als eine Referenzlösung, die wie folgt hergestellt wird: 10,0 mg Triflusal-Verunreinigung B *CRS* werden in 100 ml Ethanol 96 % *R* gelöst. 3 ml Lösung werden nacheinander mit 0,1 ml Essigsäure 99 % *R*, 0,5 ml einer Lösung von Ammoniumeisen(III)-sulfat *R* (5 g · l^{-1}), 12 ml Ethanol 96 % *R* und 15 ml Wasser *R* versetzt (0,3 Prozent).

Schwermetalle (2.4.8): 2,0 g Substanz werden in 9 ml Ethanol 96 % *R* gelöst. Die Lösung wird mit Wasser *R* zu 20 ml verdünnt. 12 ml dieser Lösung müssen der Grenzprüfung B entsprechen (10 ppm). Zur Herstellung der Referenzlösung wird eine Blei-Lösung (1 ppm Pb) verwendet, die durch Verdünnen der Blei-Lösung (100 ppm Pb) *R* mit einer Mischung von 6 Volumteilen Wasser *R* und 9 Volumteilen Ethanol 96 % *R* hergestellt wird.

Trocknungsverlust (2.2.32): höchstens 0,5 Prozent, mit 1,000 g Substanz durch Trocknen im Exsikkator im Vakuum über Phosphor(V)-oxid *R* bestimmt

Sulfatasche (2.4.14): höchstens 0,1 Prozent, mit 1,0 g Substanz und unter Verwendung eines Platintiegels bestimmt

Gehaltsbestimmung

0,200 g Substanz, in 50,0 ml wasserfreiem Ethanol *R* gelöst, werden mit Natriumhydroxid-Lösung (0,1 mol · l^{-1}) titriert. Der Endpunkt wird mit Hilfe der Potentiometrie (2.2.20) bestimmt.

1 ml Natriumhydroxid-Lösung (0,1 mol · l^{-1}) entspricht 24,82 mg $C_{10}H_7F_3O_4$.

Lagerung

Dicht verschlossen, bei höchstens 25 °C

Verunreinigungen

A. R1 = CO–CH$_3$, R2 = CO$_2$H:
2-(Acetoxy)benzol-1,4-dicarbonsäure
(2-Acetoxyterephthalsäure)

B. R1 = H, R2 = CF$_3$:
2-Hydroxy-4-(trifluormethyl)benzoesäure
(4-Trifluormethylsalicylsäure)

4.06/1661

Tylosinphosphat-Lösung als Bulk für Tiere

Tylosini phosphatis solutio ad usum veterinarium

Tylosin	R1	R2	R3	Summenformel	M_r
A	osyl	OCH$_3$	CHO	$C_{46}H_{77}NO_{17}$	916
B	H	OCH$_3$	CHO	$C_{39}H_{65}NO_{14}$	772
C	osyl	OH	CHO	$C_{45}H_{75}NO_{17}$	902
D	osyl	OCH$_3$	CH$_2$OH	$C_{46}H_{79}NO_{17}$	918

Definition

Tylosinphosphat-Lösung als Bulk für Tiere ist eine Lösung der Dihydrogenphosphate eines Gemischs von Makrolid-Antibiotika, die von einem Stamm von *Strep-*

tomyces fradiae gewonnen oder durch ein anderes Verfahren hergestellt werden.

Die Hauptkomponente des Gemischs ist das Phosphat von (4*R*,5*S*,6*S*,7*R*,9*R*,11*E*,13*E*,15*R*,16*R*)-15-[[(6-Desoxy-2,3-di-*O*-methyl-β-D-allopyranosyl)oxy]methyl]-6-[[3,6-didesoxy-4-*O*-(2,6-didesoxy-3-*C*-methyl-α-L-*ribo*-hexopyranosyl)-3-(dimethylamino)-β-D-glucopyranosyl]oxy]-16-ethyl-4-hydroxy-5,9,13-trimethyl-7-(2-oxoethyl)oxacyclohexadeca-11,13-dien-2,10-dion (Tylosin-A-Phosphat). Die Phosphate von Tylosin B (Desmycosinphosphat), Tylosin C (Macrocinphosphat) und Tylosin D (Relomycinphosphat) können vorhanden sein. Die Zubereitung enthält auch Natriumdihydrogenphosphat.

Wirksamkeit: mindestens 800 I.E. je Milligramm Trockenrückstand

Tylosin A, B, C und D tragen zur Wirksamkeit bei.

Eigenschaften

Aussehen: gelbe bis bräunlich gelbe, viskose Flüssigkeit

Löslichkeit: mischbar mit Wasser

Prüfung auf Identität

A. Eine 400 000 I.E. Tylosinphosphat entsprechende Menge Zubereitung wird mit Wasser *R* zu 100,0 ml verdünnt. 1,0 ml Lösung wird mit Wasser *R* zu 100,0 ml verdünnt. Diese Lösung, zwischen 230 und 350 nm gemessen, zeigt ein Absorptionsmaximum (2.2.25) bei 290 nm. Die Absorption, im Maximum gemessen, beträgt mindestens 0,70.

B. Die bei der Prüfung „Zusammensetzung" (siehe „Prüfung auf Reinheit") erhaltenen Chromatogramme werden ausgewertet.

Ergebnis: Der Hauptpeak im Chromatogramm der Untersuchungslösung entspricht in Bezug auf Retentionszeit und Größe dem Hauptpeak im Chromatogramm der Referenzlösung a.

C. Eine 400 000 I.E. Tylosinphosphat entsprechende Menge Zubereitung wird mit 10 ml Wasser *R* verdünnt. Diese Lösung gibt die Identitätsreaktion a auf Phosphat (2.3.1).

Prüfung auf Reinheit

pH-Wert (2.2.3): 5,5 bis 6,5

1,0 g Zubereitung wird mit 10 ml kohlendioxidfreiem Wasser *R* verdünnt.

Zusammensetzung: Flüssigchromatographie (2.2.29) mit Hilfe des Verfahrens „Normalisierung"

Die Lösungen sind unmittelbar vor Gebrauch herzustellen.

Untersuchungslösung: Eine 50 000 I.E. Tylosinphosphat entsprechende Menge Zubereitung wird mit einer Mischung gleicher Volumteile Acetonitril *R* und Wasser *R* zu 200 ml verdünnt.

Referenzlösung a: 20 mg Tylosin CRS werden in einer Mischung gleicher Volumteile Acetonitril *R* und Wasser *R* zu 100 ml gelöst.

Referenzlösung b: 2 mg Tylosin CRS und 2 mg Tylosin D CRS werden in einer Mischung gleicher Volumteile Acetonitril *R* und Wasser *R* zu 10 ml gelöst.

Referenzlösung c: 1,0 ml Referenzlösung a wird mit einer Mischung gleicher Volumteile Acetonitril *R* und Wasser *R* zu 100,0 ml verdünnt. 1,0 ml dieser Lösung wird mit einer Mischung gleicher Volumteile Acetonitril *R* und Wasser *R* zu 10,0 ml verdünnt.

Säule
- Größe: $l = 0{,}20$ m, $\varnothing = 4{,}6$ mm
- Stationäre Phase: octadecylsilyliertes Kieselgel zur Chromatographie *R* (5 μm)
- Temperatur: 35 °C

Mobile Phase: 40 Volumteile Acetonitril *R* werden mit 60 Volumteilen einer Lösung von Natriumperchlorat *R* (200 g · l^{-1}), die zuvor mit einer Lösung von Salzsäure *R* (36,5 g · l^{-1}) auf einen pH-Wert von 2,5 eingestellt wurde, gemischt.

Durchflussrate: 1,0 ml · min^{-1}

Detektion: Spektrometer bei 290 nm

Einspritzen: 20 μl

Chromatographiedauer: 1,8fache Retentionszeit von Tylosin A

Relative Retention (bezogen auf Tylosin A, t_R etwa 12 min)
- Verunreinigung A: etwa 0,35
- Tylosin C: etwa 0,5
- Tylosin B: etwa 0,6
- Tylosin D: etwa 0,85
- Verunreinigung B: etwa 0,9

Die Peaks von Tylosin B und Tylosin C werden mit Hilfe des mitgelieferten Chromatogramms von Tylosin CRS identifiziert.

Eignungsprüfung: Referenzlösung b
- Auflösung: mindestens 2,0 zwischen den Peaks von Tylosin D und Tylosin A

Grenzwerte
- Tylosin A: mindestens 80,0 Prozent
- Summe der Gehalte an Tylosin A, Tylosin B, Tylosin C und Tylosin D: mindestens 95,0 Prozent
- Ohne Berücksichtigung bleiben: Peaks, deren Fläche kleiner ist als die Fläche des Hauptpeaks im Chromatogramm der Referenzlösung c

Tyramin: Eine 50 000 I.E. Tylosinphosphat entsprechende Menge Zubereitung wird in einem 25-ml-Messkolben mit 5,0 ml einer Lösung von Phosphorsäure 85 % *R* (3,4 g · l^{-1}) verdünnt. Nach Zusatz von 1,0 ml Pyridin *R* und 2,0 ml einer gesättigten Lösung von Ninhydrin *R* (etwa 40 g · l^{-1}) wird der Kolben mit einer Aluminiumfolie verschlossen und 20 bis 30 min lang im Wasserbad von 85 °C erhitzt. Nach dem raschen Abkühlen wird die Mischung mit Wasser R zu 25,0 ml verdünnt, gemischt und sofort die Absorption (2.2.25) der Lösung bei 570 nm gegen eine Blindlösung als Kompensationsflüssigkeit gemessen.

Die Absorption darf nicht größer sein als die einer Referenzlösung, die gleichzeitig und unter gleichen Bedingungen unter Verwendung von 5,0 ml einer Lösung von Tyramin R (35 mg · l^{-1}) in einer Lösung von Phosphorsäure 85 % R (3,4 g · l^{-1}) hergestellt wurde.

Phosphat: 8,5 bis 10,0 Prozent PO_4, berechnet auf den getrockneten Rückstand (siehe „Gehaltsbestimmung")

Untersuchungslösung: Eine 200 000 I.E. Tylosinphosphat entsprechende Menge Zubereitung wird mit 50 ml Wasser R verdünnt. Nach Zusatz von 5,0 ml verdünnter Schwefelsäure R wird diese Lösung mit Wasser R zu 100,0 ml verdünnt. 2,0 ml dieser Lösung werden nacheinander und unter Mischen nach jedem Zusatz mit 10,0 ml Wasser R, 5,0 ml Ammoniummolybdat-Reagenz R 2, 1,0 ml Hydrochinon-Lösung R und 1,0 ml einer Lösung von Natriumdisulfit R (200 g · l^{-1}) versetzt. Die Mischung wird mindestens 20 min lang stehen gelassen, mit Wasser R zu 50,0 ml verdünnt und gründlich gemischt.

Referenzlösung a: 1,0 ml einer Lösung, die 0,430 g · l^{-1} Kaliumdihydrogenphosphat R (entsprechend 300 ppm PO_4) enthält (Vergleichslösung), wird nacheinander und unter Mischen nach jedem Zusatz mit 10,0 ml Wasser R, 5,0 ml Ammoniummolybdat-Reagenz R 2, 1,0 ml Hydrochinon-Lösung R und 1,0 ml einer Lösung von Natriumdisulfit R (200 g · l^{-1}) versetzt. Die Mischung wird mindestens 20 min lang stehen gelassen, mit Wasser R zu 50,0 ml verdünnt und gründlich gemischt.

Referenzlösung b: Die Lösung wird wie für Referenzlösung a vorgeschrieben, jedoch unter Verwendung von 2,0 ml Vergleichslösung, hergestellt.

Referenzlösung c: Die Lösung wird wie für Referenzlösung a vorgeschrieben, jedoch unter Verwendung von 5,0 ml Vergleichslösung, hergestellt.

Kompensationsflüssigkeit: Die Lösung wird wie für Referenzlösung a vorgeschrieben, jedoch ohne Vergleichslösung, hergestellt.

Die Absorption (2.2.25) der Untersuchungslösung und der Referenzlösungen wird bei 650 nm gemessen.

Aus den Absorptionen der 3 Referenzlösungen als Funktion der Phosphatgehalte der Lösungen wird eine Eichkurve erstellt. Von der Eichkurve wird der Phosphatgehalt der Untersuchungslösung abgelesen.

Der Prozentgehalt an PO_4, berechnet auf den getrockneten Rückstand (siehe „Gehaltsbestimmung"), wird ermittelt.

Wertbestimmung

Die Bestimmung erfolgt nach „Mikrobiologische Wertbestimmung von Antibiotika" (2.7.2) unter Verwendung von Tylosin CRS als Referenzsubstanz. Die Wirksamkeit wird aus der Masse des Trockenrückstands und der Wirksamkeit der Lösung berechnet.

Trockenrückstand: 3,0 g Zubereitung werden 3 h lang im Vakuum bei 60 °C getrocknet und gewogen.

Lagerung

Vor Licht geschützt, zwischen 2 und 8 °C

Beschriftung

Die Beschriftung gibt die Konzentration der Lösung in Internationalen Einheiten je Milligramm Zubereitung an.

Verunreinigungen

A. Desmycinosyltylosin A

B. (1R,2S,3S,4R,8R,9R,10E,12E,15R,16RS)-9-[[(6-Desoxy-2,3-di-O-methyl-β-D-allopyranosyl)oxy]methyl]-2-[[3,6-didesoxy-4-O-(2,6-didesoxy-3-C-methyl-α-L-*ribo*-hexopyranosyl)-3-(dimethylamino)-β-D-glucopyranosyl]oxy]-8-ethyl-4,16-dihydroxy-3,11,15-trimethyl-7-oxabicyclo[13.2.1]octadeca-10,12-dien-6,14-dion
(Tylosin-A-Aldol)

Z

Zinkacetat-Dihydrat 5295   Zopiclon 5296

4.06/1482
Zinkacetat-Dihydrat
Zinci acetas dihydricus

$$Zn^{2\oplus} \left[H_3C-COO^\ominus \right]_2 \cdot 2\,H_2O$$

$C_4H_6O_4Zn \cdot 2\,H_2O$ $\qquad M_r$ 219,5

Definition

Zinkacetat-Dihydrat enthält mindestens 99,0 und höchstens 101,0 Prozent $C_4H_6O_4Zn \cdot 2\,H_2O$.

Eigenschaften

Weißes, kristallines Pulver oder Blättchen; leicht löslich in Wasser, löslich in Ethanol

Prüfung auf Identität

A. Die Substanz gibt die Identitätsreaktion a auf Acetat (2.3.1).

B. Die Substanz gibt die Identitätsreaktion auf Zink (2.3.1).

Prüfung auf Reinheit

Prüflösung: 10,0 g Substanz werden in kohlendioxidfreiem Wasser R, das aus destilliertem Wasser R hergestellt wurde, zu 100 ml gelöst.

Aussehen der Lösung: Die Prüflösung muss klar (2.2.1) und farblos (2.2.2, Methode II) sein.

pH-Wert (2.2.3): 10 ml Prüflösung werden mit kohlendioxidfreiem Wasser R zu 20 ml verdünnt. Der pH-Wert dieser Lösung muss zwischen 5,8 und 7,0 liegen.

Reduzierende Substanzen: 10 ml Prüflösung werden mit 90 ml Wasser R, 5 ml verdünnter Schwefelsäure R und 1,5 ml einer Lösung von Kaliumpermanganat R (0,3 g · l^{-1}) versetzt. Nach 5 min langem Sieden darf die Rosafärbung der Lösung nicht vollständig verschwinden.

Chlorid (2.4.4): 10 ml Prüflösung, mit Wasser R zu 15 ml verdünnt, müssen der Grenzprüfung auf Chlorid entsprechen (50 ppm).

Sulfat (2.4.13): 15 ml Prüflösung müssen der Grenzprüfung auf Sulfat entsprechen (100 ppm).

Aluminium: höchstens 5 ppm Al

Der Gehalt an Aluminium wird mit Hilfe der Atomabsorptionsspektroskopie (2.2.23, Methode I) bestimmt.

Untersuchungslösung: 2,50 g Substanz werden in 20 ml einer Lösung von blei- und cadmiumfreier Salpetersäure R (200 g · l^{-1}) gelöst. Die Lösung wird mit der gleichen Lösung der Säure zu 25,0 ml verdünnt.

Referenzlösungen: Die Referenzlösungen werden aus der Aluminium-Lösung (200 ppm Al) R durch Verdünnen mit einer Lösung von blei- und cadmiumfreier Salpetersäure R (200 g · l^{-1}) hergestellt.

Die Absorption wird bei 309,3 nm unter Verwendung einer Aluminium-Hohlkathodenlampe als Strahlungsquelle und einer Luft-Acetylen- oder Acetylen-Stickstoffmonoxid-Flamme gemessen.

Arsen (2.4.2): 0,5 g Substanz müssen der Grenzprüfung A entsprechen (2 ppm).

Blei: höchstens 10 ppm Pb

Der Gehalt an Blei wird mit Hilfe der Atomabsorptionsspektroskopie (2.2.23, Methode I) bestimmt.

Untersuchungslösung: 5,00 g Substanz werden in 20 ml einer Lösung von blei- und cadmiumfreier Salpetersäure R (200 g · l^{-1}) gelöst. Die Lösung wird mit der gleichen Lösung der Säure zu 25,0 ml verdünnt.

Referenzlösungen: Die Referenzlösungen werden aus der Blei-Lösung (0,1 % Pb) R durch Verdünnen mit einer Lösung von blei- und cadmiumfreier Salpetersäure R (200 g · l^{-1}) hergestellt.

Die Absorption wird bei 283,3 nm unter Verwendung einer Blei-Hohlkathodenlampe als Strahlungsquelle und einer Luft-Acetylen-Flamme gemessen.

Cadmium: höchstens 2 ppm Cd

Der Gehalt an Cadmium wird mit Hilfe der Atomabsorptionsspektroskopie (2.2.23, Methode I) bestimmt.

Untersuchungslösung: die bei der Prüfung „Aluminium" verwendete Untersuchungslösung

Referenzlösungen: Die Referenzlösungen werden aus der Cadmium-Lösung (0,1 % Cd) R durch Verdünnen mit einer Lösung von blei- und cadmiumfreier Salpetersäure R (200 g · l^{-1}) hergestellt.

Die Absorption wird bei 228,8 nm unter Verwendung einer Cadmium-Hohlkathodenlampe als Strahlungsquelle und einer Luft-Acetylen-Flamme gemessen.

Eisen: höchstens 50 ppm Fe

Der Gehalt an Eisen wird mit Hilfe der Atomabsorptionsspektroskopie (2.2.23, Methode I) bestimmt.

Untersuchungslösung: 1,25 g Substanz werden in 20 ml einer Lösung von blei- und cadmiumfreier Salpetersäure R (200 g · l^{-1}) gelöst. Die Lösung wird mit der gleichen Lösung der Säure zu 25,0 ml verdünnt.

Referenzlösungen: Die Referenzlösungen werden aus der Eisen-Lösung (20 ppm Fe) R durch Verdünnen mit einer

Lösung von blei- und cadmiumfreier Salpetersäure *R* (200 g · l⁻¹) hergestellt.

Die Absorption wird bei 248,3 nm unter Verwendung einer Eisen-Hohlkathodenlampe als Strahlungsquelle und einer Luft-Acetylen-Flamme gemessen.

Kupfer: höchstens 50 ppm Cu

Der Gehalt an Kupfer wird mit Hilfe der Atomabsorptionsspektroskopie (2.2.23, Methode I) bestimmt.

Untersuchungslösung: die bei der Prüfung „Eisen" verwendete Untersuchungslösung

Referenzlösungen: Die Referenzlösungen werden aus der Kupfer-Lösung (10 ppm Cu) *R* durch Verdünnen mit einer Lösung von blei- und cadmiumfreier Salpetersäure *R* (200 g · l⁻¹) hergestellt.

Die Absorption wird bei 324,8 nm unter Verwendung einer Kupfer-Hohlkathodenlampe als Strahlungsquelle und einer Luft-Acetylen-Flamme gemessen.

Gehaltsbestimmung

0,200 g Substanz werden in 5 ml verdünnter Essigsäure *R* gelöst. Die Bestimmung des Zinks erfolgt mit Hilfe der Komplexometrie (2.5.11).

1 ml Natriumedetat-Lösung (0,1 mol · l⁻¹) entspricht 21,95 mg $C_4H_6O_4Zn · 2 H_2O$.

Lagerung

Im nicht metallischen Behältnis

4.06/1060

Zopiclon

Zopiclonum

$C_{17}H_{17}ClN_6O_3$ M_r 388,8

Definition

Zopiclon enthält mindestens 98,5 und höchstens 100,5 Prozent (5*RS*)-6-(5-Chlorpyridin-2-yl)-7-oxo-6,7-dihydro-5*H*-pyrrolo[3,4-*b*]pyrazin-5-yl-4-methylpipera= zin-1-carboxylat, berechnet auf die lösungsmittelfreie Substanz.

Eigenschaften

Weißes bis schwach gelbliches Pulver; praktisch unlöslich in Wasser, leicht löslich in Dichlormethan, wenig löslich in Aceton, praktisch unlöslich in Ethanol

Die Substanz löst sich in verdünnten Mineralsäuren.

Die Substanz schmilzt bei etwa 177 °C unter Zersetzung.

Prüfung auf Identität

1: B
2: A, C

A. 50,0 mg Substanz werden in einer Lösung von Salzsäure *R* (3,5 g · l⁻¹) zu 100,0 ml gelöst. 2,0 ml Lösung werden mit einer Lösung von Salzsäure *R* (3,5 g · l⁻¹) zu 100,0 ml verdünnt. Diese Lösung, zwischen 220 und 350 nm gemessen, zeigt ein Absorptionsmaximum (2.2.25) bei 303 nm. Die spezifische Absorption, im Maximum gemessen, liegt zwischen 340 und 380.

B. Die Prüfung erfolgt mit Hilfe der IR-Spektroskopie (2.2.24) durch Vergleich des Spektrums der Substanz mit dem von Zopiclon *CRS*. Die Prüfung erfolgt mit Hilfe von Presslingen.

C. Die Prüfung erfolgt mit Hilfe der Dünnschichtchromatographie (2.2.27) unter Verwendung einer Schicht von Kieselgel GF$_{254}$ *R*.

Untersuchungslösung: 10 mg Substanz werden in Dichlormethan *R* zu 10 ml gelöst.

Referenzlösung: 10 mg Zopiclon *CRS* werden in Dichlormethan *R* zu 10 ml gelöst.

Auf die Platte werden 10 µl jeder Lösung aufgetragen. Die Chromatographie erfolgt mit einer Mischung von 2 Volumteilen Triethylamin *R*, 50 Volumteilen Aceton *R* und 50 Volumteilen Ethylacetat *R* über eine Laufstrecke von 15 cm. Die Platte wird an der Luft trocknen gelassen und im ultravioletten Licht bei 254 nm ausgewertet. Der Hauptfleck im Chromatogramm der Untersuchungslösung entspricht in Bezug auf Lage und Größe dem Hauptfleck im Chromatogramm der Referenzlösung.

Prüfung auf Reinheit

Prüflösung: 1,0 g Substanz wird in Dimethylformamid *R* zu 20,0 ml gelöst.

Aussehen der Lösung: Die Prüflösung darf nicht stärker opaleszieren als die Referenzsuspension II (2.2.1) und nicht stärker gefärbt sein als die Stufe 5 der am besten geeigneten Farbvergleichslösung (2.2.2, Methode II).

Optische Drehung (2.2.7): 10,0 ml Prüflösung werden mit Dimethylformamid *R* zu 50,0 ml verdünnt. Der

Drehungswinkel muss zwischen −0,05 und +0,05° liegen.

Verwandte Substanzen: Die Prüfung erfolgt mit Hilfe der Flüssigchromatographie (2.2.29).

Die Lösungen werden unmittelbar vor Gebrauch hergestellt.

Untersuchungslösung: 40,0 mg Substanz werden in der mobilen Phase zu 10,0 ml gelöst.

Referenzlösung a: 3,0 ml Untersuchungslösung werden mit der mobilen Phase zu 100,0 ml verdünnt. 1,0 ml dieser Lösung wird mit der mobilen Phase zu 10,0 ml verdünnt.

Referenzlösung b: 1,0 ml Untersuchungslösung wird mit der mobilen Phase zu 100,0 ml verdünnt. 1,0 ml dieser Lösung wird mit der mobilen Phase zu 10,0 ml verdünnt.

Referenzlösung c: 4,0 mg Zopiclonoxid CRS werden in der mobilen Phase zu 10,0 ml gelöst. 10,0 ml Lösung werden mit 1,0 ml Untersuchungslösung versetzt und mit der mobilen Phase zu 100,0 ml verdünnt.

Die Chromatographie kann durchgeführt werden mit
- einer Säule aus rostfreiem Stahl von 0,25 m Länge und 4,6 mm innerem Durchmesser, gepackt mit octadecylsilyliertem Kieselgel zur Chromatographie R (5 µm)
- folgender Mischung als mobile Phase bei einer Durchflussrate von 1,5 ml je Minute: 38 Volumteile Acetonitril R und 62 Volumteile einer Lösung, die Natriumdodecylsulfat R (8,1 g · l^{-1}) und Natriumdihydrogenphosphat R (1,6 g · l^{-1}) enthält und zuvor mit einer 10-prozentigen Lösung (V/V) von Phosphorsäure 85 % R auf einen pH-Wert von 3,5 eingestellt wurde
- einem Spektrometer als Detektor bei einer Wellenlänge von 303 nm.

Die Temperatur der Säule wird bei 30 °C gehalten.

20 µl Referenzlösung c werden eingespritzt. Die Empfindlichkeit des Systems wird so eingestellt, dass die Höhe der beiden Hauptpeaks jeweils mindestens 30 Prozent des maximalen Ausschlags beträgt. Werden die Chromatogramme unter den vorgeschriebenen Bedingungen aufgezeichnet, beträgt die Retentionszeit von Zopiclon 27 bis 31 min. Falls erforderlich wird die Konzentration an Acetonitril in der mobilen Phase geändert. Wird die Konzentration erhöht, verkürzen sich die Retentionszeiten; wird die Konzentration verringert, erhöhen sich die Retentionszeiten. Die Prüfung darf nur ausgewertet werden, wenn im Chromatogramm der Referenzlösung c die Auflösung zwischen den Peaks von Zopiclonoxid und Zopiclon mindestens 3,0 beträgt. Wird die geforderte Auflösung nicht erreicht, wird die mobile Phase mit einer 10-prozentigen Lösung (V/V) von Phosphorsäure 85 % R auf einen pH-Wert von 4,0 eingestellt.

Je 20 µl Untersuchungslösung, Referenzlösung a und Referenzlösung b werden eingespritzt. Die Chromatographie erfolgt über eine Dauer, die der 1,5fachen Retentionszeit des Zopiclons entspricht. Im Chromatogramm der Untersuchungslösung darf keine Peakfläche, mit Ausnahme der des Hauptpeaks, größer sein als die Fläche des Hauptpeaks im Chromatogramm der Referenzlösung a (0,3 Prozent) und höchstens 2 dieser Peakflächen dürfen größer sein als die Fläche des Hauptpeaks im Chromatogramm der Referenzlösung b (0,1 Prozent).

2-Propanol: höchstens 0,7 Prozent (m/m)

Die Prüfung erfolgt mit Hilfe der Gaschromatographie (2.2.28) unter Verwendung von wasserfreiem Ethanol R 1 als Interner Standard.

Interner-Standard-Lösung: 5 ml wasserfreies Ethanol R 1 werden mit Dichlorethan R zu 100 ml verdünnt. 1 ml Lösung wird mit Dichlorethan R zu 10 ml verdünnt.

Untersuchungslösung: 0,25 g Substanz werden in Dichlorethan R gelöst. Die Lösung wird mit 0,5 ml Interner-Standard-Lösung versetzt und mit Dichlorethan R zu 5,0 ml verdünnt.

Referenzlösung: 4,5 ml 2-Propanol R werden mit Dichlorethan R zu 100,0 ml verdünnt. 1,0 ml Lösung wird mit 10,0 ml Interner-Standard-Lösung versetzt und mit Dichlorethan R zu 100,0 ml verdünnt.

Die Chromatographie kann durchgeführt werden mit
- einer Kapillarsäule aus Quarzglas von 10 m Länge und etwa 0,53 mm innerem Durchmesser, belegt mit Styrol-Divinylbenzol-Copolymer R (Filmdicke 20 µm)
- Helium zur Chromatographie R als Trägergas bei einer Durchflussrate von 4 ml je Minute
- einem Flammenionisationsdetektor

und folgendem Temperaturprogramm:

	Zeit (min)	Temperatur (°C)	Rate (°C · min^{-1})	Erläuterungen
Säule	0 – 5	50	–	isothermisch
	5 – 10	50 →70	4	linearer Gradient
	10 – 14	70	–	isothermisch
	14 – 20,5	70 → 200	20	linearer Gradient
	20,5 – 27,5	200	–	isothermisch
Probeneinlass		150		
Detektor		250		

Je 1 µl Untersuchungslösung und Referenzlösung wird eingespritzt.

Der Prozentgehalt (m/m) an 2-Propanol wird mit Hilfe der auf 20 °C bezogenen Dichte von 0,785 g je Milliliter bestimmt.

Schwermetalle (2.4.8): 1,0 g Substanz muss der Grenzprüfung C entsprechen (20 ppm). Zur Herstellung der Referenzlösung werden 2 ml Blei-Lösung (10 ppm Pb) R verwendet.

Sulfatasche (2.4.14): höchstens 0,1 Prozent, mit 1,0 g Substanz bestimmt

Gehaltsbestimmung

0,300 g Substanz, in einer Mischung von 10 ml wasserfreier Essigsäure R und 40 ml Acetanhydrid R gelöst, werden mit Perchlorsäure (0,1 mol · l^{-1}) titriert. Der Endpunkt wird mit Hilfe der Potentiometrie (2.2.20) bestimmt.

1 ml Perchlorsäure (0,1 mol · l^{-1}) entspricht 38,88 mg $C_{17}H_{17}ClN_6O_3$.

Lagerung

Vor Licht geschützt

Verunreinigungen

A. (5RS)-6-(5-Chlorpyridin-2-yl)-7-oxo-6,7-dihydro-5H-pyrrolo[3,4-b]pyrazin-5-yl-4-methylpiperazin-1-carboxylat-4-oxid
(Zopiclonoxid)

B. R–OH und Enantiomer:
(7RS)-6-(5-Chlorpyridin-2-yl)-7-hydroxy-6,7-dihydro-5H-pyrrolo[3,4-b]pyrazin-5-on

C. R–H:
6-(5-Chlorpyridin-2-yl)-6,7-dihydro-5H-pyrrolo[3,4-b]pyrazin-5-on